DE LA

PHTHISIE PULMONAIRE

ET DES

MALADIES TUBERCULEUSES

OUVRAGES DU MÊME AUTEUR

Recherches sur le traitement des maladies respiratoires de nature non tuberculeuse.

Essai d'une pathologie et d'une thérapeutique stœchiologiques.

Hygiène publique. — Du moyen de prévenir la phthisie par l'emploi des hypophosphites

Paris. — Imprimerie de E. Martinet, rue Mignon, 2.

DE LA CAUSE IMMÉDIATE

DE LA

PHTHISIE PULMONAIRE

ET DES

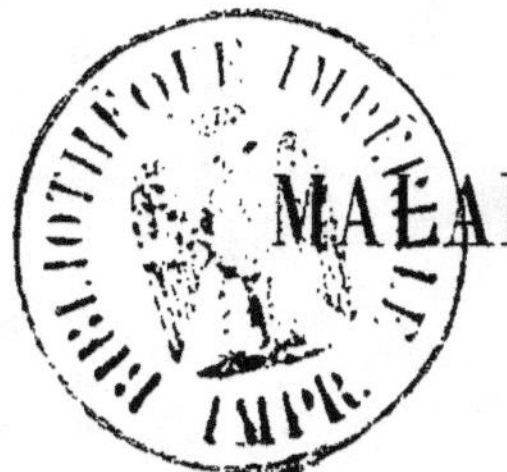

MALADIES TUBERCULEUSES

ET DE LEUR TRAITEMENT SPÉCIFIQUE

PAR

LES HYPOPHOSPHITES

D'APRÈS LES PRINCIPES

DE LA

MÉDECINE STŒCHIOLOGIQUE

PAR

J. FRANCIS CHURCHILL

D. M. P.

DEUXIÈME ÉDITION.

PARIS

VICTOR MASSON ET FILS

PLACE DE L'ÉCOLE-DE-MÉDECINE.

1864

PRÉFACE

> « Nostra ætas *incuriosa suorum* ; et si quid novi ab homine coævo in medio ponitur, risu ut plurimùm ineptisque cavillationibus excipiunt : quippe facilius est aspernari quam experiri. »
>
> (LAENNEC, *De l'Auscultation médiate.*)

> « Nec mihi timeo ; quamvis plures sint, qui in me et mea medicamenta sævere, et subinde sat ruditur invehuntur ; etenim hos pacata mente et sicco pede prætereo ; viris tantum iis scribo, qui artem amant et ejùs incrementum, atque recta corda habent et ab invidia (quod turpe vitium maxime inter medicos utinam exularet) penitus sunt immunes. »
>
> (STÖRCK, *Experimenta circa nova sua medicamenta.*)

La première édition de ce livre publié en septembre 1857, a été épuisée en six mois. Aujourd'hui après six années de silence consacrées à l'étude et à l'élaboration de la question, je viens affirmer de nouveau les propositions suivantes :

1° Il existe un remède spécifique de la diathèse tuberculeuse et des maladies (phthisie, scrofule, etc.) qui en sont la conséquence ;

2° Ce spécifique c'est le phosphore sous une forme à la fois assimilable et oxydable, et notamment les hypophosphites alcalins ;

3° Toute phthisie tuberculeuse non compliquée peut être

guérie à coup sûr par l'emploi méthodique de la médication phosphoreuse, pourvu que les lésions organiques n'aient pas déjà dépassé une certaine limite anatomique.

Ce sont là les propositions fondamentales de mon premier travail. A cette époque, elles reposaient sur un ensemble de faits précis et concordants, mais dont le nombre était assez restreint pour qu'il fût permis à des critiques, élevés dans les errements du scepticisme empirique, de faire naître des doutes soit sur leur valeur, soit sur leur suffisance. Aujourd'hui il n'en est plus ainsi. L'usage généralisé, et qui tend à devenir universel, des préparations hypophosphoreuses atteste leur valeur thérapeutique ; leur efficacité curative contre la phthisie est établie sur le témoignage d'un assez grand nombre d'observateurs indépendants pour que, même au point de vue de l'école d'observation, il ne puisse plus exister de doute à cet égard chez les esprits non prévenus.

Cependant, quelque valeur que puissent avoir ces suffrages comme arme de controverse et comme argument conforme aux habitudes intellectuelles de la génération médicale contemporaine, ils sont aujourd'hui d'une importance secondaire, parce que le fait de l'action curative des hypophosphites contre la phthisie se trouve désormais établi sur des conditions rigoureusement déterminées : de sorte, que pour *le praticien qui est complétement maître du procédé technique*, la guérison d'un cas de phthisie peut être conduite avec autant de certitude qu'une expérience délicate et compliquée de physiologie ou de chimie.

Voilà donc le premier et le principal objet de ce livre : prouver qu'il existe un moyen de guérir toujours, et à coup sûr, la phthisie pulmonaire, dans certaines conditions précises et rigoureusement déterminées.

Mais le but et la portée de l'édition actuelle ne s'arrêtent pas là. Quelque insoluble qu'ait pu paraître jusqu'ici le problème de guérir la phthisie, quelque importante, sous le point de vue pratique et social, que soit la suppression du fléau le plus fréquent, le plus impitoyable et le plus répandu de tous ceux qui affligent l'espèce humaine, la question scientifique que j'aborde dans cette nouvelle édition est plus étendue encore. La guérison de la phthisie par une préparation phosphoreuse pourrait être un phénomène purement empirique, ne se rattachant à aucun principe et ne conduisant à aucune conséquence; un spécifique de plus à ajouter aux trois ou quatre que l'on connaît déjà. Heureusement il n'en est pas ainsi. Je crois avoir démontré que l'effet curatif des préparations *phosphoreuses* contre la phthisie, est la conséquence immédiate de leur action physiologique, action qui à son tour dépend de la modification imprimée à l'organisme par une augmentation des *principes immédiats* contenant le phosphore à *l'état oxydable*, qui existent dans l'économie à l'état normal. Les hypophosphites sont donc non-seulement le spécifique de la phthisie, mais de plus ils en sont le spécifique rationnel, puisque l'explication de leurs phénomènes thérapeutiques se déduit d'un fait d'ordre plus simple, d'un fait d'ordre physiologique.

Mais de là découle immédiatement une autre conséquence. Si l'augmentation dans l'économie de l'élément *phosphoreux* (phosphore oxydable, voy. p. 728) amène la cessation de la diathèse tuberculeuse, on est conduit naturellement à penser que c'est parce que cette diathèse elle-même dépend de la diminution de cet élément. La confrontation de cette conception avec les faits établis par l'observation touchant les maladies tuberculeuses, la confirme de la manière la plus complète. Je crois avoir réussi à démontrer que tous les phénomènes de la tuberculose peuvent se rattacher logiquement à la diminution dans l'économie du principe *phosphoreux* (phosphore oxydable). Ainsi se trouve établie non-seulement une pratique rationnelle et rigoureuse, où des phénomènes précis dépendent de conditions également précises, mais de plus une théorie scientifique dans laquelle une masse de faits pathologiques, jusqu'ici inexplicables et inexpliqués, se relient à un seul fait supérieur d'ordre anatomique.

Enfin il y a une conséquence dernière et plus élevée encore. La découverte des propriétés thérapeutiques des hypophosphites contre la phthisie, la théorie générale de la tuberculose, qui en découle, se rattachent à leur tour à un ensemble de principes pathologiques, dont j'ai tracé quelques linéaments dans mon premier ouvrage, que j'ai signalés de nouveau dans les conclusions d'un mémoire lu à l'Académie des sciences, et que je vais exposer en peu de mots.

Toute lésion organique qui n'est pas produite par une action mécanique, physique, chimique ou sociale (contagion, parasites, etc.), venant du milieu cosmique, a nécessairement pour point de départ, pour condition essentielle ou cause immédiate, l'altération d'un ou de plusieurs des *principes immédiats* contenus dans l'économie à l'état normal.

C'est l'étude de ces principes immédiats à l'état sain, celle de leurs réactions et de leurs influences réciproques, celle des altérations qu'ils peuvent éprouver, enfin celle des moyens de les modifier qui doit constituer à l'avenir le but principal de la pathologie et de la thérapeutique.

L'étude des altérations organiques considérées en elles-mêmes et indépendamment des conditions moléculaires antécédentes dont elles naissent, ne peut avoir qu'une valeur de diagnostic ou de pronostic, elle est stérile et elle restera stérile pour la thérapeutique. L'école anatomique est donc engagée dans une voie fausse et sans issue, puisqu'elle veut déduire la physiologie morbide de l'étude des lésions organiques, de même que la physiologie saine se déduit de l'anatomie normale. C'est l'inverse qu'il faut faire. Toute lésion organique de cause interne a pour condition antérieure un désordre physiologique, un trouble de la fonction de nutrition. Mais celle-ci ne s'exerçant que sur les *principes immédiats* qui sont les intermédiaires nécessaires entre l'organisme et le milieu ambiant, d'où il tire ses matériaux, il s'ensuit que tout trouble de la nutrition organique a pour corrélatif nécessaire une modification des *principes immédiats.*

Ainsi se trouvent ramenées à une conception supérieure qui les explique et les concilie les diverses doctrines qui ont partagé jusqu'ici les cultivateurs de la science médicale en sectes hostiles et intolérantes. Le point de départ des maladies n'est exclusivement ni dans les humeurs, ni dans les solides, ni dans un trouble fonctionnel. Le premier moment où les causes des perturbations biologiques appartiennent au domaine de la pathologie, c'est celui où elles modifient les *principes* dont l'organisme tire son existence. Le vitalisme, le physiologisme, l'humorisme, et l'organicisme n'ont donc plus de raison d'être; ils ne sont que des aspects incomplets, et par suite contradictoires, d'une réalité commune, d'un principe d'ordre supérieur : celui de la PATHOLOGIE STŒCHIOLOGIQUE (1).

C'est ce principe qui a donné naissance à ce livre; c'est lui qui a amené la découverte du spécifique et de la théorie positive de la tuberculose. Il ouvre à la pathologie et à la thérapeutique une voie nouvelle, dans laquelle il faudra à l'avenir marcher pour arriver à des résultats analogues par rapport aux autres maladies incurables : ces problèmes douloureux dont la solution scientifique n'est guère plus avancée aujourd'hui qu'il y a deux mille ans, à l'enfance même de notre art.

Comme ce livre n'est pas un traité de pathologie générale, je m'abstiens d'entrer dans aucun développement sur ce point, il me suffit d'avoir indiqué comment la solution des

(1) De στοιχεῖον, élément.

questions les plus spéciales et en apparence les plus étroites, se rattache en médecine, aussi bien que dans les sciences exactes, à des principes rationnels et abstraits ; comment ceux-ci à leur tour conduisent des généralisations les plus élevées à une pratique spéciale et rigoureusement définie.

Ce double travail d'analyse et de synthèse a exigé incidemment l'examen de plusieurs questions nouvelles ou jusqu'ici mal comprises, que j'espère avoir éclaircies d'une manière satisfaisante et, dans tous les cas, dans le sens où elles sont aujourd'hui envisagées dans les sciences plus avancées que la médecine. Telles sont :

La valeur des hypothèses en médecine ;

La nécessité et la possibilité d'une mesure des effets thérapeutiques ;

La conception exacte que l'on doit rattacher à l'idée de spécificité ;

Une classification rationnelle des agents thérapeutiques ;

Une critique de la méthode d'observation clinique actuellement suivie par l'école dominante et dont l'imperfection est la cause principale de l'état peu avancé de la médecine ; puisqu'elle a pour objet *la constatation de résultats quelconques dépendant de conditions indéterminées.*

Enfin la nécessité de fonder la science médicale sur le même principe que les autres sciences : *la détermination de résultats constants dépendant de conditions également fixes et constantes.*

Je ne saurais espérer que tant de solutions nouvelles, portant sur des questions jusqu'ici controversées ou réputées insolubles soient accueillies de prime abord par mes confrères, ni surtout par les corporations médicales, avec cette indépendance d'esprit que demanderait l'examen de sujets aussi graves et d'une si haute importance sociale. L'histoire de l'art médical montre qu'il n'en peut être ainsi, et fait voir que la complexité même des questions en litige permet en médecine, plus facilement encore que dans les autres sciences, aux passions, aux préjugés et aux intérêts personnels d'opposer aux vérités nouvelles une hostilité systématique et haineuse, d'autant plus puissante qu'elle se masque sous des dehors scientifiques. La découverte du remède spécifique de la phthisie n'a pu échapper à cette épreuve : comme toutes les découvertes qui l'ont précédée, elle n'arrivera aux intelligences qu'après s'être fait jour à travers les préjugés et les passions. Tout indique cependant que la période d'épreuve sera moins longue et moins difficile à traverser que par le passé. Le corps médical n'a jamais, à aucune époque renfermé autant d'hommes sincèrement désireux d'initier ou de seconder les progrès de leur art, et de lui ôter ainsi le reproche d'être seul stationnaire et stérile dans un temps où tout est mouvement ou progrès. D'ailleurs, un fait qui intéresse directement l'existence d'un huitième de l'espèce humaine, une question dont la solution est une question de vie ou de mort pour un tiers de la population adulte, une pareille question ne saurait, quoi qu'on fasse, être condamnée à huis-clos, sans débats, ou étouffée entre les battants de la porte. Aujourd'hui toute application scientifique arrivée à sa pleine maturité échappe forcément, comme fait pratique, à l'appréciation exclusive des hommes du métier ; elle entre dans la somme des connaissances générales et usuelles qui constituent le domaine intellectuel de tous les esprits cultivés. Il serait également de l'intérêt et du devoir des médecins de reconnaître au plus tôt ce fait dans leur caractère collectif, et de comprendre que les vérités thérapeutiques nouvelles ne peuvent pas plus être dissimulées ou dérobées au public profane, que les vérités de l'astronomie ou de la chimie. Leur dignité et leur honneur sont intéressés à ce qu'ils soient les premiers à admettre et à proclamer les innovations grandes et légitimes, au lieu d'attendre, comme dans le passé, qu'elles leur soient imposées par la clameur publique. Que l'exemple de leurs devanciers, que l'histoire des autres découvertes thérapeutiques leur servent de leçon. C'est seulement lorsqu'ils auront établi et fait appliquer entre eux la justice qui a *toujours* manqué jusqu'ici, qu'ils auront le droit et l'espoir d'obtenir à leur tour la justice qu'ils réclament si souvent, et qui leur est si souvent refusée.

Paris, le 19 Novembre 1863.

DE LA CAUSE ET DU SPÉCIFIQUE

DE LA TUBERCULOSE

CHAPITRE PREMIER.

INTRODUCTION.

De la méthode actuellement employée en médecine. — Fausseté de cette méthode. — Erreur de l'école anatomique dans l'emploi du procédé d'observation à l'exclusion de celui d'invention. — Impuissance thérapeutique de cette école. — Du rôle de la théorie dans les sciences physiques.— Différences qui les distinguent, sous ce rapport, des doctrines médicales. —Stérilité de ces dernières pour la pratique. — Absence en médecine de théories secondaires ou précises. — Futilité des prétentions des différentes écoles médicales. — L'école régnante aussi incapable que toutes les autres. — L'observation brute ou numérique, telle que cette école la conçoit, ne permet d'arriver à aucune conclusion, soit pour, soit contre, dans quelque question que ce soit. — Opposition entre les errements de cette école et l'ouvrage actuel. — But et prétentions de celui-ci.

Connaître les faits et les lois qui les régissent, afin de les prévoir ou de les produire, tel est le double objet de toute science. Sur ce point, tout le monde est d'accord, mais cet accord cesse aussitôt qu'il s'agit de déterminer quel est le meilleur moyen pour arriver à ce but.

Suivant les idées qui dominent aujourd'hui en médecine, la vraie méthode scientifique consiste à recueillir les faits sans idée préconçue, à les comparer, à les compter, et à en déduire les faits généraux qui découlent de ce rapprochement. De la sorte le fait général n'est, pour ainsi dire, que la somme des faits particuliers. Telle est la méthode proclamée depuis quelques années par l'école anatomique, dite aussi école d'observation, comme la seule vraie, la seule féconde, la seule capable de donner à la médecine une certitude comparable à celle des autres sciences.

S'il en était réellement ainsi, si la médecine, si la thérapeutique surtout, devaient, comme on le prétend, ne se composer que de faits; si la constatation et l'enregistrement des phénomènes devaient être l'unique but scientifique du médecin; si, à eux seuls, ils pouvaient conduire à des vérités nouvelles, on possédait depuis longtemps déjà tous les éléments nécessaires pour arriver au résultat pratique que ce livre a pour but d'établir; si même ce résultat a manqué jusqu'à ce jour, ce n'est pas faute de zèle, ou de bonne volonté de la part des travailleurs, mais uniquement parce que la méthode dont ils se servent est fausse et erronée.

Il y aurait de la part d'un élève de la Faculté de Paris, non-seulement de l'ignorance, mais ce qui est pire encore, de l'ingratitude, à méconnaître les progrès que l'école anatomique a fait faire à l'art de guérir. Fondée par Bichat, elle a imprimé à la chirurgie un élan qui l'anime encore. En médecine, elle a produit Laennec qui, à lui seul, suffit pour immortaliser une époque, et ces savants maîtres, ses disciples et ses continuateurs, qui sont heureusement pour la plupart encore nos contemporains, et qui, par leurs travaux d'anatomie pathologique et de séméiologie, ont donné au diagnostic de certaines maladies une base inébranlable.

Mais à force de s'identifier avec son œuvre, cette école a fini par ne rien voir au delà. Pour elle, l'étude des maladies n'est pas l'examen des conditions anormales qui modifient la matière vivante, et qui, lorsqu'elles ne dépassent pas certaines limites, ne font que la plier sous les lois d'une existence nouvelle, mais uniquement la constatation des effets ultimes qui en résultent, effets au delà desquels cette école ne cherche presque jamais à remonter. Pour elle, la médecine n'est pas l'art de prévenir, de soulager et de guérir, mais celui de déterminer et de prévoir pendant la vie les lésions qui se trouveront sur le cadavre après la mort. Pour elle, en un mot, l'étude des désordres organiques, qui ne doit jamais être qu'un moyen, a fini par tout absorber et par devenir le but. Il est résulté de là que le procédé spécialement approprié à ce genre de recherches, celui d'observation ou de *vérification*, procédé essentiellement secondaire et stérile par lui-même, a été le seul employé, le seul préconisé, tandis que le procédé d'*invention* ou d'induction, le seul réellement fécond, le seul qui puisse faire faire des progrès, a été négligé ou même formellement proscrit. Appliquant à la machine vivante, agissante et souffrante, le moyen qui lui a servi pour étudier la machine morte, elle a abouti en pathologie à la localisation des maladies et à la médecine descriptive; en thérapeutique, elle a conduit au scepticisme et au néant.

Cette erreur de l'école anatomique paraît au premier abord d'autant plus extraordinaire que, non-seulement elle a été signalée, il y a longtemps, par plusieurs esprits philosophiques (1),

(1) Déjà en 1832, pendant que Dezeimeris, se faisant l'interprète de la doctrine dominante, écrivait : « L'histoire enseignera que la médecine n'a qu'une » base, l'*observation* ; elle dira que *jamais une hypothèse ne procura la moindre* » *découverte* à la médecine, ne lui fit faire un progrès quelconque » (*Archives générales de médecine*, tome XXX, p. 22), Broussais, avec la supériorité de vues du novateur et de l'homme de progrès, s'exprimait de la manière suivante : « Telle est la philosophie médicale de notre temps, que cette sublime » opération de l'intelligence humaine, la déduction, y est moins estimée que la » description pure et simple des faits. On semblerait insinuer que nous pouvons » nous en passer, ou du moins on affecte de la supposer liée à la description, » tandis qu'on déprécie l'induction sous le nom de théorie hypothétique, de sys- » tème à priori, de vaines conjectures. » (Broussais, *Mémoire sur la philosophie de la médecine*, lu à la séance du 8 octobre 1832 de l'Académie des sciences, dans *Arch. gén.*, *loc. cit.*, p. 290.)

Mais c'est surtout Buchez qui a exposé avec le plus de rigueur et de logique les défauts de cette école. Je suis heureux de saisir cette occasion pour reconnaître les obligations que j'ai aux enseignements de cet éminent penseur et de son disciple, Belfield Lefevre. La plupart des idées de cette introduction et la méthode générale de ce livre ne sont, jusqu'à un certain point, que la conséquence des idées exposées dans l'*Introduction à l'étude des sciences médicales*, par J.-B. Buchez (leçons recueillies et rédigées par H. Belfield Lefevre, Paris, 1838). Voici comment il s'exprime à cet égard : « Les matérialistes du » siècle dernier n'ont pas craint d'ériger l'observation en une méthode d'in-

mais que la connaissance la plus élémentaire de l'histoire des sciences montre que chacune d'elles a été redevable de ses progrès à une succession d'hypothèses ou d'idées préconçues, nées le plus souvent dans l'esprit d'un seul homme, et ne reposant d'abord que sur un petit nombre de faits, quelquefois sur un phénomène rare ou unique, quelquefois même sur un fait observé depuis longtemps, mais dont la valeur avait été méconnue jusqu'alors. De ces théories et des recherches qu'elles ont provoquées sont nés des résultats entièrement nouveaux, qui ont reculé les bornes de la science à un tel point, que l'hypothèse première, reconnue insuffisante, a dû faire place à son tour à une hypothèse nouvelle.

Le caractère de la théorie scientifique, en effet, n'est pas, comme certaines personnes semblent le croire, celui d'une vérité permanente et absolue, mais celui d'une vérité relative conforme à un nombre de faits donnés et suffisant à les expliquer, quoique devant plus tard faire place à quelque vérité plus générale, c'est-à-dire s'appliquant à un plus grand nombre de phénomènes. L'histoire de l'astronomie, de la physique et de la chimie démontre de la façon la plus éclatante la vérité de ce qui précède.

» vention; ils ont avancé que l'observation était la source unique de toutes » nos connaissances; et plus d'un savant de l'époque actuelle répète encore » après eux que l'observation est la grande, la seule méthode scientifique. Ils » étaient de simples observateurs; il était donc naturel qu'ils en appelassent tou- » jours à la seule observation. Mais s'ils avaient une seule fois songé qu'ils avaient » été précédés par de grands inventeurs dont ils ne faisaient que constater les dé- » couvertes, peut-être auraient-ils reconnu que l'avancement des sciences impli- » quait deux méthodes, l'une d'invention, l'autre de vérification; mais assurément » ils n'auraient jamais érigé en méthode générale de découverte un moyen de dé- » tail essentiellement destiné à constater des découvertes faites, essentiellement » impuissant à rien découvrir. » (Page 185.)

L'école positiviste a aussi, dans ces dernières années, rompu avec les préjugés de l'école d'observation, ainsi qu'on le voit dans l'excellente édition du *Dictionnaire de Nysten*, par Littré et Robin, dans la *Chimie anatomique* de ce dernier et de Verdeil, et dans les *Leçons de physiologie expérimentale* de Claude Bernard (semestre d'hiver 1854-1855); mais l'influence de leur enseignement, on peut le dire, n'a guère dépassé jusqu'ici le cercle d'un petit nombre d'esprits avancés : l'immense majorité des praticiens suit encore aveuglément la routine doctrinale de l'hippocratisme, c'est-à-dire de l'empirisme brut ou numérique, tel qu'il a été formulé par Bayle et ses successeurs (voyez chap. X).

L'exemple de cette dernière science, qui touche par tant de points à la médecine, aurait dû suffire, à ce qu'il semble, pour démontrer l'imperfection de la méthode dite d'observation. Quoique, plus encore que la médecine, elle soit une science d'expérimentation, elle a fait depuis un petit nombre d'années des progrès étonnants, grâce à une succession d'hypothèses qui se sont partagé et se partagent encore les suffrages des chimistes. Ainsi, la théorie des radicaux composés, celle des substitutions et des types, celle des noyaux et celle des séries, ont donné naissance à une foule de travaux. Il n'est guère de découverte de quelque importance en chimie organique, faite dans ces dernières années, qui n'ait eu pour point de départ quelqu'une de ces différentes *idées*.

Ce n'est point que les chimistes regardent ces vues théoriques comme des vérités absolues ou même comme des vérités incontestables, mais il les admettent comme des explications provisoires servant à embrasser dans une même vue d'ensemble un certain nombre de faits qui resteraient sans cela dépourvus de tout lien, c'est-à-dire de tout caractère scientifique. La chimie, de même que la plupart des branches de la physique, ne possède pas encore, comme l'astronomie, un principe général auquel on puisse rattacher tout l'ensemble des phénomènes qu'elle renferme ; aussi se contente-t-elle pour le moment de théories secondaires, quelquefois en apparence divergentes ou contradictoires, parce qu'on ne connaît pas encore la formule supérieure qui les explique et les concilie.

Or, précisément, le reproche capital que mérite l'école dite d'observation, c'est que la réprobation dont elle a frappé la méthode d'invention, l'oubli complet dans lequel elle a laissé tomber les procédés logiques qui en dérivent, ont empêché d'une manière presque absolue l'établissement en médecine d'aucune de ces hypothèses secondaires, d'aucune de ces explications provisoires, sans lesquelles, non-seulement il n'y a pas de progrès, mais il n'y a même pas de science possible. Si, en effet, de la chimie et de la physique nous reportons nos regards sur la pathologie et la thérapeutique actuelles, nous voyons qu'ici, à rebours des premières, ce sont les théories secondaires qui manquent et les théories générales qui abondent. On a beau prétendre qu'on s'est affranchi des errements du passé, que nul ne jure aujourd'hui sur la parole du maître, il n'en est pas moins positif que chacun, au milieu de cette espèce d'indépendance sceptique qu'il affiche, avec une sorte d'orgueil, parce qu'elle n'est le plus souvent que l'expression de sa propre suffisance, il n'en est pas moins vrai, dis-je, que chacun, soit ouvertement, soit à son insu, ne fait que suivre l'ornière de quelqu'une de ces *doctrines* surannées que l'école d'observation prétend avoir démolies. On ne sait pas, à peine même cherche-t-on à savoir quelle est la manière d'agir de la quinine ou de l'iode, etc.; mais sur la cause première de la maladie en général, sur l'action du remède abstrait, on a des idées plus ou moins arrêtées. En pathologie, qu'il le nie ou qu'il l'avoue, le plus sceptique n'en reste pas moins vitaliste ou organiciste, humoriste, solidiste ou animalculiste; tandis qu'en thérapeutique on est expectant, contro-stimuliste, allopathe, homœopathe, isopathe, etc. Or, ce qui frappe, à l'examen le plus superficiel, c'est que c'est justement l'influence de ces doctrines générales, *conséquence inévitable du manque de théories secondaires précises*, qui constitue l'obstacle principal aux progrès de la médecine et qui l'empêche d'atteindre à ce caractère positif qui distingue les sciences physiques. L'histoire de l'art médical montre en effet que ces différentes vues d'ensemble, au lieu d'avoir le même caractère que les théories admises dans les sciences exactes, nous offrent une ressemblance frappante avec celles des connaissances purement spéculatives. Tout en ayant la prétention d'embrasser l'ensemble des phénomènes connus, les doctrines médicales n'en comprennent réellement que la moindre partie, quelquefois même elles n'en expliquent qu'une infime portion; surtout elles ne mènent à aucune conséquence pratique qui ne fût déjà connue. Ce qui prouve encore l'analogie du concept médical avec les idées qui ne sont encore qu'à l'état spéculatif, c'est son appel aux passions et aux préjugés plus souvent qu'à la logique; c'est la phraséologie même qu'il emploie. Les opinions dominantes du jour, quelles qu'elles soient, s'appellent la médecine orthodoxe; les opinions, les pratiques nouvelles sont des hétérodoxies, des hérésies, des fautes qui méritent répression, et dont les auteurs ne peuvent s'attendre qu'à la réprobation de leurs confrères. De sorte que, chose singulière, dans une des plus difficiles et des moins avancées de toutes les sciences, c'est l'innovation, le désir même du progrès qui sont regardés comme la plus grande des fautes. De là vient encore que la médecine, plus que toute autre branche de connaissances pratiques, reste une affaire de caprice, de mode, de localité, et surtout de coterie. Ce qui est admis sans contestation dans une époque ou dans un pays, est regardé comme dangereux dans un autre; de sorte que, pendant que le broussaïsme et la doctrine de la phlogose étaient orthodoxes en France, c'était le rasorisme et la doctrine brownienne rajeunie qui dominaient en Italie. Pourtant, qui a jamais entendu parler d'une astronomie orthodoxe, d'une physique, d'une chimie hétérodoxes?

C'est en vain que l'école dite d'observation a prétendu trancher toutes ces questions de doctrine par l'examen des faits et par l'appel à l'observation clinique brute et numérique, c'est-à-dire telle seulement qu'elle la conçoit. Cette observation irrationnelle qu'on a voulu proclamer la pierre de touche de toutes les doctrines est au contraire le fonds commun sur lequel chacune d'elles s'appuie. Chaque école y a fait appel à son tour, et chacune y puise des armes pour combattre ses adversaires.

Cependant, de ce conflit d'opinions qui s'agitent depuis tantôt deux mille ans, il ressort un fait capital, c'est qu'aucune école n'a pu déduire de sa doctrine générale la solution pratique de quelqu'un de ces grands problèmes qui se présentent chaque jour au lit du malade, tels que les épidémies, la contagion, la guérison de la rage, de la tuberculose ou du cancer, questions qui, depuis le commencement de l'époque historique de la médecine, se montrent l'opprobre de notre art. Stahliens, brownistes, rasoriens, broussaïstes, hahnemanniens, animistes, vitalistes, organicistes, contro-stimulistes, allopathes, homœopathes, isopathes, aucun, on peut le dire, n'a résolu un seul problème de thérapeutique, aucun n'a même osé faire dépendre la vérité de ses doctrines de la solution de quelqu'un de ces points capitaux appelés diathèses, maladies épidémiques, etc.; en un mot, de la guérison de quelque maladie incurable jusqu'alors. Tous au contraire, bien qu'invoquant les faits thérapeutiques, font porter le débat sur des affections appartenant surtout à la classe des maladies aiguës, qui se terminent assez souvent, ou même le plus souvent par la guérison, en dehors de toute espèce de traitement. Les progrès réels obtenus en thérapeutique, c'est-à-dire en médecine pratique, sauf ceux qui nous viennent de Paracelse et des chimiatres, ont été accomplis en dehors de toutes les écoles. Quelle doctrine générale peut revendiquer la découverte des propriétés thérapeutiques du fer, du mercure, du quinquina, de l'iode, de la vaccine, des anesthésiques? A quelle école doit-on la guérison de la chlorose, de la syphilis, de la fièvre intermittente, de la variole, de la douleur?... A aucune.

Jusqu'ici donc les idées médicales ont toujours eu le caractère de *doctrines*, celui d'être à la fois universelles et stériles, parce qu'elles ne sont pas susceptibles de vérification. Aussi leur influence dépendant surtout du prestige personnel de celui qui les promulgue, elles meurent le plus souvent avec lui. Si elles peuvent remuer, passionner les esprits, modifier la tendance générale des intelligences, elles ne contribuent que peu ou point au progrès de la pratique. Il ne faudrait pas cependant conclure de là qu'elles sont inutiles. Elles sont le caractère nécessaire d'une certaine phase de développement des sciences. Elles sont pour leur enfance ce que sont les théories pour leur adolescence, ce que deviennent plus tard les lois pour l'époque de leur maturité. Nées de cette nécessité de notre être moral qui ne nous permet d'agir qu'en vertu d'un motif, elles constituent les premiers efforts de l'intelligence pour embrasser l'ensemble des phénomènes qu'elle a constatés et pour en déduire une règle de conduite. Toute connaissance en effet nécessite invinciblement une théorie ou exprimée, ou sous-entendue. Sans théorie, l'observation rationnelle, c'est-à-dire réelle, est elle-même impossible, car l'acte seul de rechercher un phénomène et de le distinguer de ceux qui l'entourent ne s'accomplit qu'en établissant ses rapports avec eux; or, les rapports ne peuvent s'établir qu'en vertu d'une idée préconçue, d'un criterium ou moyen de juger, c'est-à-dire d'une théorie ou d'une hypothèse (1). Cependant aux époques de rénovation ou de scepticisme comme celle que traverse actuellement la médecine, et dont elle ne fait que commencer à se dégager, on a la prétention de s'en tenir strictement à l'observation des faits, comme si toute l'histoire des sciences et l'expérience même de chaque jour n'étaient là pour démontrer que *l'on ne voit que ce qu'on veut voir.* Il est d'autant plus nécessaire au début de ce livre d'insister sur cette vérité, qu'elle offre la seule manière d'expliquer, au moins du point de vue de la science, les divergences qui me séparent de mes adversaires et de mes critiques. La discussion à laquelle je me livrerai plus loin sur les résultats obtenus par l'emploi des hypophosphites contre la phthisie en fournira des preuves surabondantes, et fera comprendre combien il est difficile, pour ne pas dire impossible, que deux observateurs ou deux expérimentateurs puissent réciproquement comparer ou contrôler les faits qu'ils ont constatés séparément quand ils n'ont pas une méthode commune. Elle fera ressortir en même temps combien l'observation brute, telle que l'entend l'école qui a surtout la prétention de s'y tenir, est impuissante à rien prouver; combien il est impossible, en se fondant sur elle, de nier ou d'affirmer quoi que ce soit. Pour le moment il est indispensable, pour éclaircir le débat, de démontrer que cette prétention de l'école régnante de tout réduire à l'observation est non-seulement illogique, mais radicalement impossible, et que ses propres travaux reposent sur une négation du principe même qu'elle affiche.

Sans entrer dans des détails qui ne seraient pas en rapport

(1) « Dans la plupart des cas, dans presque tous, ce n'est pas le phénomène » lui-même qui est important, c'est le *rapport* qui existe entre ce phénomène et » quelques autres phénomènes observés. Or, le plus grand nombre des rapports ne » sont ni visibles, ni tangibles, et par conséquent il faut qu'il y ait quelque certitude préexistante qui nous permette d'établir ces rapports. » (Buchez, *Introduction à l'étude des sciences médicales.* Paris, 1838, p. 119.)

avec le cadre spécial de cet ouvrage, je me contenterai de la seule preuve que voici, véritable *argumentum ad hominem.*

L'école anatomique ou pathologique, dite aussi école d'observation, dont l'esprit et les tendances, manifestées sous leurs formes extrêmes à Paris et à Vienne, ont dominé depuis plusieurs années toute la médecine; cette école, dis-je, a érigé en méthode unique l'étude des faits; elle a déclaré que l'esprit devait être en quelque sorte une espèce de récipient passif dans lequel les phénomènes viendraient se déposer et se caser (1).

Partant de là, elle s'est proposé d'arriver au but final de la

(1) Je ne trouve nulle part exprimés avec plus de vérité, et il faudrait même dire de naïveté, que dans le passage suivant, les principes de l'école dite d'observation. Il est impossible de ne pas être frappé de la singulière confusion qui y règne entre le rôle du raisonnement et celui de l'observation, ainsi que de la prétention que montre l'auteur, de répudier toute théorie, au moment où il fait lui-même appel aux suppositions les moins fondées et les plus *extra-scientifiques*.

« Ne prétendant, » dit Bayle, « donner aux autres aucune des connaissances » auxquelles il n'a pu parvenir lui-même, l'auteur *n'a point cherché à expliquer* » *comment la nature agit dans la production de la phthisie*. Il ignore la partie » la plus importante des lois qui régissent le corps humain, soit en santé, soit » en maladie; et, quoiqu'il ait lu à cet égard plusieurs écrits qui supposent » beaucoup de talent dans leurs auteurs, il n'a jamais su pénétrer des secrets que » *le Tout-Puissant paraît s'être reservés.*

» Mais on peut observer les signes des maladies, leurs symptômes, leur » marche, leurs transformations, leurs effets, les causes occasionnelles qui con- » courent à les produire, les moyens qui favorisent leur guérison et ceux qui re- » tardent leur issue quand elle doit être funeste.

» C'est à cette étude qu'il a cru devoir se borner ; c'est là que se sont arrêtés » les médecins observateurs de tous les siècles. Pourquoi aurait-il suivi une » route différente de celle qu'ont tracée Hippocrate, Arétée, Sydenham, Morga- » gni, etc., *dont les ouvrages ne renferment que l'exposition des faits?* Il est » vrai que, par suite de cette réserve, les écrits de ces auteurs ont paru moins » brillants dans leur nouveauté; mais ils ont l'avantage de ne point vieillir, parce » qu'ils représentent d'une manière fidèle la marche de la nature, qui se retrouve » la même dans tous les pays et dans tous les temps.

» L'estime et l'admiration réfléchie de ces grands modèles semblent avoir » porté l'*École de médecine de Paris à propager leur méthode avec ardeur ;* et » cette heureuse impulsion a déjà fait naître plusieurs écrits précieux. Cette ma- » nière d'étudier la nature, par l'examen des faits, présente des avantages in- » calculables. *Il suffit d'avoir des yeux et de la patience pour amasser des* » *observations, et l'art de faire des recherches en médecine est presque réduit* » *à une sorte de mécanisme ; il n'est point alors nécessaire d'avoir un grand* » *talent pour composer un ouvrage utile*. C'est ce qui a encouragé l'auteur à pu-

médecine (la guérison des maladies) par l'étude des lésions qui les accompagnent.

Or, pour peu que l'on veuille y réfléchir, on verra que tous les travaux que l'école anatomique a faits dans ce but impliquent les quatre hypothèses suivantes, et qu'ils n'ont de valeur que si ces hypothèses sont préalablement admises comme vraies :

1° Les différents phénomènes morbides ne sont pas des manifestations isolées, mais ont entre eux des relations de dépendance, telles qu'ils constituent divers groupes morbides se distinguant les uns des autres par des caractères particuliers.

2° Chacun de ces divers groupes de phénomènes ou de symptômes, qui a reçu un nom spécial, est le résultat de l'altération de quelqu'un des solides ou des liquides (1) de l'économie.

3° Toute unité morbide doit donc être fondée sur l'unité de lésion organique.

4° L'étude de cette lésion, telle qu'elle est révélée par l'observation anatomique, conduira directement à la connaissance de la nature de la maladie, et, par suite, du moyen curatif.

Les trois premières suppositions, quoique niées ou ignorées par d'autres écoles, sont vraies (sauf quelques réserves) : elles constituent la base de toute pathologie rationnelle.

La quatrième est fausse, parce qu'elle fait consister toute la maladie dans ce qui n'en est souvent que le résultat dernier, envisageant ainsi comme cause ce qui n'est le plus souvent qu'un effet, et parfois même une conséquence très éloignée. Elle fait donc rouler toute la pathologie sur l'étude des caractères diagnostiques, tandis que la pathologie véritable réside dans l'étude

» blier son travail, qui ne renferme réellement qu'une sorte de table analytique » des faits. » (Bayle, *Recherches sur la phthisie pulmonaire*, Préface.)

Il suit de là :

1° Qu'il ne faut pas chercher à connaître la nature de la phthisie, *parce que le Tout-Puissant s'en est réservé le secret*, raison péremptoire, nullement hypothétique, mais établie sur vingt siècles d'observation ;

2° Que les yeux et la patience valent mieux que tout le génie du monde, ce qui explique pourquoi tant de prétendus grands médecins de l'école d'observation ne sont et ne doivent être que des hommes médiocres.

(1) Comme on le sait, ce n'est que depuis quelques années que l'on veut bien accorder aux liquides quelque rôle dans les phénomènes morbides.

des causes, c'est-à-dire des *conditions* des phénomènes morbides.

Ainsi donc jusqu'ici, malgré les prétentions de l'école d'observation, il n'existe encore en médecine que deux tendances toutes deux incomplètes, et par suite fausses et stériles; telles, en un mot, qu'on les rencontre déjà dans l'enfance même de l'art. D'un côté, des doctrines sans application possible, et par suite sans portée pratique; de l'autre, un esprit empirique se contentant de recueillir les faits bruts, d'une manière irréfléchie et en quelque sorte instinctive, sans chercher à se rendre compte ni du but qu'on se propose, ni de la valeur philosophique de la méthode qu'on emploie pour y atteindre.

Il faut le dire cependant, depuis quelques années, les progrès de la chimie organique ont eu la plus heureuse influence sur la médecine. Grâce à elle, la pharmacologie s'est simplifiée et a trouvé des armes nouvelles; appliquée à la physiologie, elle a donné à certaines branches de la biologie un développement considérable. En pathologie et en thérapeutique seules, elle a été jusqu'ici moins heureuse. Cela tient, je crois, à plusieurs causes :

La première, c'est la complexité même des phénomènes qu'il s'agit d'étudier.

La seconde, c'est que si les chimistes ne sont nullement cliniciens, la plupart des cliniciens ne sont guère plus chimistes, ainsi qu'on en aura la triste preuve dans le chapitre X.

Enfin, la dernière, c'est que parmi le petit nombre de ceux qui sont à la fois chimistes et cliniciens, à peine en est-il quelques-uns qui ont su s'affranchir des préjugés de l'école d'observation, et qui comprennent quelles sont les conditions de la véritable méthode scientifique (1).

L'ouvrage actuel, au lieu de suivre les errements de cette école, a au contraire pour objet d'exposer une hypothèse sur la cause immédiate de la tuberculose de montrer; comment cette

(1) En France, je ne sache pas que la valeur des théories secondaires en médecine ait été comprise et nettement signalée par d'autres que Dubois (d'Amiens). Dans ses *Prélecons de pathologie* (Paris, 1841), il en montre toute l'importance et y insiste à plusieurs reprises. « Il est temps, » dit-il, « de chercher

hypothèse a conduit à la découverte d'un moyen thérapeutique nouveau, dont l'effet curatif lui sert de preuve et de vérification ; et comment enfin de l'action à la fois spécifique et rationnelle de ce nouveau médicament contre la diathèse tuberculeuse il a été possible de déduire une théorie qui explique tout l'ensemble des phénomènes pathologiques observés dans cette classe d'affections. C'est là, je crois, une première assise de cette pathologie et de cette thérapeutique exactes, dont les progrès récents de la chimie organique permettent déjà d'entrevoir l'avénement. C'est donc un fait nouveau et important, en dehors même de la gravité de la question dont il s'agit; car, si je ne me trompe, c'est la première tentative faite pour expliquer les phénomènes si nombreux de la tuberculose et pour les rattacher à un principe commun. Si l'on excepte les théories de Bouchardat, de Mialhe et de Garrod sur le diabète, celle que ce dernier auteur a donnée du scorbut, c'est peut-être la première tentative de ce genre en médecine qui ait quelque prétention fondée d'être à la fois rationnelle et pratique. L'auteur espère donc que ce livre, à part le résultat spécial qu'il a pour but d'établir, contribuera à modifier l'esprit actuel des travaux cliniques, en fournissant la démonstration de cette double vérité, que, si l'observation est nécessaire pour *constater* les faits, c'est l'hypothèse ou l'induction qui est le moyen le plus fécond de les découvrir.

C'est en suivant la voie parcourue par la chimie et la physique, que la thérapeutique, but et complément final de la médecine, acquerra enfin le caractère positif qui lui a manqué jusqu'ici. Pour cela, au lieu de se contenter de n'être qu'un amas de doctrines conjecturales et stériles, se rattachant à peine par quelques points épars à un dédale presque inextricable de faits, contradictoires, incohérents, inexacts et souvent controuvés, au milieu duquel la raison la plus robuste s'épuise, la mémoire la

» enfin à réduire les faits en théories partielles, c'est à ce prix seulement qu'on
» pourra imprimer à la science des succès durables. » (P. vij.) Et encore : « C'est vers
» la recherche des théories partielles que doivent tendre désormais les efforts
» des vrais amis de la science; qu'ils ne craignent pas de s'entendre jeter le re-
» proche de n'être que des théoriciens. » (P. 397.)

plus tenace s'égare, la science médicale devra s'efforcer de constituer successivement et spécialement, à l'égard de chaque série partielle de phénomènes, une théorie secondaire précise qui les explique et les relie entre eux. Dans ce but, il faudra que, comme les sciences physiques, elle s'appuie à la fois, et sans parti pris d'exclusion, sur le raisonnement et sur l'observation. Sans faits, pas de conclusions, c'est-à-dire pas de résultats pratiques, par suite pas de thérapeutique réelle; sans théorie, pas de criterium, c'est-à-dire pas de science véritable, pas de prévision, pas de progrès (1). Or, toute théorie se déduit d'une hypothèse, c'est-à-dire, soit d'un rapport entre les faits complétement inaperçu jusque-là (hypothèse proprement dite), soit d'un rapport qu'on a déjà reconnu entre un nombre restreint, et que l'on applique (par induction) à tout un ensemble de phénomènes.

En médecine, de même que dans les sciences physiques, toute hypothèse, dans l'état actuel de nos connaissances, ne saurait être que partielle ou secondaire, sous peine de rester sans vérification, c'est-à-dire sans preuves, et par suite sans valeur ; de plus elle doit réunir deux conditions : la première, d'être raisonnable, c'est-à-dire qu'elle doit s'appuyer sur certaines données déjà connues, qui la font admettre par l'esprit comme probable, ou tout au moins comme possible; la seconde, c'est de conduire plus ou moins directement à des conséquences susceptibles d'être vérifiées par l'observation ou par l'expérimentation.

(1) Saint-Simon le philosophe a indiqué d'une façon aussi juste que vive et saisissante la corrélation indispensable entre le raisonnement et l'observation : « On a disputé, dit-il, sur la préférence à accorder à la méthode *à priori* ou à la » méthode expérimentale, idée aussi extravagante que celle d'examiner ce qui vaut » le mieux pour l'action d'une pompe de hausser ou de baisser le piston, question » à laquelle on répond : quand le piston se trouve dans la partie supérieure du » corps de pompe, il faut le baisser; quand il est dans la partie inferieure, il faut » l'élever : c'est son mouvement alternatif de haut en bas, et de bas en haut, qui » entretient l'action de la pompe : l'école (expérimentale) ne s'est pas aperçue » qu'elle devait généraliser et particulariser alternativement, qu'elle devait s'attacher alternativement aux considérations à priori et à celles à posteriori ; mais » elle a décrété que les savants devaient suivre la route que Locke et Newton » avaient prise ; elle a posé un principe de circonstance en croyant poser un principe général. » (Voy. *Archives de médecine*, 1re série, t. XXX, p. 28.)

Si l'une ou l'autre de ces deux conditions manque, l'hypothèse ou l'idée n'a pas le caractère scientifique. Elles se trouveront, si je ne me trompe, toutes deux réunies pour l'hypothèse exposée dans cet ouvrage.

Ces remarques préliminaires m'ont paru indispensables pour faire comprendre et juger à sa valeur la marche que j'ai suivie pour découvrir le remède de la phthisie. Au lieu d'avoir été conduit par l'observation à l'idée fondamentale du traitement par les hypophosphites, ce n'est qu'après dix-sept ans d'essais et de recherches empiriques, tour à tour repris et interrompus, que je suis arrivé, par un procédé exclusivement logique, à une conclusion théorique susceptible de vérification, conclusion que la pratique a déjà placée, ainsi que je me flatte de le démontrer plus loin, au-dessus de toute contestation loyale et raisonnable. Cette marche se trouve donc non-seulement en opposition avec les opinions généralement reçues dans le corps médical; mais, de plus, comme elle a pour résultat de substituer à un verbiage oiseux, à un empirisme routinier, une théorie rationnelle et une pratique rigoureuse, elle a le désavantage de se heurter directement à des préjugés traditionnels enracinés, et surtout à des habitudes anciennes et générales. Aussi n'est-il pas étonnant que cette idée n'ait encore été pleinement comprise que par quelques rares esprits, ni que ses adversaires, en croyant la combattre, n'aient réussi jusqu'ici qu'à démontrer qu'ils n'ont même pas saisi les conditions du problème que l'auteur dit avoir résolu. Loin d'avoir détruit une seule des prétentions qu'il a avancées, les faits et les arguments publiés contre lui n'ont encore abouti qu'à prouver (ainsi qu'on le verra au chapitre X) jusqu'à quel point la plupart de ceux qui les allèguent ignorent les éléments mêmes de toute recherche scientifique, et combien l'observation clinique, telle qu'elle est comprise et pratiquée par l'école anatomique, s'écarte de toutes les conditions d'exactitude reconnues indispensables dans les autres sciences expérimentales.

Cela dit, je reproduis ici la première partie du Mémoire que j'ai présenté à l'Académie de médecine, le 21 juillet 1857.

CHAPITRE II.

PROCÉDÉ LOGIQUE SUIVI PAR L'AUTEUR POUR DÉCOUVRIR LE SPÉCIFIQUE DE LA PHTHISIE.

La diathèse tuberculeuse dépend probablement d'une perturbation de l'hématose. —Examen successif des éléments organiques et des éléments inorganiques.— Raisons qui amenèrent l'auteur à commencer son *essai* par le phosphore.— Incertitude et contradictions sur l'état de ce principe dans l'organisme.—Solution de ces contradictions. — Double hypothèse que l'auteur crut pouvoir logiquement établir. — Choix d'une préparation phosphoreuse. — Préférence donnée aux hypophosphites. — Premier résultat obtenu par leur emploi.

Voici comment j'exposais dans la première édition de ce livre la marche que j'avais suivie pour découvrir le spécifique de la tuberculose :

« L'idée première qui m'a dirigé dans mes recherches, et » qui, je le crois, fournira enfin la clef de cet état morbide mys- » térieux, appelé la tuberculose, remonte au mois de février » de l'année 1855, pendant que j'exerçais à la Havane.

» Occupé depuis le commencement de ma carrière médicale, » de recherches sur le traitement de la phthisie, je pensai à » cette époque :

» Que la diathèse tuberculeuse ne pouvait dépendre que de la » perturbation de quelqu'une des fonctions primordiales de » l'économie;

» Que, vu la solidarité qui existe entre toutes les parties de » l'organisme, cette perturbation devait avoir pour point de dé- » part ou pour condition essentielle une modification de l'hé- » matose;

» Les travaux des pathologistes, et surtout ceux d'Andral et » Gavarret, confirmés depuis par d'autres observateurs, indi- » quaient que les variations de composition de ce fluide n'avaient,

» dans la phthisie, aucun caractère particulier et distinctif, » quant à ses éléments organiques.

» J'ai donc été amené à penser que c'était dans les éléments » inorganiques que pourrait se trouver la condition spéciale de » la diathèse.

» Ici les travaux des chimistes étant incomplets ou contra- » dictoires, j'ai cru que c'était le cas de faire intervenir l'expé- » rimentation thérapeutique pour résoudre la question, et j'ima- » ginai d'examiner l'influence qu'exercerait sur la marche de » la phthisie le changement de proportion des éléments inorga- » niques du sang.

» Comme les phénomènes de cette maladie rapprochés de » ceux de quelques autres dyscrasies, et surtout de ceux de la » chlorose, me paraissaient devoir être attribués plutôt à la » perte ou à la diminution qu'à l'augmentation de quelque élé- » ment essentiel, je voulus commencer mes expériences en » cherchant à en augmenter la quantité. Restait à déterminer » l'élément que je devais choisir.

» La science possédait déjà de nombreux faits constatant l'in- » fluence sur l'économie de la plupart de ces principes. Ainsi le » *fer*, le *soufre*, soit à l'état de sulfure, soit à l'état de sulfate, » les *chlorures*, les *alcalins*, sont d'un emploi journalier; tous ou » presque tous avaient été essayés dans le traitement de la tu- » berculose, et quoique chacun d'entre eux ait été préconisé » tour à tour, aucun n'avait présenté des effets assez marquants, » ni surtout assez constants pour qu'on pût lui attribuer une in » fluence réelle sur la maladie (1). J'éliminai donc ces éléments » de mon calcul, sauf à y revenir plus tard s'il le fallait, et je » me décidai à commencer mon essai par le *phosphore*.

» Nous savons, en effet, que cet élément est un des prin- » cipes constants de l'économie, mais à cela se borne notre » science : la chimie n'a pu encore établir à quel état il se trouve » dans le sang. Y est-il comme acide phosphorique, ou y entre-

(1) Pour les preuves à l'appui des propositions précédentes, voyez la note à la fin du chapitre (page 23).

» t-il comme phosphore combiné moléculairement avec les ma-
» tières organiques.

» A cette époque, j'ignorais les travaux de Rees, publiés » en 1848 dans le *Philosophical Magazine*, et le rôle qu'il avait » assigné à cet élément dans la fonction des globules ; mais en » dehors de ce travail qui, je le répète, m'était alors inconnu, » je trouvai ici encore le terrain déblayé devant moi par des » essais thérapeutiques antérieurs. Les phosphates, et surtout le » phosphate de chaux, avaient été employés depuis longtemps » dans le rachitisme. Je savais que le docteur Benekc l'avait pro- » posé en 1849, en Allemagne, comme remède spécifique de la » tuberculose, et que d'autres expérimentateurs s'en étaient aussi » servis.

» En examinant les faits, je crus toutefois que ce médicament » n'avait pas non plus cette action immédiate sur la maladie » que je supposais devoir appartenir à l'élément qui en serait le » point de départ (1). Venait donc maintenant le phosphore en » nature, et en songeant aux effets physiologiques de cette sub- » stance, surtout tels qu'ils sont rapportés dans la *Bibliothèque* » *de thérapeutique* de Bayle, il me sembla que les phénomènes

(1) Un critique m'a reproché la facilité avec laquelle j'ai prétendu trancher cette question. « Le phosphore, » dit-il, « est donc le principe qui manque dans » le sang des tuberculeux. Mais l'auteur devait se demander alors sous quelle » forme ce principe doit s'y trouver. Comme la chimie n'a pu le découvrir, *il ne* » *se trouve pas arrêté pour si peu ; il a recours à sa méthode, qui a cela de bon* » *au moins, c'est de ne jamais embarrasser ses partisans.* » (Elleaume, *Moniteur des hôpitaux*, 21 novembre 1857, p. 2014.) Il est évident qu'en m'adressant ce reproche, ce critique avait perdu de vue ou bien ignorait les principes logiques qui règlent l'évolution de l'hypothèse. L'existence du phosphore dans l'économie étant une fois constatée, l'hypothèse, en tant que procédé logique, peut se passer de la détermination de l'état d'oxygénation sous lequel il y existe. Il est clair, en effet, qu'il ne peut s'y trouver que comme corps encore oxydable, ou comme corps complétement oxydé, et l'esprit, n'ayant à hésiter qu'entre ces deux conditions, choisit celle qui lui paraît la plus probable pour en tirer une conclusion expérimentale, ce qui, quelle que soit l'issue de l'expérimentation, lui fournit par voie d'élimination le résultat cherché. Or, on voit par ce qui précède que le phosphore complétement oxydé, ou ce que j'appelle l'*élément phosphatique*, pouvait logiquement être regardé comme ayant déjà été éliminé, au moins provisoirement, par des expériences antérieures.

» remarquables de stimulation qu'on lui accordait, que son » action sur divers états morbides de l'économie, pouvaient le » rendre utile pour combattre la phthisie. Mais, d'un autre côté, » Rilliet et Barthez, dans leur ouvrage sur les maladies des » enfants, après avoir cité deux cas de guérison de méningite » tuberculeuse obtenus par Coindet dès l'année 1802, au moyen » du phosphore, assurent l'avoir employé à leur tour, sans ob- » tenir aucun résultat même momentané.

» Dans ce cas encore je me trouvais donc arrêté par des résul- » tats négatifs et contradictoires. En y réfléchissant toutefois, il » me sembla qu'on pouvait concilier ces résultats opposés.

» En effet, une fois que j'avais admis que le principe phos- » phoré du sang ou de l'organisme s'y trouvait à un autre état » que celui d'acide phosphorique, il s'ensuivait qu'il devait y » jouer le double rôle d'un corps éminemment combustible, et » susceptible en même temps d'entrer en combinaison molé- » culaire avec les autres éléments de l'organisme, de façon à en » devenir partie intégrante. Or, ni l'acide phosphorique, ni le » phosphore, ne remplissent cette double condition. Le premier » est déjà à son maximum d'oxydation; le second, mis en con- » tact, soit avec les liquides de l'estomac, soit avec les tissus, doit, » avant d'être absorbé et de devenir assimilable par l'économie, » se transformer soit en acide phosphorique, soit tout au moins » en acide hypophosphorique au phosphatique, le degré d'oxy- » dation immédiatement inférieur à l'acide phosphorique. Dans » le premier cas on obtenait les mêmes effets qu'en employant » l'acide phosphorique lui-même, plus l'inconvénient grave de » l'action locale du phosphore; dans le second, en supposant que » le phosphore, avant d'être absorbé, se transformât seulement en » acide hypophosphorique, celui-ci devait au contact des prin- » cipes alcalins du sang se dédoubler en deux atomes d'acide » phosphorique et un atome d'acide phosphoreux ($Ph^3O^{11} =$ » $2\,PhO^3 + PhO^5$). Ce dernier remplirait les deux conditions que » j'ai énoncées plus haut, mais avec le désavantage de ne repré- » senter, dans les conditions les plus favorables, qu'un tiers du » phosphore ingéré dans l'estomac, les deux tiers transformés en

» acide phosphorique étant perdus pour l'action spéciale. De » plus, l'action sur l'économie des préparations de phosphore » dépendant, d'après cette manière de voir, de la quantité de » substance qui se trouverait à l'état oxydable au moment où elle » serait absorbée, leur efficacité devait varier suivant une foule » de circonstances impossibles à prévoir, telles que le véhicule » dans lequel le remède serait dissous, l'ancienneté de la pré- » paration, la nature des substances qu'elle rencontrerait dans » le tube digestif, l'activité d'absorption de celui-ci, etc.

» Ces considérations expliquaient, à mes yeux, pourquoi les » préparations de phosphore étaient si infidèles, et comment, » d'un côté, Coindet avait pu obtenir certains résultats en les » employant à fortes doses, tandis que, d'un autre côté, Barthez » et Rilliet, avec des doses plus faibles, n'étaient arrivés qu'à » des effets négatifs.

» Pensant donc avoir ainsi trouvé la raison de ces contradic- » tions, je crus pouvoir, en bonne logique, établir la double » hypothèse suivante, que « la diathèse tuberculeuse dépendait » d'une diminution dans l'économie de l'élément phosphoré, » et que cet élément, ayant à y jouer le rôle d'un corps com- » bustible, devait s'y trouver à un degré d'oxydation inférieur à » celui de l'acide phosphorique. »

» Arrivé à ce point de mon induction, il ne me restait plus » qu'à la vérifier par des faits, et à choisir entre les trois com- » binaisons inférieures du phosphore avec l'oxygène, savoir, » l'oxyde de phosphore, l'acide hypophosphoreux et l'acide » phosphoreux, celle dont je devais me servir. Je me décidai » d'après les raisons suivantes.

» L'oxyde de phosphore, à l'état rouge, est insoluble et très » inflammable. La variété jaune, quoique soluble elle-même, » forme avec les bases des combinaisons qui le sont à peine, et » qui sont peu stables. Elle se trouvait d'ailleurs d'une prépara- » tion difficile pour moi, dans les circonstances où j'étais placé.

» Je présumais que l'acide phosphoreux devait avoir une ac- » tion beaucoup moins énergique que l'acide hypophosphoreux, » étant moins combustible, puisqu'il renferme trois équivalents

» d'oxygène contre un seul contenu dans l'acide hypophospho-
» reux. Ses seuls sels solubles sont ceux de potasse, de soude
» et d'ammoniaque; tandis que les hypophosphites sont tous
» solubles dans l'eau. Je choisis donc l'acide hypophosphoreux,
» et je résolus de l'employer combiné avec une base. L'emploi
» de l'acide isolé me paraissait ne devoir offrir aucun avantage par-
» ticulier, puisque dès qu'il serait absorbé, il se combinerait dans
» le sang avec les bases des carbonates alcalins; et le remède
» eût été d'ailleurs plus difficile à doser, puisqu'il aurait fallu
» chaque fois déterminer le degré de concentration de l'acide.
» Je choisis, pour commencer, l'hypophosphite de chaux, à cause
» du rôle particulier dans l'économie qu'on a attribué à cette
» base. Je ne savais nullement, d'ailleurs, quels pouvaient être
» les effets de ce sel. Le seul fait que je trouvais consigné dans
» les livres à ma disposition, c'est que, selon les toxicologistes,
» et je crois, entre autres, Orfila et Devergie, l'effet toxique
» du phosphore doit être attribué à sa transformation en acides
» hypophosphoreux et phosphoreux. Je dus donc procéder avec
» toute la prudence possible, et je résolus de l'essayer d'abord
» sur moi-même. Je commençai, en effet, par un demi-grain
» d'hypophosphite de chaux, et j'arrivai peu à peu à en prendre
» six grains en une seule dose, sans en éprouver d'inconvé-
» nient.

» Convaincu ainsi de l'innocuité physiologique du remède pris
» à cette dose, je l'essayai pour la première fois, le 13 mars 1855,
» chez une jeune femme de dix-neuf ans, atteinte de tuber-
» culisation aiguë à la suite de couches. Les deux poumons
» étaient complétement infiltrés de tubercules en voie de ra-
» mollissement; il y avait un ballonnement énorme du ventre,
» douleur aiguë à la pression, fièvre intense, prostration extrême;
» enfin tous les symptômes d'une péritonite marchant rapide-
» ment vers une terminaison funeste. Le premier jour, la ma-
» lade prit un grain d'hypophosphite de chaux; dès le troisième
» jour, la dose fut portée à 6 grains; le quatrième jour, elle put
» se lever et demanda à manger. Le changement fut tellement
» rapide, l'amélioration de tous les symptômes généraux, sueurs,

» fièvre, faiblesse, tellement surprenante, le facies surtout s'était
» tellement modifié, que j'en restai moi-même comme étourdi.
» Ce mieux se soutint, et alla en augmentant jusqu'au huitième
» jour, lorsque la malade succomba tout à coup avec les sym-
» ptômes d'une perforation intestinale.

» Le second cas que je traitai fut celui d'une jeune personne
» de seize ans, également de la Havane, et que j'avais déjà soi-
» gnée un an auparavant pour une phthisie tout à fait au début,
» dont les symptômes avaient cédé à un traitement par l'atro-
» pine en inspirations, aidé d'un régime fortifiant et du séjour
» à la campagne. Reprise de la même affection au mois de fé-
» vrier 1855, j'avais vu la maladie résister aux moyens précé-
» demment employés, ainsi qu'à l'huile de foie de morue et aux
» vomitifs. Les symptômes s'aggravèrent rapidement, et dans les
» premiers jours du mois d'avril, elle présentait l'état suivant :
» Fièvre et frissons le soir ; amaigrissement considérable, perte
» complète des forces et de l'appétit ; sueurs abondantes du cou
» et de la poitrine pendant la nuit ; toux très fatigante et presque
» continuelle, expectoration légèrement muqueuse et contenant
» quelques stries de sang ; règles beaucoup moins abondantes.
» A la percussion, je trouvai une diminution évidente de sonorité
» dans tout le tiers supérieur du côté droit, sensible surtout en
» avant ; des craquements humides, nombreux, dans la même
» étendue, s'entendant également pendant la toux. Dans le reste
» du poumon, du même côté, la respiration était notablement
» exagérée. Le poumon gauche paraissait sain ; la voix ne pré-
» sentait rien de particulier.

» Ces signes me parurent suffisants pour justifier le diagnostic
» de tubercules en voie de ramollissement aigu, et je mis im-
» médiatement la malade au traitement de l'hypophosphite de
» chaux, en commençant par 4 grains par jour, portés bientôt
» jusqu'à 10. Sous l'influence de ce traitement, tous les sym-
» ptômes s'amendèrent rapidement. Je le continuai, avec les
» interruptions que j'indiquerai plus loin (1), jusqu'à la fin du

(1) Voyez 1re série d'observations, premier cas.

» mois de mai, et à la fin du mois de juin je constatai qu'il ne » se trouvait chez la malade aucune trace, soit des symptômes » généraux, soit des signes physiques que j'avais trouvés au com» mencement du mois d'avril. »

Telle est la relation exacte du premier résultat positif obtenu par l'emploi des hypophosphites. Dans le chapitre suivant se trouvent les détails de ce cas, ainsi que ceux des observations subséquentes.

NOTE.

(*Voyez la page* 17.)

Un de mes critiques, le docteur Quain, après avoir cité ce paragraphe, ajoute : « Que les propositions précédentes ne doivent être regardées que comme » des spéculations théoriques qui ne sont appuyées d'aucune observation chimi» que ou physiologique (*a*). » On verra par ce qui suit qu'il n'y a pas au contraire une seule d'entre elles qui ne s'appuie sur des données soit chimiques, soit physiologiques, si par ce dernier terme on comprend, comme on le doit, les expériences thérapeutiques. Toute expérience thérapeutique, convenablement interprétée, est en effet en même temps une expérience physiologique. Je les reprends ici par ordre en faisant suivre chacune d'elles des preuves qui l'appuient.

PREMIÈRE PROPOSITION. — *La tuberculose est une maladie générale, une diathèse.*

Cette proposition, qui est admise par la plupart des pathologistes, ressort directement du fait que la tuberculose n'épargne aucun tissu ni aucun organe. Suivant Rokitansky « Partout où il y a un réseau capillaire, il y a possibilité de » la formation d'un dépôt tuberculeux (*b*).... Le tubercule, comme le cancer, » n'épargne aucun tissu. Tous les organes peuvent en être le siége. Ainsi on a » trouvé des tubercules dans les organes suivants : le poumon, le canal intes» tinal, les ganglions lymphatiques, le larynx, les membranes séreuses, la pie» mère, le cerveau, la rate, les reins, les capsules surrénales, le foie, les os et » le périoste, l'utérus et les tubes de Fallope, le testicule, la prostate, les vési» cules séminales, la moelle épinière, les muscles striés, le thymus. On les a » trouvés encore, quoique bien rarement, dans les glandes salivaires, les ovaires, » la membrane interne des vaisseaux sanguins, l'œsophage et le vagin. Les » productions épidermiques et cartilagineuses sont les seules qui soient à l'abri » de la tuberculose. Les tissus de nouvelle formation y sont également su» jets (*c*). »

DEUXIÈME PROPOSITION. — *La tuberculose ne peut dépendre que de la perturbation de quelqu'une des fonctions primordiales de l'économie, et vu la solidarité*

(*a*) *The Lancet*, 17 mars 1860.

(*b*) *A Manual of Pathological Anatomy*, by Carl Rokitansky, published by the Sydenham Society, vol. I, pp. 7, 305.

(*c*) Rokitansky, *loc. cit.*, p. 321, et Ancell, *On Tuberculosis*, 'd 359.

qui existe entre toutes les parties de l'organisme, cette perturbation doit avoir pour point de départ, ou tout au moins pour condition essentielle, une modification de l'hématose.

Cette proposition, découlant directement de la précédente, me paraît n'avoir pas besoin de preuve. La plupart des auteurs qui ont admis l'une ont également été conduits à adopter l'autre (*a*), car, ainsi qu'Andral l'a dit avec raison : « La physio- » logie nous conduit à la conclusion que toute altération des solides doit être suivie » d'une altération du sang, de même que toute modification du sang doit être » née (?) d'une modification des solides (*b*). »

Elle est établie d'ailleurs sur l'observation directe, car, ainsi qu'on le verra dans le paragraphe suivant, d'après le même auteur, « les individus chez les- » quels les poumons commencent à se tuberculiser présentent dans leur sang » cette modification particulière de composition, qui appartient aux constitu- » tions faibles ; ils sont véritablement dans un commencement d'anémie, et leur » sang est devenu semblable à celui des malades auxquels on a pratiqué quel- » ques saignées (*c*). »

TROISIÈME PROPOSITION. — *Les modifications qu'on remarque dans les éléments organiques du sang n'offrent rien de fixe, rien de spécial à la tuberculose.*

Andral et Gavarret ont en effet constaté que le sang des tuberculeux présente deux modifications : une augmentation de la fibrine et une diminution du chiffre des globules. La première ne se trouve que lorsqu'il y a complication phlegmasique, et la seconde n'a rien de spécial à la phthisie.

Ainsi chez un malade atteint de méningite tuberculeuse, la fibrine était restée dans les limites de sa quantité physiologique. « Ce fait prouve, ajoute Andral, » qu'à son début, et quelles que soient sa rapidité et son étendue, la tuberculisa- » tion n'entraîne pas dans le sang une augmentation de fibrine. L'étude de l'état » du sang dans le tubercule pulmonaire conduit à établir la même proposition, » puisque dans neuf saignées pratiquées à six malades atteints de tubercules » pulmonaires encore à l'état de crudité, on a trouvé sept fois la fibrine en quan- » tité normale. Deux autres fois la fibrine avait dépassé ses limites physiologiques, » mais dans ces deux cas il existait une complication phlegmasique (*d*). »

Quant aux globules, voici ce que dit le même pathologiste :

« Dès le début de la tuberculisation pulmonaire, et alors que l'auscultation peut » encore à peine en signaler l'existence, on trouve déjà les globules peu abon- » dants ; dans aucun cas de ce genre, je ne les ai vus atteindre même leur moyenne » physiologique, 127 ; leur chiffre le plus élevé a été 122, leur minimum 99 (ce » minimum a été trouvé chez un malade, dont les différentes séreuses étaient » parsemées, ainsi que le poumon, de nombreux tubercules), et ils oscillaient » généralement entre 120 et 100, étant généralement plus près de ce dernier » chiffre que du premier.

» Ainsi la condition du sang qui coïncide avec le commencement de la phthisie » pulmonaire, et qui vraisemblablement la précède, c'est cette condition géné-

(*a*) « L'hypothèse que la dernière cause des tubercules réside dans le sang a pour elle beaucoup de probabilité. » (Lebert, *Traité des maladies scrofuleuses*, p. 44.)

(*b*) Andral, *Anatomie pathologique*, t. I, p. 528.

(*c*) *Essai d'hématologie pathologique*. Paris, 1843, p. 171.

(*d*) *Ibid.*, pp. 168-169.

» rale que l'on retrouve dans tous les cas où, par une cause quelconque, les » forces vitales ont perdu de leur énergie. Qu'est-il besoin de dire que ces résul- » tats de l'analyse sont parfaitement d'accord avec l'observation clinique? Qui ne » connaît l'étiolement, la décoloration, l'affaiblissement que présentent la plu- » part des phthisiques, dès les premiers temps de leur maladie? Dans l'immi- » nence de la tuberculisation pulmonaire, il y a des jeunes filles qui deviennent » si débiles et si pâles, et qui en même temps ont encore si peu de symptômes » locaux, qu'il arrive qu'on se méprend parfois sur la nature de leur maladie et » qu'on les prend pour des chlorotiques; réciproquement, il y a des cas de chlo- » rose qui, se compliquant ou de bronchite ou d'une simple toux nerveuse, ont » pu jeter les observateurs les plus consommés dans une grande incertitude, et » leur faire craindre un développement de tubercules.

» Ainsi donc, dans toute phthisie pulmonaire qui débute, il existe un certain » degré d'anémie ; *mais est-ce à dire qu'il suffit que le sang s'appauvrisse pour » qu'il se produise des tubercules? Non, sans doute ; car dans ce cas on trou- » verait parmi les chlorotiques un plus grand nombre de phthisiques qu'on n'en » rencontre*, et je ne crois pas que les jeunes filles atteintes de chlorose devien- » nent plus souvent que d'autres tuberculeuses (*a*). »

Les recherches de Becquerel et Rodier ne s'accordent pas avec celles d'Andral et Gavarret. Suivant eux, le sang des phthisiques présenterait une alté- ration dans la proportion de différents éléments organiques : ainsi il y aurait augmentation de la matière grasse phosphorée et de la cholestérine, diminu- tion de la graisse saponifiable (*b*). Mais, en examinant les détails de leurs ana- lyses, on voit qu'elles n'infirment en rien la proposition contenue dans le texte.

D'abord, quant à la matière grasse phosphorée, ils sont eux-mêmes convenus depuis qu'à cet égard ils s'étaient trompés, et que la substance qu'ils avaient désignée de la sorte ne renfermait pas de phosphore (*c*).

Quant à l'augmentation de la cholestérine, elle n'est pas spéciale à la tuber- culose, puisqu'ils l'ont également vue se produire dans d'autres maladies dans l'ictère simple (*d*), sous l'influence de la diète (*e*), et par suite des progrès de l'âge (*f*).

La diminution de la graisse saponifiable leur avait paru plus considérable dans la phthisie que dans toute autre maladie (*g*), et ils avaient même cru devoir ap- peler spécialement l'attention sur ce point (*h*). Cependant un examen attentif de leurs analyses ne confirme pas cet aperçu. Leurs résultats en effet sont loin d'être concordants ; car si chez cinq hommes ils ont trouvé une diminution considérable du savon, qui n'était plus que la moitié (0,564) (*i*) de la moyenne normale

(*a*) *Essai d'hématologie pathologique*, pp. 170 et 171.

(*b*) *Recherches sur la composition du sang dans l'état de santé et l'état de maladie.* Paris, 1844, p. 99.

(*c*) Becquerel, *Chimie pathologique*. Paris, 1846, p. 64.

(*d*) Becquerel et Rodier, *Recherches sur le sang, etc.*, p. 60.

(*e*) Becquerel et Rodier, *Ibid.*, p. 25.

(*f*) Becquerel et Rodier, *Ibid.*, pp. 24 et 121.

(*g*) Becquerel et Rodier, *Ibid.*, p. 99.

(*h*) Becquerel et Rodier, *Ibid.*, pp. 101 et 103.

(*i*) Becquerel et Rodier, *Ibid.*, p. 98.

(1,004) (*a*), il est nécessaire de faire remarquer que ce chiffre ne s'est présenté qu'à la *troisième* saignée. A la première, le sang contenait encore 0,809 de savon, et à la seconde 0,766, chiffres qui se trouvent tous deux supérieurs à leur minimum physiologique (0,700 (*b*); de sorte que la diminution du principe gras paraît devoir être attribuée à l'affaissement de toute l'économie et au manque de nutrition générale, plutôt qu'à la diathèse tuberculeuse elle-même. Ce qui, du reste, confirme cette manière de voir, c'est que chez quatre femmes également atteintes de tubercules, mais qui étaient, ainsi que le font remarquer les expérimentateurs, moins malades que les hommes, ils ont trouvé pour moyenne du savon le chiffre 1,011 (*c*), qui diffère peu de leur moyenne physiologique (1,016) (*d*), qui est de beaucoup plus élevé que leur minimum (0,725), et qui se trouve supérieur au chiffre moyen qu'ils ont obtenu pour les maladies aiguës en général (0,900) (*e*), pour les phlegmasies (914) (*f*), et surtout pour la chlorose, où dans six cas la moyenne a été de 0,888 (*g*), et dans un cinquième est même tombée juqu'à 0,691 (*h*).

QUATRIÈME PROPOSITION. — *Les phénomènes de cette maladie, rapprochés de ceux de quelques autres dyscrasies, et surtout de ceux de la chlorose, me paraissaient devoir être attribués plutôt à la perte ou à la diminution qu'à l'augmentation de quelque élément essentiel.*

L'affaissement qui précède et qui accompagne presque toujours l'invasion de la tuberculose est un phénomène qui a frappé presque tous les cliniciens dignes de ce nom.

Ainsi, pour n'en donner que deux exemples :

D'après Graves « toutes les formes de phthisie peuvent se rapporter à une origine commune, cet état d'*affaiblissement* constitutionnel qu'on appelle l'habitus scrofuleux (*i*). »

D'après Andral « la diminution de la quantité des globules du sang, dès les premiers temps de la phthisie, n'est pas la cause de la tuberculisation, mais elle est pour nous un signe certain que cette maladie prend naissance au milieu d'un *notable affaiblissement* de la constitution, et s'ajoutant à ceux fournis par l'observation clinique de tous les temps, ce signe vient encore nous éclairer dans le choix et dans la direction des méthodes thérapeutiques (*k*). »

CINQUIÈME PROPOSITION. — *De nombreux faits constataient déjà l'influence sur l'économie de la plupart des principes inorganiques : ainsi le fer, le soufre, soit à l'état de sulfure, soit à l'état de sulfate, les chlorures, les alcalins, ... sont d'un emploi journalier; tous ou presque tous avaient été essayés dans le traitement de la tuberculose, et aucun n'avait présenté des effets assez marquants ni*

(*a*) Becquerel et Rodier, *Recherches sur la composition du sang*, p. 23.
(*b*) Becquerel et Rodier, *Ibid.*, p. 23.
(*c*) Becquerel et Rodier, *Ibid.*, p. 102.
(*d*) Becquerel et Rodier, *Ibid.*, p. 27.
(*e*) Becquerel et Rodier, *Ibid.*, p. 35.
(*f*) Becquerel et Rodier, *Ibid.*, p. 53.
(*g*) Becquerel et Rodier, *Ibid.*, p. 92.
(*h*) Becquerel et Rodier, *Ibid.*, p. 95.
(*i*) Graves, *Leetures on the Practice of Medicine*, 2e édit. Dublin, 1848, t. II, p. 90.
(*k*) *Essai d'hématologie pathologique*, p. 172.

surtout assez constants pour qu'on pût leur attribuer une influence réelle sur la maladie.

A. Le *fer* a été préconisé contre la phthisie depuis très longtemps et par un très grand nombre de médecins. Voici les noms de quelques-uns d'entre eux : Paracelse (1541), Morton (1619), Poterius (1622), Hoffmann (1740), Pierre Desault, Griffith (1776), Raulin (1784), Quarin (1786), Senter (1792), Willan (1801), Hamilton (1805), Russel (1808), Shearman (1810), Young (1815), et de nos jours Dupasquier (1836), Simon (1843), Duelmar (1852), et Bonarden (1853).

B. Le *soufre* est déjà recommandé par Dioscoride, Celse, Galien, et plus tard par Paracelse, Forest, Schenk (1609), Poterius, Dubois (Sylvius) (1671), Willis (1675), Sydenham, Morton, Stahl, Musgrave (1707), Barry (1727), Clapier (1763), Sims (1773), Mudge (1779), Gratteloup (1779), Busch (1801), White (1803), Lloyd (1804), Bayle (1811), Jobart (1811), Armstrong (1818), et Hermann (1827).

Quant aux auteurs qui ont recommandé l'emploi des eaux minérales sulfureuses, il serait trop long d'en faire ici mention.

C. Chlorures. Les viandes salées sont déjà recommandées par Hippocrate puis par Aurelianus, de nouveau par Salvadori en 1787.

Le *chlorure de sodium*, dont Latour (1840) a prétendu dans ces derniers temps avoir redécouvert l'utilité, a été employé et recommandé par de Meza en 1792, Rush en 1793, Trotter en 1804.

Le *chlorure de chaux* (hypochlorite de chaux) a été préconisé par Herzog (1832), Schlesier (1837).

Le *chlorure de calcium* a été donné par Cless (1832), Groh (1833), Cohen (1834).

Le *chlore* a été employé par Pagenstecher (1827), Gannal (1827), Cottereau et Chevallier (1833), Jolly et Roche.

D. Alcalis. Le chlorhydrate d'ammoniaque a été employé par Thilenius (1789), par Rademacher, par Auclang (1832).

Le carbonate de potasse et la potasse ont été administrés comme antituberculeux par Pascal (1839), Campbell (1844).

Déjà Spalding et Barker en 1802, Bayle en 1811, s'étaient servis des alcalis (*a*).

Tous ces résultats thérapeutiques se trouveront discutés dans un travail futur sur la pathologie de la tuberculose.

Ainsi donc chacune des propositions qui m'ont servi de point de départ pour l'établissement de mon hypothèse repose sur un ensemble de faits parmi les mieux établis en médecine ; et le docteur Quain, en prétendant qu'elles n'étaient elles-mêmes que de pures conjectures, a montré que l'histoire et l'état actuel de la médecine lui sont aussi étrangers que les principes les plus élémentaires de l'observation clinique, ainsi qu'on en verra plus loin la preuve au chapitre X.

(*a*) Pour ce qui précède, voyez *A Practical and Historical Treatise on Consumptive Diseases*, by Thomas Young. London, 1815.

CHAPITRE III.

PREMIÈRE SÉRIE DE RÉULTATS OBSERVÉS PAR L'AUTEUR.

Le total des cas que j'avais observés lorsque je présentai à l'Académie de médecine le mémoire dont j'ai extrait ce qui précède, était de trente-cinq; sur ce nombre neuf étaient complétement guéris, onze avaient éprouvé une grande amélioration et quatorze avaient succombé; un était encore en traitement.

Voici en quels termes je résumais les résultats obtenus à cette époque :

« Des neuf cas de la première catégorie, deux étaient au pre-
» mier degré, six étaient au deuxième degré, c'est-à-dire pré-
» sentaient des tubercules déjà en voie de ramollissement; le neu-
» vième offrait une excavation considérable, occupant le tiers
» supérieur du poumon gauche. Trois cas étaient à marche aiguë;
» l'un d'eux, chez un enfant de sept ans, présentait aussi des
» symptômes tranchés du côté de l'encéphale; un seul cas était
» peut-être douteux, les signes physiques se trouvant bornés à
» la base du poumon. Chez les malades au premier et au deuxième
» degré, tous les symptômes, tant rationnels que physiques, ont
» disparu entièrement, et le poumon m'a paru être revenu com-
» plétement à son état normal.

» Dans le neuvième cas, celui du malade avec caverne, j'ai vu
» disparaître tous les symptômes généraux; les signes physiques
» se sont aussi modifiés avantageusement, mais il est resté un
» souffle caverneux très notable, sans râles ni craquements, sans
» aucune toux, une expectoration à peine sensible et complète-
» ment transparente. Un an après avoir cessé le traitement, il
» m'a écrit pour me dire que sa santé s'était maintenue sans
» altération, et qu'il s'était senti assez fort pour se charger d'un

» surcroît d'occupation. J'ai pu également avoir des nouvelles » de deux autres malades : leur guérison s'était maintenue. » J'ignore ce que sont devenus les autres.

» Des onze cas que je note comme ayant été seulement amélio- » rés, quatre étaient au troisième degré et présentaient des exca- » vations considérables ; chez l'un d'eux elles occupaient les deux » poumons. En vue des effets obtenus chez l'ensemble des ma- » lades, et de l'amélioration soutenue qui s'est montrée chez » deux de ces quatre caverneux, j'ai tout lieu de croire qu'à » moins de quelque affection intercurrente, ils se seraient dé- » finitivement guéris si le traitement n'eût pas été interrompu. » Les sept autres ont tous présenté une amélioration notable qui » s'est maintenue sans interruption pendant toute la durée du » traitement. Un seul chez lequel il y avait des complications » intestinales, fait exception. Chez une malade avec une excava- » tion occupant une grande étendue de l'un des poumons, la » diarrhée qui existait a disparu, et le mieux continuait lorsque » j'ai cessé la médication. Je passe enfin aux quatorze cas ter- » minés par la mort. Avant de commencer le traitement, il a été » constaté que sur ce nombre six avaient des excavations ou très » vastes ou multiples; chez trois, dans les deux poumons à la » fois. Une autre était en outre atteinte de péritonite. Huit avaient » la diarrhée, et probablement des ulcérations intestinales; chez » deux le dépôt tuberculeux occupait plus de la moitié de chaque » poumon; chez trois il s'étendait dans toute la hauteur d'un » seul poumon; chez une les deux sommets étaient atteints; et » enfin chez une seule les tubercules étaient bornés au sommet » d'un poumon, mais il y avait en outre une affection laryngienne » avancée. Sept de ces malades étaient dans un tel état, que la » mort est arrivée avant un mois, à compter du commence- » ment du traitement. Chez quatre autres il n'a pas dépassé deux » mois et demi, et chez trois seulement il a été de plus de trois » mois.

» Ce simple énoncé suffit pour indiquer que presque tous ces » cas étaient dans une position telle qu'ils ne pouvaient servir » qu'à compromettre et le traitement et son inventeur ; mais j'ai

» cru devoir, dans une pareille matière, me dépouiller de tout
» sentiment personnel, et d'ailleurs je tenais à constater la dif-
» férence entre les résultats obtenus sous le climat de l'Europe
» et ceux que j'avais observés sous les tropiques, où certainement
» plusieurs de ces cas auraient présenté une amélioration plus
» constante et se seraient de beaucoup prolongés.»

OBSERVATIONS

RECUEILLIES PAR L'AUTEUR.

PREMIÈRE SÉRIE [1]

(1855-1856).

PREMIÈRE CATÉGORIE.

CAS QUI SE SONT TERMINÉS PAR LA GUÉRISON.

OBSERVATION Ire.

PHTHISIE AU SECOND DEGRÉ.

Durée antérieure : Quatorze mois.
Symptômes : Amaigrissement. — Toux. — Expectoration sanguinolente. — Inappétence. — Faiblesse. — Sueurs nocturnes. — Diminution des règles. — Leucorrhée.
Lésion : Tubercules au sommet du poumon droit en voie de ramollissement aigu.
Durée du traitement : Trois mois.
Résultat : Disparition des signes physiques et des symptômes généraux.

Dona Isabel de S..., âgée de seize ans, née à la Havane, non mariée. Au mois d'avril 1854, je fus consulté pour cette malade qui se plaignait alors d'une toux persistant depuis environ deux mois, avec amaigrissement assez sensible, une expectoration médiocre de liquide limpide et transparent. Elle n'avait jamais eu d'hémoptysie, mais elle avait perdu de son appétit et de ses forces. Elle avait des flueurs blanches assez abondantes. La quantité ainsi que la coloration de ses règles avaient diminué aux deux dernières époques menstruelles.

A l'examen, je trouvai une assez grande rudesse du bruit respiratoire au-

(1) Cette première série comprend les observations que j'avais présentées à l'appui du mémoire adressé à l'Académie de médecine; je les reproduis ici textuellement telles qu'elles se trouvent dans la 1re édition de ce livre, publiée en octobre 1857.

dessous de la clavicule droite, avec une expiration prolongée, sans craquements même pendant la toux, et sans diminution de son à la percussion, à peine un léger retentissement de la voix.

Dans la fosse sus-épineuse du même côté, un peu de faiblesse du bruit respiratoire seulement.

Je lui ordonnai un traitement consistant en inspirations d'air chargé d'humidité par son passage à travers de l'eau dans laquelle on avait fait dissoudre un grain d'atropine par once de liquide, moyen que j'expérimentais à cette époque. A cela j'ajoutai les ferrugineux, un régime fortifiant, principalement de viandes rôties et de lait; des promenades le matin, et le séjour à la campagne. Sous l'influence de ces divers moyens, et surtout, peut-être, de l'arrivée des chaleurs, l'appétit et les forces revinrent, les règles reprirent leur abondance et leur coloration, la toux et l'expectoration cessèrent complétement. La rudesse du bruit respiratoire au sommet du poumon droit fit place au moelleux de la respiration naturelle. Il restait toujours cependant un peu d'obscurité du bruit respiratoire dans la fosse sus-épineuse.

Ce mieux se soutint pendant l'été et pendant le commencement de l'hiver; mais au mois de février 1855, la malade recommença de nouveau à tousser, à maigrir, à perdre ses forces et son appétit.

Le 4 mars, je note l'état suivant : Facies pâle et abattu, amaigrissement assez marqué, regard languissant et comme humide; toux assez fréquente, surtout la nuit ; expectoration peu abondante d'un liquide transparent non muqueux ; pas de sueurs, mais seulement un peu de moiteur la nuit ; pas de fièvre le soir ; les règles ont paru à la dernière époque moins abondantes que d'habitude; peu d'appétit. Elle dit qu'elle se sent faible, et paraît fort triste.

A l'examen de la poitrine, je trouve dans la fosse sus-épineuse droite une diminution assez notable du bruit respiratoire, sans craquements et sans prolongement de l'expiration. La sonorité en arrière est à peu près égale des deux côtés. En avant elle me semble un peu diminuée sous la clavicule droite, où je trouve également une rudesse assez sensible du bruit respiratoire, et un peu d'exagération de la voix. L'expiration y paraît notablement prolongée.

Je recommande le même traitement que l'année précédente, savoir : inspirations d'atropine; fer réduit par l'hydrogène, un grain (5 centigr.) par jour; viandes rôties et laitage; exercice modéré à pied, tous les jours.

15 mars. — La malade ne se trouve pas mieux; la toux est plus fréquente et la fatigue beaucoup; la moiteur de la nuit a augmenté; l'appétit et les forces ont encore diminué. Même traitement, et de plus prendre demain matin un vomitif de deux grains (10 centigr.) d'émétique dissous dans trois

verres d'eau tiède, en trois fois, avec un intervalle d'un quart d'heure.

17 mars. — Le vomitif a agi très énergiquement; elle a mieux reposé pendant la nuit, et elle a moins toussé. Ce matin elle se sent un peu plus d'appétit, mais elle se plaint de douleur à la gorge et d'un sentiment de brisure dans toute la poitrine; elle est aussi, dit-elle, très faible. Continuer les inspirations et le fer.

18 mars. — Elle a assez mal dormi, elle a toussé un peu moins que les jours précédents, mais elle a sué du cou et de la tête. Elle se sent très faible et n'a pas d'appétit du tout; l'expectoration est un peu plus abondante; elle a toujours des douleurs dans la poitrine; les garderobes sont naturelles; elle a un peu de leucorrhée. Continuer les inspirations et le fer à dose de deux grains (10 centigr.) par jour.

19 mars. — Elle est toujours dans le même état, les forces sont encore amoindries, et elle a beaucoup transpiré la nuit dernière. A l'auscultation, je trouve les mêmes signes que lors du dernier examen, mais il y a quelques craquements rares au-dessous de la clavicule droite, la matité me paraît plus grande et plus étendue, et se trouve maintenant aussi en arrière. Même traitement, et de plus, tous les jours, une cuillerée à bouche d'huile de foie de morue.

20 mars. — Même état, même traitement.

26 mars. — La toux est très fréquente et l'empêche de dormir, et je la trouve très inquiète parce qu'elle a vu quelques filets de sang dans les crachats. Les règles, qui ont paru ces jours derniers, ont été beaucoup moins abondantes et moins colorées que de coutume; elle a des pertes blanches assez considérables. Elle sue beaucoup la nuit, surtout de la tête.

Cesser le fer et prendre tous les jours deux cuillerées d'huile de foie de morue.

27 mars. — Même état.

29 mars. — Elle a encore craché du sang, et cette fois en plus grande quantité, aussi est-elle très triste et très inquiète; il y a quelques crachats muqueux au milieu de l'expectoration limpide. Les sueurs sont encore plus fortes et la toux la fatigue beaucoup pendant la nuit. Même traitement, et prendre encore un vomitif d'émétique demain matin.

31 mars. — Le vomitif l'a beaucoup fatiguée; elle se plaint surtout de douleurs à la gorge et dans la poitrine, mais elle a mieux dormi, et elle a moins toussé la nuit dernière. L'expectoration est plus abondante et les mucosités sont plus nombreuses; pas de sang dans les crachats.

1er avril. — Même état; elle se plaint toujours du sentiment de brisure dans la poitrine que lui cause le vomitif. Elle a beaucoup sué la nuit dernière. L'expectoration est un peu plus muqueuse, la toux est toujours très fatigante l'appétit est presque nul, et les forces ont beaucoup diminué depuis le commencement du mois précédent. Continuer l'huile de foie de morue.

3 avril. — Il y a encore quelques filets de sang dans les crachats ; elle a eu un frisson hier au soir, suivi d'un accès de chaleur. Elle a beaucoup sué en dormant, et la toux l'a tenue éveillée une grande partie de la nuit. — Même traitement.

4 avril. — Hier au soir elle a encore eu un frisson suivi de chaleur, les sueurs ont été très abondantes, surtout de la tête. Il y a des filets de sang dans les crachats ; la malade est très abattue, très triste et très inquiète ; l'appétit est à peu près nul.

Suspendre l'huile de foie de morue.

5 avril. — Je l'examine et je constate l'état suivant :

État général tel qu'il se trouve consigné dans les notes précédentes.

A la percussion, je trouve qu'il y a une diminution de sonorité au-dessous de la clavicule droite dans une étendue de près de trois travers de doigt ; la même chose se retrouve en arrière, mais à un degré moins sensible. A gauche, la sonorité tant en avant qu'en arrière paraît normale.

A l'auscultation, je trouve de nombreux craquements humides dans cette même région ; ils ne disparaissent pas par la toux ; dans le reste du poumon droit la respiration est plus exagérée qu'à gauche. La voix y est peut-être un peu plus retentissante, mais d'une manière peu sensible. Le poumon gauche n'offre rien de particulier.

Diagnostic : tubercules au sommet du poumon droit en voie de ramollissement aigu.

Encouragé par l'essai fait sur la malade de la 21e observation, j'ai résolu d'employer l'hypophosphite de chaux, et je lui en donne aujourd'hui même quatre grains (20 centigr.).

6 avril. — A eu un peu de frisson suivi de chaleur hier au soir, mais elle trouve qu'elle a moins toussé et qu'elle a mieux reposé ; du reste, elle est dans le même état, mais elle paraît un peu moins abattue, et il n'y a pas de sang dans les crachats.

Traitement : hypophosphite de chaux, 5 grains (25 centigr.).

7 avril. — Très léger sentiment de froid hier au soir, suivi de chaleur. La malade dit qu'elle a moins sué et qu'elle a mieux dormi ; elle paraît moins triste et la toux semble moins fréquente qu'avant-hier. Sa mère et ses sœurs disent qu'elles trouvent un amendement sensible.

Traitement : hypophosphite de chaux, 6 grains (30 centigr.).

8 avril. — La malade se trouve mieux encore, elle dit qu'elle a très peu

sué, qu'elle a bien dormi; qu'elle se sent beaucoup plus forte, que la toux est beaucoup diminuée et qu'elle a de l'appétit.

Traitement : hypophosphite de chaux, 7 grains (35 centigr.).

9 avril. — Le facies est infiniment meilleur. La malade est presque gaie, elle dit qu'elle a très bien reposé, que la toux ne l'a réveillée que deux fois ; l'expectoration est diminuée et ne contient que cinq ou six crachats muqueux, nageant dans un liquide transparent sans trace de sang.

Traitement : hypophosphite de chaux, 8 grains (40 centigr.).

10 avril. — Le mieux est encore plus sensible. La malade dit qu'elle a sué à peine, qu'elle a fort peu toussé, qu'elle a très bien reposé. Ce matin elle est sortie se promener, et elle a déjeuné avec beaucoup d'appétit.

Traitement : hypophosphite de chaux, 9 grains (45 centigr.).

11 avril. — Le mieux se soutient toujours.

Traitement : 10 grains (50 centigr.) du sel de chaux, continués les jours suivants à la même dose.

15 avril. — La malade dit qu'elle ne sue plus du tout la nuit; elle tousse peu et elle crache à peine. Le facies est complétement changé, la figure se remplit, elle est gaie et animée. Elle a très bon appétit, les garderobes sont naturelles ; la leucorrhée a presque disparu.

26 avril. — Le mieux a toujours été en augmentant. Ces jours derniers, les règles sont venues aussi abondantes et aussi colorées qu'avant qu'elle fût malade. Pendant ce temps la toux a un peu augmenté, mais l'appétit et les forces sont restées dans le même état ; l'expectoration est presque nulle. L'hypophosphite de chaux a été pris à la dose de dix grains (50 centigr.) tous les jours depuis la dernière note, excepté hier et aujourd'hui.

A l'examen, je trouve que les craquements au sommet du poumon droit sont beaucoup moins nombreux que lors de la dernière constatation de son état le 5 du mois; il me semble que la matité a aussi diminué et que l'exagération du bruit respiratoire dans la partie inférieure du poumon a presque disparu.

27 avril. — La toux est redevenue ce qu'elle était avant l'apparition des règles. Elle ne consiste guère plus qu'en une ou deux quintes le matin et le soir.

Traitement : elle recommence à prendre l'hypophosphite de chaux à la dose de 6 grains (30 centigr.).

8 mai. — Le traitement a été continué de la même façon depuis le 27 du mois dernier. A partir du 1er du mois actuel, la dose du médicament a été portée à 10 grains (50 centigr.). La malade n'est plus reconnaissable ; presque tous les symptômes généraux ont disparu, et il ne reste qu'un peu de

toux, principalement le matin, sans expectoration. Elle a déjà presque autant d'embonpoint qu'avant d'être malade.

A la percussion, la matité du côté droit a presque disparu ; les craquements sont devenus rares, tant en avant qu'en arrière.

La malade peut faire le matin de longues promenades à pied sans en être essoufflée.

Le traitement est suspendu pendant deux jours.

11 mai. — Même état.

Elle recommence le traitement à la dose de 10 grains (50 centigr.).

25 mai. — La malade ne tousse plus depuis près de quinze jours ; il n'y a plus d'expectoration ; elle a plus d'embonpoint qu'avant d'être malade, et dit qu'elle ne s'est jamais mieux sentie de sa vie. C'est elle qui mange le plus de toute la famille.

Le traitement est suspendu pendant deux jours.

27 mai. — A l'examen de la malade, je trouve que les symptômes généraux ont tous disparu depuis plus de quinze jours. Quant aux signes physiques, je trouve encore en arrière, dans la fosse sus-épineuse droite, un peu de faiblesse du bruit respiratoire, surtout pendant l'inspiration, mais les craquements qu'on entendait, soit dans cette région, soit sous la clavicule, ont complétement disparu.

Remise au traitement à la dose de 10 grains (50 centigr.), elle le continua jusqu'au 1er juin, et alors, d'après mes conseils, elle alla habiter la campagne.

A la fin du mois de juin, je la vis de nouveau ; elle était alors plus grasse et mieux portante qu'elle ne l'avait jamais été, et à l'auscultation je ne trouvai aucune différence entre le poumon droit et celui de gauche.

La malade continua à jouir d'une complète santé pendant tout l'hiver suivant : à mon départ de la Havane, au mois d'avril 1856, elle était sur le point de se marier, et présentait le type d'une santé parfaite. Je l'examinai de nouveau à cette époque, et je trouvai la respiration normale des deux côtés.

Tout commentaire sur ce cas serait superflu ; mais quelque étonné ou quelque sceptique qu'il laisse le lecteur, celui-ci ne pourra guère l'être plus que je ne le fus moi-même.

Je venais évidemment de découvrir et je tenais entre les mains un moyen nouveau et puissant ; mais je me demandais s'il tiendrait tout ce que j'en attendais, tout ce que, de prime abord, il semblait me promettre, ou bien si je n'étais point le jouet de mes propres espérances, et si tout ce que je voyais n'était pas le résultat de coïncidences fortuites. On verra plus loin comment les faits répondirent à ces questions.

Remarque. — J'ai eu des nouvelles de cette malade à la fin de décembre 1859, elle continuait alors, quatre ans après le traitement, à jouir d'une parfaite santé.

OBSERVATION II.

PHTHISIE AU PREMIER DEGRÉ.

Durée antérieure : Quatre mois.
Symptômes : Toux. — Inappétence. — Amaigrissement. — Grande faiblesse. — Céphalalgie. — Insomnie. — Sueurs nocturnes. — Constipation.
Lésion : Tubercules au sommet du poumon gauche et probablement cérébraux.
Durée du traitement : Sept semaines.
Résultat : Disparition des signes physiques et des symptômes généraux.

Miss C..., âgée de six ans et demi, née au Canada, habitant la Havane depuis deux mois. Cette petite fille m'est amenée le 7 février 1856 par sa mère, qui me raconte ce qui suit :

L'enfant a commencé à tousser au mois d'octobre dernier; la toux est sèche, revenant par petites quintes. En même temps elle a perdu l'appétit, elle est devenue triste et a commencé à maigrir. Elle fut traitée par son oncle, qui lui fit prendre de l'huile de foie de morue et d'autres remèdes, mais la toux continuant à s'aggraver, ainsi que les autres symptômes, il conseilla à ses parents de la mener à la Havane, où ils sont arrivés au mois de décembre dernier. Pendant les premiers temps de son arrivée la toux a paru s'amender, mais il y a eu peu de changement sous ce rapport. Il n'y a jamais eu d'expectoration.

L'enfant a continué à s'affaiblir; aujourd'hui elle peut à peine marcher, et veut qu'on la tienne sans cesse dans les bras. Son appétit est presque perdu, elle se plaint aussi de la tête et dit souvent qu'elle a mal au front; son humeur est devenue très fantasque et capricieuse; elle est triste et colère, pleure à chaque instant, sue beaucoup de la tête et du cou. Elle dort mal la nuit, et le matin elle se réveille souvent en sursant et en poussant des cris; puis elle tombe dans une espèce de syncope et devient pâle et froide. Cet accident s'est déclaré seulement depuis qu'elle est à la Havane, et pendant les derniers quinze jours il s'est déjà répété quatre ou cinq fois.

A l'examen, le ventre ne paraît pas ballonné ni douloureux à la pression. Depuis quelque temps elle est presque toujours constipée et ne va à la garderobe qu'avec l'aide de purgatifs de magnésie.

La figure de la petite malade est pâle et abattue, les yeux très grands, profondément cernés, les pupilles dilatées, le regard vague et hagard ; elle entend mal les questions que je lui fais ou ne veut pas y répondre. Elle me dit qu'elle a mal à la tête, et porte la main au front pour indiquer le siége de la douleur.

Sa mère me dit que la peau est alternativement brûlante et froide. Actuellement je la trouve chaude. Pouls, 110.

Elle n'a jamais rendu de vers.

A l'examen de la poitrine, je trouve à gauche, dans les régions sus et sous-claviculaires, une matité sensible, et dans les mêmes points une diminution assez notable du bruit respiratoire sans râles ni craquements. Dans le reste de ce côté, la respiration est exagérée. La toux et la voix n'offrent rien de particulier. A droite, la sonorité et la respiration paraissent normales.

Diagnostic : tubercules au sommet du poumon gauche et probablement cérébraux.

Traitement : le même jour je lui administre un demi-grain (25 milligr.) d'hypophosphite de chaux dans un peu d'eau sucrée.

8 février. — Ce matin elle s'est encore éveillée en poussant des cris, puis elle est devenue pâle et a semblé perdre connaissance ; on est venu me chercher, mais j'étais sorti. Du reste, même état.

Même traitement.

9 février. — Hier elle a semblé un peu moins triste ; et la nuit a été plus tranquille ; ce matin le réveil a été paisible, et elle a mieux déjeuné que d'habitude.

Traitement : hypophosphite de chaux, 3/4 de grain (0gr,0375).

10 février. — Elle a moins sué la nuit dernière.

Ce matin, le réveil a été tranquille. Elle a eu hier une garderobe naturelle. L'air de la figure me semble moins hagard, et elle est moins triste et moins maussade que les deux premiers jours.

Traitement : 3/4 de grain (0gr.,0375) d'hypophosphite de chaux.

11 février. — Hier elle a beaucoup moins toussé, et pendant la nuit elle a moins sué que les jours passés. L'appétit est meilleur, ainsi que les forces ; elle marche un peu quand on la mène à la promenade ; le facies surtout paraît beaucoup meilleur.

Traitement : un grain (5 centigr.) d'hypophosphite de chaux.

12 février. — Même état, mais moins de sueurs la nuit dernière.

Même traitement.

13 février. — Ce matin, elle s'est réveillée en criant, et a eu l'air très effrayée, puis elle est devenue pâle, mais elle n'a pas perdu connaissance. Même état, mais les forces ont beaucoup augmenté.

Même traitement.

15 février. — L'amendement de tous les symptômes continue, elle a bon appétit et mange presque autant qu'avant d'être malade; la toux a beaucoup diminué : elle ne sue presque plus la nuit et ne se plaint pas de la tête.

Le traitement est suspendu pendant deux jours.

17 février. — Le mieux continue Ce matin, elle s'est réveillée en sursaut avec l'air effrayé, mais elle n'a pas crié; elle a pâli à peine et n'a pas perdu connaissance.

Traitement : 3/4 de grain (0gr.,0375) d'hypophosphite de chaux.

18 février. — Va de mieux en mieux. Elle commence à être gaie et à rire quelquefois; elle tousse très peu, elle est seulement un peu moite la nuit; elle a une garderobe naturelle presque tous les jours; elle se promène volontiers. Le facies surtout présente un changement des plus remarquables, l'air triste et amaigri a presque entièrement disparu, et à l'expression de sa physionomie on ne jugerait nullement qu'elle est malade.

Traitement : Un grain (5 centigr.) d'hypophosphite de chaux, continué à la même dose les jours suivants.

25 février. — Les sueurs de nuit ont cessé complétement; l'enfant dit que sa tête ne lui fait plus mal; le sommeil est profond et le réveil paisible; elle a très bon appétit, commence à vouloir courir et jouer avec les autres enfants; sa figure est remplie et colorée; elle tousse à peine.

Même traitement.

4 mars. — Le changement chez l'enfant est tellement frappant, qu'il attir l'attention de toutes les personnes qui l'ont vue avant qu'elle commençât le traitement.

Tous les symptômes généraux, toux, sueurs, faiblesse, etc., ont disparu, et sa mère dit qu'elle n'a jamais semblé mieux portante de sa vie.

Le traitement est porté, à partir d'aujourd'hui, à un grain et demi (75 milligrammes) du sel de chaux par jour.

8 mars. — A l'examen de la poitrine, je trouve qu'il y a toujours un peu de faiblesse du bruit respiratoire au sommet du poumon gauche, mais la sonorité à la percussion me semble être redevenue égale des deux côtés.

Le traitement est suspendu pendant deux jours.

10 mars.— Hier, la petite malade a mangé beaucoup de fruit et a eu froid la nuit. Ce matin, elle a une attaque de dysenterie assez intense. Il y a beaucoup de ténesme; elle a eu six ou sept selles muco-sanglantes, soif vive, ventre assez douloureux, fièvre forte. Peau brûlante. Pouls à 130.

A prendre deux grains (10 centigr.) de calomel, un lavement de 3 onces (90 grammes d'eau avec 3 gouttes de laudanum qu'elle essayera de garder;

épithème de flanelle mouillée dans un mucilage de graine de lin et appliqué sur tout l'abdomen. Morceaux de glace à sucer. Diète.

11 mars. — Deux selles demi-liquides; plus de sang; soif médiocre; a bien dormi, a sué un peu. Pouls à 120.

Répéter le lavement avec 5 gouttes de laudanum. Calomel, un grain (5 centigrammes); glace. Continuer l'épithème et lui donner une tasse de sagou.

12 mars. — Une selle verdâtre depuis hier; plus de ténesme, soif médiocre. Pouls à 100. Peau de chaleur naturelle.

Répéter le lavement, s'il y a lieu, et continuer l'application de l'épithème. Sagou et bouillon.

13 mars. — Se trouve presque bien. Elle a bien dormi, a sué un peu; pas de toux. Peau naturelle. Pouls à 100. Pas de soif, pas de ténesme, pas de garderobe.

Continuer l'épithème.

Soupe deux fois.

14 mars. — Dit qu'elle est bien et demande à se lever. Hier, une garderobe naturelle, plus de douleurs de ventre; plus de fièvre, a sué un peu la nuit. Pouls à 100. Dit qu'elle a faim.

Soupe et riz au lait.

15 mars. — Elle s'est levée hier, et aujourd'hui elle paraît déjà presque entièrement remise.

Poulet rôti.

16 mars. — Elle a très bien dormi, n'a pas sué, n'a pas toussé et se trouve très bien.

17 mars. — A l'auscultation, je trouve encore un peu de faiblesse du bruit respiratoire au sommet du poumon gauche. La sonorité est égale des deux côtés.

Je la remets au traitement de l'hypophosphite de chaux, à la dose de 3/4 de grain (0gr.,0375), que je porte en augmentant chaque jour d'un quart de grain jusqu'à deux grains (10 centigr.).

22 mars. — Je l'examine de nouveau: elle paraît entièrement bien portante; sa mère m'assure encore qu'elle ne l'a jamais connue aussi forte ni aussi gaie depuis qu'elle est née. Son appétit est très grand.

A l'examen, je trouve toujours un peu de faiblesse du bruit respiratoire au sommet du poumon gauche, mais beaucoup moindre qu'au début et ne dépassant peut-être pas la différence qui existe naturellement entre les deux côtés.

Le traitement est continué jusqu'au 26 du mois. Je le cesse à cette date, parce que, devant moi-même partir dans les premiers jours du mois suivant, sa mère s'est décidée à la ramener à New-York.

Je n'ai plus eu de ses nouvelles à partir de cette époque.

OBSERVATION III.

PHTHISIE AU TROISIÈME DEGRÉ.

Durée antérieure : Plusieurs années.

Symptômes : Amaigrissement considérable. — Faiblesse. — Inappétence. — Dyspepsie. — Toux fréquente. — Expectoration assez abondante. — Sueurs nocturnes. — Décubitus impossible sur le côté gauche et difficile sur le dos. — Hémoptysies.

Lésion : Excavation occupant plus du tiers de la hauteur du poumon gauche, entourée surtout à la partie inférieure de tubercules en voie de ramollissement.

Durée du traitement : Deux mois et demi.

Résultat : Disparition des symptômes généraux. — Persistance des signes de l'excavation.

Don F. P...., âgé de quarante-deux ans, natif de la Havane.

9 juin 1855. — Ce malade souffre depuis plusieurs années, et il y a déjà à peu près un an que je lui donne des soins. Il y a chez lui une excavation assez considérable occupant plus du tiers de la hauteur du poumon gauche, entourée, surtout à la partie inférieure, de tubercules en voie de ramollissement.

Depuis l'invasion les progrès de la maladie ont été lents, mais constants ; la faiblesse, la gêne de la respiration, la toux et l'expectoration ont été peu à peu en augmentant. Je lui ai fait faire tour à tour différents traitements, mais sans obtenir de résultat bien sensible ; celui qu'il emploie depuis quelque temps, et qui semble lui avoir procuré le plus de soulagement, consiste en inspirations d'atropine, d'après la méthode indiquée dans la première observation, jointes aux ferrugineux à petite dose et à la teinture de digitale.

Il a aussi pris à diverses reprises l'huile de foie de morue, tant d'après mes conseils qu'antérieurement d'après ceux d'un de mes amis, qui me l'a adressé ; mais cette médication amène au bout de peu de temps des hémoptysies qui le forcent à en suspendre l'emploi.

Je ferai remarquer ici, en passant, que ce remède ne m'a paru nullement avoir dans les pays chauds les effets avantageux que je lui ai vu plusieurs fois produire en Europe. Peu de malades peuvent en continuer l'usage au delà de quelques jours, et il amène souvent et rapidement, soit des hémoptysies, soit des troubles du côté des voies digestives, qui le plus souvent en contre-indiquent l'usage. Je me suis assuré par des observations réitérées que ces phénomènes ne dépendent nullement de l'espèce d'huile employée.

Encouragé par les résultats que j'ai déjà obtenus par l'emploi des hypophosphites, je me décide aujourd'hui à le soumettre à ce traitement. Voici quel est son état actuel.

Amaigrissement considérable, figure pâle et abattue; assez grande faiblesse, appétit très mauvais; pas de diarrhée; digestions lentes et laborieuses.

Toux fréquente et fatigante, l'empêchant souvent de dormir la nuit; expectoration muco-purulente assez copieuse et de quoi remplir les trois quarts d'un verre dans les vingt-quatre heures. Il sue la nuit de la tête et de la poitrine; il est presque toujours obligé de rester couché sur le côté droit, il ne peut pas du tout se coucher à gauche, et le décubitus sur le dos ne peut être maintenu que pendant quelques instants.

Environ toutes les trois ou quatre semaines il a une hémoptysie plus ou moins abondante, se prolongeant pendant quatre ou cinq jours, et qui aux deux dernières fois a paru assez inquiétante.

Autrefois il avait des hémorrhoïdes qui se sont supprimées il y a trois ans.

A l'examen, je constate ce qui suit :

Du côté droit, tant en avant qu'en arrière, la résonnance et la respiration sont à peu près normales; peut-être la dernière est-elle un peu exagérée.

Du côté gauche, et dans une hauteur de deux travers de doigt au-dessous de la clavicule, il y a une diminution notable de la sonorité; dans le même endroit on entend de nombreux craquements humides, et plus bas un râle caverneux à grosses bulles; dans le même point il y a de la pectoriloquie. Bruits du cœur exagérés, mais sans rien d'anormal. En arrière, il y a également dans les fosses sus- et sous-épineuses de gros râles caverneux avec un retentissement exagéré de la voix; la sonorité à la percussion paraît à peu près la même que du côté droit. En arrière et à la base du poumon gauche, la respiration est exagérée.

Traitement : hypophosphite de chaux, 4 grains (20 centigr.), continués les jours suivants et en augmentant chaque fois d'un grain (5 centigr.).

15 juin. — Le malade se sent plus fort; il a de l'appétit; il a pu la nuit dernière se coucher sur le dos et un peu sur le côté gauche; il a très peu sué, et la toux a été beaucoup moins fatigante.

Traitement : hypophosphite de chaux, 10 grains (50 centigr.).

20 juin. — Le malade est infiniment mieux. Quoique toujours très maigre, il a déjà perdu son air de souffrance et d'abattement : l'appétit, dit-il, est

meilleur qu'il n'a jamais été, les sueurs ont complétement cessé; il se couche à volonté sur le dos ou sur l'un et l'autre côté; la toux est beaucoup moins fréquente; l'expectoration a diminué de plus de moitié, elle est aussi beaucoup plus claire.

Le traitement est suspendu pendant deux jours.

30 juin. — Le traitement a été repris le 23 à la dose de 6 grains (30 centigr.). Hier, il s'est déclaré une légère hémoptysie. C'est à peu près à cette époque qu'il l'attendait, et j'ai de nouveau suspendu le traitement. L'hémorrhagie ne se compose que de quelques filets de sang dans les crachats, mais le malade en est fort inquiet parce que la dernière a été assez grave. Pour le tranquilliser je lui ordonne 10 gouttes de teinture éthérée de digitale à prendre trois fois par jour.

2 juillet. — L'hémorrhagie a cessé; le mieux continue.

A l'auscultation, je trouve que les râles muqueux sont beaucoup moins abondants et sont entremêlés de gros rhonchus sibilants; on entend aussi comme un bruit de frottement éloigné.

3 juillet. — Hypophosphite de chaux, 6 grains (30 centigr.), continués les jours suivants.

18 juillet. — Le malade se trouve mieux qu'il ne l'a jamais été depuis le commencement de sa maladie; il tousse et crache très peu; les sueurs ont cessé complétement; l'appétit est très bon, et les forces ont augmenté considérablement.

Le traitement est suspendu pendant deux jours, puis repris à la dose de 6 grains par jour, portés graduellement jusqu'à 10 grains (50 centigr.).

20 juillet. — Le malade dit qu'il a perdu du sang en allant hier à la garderobe. Tous les symptômes sont dans le même état, et il tousse et crache très peu.

Traitement : hypophosphite de chaux, 15 grains (75 centigr.).

3 août. — Hier il a encore perdu du sang. Je lui donne 20 grains (un gramme) du sel de chaux.

4 août. — Les hémorrhoïdes ont encore coulé hier, elles ont fait saillie et le gênent beaucoup.

Je suspends le médicament et je lui ordonne de laver ses tumeurs avec une solution de ratanhia.

5 août. — Le flux sanguin continue, mais il a beaucoup diminué.

6 août. — Plus de sang.

10 août. — Il reprend le traitement à la dose de 6 grains (30 centigr.) d'hypophosphite de chaux, augmentés d'un grain par jour jusqu'à 10 grains (50 centigr.).

14 août. — A l'examen, je constate ce qui suit :

Du côté droit, la respiration et la résonnance sont tout à fait naturelles. A gauche, il y a une matité notable au-dessous de la clavicule et dans une étendue de deux travers de doigt. Dans le même point il y a un souffle caverneux très intense, de la pectoriloquie et quelques bruits de frottement secs, sans râles d'aucune espèce.

En arrière, dans la fosse sus-épineuse, on retrouve le même souffle, mais plus éloigné qu'en avant ; il y a aussi du retentissement de la voix, mais pas de craquements.

25 septembre. — J'ai fait continuer le traitement jusqu'à ce jour. Le malade a notablement engraissé, quoiqu'il soit toujours très maigre ; mais il dit qu'il ne l'a jamais été moins qu'aujourd'hui. Ses forces sont très bonnes, ainsi que l'appétit. Il n'a plus eu d'hémoptysie ; il n'a qu'une seule petite quinte de toux le matin et crache un peu de liquide transparent sans mucosités. Il se couche également bien des deux côtés et sur le dos.

A l'auscultation, je trouve en avant, à la partie supérieure du poumon gauche, un souffle caverneux très intense, sans râles ni craquements, avec de la pectoriloquie. En arrière, on retrouve les mêmes phénomènes avec moins d'intensité ; dans le reste de ce côté la respiration est un peu rude. A droite, elle paraît normale.

Le malade a traversé l'hiver suivant sans changement notable. Atteint d'une légère bronchite, qui paraissait surtout avoir pour siége l'excavation et la base du poumon gauche, puisqu'on y entendait des râles sibilants et muqueux, je me suis contenté d'un traitement expectant, et tout s'est dissipé au bout de quinze à dix-huit jours. Au mois de mars 1856, je l'examinai de nouveau quelques jours avant mon départ, et je le trouvai absolument dans le même état.

Depuis lors il m'a écrit pour me dire que sa santé s'est conservée sans altération.

OBSERVATION IV.

PHTHISIE AU SECOND DEGRÉ.

Durée antérieure : Cinq semaines.
Symptômes : Hémoptysie. — Hérédité. — Toux. — Expectoration sanguinolente. — Très grande faiblesse. — Inappétence. — Sueurs nocturnes.
Lésion : Tubercules commençant à se ramollir au sommet du poumon gauche.
Durée du traitement : Neuf semaines.
Résultat : Disparition des signes physiques et des symptômes généraux.

Don Juan C..., âgé de vingt-neuf ans, né à la Havane, marié.

6 novembre 1855. — Ce malade me fait appeler pour un crachement de sang dont il a été atteint il y a trois semaines. Environ quinze jours avant le commencement de cette hémorrhagie, il avait commencé à tousser; il a aussi perdu l'appétit et les forces, et il sue beaucoup la nuit.

Deux de ses sœurs sont mortes de maladies de poitrine.

A l'examen du malade je trouve ce qui suit :

Le facies et l'attitude ne présentent rien de particulier. La toux est assez fatigante, l'expectoration peu abondante, un peu muqueuse et offrant une quantité de sang qui peut se monter à un demi-verre pour les vingt-quatre heures. La faiblesse est si grande, que depuis trois semaines il ne peut plus sortir pour ses affaires.

Sonorité à la percussion à peu près égale des deux côtés, tant en avant qu'en arrière, peut-être un peu diminuée dans la fosse sus-épineuse gauche.

A l'auscultation, il y a au sommet du poumon gauche, tant en avant qu'en arrière, des craquements humides assez nombreux, ne disparaissant pas par la toux. A la base et en avant du même côté, la respiration est notablement exagérée. Les bruits du cœur n'offrent rien de particulier. Du côté droit la respiration paraît normale.

Diagnostic : tubercules commençant à se ramollir au sommet du poumon gauche.

Je lui donne immédiatement 6 grains (30 centigr.) d'hypophosphite de chaux et une limonade sulfurique glacée.

7 novembre. — Il y a à peine trois ou quatre stries de sang dans les crachats. Le malade se plaint de coliques qui l'ont tourmenté toute la nuit.

Traitement : suspension de la limonade et de la glace.

Huit grains (40 centigr.) d'hypophosphite de chaux.

8 novembre. — Le malade dit qu'il a moins toussé et moins craché, il a surtout moins sué.

Le traitement est porté à 10 grains (50 centigr.).

9 novembre. — Le malade dit qu'il n'a pas sué du tout; il a bon appétit et demande qu'on lui permette de manger; il a très peu craché et il se sent beaucoup plus fort; la toux a été moins fréquente.

Le traitement a été continué à la même dose jusqu'au

24 novembre. — Le malade sort tous les jours pour ses affaires; il se trouve presque aussi bien qu'avant le début de l'affection. L'appétit est meilleur qu'il ne l'a été depuis longtemps; les sueurs ont cessé depuis plus de huit jours. Il tousse peu et crache à peine. Le traitement est suspendu pendant deux jours.

28 novembre. — Le traitement a été recommencé hier à la dose de 10 grains (50 centigr.). J'examine le patient, et je trouve que les craquements ont beaucoup diminué de nombre et d'intensité; le reste des signes physiques comme lors du premier examen.

24 décembre. — Le malade a été tenu au même traitement jusqu'à ce jour avec deux interruptions.

Aujourd'hui tous les symptômes rationnels ont cessé; il ne tousse ni ne crache, ne sue pas du tout la nuit. L'appétit et les forces sont plus grands qu'ils ne l'ont jamais été, et le malade a l'air plus fort et plus robuste qu'il ne l'a paru à quelque époque que ce fût.

A l'auscultation, je trouve seulement un peu de rudesse du bruit respiratoire au sommet du poumon gauche sans craquements ni matité.

Je lui fais continuer le traitement jusqu'au

15 janvier 1856. — A l'examen, je trouve que, même avec la meilleure volonté du monde, je ne puis apercevoir de différence entre les deux poumons. La respiration paraît se faire avec autant de moelleux à gauche qu'à droite.

Le malade continuait à se porter parfaitement lors de mon départ, trois mois après.

OBSERVATION V.

PHTHISIE AIGUE AU SECOND DEGRÉ.

Durée antérieure : Trois semaines.

Symptômes : Grand amaigrissement. — Faiblesse. — Fièvre le soir. — Sueurs nocturnes. — Inappétence. — Toux assez fréquente. — Peu d'expectoration. — Dyspnée. — Diminution des règles.

Lésion : Tubercules crus au sommet du poumon gauche et dont le ramollissement est tout à fait au début.

Durée du traitement : Un mois et demi.

Résultat : Disparition des signes physiques et des symptômes généraux.

Maria R....., âgée de dix-neuf ans, femme de couleur, libre ; blanchisseuse, non mariée.

2 janvier 1856. — Cette malade vient me consulter pour une toux qu'elle a depuis trois semaines environ. Pendant ce temps, elle a beaucoup maigri, elle est devenue très faible, au point d'être obligée de cesser complétement son état de blanchisseuse ; elle se sent brûlante tous les soirs, et elle sue beaucoup la nuit, surtout de la tête. A la dernière époque ses règles ont été moins abondantes que de coutume. Elle a très peu d'appétit ; elle n'a pas de diarrhée. La toux est assez fréquente ; il y a peu d'expectoration. Celle-ci se compose uniquement d'un liquide clair, d'aspect entièrement salivaire, sans mucus, et peu abondant. Elle est très essoufflée, même pour marcher.

Le facies, et surtout le regard de la malade, présentent à un haut degré l'aspect qui a été signalé comme particulier aux phthisiques, et qui se note chez les gens de couleur encore mieux que chez les blancs.

A l'examen de la poitrine je trouve :

En avant et à gauche une légère diminution de sonorité sous la clavicule, et dans le même point une grande rudesse du bruit respiratoire avec un retentissement marqué de la voix. En arrière, dans la fosse sus-épineuse gauche, quelques craquements secs, sensibles surtout à la suite des grandes inspirations. Ces signes, joints surtout à l'intensité des symptômes généraux, me font établir sans hésitation le diagnostic suivant :

Tubercules crus au sommet du poumon gauche, et dont le ramollissement est tout à fait au début.

Je lui administrai immédiatement 8 grains (40 centigr.) d'hypophosphite de chaux.

3 janvier. — Elle dit qu'elle se sent mieux et qu'elle a moins toussé.

Traitement : hypophosphite de chaux, 10 grains (50 centigr.).

4 janvier. — Hier au soir, elle s'est sentie moins brûlante, elle a beaucoup moins sué, et ce matin elle a un peu d'appétit.

Traitement : 12 grains (60 centigr.) du sel de chaux.

5 janvier. — Les sueurs nocturnes ont encore diminué ; elle a très peu toussé, ce matin elle se sent forte et a bon appétit.

Traitement : hypophosphite de chaux, 15 grains (75 centigr.).

Le traitement est continué à la même dose jusqu'au

13 janvier. — Aujourd'hui elle dit qu'elle ne sue plus du tout, qu'elle mange bien et qu'elle se sent assez forte pour reprendre son ouvrage. Elle tousse à peine et n'est presque pas essoufflée. Je l'engage à attendre encore un peu.

A l'examen, je trouve qu'il y a toujours un peu de matité sous la clavicule gauche et une rudesse marquée du bruit respiratoire, quoiqu'elle me paraisse avoir beaucoup diminué. Il y a aussi moins de retentissement de la voix. En arrière, je ne retrouve plus les craquements que j'avais notés au commencement du mois.

Je suspends le traitement pendant deux jours pour le recommencer ensuite à la dose de 10 grains (50 centigr.).

2 février. — Elle a recommencé son ouvrage depuis deux jours. Elle ne tousse plus ; elle a repris son embonpoint et ses forces ; elle n'est plus essoufflée même en travaillant. Les règles sont revenues aussi abondantes qu'autrefois. A l'auscultation la respiration à gauche me semble être presque revenue à l'état normal, mais le son à la percussion est toujours un peu obscur au-dessous de la clavicule gauche, avec un très léger retentissement de la voix.

Je porte le traitement à 15 grains (75 centigr.) par jour, et elle le continue de la sorte jusqu'au

20 février. — Aujourd'hui je l'examine de nouveau, et ne trouve pas de différence sensible entre les deux côtés.

Je cessai alors de la voir jusqu'au

12 mars. — Elle revient me trouver, parce qu'elle s'est mouillée il y a cinq ou six jours, et depuis deux jours elle tousse de nouveau ; du reste, elle ne sue pas et a bon appétit.

A l'auscultation, je trouve quelques râles sibilants assez rares, disséminés dans les deux poumons. Je lui ordonne un looch légèrement kermétisé, et le 22 tous ces symptômes avaient disparu.

3 avril. — Quelques jours avant mon départ, je la revis, et elle me dit qu'elle se portait parfaitement bien.

OBSERVATION VI.

PHTHISIE AU SECOND DEGRÉ.

Durée antérieure : Sept mois et demi.
Symptômes : Hérédité. — Hémoptysie. — Amaigrissement. — Faiblesse. — Toux. — Expectoration. — Inappétence. — Dyspnée. — Sueurs nocturnes.
Lésion : Tubercules au premier et au deuxième degré occupant une grande étendue du poumon gauche.
Durée du traitement : Treize semaines.
Résultat : Disparition des signes physiques et des symptômes généraux.

M. M....., âgé de vingt-deux ans, né aux États-Unis, non marié.

15 mars 1856. — Le malade vient me consulter à la Havane.

Il me raconte qu'il a commencé à tousser au mois d'octobre précédent; qu'au mois de novembre il a craché du sang en assez grande abondance pendant plusieurs jours. Il a pris différents remèdes sans qu'ils aient paru produire d'amélioration; enfin au mois de janvier, d'après les conseils de son médecin, il est venu à la Havane essayer l'effet du climat. Il n'a pas trouvé que celui-ci ait modifié son état d'une manière sensible; il a beaucoup maigri depuis son arrivée, et a perdu complétement l'appétit. Aujourd'hui je constate les faits suivants :

La mère du malade est morte de l'affection dont il est lui-même atteint. Amaigrissement médiocre, pâleur assez grande, beaucoup de faiblesse et d'abattement; la toux est assez fréquente, surtout le matin et le soir; il a quelques sueurs la nuit, principalement du cou et de la poitrine.

L'expectoration est peu considérable, se composant d'une douzaine de crachats muco-purulents. Il a très peu d'appétit; les digestions sont faciles et les garderobes naturelles. Il s'essouffle très vite en marchant ou en montant un escalier.

A l'examen de la poitrine, je trouve une diminution de la sonorité dans la partie gauche s'étendant depuis la clavicule jusqu'au niveau de la quatrième côte, mais surtout sensible sous la clavicule. En arrière on retrouve la même matité, principalement dans la fosse sous-épineuse. A droite la sonorité est normale.

A l'auscultation, je trouve en avant et du côté gauche une faiblesse très grande du bruit respiratoire. Sous la clavicule et dans une hauteur d'un travers de doigt, elle est complétement nulle.

En arrière, du même côté, il y a dans la fosse sus-épineuse, et surtout vers sa partie interne, des craquements humides assez nombreux; dans la fosse sous-épineuse ces craquements sont beaucoup plus rares et le bruit respiratoire y est très faible; à la base de ce même poumon, la respiration, tant en avant qu'en arrière, est notablement plus forte que du côté droit, où elle paraît normale.

Dans tous les points du poumon gauche où l'on note la faiblesse du bruit respiratoire, il y a également une exagération de la voix, mais beaucoup moindre qu'on ne pourrait s'y attendre.

Les bruits du cœur sont un peu forts, mais n'offrent rien de particulier.

Diagnostic : tubercules au premier et au deuxième degré, occupant une grande étendue du poumon gauche.

Comme à cette époque il ne me restait qu'une très petite quantité d'hypophosphite de chaux et que je devais partir dans une quinzaine de jours pour venir en Europe continuer mes recherches, je me contentai de rassurer le malade sur sa position et lui ordonnai de continuer à suivre le traitement prescrit par son médecin aux États-Unis. En même temps j'expliquai à un de ses amis qui l'avait accompagné chez moi les motifs qui m'appelaient en Europe. Les parents du malade, en ayant été instruits, décidèrent qu'il s'y rendrait également pour être soumis à mon traitement.

A son arrivée à Paris, il se trouvait le 10 mai dans l'état suivant :

État local en tous points semblable à ce qu'il était à la Havane, si ce n'est que les craquements dans la fosse sous-épineuse sont devenus plus nombreux qu'à cette époque. Les symptômes généraux ont aussi augmenté un peu; ainsi il y a plus de toux, et l'expectoration est plus abondante. L'amaigrissement a aussi fait de grands progrès, et le malade est plus faible et plus triste encore. Il sue un peu la nuit.

Traitement : hypophosphite de chaux, 50 centigr.

11 mai. — Le malade dit qu'il n'a pas sué la nuit dernière.

Traitement : hypophosphite de chaux, 60 centigr.

12 mai. — Le malade n'a pas sué; il dit qu'il a moins toussé; l'expectoration est aussi diminuée.

Traitement : hypophosphite de chaux, 75 centigr.

Le traitement a été continué à la même dose jusqu'au 30 mai. — Aujourd'hui le malade ne crache plus du tout, il a seulement une ou deux petites quintes de toux le matin; il n'a plus de sueurs; l'appétit est très bon; les forces et la gaieté sont revenues complétement.

Le facies surtout offre un changement des plus surprenants; il s'est rempli et s'est coloré. Des personnes qui connaissent le patient depuis longtemps prétendent qu'elles ne lui ont jamais vu aussi bon visage.

L'examen de la poitrine offre les mêmes signes qu'au commencement du mois, sauf les craquements de la fosse sous-épineuse, qui sont moins nombreux.

Le traitement est suspendu jusqu'au 4 juin, puis repris à la dose de 60 centigr., et continué jusqu'au

19 juin. — Le malade ne tousse plus du tout depuis près de quinze jours; l'expectoration se compose d'un seul petit peloton muqueux de la grosseur d'une aveline, qu'il rend tous les matins en se levant; il n'a jamais de sa vie eu plus de forces. L'embonpoint a encore augmenté d'une façon notable. Il est encore un peu essoufflé, mais beaucoup moins qu'au commencement du traitement.

A l'examen, je trouve que les craquements de la fosse sus-épineuse gauche ont complétement disparu; il y en a encore quelques-uns à la partie interne de la fosse sous-épineuse. La respiration s'entend beaucoup mieux tant en avant qu'en arrière, mais elle présente encore une différence sensible avec le côté droit, surtout au-dessous de la clavicule, où cependant on commence maintenant à l'entendre.

La matité est beaucoup moins sensible, ainsi que le retentissement de la voix.

Le traitement est suspendu pendant quatre jours, puis repris à la dose de 0,60 d'hypophosphite de chaux, portés par augmentations successives de 0,10 jusqu'à 1 gramme par jour, que le malade continue à prendre jusqu'au

9 août. — A cette date, je trouve encore une amélioration des signes locaux, tous les symptômes généraux ayant depuis longtemps disparu. La respiration s'entend mieux dans tout le poumon gauche. Dans la fosse sus-épineuse on n'entend que quelques rares craquements secs, et cela seulement à la suite des inspirations forcées. Sous la clavicule la respiration est toujours plus faible qu'à droite.

Suspension du traitement pendant six jours, puis reprise à la dose de 0,75 d'hypophosphite de chaux.

30 août. — L'état général n'a pas éprouvé de changement. L'état local est à peu près le même, si ce n'est que dans la fosse sus-épineuse gauche les craquements ont disparu, et tout à fait vers la partie interne de cette région, dans le point où ils étaient le plus abondants, on entend une expiration légèrement soufflante, comme s'il y avait là une petite cavité. Plus de retentissement de la voix. Le malade expectore toujours le matin un seul petit peloton muqueux blanc et gélatineux comme de l'empois. Une ou deux fois cette ma-

tière a présenté une teinte rougeâtre. Il n'y a plus de toux depuis longtemps, et le malade fait de longues courses à pied sans en être incommodé.

A partir de cette date le traitement s'est trouvé suspendu par suite de causes particulières jusqu'au

28 octobre. — Pendant cette période le malade a continué dans le même état; l'appétit seulement a diminué un peu. L'expectoration est restée ce qu'elle était. Aujourd'hui il reprend le traitement à la dose de 0,50 d'hypophosphite de chaux.

4 novembre. — Même état général. Quant à l'état local, il y a toujours un peu de faiblesse du bruit respiratoire au-dessous de la clavicule gauche. En arrière il n'y a pas de craquements, et la respiration un peu forte qui s'entendait à la partie interne de la fosse sus-épineuse ne se perçoit plus; elle y paraît même plus faible qu'à droite. Il n'y a plus de toux ni d'expectoration, si ce n'est qu'une fois tous les trois ou quatre jours il rend le petit peloton muqueux déjà décrit.

Le traitement est reporté à 1 gramme d'hypophosphite de chaux par jour.

14 décembre. — Le malade est dans le même état.

Aujourd'hui, en examinant la poitrine, je ne trouve aucune différence entre les deux côtés, si ce n'est *peut-être* une légère diminution du bruit respiratoire au-dessous de la clavicule gauche, comme si l'expansion vésiculaire s'y faisait mal, sans diminution de la sonorité à la percussion et sans retentissement de la voix.

Jusqu'ici le froid ne paraît pas l'avoir affecté du tout, et j'aurais désiré qu'il passât l'hiver à Paris pour mettre ainsi en quelque sorte à l'épreuve la solidité de sa guérison; mais il préfère aller en Égypte, où il doit se rendre dans quelques jours. Depuis lors je n'ai pas reçu de ses nouvelles.

Remarque. — J'ai vu ce malade à la fin de 1858, il continuait alors à jouir d'une parfaite santé.

OBSERVATION VII.

PHTHISIE AU PREMIER DEGRÉ.

Durée antérieure : Trois ans.
Symptômes : Hérédité. — Hémoptysies. — Toux. — Expectoration. — Sueurs nocturnes — Dyspnée. — Cessation du travail. — Diminution de l'appétit. — Vomissements fréquents. — Amaigrissement. — Insomnie.
Lésion : Tubercules au premier degré dans la partie supérieure du poumon droit avec congestion à la base.
Durée du traitement : Un mois.
Résultat : Disparition des signes physiques et des symptômes généraux.

Victorine J....., vingt-cinq ans, piqueuse de bottines, née à Melun, habitant Paris depuis douze ans. Non mariée.

24 novembre 1856. — Bien réglée, mais moins que d'habitude la dernière fois. Elle tousse tous les hivers depuis six ans, mais pas du tout pendant l'été. Cependant il y a trois ans elle a aussi toussé pendant l'été, elle a été très oppressée et a craché du sang ; ceci a duré un mois.

Une de ses sœurs est morte poitrinaire à l'âge de quatorze ans. Actuellement elle tousse beaucoup depuis un mois ; elle crache de l'humeur, mais elle n'a pas craché de sang ; elle sue beaucoup la nuit ; elle est très essoufflée pour marcher, et au moindre effort elle a des battements de cœur très violents. Elle a cessé de travailler depuis plus de trois semaines, parce qu'elle est trop faible pour faire son ouvrage. Elle a eu beaucoup de peine à arriver jusque chez moi. Elle est constipée, l'appétit a notablement diminué. Les quintes de toux produisent souvent le vomissement. Elle dit que pendant ce temps elle a beaucoup maigri et qu'elle dort très mal. Actuellement le facies est pâle, les pommettes cependant un peu colorées, l'amaigrissement assez considérable, et la malade très abattue. Les crachats sont peu abondants, un peu perlés et muqueux, et nullement ceux de la bronchite.

Rien de notable à la percussion ni en avant ni en arrière.

En avant la respiration dans toute la hauteur du poumon droit est plus faible qu'à gauche, et à la base à droite il y a quelques craquements.

En arrière, dans le tiers inférieur du poumon droit, il y a des craquements humides très notables et assez gros, augmentant lors de la toux ; pas de retentissement de la voix.

A gauche, tant en avant qu'en arrière, respiration normale, peut-être exagérée.

Au cœur, bruit de souffle et presque un piaulement précédant le premier temps, sensible surtout à la pointe.

Dans ce cas le diagnostic pouvait offrir quelques doutes. Les craquements humides, en effet, se trouvaient limités à la base du poumon droit, mais il y avait en outre dans tout le reste de l'organe une grande diminution du bruit respiratoire, tant dans l'expiration que dans l'inspiration, sans râles sibilants ni rhonchus. D'un autre côté, quoiqu'il n'y eût pas eu d'hémoptysie depuis peu, l'intensité des symptômes généraux, leur aggravation rapide, la perte considérable des forces et de l'appétit, l'état si prononcé d'anémie survenue en si peu de temps, les sueurs copieuses et le peu de toux et d'expectoration ne pouvaient guère, il me semblait, s'attribuer à une simple bronchite. Ses antécédents et ceux de sa famille étaient aussi en faveur de l'existence de tubercules au premier degré dans la partie supérieure du poumon droit avec congestion à la base. Je donnai donc à la malade 50 centigr. d'hypophosphite de soude et un granule de digitaline; continués les jours suivants à la même dose.

Dès le 29 novembre, elle m'annonce qu'elle a beaucoup moins toussé, qu'elle n'a pas sué du tout et qu'elle a beaucoup moins de palpitations. Son appétit est tout à fait revenu.

Le 15 décembre, tous les symptômes généraux ont disparu. A la base du poumon droit il n'y a plus de craquements, mais la respiration est toujours un peu faible en avant, sous la clavicule. Plus de souffle au cœur, le premier bruit est un peu sourd.

Le mieux continue sans interruption jusqu'aux premiers jours de janvier. Dès le 20 décembre, elle retourne à son travail; les règles sont revenues plus abondantes qu'avant qu'elle tombât malade.

Le 12 janvier. — A l'examen, je ne puis trouver aucune différence entre la respiration des deux côtés. Dans le poumon droit le bruit respiratoire est parfaitement souple tant en avant qu'à la base en arrière; les bruits du cœur sont normaux. La malade dit se porter tout à fait bien, et se sentir plus forte et mieux en état de travailler qu'elle ne l'a été depuis plusieurs années; elle mange avec un appétit énorme, et tel qu'elle n'en a jamais eu auparavant.

Je cesse de la voir à partir de ce moment.

Ce cas pris isolément serait, par lui-même, de peu de valeur, mais il en acquiert lorsqu'on le rapproche des précédents. Toutefois, quoique les probabilités me semblent en faveur du diagnostic que j'ai porté, je le donne sous toutes réserves.

OBSERVATION VIII.

PHTHISIE AIGUE AU SECOND DEGRÉ.

Durée antérieure : Deux mois.
Symptômes : Toux. — Faiblesse. — Dyspnée. — Céphalalgie. — Epistaxis. — Amaigrissement. — Inappétence. — Sueurs nocturnes. — Hémoptysies.
Lésion : Tubercules au premier et au deuxième degré au sommet du poumon droit, surtout en arrière ; tubercules probables au sommet du poumon gauche.
Durée du traitement : Cinq mois.
Résultat : Disparition des signes physiques et des symptômes généraux.

Joseph Coupier, opticien, âgé de vingt-six ans, demeurant à Paris, rue Ménilmontant, n° 79, né à Montmartre, non marié, entré à la Charité, au n° 8 de la salle Saint-Félix, service de M. Ch. Bernard, le 21 juin 1856.

Le malade assure que ses parents se portent bien.

Il dit que quinze jours avant son entrée il a commencé à tousser, à se sentir très faible et très essoufflé ; il avait tous les jours mal à la tête et saignait du nez. Il a maigri, dit-il, énormément, il a perdu l'appétit, suait considérablement la nuit, et huit jours après le début des premiers symptômes il a commencé à cracher le sang. Cette hémorrhagie a duré cinq jours.

Depuis son entrée à l'hôpital, l'hémorrhagie n'a jamais été suspendue huit jours de suite. Depuis lors, ses forces ont encore diminué ; la nuit il est couvert de sueurs froides, surtout à la poitrine et aux mains. Actuellement il a une hémoptysie qui dure depuis huit jours.

Le traitement prescrit par M. Bernard a consisté dans l'emploi de l'huile de foie de morue, jointe aux opiacés et aux astringents.

Sous l'influence de cette médication, l'appétit s'est un peu amendé, et le malade mange deux portions ; les autres symptômes sont tels qu'on vient de les décrire.

Le 9 août, après avoir noté ce qui précède, on constate par l'examen du malade ce qui suit :

En avant, matité sous la clavicule droite dans l'espace de deux travers de doigt. Dans le même point, la respiration est un peu plus faible qu'à gauche. En arrière à droite, à la partie interne de la fosse sus-épineuse, matité, sensibilité à la percussion. Dans le même point l'oreille perçoit des craquements humides et une respiration rude éloignée. Il y a aussi dans ce même point un grand retentissement de la voix. De plus, la respiration est un peu faible dans tout le sommet.

En arrière et à gauche, il y a au sommet une expiration prolongée, et dans la fosse sous-épineuse, vers le moignon de l'épaule, quelques craquements humides. Dans le reste du poumon, la voix et la respiration sont normales. Pouls, 76. Respirations, 20.

Diagnostic : tubercules au premier et au deuxième degré au sommet du poumon droit, surtout en arrière ; tubercules probables au sommet du poumon gauche.

10 août. — L'hémoptysie, d'environ 10 grammes par jour, continue. Le sang est, comme cela a lieu d'habitude, tout à fait rutilant.

Le traitement commence aujourd'hui par 20 centigrammes d'hypophosphite de soude.

11 août. — Les sueurs n'ont pas cessé, et l'hémoptysie continue également ; mais le sang est *noir*.

Traitement : 50 centigrammes du sel de soude.

14 août. — Ayant été moi-même malade les 12 et 13 août, je ne suis pas allé à l'hôpital, et le traitement du malade a été suspendu.

Le 11 au matin, le crachement de sang avait diminué, et le sang était toujours *noir*.

Dans la nuit du 12 au 13, il s'est déclaré tout à coup une violente hémoptysie. Elle a été si abondante, qu'il a fallu faire venir l'interne de garde. Aujourd'hui (14), elle continue avec une grande abondance ; dans les dernières vingt-quatre heures, le malade a presque rempli quatre crachoirs de sang rutilant. J'ai cru que, dans cet état de choses, il était prudent de suspendre l'administration du remède spécifique, non pas que je le crusse inutile ou dangereux ; je pense même que l'hypophosphite de chaux à la dose de 0 20 eût été utile pour arrêter l'hémorrhagie, mais il y avait là une question de responsabilité morale très grave, si l'accident eût eu une terminaison fatale. Nous venions d'en voir un exemple semblable chez un autre malade de la même salle, mais chez lequel le traitement n'avait pas été essayé, et qui avait succombé en quelques jours à une hémoptysie foudroyante pour laquelle il avait été amené à l'hôpital. Je suspends donc mon traitement, et M. Bernard prescrit :

Eau de Rabel...........	4 grammes.
Tannin...............	4 grammes en 20 pilules.
Ratanhia..............	4 grammes.
Glace, etc.	

15 août. — L'hémoptysie a diminué, le sang est noir.

Même traitement.

17 août. — L'hémoptysie est presque arrêtée.

18 août. — A peine quelques stries de sang dans les crachats.

Même traitement.

19 août. — Quelques filets de sang dans les crachats. Hier au soir il a été pris d'une douleur aiguë au genou droit, qui est excessivement sensible au toucher, surtout vers le ligament interne. Il n'y a du reste ni rougeur ni gonflement.

Pouls, 72. Respirations, 32.

Astringents à la même dose. 1 potage.

20 août. — L'hémoptysie a cessé. Pouls, 72. Respirations, 32.

Une portion.

21 août. — Plus d'hémoptysie ; il tousse beaucoup.

Une portion.

23 août. — Pas d'hémoptysie.

25 août. — Même état.

28 août. — Le malade devant reprendre le traitement, M. Bernard l'examine de nouveau avec moi, et nous constatons ce qui suit. Je copie les notes de l'interne, M. Guillot.

Pulsations, 72. Respirations, 32.

Expectoration muqueuse et bronchique pas très abondante. Il éprouve une grande faiblesse et ne se lève pas depuis deux jours. Il se plaint surtout de ne pas pouvoir dormir la nuit ; il a des sueurs très abondantes, surtout du cou et de la tête. Il dit qu'il a beaucoup maigri depuis son entrée. Il a peu d'appétit et mange à peine une portion.

La langue est naturelle, il n'y a pas de diarrhée ; une selle par jour. Il reste couché sur le côté droit, parce qu'il ne peut pas se coucher sur le côté opposé.

État local : matité sous la clavicule droite, surtout vers le moignon de l'épaule. En avant et à droite, çà et là, surtout sous la clavicule et à la partie interne, la respiration est très rude ; dans les deux tiers inférieurs du poumon, il y a des craquements humides, appréciables surtout après la toux. Retentissement très marqué de la voix. A gauche, la respiration est rude dans presque toute la hauteur du poumon, avec quelques craquements moins nombreux et moins évidents qu'à droite.

En arrière, il y a une diminution de la sonorité dans presque tout le côté droit, surtout dans les fosses sus- et sous-épineuses, principalement vers le moignon de l'épaule.

A l'auscultation, on entend des craquements humides très abondants dans les fosses sus- et sous-épineuses et en dedans le long de la colonne vertébrale, devenant surtout marqués après la toux. En dehors, vers l'aisselle, ils sont plus nombreux encore et se rapprochent du râle sous-crépitant fin.

En dehors et au-dessous de la fosse sous-épineuse, la respiration est très rude et il y a plus de retentissement de la voix qu'à gauche.

A gauche, la respiration est un peu rude dans tout le poumon, principalement dans la fosse sous-épineuse; dans la fosse sus-épineuse il y a quelques craquements.

On voit que la maladie a fait des progrès très rapides et très inquiétants depuis le 9.

Traitement : 25 centigrammes d'hypophosphite de soude.

30 août. — Le malade prétend qu'il a mieux reposé, qu'il a moins sué et moins toussé.

Même traitement.

31 août. — Il a sué assez abondamment la nuit dernière, mais il dit que la toux a diminué et qu'il se sent plus fort Il dit qu'il a mieux dormi et a pu se coucher un peu sur le côté gauche.

Même traitement.

1er septembre. — Il se sent plus fort, a de l'appétit et a mangé hier deux portions de pain. Il se couche mieux sur le côté gauche; les sueurs ont un peu diminué. Pulsations, 60. Respirations, 24.

Traitement : 0,30 d'hypophosphite de soude.

2 septembre. — Le mieux continue, il a bien dormi, s'est couché plus facilement à gauche, a moins toussé et moins craché; les sueurs ont aussi été moindres.

Pulsations, 68. Il dit qu'il se sent la respiration beaucoup plus facile; elle se fait 26 fois par minute.

Traitement : 0,40 d'hypophosphite de soude. 2 portions.

3 septembre. — Il se couche sans gêne sur le côté droit. Il a peu sué, a très bien dormi et a bien mangé ses deux portions. Pulsations, 60. Respirations, 25.

Traitement : 0,50 d'hypophosphite de soude. Deux portions et 200 grammes de vin de Bordeaux.

4 septembre. — N'a pas sué du tout; tousse à peine, il y a très peu d'expectoration; il a bien dormi, se couche bien sur le côté gauche; a eu une seule garderobe naturelle. Il trouve que ses forces ont beaucoup augmenté. Il n'y a pas de redoublement du pouls le soir. A ma demande, M. Bernard a l'obligeance de constater et de vérifier chacun de ces faits.

Même traitement, même régime.

5 septembre. — Il a bien dormi, n'a pas sué du tout, et l'appétit et les forces augmentent toujours. M. Axenfeld, aujourd'hui agrégé de la Faculté, a constaté qu'hier au soir le pouls était à 64.

Même traitement.

6 septembre. — Le mieux continue; plus de sueurs du tout; l'expectoration et la toux ont presque cessé. Le malade demande trois portions, mais je crois qu'il est convenable d'attendre encore quelques jours avant de les lui accorder.

Traitement : 0,70 d'hypophosphite de soude.

7 septembre. — Même état, même traitement.

8 septembre. — Même état.

Même traitement et trois portions.

9 septembre. — Le mieux continue, mais il se plaint d'éprouver, lorsqu'il veut se baisser, une forte douleur dans la fosse sus-épineuse gauche. Pas de sueurs, il tousse à peine; l'expectoration est presque nulle et tout à fait salivaire.

Traitement : 0,50 du sel de soude. Trois portions.

10 septembre. — Même état. Il n'y a plus d'expectoration. Les forces augment.

Même traitement.

11 et 12 septembre. — Même état et même traitement.

13 septembre. — Le mieux continue.

Traitement : 0,60 du sel de soude.

14 septembre. — Il dit qu'hier il a mangé des choux qui lui ont fait mal. Il s'est levé, mais a eu froid et a été obligé de se recoucher. Du reste, il n'a pas sué; il n'y a presque plus de toux, pas d'expectoration. Les selles sont naturelles.

Traitement : 0,50 d'hypophosphite de soude. Trois portions.

15 septembre. — Même état.

Traitement : 0,80 du sel de soude.

16 septembre. — Pas de sueurs; tousse à peine, pas d'expectoration; les forces ont beaucoup augmenté, ainsi que l'appétit.

Traitement : 1,00 du sel de soude. *Quatre* portions.

17 et 18 septembre. — Même état, même traitement.

19 septembre. — Même état. Les cheveux tombent beaucoup, dit-il, depuis trois semaines.

Suspension du traitement; même régime.

20 septembre. — De même. Pas de traitement. 4 portions.

21 septembre. — De même.

Traitement : 0,25 du sel de soude.

22 septembre. — De même, même traitement.

23 septembre. — Se sent si bien, qu'il demande une permission de sortie pour aller se promener.

24 septembre. — Il dit qu'hier il est allé jusqu'à la rue Saint-Honoré et s'est promené aux Tuileries. Il se sent très bien ; il a bien dormi. Pas d'expectoration, et il tousse à peine.

25 septembre. — A ma demande, M. Bernard l'examine avec moi, et nous constatons ce qui suit :

Diminution de sonorité sous la clavicule droite dans une étendue de trois travers de doigt. Respiration rude et un peu soufflante dans la même région sans craquements, et un retentissement exagéré de la voix. A la base il y a un point où l'expansion vésiculaire se fait mal et où il y a peut-être quelques craquements. A gauche, il y a en avant un peu de rudesse du bruit respiratoire.

En arrière la sonorité est à peu près égale des deux côtés ; à droite, il y a dans les fosses sus- et sous-épineuses un peu de faiblesse du bruit respiratoire sans craquements et sans retentissement de la voix.

On voit que l'état local s'est beaucoup amélioré.

Traitement : 0,25 du sel de soude. 4 portions.

26 septembre. — Même état.

28 septembre. — Même état, mais il tousse un peu plus depuis deux jours.

30 septembre. — Depuis deux ou trois jours il tousse davantage, et hier au soir M. Guillot l'interne, en faisant sa visite, lui a trouvé de la fièvre, le pouls à 96, et un râle muqueux dans le tiers supérieur du poumon droit. Ce matin, en l'examinant, je constate ce qui suit :

Dans la région sous-claviculaire droite une diminution assez notable du bruit respiratoire sans râles ni craquements. En avant et à gauche, la respiration est un peu exagérée.

En arrière et à droite, il y a de nombreux craquements humides occupant toute la hauteur du poumon et surtout nombreux et sensibles à la base.

A gauche, il y a quelques râles sibilants faibles.

Actuellement il n'a pas de fièvre, le pouls est à 68. Il n'a pas sué pendant la nuit et l'appétit se maintient.

Traitement : 0,40 du sel de chaux. Supprimer le vin, et donner 0,20 d'oxyde blanc d'antimoine.

1er octobre. — M. Guillot lui a encore trouvé de la fièvre hier au soir. Il a aussi sué un peu. Ce matin le pouls est à 80 et la peau est un peu moite.

A l'auscultation, je trouve que les râles ont un peu diminué en arrière et à droite. Au-dessous de la clavicule du même côté la respiration est plus nette qu'hier.

Même traitement : quatre portions. Continuer l'antimoine.

2 octobre. — Il continue d'aller mieux. Il a eu moins de toux, et moins de fièvre ; il n'y a pas d'expectoration. Il a sué à peine, et a bien dormi. La digestion se fait bien; il dit qu'il a un appétit vorace, et que les quatre portions ne lui suffisent pas. Pouls, 68.

Traitement : 0,40 du sel de chaux.

3 octobre. — Dit qu'il a moins toussé ; pas d'expectoration. Ce matin, il a sué un peu de la tête et des mains.

A l'auscultation, on trouve à peu près le même état qu'avant-hier, il y a des râles dans le poumon droit, sensibles, surtout à la base. Pouls, 80.

Traitement : 0,40 du sel de chaux. Pilule de 0,20 d'oxyde d'antimoine. 4 portions.

4 octobre. — Pas de sueurs ; toux et expectoration diminuées. Pouls, 88.

Même traitement, même régime.

A cette date, ayant été obligé de cesser le traitement des malades que M. Bernard avait bien voulu me confier, celui de ce patient a été suspendu.

Le 8 octobre. — Il a été examiné par M. Axenfeld, qui m'a remis la note suivante :

Des deux côtés, respiration légèrement soufflante, expiration prolongée, mais conservant en partie à gauche le moelleux de la respiration normale.

A droite, il y a en avant quelques craquements ; en arrière, ils sont plus larges, plus retentissants et passant au râle caverneux. Dans le même point il y a une diminution de la sonorité et un retentissement marqué de la voix.

Le 16 octobre, M. le docteur Briquet veut bien, à ma demande, admettre ce malade dans son service, où il entre au n° 16 de la salle Saint-Louis.

Le malade dit que, depuis qu'il a cessé le traitement, les sueurs ont recommencé, que la toux a augmenté, qu'il se sent moins fort et a moins d'appétit.

M. Briquet l'examine à ma demande, et constate ce qui suit :

En arrière à droite, dans les fosses sus- et sous-épineuses, petit gargouillement fort abondant, un peu d'expiration caverneuse dans le même point, matité. En avant et à droite, rien.

En avant et à gauche, rien de notable.

Rien à gauche et en arrière.

Traitement : 0,50 d'hypophosphite de chaux.

17 octobre. — N'a pas sué pendant la nuit dernière.

Traitement : 0,60 d'hypophosphite de chaux.

18 octobre. — Il continue d'aller mieux. Il ne sue plus, la toux a diminué. Pouls, 76.

Traitement : 0,50 du sel de chaux. Quatre portions.

19 octobre. — Même état et même traitement.

20 octobre. — Plus de sueurs. Il dit qu'il tousse moins, et qu'il se sent plus fort.

Traitement : 0,40 du sel de chaux. 4 portions.

21 octobre. — Même état, même traitement.

23 octobre. — Il se plaint d'une douleur fort vive dans la fosse sous-épineuse gauche, augmentant le soir et accompagnée d'une grande oppression et de beaucoup de toux.

Du reste, pas de sueurs, pas de fièvre, pas d'expectoration.

Pas de traitement.

24 octobre. — Il dit que la douleur a été encore plus forte, mais que, du reste, il se sent bien.

Traitement : 0,40 d'hypophosphite de chaux.

25 octobre. — Il dit que la douleur a été si vive et la gêne de la respiration si grande, qu'il n'a pas pu dormir et qu'il a été obligé de rester assis dans son lit toute la nuit. Il ajoute que du reste il se sent assez bien pour sortir et reprendre son travail : ce que je lui conseille de faire, parce que je pense que les souffrances dont il se plaint tiennent surtout à un état de pléthore et se dissiperont par l'exercice, ainsi que cela a eu lieu chez plusieurs malades, et notamment ceux des observations IX et XVI.

27 octobre. — Il sort de l'hôpital.

30 octobre. — Il vient chez moi pour continuer le traitement. Il a fait à pied le trajet depuis la rue Saint-Maur jusqu'à la rue Martignac ; il s'est senti un peu fatigué des jambes et un peu essoufflé, mais voilà tout. La nuit dernière il a eu quelques quintes de toux ; il n'a pas sué du tout ; pas d'expectoration, et l'appétit est très bon.

Traitement : 40 centigr. d'hypophosphite de chaux.

31 octobre. — Il a eu hier son attaque d'oppression, mais moins forte qu'avant-hier. Il n'a pas sué du tout pendant la nuit et il a très bien dormi.

Pas de traitement.

6 novembre. — Depuis plusieurs jours la dyspnée a disparu. La toux a beaucoup diminué, pas d'expectoration ; l'appétit est très bon, ainsi que les forces ; pas de sueurs la nuit ; il n'est plus essoufflé quand il marche, il engraisse à vue d'œil.

Traitement : un gramme du sel de chaux.

7 novembre. — Il dit qu'il a aujourd'hui des douleurs vagues qui lui courent par tout le corps.

Pas de traitement.

10 novembre. — Les douleurs continuent plus fort et l'empêchent de marcher ; la dernière nuit il a beaucoup sué de la poitrine ; il ne peut pas se coucher du côté gauche parce qu'il éprouve un sentiment d'oppression très fort. Peu d'appétit ; il a beaucoup toussé.

Pas de traitement. Extrait thébaïque : 5 centigrammes.

11 novembre. — Il me fait dire qu'il ne peut pas sortir de chez lui. Je m'y rends et je trouve qu'il a un rhumatisme articulaire subaigu des deux genoux.

Gonflement considérable des articulations ; rougeur assez intense, douleur vive au toucher ; fièvre assez forte ; soif ; langue blanchâtre. Rien au cœur.

J'ordonne le repos au lit, l'application d'un liniment composé d'extrait de digitale et de belladone, avec cataplasmes, diète, et un purgatif salin.

Suspension des hypophosphites.

Sous l'influence de ces divers moyens, le malade se trouve en état de revenir chez moi reprendre le traitement spécial.

24 novembre. — Aujourd'hui il dit qu'il tousse à peine ; qu'il n'expectore pas du tout ; qu'il ne sue pas du tout, que l'appétit est très bon, ainsi que les forces. Il va à la selle tous les jours et a beaucoup engraissé.

A l'auscultation, je trouve qu'il y a un peu de rudesse du bruit respiratoire au-dessous de la clavicule droite, mais dans tout le reste du poumon la respiration est parfaitement naturelle, sans craquements d'aucune espèce et sans retentissement anormal de la voix.

25 novembre. — Traitement, 50 centigrammes du sel de soude.

27 novembre. — J'ai répété l'auscultation et j'ai trouvé les mêmes signes que le 24.

Traitement : 40 centigrammes du sel de soude.

28 novembre. — Avant-hier il s'était mouillé, et hier il a beaucoup toussé.

Traitement : 60 centigrammes d'hypophosphite de soude.

29 novembre. — Traitement, un gramme du sel de soude.

6 décembre. — Le traitement a été suspendu depuis quatre jours pour causes indépendantes du malade. Aujourd'hui il me dit qu'il tousse davantage depuis qu'il s'est mouillé.

A l'auscultation, je trouve quelques craquements sous la clavicule droite et de plus nombreux dans les fosses sus- et sous-épineuses du même côté. Dans le reste de ce poumon, ainsi qu'à gauche, la respiration est naturelle et la sonorité normale.

Traitement : un gramme du sel de soude continué les jours suivants.

15 décembre. — Le malade continue toujours dans le même état, mais la toux, qui avait reparu à la suite de l'imprudence du 26 novembre, a de nouveau disparu ; quelques craquements, qui s'étaient aussi fait entendre, ont également cessé.

Le traitement est continué toujours à la même dose.

10 janvier. — Devant quitter Paris dans quelques jours, je l'examine pour la dernière fois, et je trouve ce qui suit :

Le malade est aussi fort, plus gros, et se sent aussi bien qu'avant de tomber malade la première fois ; s'il n'a pas repris ses travaux, c'est qu'il n'a pu trouver d'ouvrage ; il fait, du reste, la longue course depuis sa demeure jusque chez moi sans fatigue et sans être essoufflé ; à son retour, il monte facilement jusqu'à sa chambre, qui est au sixième, sans éprouver de fatigue. A l'auscultation, il y a quelque différence entre le bruit respiratoire au-dessous de la clavicule droite et celui qu'on entend à gauche, mais cette différence ne dépasse guère celle qu'on trouve quelquefois à l'état normal, et, pour une personne non prévenue, il serait à peu près impossible de dire lequel des deux poumons a été malade ; partout ailleurs, je trouve le bruit respiratoire normal, ainsi que la sonorité.

Ce cas est, à mes yeux, non-seulement un des plus remarquables, mais aussi un des plus importants, parce que l'état du malade a été constaté avant le commencement du traitement par plusieurs personnes dont les préventions n'étaient nullement en faveur du traitement. La marche aiguë de la maladie, l'arrêt subit de tous les symptômes généraux sous l'influence de la médication, leur reprise dès que celle-ci a été suspendue, leur nouvelle disparition quand on l'a recommencée, l'invasion d'un rhumatisme articulaire subaigu dans le cours d'une phthisie, tout cela est assurément quelque chose de nouveau. Le patient, du reste, se trouvait dans les meilleures conditions pour faire voir les effets de la médication. La maladie était à son début, à marche aiguë, ayant déjà produit des désordres locaux considérables, mais *récents* : les symptômes généraux étaient des plus intenses ; enfin il n'y avait pas de complications, et le diagnostic ne pouvait offrir de doute. Je regrette vivement, aujourd'hui, de n'être pas resté un mois de plus à Paris, pour continuer son traitement, et faire constater de nouveau l'état dans lequel il se trouvait par les personnes qui l'avaient vu au commencement. J'ignore s'il est resté dans le même état, ou s'il y a eu rechute pendant l'hiver. Tout en le regardant comme guéri, je pense qu'il aurait été indispensable de le surveiller et de lui faire continuer le traitement par intervalles pendant quelques mois de plus.

OBSERVATION IX.

PHTHISIE AU SECOND DEGRÉ.

Durée antérieure : Trois mois.
Symptômes : Hérédité. — Amaigrissement médiocre.— Peu de toux. — Très peu d'expectoration. — Sueurs la nuit.
Lésion : Tubercules au premier degré dans tout le poumon droit, avec induration du tissu de l'organe en voie de ramollissement au sommet.
Durée du traitement : Cinq mois.
Résultat : Disparition des signes physiques et des symptômes généraux.

Eugène Maître, âgé de dix-sept ans, apprenti bijoutier, demeurant rue Michel-le-Comte, n° 34, né à Paris, non marié ; entré à l'hôpital de la Charité, salle Saint-Félix, le 22 juin 1856.

Sa mère souffre de la poitrine depuis qu'elle est accouchée de lui. Il a un jeune frère qui se porte bien. Il est le fils du malade qui fait le sujet de la quinzième observation.

Il y a trois mois, à la suite d'un chaud et froid, il a commencé à tousser et a craché du sang en petite quantité.

Il y a quinze jours, il a eu un accès de fièvre qui a duré vingt-quatre heures sans point de côté ; depuis lors il a maigri, a perdu un peu l'appétit, ses forces se sont considérablement amoindries, et il a beaucoup sué la nuit. Il a toussé et craché un peu, et n'a pas eu de diarrhée.

Entré à l'hôpital le 22 juin, il a été mis par M. Bernard à l'huile de foie de morue. Depuis, sous l'influence de ce traitement, la toux a diminué et les forces ont repris. Il avait une douleur dans le dos, au niveau de l'angle de 'omoplate droite, qui persiste aussi fort qu'avant de commencer le traitement par l'huile de foie de morue, et qui, dit-il, le gêne beaucoup. Il avait aussi, en avant, au mamelon droit, une autre douleur qui a disparu :

4 juillet. — Voici à ce jour l'état du malade :

Constitution faible, lymphatique. Amaigrissement médiocre ; peu de toux, très peu d'expectoration. Sueurs la nuit ; appétit bon, ainsi que les digestions. Pas de fièvre.

État local : diminution de la sonorité au-dessous de la clavicule droite, surtout à l'extrémité externe et dans une étendue d'environ 3 centimètres. A gauche, la sonorité est normale.

En avant à droite, la respiration est faible dans toute la hauteur du poumon, et il y a un retentissement considérable de la voix, surtout au-dessous de la clavicule. En avant à gauche, la respiration est exagérée, la voix est normale.

En arrière à droite, la sonorité est notablement diminuée dans toute la hauteur ; la respiration est très faible dans la fosse sus-épineuse. Au niveau de l'épine de l'omoplate, il y a quelques craquements humides. Dans le reste du poumon, la respiration est faible et la voix retentissante, surtout au niveau de l'épine de l'omoplate.

En arrière à gauche, la sonorité, la respiration et la voix sont à peu près normales.

Diagnostic : tubercules au premier degré dans tout le poumon droit, avec induration du tissu de l'organe ; tubercules en voie de ramollissement au sommet.

Ces symptômes sont vérifiés et le diagnostic est confirmé par MM. Ch. Bernard, Brochin et Lebled. M. Bernard ajoute que l'intensité du retentissement de la voix lui fait soupçonner l'existence d'une excavation au niveau de l'épine de l'omoplate.

5 juillet. — Il commence le traitement spécifique aujourd'hui par 40 centigrammes d'hypophosphite de chaux.

6 juillet. — 50 centigrammes d'hypophosphite de chaux.

7 juillet. — Traitement : 40 centigrammes d'hypophosphite de chaux.

M. Empis l'examine et constate l'existence des symptômes observés le 4 ; il porte le même diagnostic.

8 juillet. — 70 centigrammes d'hypophosphite de chaux.

9 juillet. — 75 centigrammes d'hypophosphite de chaux.

10 juillet. — Traitement : un gramme du sel de chaux.

Les sueurs ont complétement disparu depuis deux jours. Il n'y a ni toux ni expectoration. Le malade demande trois portions.

23 juillet. — Le mieux a continué, mais hier matin le malade a été pris de mal de tête et de fièvre, puis de sueurs ; il attribue cela à ce qu'il s'est fait mal au bras, en portant le vin autour de la salle. Pouls à 100. Peau chaude, bouche mauvaise, pas d'étourdissements ; il a été une fois en diarrhée. On supprime le vin et l'eau vineuse.

25 juillet. — Il a eu encore de la fièvre l'après-midi, hier et avant-hier. Pas de toux ni d'expectoration, pas de point de côté. Bouche mauvaise, envies de vomir. L'auscultation ne fait rien découvrir, si ce n'est que la respiration est très faible au sommet du poumon droit. Je prescris un vomitif d'un gramme d'ipécacuanha dans 30 grammes de sirop du même, et du bouillon,

26 juillet. — A vomi abondamment et a eu trois selles.

Il tousse un peu, parce qu'il a un picotement à la gorge ; pas de fièvre, pas de mal de tête. Pouls, 70.

28 juillet. — Se trouve bien.

29 juillet. — Le mieux continue.

30 juillet. Ni toux ni expectoration ; il mange trois portions. Le pouls est à 64. Respirations, 18.

Traitement : un gramme d'hypophosphite de soude.

31 juillet. — Continue à aller mieux. Ne tousse plus, expectore un seul petit crachat, le matin, de la grosseur d'un pois.

Traitement : un gramme d'hypophosphite de soude.

5 août. — A l'auscultation, je trouve que la respiration s'entend mieux à droite, que les craquements ont disparu, et qu'il y a moins de retentissement de la voix.

6 août. — Le malade est examiné par M. Bernard, qui constate ce qui suit : Tous les symptômes généraux ont disparu.

A droite, sous la clavicule et vers son extrémité externe, la sonorité est un peu moindre qu'à gauche.

En avant, la respiration est à peu près égale des deux côtés. La voix retentit un peu plus à droite.

En arrière à gauche, la respiration est un peu exagérée. A droite, dans la fosse sus-épineuse, il y a quelques rares craquements ; dans le reste du poumon la respiration est normale. Il y a un peu de retentissement de la voix au niveau de l'épine de l'omoplate.

M. Bernard conclut en conséquence qu'il y a une amélioration notable.

7 août. — Même traitement, un gramme d'hypophosphite de soude.

15 août. — Il a eu hier et avant hier des douleurs vagues et ambulantes dans les jambes, les bras et le tronc, débutant par la région hépatique, et qui se sont terminées par un grand mal de tête, sans frissons et sans être suivies de sueurs. Il a eu deux garderobes. — L'appétit s'est perdu. A l'auscultation, on ne trouve rien, si ce n'est qu'à droite la respiration est un peu moins nette qu'il y a quelques jours.

16 août. — Hier il n'a pas eu de mal de tête, ni de fièvre ; il a mangé trois portions.

18 août. — Pulsations, 72. Respirations, 13.

Il sort de l'hôpital pour reprendre ses occupations, et il doit continuer le traitement chez moi.

19 août. — Le malade est venu chez moi ; je suspends le traitement spécifique pour quelques jours.

1er septembre. — Reprise du traitement, 50 centigrammes d'hypophosphite de chaux.

Il dit qu'il est aussi fort et peut travailler aussi bien qu'avant le début de sa maladie, que son appétit lui est revenu aussi bon qu'à cette époque ; il ne tousse plus du tout ; il y a un peu d'expectoration muqueuse le matin. Pas de sueurs du tout ; une seule selle tous les jours. A l'auscultation, la respiration est un peu faible au sommet du poumon droit, surtout en avant, sans craquements, la toux est normale. La résonnance de la voix est à peu près revenue à son état normal, surtout au niveau de l'épine de l'omoplate. La matité sous la clavicule droite a presque disparu.

3 septembre. — Traitement : 50 centigrammes d'hypophosphite de chaux.

5 septembre. — Le malade a bien meilleure mine ; il a repris ses travaux depuis quinze jours. Il ne tousse plus ; le matin il expectore un ou deux petits crachats. Il dit qu'il est aussi fort et qu'il travaille tout à fait aussi bien qu'avant d'être malade. Il dit que pendant son séjour à l'hôpital il a grandi. Il a remarqué que jusqu'alors il grandissait tout à coup d'une manière assez sensible, puis qu'il restait stationnaire, et que toujours pendant ces périodes de croissance il perdait les forces et l'appétit ; mais cette fois il a observé qu'il n'en avait pas été de même.

6 septembre. — Le mieux continue. Je suspends le traitement à partir du 7 (demain).

8 septembre. — Suspension du traitement spécifique pendant huit jours. Le malade continue d'aller bien.

9 septembre. — Il continue d'aller bien. Crachats du matin tout à fait salivaires depuis trois jours.

12 septembre. — J'examine soigneusement le malade, et je trouve :

A la percussion, une résonnance égale des deux côtés de la poitrine, soit en avant, soit en arrière. A l'auscultation, la respiration à droite et en avant est aussi libre et aussi facile qu'à gauche ; elle est parfaitement moelleuse, et l'on entend très nettement le murmure vésiculaire. En arrière à droite, la respiration est peut-être un peu moins distincte dans la fosse sous-épineuse ; mais, après avoir fait tousser le malade, elle se produit aussi nette qu'à gauche ; il n'y a aucune résonnance anormale de la voix ou de la toux, soit dans la fosse sous-épineuse, soit au niveau de l'épine de l'omoplate ; il n'y a ni râles ni craquements d'aucune espèce. A gauche la respiration est normale.

15 septembre. — Je fais examiner le malade par M. Bernard, qui trouve que la respiration est partout normale dans les deux poumons, sauf qu'elle est un peu rude au sommet du poumon droit, avec un peu de retentissement de la voix, et que l'expiration est un peu prolongée.

M. Axenfeld trouve, en outre, qu'il y a quelques craquements clair-semés en arrière et à droite, au niveau de la fosse épineuse. Ces craquements ne se perçoivent que de loin en loin (pour ma part, j'ai de la peine à les trouver) et sont très faibles. MM. Bernard et Axenfeld conviennent tous deux qu'il y a une amélioration tellement grande, qu'il manque très peu de chose pour dire que la guérison est complète, et que, si l'on n'était pas prévenu que le sujet avait été malade, on pourrait facilement admettre qu'il est parfaitement bien portant.

22 septembre. — Le malade continue à aller bien ; l'expectoration diminue encore.

Traitement : un gramme d'hypophosphite de soude.

23 septembre. — Toujours de même ; il dit qu'il s'aperçoit qu'il engraisse beaucoup ; sa barbe pousse, sa figure est très pleine et rosée.

25 septembre. — Hier, il s'est beaucoup mouillé en venant ici par la pluie ; mais aujourd'hui il dit qu'il ne s'en ressent pas du tout et qu'il va très bien.

Traitement : un gramme d'hypophosphite de soude.

29 septembre. — Tousse un peu depuis deux jours ; l'expectoration est la même ; le reste n'a pas changé. Pas de traitement.

30 septembre. — La toux continue toujours de même.

1er octobre. — La toux est un peu diminuée.

Traitement : 40 centigrammes d'hypophosphite de chaux.

2 octobre. — La toux continue ; pas de fièvre le soir, pas de sueurs la nuit. Ne crache pas davantage ; appétit et forces toujours bons.

Traitement : 40 centigrammes d'hypophosphite de chaux. Pilule d'antimoine 20 centigr., avec extrait thébaïque, 1 centigr., le soir en se couchant.

3 octobre. — Toux beaucoup moindre ; pas de sueurs ; appétit et forces de même.

Traitement : 40 centigrammes d'hypophosphite de chaux, et pilule.

4 octobre. — Pouls, 76. N'a pas toussé du tout. Expectoration, la même ; pas de sueurs. Appétit et forces toujours bons.

Traitement : 40 centigrammes d'hypophosphite de chaux, et pilule.

6 octobre. — Plus de toux ; expectoration, la même. Pas de traitement spécifique, et pilule d'antimoine.

7 octobre. — Comme hier, appétit un peu diminué.

Même traitement.

8 octobre. — Pas de toux, et expectoration, la même. Appétit de même.

Traitement : 60 centigrammes d'hypophosphite de chaux.

13 octobre. — A craché une fois ce matin. Appétit, le même ; pas de toux.

Traitement. — 60 centigrammes d'hypophosphite de chaux.

15 octobre. — L'appétit reprend un peu. Ne crache pas du tout. Il n'y a

pas de toux, pas de sueurs ; il se sent très fort et travaille aussi bien qu'avant d'être malade.

Je l'examine et je constate ce qui suit :

A gauche, la respiration, la sonorité et la voix sont parfaitement normales, tant en avant qu'en arrière.

A droite, la sonorité est normale ; au-dessous de la clavicule il y a un grand retentissement de la voix, surtout en dehors, mais la respiration est normale, tant à l'expiration qu'à l'inspiration.

A droite en arrière, la sonorité à la percussion est égale des deux côtés : la respiration est semblable à celle qui s'entend à gauche, sans rudesse, sans craquements et sans retentissement de la voix.

A gauche il n'y a rien.

16 octobre. — Je fais examiner le malade par M. Bernard, qui trouve, au sommet à droite et en avant, un retentissement notable de la voix, et un peu d'expiration prolongée ; rien en arrière. A gauche en avant, M. Bernard trouve la respiration normale ; en arrière, il croit entendre quelques petits craquements qui pour moi ne sont pas sensibles, non plus qu'à M. Potain ; néanmoins, pour plus de sécurité, je fais continuer le traitement. Il est possible que l'émotion très vive qu'éprouvait le malade ait pu influer quelque peu sur l'état de la respiration.

Traitement : 40 centigrammes d'hypophosphite de chaux.

18 octobre. — J'ai su aujourd'hui par le père du malade, lui-même atteint de phthisie et dont le frère a succombé à cette affection il y a dix-huit mois, que la mère du malade tousse depuis dix ans, et que sa grand'mère du côté maternel est morte de la poitrine.

20 octobre. — L'appétit augmente.

Traitement : 40 centigrammes d'hypophosphite de chaux.

21 octobre. — Traitement : 40 centigrammes d'hypophosphite de chaux.

23 octobre. — Traitement : 40 centigrammes d'hypophosphite de chaux.

24, 25, 27 octobre. — Traitement : 40 centigr. d'hypophosphite de chaux.

27 novembre. — J'examine le malade, et je ne trouve aucune différence entre les deux côtés de la poitrine, soit à l'auscultation, soit à la percussion. Il cesse le traitement.

Au mois de janvier, quelques jours avant de quitter Paris, je revois le patient, et je constate encore l'absence complète des signes physiques. Quant à l'état général, non-seulement il paraît jouir d'une santé parfaite, mais il est fort, robuste et très coloré.

Remarque. — Deux ans après, j'ai appris que ce malade continuait à se porter parfaitement bien.

DEUXIÈME CATÉGORIE.

CAS DANS LESQUELS IL Y A EU AMÉLIORATION SANS RÉSULTAT DÉFINITIF, PAR SUITE DE L'INTERRUPTION DU TRAITEMENT.

OBSERVATION X.

PHTHISIE AU SECOND DEGRÉ.

Durée antérieure : Dix-huit mois.
Symptômes : Hémoptysies — Toux. — Expectoration. — Sueurs copieuses. — Amaigrissement considérable. — Faiblesse très grande. — Inappétence. — Aménorrhée.
Lésion : Tubercules au second degré au sommet des deux poumons ; ramollissement avancé, surtout à droite.
Durée du traitement : Un mois.
Résultat : Amélioration très notable des symptômes généraux. — Cessation des sueurs nocturnes et de l'inappétence. — Amoindrissement des signes physiques.

Mrs T..., âgée de vingt-six ans, née aux États Unis, habitant l'île de Cuba depuis une année environ, mariée.

6 mars 1855. —Cette dame me dit qu'elle est malade depuis dix-huit mois. A cette époque elle a commencé à tousser, elle a craché une ou deux fois le sang, elle a maigri et a perdu de ses forces; l'appétit a aussi diminué. On lui conseilla alors de venir dans les pays chauds ; ce qu'elle fit, et elle alla habiter la campagne jusqu'au mois dernier. Pendant les premiers temps de son arrivée, sa toux avait diminué, mais elle n'avait jamais cessé complétement ; les forces n'avaient pas non plus augmenté, mais elle crachait moins et l'appétit était un peu revenu. Il n'y a jamais eu dans sa famille de personnes atteintes de la même maladie.

Depuis six mois environ son affection s'est aggravée ; la toux a de nouveau augmenté l'expectoration est devenue très abondante ; elle a des sueurs très copieuses, la nuit, principalement du cou et de la poitrine ; ses règles sont supprimées depuis quatre mois ; elle s'est alors décidée à venir à la Havane pour se mettre entre mes mains.

Aujourd'hui je constate l'existence de tous les symptômes généraux dont elle me parle. L'expectoration est muco-purulente, et remplit à peu près les trois quarts d'un verre ; elle se compose d'un liquide transparent, dans lequel nagent des mucosités jaunâtres, dont quelques-unes sont arrondies et tombent au fond du vase. L'amaigrissement est considérable et la faiblesse très grande ; il y a peu d'appétit, pas de diarrhée, mais de la constipation. Le facies est très pâle et abattu, les yeux cernés, et l'attitude de la malade est très caractéristique.

A la percussion, je trouve une différence assez notable entre les deux régions sous-claviculaires ; le son est plus clair à gauche ; en arrière, la sonorité est à peu près égale des deux côtés.

A l'auscultation, je trouve des craquements humides nombreux, occupant environ le tiers supérieur du poumon droit tant en avant qu'en arrière ; dans le reste de ce côté, il y a une grande exagération du bruit respiratoire, sensible, surtout en avant, et un retentissement de la voix plus marqué que du côté gauche. A gauche, il y a également des craquements dans la fosse sus-épineuse et sous la clavicule, mais moins nombreux et moins étendus qu'à droite, sans retentissement de la voix.

Diagnostic : tubercules au deuxième degré au sommet des deux poumons ; ramollissement avancé, surtout à droite.

La malade a pris de l'huile de foie de morue à différentes reprises, depuis le commencement de sa maladie, mais sans en retirer grande amélioration ; je lui en fis prendre de nouveau, mais au bout de dix ou douze jours je fus obligé de la suspendre, parce qu'elle lui paraissait trop répugnante. J'essayai alors de divers traitements, tels que les inspirations d'iode, celles d'une solution d'atropine, les inspirations hydrosulfureuses, les carbonates alcalins, le sulfure de calcium. Aucun de ces moyens ne paraît exercer la moindre influence sur l'état de la malade. Pendant quelques jours le bicarbonate de potasse sembla diminuer un peu la toux, mais il se déclara de la diarrhée, et je fus obligé d'en suspendre l'usage.

Le 28 avril 1855, encouragé par l'effet produit chez les malades des observations première et vingt et unième, je me décide à lui administrer l'hypophosphite de chaux. A ce moment la malade est dans un état de faiblesse extrême, pouvant à peine se soutenir sans appui ; le facies est très pâle et abattu, l'appétit presque nul, les sueurs excessives. Il y a de la diarrhée depuis quelques jours. A l'examen de la poitrine, je trouve à peu près les mêmes signes que lorsque je la vis pour la première fois, mais les craquements sont plus nombreux et plus abondants, surtout à droite.

Traitement : hypophosphite de chaux, 4 grains (20 centigrammes).

29 avril. — La malade prétend qu'elle est mieux, qu'elle a mieux dormi, que sa toux a été moins fatigante.

Même traitement.

30 avril. — Elle a mieux dormi, elle a moins sué et moins toussé ; elle dit qu'elle se sent de l'appétit.

Traitement : hypophosphite de chaux, 6 grains (30 centigrammes).

1er mai. — La malade dit qu'elle a sué beaucoup moins, qu'elle a moins toussé ; l'expectoration est sensiblement moindre, elle se sent plus forte et a de l'appétit. Elle demande à faire une promenade en voiture ; j'y consens, à la condition qu'on la portera dans une chaise pour descendre et remonter l'escalier.

Même traitement.

2 mai. — La promenade d'hier l'a un peu fatiguée, mais elle se sent beaucoup mieux, elle a bien dormi, a très peu sué et a craché beaucoup moins. Elle dit qu'elle est très forte et qu'elle a bon appétit.

Même traitement.

3 mai. — Elle est encore sortie hier. Elle se sent beaucoup plus forte, elle a beaucoup d'appétit, elle a très peu sué. Elle n'a pas de diarrhée, et depuis deux jours elle a une garderobe naturelle chaque jour.

Même traitement.

4 mai. — Elle marche bien dans son appartement, sans appui ; elle se promène sur le balcon, mange à la table de l'hôtel, et se trouve en tout beaucoup mieux.

A l'auscultation, je trouve à peu près les mêmes signes que précédemment, mais les craquements sont moins humides, moins nombreux et entremêlés de quelques râles sibilants.

Même traitement.

15 mai. — Le traitement a été porté à la dose de 10 grains (50 centigr.). Tous les symptômes généraux se sont amendés ou ont disparu. Le facies de la malade est à peine reconnaissable ; les sueurs ont cessé complétement ; la toux est diminuée de beaucoup, l'expectoration de plus de moitié. L'appétit est très bon, les garderobes naturelles, les forces très augmentées, au point que la malade sort tous les jours en voiture ; elle descend et monte seule l'escalier de la maison.

29 mai. — Le mieux s'est toujours soutenu jusqu'à ce jour sans interruption aucune ; mais la malade, redoutant le séjour de la Havane pendant l'été, à cause de la fièvre jaune, et se sentant d'ailleurs, dit-elle, presque guérie, se décide à retourner aux États-Unis. Je cherche à l'en dissuader, sans cependant trop insister, pour plusieurs raisons faciles à comprendre.

A l'examen, je trouve que les deux poumons sont à peu près dans le même état que lors du dernier examen; il me paraît cependant qu'à droite les craquements sont moins nombreux encore qu'à cette époque. A gauche, ils ont disparu sous la clavicule; on en entend encore d'assez nombreux dans la fosse sous-épineuse.

Quel eût été le résultat final du traitement chez cette malade? Je n'hésite pas à croire que, si elle fût restée à la Havane, les tubercules auraient été peu à peu éliminés, et qu'elle aurait guéri peut-être complétement; peut-être serait-il resté une excavation. Je n'ai plus eu de ses nouvelles, mais je crains que le changement de climat et la suspension du traitement n'aient ramené de nouveau les symptômes qui venaient de disparaître, et que la maladie n'ait suivi son cours naturel.

OBSERVATION XI.

PHTHISIE AU SECOND DEGRÉ, COMPLIQUÉE D'EMPHYSÈME AVEC INSUFFISANCE ET RÉTRÉCISSEMENT AORTIQUES.

Durée antérieure : Quatre ans.
Symptômes : Faiblesse. — Toux. — Dyspnée. — Hémoptysies. — Amaigrissement considérable. — Inappétence. — Sueurs nocturnes. — Expectoration.
Lésion : Tubercules au deuxième degré occupant tout le sommet du poumon droit; insuffisance et rétrécissement aortiques, emphysème.
Durée du traitement. - Six mois.
Résultat : Amélioration des symptômes généraux. — Cessation de l'inappétence et de la faiblesse.

Don Carlos B..., âgé de quarante-deux ans, né à la Havane, marié.

La maladie a commencé il y a quatre ans pendant l'hiver par de la toux, une expectoration peu abondante et quelques crachements de sang; depuis lors elle a fait des progrès assez sensibles, mais lents. Il s'est fait soigner par moi pendant plusieurs mois il y a deux ans. A cette époque, j'avais trouvé quelques tubercules en voie de se ramollir lentement au sommet du poumon gauche, de l'emphysème à la base du même poumon et un rétrécissement avec insuffisance de l'orifice aortique. Le traitement que je lui avais fait suivre à cette époque n'avait pas produit d'effet bien appréciable, et le malade l'avait discontinué au bout de quelques mois.

Aujourd'hui, 5 juin 1855, le malade me dit que depuis lors ses forces ont toujours été en s'amoindrissant; la toux est devenue beaucoup plus fréquente, il a des accès d'asthme presque toutes les nuits ; il est très oppressé et très essoufflé quand il marche, au point qu'il a été obligé de quitter son emploi et qu'il est aujourd'hui en instance pour demander sa retraite. Il n'a pas eu d'hémoptysie depuis cette époque, mais il a beaucoup maigri et il a perdu presque complétement l'appétit. Il sue la nuit du cou et de la poitrine ; l'expectoration muco-purulente est assez abondante et entremêlée de nombreux crachats de bronchite.

L'aspect du patient est celui d'une personne atteinte d'une affection cardiaque avancée, l'amaigrissement est très considérable, les yeux profondément cernés, les lèvres violettes, la respiration anxieuse et bruyante.

A l'examen, je trouve les signes suivants :

A la percussion, il y a une matité assez considérable, occupant environ le tiers supérieur du poumon droit tant en avant qu'en arrière ; au-dessous de cette limite la résonnance est au contraire exagérée, et la même augmentation de sonorité se retrouve dans tout le côté gauche.

A l'auscultation, on entend à droite, au-dessous de la clavicule et dans les fosses sus- et sous-épineuses, des craquements humides gros et nombreux, ayant presque le caractère de râles muqueux ; au-dessous la respiration est très faible tant en avant qu'en arrière ; elle l'est également dans toute l'étendue du côté gauche, où elle est entremêlée de quelques râles sibilants. Des deux côtés le bruit expiratoire est très fort, tandis qu'au contraire l'inspiration est presque nulle.

Au cœur on entend un souffle assez rude remplaçant presque complétement le premier bruit, suivi d'un autre souffle plus doux, mais qui ne masque pas complétement celui du second temps. Ces bruits ont leur maximum à la base et se prolongent surtout dans la direction de la crosse aortique. Le pouls est petit et ondoyant.

Le diagnostic était assez compliqué ; mais après réflexion, je crus que le seul moyen d'expliquer tant les symptômes généraux que les signes physiques et la marche de la maladie, était de l'établir comme je l'avais déjà fait dans les termes suivants :

Tubercules au deuxième degré occupant tout le sommet du poumon droit ; insuffisance et rétrécissement aortiques, emphysème.

Le même jour, je mets le malade au traitement de 4 grains (20 centigr.) d'hypophosphite de potasse, continués les jours suivants à la même dose, et de plus :

Teinture éthérée de digitale, 10 gouttes, trois fois par jour.

19 juin. — Les accès d'asthme ont beaucoup diminué d'intensité et de fréquence ; l'appétit est revenu, les sueurs ont cessé complétement, les quintes

de toux sont beaucoup moins fatigantes, les forces ont augmenté notablement ; il y a moins de gêne pour respirer et surtout pour marcher.

A l'auscultation je retrouve les mêmes signes qu'au commencement du mois, moins les râles sibilants qui s'entendaient du côté gauche et qui ont complétement disparu.

Le même traitement, porté à 10 grains (50 centigr.), a été suivi avec quelques suspensions jusqu'au 27 août. A cette date, le malade était dans l'état suivant :

Facies beaucoup meilleur, mais les lèvres sont toujours violettes ; les accès d'asthme ont presque cessé ; la toux est assez rare, l'expectoration est moins abondante et se fait facilement ; l'appétit est aussi bon qu'il l'a jamais été ; les forces sont revenues au point que le malade peut s'occuper de ses affaires. A l'examen, je retrouve les mêmes signes qu'au mois de juin. Le bruit inspiratoire est toujours très faible, surtout à gauche, avec expiration plus intense et plus prolongée. Les bruits du cœur sont toujours accompagnés du double souffle. Au sommet du poumon droit, les craquements paraissent plus nombreux et avoir encore davantage le caractère du râle muqueux.

Le malade se trouvant assez bien pour entreprendre un voyage que réclamaient ses affaires, je cessai de le voir à cette époque. Je l'engageai à continuer l'emploi de la teinture de digitale.

Le 27 décembre il revint me trouver. A cette date, il était à peu près dans le même état qu'au mois d'août en ce qui regarde les signes physiques ; les symptômes généraux étaient moins satisfaisants : avec le retour du froid sa toux avait augmenté de nouveau, la respiration s'était embarrassée davantage, il avait eu des retours assez fréquents de son asthme. Tout cela cependant était loin d'offrir la même intensité qu'avant de commencer le traitement. Le facies était d'ailleurs assez bon, l'appétit s'était conservé, et les forces n'étaient pas beaucoup diminuées. Je le remis immédiatement au même traitement de l'hypophosphite de potasse, qui fut continué par intervalles jusqu'à mon départ, au mois de mars 1856.

A cette date, il était à peu près dans le même état, les accès d'asthme ne revenaient que rarement, les quintes de toux étaient peu fréquentes, l'appétit et les forces bons, le ramollissement du dépôt tuberculeux au sommet du poumon droit s'opérait toujours lentement, mais les symptômes d'asphyxie indiqués par la coloration bleuâtre des lèvres et par la fréquence des mouvements respiratoires étaient plus prononcés. Les bruits du cœur étaient à peu près dans le même état. Il n'y avait pas d'œdème.

La seule observation que je désire faire sur ce cas, c'est que l'hypophosphite de potasse, tant dans ce premier cas que dans quelques autres où je l'ai employé depuis, m'a paru avoir pour effet spécial d'augmenter l'expectoration et de hâter le ramollissement des tubercules. Sous ce rapport, il se rapproche de celui d'ammoniaque. Les effets généraux paraissent être les mêmes que ceux des hypophosphites à base de chaux et de soude.

OBSERVATION XII.

PHTHISIE AU TROISIÈME DEGRÉ.

Durée antérieure : Six mois.

Symptômes : Hérédité. — Amaigrissement. — Faiblesse extrême. — Fièvre. — Toux très fréquente. — Insomnie. — Expectoration très abondante. — Sueurs nocturnes. — Inappétence. — Aménorrhée.

Lésion : Tubercules au second degré et cavités multiples occupant tout le poumon gauche et le sommet du poumon droit.

Durée du traitement : Trois mois.

Résultat : Amélioration très sensible des symptômes généraux ; cessation de l'inappétence et de la fièvre. — Amoindrissement des signes physiques.

Dona E. R....., âgée de dix-neuf ans, née à Santiago de Cuba, mariée.

Cette jeune dame m'est amenée à la Havane le 1er décembre 1855, avec les renseignements suivants.

Sa mère et son père ont tous deux succombé à une affection de poitrine. Elle est enfant unique. Elle a toujours été faible et délicate. Il y a deux ans, comme on craignait pour sa santé, on lui fit faire un voyage en Europe, où elle passa un an et parut se rétablir. Elle s'est mariée il y a un an, et peu de mois après elle a commencé à ressentir les premières atteintes du mal dont elle souffre aujourd'hui. L'affection paraît avoir débuté il y a six mois, sans cause connue, par une légère toux qui a augmenté peu à peu, et à laquelle sont venus ensuite se joindre les autres symptômes. Pendant quatre mois elle a pris de l'huile de foie de morue sans en retirer aucun avantage ; depuis deux mois environ, elle la vomissait chaque fois qu'elle essayait de la prendre. Les règles sont supprimées depuis cinq mois, et elle se trouve aujourd'hui dans l'état suivant :

Attitude très abattue, amaigrissement et faiblesse extrêmes ; elle peut à peine marcher ; grande pâleur. La voix est presque éteinte, mais plutôt à cause de l'extrême faiblesse que par suite de quelque affection locale. Elle ne souffre pas du larynx. Elle a tous les jours un frisson très fort suivi de froid qui dure quelquefois deux heures, et ensuite d'une forte chaleur.

La toux est très fréquente, elle la fatigue beaucoup et l'empêche de dormir ; il se passe rarement une demi-heure, soit de nuit, soit de jour, sans qu'elle ait une quinte.

L'expectoration muco-purulente, très abondante, entremêlée de gros crachats nummulaires, remplirait au moins trois verres à vin dans les vingt-quatre heures. La nuit elle sue beaucoup du cou et de la poitrine ; l'appétit est nul, et il y a une légère constipation.

A l'examen de la poitrine, je trouve une grande résonnance à peu près égale des deux côtés, plus sensible en avant, mais partout plus exagérée qu'à l'état normal.

A l'auscultation, on entend de gros râles caverneux de dimension et d'intensité variables, occupant toute la hauteur du poumon gauche tant en avant qu'en arrière. Dans aucun point on ne perçoit le bruit respiratoire seul.

A droite, on entend également en avant et en arrière les mêmes râles occupant environ le tiers supérieur de ce côté ; c'est seulement dans les deux tiers inférieurs qu'on peut entendre un bruit respiratoire très exagéré et assez rude. La voix est si faible, qu'elle ne présente à l'auscultation aucun phénomène notable. La toux a par endroits le caractère caverneux.

Diagnostic : Tubercules au deuxième degré et cavités multiples occupant tout le poumon gauche et le sommet du poumon droit.

Le traitement fut commencé le 10 décembre par 5 grains (25 centigr.) d'hypophosphite de chaux.

11 décembre. — Elle a passé une meilleure nuit. Elle a eu hier un grand frisson à une heure de l'après-midi, et le froid a duré jusqu'à trois heures.

Même traitement.

12 décembre. — La nuit a été plus agitée. Une garderobe. Elle a peu d'appétit. Le frisson l'a prise hier à trois heures.

Même traitement.

13 décembre. — La nuit n'a pas été très bonne, mais elle a moins sué. Une garde-robe ; l'appétit augmente. Hier, dans l'après-midi, le frisson a été beaucoup moins fort.

Même traitement.

14 décembre. — Elle a beaucoup toussé pendant la nuit, mais ce matin elle est moins triste qu'avant de commencer le traitement. Elle a eu trois selles en diarrhée.

Traitement : 8 grains (40 centigr.) d'hypophosphite de chaux ; bismuth, 10 grains (50 centigr.).

15 décembre. — La nuit a été assez bonne. Elle a sué à peine ; l'expectoration aussi est moins purulente, quoique toujours très abondante.

Même traitement.

16 décembre. — Elle a passé une bonne nuit. Une seule garderobe. Elle dit qu'elle se sent beaucoup mieux.

Même traitement.

17 décembre. — Même état qu'hier.

Même traitement.

18 décembre. — Elle a mangé hier de l'ananas qui lui a donné de fortes coliques pendant la nuit. Pas de diarrhée.

Même traitement.

19 décembre. — Elle a toujours un peu de fièvre le soir.

Traitement : hypophosphite de chaux, 15 grains (75 centigr.).

20 décembre. — L'appétit a beaucoup augmenté. Elle a tous les jours une seule garderobe naturelle ; la nuit elle sue à peine ; la toux et l'expectoration ont aussi diminué.

26 décembre. — Le mieux continue, et la dose de l'hypophosphite de chaux a été augmentée graduellement. Aujourd'hui elle en prend jusqu'à 30 grains ($1^{gr},50$) en deux doses, l'une le matin, l'autre le soir.

27 décembre. — Aujourd'hui elle se plaint de gêne dans la respiration ; elle a vomi deux fois pendant la nuit.

Suspension du traitement.

28 décembre. — Toujours un peu de gêne dans la respiration.

Pas de traitement.

29 décembre. — La gêne de la respiration a disparu.

Traitement : Hypophosphite de chaux, 20 grains (1 gramme).

1856, le 10 janvier. — Tous les symptômes se sont amendés. — La fièvre a disparu depuis trois jours. L'appétit a augmenté considérablement, les digestions se font bien. Les forces se sont relevées ; les sueurs nocturnes ont presque cessé. La toux, ainsi que l'expectoration, a beaucoup diminué. Le facies est infiniment meilleur, la tristesse a disparu, et elle a souvent des accès de gaieté.

A l'auscultation, on n'entend presque plus de râles dans le poumon gauche ; la respiration y paraît faible ou nulle, suivant les points qu'on examine. A droite, on entend encore quelques râles au sommet, tant en avant qu'en arrière ; dans le reste de ce côté, la respiration est fortement exagérée. Depuis deux jours, elle se plaint d'un point de côté modéré à la base du poumon droit, ce qui m'a fait de nouveau suspendre le traitement.

12 janvier. — Reprise du traitement à la dose de 20 grains (un gramme)

par jour. Le mieux continue ; elle peut sortir tous les jours en voiture et fait des promenades de deux et de trois heures.

9 janvier. — Le traitement, sauf une suspension d'un jour, a été continué à la même dose. La malade est toujours dans le même état.

Elle n'a plus de fièvre depuis près d'un mois ; elle est seulement un peu moite la nuit. L'appétit est ce que l'on peut appeler prodigieux pour une femme petite et faible comme elle est ; elle dit n'en avoir jamais eu de pareil, et en effet je la vois souvent manger plus que moi.

A l'auscultation, on trouve à peu près les mêmes signes qu'à l'examen du 10 janvier.

12 février. — La malade est toujours dans un état des plus satisfaisants. Plus de fièvre, ni de sueurs, ni de diarrhée. Le facies n'est plus reconnaissable. Sa voix est revenue ; la toux est tellement diminuée, qu'elle est quelquefois plusieurs heures sans en avoir. L'expectoration est diminuée des trois quarts, et ne consiste plus qu'en quelques petits pelotons nummulaires, au nombre d'une quinzaine dans les vingt-quatre heures, nageant dans un liquide transparent. Elle a toujours un très grand appétit, les digestions se font bien ; elle a une garderobe tous les jours.

20 février. — Même état. Même traitement.

1er mars. — Elle a continué le traitement à peu près aux mêmes doses de 20 grains (un gramme) par jour, avec quelques intervalles, et l'amélioration s'est soutenue sans interruption.

8 mars. — Son mari, étant obligé par ses affaires de quitter la Havane, se décide à la ramener avec lui à Santiago de Cuba.

Je l'examine de nouveau avant son départ, et je constate que le facies et l'aspect de la malade sont infiniment meilleurs. Elle a un grand appétit, elle est beaucoup plus forte ; les digestions se font régulièrement. La fièvre a cessé depuis longtemps, elle a quelquefois seulement un peu de moiteur la nuit. La toux est peu fatigante ; l'expectoration est très peu abondante.

A l'auscultation et à la percussion, je retrouve à peu près les mêmes signes que lors du dernier examen, c'est-à-dire que dans tout le poumon gauche il y a une grande faiblesse du bruit respiratoire, avec quelques bruits de frottement et un retentissement marqué de la voix ; il n'y a ni râles ni gargouillement.

A droite, il y a sous la clavicule et dans les fosses sus- et sous-épineuses de gros craquements secs, entremêlés de rhonchus sonores, disparaissant momentanément après la toux ; retentissement de la voix. Dans le reste du poumon, la respiration est très exagérée, sans trop de rudesse.

Tel est l'état dans lequel je laissai cette intéressante malade. C'est peut-être le cas qui m'a le plus frappé de tous ceux que j'ai traités. En présence de pareilles lésions, je ne pouvais même songer à obtenir une guérison ; mais en voyant l'amélioration se continuer ainsi sans interruption pendant plus de trois mois, les signes généraux disparaître, les signes locaux se modifier, je ne pus que regretter vivement de voir le traitement ainsi interrompu.

La malade mourut, à son retour à Santiago, environ six semaines après avoir quitté la Havane. Je n'ai pu savoir si pendant ce temps il y avait eu recrudescence ou retour des symptômes généraux ; j'ai seulement appris qu'elle avait été trouvée morte dans son lit.

En rapprochant ce cas de quelques-uns de ceux traités en Europe, et surtout de la 30e observation, on verra combien le séjour des pays chauds peut avoir une influence favorable sur l'état des phthisiques, *lorsqu'une fois la diathèse est changée*, soit par le traitement, soit par la cessation des causes qui l'entretiennent.

Pour moi, en effet, l'influence des climats sur la phthisie, influence sur laquelle il a été tant disserté, peut s'expliquer par un seul mot : moins il y aura dans un pays de causes favorables à la production des phlegmasies pulmonaires, mieux les phthisiques s'y trouveront, et plus ils auront de chances de guérir, en supposant que le dépôt morbide ait cessé de se faire.

C'est aussi de cette façon que s'expliquent, je le crois, ces différences dans la marche de l'affection tuberculeuse des poumons, qui n'ont pas manqué de frapper tous ceux qui ont exercé quelque temps dans les pays tropicaux.

Dans ces pays, en effet, la phthisie se montre ou plus aiguë, ou beaucoup plus chronique que dans les latitudes tempérées. Les phthisies galopantes n'y sont pas rares, surtout chez les jeunes sujets ; non plus que chez les sujets plus âgés celles dont la durée peut se compter par années.

Selon moi, cela dépend de ce que, comme la plupart des évolutions morbides, celle du dépôt tuberculeux s'opère plus rapidement dans les pays chauds, et alors, si la diathèse persiste, la maladie arrive plus vite à son terme fatal. Lorsqu'au contraire, après une action plus ou moins courte, les causes qui font naître la dyscrasie viennent à cesser, soit complétement, soit seulement d'une manière partielle, la transformation du dépôt morbide, qui, je le répète, s'effectue d'autant plus lentement que le sujet est plus avancé en âge, s'opérera dans les meilleures conditions possibles, et soit qu'elle ait pour résultat la résorption, la crétification ou l'élimination, elle se fera d'autant mieux qu'aucune inflammation des tissus pulmonaires déjà malades ne viendra l'entraver ou provoquer une nouvelle poussée de tubercules.

C'est là, je le crois, en quelques lignes, ce qu'il y a de réellement fondé dans tout ce qu'on a dit et écrit sur les climats antiphthisiques. Quant à l'antagonisme de la phthisie avec d'autres maladies, et notamment avec les pyrexies paludéennes, c'est une question différente et dont je ne veux pas entreprendre ici la discussion.

OBSERVATION XIII.

PHTHISIE AU TROISIÈME DEGRÉ.

Durée antérieure : Non indiquée.
Symptômes : Amaigrissement considérable. — Fièvre le soir. — Insomnie. — Toux opiniâtre. — Sueurs nocturnes. — Aménorrhée. — Inappétence. — Faiblesse extrême.
Lésion : Excavation occupant toute la hauteur du poumon droit en avant.
Durée du traitement : Quatre mois.
Résultat : Amélioration de l'état général très notable et persistante.

Pauline L..., âgée de quinze ans, tapissière.

Cette malade m'a été adressée par M. le docteur Lemaire, ancien chef de clinique de M. le professeur Bouillaud, dans les termes suivants :

« 26 juillet 1857. — Je vous adresse la jeune malade dont je vous ai » parlé ce matin. Malheureusement, depuis que je l'ai vue, la maladie a fait » des progrès effrayants.

» La caverne qui était, au commencement de l'hiver, exclusivement limitée » au sommet droit, s'étend aujourd'hui au-dessous du mamelon.

» Matité dans toute la partie antérieure du côté droit, tintement de pot » fêlé, souffle caverneux, gargouillement énorme : voilà pour les signes phy- » siques. Amaigrissement considérable, un léger mouvement fébrile le soir » *seulement* ; insomnie et toux opiniâtre, surtout pendant la nuit. »

J'examine la malade, et je note, outre ce qui est consigné dans le billet de M. Lemaire, ce qui suit :

A gauche, la respiration est rude dans toute la hauteur, en avant et en arrière ; il y a quelques râles sibilants rares en arrière. Elle me dit qu'elle a des sueurs nocturnes très abondantes. Depuis neuf mois les règles sont supprimées, elle les avait eues cinq ou six fois, mais mal et peu abondantes.

L'appétit est nul ; elle souffre de coliques depuis le commencement de sa maladie.

Pendant six mois elle a eu la diarrhée, qui a cessé depuis deux mois seulement. Elle a encore des coliques.

Elle est dans un état d'épuisement extrême ; elle est venue en voiture et a pu à peine monter l'escalier du premier étage pour arriver chez moi. Pouls, 112.

Traitement le même jour : hypophosphite de chaux, 40 centigrammes.

28 juillet. — Même traitement.

Mardi 29. — Quelques crachats sanguinolents. Les sueurs ont diminué. Même traitement.

Mercredi 30. — A passé une très bonne nuit, presque sans tousser. Les sueurs ont complétement cessé. L'expectoration a beaucoup diminué, et les forces ont augmenté.

2 août. — A passé toute la nuit sans tousser. N'a plus de fièvre le soir. Je fais supprimer un vésicatoire qu'elle avait au bras depuis un an.

12 août. — Légère hémoptysie d'environ 8 grammes; du reste, sous tous les autres rapports, mieux sensible.

Même traitement, et de plus 5 centigrammes d'oxyde blanc d'antimoine chaque soir.

Le 13 août. — L'hémoptysie a cessé.

Toujours le même traitement.

Le 16 août. Supprimer l'antimoine.

1er septembre. — La malade a continué à aller mieux.

Le traitement a toujours été le même, savoir, l'hypophosphite de chaux porté à la dose de 50 centigrammes par jour.

Aujourd'hui elle n'a plus de sueurs la nuit ; elle tousse beaucoup moins ; l'expectoration a aussi beaucoup diminué ; l'appétit est aussi bon que lorsqu'elle était bien portante.

Elle n'a qu'un peu de fièvre le soir de temps en temps ; pas de frisson, pas de mal de tête, plus de diarrhée du tout ; pas de douleurs de ventre. Elle digère bien et a une selle tous les jours. Les forces ont beaucoup augmenté. Autrefois elle ne pouvait pas se coucher sur le côté gauche, maintenant elle le fait sans gêne. La respiration est beaucoup plus facile ; hier, elle a monté deux fois au quatrième sans s'être sentie fatiguée. Aujourd'hui elle est venue à pied depuis Notre-Dame jusque chez moi (vis-à-vis du ministère de la guerre), et elle se sent si peu fatiguée, qu'elle compte s'en retourner de même.

Le 3 septembre. — Hier il a beaucoup plu et le temps s'est refroidi tout à coup : la nuit, elle a beaucoup toussé et craché; elle a peu dormi. Elle n'a pas de sueurs du tout ni de douleurs de côté. Ce matin elle a eu quelques crachats striés de sang. Pas de céphalalgie ni de fièvre. Pouls, 100. Respiration râlante, 30 par minute.

Je l'examine et constate ce qui suit :

Matité considérable dans toute la hauteur du côté droit. En avant, à droite, respiration et voix caverneuse intenses dans les deux tiers supérieurs. A la base, gargouillement très fort. A gauche, respiration très rude et sèche, surtout à la base. Quelques râles sibilants après la toux.

En arrière, à gauche, un ou deux râles sibilants dans la fosse sus-épineuse ; dans le reste du poumon, la respiration est plus souple qu'en avant. A droite, en arrière, gargouillement énorme dans toute la hauteur.

Elle prendra ce soir une des pilules suivantes :

℞	Oxyde blanc d'antimoine.....	0,50
	Baume de Tolu............	1,00

Pour 10 pilules.

Suspension de l'hypophosphite de chaux.

4 septembre. — Elle a pris sa pilule, et dit qu'elle a moins toussé et mieux dormi. Pas de sueurs, pas de frissons ni de céphalalgie. Fièvre pendant deux heures hier au soir, mais pas aussi forte qu'autrefois. L'appétit est toujours bon. Une selle naturelle.

Prendre le matin une des pilules précédentes, et le soir une des suivantes :

℞	Extrait thébaïque..........	0,05
	Extrait de ciguë............	0,50

Pour 10 pilules.

Hier elle est retournée à pied, et ne s'en est pas ressentie.

5 septembre. — Hier elle a eu la fièvre depuis huit heures jusqu'à neuf heures du soir, sans frissons, ni céphalalgie, ni point de côté. Elle a bien dormi, mais s'est réveillée pendant la nuit une fois, et, à la suite d'une quinte, elle a vomi son dîner. N'a pas sué du tout. L'appétit est bon, les forces bonnes aussi. Elle est venue à pied, et dit qu'elle va s'en retourner de même, que cela ne la fatigue plus. Se couche bien des deux côtés ; a pris la pilule de ciguë au soir, et l'autre d'antimoine ce matin. Les crachats ne sont ni rouillés ni sanglants.

6 septembre. — Pouls, 108. A bien dormi, très peu toussé, craché à peu près la même chose ; pas de sueurs du tout ; ni frisson, ni fièvre ; pas de point de côté ; appétit bon et forces augmentées. A pris sa pilule le matin et le soir. Plus de diarrhée depuis longtemps. Une selle tous les jours.

Elle recommence le traitement de l'hypophosphite de chaux à la dose de 50 centigrammes.

8 septembre. — Pouls, 102. Pas de fièvre depuis deux jours, pas de frissons, pas de sueurs ; une selle en diarrhée ce matin. La toux est la même, ainsi que l'expectoration. Les forces sont augmentées. Elle a dormi assez bien. Continuer sa pilule de ciguë le soir.

9 septembre. — Pas de fièvre, pas de sueurs. Quatre selles en diarrhée, avec coliques et un peu de sang; a pris un gramme de bismuth. Respiration râlante. Appétit bon. Pouls, 112. A pris une pilule hier au soir.

Hypophosphite de chaux, 50 centigrammes.

10 septembre. — A toussé très peu ; pas de fièvre, pas de sueurs, pas de diarrhée. Pouls, 116. A pris la pilule de ciguë et a bien dormi. Respiration râlante. Expectoration, toujours à peu près la même chose. L'appétit se maintient. Elle est venue à pied, et s'en retourne de même.

Reprendre une pilule d'antimoine le matin.

11 septembre. — Pouls, 108. Pas de fièvre ni de frissons, pas de diarrhée; a pris sa pilule hier au soir et ce matin. Toux un peu augmentée ; a bien dormi ; appétit bon, forces aussi ; est venue à pied et ne se sent pas fatiguée. La respiration n'est plus râlante.

Même traitement.

12 septembre. — Pouls, 108. Pas de fièvre, ni de sueurs, ni de frissons. A moins toussé. L'appétit est très bon ; les forces augmentent. Elle vient et s'en retourne à pied. Depuis qu'elle a commencé son traitement, il lui sort quatre dents de sagesse.

15 septembre. — N'est pas venue depuis deux jours à cause du mauvais temps. Pouls, 120 (vient d'arriver et est venue à pied). Respiration toujours râlante. Plus de fièvre, ni de sueurs, ni de diarrhée ; l'expectoration est très diminuée, l'appétit bon, les forces augmentent ; elle dort bien.

Hypophosphite de chaux, 50 centigrammes.

16 septembre. — Continue de même.

Le traitement est porté à 75 centigrammes.

17 septembre. — Pas de frisson, ni de fièvre, ni de coliques, ni de diarrhée (une selle par jour), ni de sueurs ; forces et appétit augmentés. Pouls, 108.

Même traitement.

25 septembre. — N'est pas venue depuis huit jours, parce que le temps a été très mauvais.

Depuis deux jours, elle a été reprise d'hémoptysie, et elle crache du sang en assez grande quantité (environ 10 grammes par jour). Du reste, pas de frissons, pas de fièvre, pas de sueurs la nuit.

Traitement porté à un gramme. Une pilule de 5 centigrammes d'oxyde d'antimoine matin et soir. Comme c'est l'époque où venaient autrefois ses règles et qu'elle a des maux de tête, je prescris, en outre, un bain de pieds sinapisé le soir en se couchant.

29 septembre. — N'est pas venue depuis plusieurs jours à cause du mauvais temps. Respiration râlante, mais moins de toux. Plus de sang dans les crachats, pas de fièvre, pas de sueurs, pas de diarrhée, pas de frissons ; appétit bon et forces meilleures.

Même traitement.

30 septembre. — Pouls, 116. Le reste de même.

Même traitement.

1er octobre. — A eu froid en s'en allant hier, et a beaucoup toussé pendant la nuit. Pas de sueurs ; a craché comme à l'ordinaire ; pas de fièvre ; appétit et forces de même. Pilule d'antimoine à prendre ce soir.

Hypophosphite de chaux, 40 centigrammes.

2 octobre. — Dit qu'elle a beaucoup moins toussé ; pas de fièvre ni de sueurs ; l'appétit bon, ainsi que les forces.

Même traitement.

3 octobre. — A toussé à peine. — Respiration râlante (elle dit que c'est la marche qui produit cet effet). Pouls, 120. Le reste de même. — Même traitement. Suspendre la pilule d'antimoine.

4 octobre. — A toussé très peu. Respiration toujours bruyante à la suite de la marche.

Même traitement.

7 octobre. — Continue de même. La respiration n'est plus bruyante.

Même traitement.

8 octobre. — Hypophosphite de chaux, 60 centigrammes.

10 octobre. — De même.

Même traitement.

11 octobre. — De même. Hypophosphite de chaux, 60 centigrammes. Dit qu'elle ne tousse pas du tout et qu'elle crache très peu.

13 octobre. — A la suite d'une quinte ce matin elle a vomi, dit-elle, de la bile. — Peu d'expectoration, pas de mal de tête, pas de fièvre, pas du tout de sueurs la nuit. Appétit et forces les mêmes. Pouls, 120. — Hypophosphite de chaux, 40 centigrammes.

14 octobre. — N'a pas vomi. Respiration bruyante. Pas de mal de tête. Le reste de même.

Hypophosphite de chaux, 40 centigrammes.

15 octobre. — Respiration comme hier. Le reste de même. Pouls, 108. — Hypophosphite de chaux, 40 centigrammes.

17 octobre. — Hier elle a eu mal à la tête et a craché un peu de sang. Sa mère dit que c'est à cette époque qu'elle avait autrefois ses règles ; elle n'a du reste pas de mal de reins, ni de tiraillements dans les aines ; pas de sang dans les crachats aujourd'hui.

Hypophosphite d'ammoniaque, 40 centigrammes. Bains de pieds.

18 octobre. — N'a plus craché de sang. Elle n'a pas de douleur de reins ni aucun symptôme annonçant l'approche des règles. Le reste comme d'habitude. Elle est venue à pied de chez elle, rue de Lourcine, n° 28, jusqu'à la rue Martignac. Hier elle s'en était retournée à pied, et elle dit que cela ne l'a pas fatiguée.

Hypophosphite d'ammoniaque, 40 centigrammes.

21 octobre. — N'est pas venue depuis deux jours, parce qu'elle a eu grand mal à la tête. Pas de fièvre, ni de frissons, ni de point de côté. N'a pas craché de sang. L'appétit bon ; pas de diarrhée, ne sue pas du tout la nuit. Pouls, 100.

Reprend l'hypophosphite de chaux à la dose de 40 centigrammes.

24 octobre. — N'a plus de mal de tête ; le reste bien.

Même traitement.

27 octobre. — Hier elle a craché un peu de sang.

Même traitement.

28 octobre. — Pas de sang dans les crachats.

29 octobre. — De même.

26 novembre. — Pendant le mois de novembre la malade a continué à peu près dans le même état.

Au commencement de décembre, j'ai cessé de la voir ; elle se trouvait dans de fâcheuses conditions, étant obligée de veiller la nuit pour soigner une de ses jeunes sœurs qui s'était brûlée. J'ignore ce qu'elle est devenue.

En somme, il y a eu chez elle un mieux général très notable et persistant, ce qui est d'autant plus remarquable qu'elle était dans une position très misérable. Les signes locaux sont restés à peu près dans le même état.

Si elle eût été dans un autre état de fortune, je n'hésite pas à croire que l'état local se serait modifié avantageusement.

Le traitement a duré en tout quatre mois, pendant lesquels elle a été vue une ou deux fois par M. Lemaire, qui a constaté l'amélioration de l'état général.

OBSERVATION XIV.

PHTHISIE AU SECOND DEGRÉ.

Durée antérieure : Quatre ans.
Symptômes : Hérédité. — Toux. — Amaigrissement. — Inappétence. — Faiblesse. — Expectoration.
Lésion : Tubercules au sommet du poumon droit, surtout en arrière, en voie de ramollissement.
Durée du traitement : Deux mois.
Résultat : Amélioration des symptômes généraux ; à peu près même état local.

Madame G....., âgée de trente et un ans, demeurant à Paris.

Le 30 septembre 1856, je constate ce qui suit :

Elle a commencé à tousser il y a quatre ans ; sa mère est morte poitrinaire il y a trois mois. Pendant un an et demi sa toux a été en augmentant, mais depuis lors elle est restée à peu près stationnaire. Elle a beaucoup maigri, surtout depuis six mois, et son appétit est très mauvais, quoique depuis quelques mois il paraisse s'être un peu amélioré. Depuis deux ans elle a pris l'huile de foie de morue un très grand nombre de fois, mais elle n'a jamais pu continuer cette médication plus de quinze jours de suite. Elle n'a jamais eu de diarrhée, mais ses forces ont beaucoup diminué. Elle ne sue pas la nuit, mais elle est un peu moite le soir, et le matin elle est presque toujours brûlante. Les règles sont très abondantes, au point de constituer quelquefois des pertes ; elle a une antéversion ; elle ne perd en blanc que très rarement. D'habitude elle est très constipée. Il y a une toux fréquente et pénible et une expectoration assez abondante légèrement muqueuse. Pouls, 84.

Le 1er octobre, la malade a été vue par M. Charles Bernard, qui, ainsi que moi, a constaté ce qui suit :

A droite, diminution de la sonorité dans la fosse sus-épineuse ; faiblesse du bruit respiratoire dans les fosses sus- et sous-épineuses; craquements humides dans les mêmes régions, mais plus abondants et plus gros dans la fosse sous-épineuse. Retentissement un peu exagéré de la voix dans la même région. En avant et du même côté légère matité sous la clavicule, faiblesse du bruit respiratoire, craquements humides peu abondants.

Diagnostic : Tubercules au sommet du poumon droit, surtout en arrière, en voie de ramollissement.

2 octobre. — Elle commence le traitement par 0,40 d'hypophosphite de chaux.

3 octobre. — Même état.

Même traitement.

4 octobre. — Expectoration diminuée; la toux est aussi moindre. L'appétit reste le même; les forces sont un peu augmentées. La constipation persiste.

Traitement : 40 centigrammes d'hypophosphite de chaux.

6 octobre. — Elle se trouve un peu mieux; l'appétit a augmenté. Pouls, 84.

Même traitement.

7 octobre. — Elle se sent beaucoup mieux. Tous les symptômes, tels que toux, expectoration, fièvre, sont beaucoup diminués. L'appétit est bon et les forces ont augmenté considérablement. Pouls, 84.

Traitement. — 60 centigrammes du sel de chaux.

8 octobre. — Elle avait, il y a huit jours, des douleurs très fortes sous les deux clavicules, qui ont disparu depuis deux ou trois jours. Elle a eu un peu de fièvre hier soir et ce matin. Depuis fort longtemps, à l'approche de ses règles, elle pouvait à peine marcher; cette fois-ci, il n'en est pas de même, et elle se sent beaucoup plus forte que de coutume. Elle tousse et crache un peu plus qu'avant-hier ; la constipation persiste.

Même traitement.

13 octobre. — A l'approche des règles elle souffrait autrefois beaucoup de douleurs au-dessous des clavicules. Cette fois elle n'en a ressenti que le jour même où les règles ont apparu (le 8). Celles-ci ont été fort abondantes. Le 8 et le 9, la toux et l'expectoration ont beaucoup augmenté, mais depuis hier elles sont revenues à ce qu'elles étaient auparavant. Il n'y a pas de sang dans les crachats. Elle n'est plus moite le soir. Pouls, 84.

Traitement. — 60 centigrammes du sel de chaux.

14 octobre. — Hier elle s'est sentie très fatiguée et n'a pu dormir à cause de douleurs de reins ; elle a aussi beaucoup toussé et craché. Les forces ont beaucoup diminuée, telle se sent très faible. Le soir elle a été brûlante. Pouls, 76. Elle est toujours constipée.

Même traitement.

15 octobre. — Les douleurs de reins ont diminué et elle a assez bien dormi. Elle a moins toussé et beaucoup moins craché. Elle s'est sentie moins brûlante hier au soir. Les forces et l'appétit sont aussi meilleurs qu'hier. Hier les règles ont reparu.

16 octobre. — Elle est mieux et se sent plus forte que les jours précé-

dents. Les douleurs de reins ont presque disparu. L'appétit est augmenté. La constipation persiste. La perte continue.

Même traitement.

17 octobre. — Même état. — Même traitement.

18 octobre. — A eu une perte blanche abondante. Du reste, son état est le même.

Même traitement.

20 octobre. — La perte est arrêtée. Hier le mal de reins a été tellement fort, qu'elle n'a pu marcher.

Même traitement. Un bain de siége froid.

21 octobre. — Même état ; mais les douleurs de reins ont diminué.

Même traitement. Continuer les bains.

23 octobre. — Aujourd'hui elle est un peu oppressée. L'appétit est meilleur.

Traitement. — 40 centigrammes du sel de chaux. Prendre le bain de siége à 20 degrés.

24 octobre. — Toujours oppressée. Les forces sont meilleures.

Traitement. — 60 centigrammes d'hypophosphite de chaux.

25 octobre. — Toujours oppressée. Les douleurs de reins ont cessé. L'appétit est bon. Toujours un peu brûlante le soir.

Même traitement. Suspendre les bains.

27 octobre. — L'oppression a diminué. L'appétit a beaucoup augmenté. Plus de douleurs de reins. Peu de toux et d'expectoration. Elle n'est plus brûlante le soir ; mais elle est toujours très constipée.

Traitement : 80 centigrammes d'hypophosphite de chaux.

28 octobre. — Même état.

Hypophosphite de chaux, 1 gramme.

29 octobre. — Elle est beaucoup moins oppressée. La toux et l'expectoration sont beaucoup moindres ; les forces et l'appétit sont meilleurs.

Même traitement.

30 octobre. — Le mieux continue.

Même traitement.

31 octobre. — Un peu oppressée, toujours très constipée.

Même traitement. Huile de ricin, 15 grammes.

10 novembre. — Elle n'est pas venue depuis plusieurs jours, à cause de son époque. Elle se trouve beaucoup mieux qu'avant de commencer le traitement. Toujours constipée.

Traitement : 60 centigr. du sel de chaux. Huile de ricin, 15 grammes.

Le traitement a été suivi jusqu'à la fin de novembre, puis il a été suspendu jusqu'au mois de janvier 1857.

La malade, examinée à cette époque, se trouvait dans une position beaucoup plus satisfaisante, quant aux symptômes généraux, qu'avant de commencer le traitement.

Les symptômes locaux étaient à peu près les mêmes, plutôt un peu diminués, car il me paraissait que les craquements étaient moins nombreux.

A cette époque je quittai Paris, et cessai de la voir.

Il y a à remarquer que chez cette malade l'affection datait d'une époque ancienne, et que, sous le rapport du pronostic, les progrès de la maladie avaient été assez lents pour faire espérer peut-être une issue favorable en dehors de tout traitement spécial; mais, d'un autre côté, l'ancienneté même des lésions locales ne permettait pas de supposer qu'elles dussent se modifier promptement sous l'influence de la médication.

En effet, chez cette malade comme chez tous les autres, le fait suivant s'est toujours représenté, à savoir, que le temps qu'il a fallu pour modifier en mieux l'état local a toujours été en raison inverse de la durée antérieure de la maladie. Sous ce rapport, on peut rapprocher cette observation de la seizième.

OBSERVATION XV.

PHTHISIE AU SECOND DEGRÉ.

Durée antérieure : Quatre mois.
Symptômes : Hérédité. — Toux. — Amaigrissement. — Dyspnée. — Expectoration. — Peu d'appétit.
Lésion : Tubercules au deuxième degré au sommet des deux poumons.
Durée du traitement : Six semaines.
Résultat : Amélioration très sensible de tous les symptômes généraux et amoindrissement des signes physiques.

Henri Maître, trente-cinq ans, commis en bijoux, marié, demeurant rue Réaumur, n° 3 (au troisième, avec peu de soleil). Son frère est mort de la poitrine il y a dix-huit mois. Il est lui-même le père du malade qui est le sujet de la 9e observation.

17 octobre 1856. — Il a commencé à tousser il y a quatre mois. Il fait son métier actuel depuis quatre ans. Depuis environ dix-huit mois son appétit a diminué ; il tousse et il a maigri beaucoup, principalement depuis un mois. Les forces n'ont pas diminué, mais il est plus essoufflé quand il marche

et quand il monte les escaliers. Il ne sue pas du tout la nuit. Il y a à peu près six semaines, il a consulté un médecin, qui lui a conseillé de l'huile de foie de morue et du sirop de guimauve. Ne se trouvant pas mieux, il est venu me voir il y a cinq semaines. A cette époque, les signes stéthoscopiques étaient peu marqués, et je lui ai dit d'attendre et de continuer son huile de foie de morue. Se trouvant plus mal, il est revenu aujourd'hui. Hier il a été vu par M. Ch. Bernard, qui a constaté les symptômes relatés ci-dessous.

Depuis un mois ayant cessé de boire, l'appétit a un peu augmenté ; mais il n'a pas cessé de maigrir. Il n'a pas de diarrhée, il digère bien ; une selle tous les jours. Il dort assez bien, mais il se réveille souvent pour tousser. Crachats muqueux abondants.

En avant et à droite, matité assez notable au-dessous de la clavicule, dans l'étendue de deux travers de doigt. Retentissement de la voix. Respiration un peu rude. En arrière, à droite, diminution de sonorité notable. Craquements humides dans les fosses sus- et sous-épineuses. Retentissement de la voix. En arrière et à gauche quelques craquements dans la fosse sous-épineuse. Pas de retentissement de la voix.

Diagnostic : Tubercules au deuxième degré, au sommet des deux poumons.

Traitement : 50 centigrammes d'hypophosphite de chaux.

18 octobre. — A toussé à peine hier au soir, ne s'est réveillé qu'une fois. Trouve qu'il a aussi meilleur appétit.

Traitement : 60 centigrammes d'hypophosphite de chaux.

20 octobre. — Samedi, le 18, après être venu chez moi, il a beaucoup toussé, parce que, comme c'est son jour de recouvrements, il a beaucoup marché. Hier il a toussé peu. L'appétit, hier et aujourd'hui, a beaucoup augmenté. Il a bien dormi.

Traitement : 40 centigrammes d'hypophosphite de chaux.

21 octobre. — Il a toussé à peine. L'expectoration aussi est beaucoup moindre. Il se sent moins essoufflé quand il marche vite. Il a bien dormi.

Traitement : 40 centigrammes du sel de chaux.

23 octobre. — Aujourd'hui il a toussé plus qu'hier. L'appétit a beaucoup augmenté depuis le commencement du traitement.

Même traitement.

24 octobre. — Il a beaucoup toussé hier au soir, mais pas ce matin.

Traitement : 60 centigrammes du sel de chaux.

25 octobre. — Toux diminuée. Appétit toujours très fort.

Traitement : 60 centigrammes du sel de chaux.

27 octobre. — Toux de même. Appétit bon. Expectoration moindre.

Traitement : 80 centigrammes du sel de chaux.

28 octobre. — Toux de même. Il n'y a plus d'expectoration du tout. Appétit très bon.

Traitement : 80 centigrammes du seld e chaux.

29 octobre. — Hier il a toussé un peu plus, mais aujourd'hui il n'a ni toussé ni craché. L'appétit est toujours bon ainsi que les forces.

Traitement : Un gramme d'hypophosphite de chaux.

30 octobre. — Il crache à peine. Très peu de toux. L'appétit très bon.

Traitement : Un gramme d'hypophosphite de chaux.

Le mieux qui s'est déclaré chez ce malade s'est maintenu pendant tout le courant du mois de novembre. Le 28 de ce mois, je trouvai, à l'examen, que dans le côté gauche il n'y avait plus ni craquements ni retentissement de la voix dans la fosse sous-épineuse, mais la respiration était un peu obscure. A droite il y avait un peu de matité sous la clavicule, et en arrière je trouvai quelques rares craquements dans la fosse sous-épineuse. Le malade n'a jamais cessé, pendant toute la durée du traitement, qui a été de six semaines, de faire son métier de commis en bijouterie qui l'obligeait à être dehors presque toute la journée et par tous les temps. A la fin de novembre je cessai de le traiter et je ne sais ce qu'il est devenu.

OBSERVATION XVI.

PHTHISIE AU SECOND DEGRÉ.

Durée antérieure : Six semaines.

Symptômes : Hémoptysies. — Affaiblissement considérable. — Amaigrissement léger. — Sueurs nocturnes irrégulières. — Moins d'appétit. — Toux peu fréquente. — Expectoration peu abondante.

Lésion : Tubercules au second degré du sommet du poumon droit.

Durée du traitement : Deux mois et demi.

Résultat : Amélioration générale soutenue, surtout des forces et de l'appétit.

Delmotte (Denis), âgé de vingt-cinq ans, garçon limonadier, né à Vertun (Pas-de-Calais), demeurant à Paris, rue de Lancry, n° 38, marié. Entré le 13 juin 1856 à la salle Saint-Félix, n° 12, à l'hôpital de la Charité, dans le service de M. Charles Bernard.

Les notes jusqu'au 21 juin ont été prises par M. le docteur Empis, qui a bien voulu me les donner.

Forte constitution, parents sains ; a encore son père et sa mère, ainsi que ses frères et sœurs.

Début des premiers symptômes, il y a un an, par une bronchite rebelle, sans symptômes généraux ; seulement de la toux quelquefois quinteuse et sans expectoration.

Début de la maladie actuelle, il y a six semaines, par une grande faiblesse survenue rapidement, augmentation de la toux et malaise général ; cinq jours de lit ; puis reprise du travail pendant dix jours.

Il y a un mois, hémoptysie peu abondante, et de ce moment série des accidents.

Décoloration des tissus, perte de forces considérable, amaigrissement léger ; état fébrile peu prononcé, mais sueurs la nuit, irrégulières. Moins d'appétit, conservation de la digestion, absence de diarrhée.

Le 20 juin, une très légère hémoptysie, quelques crachats sanguinolents seulement.

21 juin. — État du malade avant le commencement du traitement spécifique :

Pâleur générale des tissus, peau, lèvres conjonctives ; grande faiblesse, mais cependant le malade se lève un peu chaque jour. Langue nette, appétit amoindri, digestion bonne ; pas de diarrhée, urine normale, ventre naturel, foie normal.

Respiration facile ; quand le malade est levé, très légère dyspnée ; poitrine bien conformée et sans altération extérieure.

Toux peu fréquente, augmentant le matin et le soir.

Crachats très peu abondants, muqueux, un peu panachés, semi-opaques, sans liquide limpide.

Percussion : Moins de son sous la clavicule droite. Matité très notable dans la fosse sus-épineuse droite.

Auscultation : En avant, sous la clavicule droite, respiration plus sèche et trois ou quatre bulles sous-crépitantes dans les grandes inspirations. Dans la fosse sus-épineuse, respiration très rude et bulles humides, inégales, très éclatantes, dans toute l'étendue de cette petite région. Retentissement de la voix, en avant, le même des deux côtés, peut-être un peu plus marqué à droite ; en arrière, notablement plus fort et plus bronchophonique dans la fosse sus-épineuse droite.

Le diagnostic ne peut laisser aucun doute ; il est confirmé par MM. Bernard, Depaul et Blain-Descormiers.

Tubercules pulmonaires au sommet du poumon droit, parvenus au deuxième degré.

21 juin. — Il commence le traitement à la dose de 15 centigrammes d'hypophosphite de chaux continué de la manière suivante :

Le 22, 15 centigrammes; le 23, 25 centigr.; le 25, 40 centigr.; le 29, 50 centigr.; le 30, 60 centigr.; le 1er juillet, 70 centigr.; le 2, un gramme; le 7, 60 centigrammes. Les jours non mentionnés, la médication a été la même que le jour précédent.

8 juillet. — M. Bernard constate ce qui suit :

État général très-amélioré, appétit et forces augmentés, coloration meilleure; plus de sueurs.

État local : Au-dessous de la clavicule droite, la sonorité est un peu moindre qu'à gauche, mais la différence est peu sensible. Respiration un peu rude et quelques bulles à la suite de la toux; en arrière, craquements humides dans les fosses sus- et sous-épineuses, retentissement peu marqué de la voix, matité peu marquée de la fosse sus-épineuse et un peu de sensibilité à la percussion. Dans les deux tiers inférieurs du poumon droit la respiration est normale.

A gauche, en avant, la respiration est normale; en arrière, dans la fosse sus-épineuse, la respiration est parfois accompagnée de craquements secs peu abondants. Dans le reste du poumon, la respiration est normale.

9 juillet. — Traitement : 75 centigrammes du sel de chaux.

10 juillet. — Traitement : Un gramme continué jusqu'au 17 juillet, où il est réduit à 75 centigrammes et continué à la même dose les jours suivants.

27 juillet. — Il se plaint d'un peu de gène dans le côté droit de la poitrine.

28 juillet. — Même état.

29 juillet. — Se plaint depuis hier de maux de tête dans l'après-midi; la bouche est mauvaise ; il a eu de la diarrhée ce matin. On lui ordonne un vomitif d'ipéca.

30 juillet. — Le vomitif a eu un bon effet. Il a très bien dormi.

Pulsations, 60. Respirations, 20.

Traitement : Un gramme d'hypophosphite de chaux.

31 juillet. — Tousse toujours un peu, pas d'expectoration; dans la nuit il a eu des coliques et un peu de diarrhée.

Traitement : Un gramme d'hypophosphite de chaux.

1er août. — La diarrhée continue.

Traitement : Un gramme d'hypophosphite de chaux.

3 août. — A l'auscultation, je trouve quelques craquements dans les fosses sus- et sous-épineuses droites.

Même traitement.

5 août. — L'état général continue le même, mais je constate quelques craquements à droite et en arrière dans toute la hauteur du poumon.

Même traitement.

7 août. — Continue de même.

Même médication.

8 août. — Il demande trois portions.

Même traitement.

9 août. — Indigestion qu'il attribue à du veau ; coliques et diarrhée. Une portion. Bismuth, 25 centigr. Extrait thébaïque, 5 centigr.

10 août. — Plus de diarrhée.

14 août. — Le traitement a été suspendu pendant deux jours. Le malade continue à aller bien.

18 août. — Il se plaint d'avoir éprouvé hier un sentiment d'étouffement.

Traitement : 20 centigrammes d'hypophosphite de potasse.

Pulsations, 68. Respirations, 18.

19 août. — Continue à aller bien. Hier, malgré un violent orage, il n'a pas, dit-il, éprouvé d'étouffements, ce qui auparavant lui arrivait toujours.

Traitement : 80 centigrammes d'hypophosphite de potasse.

20 août. — Il y a eu quelques étouffements pendant la nuit. A l'auscultation on entend quelques craquements humides dans les fosses sus- et sous-épineuses droites, ainsi que sous la clavicule du même côté. Trois ou quatre crachats muqueux. Pas de fièvre ni de sueurs, une selle par jour ; appétit bon ; trois portions.

Traitement : 50 centigrammes d'hypophosphite de potasse.

21 août. — Quelque peu d'étouffement pendant la nuit.

22. — Pas de traitement.

23 août. — Il dit qu'avant-hier au soir il a eu beaucoup d'étouffement. Hier il est sorti, et a couru, dit-il, la moitié de Paris. Aujourd'hui il se trouve bien.

Traitement : 50 centigrammes d'hypophosphite de chaux ; deux portions et vin.

30 août. — Il demande quatre portions et un supplément de viande.

Traitement : 50 centigrammes d'hypophosphite de chaux.

31 août.—Traitement, 25 centigrammes du sel de soude ; quatre portions.

1er septembre. — Il tousse beaucoup ; pas d'expectoration. A l'auscultation, râles humides nombreux dans la fosse sus-épineuse droite; rien ailleurs. Appétit très bon, ainsi que les forces. Un peu d'étouffement hier au soir.

Traitement : 30 centigrammes du sel de soude.

2 septembre. — Il a beaucoup toussé, et dit que ce matin il a expectoré

une quantité de mucus provenant de la gorge. (Il n'y a rien dans le crachoir.) Point de côté à droite dans la région mammaire. Il est gêné lorsqu'il se couche à gauche.

Traitement : 45 centig. du sel de soude.

3 septembre. — Se plaint beaucoup de son point de côté sous la clavicule droite : cela l'empêche, dit-il, de dormir depuis deux nuits. Hier au soir il a eu trois selles. Pas de sueurs ni de fièvre.

A l'auscultation on entend quelques craquements sous la clavicule droite avec une respiration très rude ; il y a des craquements humides assez nombreux dans la fosse sous-épineuse du même côté. Le malade demande à sortir pour se promener, parce que, dit-il, l'exercice diminue toujours son point de côté et la gêne que cela lui occasionne.

Traitement : 50 centigr. d'hypophosphite de soude.

4 septembre. — Hier, il a eu une permission de sortie et il s'est promené, dit-il, toute la journée sans se sentir fatigué, ni le moins du monde essoufflé ; il a parfaitement dormi toute la nuit. Cependant la toux persiste, et il y a un peu d'expectoration, se composant de trois ou quatre crachats muqueux, nageant dans un liquide transparent. L'appétit et les forces sont bons, et il mange toujours quatre portions ; le facies s'est cependant un peu amaigri depuis quelques jours.

A l'auscultation, je trouve de nombreux craquements dans les fosses sus et sous-épineuses droites.

Un vomitif d'un gramme d'ipéca dans 30 grammes de sirop d'ipéca, à prendre demain matin.

Pas de traitement.

5 septembre.—Il a pris son vomitif et a rendu, dit-il, beaucoup de bile. Il dit que pendant la nuit son point de côté l'a presque toujours empêché de dormir. Du reste, ni fièvre, ni frissons, ni sueurs.

6 septembre.—Hier, il a eu une épistaxis très abondante, et le point de côté et le sentiment d'oppression ont été si forts pendant la nuit qu'il a cru, dit-il, qu'il étoufferait ; on a même été sur le point d'aller chercher l'interne de garde. Je m'assure que l'hémorrhagie est bien due à une épistaxis et non à une hémoptysie. Du reste, l'appétit est toujours très bon, et il n'a eu ni fièvre ni frissons ; le facies est un peu coloré.

A l'auscultation on entend quelques craquements humides sous la clavicule droite, et des râles plus nombreux en arrière dans les fosses sus et sous-épineuses du même côté ; dans le reste du poumon, ainsi qu'à gauche, la respiration est normale.

Suspension du traitement spécifique.

7 septembre. — Son point de côté a beaucoup diminué, mais en auscultant on trouve à droite, à la base du poumon, dans toute la région sous-mammaire, un bruit de frottement pleurétique très distinct et ne disparaissant pas par la toux. Vésicatoire volant *loco dolenti;* pas de traitement spécifique et quatre portions.

8 septembre. — Le vésicatoire a été appliqué. Dans la nuit il a eu trois ou quatre selles liquides, sans fièvre, ni frissons, ni sueurs.

Pas de traitement. Deux portions.

9 septembre. — Le vésicatoire n'a pas bien pris. Le point de côté a néanmoins beaucoup diminué. Une selle liquide. Pouls, 68.

Pas de traitement. Quatre portions.

10 septembre.— Le vésicatoire l'a, dit-il, beaucoup tourmenté. Hier au soir il a eu un grand frisson et un grand mal de tête : il a dormi assez bien. Pas de diarrhée ni de sueurs, toux diminuée, ainsi que le point de côté. Moins d'appétit.

A l'auscultation il y a toujours des craquements humides nombreux dans les fosses sus et sous-épineuses droites, mais il n'y a plus de bruit de frottement à la base du poumon droit ; il n'y a pas non plus de râles ni de craquements, dans ce point, mais la respiration y est un peu rude.

Pas de traitement, deux portions.

11 septembre. — Il dit qu'il a bien reposé, que le point de côté a disparu, et qu'il se sent assez bien pour sortir et reprendre ses occupations. Vu l'amélioration qu'il dit éprouver chaque fois qu'il prend de l'exercice, je l'engage à suivre cette idée et à venir chez moi pour continuer le traitement.

Pas de traitement, trois portions.

12 septembre. — Se trouve bien. A l'auscultation, je trouve en avant quelques craquements sous la clavicule droite. Il n'y a plus de craquements ni de bruit de frottement à la base. En arrière du même côté il y a des craquements humides assez nombreux dans les deux fosses épineuses. Appétit très bon ; pas de fièvre.

Pas de traitement, quatre portions.

13 septembre. — Il sort pour aller passer quinze jours à la campagne chez ses parents et revenir ensuite continuer son traitement. M. Bernard l'examine et trouve ce qui suit :

Un peu de matité sous la clavicule droite. Craquements humides dans l'étendue de deux travers de doigt dans la même région. Craquements dans les fosses épineuses du même côté, léger bruit de frottement à la base et en arrière.

Sorti de l'hôpital le 13 septembre, ce malade a pris le chemin de fer du Nord le même jour pour se rendre chez son père. Il est resté absent deux mois, et est revenu chez moi le 15 décembre.

A cette époque, il avait un œdème énorme de la face et des membres inférieurs, facies très pâle, peu de toux et peu d'expectoration. Il m'a raconté qu'en partant de Paris, et pendant son voyage par le chemin de fer, le temps avait été très mauvais, qu'il avait eu très froid, et qu'en arrivant chez ses parents il avait été pris de mal de tête, de frissons, de douleurs aux reins, de vomissements et de constipation, et qu'il n'avait pas pu uriner du tout. Ayant fait venir un médecin, celui-ci lui avait donné différents remèdes, et entre autres des purgatifs ; il avait alors commencé à enfler. Au bout de deux mois, voyant que son état ne s'améliorait pas, il se décide à revenir à Paris. Je passe sous silence les différents symptômes spéciaux que je constatai, et me bornerai à dire que les urines, assez claires et mousseuses, se prenaient presque en masse par la chaleur. Du reste, le malade dit qu'il se sent assez fort, il a bon appétit, tousse peu et ne crache pas du tout.

A l'examen, je constate que la sonorité et la respiration du côté gauche sont tout à fait normales. A droite, il y a un peu de diminution du son au-dessous de la clavicule, dans une étendue de deux travers de doigt ; et dans le même point, tant en avant qu'en arrière, on entend quelques râles sibilants et ronflants, entremêlés de quelques bruits de frottement ; rien à la base. Bruits du cœur normaux, mais un peu sourds. J'ordonne au malade des pilules d'opium et de fer, et de se tenir très chaudement.

27 décembre.—La quantité d'albumine dans les urines a beaucoup diminué et l'œdème est moins considérable. Le poumon droit est dans le même état.

Continuer le même traitement.

Le malade n'est plus revenu chez moi ; et comme bientôt après je quittai Paris, je ne sais ce qu'il est devenu.

Chez ce malade, ainsi que chez celui de la 20e observation, il y a à noter les points suivants :

État local bien caractérisé avant le commencement du traitement, symptômes généraux fort intenses. Amendement, et enfin disparition complète de ces derniers ; progrès des signes locaux, indiquant qu'il s'opère un travail d'élimination. Symptômes de pléthore très marqués. Amélioration générale soutenue, surtout des forces et de l'appétit, malgré la persistance de l'état organique local. Pour moi, il paraît évident que, dans ce cas, il y a eu un travail d'élimination du dépôt morbide, se continuant encore lorsque j'ai cessé de voir le malade, travail dépendant uniquement de l'état local qui préexistait au traitement et n'étant plus sous l'influence de la dyscrasie. Un autre point sur lequel j'appellerai l'attention, c'est l'apparition de la néphrite aiguë. Celle-ci était sans doute due à l'action immédiate du froid auquel le malade a été exposé pendant son voyage. Sans cette condition, il me paraît évident qu'il n'y aurait pas eu d'albuminurie ; mais je me demande si l'état de pléthore dans lequel il se trouvait, lors de sa sortie de l'hôpital, ne l'y aura pas prédisposé, et je me le demande d'autant plus que, chez une personne délicate et faible à laquelle j'avais donné deux jours de suite un gramme d'hypophosphite de chaux comme hématogène, j'ai vu survenir également une attaque aiguë d'albuminurie dans des conditions semblables. Il me semble que dans ces deux cas, ainsi que dans celui de l'anthrax dont j'ai déjà fait mention, il y a autre chose à chercher qu'une simple coïncidence.

Je ne me dissimule pas qu'en relatant ainsi les faits dans toute leur vérité, je m'expose à des reproches de plus d'un genre ; mais, dans le cas du malade dont il est actuellement question, j'avais fait tout mon possible pour le détourner de ce voyage, m'engageant à lui fournir les ressources qui lui manquaient s'il voulait rester à Paris. Car, quoiqu'il ne me vînt pas à l'idée de prévoir, soit une albuminurie, soit quelque autre phlegmasie spéciale, je pensais qu'à cette époque de l'année un voyage, entrepris immédiatement après sa sortie de l'hôpital, ne pouvait que lui être nuisible. Dans l'autre cas, l'exposition au froid a été tout à fait fortuite, et n'a pas eu les suites que j'avais d'abord redoutées. Le malade est aujourd'hui, sous ce rapport, complétement rétabli. D'ailleurs, je puis le dire la main sur la conscience, je crois que dans aucun cas je n'ai eu quoi que ce soit à me reprocher. Que l'emploi d'un remède nouveau et d'une grande énergie n'ait pas toujours été exempt de quelques inconvénients passagers, c'est dire seulement qu'il m'est arrivé ce qui arrive journellement dans l'emploi des agents les plus utiles et les mieux connus de la matière médicale, le sulfate de quinine, le mercure, etc. Dans chaque cas, je me suis laissé guider uniquement par les indications que me paraissait offrir l'état du malade lui-même, et toutes les fois que des faits déjà acquis ne m'indiquaient pas la limite des doses, ou l'action d'un sel à base différente, c'est sur moi-même que j'en ai fait le premier essai. Ainsi, outre les premières expériences sur l'action de l'hypophosphite de chaux, j'ai pris moi-même le premier, soit ce sel, soit celui de soude, à la dose de 1 ou 2 grammes dans les vingt-quatre heures. J'ai également essayé préalablement sur moi-même l'action de l'hypophosphite d'ammoniaque à des doses croissantes jusqu'à 1 gramme, quoique son action me parût devoir être, et fût en effet nuisible à une affection hépatique dont je souffre encore. Si je rappelle ces détails tout personnels, c'est qu'ils me semblent la meilleure justification de la marche que j'ai suivie, et selon moi ils indiquent quelle est la voie légitime qu'il faut parcourir lorsqu'on veut frayer de nouvelles routes à la thérapeutique.

OBSERVATION XVII.

PHTHISIE AU SECOND DEGRÉ.

Durée antérieure : Quinze mois.
Symptômes : Hérédité. — Toux. — Inappétence. — Amaigrissement. — Sueurs nocturnes. — Sommeil mauvais et agité. — Expectoration. — Ballonnement abdominal avec douleurs.
Lésion : Tubercules au sommet des deux poumons, commençant à se ramollir à droite.
Durée du traitement : Un mois et demi.
Résultat : Disparition presque complète des symptômes généraux.

Ambroisine L...., trois ans et neuf mois.

1846, 29 juillet. — Son frère est mort, il y a dix-neuf mois, d'une toux, à l'âge de quatre ans et neuf mois.

Elle tousse depuis quinze mois ; elle a peu d'appétit, et a maigri beaucoup ; elle sue la nuit, surtout de la tête et du cou. Elle n'a pas de diarrhée, mais elle se plaint beaucoup de douleurs de ventre. Elle dort peu la nuit, se réveille en sursaut et est très agitée. Elle tousse beaucoup, dit sa mère, et crache des matières grasses. Respiration râlante la nuit.

A la percussion, la sonorité est normale. Le bruit respiratoire est diminué dans tout le poumon droit, surtout au sommet, tant en avant qu'en arrière. Il y a quelques craquements en arrière, dans la fosse sus-épineuse, surtout pendant la toux. Dans le poumon gauche, la respiration est diminuée en arrière et au sommet.

Le ventre est un peu gonflé, dur et sensible à la pression.

Pulsations, 136. Respirations, 38.

Hypophosphite de chaux. 5 centigr. Continuer les jours suivants à la même dose.

2 août. — Elle a moins toussé, dit sa mère ; l'appétit a augmenté, et l'enfant est plus gaie.

Hypophosphite de chaux, 10 centig.

3 septembre. — Le traitement a été continué à peu près aux mêmes doses pendant tout le mois dernier, avec quelques suspensions. Aujourd'hui elle est dans l'état suivant :

État général beaucoup meilleur. L'appétit est très bon. Elle n'a plus du tout de sueurs ; elle tousse beaucoup moins la nuit. La gaieté est tout à fait revenue. Le ventre n'est plus dur et ne lui fait plus mal ; l'expectoration est presque nulle. Elle a beaucoup engraissé, et maintenant, dit sa mère, elle est aussi forte qu'avant d'être malade. Pouls, 130.

4 septembre. — Elle se plaint de quelques coliques, et a été deux fois en diarrhée ; le reste, bien. Sous-nitrate de bismuth, 25 centigr. Pas d'hypophosphite.

5 septembre. — La diarrhée est arrêtée. Elle a toussé un peu plus pendant la nuit. Appétit bon. N'a pas sué. Humeur gaie. Ne se plaint plus depuis longtemps de son ventre.

10 septembre. — A cette époque, la mère a cessé de l'amener, et j'ignore ce qu'elle est devenue.

OBSERVATION XVIII.

PHTHISIE AU DEUXIÈME DEGRÉ.

Durée antérieure : Cinq ou six ans.
Symptômes : Toux. — Hémoptysie.
Lésion : Tubercules ramollis au sommet du poumon droit ; tubercules au premier degré dans le reste de cet organe. A gauche, tubercules au premier degré au sommet.
Durée du traitement : Deux mois et demi.
Résultat : Amélioration des symptômes généraux et des signes locaux.

M. G......, étudiant en médecine.

7 août 1856. — Le malade m'avait donné une histoire de son affection que j'ai égarée. Voici ce que j'ai noté :

Il tousse pendant l'hiver depuis cinq ou six ans. Cette année, la toux a persisté pendant l'été. Il y a un mois, il a eu une hémoptysie assez abondante.

A l'examen, je trouve en avant la sonorité à peu près normale, avec peut-être une légère diminution à droite ; la respiration du même côté est un peu faible, avec quelques craquements et quelques râles sibilants au-dessous de la clavicule ; la respiration à gauche est un peu faible au-dessous de la clavicule.

En arrière, la sonorité est à peu près normale. La respiration est bonne à gauche. A droite, il y a des craquements humides dans les fosses sus- et sous-épineuses, avec faiblesse du bruit respiratoire dans le reste du poumon.

Diagnostic : Tubercules ramollis au sommet du poumon droit ; tubercules au premier degré dans le reste de cet organe. A gauche, tubercules au premier degré au sommet.

Hypophosphite de chaux, 50 centigr.

8 août. — Même traitement.

9 août. —Le malade dit que hier il n'y a eu ni expectoration ni toux ; que ce matin il a eu seulement un ou deux crachats au déjeuner.

17 octobre. — D'après les conseils de MM. Trousseau et Grisolle, le malade était parti pour les Eaux-Bonnes, peu de jours après la dernière note. Il y est resté en traitement vingt-cinq jours ; il a cessé alors, d'après les conseils de M. Guéneau de Mussy, parce qu'il était apparu un peu de sang dans les crachats. Il avait éprouvé un peu d'amélioration dans l'état général. L'appétit avait augmenté. La toux, quinze jours ou trois semaines après son retour, s'était améliorée. Mais, depuis quatre ou cinq jours, elle a encore augmenté, et aujourd'hui il tousse plus qu'avant son départ pour les eaux. L'expectoration est moindre qu'avant cette époque. Il a maigri un peu depuis lors. Il ne sue pas du tout. L'appétit reste bon. Pas de fièvre, mais il trouve qu'il a les mains chaudes presque toute la journée.

A l'auscultation, je trouve à peu près les mêmes signes qu'avant son départ.

Traitement : 40 centigr. d'hypophosphite de chaux.

18 octobre. — Comme hier, sans changement. Toux, expectoration et appétit, les mêmes.

Traitement : 40 centigr. du sel de chaux.

20 octobre. — Il trouve que la toux et l'expectoration sont diminuées.

Traitement : 40 centigr. du sel de chaux.

Le traitement a été porté graduellement jusqu'à un gramme et il a été continué jusqu'au 28 novembre. A cette époque, il y avait un engraissement très notable ; les forces et l'appétit étaient tout à fait revenus à leur état normal, ils étaient même meilleurs qu'avant qu'il ne tombât malade. En examinant le malade à cette date, je trouve qu'il y a toujours un peu d'obscurité à la percussion au sommet du poumon droit ; mais elle me semble moindre qu'avant le traitement. En avant, je ne trouve ni râles, ni craquements au-dessous de la clavicule. En arrière, dans la fosse sus-épineuse, il y a un ou deux râles sibilants, se faisant entendre à la fin des grandes inspirations. Rien dans la fosse sous-épineuse. Dans le reste du poumon, le bruit respiratoire s'entend presque aussi bien que dans le poumon gauche où la respiration est normale.

Il y a à peine de la toux et un ou deux petits crachats, seulement. Il y a donc amélioration des symptômes généraux et des signes locaux.

A cette époque, le traitement fut suspendu près de trois semaines. Au commencement de janvier, le malade se plaignit que dans cet intervalle la toux s'était aggravée, ainsi que l'expectoration, et que l'appétit et les forces avaient notablement diminué.

Remis au traitement d'un gramme d'hypophosphite de chaux le 8 janvier, je constatai que le 20 l'amélioration était de nouveau revenue au même point qu'auparavant, et que l'état local était peut-être encore meilleur qu'à la fin de novembre. C'est ainsi que je le laissai à mon départ de Paris.

OBSERVATION XIX.

PHTHISIE AU TROISIÈME DEGRÉ.

Durée antérieure : Six mois.
Symptômes : Hémoptysies — Sueurs nocturnes. — Amaigrissement. — Faiblesse. — Cessation de travail. — Toux. — Expectoration.
Lésion : Excavation considérable au sommet du poumon droit. A gauche tubercules au premier et au deuxième degré.
Durée du traitement : Deux mois et demi.
Résultat : Amélioration assez sensible des symptômes généraux.

Leroy (Eugène), dix-sept ans, imprimeur, demeurant à Paris, rue Saint-Jean-de-Beauvais, n° 4, non marié. Entré à la salle Saint-Félix, au n° 4, de l'hôpital de la Charité, service de M. Bernard, le 5 juillet 1856.

La maladie a commencé, il y a six mois, par un rhume, sans fièvre, ni frisson, ni point de côté, et depuis lors la toux n'a jamais cessé. Il y a à peu près un mois, il a craché du sang pendant deux jours, et cela s'est renouvelé encore il y a deux semaines. Il a commencé à suer dès le début de la maladie, et a toujours continué de le faire depuis lors. Il a beaucoup maigri et a beaucoup perdu de ses forces. A peu près un mois après le début de sa maladie, il a été forcé de suspendre son travail. Il y a encore un peu d'appétit, et il mange mieux depuis qu'il est à l'hôpital. Depuis lors il prend de l'huile de foie de morue, mais il a cessé depuis hier, parce que cela le faisait vomir. Ce traitement, joint à des pilules opiacées, a fait diminuer sa toux et la transpiration, mais ses forces ne sont pas revenues ; il a toujours la fièvre et des frissons, surtout lorsqu'il essaye de se lever. Pouls, 112. Respirations, 36. Sa mère se porte assez bien ; son père est mort d'un rhume négligé ; il n'a ni frères ni sœurs.

Aujourd'hui 13 juillet 1856, amaigrissement et faiblesse très considérables, facies très pâle ; expectoration de 7 ou 8 gros crachats nummulaires, presque purulents et très caractéristiques. Il ne se lève pas depuis plus de quinze jours.

État local : En avant, à droite, matité s'étendant depuis la clavicule jusqu'à la cinquième côte. Respiration caverneuse intense dans toute cette hauteur, avec gargouillement à la base. Bruit de frottement pleurétique. Grand retentissement de la voix.

En avant à gauche, respiration rude, expiration se faisant mal ; quelques craquements.

En arrière, à droite, diminution de sonorité dans les fosses sus et sous-épineuses. Dans la fosse sus-épineuse, respiration caverneuse ; gargouillement dans la fosse sous-épineuse. Retentissement considérable de la voix.

En arrière, à gauche, la sonorité est un peu diminuée dans la fosse sus-épineuse, où l'on trouve une respiration très rude, avec quelques craquements humides. A la base, la respiration est plus rude encore.

Diagnostic : Excavation considérable au sommet du poumon droit. A gauche, tubercules au premier et au deuxième degré.

17 juillet. — M. Bernard constate l'existence des mêmes signes physiques, et ajoute : Craquements humides dans tout le reste du poumon droit, en arrière.

Traitement : Hypophosphite de chaux, 50 centigr. Continué les 18, 19 et 20 à la même dose.

21 juillet. — La toux a diminué, et il n'a pas sué la nuit dernière.

Traitement : Hypophosphite de chaux, 60 centigr.

23 juillet. — Il se trouve beaucoup mieux. Hier il s'est levé pour la première fois, et n'a pas eu de frisson. Il a pu se coucher cette nuit sur le côté droit pour la première fois depuis longtemps.

Traitement : 75 centigr. d'hypophosphite de chaux.

25 juillet. — Même état. Même traitement. Eau vineuse.

26 juillet. — La nuit dernière il n'a pas sué du tout. Il n'a pas eu de fièvre ; l'appétit augmente, ainsi que les forces. L'expectoration est la même.

Même traitement.

28 juillet. — Il a sué la nuit dernière, surtout des jambes.

29 juillet. — Les sueurs continuent, mais les forces augmentent ainsi que l'appétit ; il demande trois portions.

Traitement : Hypophosphite de chaux, un gramme.

30 juillet. — Il a très peu sué et n'a pas, dit-il, eu de fièvre le soir. Pouls, 100. Respirations, 28. Expectoration un peu augmentée, l'appétit et les forces aussi.

Même traitement.

Il se lève maintenant tous les jours.

31 juillet. — Il sue toujours un peu la nuit, mais le soir il ne sent pas de fièvre, et ses forces augmentent. Hier il est resté levé depuis une heure jusqu'à sept heures du soir. L'expectoration reste la même.

Même traitement.

2 août. — Se trouve bien ; pas d'autres changements. Pouls, 112. Respirations, 36.

5 août. — Il demande quatre portions.

6 août. — Il se plaint qu'il a de la peine à cracher. Hier il a eu quelques frissons.

En examinant la poitrine, on ne trouve rien de nouveau, si ce n'est qu'en arrière, à la base du poumon droit, les râles ont disparu et se trouvent remplacés par un bruit respiratoire un peu rude. En avant, on entend un souffle caverneux très fort ; à gauche, la respiration est très faible en arrière et exagérée en avant. M. Lemaire, qui l'avait examiné au début du traitement, constate les mêmes modifications.

7 août. — Il sue toujours la nuit ; la toux et l'expectoration ont diminué ; il mange toujours quatre portions, il trouve que ses forces ont beaucoup augmenté. Pouls, 100. Respirations, 26.

Même traitement.

10 août. — Il a beaucoup sué la nuit dernière, au point d'être forcé de changer de chemise. Il mange toujours quatre portions. Ses forces restent bonnes, mais la toux a augmenté depuis trois jours.

Même traitement.

11 août. — Sueurs très fortes, il va bien du reste, il est toujours à quatre portions.

Même traitement.

14 août. — Il a la diarrhée depuis avant-hier au soir, sept ou huit garde-robes dans les vingt-quatre heures.

15 août. — La diarrhée est arrêtée.

Toujours le même traitement.

17 août. — Il a beaucoup sué la nuit dernière, mais il faut ajouter que les chaleurs sont excessives. Le reste de même.

Le traitement a été suspendu pendant deux jours.

18 août. — Il sue toujours la nuit très abondamment. Il est toujours à quatre portions. Pulsations, 100. Respirations, 20.

Traitement : 50 centigr. d'hypophosphite de soude.

19 août. — Il a beaucoup sué ; hier, dans l'après-midi, l'interne a compté

132 pulsations ; ce matin le pouls n'est qu'à 100. La toux et l'expectoration sont médiocres.

Traitement : 85 centigr. d'hypophosphite de potasse.

20 août. — Quelques crachats légèrement rosés. Sueurs toujours très abondantes. Fièvre le soir, pas de diarrhée ; pouls, le matin, à 100. Respirations, 30.

A l'auscultation, même état, si ce n'est qu'à la base du poumon gauche, en avant, la respiration est faible ; au sommet il y a une grande rudesse tant en avant qu'en arrière.

Traitement : 50 centigr. d'hypophosphite de potasse. Trois portions seulement, sans vin.

21 août. — Les crachats sont redevenus blancs ; les sueurs continuent. Trois portions.

Même traitement.

23 août. — Les sueurs ont diminué depuis deux jours. Le pouls est toujours fréquent avec redoublement le soir.

Traitement : 50 centigr. d'hypophosphite de chaux. Trois portions.

25 août. — N'a pas sué la nuit dernière ; il redemande quatre portions. Pas de diarrhée ; une garderobe par jour. Forces toujours bonnes.

28 août. — Le traitement est suspendu depuis deux jours. Hier et avant-hier, à la suite d'une quinte de toux, il a vomi son dîner. Crachats fortement teints de sang. Rien de nouveau à l'auscultation.

Deux portions seulement. Tisane pectorale. Une pilule de 10 centigr. d'oxyde blanc d'antimoine.

Suspension du traitement.

31 août. — Il a beaucoup toussé la nuit dernière. A la suite des quintes il a vomi son dîner. Il a cependant moins sué pendant la nuit.

Oxyde blanc d'antimoine, 10 centigr. Un julep, avec extrait thébaïque, 5 centigr.

Traitement : 25 centigr. d'hypophosphite de soude.

1er septembre. — Il a peu toussé et n'a pas vomi.

Traitement : 35 centigr. d'hypophosphite de soude. Supprimer l'antimoine.

2 septembre. — Crachats un peu plus abondants. A sué comme d'ordinaire. Fièvre le soir.

Deux portions seulement et la moitié du julep.

3 septembre. — A sué un peu moins. Expectoration un peu augmentée, non purulente ; a vomi son dîner à la suite d'une quinte.

Traitement : 30 centigr. d'hypophosphite de soude.

4 septembre. — A moins sué la nuit dernière. Pas de diarrhée, pas de vomissements ; ne peut pas se coucher sur le côté droit. Expectoration un peu plus abondante, avec quelques stries de sang. Il se plaint beaucoup de flatulence.

Même traitement, et de plus une pilule de 5 centigr. d'oxyde blanc d'antimoine matin et soir. Julep gommeux avec extrait thébaïque, 5 centigr. le soir.

5 septembre. — Hier au soir forte fièvre ; 120 pulsations. Coliques très douloureuses. Constipation. Pas de sang dans les crachats.

Suspendre l'antimoine et donner bismuth 1 gramme.

6 septembre. — Hier deux selles en diarrhée. Les coliques ont duré toute la nuit et l'ont empêché de dormir : n'a pas sué du tout. Pas d'appétit du tout ; toux et expectoration beaucoup diminuées. Pouls hier au soir à 108.

A prendre le soir une pilule de 3 centigr. d'extrait de ciguë et 2 centigr. d'extrait thébaïque.

Traitement : 75 centigr. d'hypophosphite de soude.

7 septembre. — N'a pas eu de coliques ni de diarrhée. Hier au soir il a vomi une partie de son dîner.

Traitement : 50 centigr. d'hypophosphite de soude ; continuer la pilule de ciguë et deux portions.

8 septembre. — La toux, l'expectoration et les sueurs ont beaucoup diminué. Il a meilleur appétit.

Même traitement.

9 septembre. — Il a sué un peu pendant la nuit ; la toux est modérée ; ce matin il a peu d'appétit.

A l'auscultation on trouve des râles dans tout le poumon droit, tant en avant qu'en arrière. Expectoration muco-purulente peu abondante. Pouls, 100.

Traitement : 50 centigr. d'hypophosphite de soude.

10 septembre. — A moins sué, ne mange pas tout à fait ses deux portions ; pas de diarrhée, toux et expectoration diminuées.

Même traitement.

11 septembre. — Moins de sueur. Appétit un peu augmenté, il mange deux portions. Une selle liquide ce matin.

Même traitement et la pilule de ciguë.

12 septembre. — Il n'a pas dormi de la nuit ; pas d'appétit, toux un peu augmentée, pas de diarrhée depuis hier matin.

Suspendre la pilule. Hypophosphite de soude, 50 centigr.

13 septembre. — Il a moins sué, a eu quelques coliques, mais a bien dormi.

Traitement : 60 centigr. du sel de soude.

14 septembre. — N'a pas sué du tout, mais il se plaint d'avoir eu des frissons toute la journée, ainsi que pendant la nuit. (Le temps a été froid et humide.) L'expectoration se fait plus difficilement, et il a eu quelques nausées à la suite des quintes de toux. Pas de diarrhée. Forces à peu près dans le même état. Pas de point de côté. Pouls, 104.

A l'auscultation, on trouve du côté droit que le gargouillement et la respiration caverneuse sont moins marqués et se trouvent même remplacés par une respiration rude et quelques craquements humides. En arrière, on entend un gros râle muqueux dans toute la hauteur, avec gargouillement au niveau de l'épine de l'omoplate. A gauche et en avant, la respiration est rude ; en arrière, au niveau de l'épine de l'omoplate, il y a quelques râles sibilants et quelques craquements humides.

Traitement : 80 centigr. du sel de soude.

15 septembre. — A encore sué la nuit dernière.

Même traitement.

16 septembre. — Même état. Mange une portion.

Traitement : 1 gramme du sel de soude.

17 septembre. — Hier il a vomi à la suite de quintes. La toux est un peu augmentée ; moins de sueurs, pas de diarrhée ; pas de coliques.

Traitement : 1 gramme du sel de soude et une portion.

18 septembre. — A moins sué. Expectoration un peu augmentée ; un peu de sang dans un des crachats. Il demande deux portions.

Traitement : 1 gramme du sel de soude.

19 septembre. — Expectoration un peu augmentée, mais elle ne contient plus de sang. Il dit qu'il a moins sué la nuit dernière. Pas de coliques ni de diarrhée. Il a mangé ses deux portions et s'est levé. Pouls, 120 ; mais il vient de manger.

Pas de traitement.

20 septembre. — Il a sué un peu. Il s'est levé hier. Il a mangé ses deux portions. A la suite d'une quinte, il a vomi un peu. Pas de diarrhée, une selle depuis deux jours. Pouls, 120. Il vient, dit-il, de manger.

21 septembre. — Il a peu sué. A vomi une fois dans la nuit à la suite d'une quinte. Il se sent assez bien pour demander une permission de sortie pour aller se promener.

Il a mangé ses deux portions. Pouls, 120 ; mais il dit qu'il a déjà mangé ce matin.

22 septembre. — Il se plaint de n'avoir pu se coucher sur le côté gauche. A vomi hier son déjeuner à la suite d'une quinte. Du reste, pas de point de côté, pas de sang dans les crachats, pas de mal de tête, pas de frissons. A très peu sué; l'appétit est assez bon, mais la toux est plus fréquente et l'expectoration est un peu augmentée. Pas de coliques, ni de diarrhée. Pouls, 120.

A l'auscultation, on trouve à droite et en avant des râles muqueux nombreux dans le tiers supérieur du poumon, et en arrière de plus nombreux encore qui en occupent toute la hauteur. Dans les fosses épineuses gauches, il y a quelques craquements humides.

Traitement : 25 centigr. d'hypophosphite de soude.

23 septembre. — Il se plaint d'avoir beaucoup toussé et d'avoir vomi deux fois à la suite de ses quintes. Pas de sueurs, pas de diarrhée, pas de céphalalgie. Expectoration plus abondante, muqueuse et non purulente. Pas de frissons, appétit un peu diminué.

Traitement : 25 centigr. du sel de soude. Une pilule d'oxyde d'antimoine, 25 centigr. avec extrait d'opium, 5 centigr.

24 septembre. — La toux a diminué, mais il a encore vomi ce matin. Il n'a pas sué du tout. Hier il a eu une selle en diarrhée; l'expectoration est augmentée avec un crachat strié de sang. Peu de forces et d'appétit. Il ne peut toujours pas se coucher sur le côté droit.

A l'auscultation, râles nombreux en arrière dans tout le côté droit. Quelques craquements à la base, en arrière et à gauche.

Pas de traitement spécifique. Continuer la pilule d'antimoine, et y ajouter un granule de digitaline.

25 septembre. — A beaucoup toussé dans la journée, mais il a bien reposé la nuit. Pas de sueurs ni de frissons. Expectoration augmentée ; crachats avec quelques stries de sang. Deux selles liquides hier. Il ne peut se coucher ni sur le dos ni sur le côté droit. Pouls, 100.

Mêmes signes physiques qu'hier.

Pas de traitement spécifique. — Suspendre l'antimoine et la digitaline et donner bismuth, 2 grammes en deux doses.

26 septembre. — Sept ou huit garderobes liquides dans la nuit. Toux et expectoration un peu diminuées ; pas de sueurs pendant la nuit ; pas de sang dans les crachats. Pouls, 120.

Pas de traitement. — Bismuth, 4 grammes en quatre prises. Extrait d'opium, 5 centigr.

27 septembre. — La diarrhée a continué toute la journée d'hier et toute la nuit (sept ou huit garderobes). Pas de sueurs. La toux et l'expectoratio

ont diminué; pas de sang dans les crachats. Il a pu se coucher sur le dos. — Continuer le bismuth et l'opium, et ajouter un quart de lavement avec dix gouttes de laudanum, si la diarrhée reparaît.

Pas de traitement.

29 septembre. — A beaucoup sué la nuit dernière. Deux selles liquides dans les vingt-quatre heures. — Toux et expectoration dans le même état.

Même prescription. Une portion.

30 septembre. — Trois selles liquides depuis hier. Pas de sueurs la nuit dernière, moins de toux ; il a vomi pendant la nuit et a eu de la fièvre. Ce matin le pouls est à 120.

Traitement : 40 centigr. du sel de chaux. Un quart de lavement avec 20 gouttes de laudanum. Bismuth, 4 grammes.

1er octobre. — Hier deux selles liquides. Peu de toux, moins d'expectoration, moins de gêne dans le côté droit. Pas de sueurs la nuit dernière. Il n'a pas vomi et dit qu'en somme il se trouve beaucoup mieux. Pouls, 90.

Même traitement, avec bismuth. Une portion.

2 octobre. — Dit se trouver beaucoup mieux. Deux selles naturelles depuis hier, pas de sueurs du tout. Toujours de la fièvre le soir ; mais les forces sont bonnes, et il demande deux portions, qui lui sont accordées.

Même traitement.

3 octobre. — A beaucoup sué pendant la nuit. Deux selles liquides, et il s'est trouvé mal ce matin quand il s'est levé pour qu'on fît son lit. Il a peu toussé et peu craché. N'a pas vomi. Pouls, 100.

Bismuth, 2 grammes. Extr. thébaïque, 5 centigr. Hypophosphite de chaux, 40 centigr. Deux portions.

4 octobre — Hier, pendant sa faiblesse, il est tombé et s'est fait mal. Il a peu sué pendant la nuit. Il a peu toussé et peu craché. Pouls, 100.

Même traitement.

5 octobre. — Quelques stries de sang dans les crachats. Se plaint d'un fort point de côté à droite, augmentant par la toux. Pas de garderobe depuis hier. Il a peu sué et l'appétit et les forces sont assez bons.

Pas de traitement. — Continuer le bismuth et l'opium. Une portion.

Le traitement a cessé à partir de cette époque, et le malade a succombé, je crois, au mois de décembre.

OBSERVATION XX.

PHTHISIE AU SECOND DEGRÉ.

Durée antérieure : Six semaines.
Symptômes : Toux — Expectoration. — Sueurs nocturnes. — Céphalalgie. — Gêne dans le décubitus — Hémoptysie. — Peu d'appétit.
Lésion : Tubercules au sommet des deux poumons en voie de ramollissement du côté droit.
Durée du traitement : Cinq semaines.
Résultat : Amélioration de l'état général. — Accroissement des signes locaux.

Louis Duprez, âgé de vingt et un ans, fondeur de caractères, demeurant au n° 40, rue Notre-Dame-des-Champs, né à Lille (Nord), non marié. Entré le 23 août 1856, au n° 18 de la salle Saint-Félix, à la Charité, service de M. Charles Bernard.

Il est enfant trouvé et n'a jamais connu sa famille.

Depuis trois ans il souffre de douleurs de ventre, mais il dit n'avoir jamais eu de colique de plomb; il vit depuis longtemps dans la misère, et il a souffert souvent de la faim. Il dit que sa maladie actuelle a débuté, il y a six semaines, par une toux et une expectoration abondante d'un liquide limpide. Il a beaucoup sué la nuit ; il a aussi des maux de tête, et a de la peine à se coucher sur le côté droit. Il y a trois semaines, à la suite de maux de tête et de quelques saignements de nez, il a aussi craché du sang.

Aujourd'hui 29 août, tous ces symptômes persistent, moins les hémorrhagies ; il a peu d'appétit, mais il mange deux portions. Il n'a pas de diarrhée, la langue est blanchâtre, et la soif assez vive ; le ventre, développé et un peu ballonné. Pas de liséré bleu aux gencives. Pouls, 70.

A l'examen du malade on trouve ce qui suit :

Matité sous la clavicule droite, vers le moignon de l'épaule. Dans le même point l'inspiration est très rude et l'expiration très rude et prolongée, la respiration est également plus forte tout le long de la clavicule, et il y a un retentissement très marqué de la voix. En arrière on trouve la même matité dans la partie externe de la fosse sus-épineuse, ainsi que les mêmes phénomènes de la voix et de la respiration, et de plus quelques craquements humides. A gauche et en avant la sonorité est normale ; la respiration est seulement peut-être un peu exagérée. En arrière de ce côté on entend après la toux quelques craquements secs dans les fosses sus- et sous-épineuses, et la voix y est aussi très retentissante.

Diagnostic : Tubercules au sommet des deux poumons en voie de ramollissement du côté droit.

30 août. — Il commence le traitement. Hypophosphite de soude, 25 centigrammes. Deux portions.

31 août. — Il prétend qu'il a moins toussé la nuit dernière, mais les sueurs ont continué.

Même traitement.

1er septembre. — La toux a encore diminué, mais les sueurs persistent.

Traitement : 30 centigrammes d'hypophosphite de soude.

2 septembre. — Il dit qu'il a moins toussé et moins sué, qu'il se sent plus fort.

Même traitement.

3 septembre. — Même état, même traitement.

4 septembre. — Il a eu pendant la nuit un vomissement et deux garderobes liquides précédées et accompagnées de coliques. Il n'a pas sué. Ce matin il dit qu'il se trouve bien. Pouls, 68. — Vomitif d'ipéca.

5 septembre. — Il a pris le vomitif. A très peu sué la nuit dernière. L'appétit est bon.

Traitement : 50 centigrammes du sel de soude.

6 septembre. — Deux selles liquides hier ; pas de sueurs du tout. Du reste, il dit se sentir bien.

Traitement : 75 centigrammes d'hypophosphite de soude.

7 septembre. — A sué un peu, a moins toussé et moins craché. Une selle en diarrhée.

8 septembre. — Coliques et deux selles liquides. Pas de sueurs ni de fièvre. Le malade dit qu'il lui est sorti des tumeurs hémorrhoïdales qui le font beaucoup souffrir. Il n'en avait jamais eu auparavant. Je vérifie le fait, et je trouve deux tumeurs de la grosseur d'une petite noix.

Traitement : 25 centigrammes du sel de soude. Bismuth, 2 grammes. Une portion. Onguent populeum sur les tumeurs.

9 septembre. — Une selle liquide hier.

Traitement : 25 centigr. d'hypophosphite de soude. Bismuth, 4 grammes. Une portion.

10 septembre. — Pas de diarrhée.

Même traitement.

11 septembre. — Pas de diarrhée.

Traitement : 50 centigr. d'hypophosphite de soude. Supprimer le bismuth.

12 septembre. — Même état. Peu d'appétit. Il sue toujours un peu.

Même traitement.

13 septembre. — Il a sué un peu la nuit. Il n'a pas eu de diarrhée. Il a plus d'appétit.

Même traitement. — Deux portions. 200 grammes de bordeaux.

14 septembre. — Même état. Il a sué un peu. Pas de diarrhée. Il a mangé ses deux portions. Les tumeurs hémorrhoïdales ont disparu.

Traitement : 80 centigrammes d'hypophosphite de soude.

15 septembre. — Même état. Même traitement.

16 septembre. — Il sue toujours un peu. Pas de diarrhée.

Traitement : Un gramme d'hypophosphite de soude. Deux portions.

17 septembre. — Je l'examine de nouveau et je trouve une diminution de sonorité sous la clavicule droite dans une étendue de deux travers de doigt ; en arrière la sonorité est à peu près égale des deux côtés.

A l'auscultation, je trouve sous la clavicule droite une expiration très prolongée et soufflante, pas de craquements, retentissement considérable de la voix. En arrière, dans la fosse sus-épineuse du même côté, la respiration est soufflante, avec quelques craquements humides très profonds et un retentissement très considérable de la voix. Les mêmes phénomènes se retrouvent au niveau de l'épine de l'omoplate. Dans le poumon gauche la respiration est un peu exagérée, surtout en arrière et à la base.

Le malade sue toujours, mais il se sent plus fort et a plus d'appétit. Pas de diarrhée.

Traitement : Un gramme d'hypophosphite de soude, trois portions.

18 septembre. — Pendant la nuit le malade a été pris tout à coup d'une grande douleur au-dessous de la clavicule droite, et à la suite d'une violente quinte de toux, il a vomi à peu près une palette de sang. Le matin, on trouve que ce sang est noirâtre, non coagulé. L'hémoptysie paraît déjà sur le point de s'arrêter ; il n'y a plus que quelques crachats jus de pruneaux, où le sang n'est pas distinct, mais complétement mêlé avec les mucosités. Le pouls est à 68, petit et faible ; le nombre des respirations est de 22.

A l'auscultation, on trouve que l'expiration est encore plus prolongée qu'hier dans la fosse sus-épineuse droite. Il y a quelques craquements dans la fosse sous-épineuse, au niveau de l'épine de l'omoplate.

Suspension du traitement, repos, bouillon et potage.

19 septembre. — Quelques crachats jus de pruneaux à peine colorés. Le malade a moins sué, il a bien dormi et a peu toussé. Pouls, 80.

Pas de traitement, repos, bouillon et potage.

20 septembre. — Plus de sang dans les crachats, qui sont blanc jaunâtre, muco-purulents, et un peu plus abondants qu'avant l'hémoptysie.

Il a sué pendant la nuit au point d'être obligé de changer de chemise. A l'auscultation on retrouve les mêmes signes que le 18, mais de plus il y a des craquements humides dans la fosse sus-épineuse gauche. Pas de diarrhée. Une garderobe naturelle. Appétit.

Pas de traitement. Une portion.

21 septembre. — A moins sué. A eu une seule garderobe naturelle. Quelques filets de sang dans les crachats.

Les craquements humides de la fosse sus-épineuse gauche ne se retrouvent pas aujourd'hui.

Pas de traitement. Deux portions.

22 septembre. — A encore sué, mais très peu. Pas de sang dans les crachats. Du reste dans le même état.

Traitement : 20 centigrammes d'hypophosphite de soude. Deux portions.

23 septembre. — A sué un peu et a beaucoup toussé, expectoration muqueuse. Deux garderobes, dont une liquide. Appétit bon ; il demande à rester à deux portions. Pouls, 84.

Même traitement. — Pilule d'oxyde blanc d'antimoine, 20 centigrammes.

24 septembre. — Il a moins toussé, et n'a pas eu de diarrhée. L'expectoration est un peu augmentée, muqueuse, avec quelques crachats jaunâtres. Il a sué pendant la nuit, et dit qu'il a eu très chaud à sept heures du soir. Il a demandé deux portions. Signes stéthoscopiques comme le 21. Pouls, 88.

Traitement : 25 centigrammes d'hypophosphite de soude. Continuer la pilule d'antimoine.

25 septembre. — A moins sué et moins toussé. Pas de diarrhée.

Même traitement.

26 septembre. — Même état, même traitement.

27 septembre. — Même état, mais moins de toux. Une selle liquide ; il sue toujours un peu.

Pas de traitement.

28 septembre. — Une selle tout à fait liquide ; le reste de même.

Pas de traitement spécifique. Supprimer la pilule d'antimoine et donner 2 grammes de sous-nitrate de bismuth. Deux portions.

29 septembre. — A moins sué. Il demande trois portions. Pas de diarrhée, moins de toux et moins d'expectoration.

Traitement : 40 centigrammes d'hypophosphite de chaux.

30 septembre. — Même état. Plus de diarrhée, moins de sueurs, moins

de toux et moins d'expectoration. Les forces sont, dit-il, meilleures, et il demande davantage à manger.

Même traitement.

1er octobre. — Même état.

Plus de diarrhée. Pouls, 84. Dit qu'il a chaud le soir.

Même traitement. Deux portions.

2 octobre. — Pas de diarrhée, moins de toux. Expectoration à peu près la même. Il sue à peine et seulement un peu du dos. L'appétit est meilleur. Pouls, 86, petit et faible. A l'auscultation, on trouve quelques râles sibilants dans la région sous-clavière gauche. Dans le reste de ce poumon, la respiration est normale. A droite, dans la fosse sus-épineuse, la respiration est soufflante, surtout pendant l'expiration, et il y a un très grand retentissement de la voix ; en avant, sous la clavicule, il y a de la pectoriloquie. Il est évident qu'il s'est formé là une excavation.

Traitement : 40 centigrammes d'hypophosphite de chaux.

3 octobre. — On l'examine de nouveau et l'on constate ce qui suit :

En avant, matité sous la clavicule droite, respiration caverneuse, quelques craquements, pectoriloquie ; à gauche, respiration rude, un peu de retentissement de la voix.

En arrière, à droite, quelques craquements humides dans la fosse sus-épineuse, retentissement de la voix. Dans la fosse sous-épineuse, rudesse du bruit respiratoire et quelques craquements à la partie interne.

A gauche, il y a dans la fosse sus-épineuse une respiration rude avec des craquements humides, assez gros et notablement plus abondants qu'à droite. Dans la fosse sous-épineuse, à peu près les mêmes symptômes, mais les craquements sont moins nombreux. La respiration est un peu forte dans toute la poitrine.

Traitement : 40 centigrammes d'hypophosphite de chaux. Deux portions.

4 octobre. —A sué un peu et a eu deux selles molles hier. L'appétit et les forces sont bons.

Même traitement. Bismuth, 2 grammes.

5 octobre. —A sué un peu. La toux et l'expectoration ont diminué. Hier deux selles. Forces bonnes, bon appétit.

Traitement : 60 centigrammes d'hypophosphite de chaux. Deux portions. Bismuth, 2 grammes.

A partir de cette époque, le traitement a dû cesser. Il est évident que chez ce malade il s'opérait un travail ayant pour but l'élimination du dépôt morbide déjà formé avant le commencement du traitement. Aurait-il pu se ontinuer jusqu'à la fin sans compromettre l'existence du sujet? La persistance de la diarrhée, qui elle-même dépendait probablement d'une lésion semblable de l'intestin, en ferait peut-être douter ; mais il est certain qu'à la fin du traitement le malade était plus fort et dans un état général beaucoup meilleur qu'avant de le commencer, quoique les lésions locales eussent fait les progrès qu'on a vus.

Sous ce rapport, l'observation actuelle mérite d'être rapprochée du cas qui fait le sujet de la 16ᵉ.

Le patient qui nous occupe actuellement est resté à l'hôpital jusqu'au mois de février, et alors il en est sorti pour retourner dans son pays. Comme je n'étais pas à Paris à cette époque, j'ignore dans quel état il se trouvait et ce qu'il est devenu.

Depuis il m'a semblé, en revoyant ce cas, que les hypophosphites n'avaien pas été donnés à assez hautes doses, et que celui de chaux eût peut-être été préférable au sel de soude : c'est, du reste, ainsi qu'on peut le voir, ce que j'avais déjà pensé lorsque le traitement a été interrompu. La coloration noirâtre du sang rendu par l'hémoptysie dont le malade fut atteint, la manière dont celle-ci s'est déclarée quatre jours après la disparition des tumeurs hémorrhoïdales, et sa cessation spontanée, méritent aussi, ce me semble, d'être signalées.

TROISIÈME CATÉGORIE.

CAS QUI SE SONT TERMINÉS PAR LA MORT.

OBSERVATION XXI.

PHTHISIE AU DEUXIÈME DEGRÉ.

Durée antérieure : Deux mois.
Symptômes : Prostration extrême. — Respiration agitée. — Ventre énormément ballonné.— Toux et expectoration considérables.— Inappétence.— Sueurs très abondantes. — Diarrhée.
Lésion : Tuberculisation aiguë des poumons et de l'intestin.
Durée du traitement : Onze jours.
Résultat : Amélioration de l'état général. — Mort.

Dona Josefa P....., âgée de dix-neuf ans, mariée, née à la Havane.

Sa maladie a commencé il y a deux mois, à la suite de couches.

10 mars 1855.— La malade est dans un état de prostration extrême; respiration agitée, face anxieuse, pommettes rouges, pouls rapide et filiforme, peau brûlante, ventre énormément ballonné, douleur aiguë à la pression. Toux et expectoration considérables, pas d'appétit.

A l'auscultation, on entend des râles nombreux et de grosseur variable dans toute la hauteur des deux poumons, tant en avant qu'en arrière; dans quelques endroits il y a du gargouillement, et dans aucun on n'entend le bruit respiratoire normal. Sueurs très abondantes. Diarrhée.

Diagnostic : Tuberculisation aiguë des poumons et de l'intestin.

13 mars.— Hypophosphite de chaux, 1 grain (5 centigr.).

14 mars. — Quatre garderobes.

Traitement : 4 grains (20 centigr.) d'hypophosphite de chaux.

15 mars.— Un peu moins de diarrhée.

Même traitement à la dose de 6 grains (30 centigr.).

16 mars.— La malade dit qu'elle a mieux dormi, qu'elle a moins sué et moins craché. Elle a eu deux garderobes; elle demande à manger et se fait

habiller et asseoir dans un fauteuil. La respiration paraît plus facile, et le facies a beaucoup perdu de son aspect vultueux et inquiet.

Traitement : Hypophosphite de chaux, 6 grains (30 centigr.).

17 mars. — Elle se sent encore plus forte qu'hier ; a eu deux garderobes ; le pouls est moins petit, la peau moins brûlante ; elle a sué beaucoup moins pendant la nuit. Elle prend deux bouillons et suce un peu de poulet.

Même traitement.

18 mars. — Le mieux continue ; l'expression de la figure est toute différente ; elle est restée assise dans un fauteuil pendant plus de quatre heures hier. Elle dit qu'elle tousse beaucoup moins. L'expectoration est moins abondante et plus claire. Deux selles plus consistantes. Dit qu'elle a faim.

Même traitement.

19 mars. — Toujours dans le même état. A mieux reposé la nuit dernière.

Hypophosphite de chaux, 8 grains (40 centigr.).

20 mars. — De même. Même traitement, avec de l'eau vineuse.

21 mars. — Pas de diarrhée pendant la nuit. Facies très bon. Même traitement.

On m'envoie chercher dans l'après-midi. Je la trouve dans un état de prostration complète, la face grippée, couverte de sueur, hoquet continuel, pouls presque imperceptible, ventre énormément distendu et tympanique, excessivement douloureux au toucher. Elle se plaint surtout d'une douleur intense et aiguë dans la fosse iliaque et l'hypochondre droits.

Morte dans la nuit.

Pas d'autopsie.

OBSERVATION XXII.

PHTHISIE AU TROISIÈME DEGRÉ.

Durée antérieure : Huit mois.

Symptômes : Grand amaigrissement. — Toux continuelle. — Expectoration très abondante. — Respiration très pénible. — Grande faiblesse. — Pas d'appétit. — Diarrhée. — Fièvre avec frisson le soir. — Sueurs nocturnes excessivement abondantes.

Lésion : Excavation au sommet gauche ; à la base, tubercules au deuxième degré.

Durée du traitement : Onze jours.

Résultat : Amélioration assez sensible des symptômes généraux. — Mort.

Dona A. G., âgée de trente et un ans, mariée, née à la Havane. Malade depuis huit mois.

3 novembre 1855. — Facies très pâle et abattu ; grande maigreur. Toux

continuelle et fatigante, expectoration purulente et très copieuse remplissant un verre et demi par jour. Grande difficulté à respirer, grande faiblesse; pas d'appétit; diarrhée, fièvre avec frissons le soir; la nuit sueurs excessivement abondantes.

A l'examen, je trouve une augmentation de sonorité très notable dans tout le côté gauche, surtout en arrière. Gargouillement occupant la moitié supérieure du poumon gauche, surtout sensible en arrière. A la base, craquements humides plus nombreux en arrière; grand retentissement de la voix. A droite, exagération du bruit respiratoire.

Diagnostic : Excavation au sommet à gauche; à la base, tubercules au deuxième degré.

Traitement : Hypophosphite de chaux, 4 grains (20 centigr.).

4 novembre. — Même état, même traitement.

5 novembre. — Se sent un peu plus forte; la difficulté de respirer a un peu diminué.

Traitement : Hypophosphite de chaux, 6 grains (30 centigr.).

6 novembre. — Dit qu'elle a plus d'appétit. Le facies paraît meilleur; a sué beaucoup moins.

Même traitement.

7 novembre. — Même état.

Traitement porté à 10 grains (50 centigr.).

10 novembre. — Le mieux a continué, et la malade a pu sortir et faire d'assez longues courses à pied ou en voiture. Le facies surtout s'est notablement amélioré.

Même traitement.

11 novembre. — Le mieux continue et la malade a beaucoup d'appétit.

Même traitement.

13 novembre. — Le temps s'est refroidi tout à coup et la malade a été mouillée. Aujourd'hui dyspnée très grande, la toux et l'expectoration se sont beaucoup augmentées. A l'auscultation, on entend un gargouillement énorme dans toute la partie postérieure de la poitrine à gauche. Suspendre le traitement

14 novembre. — La malade a été prise tout à coup dans la nuit d'une violente douleur dans le côté gauche. Respiration haletante; face anxieuse. A l'auscultation, souffle amphorique occupant tout le côté gauche de la poitrine; grande sonorité à la percussion.

Diagnostic : Perforation pulmonaire.

La malade succombe le 17.

Pas d'autopsie.

OBSERVATION XXIII.

PHTHISIE AU TROISIÈME DEGRÉ.

Durée antérieure : Sept ans.
Symptômes : Amaigrissement extrême.— Grande faiblesse. — Toux continuelle. — Expectoration énorme. — Appétit très faible. — Alternatives de diarrhée et de constipation. — Fièvre. — Sueurs nocturnes très abondantes. — Insomnie.
Lésion : Excavation considérable au sommet du poumon droit, plus bas excavations multiples plus petites, dont une plus considérable en arrière et à la base.
Durée du traitement : Cinq semaines.
Résultat : Amélioration sensible de l'état général. — Mort.

M. A....., âgé de trente-deux ans, né en Angleterre, non marié.

Malade depuis sept ans. Il est venu demeurer à la Havane il y a six ans, d'après le conseil de différents médecins de Londres, qui lui ont dit qu'il avait à cette époque un poumon attaqué. Après son arrivée il a vu sa toux diminuer, quoiqu'elle n'ait jamais cessé ; il a aussi toujours continué à maigrir depuis lors, et ses forces ont diminué de plus en plus. Il ne s'est jamais fait traiter depuis qu'il est ici ; mais l'année dernière, se trouvant plus faible et plus malade, il a voulu essayer, d'après l'avis d'un médecin, si l'air natal ne lui serait pas avantageux. Presque aussitôt après son arrivée en Angleterre, il a vu tous les symptômes de sa maladie s'aggraver notablement, et il a dû revenir ici en toute hâte. Depuis cette époque, qui est la fin d'octobre, sa condition n'a fait qu'empirer. Il n'a jamais eu d'hémoptysie.

Aujourd'hui, 2 février 1856, je le trouve dans l'état suivant :

Amaigrissement extrême, pâleur hâve, grande faiblesse lui permettant à peine de faire quelques pas dans son appartement. Toux continuelle et très fatigante, expectoration purulente énorme d'au moins un litre et demi dans les vingt-quatre heures. Appétit très faible, alternatives de diarrhée et de constipation. Fièvre avec redoublement le soir ; sueurs très abondantes la nuit, le forçant à changer plusieurs fois de chemise ; grandes insomnies. Pouls, 110.

A la percussion, je trouve une matité assez considérable au-dessous de la clavicule droite, dans une étendue d'environ deux travers de doigt ; plus bas la sonorité est au contraire plus considérable que du côté gauche. On trouve à peu près les mêmes différences en arrière dans une étendue correspondante. A l'auscultation, on entend, tant en avant qu'en arrière, du côté droit, au sommet, une respiration caverneuse très forte avec un retentissement considérable de la voix; plus bas, et à partir du bord supérieur de la deuxième côte, de gros râles caverneux occupant tout le reste du poumon, et remplaçant complétement le bruit respiratoire; retentissement de la voix variable, suivant l'endroit où l'on applique l'oreille, surtout sensible au niveau de l'angle inférieur de l'omoplate. A gauche, on trouve, tant en avant qu'en arrière, une respiration très exagérée, mais ni râles ni craquements, ni retentissement de la voix. Bruits du cœur clairs, mais normaux.

Diagnostic : Excavation considérable au sommet du poumon droit ; plus bas, excavations multiples plus petites, dont il y en a une plus considérable en arrière et à la base.

Traitement : 10 grains (50 centigr.) d'hypophosphite de chaux.

3 février. — Même traitement.

4 février. — Le malade a passé une meilleure nuit. Il a moins sué, a beaucoup mieux dormi. Les douleurs qu'il avait dans le côté droit de la poitrine, et qui le fatiguaient beaucoup, ont presque disparu. Ce matin il se sent de l'appétit, la toux est moins fréquente et l'expectoration paraît avoir diminué. Une selle naturelle.

Traitement : 15 grains (75 centigr.) d'hypophosphite de chaux.

5 février. — Mieux plus prononcé.

Traitement : 20 grains (1 gramme) du sel de chaux.

6 février. — L'expectoration et la toux ont beaucoup diminué, la première est bien moins purulente ; l'appétit et les forces ont augmenté encore. Une selle naturelle. Pouls, 96.

Même traitement continué les jours suivants :

9 février. — Le mieux continue toujours. Depuis le 6, le malade sort en voiture plusieurs heures par jour. L'appétit est devenu presque vorace. L'expectoration est diminuée de plus de moitié; elle a perdu tout à fait l'aspect purulent, et se compose seulement d'un liquide transparent assez abondant, contenant une douzaine de gros crachats nummulaires, restant pour la plupart au fond du vase et très caractéristiques. Les sueurs nocturnes ont cessé complétement.

A la percussion, je trouve les mêmes signes qu'au début; l'auscultation fait entendre le même souffle caverneux au sommet, mais plus bas les gros râles ont presque disparu et se trouvent remplacés par des bruits de frottement entremêlés de râles sibilants ou ronflants très intenses. Le retentissement de la voix se constate toujours aux mêmes endroits et avec la même intensité qu'auparavant.

Le traitement est porté à 30 grains ($1^{gr},50$) du sel de soude.

12 février. — Le mieux se soutient toujours; mais dans la nuit il a eu, à la suite d'un copieux dîner, des symptômes d'indigestion suivis de fortes coliques et de quatre ou cinq garderobes en dévoiement. Ce matin il se sent faible et très fatigué, ayant fort peu dormi.

Bismuth, 30 grains ($1^{gr},50$) en trois paquets, un toutes les deux heures. Ne prendre aujourd'hui que du riz au lait. Le soir, 20 gouttes de laudanum en se couchant.

Pas de traitement.

13 février. — A passé une bonne nuit, a sué un peu, mais il a peu toussé et peu craché. Il n'y a plus de diarrhée, pas de coliques.

Traitement : 10 grains (50 centigr.) d'hypophosphite de chaux.

14 février. — Se trouve tout à fait remis. Se sent assez fort pour ressortir aujourd'hui.

Traitement : un scrupule (1 gramme) du sel de soude continué les jours suivants.

17 février. — Même état. Le mieux se soutient.

Traitement : Un demi-gros ($1^{gr},50$) du sel de chaux.

20 février. — Toujours dans le même état. L'expectoration a diminué des trois quarts depuis le commencement du traitement.

Depuis hier le vent du nord souffle avec force, le temps s'est beaucoup refroidi, et je lui conseille de ne pas quitter son appartement. Les forces et l'appétit sont toujours très bons. Le facies du malade a aussi changé considérablement. Quoique toujours d'une maigreur excessive, les traits de la figure n'ont plus cette expression cadavéreuse qu'ils offraient lorsque je l'ai vu d'abord.

Traitement : un scrupule (1 gramme) d'hypophosphite de chaux, continué les jours suivants.

24 février. — Toujours dans le même état, mais il est très contrarié de ne pouvoir sortir.

Même traitement.

25 février. — Même état. A l'auscultation, je trouve les mêmes signes que le 9, mais les râles sibilants et ronflants sont moins nombreux et les bruits de frottement sont plus prononcés.

26 février. — Hier il est allé deux fois en diarrhée, à la suite d'un dîner trop abondant.

Bismuth, 20 grains (1 gramme). Pas de traitement.

27 février. — Se retrouve dans le même état qu'avant-hier.

Traitement : un scrupule (1 gramme) d'hypophosphite de chaux.

28 février. — Toujours retenu à la maison par le mauvais temps, il s'ennuie et se plaint de n'être pas déjà guéri ; il trouve surtout singulier qu'après le mieux si prononcé qui s'est manifesté dans les premiers huit jours, la maladie paraisse depuis lors rester stationnaire ; que sa toux n'ait pas cessé complétement, et que, lorsqu'il veut faire quelque effort, la respiration et les forces lui manquent. J'ai beau lui expliquer que cela dépend de l'état du poumon lui-même, sur lequel le traitement n'a pas de prise directe, et que ce n'est qu'à la longue que la nature pourra en accomplir la cicatrisation ; il paraît d'autant moins satisfait de mes raisons qu'il les trouve plus convaincantes. Du reste, le mieux est toujours très notable sous tous les rapports ; il s'est maintenu sans interruption depuis le commencement du traitement, et vu l'état du poumon droit, il est bien au delà de tout ce que j'osais espérer.

Même traitement.

29 février. — Même état, même traitement. Le temps empêche toujours le malade de sortir.

2 mars. — L'état du malade a continué le même. Aujourd'hui il me signifie de cesser mes visites, attendu, dit-il, qu'il ne veut plus suivre de traitement, ni surtout rester renfermé ni s'astreindre au régime, et *ne pas fumer*.

Je cesse alors de le voir jusqu'au 9 mars. — Ce jour, le malade me fait redemander. Il a une forte diarrhée depuis avant-hier à la suite d'un excès de manger, et huit ou dix garderobes tout à fait liquides depuis ce matin. La toux et l'expectoration ont aussi beaucoup augmenté ; il attribue cela à un refroidissement, étant sorti malgré la froideur du temps. Il est très abattu et peut à peine se lever. A l'auscultation, il y a, de nouveau, de gros râles caverneux dans le poumon droit, surtout à la base et en arrière.

J'ordonne : bismuth, 30 grains ($1^{gr},50$) ; laudanum, 30 gouttes, en trois prises, une toutes les trois heures.

9 mars, au soir. — La diarrhée est un peu arrêtée ; mais il est toujours excessivement faible, la toux et surtout l'expectoration le fatiguent beaucoup.

Traitement : 10 grains (50 centigr.) d'hypophosphite de chaux.

10 mars. — La journée se passe à peu près dans le même état ; la diarrhée est arrêtée, mais il n'a pu prendre que très peu d'aliments, et il se sent excessivement faible.

Mort dans la nuit. Pas d'autopsie.

Dans le cas précédent, il aurait à peine été raisonnable d'espérer que le malade se rétablît d'une manière définitive, et que les désordres organiques du poumon droit pussent se modifier de telle manière que la vie se continuât dans des conditions quasi normales ; mais, d'un autre côté, lorsqu'on songe que l'amélioration s'est soutenue tant qu'a duré le traitement ; lorsque surtout on rapproche ce cas de l'observation 13ᵉ, où la maladie était tout aussi grave que chez ce malade-ci, sous un climat beaucoup moins favorable, et surtout de l'observation 12ᵉ, où les lésions organiques étaient encore plus avancées, et où il y a néanmoins eu une amélioration constante et progressive pendant trois mois ; lorsque, dis-je, on fait ces rapprochements, on est, ce me semble, en droit de conclure qu'avec plus de docilité de la part du malade, sa vie aurait au moins pu se prolonger encore quelque temps.

OBSERVATION XXIV.

PHTHISIE AU TROISIÈME DEGRÉ.

Durée antérieure : Deux ans.
Symptômes : La malade est à la dernière extrémité.
Durée du traitement : Quatre jours.
Résultat : Nul. — Mort.

Madame T..., âgée de vingt-cinq ans, habitant Paris, malade depuis deux ns.

4 juillet 1856. — On entend dans toute la hauteur des deux poumons, tant en avant qu'en arrière, de gros râles muqueux ayant par endroits le caractère caverneux. La malade est, du reste, à la dernière extrémité.

Traitement : 50 centigrammes d'hypophosphite de chaux.

Cette médication, répétée les trois jours suivants, ne produisit aucune modification dans l'état de la malade, et je cessai le traitement, que je n'avais, du reste, consenti à essayer que par l'impossibilité de résister aux supplications et aux obsessions de sa famille. Elle a succombé peu de jours après.

OBSERVATION XXV.

PHTHISIE AU SECOND DEGRÉ.

Durée antérieure : Six mois.
Symptômes : Toux. — Dyspnée. — Diarrhée continuelle. — Inappétence. — Amaigrissement et faiblesse progressifs. — Sueurs nocturnes.
Lésion : Tubercules en voie de ramollissement occupant toute la partie antérieure des deux poumons et les sommets en arrière. — A gauche, caverne probable. — Probablement ulcérations intestinales.
Durée du traitement : Onze jours.
Résultat : A peu près nul. — Mort.

Le 21 juin 1856 est entré au n° 14 de la salle Saint-Félix, à la Charité, Rostollin (Pierre), âgé de trente ans, papetier, demeurant rue Véron, n° 17, à Montmartre, né à Damencey, en Savoie, non marié.

Bronchite avec pneumonie, il y a deux ans; à cela près, bonne santé jusqu'au mois de janvier 1856. Son père est mort à soixante ans d'une affection thoracique; un frère est mort à douze ans d'un abcès scrofuleux. A Paris depuis douze ans, n'ayant jamais fait d'excès. Au mois de janvier, après un refroidissement, il a été pris de frisson, et, quelques jours après, d'une toux qui n'a pas cessé depuis, et qui va en augmentant.

Oppression deux mois après le début des accidents. Dévoiement continuel depuis le mois de janvier; en même temps diminution de l'appétit, amaigrissement et affaiblissement progressifs. Il affirme n'avoir jamais craché le sang. Un mois après le début du mal, sueurs presque toutes les nuits, surtout du tronc et de la tête. Chute des cheveux, ongles hippocratiques. Voix naturellement forte et un peu enrouée.

Symptômes locaux : En avant, à gauche, un peu de matité vers l'épaule; respiration un peu soufflante sous la clavicule; craquements humides très gros depuis la clavicule dans toute la hauteur du poumon gauche en avant. Retentissement de la voix seulement exagéré.

A droite en avant, çà et là, et surtout sous la clavicule, respiration très rude dans toute la hauteur de la poitrine, craquements humides très abondants et de différentes dimensions. Sous la clavicule, craquements très fins et rappelant le râle crépitant. Par suite de son timbre, le retentissement de la voix paraît à peu près égal des deux côtés.

En arrière à gauche, peu de sonorité dans la fosse sus-épineuse, respiration rude; craquements humides beaucoup moins abondants et moins gros qu'en avant. Ces phénomènes s'observent surtout dans la fosse sus-épineuse. Au-dessous de l'épine de l'omoplate il y a quelques craquements.

A droite, les craquements dominent, surtout dans la fosse sous-épineuse, au-dessous la respiration se fait mal; il y a un souffle lointain qui pourrait tenir à une excavation.

Dans les deux tiers inférieurs des deux poumons en arrière, la respiration se fait bien.

Diagnostic : Tubercules en voie de ramollissement, occupant toute la partie antérieure des deux poumons et les sommets en arrière. A gauche, caverne probable. Diarrhée tenant probablement à la présence d'ulcérations intestinales.

23 juin. — Pouls à 105. Peau chaude et fébrile. — 36 respirations; quintes fréquentes de toux; expectoration jaune verdâtre opaque, muco-purulente, de la contenance d'un demi-verre de bordeaux; soif habituelle, peu d'appétit, mange avec peine une portion. Le dévoiement jusqu'à hier matin; n'a pas eu de selles depuis.

Traitement : hypophosphite de chaux, 25 centigrammes.

24 juin. — Un peu de diarrhée seulement ce matin. 104 pulsations. Ne peut endurer de couvertures épaisses sans être pris de sueurs abondantes.

Traitement : hypophosphite de chaux, 50 centigrammes.

25 au soir. — 110 pulsations. Frissons violents dans la journée, suivis de sueurs abondantes. — Moins de diarrhée. Même traitement.

26, matin. — Pouls, 106. Ventre un peu dur, gargouillement. Pas d'appétit. Un peu de diarrhée. Peau chaude, sueurs abondantes.

Même traitement continué les jours suivants.

27. — Diarrhée toute la nuit; 116 pulsations.

Bismuth................	40	centigr.
Extrait thébaïque.........	05	—

Pour deux pilules.

Une portion de poulet.

28. — Toujours un peu de diarrhée; 108 pulsations.

29. — Repris de diarrhée ce matin.

30. — La diarrhée est diminuée depuis hier; 112 pulsations.

1er juillet. — La diarrhée a repris.

3 juillet. — La diarrhée a augmenté encore.

Mort dans la nuit du 5 au 6 juillet.

Autopsie. — A l'autopsie, on a trouvé une infiltration tuberculeuse générale et complète des deux poumons. Au poumon gauche, une excavation du volume d'un gros œuf de poule. A droite, trois ou quatre plus petites. Dans le gros intestin, cinq ou six ulcérations occupant chacune presque tout le pourtour de l'intestin dans une longueur de 8 à 10 centimètres. Les autres organes n'ont pas été examinés.

Le traitement, commencé le 24 juin, et continué jusqu'au jour du décès, c'est-à-dire pendant onze jours, a eu pour seul effet de rendre les sueurs moins abondantes. Il suffit de songer aux lésions constatées par l'autopsie pour comprendre que le traitement, quelque efficacité qu'on voulût lui supposer, ne pouvait en pareil cas donner aucun résultat même momentané.

OBSERVATION XXVI.

PHTHISIE AIGUE AU SECOND DEGRÉ.

Durée antérieure : Un mois.

Symptômes : Amaigrissement considérable. — Fièvre le soir. — Sueurs nocturnes copieuses. — Expectoration abondante — Appétit faible. — Perte de forces très grande.

Lésion : Tubercules au deuxième degré dans toute la partie postérieure du poumon droit, peut-être masse tuberculeuse au sommet. — Tubercules au deuxième degré dans toute l'étendue du poumon gauche avec peut-être une excavation au niveau de l'épine de l'omoplate.

Durée du traitement : Dix-huit jours.

Résultat : Suppression des sueurs nocturnes. — Mort.

Alphonse Huvé, âgé de vingt-deux ans, garçon marchand de vin, demeurant rue Constantine, n° 55, né à la Palisse (Mayenne), non marié, entré au n° 10 de la salle Saint-Félix, à la Charité, le 13 juin 1856.

Ses parents, ainsi que ses frères et sœurs, se portent bien. La maladie a débuté huit jours avant son entrée à l'hôpital. Après avoir eu chaud et froid, il a été tout à coup saisi de toux, et a craché, dit-il, un demi-litre de sang. Suspendue, à la suite d'un traitement, pendant trois jours, l'hémoptysie a recommencé et a duré jusqu'à huit jours après son entrée. Il a beaucoup sué la nuit ; ses forces ont beaucoup diminué, et, depuis qu'il est à l'hôpital, il ne se lève plus, à cause de la gêne de la respiration. L'appétit est faible ; une selle tous les jours sans diarrhée ; toux médiocre.

Le 27 juin. — M. Charles Bernard avait constaté ce qui suit :

En avant, sonorité normale des deux côtés ; respiration sèche et rude, craquements. En arrière, à gauche, râles dans toute la hauteur ; dans la fosse sus-épineuse droite, respiration rude, ronflements, craquements humides assez gros ; matité.

Il a été mis à l'huile de foie de morue.

5 juillet. — J'examine le malade et je trouve l'état suivant : Tempérament lymphatico-sanguin ; amaigrissement considérable (le malade dit de moitié), facies assez bon. Pouls, 116. Fièvre le soir ; sueurs nocturnes copieuses ; expectoration abondante, caractéristique, mêlée de crachats de bronchite, et remplissant plus des trois quarts du crachoir. Appétit faible, pas de diarrhée. Faiblesse très grande ; peut à peine se tenir debout.

État local. En avant, à droite, sonorité normale, respiration rude dans toute la hauteur, retentissement assez marqué de la voix.

En avant, à gauche, sonorité normale, râles muqueux et sibilants dans toute la hauteur, retentissement de la voix.

En arrière, à droite, diminution de sonorité dans la fosse sus-épineuse, respiration nulle dans cette région, dans tout le reste du poumon râles et craquements.

En arrière, à gauche, sonorité normale, râles assez gros dans toute la hauteur, ayant par endroits le caractère caverneux, surtout au niveau de l'épine de l'omoplate, où il y a un retentissement considérable de la voix, et dans un point, de la pectoriloquie.

Diagnostic : Phthisie aiguë (ayant fait des progrès rapides depuis le 27 juin) ; tubercules au deuxième degré, dans toute la partie postérieure du poumon droit, peut être masse tuberculeuse au sommet. Tubercules au deuxième degré dans toute l'étendue du poumon gauche avec peut-être une excavation au niveau de l'épine de l'omoplate.

Les symptômes sont vérifiés et le diagnostic est confirmé par M. Charles Bernard, sauf l'existence de l'excavation, la pectoriloquie ne lui paraissant pas bien marquée ; elle est admise par M. Brochin.

Traitement : Hypophosphite de chaux, 20 centigrammes.

6 juin. — Même état.

Traitement : Hypophosphite de chaux, 30 centigrammes.

7 juin : Traitement. — Hypophosphite de chaux, 40 centigrammes.

10 juillet. — Les sueurs ont cessé complétement ; quelques crachats sanguinolents. Le reste des symptômes n'a pas varié.

11 juillet. — Le sang des crachats a disparu.

13 juillet. — Crachats encore sanguinolents ; râle sous-crépitant à la base des deux poumons ; fièvre très forte. Le reste des symptômes généraux et locaux n'a pas varié.

15 juillet. — Fièvre, dyspnée, expectoration la même : l'auscultation révèle les mêmes symptômes locaux, et, de plus, de gros râles humides à la base des deux poumons en arrière. Je fais mettre au-dessous de la clavicule gauche un vésicatoire qu'on panse avec de la poudre de digitale par la méthode endermique.

16 juillet. — Les symptômes restent les mêmes.

21 juillet. — Respirations, 50 par minute. Pouls, 140.

Son état n'a été modifié en rien par le traitement, si ce n'est que les sueurs se sont supprimées. L'appétit est perdu. Cette nuit, diarrhée.

23 juillet. — Est mort à neuf heures et demie du soir.

Autopsie. — A l'autopsie, on trouve de nombreuses fausses membranes très résistantes occupant tout le pourtour des poumons, et réunissant les deux feuillets de la plèvre. Au sommet du poumon gauche deux excavations, l'une de la grosseur d'un œuf de poule. Les deux poumons sont complétement infiltrés de tubercules caséeux, sauf la base du poumon droit, en avant et en arrière, dans une hauteur de 3 centimètres, et la base du poumon gauche, en arrière seulement, dans une étendue d'à peu près 5 centimètres : ces portions de poumon non envahies par les tubercules présentent, par leur coloration d'un rouge cerise des plus vifs, un contraste frappant avec le reste de l'organe. On trouve qu'elles sont complétement hépatisées.

La dose maximum a été d'un gramme par jour d'hypophosphite de chaux ; j'ai commencé par 20 centigrammes, et j'ai augmenté chaque jour de 10 centigrammes. Le traitement a duré en tout dix-huit jours.

OBSERVATION XXVII.

PHTHISIE AIGUE AU SECOND DEGRÉ.

Durée antérieure : Deux mois.
Symptômes : Toux fréquente. — Expectoration très abondante. — Fièvre le soir. — Sueurs nocturnes. — Dyspepsie. — Vomissements. — Peu d'appétit. — Faiblesse. — Amaigrissement.
Lésion : Tuberculisation au troisième degré au sommet du poumon gauche. Tubercules au deuxième degré dans le reste de ce même organe.
Durée du traitement : Vingt-deux jours.
Résultat : Amélioration assez notable de l'état général. — Mort.

Justine D....., seize ans et demi, née à Ivry-la-Bataille, département de l'Eure ; à Paris depuis sept ans, demeurant rue de Bagneux, n° 8, non mariée, ouvrière en dentelles (depuis quatre ans).

Ses parents, frères et sœurs, n'ont jamais souffert de la poitrine. Réglée à treize ans et demi. Elle a quelquefois des fleurs blanches ; règles tous les mois peu abondantes. Elle souffrait du dos entre les deux épaules depuis un an. Il y a deux mois, elle a commencé à tousser ; avant cette époque elle se portait bien, quoique toujours un peu délicate ; elle n'a jamais craché de sang. Depuis le début de sa maladie elle a la fièvre tous les soirs vers quatre heures, l'accès dure jusqu'à ce qu'elle s'endorme. Elle a commencé en même temps à suer la nuit ; elle n'a pas de diarrhée, ne va pas à la selle tous les jours, mais lorsqu'elle le fait, elle va en dévoiement ; pas de coliques, quelquefois des épreintes ; digestions difficiles ; elle vomit ordinairement son dîner à la suite d'efforts de toux. Elle a beaucoup perdu de son appétit et de ses forces ; elle a aussi beaucoup maigri. Elle prend l'huile de foie de morue depuis huit jours, mais elle l'a laissée parce qu'elle la vomissait.

9 juillet 1856. — Tempérament lymphatique ; constitution faible, facies pâle, assez amaigri.

Digestion, etc., comme ci-dessus ; toux fréquente, expectoration très abondante.

État local : En avant et à gauche, matité notable au-dessous de la clavicule et dans une étendue de deux travers de doigt, sonorité sensiblement diminuée dans le reste de l'organe. Au-dessous de la clavicule, râles humides à grosses bulles au sommet, retentissement de la voix.

En avant et à droite, sonorité naturelle, respiration puérile.

En arrière et à gauche, dans les fosses sus- et sous-épineuse, sonorité notablement diminuée ; dans la fosse sus-épineuse, respiration et râles caverneux très caractérisés ; pectoriloquie bien tranchée. Dans la fosse sous-épineuse, râles humides à grosses bulles s'étendant jusqu'à la base du poumon.

En arrière et à droite, sonorité et respiration à peu près normales.

Diagnostic : Phthisie aiguë. Tuberculisation au troisième degré au sommet du poumon gauche ; tubercules au deuxième degré dans le reste de ce même organe.

Cette malade m'a été envoyée par mon ami M. Lebled, qui l'examine et s'accorde en tous points avec moi pour le diagnostic.

Hypophosphite de chaux, 50 centigrammes, continué à la même dose les jours suivants.

13 juillet. — La malade se sent beaucoup mieux ; les vomissements, les sueurs ont disparu dès le premier jour ; l'appétit et les forces ont beaucoup augmenté ; la toux est très diminuée, le facies est infiniment meilleur.

Le traitement est porté à 1 gramme.

29 juillet. — Elle a continué à aller mieux jusqu'aujourd'hui ; mais elle se plaint maintenant d'un point de côté à gauche au-dessous du mamelon.

Un vomitif d'ipéca.

31 juillet. — Elle a beaucoup vomi ; le point de côté a disparu ; mais la toux l'a empêchée de dormir la nuit dernière.

A l'auscultation, souffle caverneux très intense dans les deux tiers supérieurs du poumon gauche, en avant et en arrière sans râles ; à la base, faiblesse du bruit respiratoire en avant et quelques râles en arrière. Dans le poumon droit respiration exagérée.

A partir de ce moment elle cessa le traitement, et succomba le 7 septembre.

Cette malade, dès qu'elle s'est sentie mieux, avait fait de grandes courses à pied (quelquefois de plus de deux heures à la fois) ; elle a aussi commis d'autres imprudences qui ont hâté le résultat fatal.

OBSERVATION XXVIII.

PHTHISIE AU SECOND DEGRÉ.

Durée antérieure : Trois mois et demi.
Symptômes : Hémoptysies. — Toux. — Amaigrissement considérable. — Diarrhée. — Gêne dans le décubitus. — Expectoration médiocre. — Sueurs nocturnes abondantes.
Lésion : Tubercules miliaires dans toute la partie postérieure du poumon gauche avec hypérémie considérable. — Tuberculisation aiguë en voie de progrès. — Peut-être quelques tubercules au sommet du poumon droit.
Durée du traitement : Un mois et demi.
Résultat : Amélioration momentanée de l'état général. — Mort.

Le 14 octobre 1856, je vois une femme qui est couchée au n° 39 de la salle Sainte-Marthe, à la Charité, dans le service de M. Briquet. (Son nom a été oublié dans les notes.)

C'est une domestique âgée de vingt et un ans. Elle dit que son père et sa mère, ainsi que ses frères et sœurs, sont en bonne santé. Elle a été très forte jusqu'au début de sa maladie ; elle a été réglée à l'âge de quinze ans et demi ; elle l'a été encore le mois dernier.

La maladie a débuté, il y a trois mois et demi, par un crachement de sang qui a duré huit jours ; depuis lors elle n'a pas cessé de tousser. Elle attribue sa maladie à des fatigues, aux chagrins et à une mauvaise nourriture.

État actuel : Elle dit qu'elle a maigri considérablement. La poitrine est assez bien conformée avec un peu de saillie des fausses côtes droites. Abdomen de forme normale ; diarrhée depuis huit jours ; pouls à 104 ; la peau n'est pas brûlante. Elle ne peut pas se coucher sur le côté gauche. L'expectoration est peu abondante, médiocrement visqueuse, avec quelques parties opaques. La nuit elle transpire beaucoup.

A l'auscultation, on entend en avant quelques bulles à gauche. En arrière, on entend à gauche de nombreux craquements humides occupant toute la hauteur du poumon et ayant leur maximum à la base ; ils augmentent dans l'inspiration ; dans les deux tiers inférieurs du même côté, il y a un grand retentissement de la voix. A droite et en arrière on entend dans le tiers supérieur du poumon de légers craquements.

Diagnostic : Tubercules miliaires dans toute la partie postérieure du poumon gauche avec hypérémie considérable ; tuberculisation aiguë en voie de progrès ; poumon droit à peu près à l'état normal, avec peut-être quelques tubercules au sommet.

Traitement : Hypophosphite de chaux, 50 centigr. Bismuth, 2 grammes. Une portion.

15 octobre. — Même état.

Hypophosphite de chaux, 60 centigrammes.

17 octobre. — Il se présente une éruption de varicelle. La diarrhée continue ; quelques stries de sang dans les crachats.

Traitement : 40 centigrammes d'hypophosphite de chaux.

18 octobre. — Elle se sent plus forte ; elle a pu se coucher sur le côté gauche, a moins toussé et moins sué ; les pustules continuent à se développer ; on en voit quelques-unes sur le voile du palais. Il y a quelques filets de sang dans les crachats. La diarrhée a un peu diminué. Pouls, 80.

Traitement : Hypophosphite de chaux, 50 centigr. Bismuth, 1 gramme. Lavement avec laudanum, 20 gouttes ; soupe.

19 octobre. — Les pustules continuent leur développement. Hier une selle ; ce matin 84 pulsations ; elle dit qu'elle n'a pas senti de fièvre hier au soir, qu'elle n'a sué que très peu, et seulement de la tête. La toux est beaucoup moindre ; sept ou huit gros crachats mucoso-purulents adhérents au fond du vase ; pas d'appétit ; soif assez vive.

Même traitement.

20 octobre. — Les pustules continuent à se développer. Elle tousse moins, et dit qu'elle peut se coucher sur le côté gauche ; elle se sent aussi plus forte. Pouls, 80.

Même traitement.

21 octobre. — Les pustules de la figure commencent à se dessécher.

Même traitement.

24 octobre. — Pas de diarrhée ; un peu d'appétit.

Même traitement. — Une portion.

25 octobre. — Les pustules se dessèchent ; elle sue très peu ; un peu d'appétit.

Même traitement.

27 octobre. — Pustules presque sèches. Appétit assez bon. Deux selles liquides ; crachats plus nombreux. Elle sue de la tête et du cou.

Même traitement.

28 octobre. — La toux a augmenté ainsi que les sueurs, elle a été quatre fois à la selle. — Elle ne peut plus se coucher à droite. Pouls, 90.

Même traitement.

30 octobre. — Douleur névralgique occupant toute la région sus-épineuse

et axillaire gauche. Rien de nouveau à l'auscultation ; sueurs plus abondantes ; la diarrhée continue.

Même traitement, 2 grammes de diascordium, sinapisme *loco dolenti.*

31 octobre. — La douleur a disparu, elle a moins sué ; pas de garderobe ; le reste de même.

Même traitement.

Traitement : Hypophosphite de chaux toujours à dose de 50 centigr., continué les jours suivants.

1er novembre. — Pas de changement.

2 novembre. — Quatre garderobes en diarrhée.

3 novembre. — Six garderobes en diarrhée.

Même traitement.

4 novembre. — La diarrhée continue. Six selles pendant la nuit. Épistaxis.

11 novembre. — La diarrhée continue toujours ; les forces s'amoindrissent.

25 novembre. — Perforation du poumon pendant la nuit.

Quoique cette malade fût dans de telles conditions que je n'espérais pas une terminaison différente de celle qui a eu lieu, il est cependant probable que sans l'éruption varioloïde, il se serait manifesté chez elle un mieux plus sensible et plus soutenu. En admettant, en effet, que l'exanthème n'ait pas eu d'influence directe sur le ramollissement des tubercules, il est raisonnable de supposer qu'il en a eu sur la diarrhée, et aura contribué de la sorte à hâter le résultat fatal.

OBSERVATION XXIX.

PHTHISIE AU TROISIÈME DEGRÉ.

Durée antérieure : Trois mois.
Symptômes : Hémoptysies. — Amaigrissement considérable. — Faiblesse. — Inappétence. — Toux très fréquente. — Expectoration abondante. — Sueurs nocturnes.
Lésion : Tubercules à droite au deuxième et troisième degré.
Durée du traitement : Un mois et demi.
Résultat : Amélioration de l'état général. — Mort.

M. Eugène P..., âgé de vingt-six ans, né dans le département des Ardennes ; à Paris depuis vingt ans, non marié.

19 août 1856. — Malade depuis le 15 mai. A cette époque il a été saisi de fièvre avec frissons, crachements de sang et point de côté en arrière, du côté droit, à la base de la poitrine. Auparavant il toussait tous les hivers depuis

trois ou quatre ans. Il revient des Eaux-Bonnes, où il a fait deux saisons, une de vingt-quatre et l'autre de douze jours, sans amélioration. Il n'y a personne de malade dans sa famille; il était très robuste et très fort; il a beaucoup maigri et perdu de ses forces; appétit nul; toux très fréquente, crachats très abondants; il ne suait pas auparavant, mais il le fait depuis les eaux: pas de diarrhée ni de constipation. Doigts très hippocratiques. Expectoration muco-purulente abondante.

État local: En avant, un peu plus de sonorité dans la région sous-claviculaire droite que dans la gauche. Respiration en avant à gauche à peu près normale. A droite respiration soufflante dans la région sous-claviculaire avec quelques craquements humides. En arrière sonorité normale. A droite craquements dans la région sus-épineuse avec retentissement considérable de la voix; dans la région axillaire gros râles se prolongeant jusqu'à la base.

Diagnostic: Tubercules à droite au deuxième et troisième degré.

Le traitement a été de 20 centigrammes d'hypophosphite de chaux portés ensuite à 50 centigrammes jusqu'au 3 septembre.

A cette époque, le pouls était à 80. Respirations, 18. Depuis qu'il a commencé le traitement, il a engraissé notablement; le facies est beaucoup meilleur, la figure plus pleine. L'appétit a beaucoup augmenté, il est presque aussi bon qu'avant le début de la maladie; les forces ont augmenté beaucoup; les sueurs nocturnes ont cessé complétement: une selle tous les jours. La toux et l'expectoration ont diminué, et celle-ci est devenue plus muqueuse. Hier il a plu et le temps s'est beaucoup refroidi. Le malade dit qu'aujourd'hui la toux et l'expectoration ont augmenté; le reste de même.

Traitement: 50 centigrammes du sel de chaux.

5 septembre. — Pouls, 88. La nuit dernière il a beaucoup toussé et a expectoré quelques crachats rouillés; pas de point de côté. Le reste bien.

Les signes locaux sont à peu près les mêmes qu'au commencement du traitement.

Traitement: 50 centigrammes d'hypophosphite de soude. Vomitif d'ipéca.

Le malade a continué le traitement jusqu'au commencement d'octobre; mais il a commis plusieurs imprudences; il s'est mouillé une fois, et plusieurs fois il s'est exposé à des refroidissements. — Chaque fois il y avait aggravation des symptômes et expectoration de crachats rouillés. Il a cessé le traitement au commencement d'octobre et a succombé bientôt après.

Ce malade, ainsi que ceux des observations 31 et 33, faisait dater le début de sa maladie d'une affection syphilitique primitive. Je n'ai pas trouvé chez lui de symptômes secondaires, mais il est certain que ces trois malades ont éprouvé, sous l'influence du traitement, une amélioration moins notable que tous les autres.

OBSERVATION XXX.

PHTHISIE AU TROISIÈME DEGRÉ.

Durée antérieure : Un an.
Symptômes : Hémoptysies. — Amaigrissement. — Faiblesse. — Inappétence — Fièvre le soir. — Sueurs nocturnes copieuses. — Respiration courte. — Toux fréquente : — Expectoration très abondante.
Lésion : A gauche tubercules ramollis. — A droite excavation au niveau de l'épine de l'omoplate et en avant petites excavations dans toute la hauteur.
Durée du traitement : Un mois et demi.
Résultat : Amélioration sensible de l'état général. — Mort.

Marie Hurel, âgée de vingt-cinq ans, choriste, née à Versailles. Ses parents sont sains ; elle a encore son père et sa mère, ses frères et sœurs. Elle a eu deux enfants qui sont morts à deux et à trois ans, d'inflammation de poitrine sans convulsions.

Début de sa maladie, il y a un an, par toux, amaigrissement, affaiblissement, pâleur, persistance des règles.

Il y a quatre mois, aggravation et hémoptysie abondante pendant une journée entière.

Entrée à l'hôpital de la Charité, salle Saint-Vincent, n° 29 (service de M. Charles Bernard), le 18 juin 1856.

A cette époque, M. Bernard constate ce qui suit :

Sous la clavicule droite il y a de la douleur à la percussion ; il y a moins de sonorité qu'à gauche ; craquements humides, rhonchus.

En arrière et à droite il y a de la matité et une respiration caverneuse éloignée.

A gauche, la respiration est rude dans toute la partie antérieure ; en arrière, dans la région sous-épineuse, on trouve de gros craquements humides.

Diagnostic : A gauche, tubercules ramollis ; à droite, une excavation au niveau de l'épine de l'omoplate ; en avant, de petites excavations dans toute la hauteur.

Le 21 juin. —Elle a été examinée par M. Empis avant de commencer mon traitement. Voici ce que portent ses notes :

État actuel : Grande pâleur, grand amaigrissement, grande faiblesse. Langue nette ; très peu d'appétit et dégoût de la viande, désir de légumes seulement ; digestions bonnes d'ailleurs ; il n'y a jamais eu de diarrhée, ventre très légèrement météorisé et quelque peu sensible. Foie débordant les fausses côtes de trois travers de doigt.

Les règles ont manqué aux deux avant-dernières époques, elles ont reparu le dernier mois, peu abondamment.

Pouls à 104 ; augmentation de la fièvre le soir et sueurs nocturnes copieuses.

Respiration courte, accélérée, toux fréquente ; expectoration très abondante de crachats mucoso-purulents très caractéristiques, un crachoir par jour tout plein.

Percussion : Matité sous la clavicule droite, très prononcée dans la fosse sus-épineuse du même côté.

Auscultation : A droite en avant, sous la clavicule, quelques craquements humides. Dans la fosse sus-épineuse droite, souffle caverneux, gargouillement et tout autour bulles humides nombreuses. Retentissement bronchophonique de la voix dans la fosse sus-épineuse droite. Dans la fosse sous-épineuse du même côté, quelques bruits de frottements pleurétiques ne se déplaçant pas par la toux et s'entendant mieux pendant l'expiration que pendant l'inspiration.

M. Empis diagnostique : Tubercules pulmonaires au sommet du poumon droit au deuxième et au troisième degré. Caverne.

L'état du poumon gauche n'est pas indiqué, sans doute par oubli.

Elle commence le traitement par 25 centigrammes d'hypophosphite de chaux.

Le 22. — Respirations, 30. Pulsations, 104 le matin, et 124 le soir.

Traitement : 25 centigrammes d'hypophosphite de chaux.

23 juin. — Pouls et respirations les mêmes, ainsi que le traitement.

1er juillet. — Traitement 70 centigrammes du sel de chaux.

2 juillet. — Traitement : 1 gramme.

4 juillet. — Traitement : 2 grammes.

5 juillet. — Traitement : 1 gramme d'hypophosphite de chaux. On la change de lit, et on la met au n° 6 de la même salle, parce qu'elle a une voisine qui l'empêche de dormir.

7 juillet. — Traitement : 70 centigrammes d'hypophosphite de chaux.

8 juillet. — L'état de la malade s'est beaucoup amélioré, l'appétit et les forces ont augmenté, les sueurs ont cessé ; elle se lève et peut descendre au jardin.

M. Bernard l'examine et constate ce qui suit : État général très amélioré.

État local : Plus de douleur à la percussion ; pas de matité sous la clavicule droite, où la respiration est un peu soufflante, accompagnée de rhonchus sonores et de quelques bulles humides jusqu'au niveau de la troisième côte. En avant et à gauche, la respiration est un peu forte. En arrière à droite, la sonorité est un peu diminuée dans les fosses sus- et sous-épineuses. Dans la fosse sus-épineuse, la respiration est un peu faible et l'on y entend quelques craquements humides qui sont plus marqués dans la fosse sous-épineuse. Dans le reste du poumon il y a çà et là quelques bulles de râles humides et sibilants. En arrière et à gauche il y a quelques petites bulles humides dans la fosse sus-épineuse ; sauf cela, la respiration paraît à peu près normale.

10 juillet. — Elle a eu une petite perte hier dans la journée. Dans la soirée violent frisson qui a duré trois heures, suivi de chaleur et de sueur.

Je ne trouve rien de nouveau à l'auscultation. Je fais supprimer le vin et des injections aluminées qu'elle prenait depuis huit jours pour des fleurs blanches.

Traitement : 1 gramme d'hypophosphite de chaux.

12 juillet. — La fièvre n'est pas revenue ; on continue le traitement d'hypophosphite de chaux à la dose d'un gramme, et l'on y ajoute 5 centigrammes de fer réduit par l'hydrogène.

Elle continue à aller assez bien, avec de l'appétit et augmentation des forces jusqu'au 21 juillet. Alors elle se plaint d'un violent point de côté dans la région précordiale, qui l'empêche de respirer. A l'auscultation, léger bruit de frottement en avant et à la base du poumon gauche ; en arrière et à la base, un peu de râle sous-crépitant. A droite, quelques râles sibilants. — Facies pâle ; elle ne peut plus se coucher sur le côté gauche. Pas d'altération des bruits du cœur.

On supprime le fer et le vin.

26 juillet. — Elle ne mange que très peu de chose, pas d'appétit ; facies pâle et très amaigri ; diarrhée : hier, trois selles. Elle attend ses règles. Le mois dernier, après avoir commencé le traitement, elles étaient revenues plus abondamment que la fois précédente, autant, dit-elle, que lorsqu'elle se portait bien.

On lui donne : Bismuth, 1 gramme. Extrait thébaïque, 5 centigrammes. Eau vineuse.

27 juillet. — La diarrhée est arrêtée ; elle a bien dormi, elle a pris son vin, les règles n'ont pas paru.

Même prescription, et sinapismes au haut des cuisses.

29 juillet. — L'expectoration, qui avait diminué de plus de moitié depuis le commencement du traitement, a de nouveau augmenté. Elle a peu dormi. — Pouls, 140. Les règles n'ont pas paru, mais les forces et l'appétit ont augmenté un peu. Hier, pas de selle. Supprimer le bismuth et l'opium.

Traitement : Un gramme d'hypophosphite de chaux.

30 juillet. — Pouls tellement fréquent, qu'on peut à peine le compter. La toux a augmenté au point de l'empêcher de dormir.

L'expectoration est muco-purulente, très abondante ; il y a une grande dyspnée.

A l'auscultation, la respiration à gauche est très rude en avant et en arrière. A droite et en avant la respiration est très faible, avec des râles disséminés dans toute la hauteur. En arrière, on trouve un souffle caverneux très rude ; à la base, de gros râles muqueux et un retentissement caverneux de la voix très intense.

Un vomitif d'ipéca.

31 juillet. — L'ipéca a agi surtout comme purgatif. Elle n'a pas dormi. Peau chaude, prostration très grande. Pouls, 144. Respirations, 40.

Traitement : Un gramme d'hypophosphite de chaux.

1er août. — Expectoration très considérable (plus d'un crachoir) presque entièrement purulente : on dirait qu'il s'est vidé une véritable vomique. La diarrhée n'a pas cessé ; le pouls peut à peine se compter ; respiration très agitée. On trouve un souffle caverneux intense au sommet du poumon droit, tant en avant qu'en arrière, et à la base un gargouillement énorme. Du côté gauche, on trouve des râles humides nombreux, occupant toute la hauteur de la poitrine, soit en avant, soit en arrière.

Traitement : 1gr.,50 d'hypophosphite de chaux. Bismuth, 2 grammes.

La diarrhée a un peu diminué ; il n'y a pas eu de sueurs du tout, mais elle est très faible et n'a pas dormi de toute la nuit. La respiration est râlante, mais la toux a diminué un peu, de même que l'expectoration, qui reste cependant tout à fait purulente. Elle a un peu mangé.

Elle se plaint de bourdonnements d'oreilles et de surdité.

A l'auscultation, je trouve un souffle caverneux très intense, et un gargouillement énorme, occupant tout le côté droit du thorax, soit en avant, soit en arrière. A gauche, en arrière, il y a de gros râles muqueux à la base du poumon, et en avant quelques craquements disséminés ; la respiration se fait mal dans tout le reste de ce côté. Respirations, 40. Pouls, 136.

Même traitement.

3 août. — Pouls, 92. Respirations, 22.

Traitement : 3 grammes d'hypophosphite de chaux.

4 août. — Pouls, 128. Respirations, 30.

Traitement. — 1gr.,50 d'hypophosphite de chaux.

5 août. — Respirations, 36. Pouls très fréquent, mais la peau est fraîche ; pas de diarrhée, hier une selle naturelle. Les forces ont augmenté, et elle n'a jamais eu, dit-elle, autant d'appétit depuis qu'elle est malade. Facies beaucoup meilleur, mais elle ne se lève plus.

Traitement : 2 grammes d'hypophosphite de chaux.

6 août. — Pouls, 144. Respirations, 36. Se trouve un peu plus forte, et hier elle s'est levée depuis une heure jusqu'à six heures. Elle a assez bien dormi la nuit dernière, mais elle a été réveillée assez souvent par la toux. Pas de sueurs ni de frisson. Hier pas de selle. Appétit assez bon.

Auscultation : En arrière il y a de gros râles muqueux et sibilants occupant les deux côtés du thorax, surtout la base du poumon droit. En avant on entend à droite un gargouillement énorme et un souffle caverneux occupant toute la hauteur du poumon ; à gauche, la respiration est assez nette, sauf quelques craquements secs à la base.

Le facies est assez bon. L'expectoration est d'un caractère beaucoup moins purulent et remplit seulement la moitié du crachoir.

Même traitement.

7 août. — A dormi assez bien la nuit dernière. A sué un peu de la tête, hier a eu une selle naturelle, a mangé de la soupe et la moitié d'un pigeon. La respiration est râlante, 36 par minute ; pouls, 120 ; la peau est fraîche. Expectoration moindre et moins purulente ; toux quinteuse un peu diminuée. Forces très amoindries ; hier elle est restée levée trois heures et s'est presque trouvée mal en se recouchant.

Traitement : 3 grammes d'hypophosphite de chaux.

8 août. — Elle se plaint d'avoir eu hier des douleurs qui ont duré toute la journée dans tout le corps, et principalement dans les jambes. Ne peut pas se lever, dyspnée très considérable. A mangé assez bien, a eu trois selles hier. Expectoration un peu moindre, *un crachat rouillé.*

Traitement : 3 grammes d'hypophosphite de chaux.

9 août. — A dormi assez bien, hier a mangé la moitié d'un pigeon ; pas de sueurs la nuit, pas de diarrhée, une selle naturelle ; est trop faible pour se lever. — Symptômes d'asphyxie, ongles et lèvres bleus, dyspnée très considérable, peau fraîche.

Suspension du traitement spécifique.

13 août. — Depuis le 9 la malade a continué dans le même état. Elle a succombé dans la nuit du 12 au 13.

Autopsie. — On trouve à l'ouverture de la poitrine de nombreuses adhérences des deux côtés; le péricarde contient une grande quantité de sérosité.

Dans le poumon droit on trouve une petite excavation occupant le sommet, et une autre qui envahit presque tout le lobe supérieur; le reste du poumon est complétement infiltré de tubercules, et son tissu atteint d'hépatisation rouge. Les tubercules ne paraissent pas en voie de ramollissement. Le poumon gauche contient un assez grand nombre de tubercules au sommet, il y en a aussi quelques autres épars dans le reste de l'organe, dont cependant les trois quarts environ sont presque libres de tubercules. Ces productions ne paraissent ni ramollies ni suppurées, soit à leur centre, soit à leur périphérie, mais tout le tissu du poumon est atteint d'hépatisation rouge. Un morceau mis dans l'eau par M. Axenfeld tombe au fond. Le foie est gras et considérablement hypertrophié.

Le col de l'utérus paraît injecté, et il y a du sang dans le vagin.

Le cadavre, en général, semble contenir une grande quantité de sang, et n'offrir nullement cet état anémique que l'on trouve chez les sujets qui ont succombé à la phthisie.

Dans ce cas la cause immédiate de la mort me paraît avoir été la phlegmasie de la partie des poumons non encore envahie par la tuberculisation. Je me demande si cet état n'aurait peut-être pas été favorisé par les hautes doses auxquelles la médication a été employée, quoique chez la malade de l'observation 12e des doses égales aient été employées avec avantage. Il m'a semblé que dans ce cas, ainsi que dans un ou deux autres, l'emploi du fer simultanément avec le traitement spécifique a été presque immédiatement suivi de symptômes de congestion ou d'inflammation. Il est probable que, dans tous les cas, la maladie aurait eu une terminaison funeste; mais, d'après l'expérience que j'ai de la marche de la phthisie dans les pays chauds, je crois que sous un climat moins sujet aux variations atmosphériques, cette malade aurait pu, avec l'aide du traitement, vivre encore fort longtemps.

OBSERVATION XXXI.

PHTHISIE AU SECOND DEGRÉ.

Durée antérieure : Huit mois.
Symptômes : Amaigrissement. - Diminution des forces et de l'appétit. — Sueurs nocturnes. — Toux. — Expectoration. — Hémoptysie.
Lésion : Tubercules au premier et au second degré au sommet du poumon gauche. — Probablement lésions intestinales.
Durée du traitement : Deux mois et demi.
Résultat : Amélioration de l'état général. — Mort.

Charles K....., trente-trois ans, non marié ; garçon de salle, né dans le grand-duché de Bade.

Aucun de ses parents ne souffre de la poitrine.

7 août 1856.—Sa maladie a commencé il y a huit mois par de la toux, sans point de côté et sans fièvre ; il l'a négligée à cause de ses occupations. Il a beaucoup maigri ; les forces et l'appétit ont beaucoup diminué. Depuis quatre semaines il sue, pendant la nuit, du cou, de la poitrine et de la tête. Il y a quinze jours, il a eu une expectoration sanglante qui n'a duré qu'un seul jour ; depuis six semaines il a une selle liquide par jour. Expectoration à peu près la moitié d'un verre. Toux très fréquente et très fatigante. Pouls, 100.

État local : En avant, sonorité à peu près normale des deux côtés. Respiration plus faible au sommet du poumon gauche qu'à droite ; toux et voix sans caractères notables. En arrière, respiration notablement plus faible à gauche, surtout au niveau de la fosse sus-épineuse, où il y a quelques craquements. En arrière à droite, la respiration est à peu près normale. Toux et voix, rien de notable, mais un peu plus retentissantes à gauche.

Diagnostic : Tubercules au premier et au deuxième degré au sommet du poumon gauche ; probablement lésions intestinales.

Traitement : Hypophosphite de chaux, 20 centigrammes.

9 août.—Le malade dit que la toux a beaucoup diminué, ainsi que l'expectoration ; l'appétit et les forces ont augmenté ; les sueurs sont de beaucoup amoindries.

Traitement : Hypophosphite de chaux, 50 centigrammes.

Le traitement a continué jusqu'au 1er septembre.

Après un mieux assez sensible (sauf sous le rapport de la diarrhée) et une augmentation considérable de l'appétit et des forces, le malade mangeant cinq fois par jour, il a commencé à se plaindre, il y a environ dix jours, de douleurs à l'épigastre, surtout après avoir mangé, d'envies de vomir, de frissons assez forts, d'accès de chaleur, revenant irrégulièrement sans céphalalgie, de sueurs augmentées la nuit. Il a eu un ou deux vomissements bilieux. Le pouls est petit et donne 120 pulsations, se laissant déprimer facilement; tous les jours une selle liquide. Pas de dyspnée. Les forces n'ont pas diminué.

Je lui prescris de réduire ses repas à deux par jour.

2 septembre.—Il dit qu'il se trouve mieux, qu'il n'a pas eu de frisson ni d'accès de chaleur; il a moins sué, et sa selle ce matin n'a pas été liquide. Pouls plus plein et plus résistant.

Traitement : Hypophosphite de chaux, 50 centigrammes.

3 septembre.—Hier à quatre heures il a eu un peu de fièvre, sans frissons et non suivie de sueurs; il a sué très peu pendant la nuit; a eu un vomissement bilieux au milieu de la nuit. A mangé sans douleurs d'estomac; l'appétit est bon, les forces assez bonnes. La toux a beaucoup diminué depuis le commencement du traitement, ainsi que l'expectoration; un léger point de côté sous la clavicule gauche.—Pouls, 104, plus fort et plus plein. Respirations, 34.

État local : A gauche et en avant il y a un peu moins de sonorité qu'à droite, la respiration y est soufflante, avec quelques craquements secs n'augmentant pas pendant la toux; voix plus retentissante qu'à droite. A droite et en avant il n'y a rien de bien notable. A gauche en arrière, respiration faible dans la fosse sus-épineuse avec retentissement de la voix. Dans le reste de ce côté la respiration est plus faible qu'à droite, où elle est un peu exagérée. La percussion en arrière donne un son à peu près égal des deux côtés, mais assez mat.

Éruption sur le dos de nombreuses plaques de psoriasis, d'un aspect cuivré suspect, qui n'existaient pas au commencement du traitement.

Il dit qu'il y a huit mois il a eu un écoulement et un chancre; le dernier a été traité au moyen d'une pommade et a été guéri en huit jours; l'écoulement a duré trois mois, et a été guéri au moyen d'injections. La toux a commencé à cette époque et n'a pas cessé depuis.

8 septembre.—Pouls, 104. Hier il a eu quatre selles en diarrhée avec des coliques; pas de frissons, n'a pas sué la nuit. Il a peu toussé et peu expectoré.

Traitement : 50 centigrammes du sel de soude, et, de plus, prendre la pilule suivante :

Extrait thébaïque..............	âà 25 milligr.
— de ciguë..............	

9 septembre.—Pouls, 120. Hier, dans l'après-midi, il a vomi, dit-il, de la bile à la suite d'une quinte; deux selles en diarrhée; a sué très peu; a toussé un peu pendant la nuit, peu d'expectoration.

Même traitement.

10 septembre.—Pouls, 112. Peau chaude, pas de fièvre ni de frissons; a peu sué; pas de céphalalgie; deux selles liquides. Crache moins, moins de toux. Appétit bon et forces augmentées.

Traitement: 50 centigrammes d'hypophosphite de soude; prendre le matin la pilule de ciguë prescrite le 8, et le soir la pilule suivante :

Extrait de ciguë...............	5 centigr.
Proto-iodure de mercure........	25 milligr.

12 septembre.—Hier il a eu de la diarrhée (produite peut-être par la pilule), mais il tousse moins et l'expectoration a aussi diminué. N'a pas sué, n'a eu ni frissons ni fièvre.

Supprimer la pilule de mercure le soir et prendre celle de ciguë et d'opium seulement.

Traitement : 50 centigrammes d'hypophosphite de soude.

13 septembre.—Pas de sueurs, pas de frissons, pas de diarrhée (une selle naturelle), toux diminuée, ainsi que l'expectoration; l'appétit est bon, ainsi que les forces. Pouls, 104. Même traitement.

15 septembre.—Pouls, 120. A eu du frisson sept ou huit fois depuis samedi, suivi de fièvre ; sans sueurs la nuit, pas de diarrhée (une selle naturelle chaque jour); a toussé un peu plus (le temps a été froid et pluvieux) et a peu craché, mais il a eu des nausées. Appétit un peu diminué. A pris sa pilule de ciguë. Je prescris d'y joindre ce soir celle d'hydrargyre.

Traitement : 50 centigrammes d'hypophosphite de soude.

16 septembre. — Pouls, 100. Pas de sueurs, pas de frissons, pas de diarrhée (une selle) ; appétit bon, ainsi que les forces. Continuer les deux pilules.

Traitement : 50 centigrammes du sel de soude.

17 septembre. — A eu quelques frissons à cinq heures hier, sans fièvre, et a sué un peu ce matin. A pris ses deux pilules; pas de diarrhée (une selle solide), pas de coliques; l'appétit bon, ainsi que les forces; un peu de toux et d'expectoration. Pouls, 104.

Continuer les pilules, et 50 centigrammes du sel de soude.

19 septembre. — N'est pas venu hier parce qu'il a eu une quinte de toux qui lui a fait vomir son déjeuner. A eu des frissons et un peu de fièvre hier; a pris ses deux pilules; pas d'appétit, gastralgie. Pouls, 120. Forces bonnes.

Suspendre la pilule d'hydrargyre et prendre celle de ciguë et d'opium seulement.

Traitement : 50 centigrammes d'hypophosphite de soude.

20 septembre. — A vomi son déjeuner ce matin à la suite d'une quinte. La toux est fréquente et le fatigue beaucoup. Il y a quelques stries de sang dans les crachats. Il a eu des coliques ce matin et un peu de diarrhée (une selle) ; pas de frisson ni de fièvre. A sué un peu. Pouls, 120. Pas de traitement.

A prendre la potion suivante :

Teinture de scille	4 gram.
— de digitale	} ââ 2 —
— de thébaïque	}
Kermès	$0^{gr},60$
Sirop	120 gram.

Une cuillerée par heure, à partir de huit heures du soir jusqu'à ce qu'il s'endorme.

22 septembre. — Hier il a vomi son déjeuner, mais ne l'a pas fait aujourd'hui. Pouls, 120. Toux augmentée. N'a pas sué pendant la nuit ; pas de sang dans les crachats, pas de mal de tête. Pas de diarrhée (une selle) ; appétit assez bon.

Pas de traitement spécifique. Continuer la potion.

23 septembre. — N'a pas vomi, a moins toussé et a moins craché, n'a pas sué. Pouls, 104. Deux garderobes sans diarrhée ; appétit assez bon.

Continuer la potion. En prendre deux cuillerées à soupe dans la journée.

24 septembre. — N'est pas venu à la consultation.

25 septembre. — N'a pas eu de fièvre, mais s'est senti très mal à l'aise. Il n'a pas sué du tout pendant la nuit ; n'a pas toussé beaucoup, mais il crache davantage. Diarrhée (une selle) ce matin. Pas d'appétit, forces diminuées. Pouls, 120.

Suspendre la potion.

30 septembre. — Ne sue plus la nuit ; pas de diarrhée, mais ne dort pas bien. Appétit bon. Pouls, 120.

Traitement : 40 centigrammes d'hypophosphite de chaux.

1er octobre. — Ce matin il a eu un accès de toux qui lui a fait vomir son déjeuner. A mieux dormi, n'a pas sué du tout ; appétit bon. Pas de diarrhée.

Traitement : 40 centigrammes d'hypophosphite de chaux.

3 octobre. — A beaucoup toussé, n'a pas sué du tout ; pas de diarrhée (une selle) ; appétit assez bon ; très essoufflé quand il marche ; n'a pas vomi. Pouls, 120.

Traitement : 40 centigrammes du sel de chaux.

4 octobre. — Pouls, 120. A beaucoup toussé et craché. Diarrhée (une selle) ; n'a pas vomi, se plaint d'insomnie ; pas de mal de tête, pas de point de côté ; pas de sueurs, ni de frissons, ni de fièvre ; forces diminuées.

Traitement : 10 centigrammes d'hypophosphite d'ammoniaque.

6 octobre. — Pouls, 120. Depuis samedi il éprouve une douleur à l'épigastre et se plaint de ce que son manger ne passe pas (deux selles ce matin) ; pas de coliques. A bien dormi, n'a pas sué du tout ; toux et expectoration les mêmes ; ni frissons, ni fièvre, ni mal de tête. Les forces meilleures.

Traitement : 20 centigrammes d'hypophosphite d'ammoniaque.

7 octobre. — N'a pu dormir. Il a beaucoup toussé pendant la nuit. Il n'a plus de gastralgie, pas de diarrhée (une selle tout à fait noire ce matin) ; n'a pas eu de frisson ni de fièvre, n'a pas sué du tout. L'appétit bon ; forces meilleures. Pouls, 134.

Traitement : 40 centigrammes d'hypophosphite d'ammoniaque.

10 octobre. — Il dort fort mal, ne sue pas du tout. Renvois après les repas, diarrhée et coliques depuis hier ; pas de fièvre ni de frissons ; appétit meilleur, forces aussi. Toux et expectoration les mêmes.

Traitement : 50 centigrammes d'hypophosphite d'ammoniaque.

11 octobre. — Il m'envoie dire qu'hier il a vomi son manger, qu'aujourd'hui il a beaucoup de fièvre et ne peut pas venir.

13 octobre. — Pouls, 120. A vomi de la bile avant-hier. N'a pas de mal de tête ; pas de frissons ni de fièvre ; ne sue pas du tout la nuit. Diarrhée (hier quatre selles, aujourd'hui deux selles). Toux très fréquente et expectoration augmentée. L'appétit est meilleur. Se plaint surtout d'insomnie.

Traitement : 60 centigrammes d'hypophosphite de chaux, et en outre la potion suivante :

Kermès minéral...............	0gr,60
Extrait thébaïque..............	0gr,15
Sirop........................	120 gram.

Une cuillerée à bouche matin et soir.

15 octobre. — Hier il a vomi beaucoup de bile. Pas de diarrhée. A moins toussé, craché de même ; a mieux dormi, pas de mal de tête. Pas de fièvre

ni de frissons ; pas de sueurs. Forces meilleures ; l'appétit de même. Pouls, 120.

Traitement : 60 centigrammes du sel de chaux.

21 octobre. — N'est pas venu parce qu'il a eu une violente diarrhée. La toux et l'expectoration ont diminué.

Bismuth....................	1 gram.
Extrait thébaïque............	$0^{gr},05$

Le malade a continué dans le même état jusqu'au commencement du mois de novembre. La diarrhée a toujours été en augmentant ; l'état des poumons n'a pas éprouvé de changements bien notables, et il a succombé enfin à l'aggravation qui s'est montrée du côté des intestins. Le traitement a duré en tout deux mois et demi. Il est à penser que, vu l'état des voies digestives, le résultat eût été tôt ou tard le même, mais je ne puis m'empêcher de croire qu'il a été hâté par les grands écarts de régime du malade lui-même. Chez ce malade, ainsi que chez ceux des observations 29 et 33, le mieux n'a jamais été, du reste, aussi tranché que chez les autres ; de plus, les signes physiques étaient plus obscurs, et tous les trois donnaient pour point de départ à leur maladie une affection syphilitique. Y avait-il réellement là quelque rapport ?

OBSERVATION XXXII.

PHTHISIE AU TROISIÈME DEGRÉ.

Durée antérieure : Un an.

Symptômes : Faiblesse considérable. — Grand amaigrissement. — Diarrhée pendant plus de deux mois. — Sueurs nocturnes. — Fièvre le soir. — Toux très fréquente. — Expectoration. — Aménorrhée. — Inappétence.

Lésion : Excavation au sommet des deux poumons.

Durée du traitement : Trois mois et demi.

Résultat : Amélioration de l'état général. — Mort.

Mademoiselle Amélie D..., sœur de la malade de l'observation 34, malade depuis le mois de juillet 1855.

La maladie a commencé par une toux accompagnée de fièvre, après un excès de travail. La fièvre a duré huit jours, puis a diminué, à la suite d'un traitement par l'huile de foie de morue. Le mieux a persisté jusqu'au mois de mars, époque à laquelle elle a recommencé à tousser davantage ; ses forces se sont amoindries et l'appétit a diminué. Au mois de mai, elle a été prise de diarrhée qui persiste jusqu'aujourd'hui, mais qui est suspendue de temps en temps à l'aide de narcotiques et d'astringents.

Depuis le mois de décembre, elle a cessé l'huile de foie de morue parce qu'elle la vomissait.

6 août. — Faiblesse considérable, grand amaigrissement, pâleur, diarrhée depuis le mois de mai, à l'exception d'un intervalle de trois semaines ; sueurs la nuit, assez pour mouiller la chemise, surtout dans le dos, à la tête et au cou. La fièvre avec frisson tous les jours, à trois ou quatre heures de l'après-midi. Toux très fréquente l'empêchant de dormir, expectoration de quoi remplir un verre à vin. Les règles manquent depuis deux mois ; appétit presque perdu.

La malade avait été examinée le 30 juin par M. Louis, qui avait noté, à cette époque, ce qui suit :

« Sonorité semblable à gauche et à droite ; bruit respiratoire plus développé sous la clavicule droite, accompagné des deux côtés de râle sous-crépitant plus ou moins fort, superficiel ou peu profond. Même râle en arrière aux deux sommets, au droit principalement, avec un peu de bronchophonie.

» Ainsi la lésion est à peu près au même point à droite et à gauche. »

Le 9 août, je trouve à droite, dans la fosse sus-épineuse, souffle caverneux et gargouillement ; peu de retentissement de la voix. A droite, sous la clavicule, gargouillement avec un peu de retentissement de la voix. A gauche, à peu près les mêmes signes qu'à droite, tant en avant qu'en arrière.

Diagnostic. — Excavation au sommet des deux poumons.

Traitement : hypophosphite de chaux, 50 centigrammes, continué à la même dose les jours suivants.

11 août. — A moins toussé et a mieux reposé cette nuit ; l'avant-dernière nuit, elle a moins sué, et la dernière pas du tout. Depuis elle n'a eu ni frisson ni fièvre. Une garderobe naturelle. L'expectoration n'a pas diminué.

Même traitement continué les jours suivants.

Le 26. — Depuis trois jours elle n'a plus de diarrhée, mais depuis hier elle se plaint de frissons et d'une douleur au côté droit, à la base du poumon. Rien de nouveau à l'auscultation.

1er septembre. — La douleur persistant, je lui prescris un vésicatoire *loco dolenti*, qu'on pansera avec de la poudre de digitale.

Même traitement.

3 septembre. — Douleur un peu diminuée ; le vésicatoire a peu suppuré :

hier deux selles; appétit assez bon. Les sueurs sont revenues un peu; pas de fièvre ni de frissons, peu de toux et d'expectoration. Pouls, 88.

Continuer à panser le vésicatoire, et prendre matin et soir une pilule comme suit :

Extrait thébaïque...............	0gr,025
— de ciguë...............	0gr,05

Pour deux pilules.

Traitement : 50 centigrammes d'hypophosphite de chaux.

4 septembre. — N'a ni toussé ni craché de toute la nuit; quelques sueurs ce matin après avoir pris la seconde pilule. Une garderobe, appétit bon. Pouls, 100. Elle est venue à pied. Se plaint de ce que la pilule l'engourdit.

Je prescris :

Extrait thébaïque...............	0gr,025
— de ciguë...............	0gr,10

Pour quatre pilules. — Une matin et soir.

5 septembre. — Pouls, 100. Pas de fièvre, très peu de sueurs; appétit et forces augmentés; se plaint beaucoup du vésicatoire. N'a pas toussé du tout dans la journée, et seulement un peu le soir. Pas de selle depuis deux jours; suspendre la pilule du matin.

Traitement : 50 centigrammes du sel de soude.

6 septembre. — Continue à aller très bien. Le point de côté a disparu; la toux est revenue, mais en somme elle a beaucoup diminué, ainsi que l'expectoration. Elle a très peu sué, elle a bien dormi; les forces et l'appétit ont augmenté. Pouls, 88.

Traitement : 50 centigrammes d'hypophosphite de soude.

8 septembre. — Pouls, 108. Avant-hier et hier, elle a eu la fièvre très fort après avoir dîné; elle a beaucoup sué et a toussé toute la nuit, à cause d'un grand picotement dans la gorge; l'expectoration est beaucoup augmentée.

Je prescris :

Extrait thébaïque...............	0gr,15
— de ciguë...............	0gr,50

Pour dix pilules. — Une chaque soir.

Son vésicatoire est presque sec.

Traitement : 50 centigrammes du sel de soude.

9 septembre. — Pouls, 88. A eu de la fièvre hier en sortant d'ici, sans frissons; cela a duré jusqu'à six heures du soir. Sueurs toute la nuit, peu de toux et d'expectoration. Le vésicatoire est presque sec; pas de point de côté. A pris une pilule hier au soir et une autre ce matin.

Suspension du traitement spécifique ; pilule le soir seulement.

10 septembre. — Pouls, 100. Pas de fièvre ni de frissons, un peu de sueur ; pas de céphalalgie, pas de point de côté; elle a toussé très peu; peu d'expectoration. Les forces sont augmentées, l'appétit est très bon; une garderobe naturelle.

Traitement : 50 centigrammes de sel de chaux.

11 septembre. — Pouls, 108. Elle a sué un peu, mais n'a pas eu de fièvre le soir. Elle a senti quelques coliques sans diarrhée; l'appétit est très bon; la toux et l'expectoration sont diminuées de beaucoup.

Même traitement.

12 septembre. — Pouls, 100. A eu de la fièvre hier au soir, précédée de frisson et suivie de sueurs; quelques coliques avec de la diarrhée (une selle). A beaucoup toussé et expectoré. Plus de point de côté.

Même traitement.

13 septembre. — Pouls, 102. Se plaint de douleurs dans tout le corps, et surtout dans les membres. A eu de la fièvre et des frissons, a beaucoup sué; quelques coliques, pas de diarrhée. A beaucoup toussé et expectoré. J'ordonne :

Kermès minéral...............	0gr,50	
Teinture de scille.............	8	gram
— de digitale...........	4	—
— d'opium.............	2	—
Sirop simple.................	120	—

Une cuillerée chaque heure.

Traitement : 50 centigrammes d'hypophosphite de soude.

15 septembre. — Samedi elle a pris quatre cuillerées et hier trois de potion, qui a agi comme purgatif; elle a eu encore quatre selles liquides ce matin. A peu toussé et a beaucoup craché, a sué beaucoup. Pouls, 100. Pas de point de côté ni de courbature.

Traitement : 50 centigrammes du sel de soude, suspendre l'usage de la potion. Bismuth, 4 grammes, en quatre fois.

16 septembre. — Pouls, 102. Hier, à trois heures, violents frissons suivis de fièvre; a sué un peu pendant la nuit. La diarrhée est arrêtée. Se sent la tête lourde ; a peu toussé et a craché comme d'habitude, pas de point de côté ; l'appétit un peu diminué, soif.

Traitement : 75 centigrammes du sel de soude.

17 septembre. — Plus de diarrhée; très peu de frisson, pas de fièvre, un peu de sueur pendant la nuit. A toussé assez souvent et a craché comme d'habitude ; pas de point de côté (un peu de douleur en toussant, qu'elle attribue au vésicatoire). Elle se couche bien sur le côté. Appétit le même, forces augmentées; pouls, 104. Est venue à pied.

Même traitement.

18 septembre. — Un peu de frisson suivi de fièvre; a sué beaucoup pendant la nuit; toux et expectoration comme d'habitude; appétit de même, pas de diarrhée; un peu de céphalalgie.

Traitement : 1 gramme du sel de soude.

19 septembre. — Pouls, 100. Hier a eu la fièvre toute la journée avec frissons et a sué beaucoup. Elle a beaucoup toussé et craché ; pas de point de côté, céphalalgie; pas de diarrhée (une selle naturelle); appétit bon.

Pilule de 20 centigrammes d'oxyde d'antimoine, et 2 milligrammes d'extrait thébaïque.

Pas de traitement spécifique.

20 septembre. — A moins sué; elle a toujours un peu de céphalalgie. La respiration est courte ; pas de diarrhée, moins d'appétit. Se couche bien sur les deux côtés et sur le dos.

Pas de traitement spécifique. Répéter la pilule.

22 septembre. — Pouls, 104. Quelques frissons hier ; peu de sueurs la nuit dernière, mais dans celle d'avant-hier elle en a eu beaucoup ; pas de diarrhée. Pas de point de côté, toujours mal de tête ; a bien dormi, a peu toussé et peu craché. Les forces sont bonnes, mais l'appétit n'a pas augmenté. Se plaint de ce que la respiration est toujours très gênée. Elle a pu cependant venir à pied.

Continuer la pilule tous les soirs. Pas de traitement spécifique.

23 septembre. — Moins de fièvre et de frissons, toujours la même céphalalgie ; a beaucoup sué et a toussé comme d'habitude; l'expectoration de même. Depuis hier au soir, point de côté à gauche quand elle tousse. Toujours de la gêne et de l'oppression ; pas de diarrhée. Pouls, 104.

Continuer la pilule.

Traitement : 1 gramme d'hypophosphite de chaux.

24 septembre. — Comme le point de côté a augmenté, on lui a mis un vésicatoire *loco dolenti ;* pendant la nuit dernière, elle a beaucoup craché et toussé. Elle a eu hier de la fièvre, mais moins fort que ces jours passés ; elle a sué beaucoup pendant la nuit. Elle a toujours mal à la tête ; pas de diarrhée.

Traitement : Un gramme de sel de chaux. Continuer la pilule.

2 octobre. — Le mauvais temps et l'aggravation des symptômes l'ont empêchée de venir depuis le 24. Elle a toujours un peu de fièvre le soir ; elle sue plus que jamais. Pouls, 100. Toujours des maux de tête ; hier de la diarrhée. Les forces ont beaucoup diminué, ainsi que l'appétit.

Traitement : 40 centigrammes d'hypophosphite de chaux.

3 octobre. — Elle a beaucoup sué, mais elle dit qu'elle se sent plus forte. Une selle liquide. Toux et expectoration augmentées. Pouls, 104. Plus de point de côté.

Traitement : 40 centigrammes d'hypophosphite de chaux.

4 octobre. — Se plaint de douleurs vagues, de maux de tête, de sueurs très abondantes ; pas de frissons, ni de fièvre, ni de diarrhée.

Traitement : 60 centigrammes du sel de chaux.

6 octobre. — A eu de la diarrhée hier (cinq selles). Aujourd'hui deux selles avec coliques ; pas de fièvre, ni de frissons, pas de sueurs ; forces très augmentées ; pas d'appétit. Mal de gorge très fort ; le larynx n'est pas douloureux à la pression. Toux la même. Pouls, 108.

Traitement : 60 centigrammes du sel de chaux.

7 octobre.—Pas de diarrhée, pas de coliques, peu de fièvre ; a moins sué ; elle n'a pas beaucoup toussé, mais elle a beaucoup craché ; le mal de gorge est plus fort ; l'appétit reste le même, les forces sont très augmentées. Pouls, 108.

Traitement : 60 centigrammes du sel de chaux.

8 octobre. — Ni diarrhée ni coliques ; pas de frissons ni de fièvre. Les sueurs ont diminué. Toux et expectoration la même chose ; pas d'appétit du tout. Pouls, 108. Les forces ont beaucoup augmenté, toujours mal de gorge.

Traitement : 80 centigrammes du sel de chaux.

10 octobre. — Diarrhée, coliques, quelques frissons, sueurs diminuées ; pas d'appétit. Très grand mal de gorge, extinction de voix ; peu de fièvre, toujours mal de tête. Toux et expectoration augmentées.

Traitement : 60 centigrammes du sel de chaux.

11 octobre. — Toujours de la diarrhée ; pas de frissons, pas de fièvre, toujours mal de tête ; inappétence presque complète ; sueurs un peu plus fortes qu'hier. Forces bonnes, moins de toux ; a très bien dormi (a pris 8 gouttes de laudanum). Expectoration la même, mal de gorge le même.

Traitement : 80 centigrammes d'hypophosphite de chaux.

13 octobre. — Pouls, 108. La diarrhée persiste (trois selles hier et deux aujourd'hui) ; fièvre de midi à deux heures, n'a pas tant sué qu'il y a quel-

ques jours ; pas d'appétit du tout. Toux et expectoration de même. Forces mauvaises.

A l'auscultation, je trouve toujours à peu près les mêmes signes des deux côtés.

Traitement : 80 centigrammes du sel de chaux.

14 octobre. — A pris 12 gouttes de laudanum et a parfaitement dormi ; a sué comme d'habitude, pas de diarrhée. Toux et expectoration les mêmes ; appétit meilleur, forces bonnes. Gorge mieux ; elle a eu très chaud hier de trois heures à six heures. Pouls, 108.

Traitement : 80 centigrammes du sel de chaux.

15 octobre. — Pouls, 108. A pris 12 gouttes de laudanum, a bien dormi ; a sué moins qu'il y a huit jours. Une selle molle hier. La toux est moindre, l'expectoration la même ; l'appétit est meilleur, ainsi que les forces. Elle dit qu'elle se sent mieux en tout ; elle a eu un peu chaud l'après-midi, mais sans frissons, et le mal de tête est aussi diminué.

Traitement : 80 centigrammes du sel de chaux.

16 octobre. — Deux selles ce matin, hier une colique. N'a pas eu chaud ; elle a sué un peu plus que la nuit dernière, mais a bien dormi (a pris 12 gouttes de laudanum). Toux moindre, expectoration la même. Appétit bon, mal de tête comme hier. Pouls, 104.

Traitement : 60 centigrammes du sel de chaux.

17 octobre. — Mal de tête un peu plus fort aujourd'hui, surtout au front. Pas de fièvre, pas de diarrhée. Appétit meilleur ; a bien dormi toute la nuit (12 gouttes de laudanum) ; a sué un peu, mais moins qu'hier. A toussé à peine, seulement un peu le matin. L'expectoration a aussi diminué. Pouls, 116. Elle dit qu'elle se sent beaucoup mieux, et le facies est infiniment meilleur depuis quelques jours.

Traitement : 60 centigrammes du sel de chaux.

18 octobre. — Hier de la diarrhée. La toux a augmenté ; pendant la nuit, elle a sué beaucoup. Mal de tête très fort hier au soir. Pas de point de côté ; sentiment de brisure dans les jambes. Pouls, 118.

Traitement : 60 centigrammes d'hypophosphite de chaux.

20 octobre. — Toujours un fort mal de tête et douleurs dans les jambes ; quelques frissons et fièvre hier au soir, a sué un peu. A toussé et craché un peu moins. Pas de point de côté, pas de diarrhée (a pris 12 gouttes de laudanum). Pouls, 108.

Traitement : un gramme du sel de chaux.

21 octobre. — Diarrhée, trois selles. — Pouls, 108. Du reste, même état qu'hier.

Traitement : un gramme du sel de chaux.

23 octobre. — Diarrhée (hier quatre selles). A eu froid hier toute la journée. Toujours mal à la tête. Pouls, 108.

Traitement : 40 centigrammes du sel de chaux.

24 octobre. — La diarrhée continue (quatre selles), avec froid toute la journée ; pas de fièvre, n'a pas sué. Mal de tête un peu moindre. Très faible des bras et des jambes.

Même traitement, et diascordium, 1 gramme.

25 octobre. — La diarrhée continue (deux selles). Pouls, 108. Pas de fièvre, a très peu sué. Mal de tête entièrement disparu. Très faible des jambes.

Même traitement.

27 octobre. — Le mal de gorge a augmenté, ainsi que la toux ; pas de point de côté. La diarrhée est arrêtée ce matin (une selle). Mal de tête ; pas de fièvre hier. Pas de sueurs du tout ; toujours aussi faible.

Traitement : 60 centigrammes du sel de chaux. Continuer le diascordium, à 1 gramme.

28 octobre. — Aujourd'hui deux selles. Le mal de gorge plus fort. Elle a beaucoup toussé et craché ; pas de sueurs ni de fièvre. Toujours faible.

Traitement : 80 centigrammes du sel de chaux. Décoction blanche, et diascordium, 1 gramme.

29 octobre. — Une selle naturelle. Mal de gorge très fort. A peu toussé, expectoration la même ; pas de fièvre, pas de sueurs du tout. Se sent plus forte ; pas de mal de tête.

Traitement : 1 gramme du sel de chaux. Liniment ammoniacal à la gorge.

30 octobre. — Deux selles naturelles. Mal de gorge moindre. Moins de toux, beaucoup d'expectoration ; pas de fièvre ni de sueurs, pas de mal de tête, se sent plus forte.

Traitement : 1 gramme du sel de chaux.

31 octobre. — Trois selles en diarrhée. Le mal de gorge est diminué. Pas de fièvre ni de sueurs ; toux et expectoration les mêmes ; mal de tête très fort. Forces meilleures.

Traitement : 1 gramme du sel de chaux.

3 novembre. — Deux selles ce matin. A toussé beaucoup avant-hier et a saigné du nez. Mal de tête ; moins de mal de gorge, pas de sueurs, pas de fièvre.

Traitement : 40 centigrammes du sel de chaux.

5 novembre. — Hier une selle. Moins de mal de gorge ; pas de fièvre ni de sueurs. Le mal de tête a cessé.

Traitement : 1 gramme du sel de chaux.

6 novembre. — Une selle sans diarrhée. Très assoupie, toujours envie de dormir. Pas de fièvre, un peu de sueur la nuit dernière. Moins de toux, à peine d'expectoration. Appétit et forces meilleurs. Hier a encore saigné du nez une douzaine de gouttes. Le mal de gorge est le même.

Traitement : 1 gramme d'hypophosphite de soude.

8 novembre. — A toussé beaucoup, a un violent picotement à la gorge. Pas de fièvre, a sué un peu, et a toussé toute la nuit. Hier et cette nuit a encore saigné du nez quelques gouttes. Appétit meilleur.

Pas de traitement.

11 novembre. — La toux toujours très forte. L'expectoration est la même, ainsi que le mal de gorge. Pas de fièvre, ni de sueurs. La diarrhée a diminué (hier deux selles); grand mal de tête depuis hier. Respiration très gênée. Appétit et forces bons.

Pas de traitement.

12 novembre. — La toux est moins forte ; dit qu'elle a comme la sensation d'une peau dans la gorge ; deux garderobes, pas de fièvre ni de sueurs ; respiration très gênée.

Traitement : 60 centigrammes du sel de soude.

17 novembre. — Très grand mal de gorge ; aphonie.

27 novembre. — Le temps est très mauvais, et elle a été dix jours sans venir, pendant lesquels le traitement a été suspendu.

Traitement : 1 gramme du sel de soude.

Mes notes cessent à cette époque, et la malade a succombé peu de temps après.

OBSERVATION XXXIII.

PHTHISIE AU SECOND DEGRÉ.

Durée antérieure : Six mois.
Symptômes : Amaigrissement. — Très grande faiblesse. — Toux quinteuse. — Expectoration peu abondante. — Inappétence. — Dyspepsie. — Coliques.
Lésion : Adhérences pleurétiques à gauche et quelques tubercules ramollis à droite au niveau de la fosse sous-épineuse.
Durée du traitement : Quatre mois.
Résultat : Alternatives d'amélioration de l'état général.

Sylvain-Gabriel A..., âgé de trente-quatre ans, charpentier, né dans le département de la Creuse, marié.

Ses parents et ses frères et sœurs sont sains et robustes.

7 juillet 1856. — Le malade rend compte d'une manière peu satisfaisante de ses antécédents. Selon lui, il aurait été pris, au mois de janvier dernier, d'une fièvre revenant tous les soirs avec frissons irréguliers. En juin de la même année, après avoir lavé sa chambre, il a été pris de point de côté avec toux, qui a persisté depuis lors avec des accès de fièvre tous les soirs. Elle commence à sept heures et dure jusqu'à quatre heures du matin ; elle n'est pas précédée de frissons et se termine par des sueurs peu abondantes. Il n'a jamais, dit-il, craché le sang, mais il en mouche assez souvent.

État actuel : Tempérament nervoso-sanguin. A beaucoup maigri, a perdu complétement ses forces, et peut à peine marcher. Facies assez coloré, maigreur moyenne.

Il a des douleurs au côté droit au niveau de l'angle inférieur de l'omoplate, mais qui ne sont pas fixes. Toux quinteuse, se répétant surtout la nuit ; il expectore des crachats muqueux, peu abondants. L'appétit a diminué, les digestions sont laborieuses, il a des coliques assez souvent. Il urine bien.

Sonorité normale en avant des deux côtés, si ce n'est que le foie paraît remonter jusqu'au niveau de la cinquième côte, et descendre jusqu'à cinq travers de doigt au-dessous du rebord des fausses côtes. Respiration et voix à peu près normales en avant, des deux côtés. L'impulsion du cœur se voit dans le creux épigastrique. Les bruits sont à peu près normaux.

En arrière, sonorité normale. A l'auscultation, respiration peu nette des deux côtés, surtout dans la fosse sous-épineuse droite, où il y a quelques craquements secs, sensibles surtout lors de la toux, avec un retentissement notable de la voix. Dans la fosse sous-épineuse gauche il y a dans les grandes inspirations quelques bruits de frottement pleurétique.

Diagnostic douteux. Adhérences pleurétiques à gauche et quelques tubercules ramollis à droite, au niveau de la fosse sous-épineuse.

℞ Oxyde blanc d'antimoine.......	0gr,50
Extrait de ciguë..............	0gr,10

Pour six pilules. — En prendre une tous les soirs.

14 juillet.—Le malade a achevé ses pilules. Il n'y a pas de changement notable dans son état.

16 juillet. — Hypophosphite de chaux, 50 centigrammes ; continués les jours suivants à la même dose.

12 août. — Depuis la dernière note, le malade va beaucoup mieux. Il a plus de force, la toux et l'expectoration ont beaucoup diminué.

26 août. — Depuis plusieurs jours le malade a été repris de fièvre avec céphalalgie intense, venant tantôt le soir, tantôt au milieu de la journée, précédée en général de frissons. Pendant ce temps les digestions ont été pénibles; il n'y a pas de diarrhée, une selle naturelle par jour. La nuit, sueurs excessivement abondantes. Hier il a changé deux fois de chemise. Ses forces ont beaucoup diminué. Il a pris quatre jours de suite une pilule de 50 centigrammes de sulfate de quinine et 5 centigrammes d'oxyde blanc d'antimoine; mais la fièvre a augmenté, ce qui me les a fait suspendre. Expectoration peu abondante, non rouillée. Urine très foncée, épaisse.

A prendre matin et soir :

Oxyde blanc d'antimoine........	0gr,10
Extrait de ciguë...............	0gr,02

29 août. — Hier il a eu moins la fièvre; pas de frissons, moins de céphalalgie; pas de douleur épigastrique après avoir mangé.

Depuis huit jours j'ai suspendu le traitement spécifique.

J'examine de nouveau le malade. A la percussion, diminution de la sonorité dans toute la région sous-claviculaire droite. Dans ce même point la respiration est faible avec quelques craquements secs et quelques râles sibilants; à la base du poumon la respiration est presque nulle, et il y a quelques râles sibilants éloignés. Retentissement de la voix très considérable à droite dans toute la région sous-claviculaire. A gauche, respiration rude par endroits.

En arrière, à droite, sonorité à peu près la même qu'à gauche; râles humides nombreux dans les régions sus- et sous-épineuses, où il y a aussi un retentissement considérable de la voix; dans la région sous-scapulaire la respiration est faible. En arrière, à gauche, la respiration est à peu près normale, sans retentissement de la voix. Pouls, 120. Respirations, 30.

Même traitement.

3 septembre. — Hier, en sortant de chez moi, il a eu quelques frissons non suivis de fièvre ni de sueurs. Pas de fièvre ni de sueurs pendant la nuit; moins de céphalalgie. Appétit assez bon, a mangé et n'a pas éprouvé de gêne à l'épigastre; a dormi toute la nuit d'un somme. A eu une forte quinte, hier soir et ce matin. Forces toujours mauvaises; l'expectoration n'a

pas augmenté. Accès de dyspnée de temps en temps. Pouls, 108. Respirations, 26. Il dit qu'en somme il se sent mieux.

Continuer la suspension du traitement spécifique et prendre les mêmes pilules.

4 septembre. — Pouls, 140. Respirations, 24.

Hier, il y a eu quelques frissons, mais moins forts, et non suivis de chaleur; il n'a pas sué de toute la nuit; il a toujours de la céphalalgie le matin en se levant. A mangé avec un peu d'appétit et n'a pas eu d'embarras dans la digestion. Les forces n'augmentent pas.

Ce matin, il me dit qu'il y a trois ans à peu près, il a eu un chancre qui a duré huit jours et qui a été guéri par la cautérisation. Le malade est très chauve, mais il dit que cela a précédé sa maladie vénérienne. Il dit n'en avoir jamais eu d'autre. La fièvre date d'il y a dix-huit mois, ses céphalalgies d'il y a au moins douze ans. Sur le corps du malade on n'aperçoit aucune trace d'éruption ; il dit n'en avoir jamais eu, mais qu'il avait une démangeaison aux parties, augmentant pas la chaleur du lit, qui datait (assure-t-il) de cinq ans, c'est-à-dire deux ans avant le chancre, et qui le tourmentait beaucoup. Elle a disparu, dit-il, depuis un mois, avant de commencer ses pilules d'antimoine (le 29 août) ; mais il n'en est pas sûr. Les coliques ont cessé depuis longtemps. Je prescris :

Oxyde blanc d'antimoine........	0gr,50
Extrait de ciguë..............	0gr,50

Faites dix pilules. — A prendre une le matin et une le soir.

5 septembre. — Il a été bien hier, mais dans la nuit il a eu un frisson qui a duré très longtemps, il a sué beaucoup ; pas de diarrhée, peu d'appétit. Pouls, 108.

6 septembre. — Pouls, 120. Hier a eu un peu de fièvre sans frisson, pas de diarrhée. Toux et expectoration diminuées beaucoup depuis qu'il prend les pilules. La céphalalgie a aussi diminué, mais les forces n'augmentent pas ; plus de gastralgie. A pris ses deux pilules. A sué pendant la nuit, mais a bien dormi.

Bruits du cœur normaux.

8 septembre. — Pouls, 120. Hier a eu un frisson qui a duré à peu près une heure, il a sué la nuit ; pas de gastralgie. Une selle tous les jours. Les forces n'augmentent pas ; l'appétit est un peu meilleur.

9 septembre. — Pouls, 112. Hier, deux frissons, l'un des deux a été suivi de chaleur ; appétit bon ; il a sué pendant la nuit, a bien dormi. Les

forces n'augmentent pas. Continuer à prendre le matin une pilule d'antimoine, et le soir une composée de :

Extrait de ciguë..............	0gr,050
Protoiodure d'hydrargyre.......	0gr,025

Il recommence le traitement spécifique d'hypophosphite de soude, à la dose de 50 centigrammes.

10 septembre. — A eu un peu de frisson. Hier il a sué à peine ; il a peu toussé et peu craché. L'appétit est bon, mais les forces ne sont pas augmentées. Pas de mal de tête, pas point de côté. A pris sa pilule d'antimoine le matin, et celle d'hydrargyre le soir. Un peu de pesanteur d'estomac après avoir mangé. Pouls, 108.

Traitement : 25 centigrammes d'hypophosphite de soude.

11 septembre. — Hier pas de frisson ; mais il s'est trouvé très faible, et ce matin s'est réveillé avec un grand mal de tête et d'estomac. Pas de diarrhée, a sué comme d'habitude. Pesanteur d'estomac avant d'avoir mangé, mais pas après.

12 septembre. — A eu un frisson ce matin, mais n'en a pas eu hier ; a sué pendant la nuit ; a pris ses deux pilules matin et soir. Appétit augmenté. La céphalalgie a diminué ; toux moindre, a mieux dormi ; l'expectoration a diminué.

Continuer ses deux pilules matin et soir, et 50 centigrammes d'hypophosphite de soude.

13 septembre. — Pouls, 120. Est venu à pied. Pas de frisson, un peu de chaleur ; a sué beaucoup et a beaucoup toussé ; pas de céphalalgie. Appétit bon ; pas de diarrhée. Il est toujours faible.

Traitement : 25 centigrammes du sel de soude. Pilule matin et soir.

15 septembre. — Samedi, frisson très fort ; hier et aujourd'hui il a été moindre. Il a sué, il a peu toussé et craché. Pouls, 120. L'appétit est assez bon ; pas de gastralgie ; toujours un peu de céphalalgie, mais moins forte. Les forces diminuent toujours.

Traitement : 50 centigrammes d'hypophosphite de soude.

16 septembre. — Hier il a eu la fièvre et des battements de cœur toute la journée ; il a sué au point de mouiller une chemise ; il a eu une selle ; il est excessivement abattu. Pouls, 120. Gastralgie très forte, pas d'appétit ; céphalalgie. A eu des douleurs dans les bras et les épaules pendant la nuit ; sommeil très agité. Il tousse et crache très peu.

J'ordonne iodure de potassium, 50 centigrammes, à prendre en deux fois. Pas de traitement spécifique.

17 septembre. — N'a pas eu de frisson, mais il a sué plus que d'habitude (il a mouillé deux chemises) ; pas de fièvre ; toujours de la céphalalgie, quoique pas aussi forte que dans les premiers temps. Pas de gastralgie, mais de la pesanteur d'estomac. Beaucoup de toux et expectoration abondante d'un liquide transparent ; une selle. Pouls, 120. A toujours des palpitations de cœur et la respiration fréquente. Il est très faible et ne vient qu'en voiture. Il a dormi assez bien.

19 septembre. — Hier il n'est pas venu, parce qu'en se levant il a été saisi d'un battement de cœur si fort qu'il a été obligé de se recoucher. Sueurs excessivement abondantes (il mouille trois chemises par nuit). Toujours de la céphalalgie. Pouls, 120. Hier, ni frisson ni fièvre ; appétit diminué ; il est très affaibli. Toux et expectorations peu abondantes. J'ordonne tous les soirs une pilule de 5 centigrammes de ciguë et un centigramme d'extrait thébaïque.

20 septembre.—A pris la pilule, a mouillé deux chemises ; hier n'a pas eu de frisson, battements de cœur moins forts, peu de fièvre, pas de mal de tête. Ce matin a eu froid.

A l'examen, je ne trouve pas de changement dans les signes physiques, si ce n'est que les battements du cœur sont faibles et sourds. Pouls, 120, médiocrement fort.

Un granule de digitaline matin et soir.

21 septembre. — N'a pas sué autant, mais il a été pris de frisson en venant ici. Pouls, 120.

Continuer la digitaline.

22 septembre. — Je suis allé voir ce malade que je trouve couché. Hier il n'a eu ni frisson ni fièvre, et il a très peu sué pendant la nuit. Le malade, en voulant se lever aujourd'hui, a encore été pris de palpitations violentes du cœur et obligé de se recoucher. Il a peu toussé et peu expectoré. Les crachats sont entièrement muqueux. Le pouls est à 100, fréquent et médiocrement plein. Il y a un peu de constipation ; l'appétit se conserve assez bien.

A l'examen, je trouve une matité considérable en avant et à droite, s'étendant jusqu'à trois travers de doigt au-dessous de la clavicule ; dans le même point, on entend quelques gros râles humides et quelques craquements ; à gauche et à la base, on entend un peu de râle crépitant très fin. Les battements du cœur sont faibles et éloignés, sans caractère anormal ; il n'y a pas de matité précordiale. En arrière, il y a diminution de la sonorité dans toute la hauteur du poumon droit, la respiration y est faible, et l'on entend çà et là, dans toute la hauteur, les mêmes râles qu'en avant. A gauche et en arrière, la respiration est normale.

Je prescris de continuer un granule de digitaline matin et soir, et d'y ajouter deux cuillerées à soupe chaque fois de la potion suivante :

℞ Kermès minéral..............	0gr,60
Teinture de scille............	8
— de digitale..........	2
— d'opium.............	2
Sirop simple.................	120

28 septembre. — Le malade est mieux ; il a cessé depuis trois jours la potion, parce qu'elle semblait augmenter la faiblesse ; mais il continue la digitaline. Pouls, 100. Battements du cœur toujours faibles et éloignés, avec un léger souffle au premier temps. Râles dans le poumon droit, moins nombreux, s'entendant surtout à la base et en arrière. Toux et expectoration beaucoup diminuées, ainsi que les sueurs ; plus de frissons ; quelques accès de chaleur après avoir mangé ; constipation.

Je prescris un vésicatoire sous la clavicule droite que l'on pansera avec de la poudre de digitale ; un granule de digitaline le matin et le soir, et la pilule suivante :

℞ Calomel....................	0gr,10
Extrait de pissenlit............	0gr,20

29 septembre. — Hier il a eu un grand mal de tête et des palpitations ; la pilule a produit sept ou huit selles.

Suspendre la pilule et la digitaline, et panser le vésicatoire.

1er octobre. — Le malade est à peu près dans le même état. Pouls, 96 ; mais il se sent très faible ; il a des sueurs excessivement copieuses, ayant à changer de chemise quatre ou cinq fois toutes les nuits ; fièvre très forte le matin durant quatre heures avec violent mal de tête ; palpitations de cœur très fortes ; ne peut pas se lever ; point de côté très fort, à droite, vers le niveau du mamelon. Toux augmentée, sèche et fatigante ; expectoration muco-purulente, mais pas plus abondante. Pouls, 120. Pas de diarrhée.

A l'auscultation, matité considérable dans tout le côté droit, soit en avant, soit en arrière ; respiration à peu près nulle dans tout le poumon droit ; seulement, dans les inspirations forcées, on entend, surtout en arrière, çà et là, un craquement sec qui paraît très éloigné ; voix plus retentissante qu'à gauche, sans vibrations, ainsi que la toux.

Du côté gauche, la sonorité paraît à peu près normale ; la respiration un peu exagérée, et en arrière, dans la fosse sous-épineuse, il y a quelques craquements. La voix et la toux de ce côté sont normales.

Le cœur bat toujours au-dessous et en dedans du mamelon gauche, ayant sa pointe à l'épigastre ; les bruits en sont sourds, avec un léger souffle au premier temps.

Je reprends le traitement spécifique, donnant au malade 50 centigrammes d'hypophosphite d'ammoniaque, et un granule de digitaline tous les matins. Il a fait sécher le vésicatoire il y a deux jours.

6 octobre. — Traitement : un gramme d'hypophosphite d'ammoniaque.

7 octobre. — Le malade a passé une très mauvaise nuit ; fièvre très forte ; sueurs abondantes ; grande prostration ; ne peut se tenir debout et a de la peine à s'asseoir. Pouls, 120.

Les signes physiques n'ont pas changé.

Traitement : 30 centigrammes d'hypophosphite d'ammoniaque ; un granule de digitaline.

8 octobre. — Il se trouve mieux ; il a un peu moins de fièvre, pas de frisson, mal de tête un peu diminué, appétit et forces augmentés, sueurs les mêmes. Pouls, 108.

A l'auscultation, on entend en avant et à droite une respiration superficielle, et un bruit de frottement, tant dans l'expiration que dans l'inspiration, ne disparaissant pas par la toux, et surtout marqué à la base.

En arrière, à droite, on retrouve les mêmes signes, et de plus un gargouillement profond qui occupe toute la fosse sous-épineuse ; dans la sus-épineuse, la respiration est nulle.

Traitement : 40 centigrammes d'hypophosphite d'ammoniaque.

9 octobre. — Le mieux est plus prononcé.

Traitement : 50 centigrammes d'hypophosphite d'ammoniaque ; 2 granules de digitaline.

10 octobre. — Tous les signes, tant généraux que locaux, se sont amendés ; ainsi le malade a mangé pour déjeuner une aile et une cuisse de poulet ; les forces sont meilleures ; il est resté levé une heure, et a marché un peu dans sa chambre. Les sueurs cependant n'ont pas diminué.

Les bruits de frottement sont beaucoup moins intenses ; ceux du cœur sont plus clairs. Pouls, 108.

Deux granules et 50 centigrammes d'hypophosphite d'ammoniaque.

11 octobre. — Hier au soir il a paru quelques stries de sang dans les crachats, ce qui a beaucoup alarmé le malade. Cela a duré jusqu'à ce matin ; alors il a été pris de battements de cœur qui ont duré environ deux heures. Il n'a pas pris les granules. Il est très constipé ; il a pris un

lavement, a peu mangé ; il se trouve aussi plus faible. Il a moins sué.

A l'auscultation, les différents bruits à droite sont plus marqués ; en arrière et à la base, on entend de gros râles ; les bruits de frottement ont diminué ; à gauche, vers le niveau du mamelon, un petit râle sibilant.

Les bruits du cœur sont les mêmes.

Traitement : 60 centigrammes d'hypophosphite d'ammoniaque et 2 granules.

12 octobre. — Toujours quelques stries de sang dans les crachats. Le pouls, 120 ; dyspnée.

Traitement : 80 centigrammes du sel d'ammoniaque, 2 granules.

13 octobre. — Moins de sang dans les crachats. Les râles du côté droit ont beaucoup augmenté ; pouls, 116. Le malade est toujours très constipé.

Traitement : 50 centigrammes d'hypophosphite d'ammoniaque ; calomel, 5 centigrammes.

15 octobre. — Il a eu des battements de cœur toute la nuit ; il a été brûlant, avec mal de tête ; il a peu sué ; il s'est senti faible et est resté levé peu de temps ; toux, la même.

Traitement : 40 centigrammes du sel d'ammoniaque et un granule de digitaline.

16 octobre. — Aujourd'hui il se sent mieux ; il a passé une meilleure nuit, a moins sué. Hier il est resté levé une heure et demie ; il a eu moins de palpitations. Les bruits de frottement en avant sont de nouveau revenus ; l'appétit est meilleur ; il est toujours très constipé. Pouls, 108.

Traitement : 30 centigrammes du sel d'ammoniaque et un granule.

17 octobre. — Il dit qu'il a passé une meilleure journée qu'il n'en avait eu depuis longtemps, qu'il n'a pas eu de fièvre du tout, qu'il a moins sué. L'appétit est bon, il a pu rester levé deux heures, il a marché un peu dans la chambre, il n'a eu ni maux de tête ni palpitations. La toux est la même ; il y a un peu de sang dans les crachats d'hier au soir. Pouls, 108.

Les signes stéthoscopiques sont les mêmes.

Traitement : 40 centigrammes du sel d'ammoniaque et un granule de digitaline.

18 octobre. — A passé une mauvaise nuit, avec beaucoup de fièvre et de maux de tête. Pouls, 120.

Traitement : 40 centigrammes du sel d'ammoniaque, pas de digitaline.

19 octobre. — Fièvre toute la nuit et toute la journée, palpitations de cœur très fortes ; il a beaucoup sué ; pas d'appétit, ne peut pas se tenir debout. Pouls, 120.

Traitement : 30 centigrammes du sel d'ammoniaque ; un granule.

20 octobre. — De la fièvre pendant la nuit et beaucoup de sueurs; faiblesse encore augmentée, pas d'appétit, mal de tête, moins de palpitations.

Traitement : 20 centigrammes du sel d'ammoniaque ; un granule.

21 octobre. — Aujourd'hui j'ai changé le traitement et je l'ai remis à 40 centigrammes d'hypophosphite de chaux.

25 octobre. — Il a eu beaucoup de fièvre dans les nuits du 22 et du 23, mais il a moins sué, la nuit dernière il a changé deux fois seulement de chemise, mais il dit que la toux le fatigue beaucoup et l'empêche de dormir.

Traitement : 40 centigrammes du sel de chaux, et un julep gommeux avec 5 centigrammes d'extrait d'opium.

26 octobre. — Il se trouve mieux, il a moins toussé et moins sué, il a eu un léger frisson et quelques battements de cœur.

Traitement : 60 centigrammes du sel de chaux, et extrait thébaïque, 5 centigrammes.

27 octobre. — Il se trouve mieux, il a eu moins de fièvre, il a sué beaucoup moins; pas de mal de tête, pas de palpitations; pas de garderobe; appétit moindre.

Traitement : 80 centigrammes d'hypophosphite de chaux, et extrait d'opium, 5 centigrammes.

28 octobre. — Comme hier, 80 centigrammes du sel de chaux.

29 octobre. — Hypophosphite de potasse, 1 gramme; hypophosphite de chaux, 40 centigrammes.

30 octobre. — Moins de sueurs.

Traitement : Hypophosphite de potasse, 1 gramme ; hypophosphite de chaux, 50 centigrammes.

31 octobre. — Hypophosphite de potasse, 1 gramme.

6 novembre. — Depuis huit jours le malade prend 1 gramme d'hypophosphite de potasse. L'expectoration a beaucoup augmenté ; la fièvre, ainsi que les frissons et les sueurs, s'est beaucoup amoindrie, mais l'appétit s'est presque entièrement perdu ainsi que les forces, le malade pouvant à peine se lever. La nuit dernière il n'a mouillé qu'une chemise, il a dormi presque toute la nuit, ce qui ne lui était pas arrivé depuis très longtemps; hier, il a eu de l'appétit et a pu rester levé deux heures; pas de frisson ni de fièvre, deux selles, l'une hier au soir en diarrhée; n'a pas toussé de toute la nuit. Ce matin grand mal de tête. Expectoration toujours très abondante et très facile. Pouls, 120.

Traitement : Hypophosphites de soude, de potasse et de chaux, de chacun 50 centigrammes et 1 granule de digitaline.

7 novembre. — Se trouve mieux, plus fort et plus d'appétit ; il a toussé à peine, a craché énormément ; a peu sué.

Même traitement.

8 novembre. — Il avait assez bien passé la nuit. Il a été saisi tout à coup ce matin d'une violente douleur qui occupe tout le côté droit de la poitrine. Violente dyspnée, toux fréquente, expectoration purulente excessivement abondante. A la percussion, sonorité très grande de ce côté. A l'auscultation, respiration amphorique.

Pneumothorax auquel il a succombé six jours après.

Pas d'autopsie.

Chez ce malade il y avait complication d'une ancienne pleurésie probablement avec des adhérences du péricarde ; aussi le traitement spécial a-t-il employé avec hésitation, surtout dans les premiers temps. Il a duré en out, y compris de longues interruptions, quatre mois.

Il me semble *aujourd'hui* que, dans ce cas, je n'ai pas assez insisté sur le traitement spécifique au début ; il a été trop souvent interrompu et employé à trop faible dose.

Je ferai remarquer que, dans ce cas, ainsi que dans quelques autres, l'emploi des hypophosphites de potasse et d'ammoniaque m'a paru être suivi d'une augmentation de l'expectoration et des signes qui indiquent le ramollissement des tubercules. L'hypophosphite d'ammoniaque a aussi produit, chez ce malade, des garderobes noires.

OBSERVATION XXXIV.

PHTHISIE AU SECOND DEGRÉ.

Durée antérieure : Quatre ans.

Symptômes : Amaigrissement. — Faiblesse. — Diminution de l'appétit. — Décubitus difficile sur le côté gauche. — Toux presque continuelle. — Expectoration. — Mal de gorge.

Lésion : Tubercules au premier et au deuxième degré occupant les deux tiers supérieurs du poumon gauche.

Durée du traitement : Cinq mois.

Résultat : Amélioration sensible de l'état général. — Mort.

Mademoiselle Julie D..., sœur de la malade qui fait l'objet de l'observation 32. Elle a été vue par M. Louis, le mardi 1er juillet, et il a porté le diagnostic suivant :

« Son mat sous la clavicule gauche dans une grande hauteur, avec bruit » respiratoire faible ou bronchique, accompagné de râle sous-crépitant.

» Même état en arrière du même côté, à la même hauteur, un peu moins » prononcé seulement.

» Le côté droit normal.

» Ainsi le seul poumon gauche est tuberculeux, et dans une grande hau- » teur. »

Je l'examine à mon tour le 8 juillet, et je trouve ce qui suit :

Agée de vingt-cinq ans. — Malade depuis quatre ans, à la suite d'une fluxion de poitrine, s'est rétablie et a été bien portante pendant un an et demi, sans tousser et sans maigrir notablement. Il y a deux ans, elle a commencé à tousser et à maigrir. Les yeux sont cernés et les lèvres herpétiques. Elle n'a jamais été bien réglée, avec des suspensions de plusieurs mois, un peu de flueurs blanches. Les forces ont beaucoup diminué ; elle n'a jamais craché le sang ; l'appétit a un peu diminué ; elle a eu de la diarrhée pendant quinze jours, il y a un mois ; ne transpire la nuit que lorsqu'elle est fatiguée. A une douleur variable dans l'épaule gauche, ne peut rester couchée de ce côté, parce que cela provoque la toux. Tousse presque continuellement, mais surtout le soir et le matin. L'expectoration, muco-purulente, remplit un quart de verre. Affaiblissement notable de la voix depuis environ six mois, le larynx n'est pas douloureux à la pression, mais elle dit qu'elle a mal à la gorge, surtout lorsqu'elle avale.

Elle prend de l'huile de foie de morue, irrégulièrement depuis environ trois ans, ainsi que le fer réduit par l'hydrogène.

Matité dans les deux tiers supérieurs de la poitrine, à gauche en avant et en arrière, respiration très faible entremêlée de quelques craquements secs et de quelques râles sibilants. A droite, sonorité et respiration à peu près normales.

Diagnostic. — Tubercules au premier et au deuxième degré, occupant les deux tiers supérieurs du poumon gauche.

Traitement : 50 centigrammes d'hypophosphite de chaux, continué à la même dose les jours suivants.

13 juillet. — Facies beaucoup meilleur, toux et expectoration fort diminuées.

1er septembre. — Elle avait toujours été en s'amendant jusqu'aujourd'hui ; les forces avaient beaucoup augmenté, et elle se livrait à ses occupations comme avant d'être malade, l'appétit était très bon, pas de sueurs, pas de fièvre, peu de diarrhée, facies et coloration beaucoup meilleurs, mais néanmoins elle avait perdu un kilogramme et demi de son poids. A la fin de juillet, elle avait été réglée beaucoup mieux que depuis longtemps; mais ce mois-ci ses règles, qu'elle attendait pour la semaine dernière, n'ont pas paru. Elle attribue leur suppression à ce qu'elle a marché très vite le jour où elle les attendait, et qu'elle a eu chaud et froid. Depuis lors toute la semaine dernière elle a eu des maux de tête redoublant d'intensité le soir, de la fièvre, des sueurs nocturnes. Le facies est pâle, abattu, les yeux cernés; j'ordonne un bain de pieds sinapisé avant de se coucher.

2 septembre. — Les règles ont paru un peu hier.

Je prescris :

℞	Poudre de myrrhe............	4 gram.
	Carbonate de potasse.........	2
	Esprit de safran et de cannelle composé..................	4
	Sirop simple.................	250

Une cuillerée le matin et deux le soir, dans une tasse d'infusion de camomille chaude.

3 septembre. — Les règles se sont arrêtées hier et n'ont pas reparu. Elle a pris le bain de pieds et la potion.

La toux a augmenté surtout pendant la nuit, quelques sueurs dans le dos, pas de céphalalgie, pas de frissons, pas de maux de reins, appétit assez bon, une garderobe, pas de diarrhée. Pouls, ce matin, 108.

J'ordonne qu'elle continue et qu'on ajoute :

Feuilles fraîches de matricaire, 30 grammes, pour deux lavements, en prendre un en se couchant.

4 septembre. — Les règles n'ont pas reparu, la toux a un peu diminué; pas de frissons ni de fièvre, ni de céphalalgie. Se plaint de ce que la potion lui occasionne des tiraillements d'estomac, je la fais suspendre et continuer le lavement seulement.

Traitement : 50 centigrammes d'hypophosphite de soude.

5 septembre. — Les règles n'ont pas paru. Appétit un peu diminué depuis le manque des règles. Le facies a repris, les forces bonnes, pas de sueurs du tout, pas de fièvre, ni de frissons, ni de céphalalgie, ni de point de côté.

Traitement : 50 centigrammes du sel de soude. Suspendre le lavement.

6 septembre. — Toux et expectoration un peu augmentées depuis que les règles sont supprimées; pas de fièvre ni de sueurs, ni de frissons, appétit et forces bons. Une garderobe tous les jours.

Traitement : 50 centigrammes du sel de soude.

8 septembre. — Pouls, 108. Pas de sueurs la nuit, pas de fièvre ni de frissons ; appétit bon, forces très bonnes, toux un peu augmentée ; expectoration diminuée. Digestions et selles bonnes.

Pas de traitement.

10 septembre. — Pouls, 120.

Traitement : 25 centigrammes du sel de chaux.

11 septembre. — Pouls, 120. Hier un peu de fièvre et de sueur.

12 septembre. — A peu dormi, a beaucoup toussé et a sué. L'expectoration reste la même.

13 septembre. —Tousse davantage la nuit, a sué un peu. A senti quelques signes (douleurs au sein et battements des artères de la tête) qui lui font croire que les règles vont reparaître. Elle a pris un bain de pieds.

Traitement : 50 centigrammes d'hypophosphite de chaux.

15 septembre. — A toujours quelques douleurs, mais les règles n'ont pas paru. Pouls, 112. S'est pesée et a augmenté de poids d'un kilogramme depuis le 1er. N'a pas sué.

Traitement : 50 centigrammes du sel de soude.

16 septembre. — Pouls, 106. Le reste de même.

Traitement : 50 centigrammes d'hypophosphite de soude.

17 septembre. — Pouls, 108. Le reste de même.

Traitement : 50 centigrammes du sel de soude.

18 septembre. — De même.

Traitement : un gramme du sel de soude.

19 septembre. — De même. A toussé un peu plus.

Même traitement.

22 septembre. — Même état. La toux toujours un peu augmentée.

Traitement : 50 centigrammes d'hypophosphite de soude.

23 septembre. — La toux toujours un peu plus forte ; pas de sueurs la nuit. Pouls, 108.

Les signes physiques n'ont pas changé.

Traitement : 50 centigrammes d'hypophosphite de soude.

24 septembre. — Même état.

Même traitement.

25 septembre. — Toux un peu augmentée, ainsi que l'expectoration.

Même traitement.

29 septembre. — Les règles ont paru hier.

Prendre la potion de Griffith que j'avais ordonnée le 2. Suspension du traitement spécifique. Bain de pieds le soir.

30 septembre. — Les règles sont presque finies. Se plaint du mal de gorge ; la toux et l'expectoration sont toujours un peu augmentées.

Traitement : un gramme du sel de soude. Cesser la potion.

1er octobre. — Les règles sont arrêtées, moins de mal de gorge, moins de toux ; elle a sué un peu pendant la nuit.

Traitement : 40 centigrammes du sel de chaux.

2 octobre. — Les règles ont reparu un peu hier. Ce matin elle a toussé plus que d'habitude, et dit qu'elle s'est sentie très mal à l'aise hier ; pas de fièvre, a sué un peu, le mal de gorge a diminué. L'expectoration a augmenté beaucoup depuis huit jours ; l'appétit a aussi diminué un peu ; les forces sont bonnes. Pouls, 116.

Traitement : 40 centigrammes du sel de chaux.

3 octobre. — Elle tousse beaucoup, éprouve beaucoup de malaise et se plaint de mal de tête ; elle a sué un peu la nuit dernière ; l'appétit a diminué depuis quelques jours ; mais elle a moins mal à la gorge.

Traitement : 40 centigrammes du sel de chaux.

4 octobre. — Elle a sué encore un peu pendant la nuit dernière, ainsi que la précédente, a eu des frissons et de la fièvre hier au soir ; toux fréquente. Le mal de gorge a presque disparu ; pas d'appétit.

Traitement : 20 centigrammes d'hypophosphite d'ammoniaque.

7 octobre. — Pouls, 120. N'a pas sué du tout ; très léger frisson vers les quatre heures, sans fièvre ; toujours peu d'appétit, forces toujours bonnes ; le mal de gorge a presque disparu ; elle a moins toussé et moins craché.

Traitement : 20 centigrammes du sel d'ammoniaque.

8 octobre. — Pouls, 116. Hier, à quatre heures, frisson suivi de fièvre avec mal de tête. Appétit un peu meilleur : le mal de gorge a presque disparu ; elle a sué un peu pendant la nuit ; a eu une grande quinte qui l'a fait vomir. Forces toujours bonnes.

Traitement : 30 centigrammes d'hypophosphite d'ammoniaque.

10 octobre. — Toujours des frissons suivis d'un peu de fièvre ; sueurs la nuit ; un peu de mal de tête ; appétit meilleur. Forces bonnes ; peu de mal de gorge.

Traitement : 30 centigrammes du sel d'ammoniaque.

11 octobre. — Frisson, mais moindre, suivi d'un peu de fièvre ; quelques sueurs la nuit ; un peu de mal de tête. Appétit toujours un peu diminué ; peu de mal de gorge. La toux a diminué un peu, ainsi que l'expectoration. Forces bonnes. Pouls, 120.

Traitement : 60 centigrammes du sel d'ammoniaque.

13 octobre. — Moins de frisson et moins de fièvre ; a sué un peu, surtout

du dos ; pas de mal de tête ; appétit toujours un peu diminué. Toux et expectoration, comme le 11. Forces bonnes. Pouls, 120.

Traitement : 60 centigrammes du sel d'ammoniaque.

14 octobre. — Frisson hier ; n'a pas sué du tout pendant la nuit. Appétit le même. Toux et expectoration les mêmes. Forces les mêmes. Pouls, 120.

Traitement : 60 centigrammes d'hypophosphite de chaux.

15 octobre. — Point de côté à gauche, au niveau de la septième côte, surtout quand elle tousse. Un peu de fièvre et de frisson hier. Ce matin, elle s'est trouvée mal en se levant. Pas de palpitations ni de mal de tête. Toux la même, ainsi que l'expectoration ; pas d'envies de vomir. Appétit le même ; elle digère bien.

A l'examen de la poitrine, je ne trouve rien de nouveau.

Traitement : 50 centigrammes d'hypophosphite de chaux.

16 octobre. — Le point de côté a diminué. Hier, frisson et fièvre ; elle a sué fort peu pendant la nuit. La toux reste la même, ainsi que l'expectoration. L'appétit est moins bon qu'il y a quelque temps. Un peu de mal de tête. Pouls, 116.

Traitement : 50 centigrammes du sel de chaux.

Sa tante me dit qu'elle attribue l'aggravation des symptômes qui se remarque chez elle depuis quelque temps à des causes morales, des contrariétés, des chagrins de famille.

17 octobre. — Plus de point de côté. Hier, frisson et fièvre, depuis quatre heures jusqu'à huit heures du soir ; pas d'appétit ; mal de tête. Elle a sué, mais moins qu'il y a quelques jours. Mal de gorge ; pas de diarrhée ; une selle tous les jours. Toux, de même, moins d'expectoration. Pouls très fréquent.

Traitement : 60 centigrammes d'hypophosphite de chaux.

18 octobre. — Hier elle s'est trouvée mieux ; moins de frisson et de fièvre. Toujours mal de gorge. Pouls fréquent ; moins d'expectoration.

Traitement : 60 centigrammes d'hypophosphite de chaux.

20 octobre. — A été mieux, a eu moins de fièvre. La toux et l'expectoration sont diminuées ; elle a moins sué ; elle a bien dormi après avoir pris 4 gouttes de laudanum ; l'appétit est le même ; le mal de gorge est à peu près de même.

Traitement : 60 centigrammes du sel de chaux.

21 octobre. — Fièvre et frisson toute la journée, a sué pendant la nuit. La toux et l'expectoration de même ; peu d'appétit, à cause surtout, dit-elle, du mal de gorge.

Traitement : 40 centigrammes d'hypophosphite de chaux.

23 octobre. — Toujours mal de gorge, mais n'a pas eu de fièvre ni de sueurs ; appétit meilleur, mais son mal de gorge l'empêche d'avaler. La toux et l'expectoration sont moindres.

Traitement : 80 centigrammes d'hypophosphite de chaux.

24 octobre. — Comme hier.

Traitement : 60 centigrammes d'hypophosphite de chaux.

25 octobre. — Plus de fièvre du tout hier ; pas de sueurs, a bien dormi, mal de gorge diminué, appétit meilleur, toux et expectoration moindres.

Traitement : 60 centigrammes du sel de chaux.

27 octobre. — Plus de fièvre ; pas de sueurs du tout ; a toussé un peu cette nuit ; moins d'expectoration ; appétit meilleur, ainsi que les forces ; toujours mal de gorge ; plus de mal de tête.

Traitement : 80 centigrammes d'hypophosphite de soude.

28 octobre. — Pas de fièvre du tout ; a sué un peu ; a toussé beaucoup pendant la nuit ; appétit meilleur ; mal de gorge de même ; pas de mal de tête.

Traitement : 80 centigrammes d'hypophosphite de soude.

29 octobre. — Pas de fièvre du tout ; n'a pas sué du tout ; a toussé à peine ; appétit bon.

Traitement : un gramme d'hypophosphite de soude.

30 octobre. — A sué un peu, a eu un peu de frisson et de mal de tête, peu de toux et d'expectoration ; forces bonnes ; constipation.

Traitement : un gramme d'hypophosphite de soude.

31 octobre. — Pas de sueurs ni de fièvre ; pas de frisson ni de mal de tête ; toux et expectoration les mêmes ; mal de gorge moindre ; toujours constipée ; appétit meilleur, ainsi que les forces.

Traitement : un gramme d'hypophosphite de soude.

3 novembre. — Toujours mal de gorge ; un peu de sueurs le soir ; pas de fièvre ; appétit assez bon ; plus de constipation ; toux et expectoration les mêmes.

Traitement : 80 centigrammes d'hypophosphite de soude.

5 novembre. — Gorge mieux, un peu moite la nuit ; toux et expectoration les mêmes.

Traitement : un gramme d'hypophosphite de soude.

6 novembre. — Mal de gorge assez fort ; peu de toux et d'expectoration ; moins de difficulté pour boire ; un peu de fièvre, un peu de moiteur ; toujours constipée ; pas de règles ce mois-ci ; l'appétit se soutient, ainsi que les forces.

Traitement : 1 gramme du sel de soude.

7 novembre. — Gorge mieux ; un peu de sueur ; pas de fièvre ; appétit de même.

Traitement : 80 centigrammes du sel de soude.

8 novembre. — Se plaint beaucoup, le soir, de son mal de gorge et de picotements ; tousse beaucoup, crache peu ; pas de sueurs la nuit.

Traitement : 80 centigrammes du sel de soude.

11 novembre. — Le mal de gorge a diminué ; toux et expectoration moindres ; pas de fièvre ni de sueurs ; appétit meilleur.

Traitement : 80 centigrammes du sel de soude.

12 novembre. — A transpiré un peu et a beaucoup toussé ; pas de fièvre.

17 novembre. — Samedi 15, elle a eu de la fièvre, ainsi que hier au soir, pendant deux heures.

21 novembre. — Le mal de gorge a augmenté ; elle transpire un peu la nuit ; la toux et l'expectoration ont diminué ; l'appétit est bon ; une selle tous les jours ; forces bonnes.

24 novembre. — Même état.

Traitement : 30 centigrammes du sel de soude.

25 novembre. — Le mal de gorge a encore augmenté.

Même traitement.

27 novembre. — Même état.

Même traitement.

28 novembre. — Un peu de transpiration hier.

Même traitement.

Ici s'arrêtent mes notes. La malade a cessé de venir chez moi peu de temps après, et a succombé au commencement du mois de janvier.

Le traitement a duré en tout cinq mois.

REMARQUES SUR LES OBSERVATIONS
DE LA TROISIÈME CATÉGORIE.

En faisant abstraction des six premiers patients chez lesquels la maladie touchait déjà à son terme fatal, il y a lieu de faire les observations suivantes sur les malades de la troisième catégorie :

Dans les sept derniers cas, il y a eu un mieux persistant et très prononcé, remarquable surtout par le changement complet de la physionomie et de l'attitude, par la disparition ou la modification des symptômes généraux, et par l'augmentation notable des forces.

Sur ces sept malades, il m'a semblé que dans quatre cas (ceux des observations 27, 29, 32 et 34), après cette amélioration, sensible surtout pour trois d'entre eux (27, 29 et 34), il y a eu de nouveau aggravation immédiate à la suite, dans la 27e observation, de courses répétées de plusieurs heures faites à pied, et chez le n° 29, après être resté exposé à un courant d'air froid sous le guichet des Tuileries, où il s'était abrité contre une averse dont il avait été trempé. Le n° 34 avait repris son travail comme avant d'être malade, et veillait même pour ses occupations à cause de l'approche du jour de l'an. Des chagrins et des préoccupations domestiques paraissent avoir pour le moins contribué à la suppression des règles, qui a été le terme du mieux qu'elle avait d'abord ressenti. Chez le n° 32, c'est à l'approche du mauvais temps que l'aggravation s'est surtout fait noter. Chez cette malade, ainsi que chez ceux des observations 28 et 31, il y avait, dès avant le traitement, une diarrhée qui a persisté malgré la médication ; chez le n° 31, cette complication a été aggravée à plusieurs reprises par des excès de manger. Chez la femme de l'observation 28, il est raisonnable de supposer que l'éruption varioloïde, si elle n'a pas hâté le ramollissement déjà fort avancé du dépôt tuberculeux, a contribué tout au moins, par son influence sur l'intestin, à aggraver la diarrhée déjà existante.

Pour tout résumer en un mot, il me paraît qu'en analysant les détails de ces différentes observations, *l'issue fatale doit être immédiatement attribuée aux lésions anatomiques préexistantes* au traitement, ou aux conséquences pathologiques que ces lésions devaient nécessairement produire.

Quelle que soit, en effet, l'influence de la médication sur la diathèse elle-même, elle ne saurait agir que d'une manière indirecte sur les effets physiques déjà produits par la dyscrasie. De même que le traitement antivénérien n'empêchera pas une adénite de se terminer par suppuration, lorsque la phlegmasie locale aura atteint un certain point, de même que des lésions viscérales organiques, suites de fièvres paludéennes, ne disparaîtront pas directement sous l'influence du sulfate de quinine, de même aussi un remède antituberculeux, en enlevant la cause de la maladie, ne saurait détruire les désordres locaux qui en sont les effets. La maxime *sublata causa, tollitur effectus*, ne s'applique en effet qu'aux lésions fonctionnelles ; les lésions organiques, une fois établies, suivent une marche qui leur est propre, et qui, jusqu'à un certain point, est indépendante de la cause dont elles émanent. Ceci deviendra encore plus évident, si l'on compare les cas précédents de la troisième catégorie avec ceux de la première qui se sont terminés par la guérison.

Ici se terminent les observations publiées dans la première édition de ce livre.

CHAPITRE IV.

DEUXIÈME SÉRIE DE RÉSULTATS OBSERVÉS PAR L'AUTEUR.

On a vu dans le chapitre précédent quels étaient les résultats que j'avais obtenus par l'emploi des hypophosphites jusqu'au moment où je présentai à l'Académie de médecine mon premier mémoire sur ce sujet. On a vu également par le contenu de la page 174 que j'étais arrivé à conclure que les hypophosphites étaient le *spécifique de la diathèse* tuberculeuse, mais qu'ils n'avaient qu'une influence indirecte sur les lésions anatomiques préexistantes. Une expérience ultérieure de trois années a confirmé complétement cette manière de voir.

Le nombre des malades que j'ai observés ou traités depuis lors dépasse le chiffre de cinq cents. Dans ce nombre, je n'entends pas parler de patients qui n'ont été vus qu'une ou deux fois, mais de malades que j'ai pu suivre pendant un temps assez long pour que les effets *thérapeutiques* du traitement fussent amplement constatés. Naturellement les résultats *curatifs* ont été différents, suivant les conditions spéciales à chaque cas; mais ce que je puis affirmer aujourd'hui de la manière la plus péremptoire et sans craindre qu'une expérience prolongée et impartiale vienne infirmer cette assertion, c'est que, sur ce grand nombre de malades, *je n'en ai pas encore rencontré un seul dont la mort ne doive être attribuée à l'état local préexistant au traitement*, par conséquent pas un seul cas où les hypophosphites employés convenablement et d'après les règles qui seront indiquées plus loin, ne se soient montrés *le spécifique de la diathèse tuberculeuse.*

Eu égard au nombre considérable de malades que j'ai eu occasion de voir depuis la publication de la première édition de cet ouvrage, il me serait facile de grossir presque à volonté le chiffre des observations qui vont suivre, mais j'ai préféré m'en tenir aux cas observés au dispensaire que j'ai ouvert rue

Larrey, n° 8 (1), pour les raisons suivantes. Presque tous ces cas ont été vus par les praticiens ou les élèves qui ont assisté à ma clinique. La plupart des malades se sont trouvés pendant le traitement dans les conditions hygiéniques et sociales les moins favorables, à tel point que, dans quelques cas, le résultat curatif en a été compromis. Aucun changement n'a été fait ni dans le régime, ni dans le genre de vie, ni dans les occupations des malades, qui ont été laissés complétement libres sous ce rapport. On peut donc, si jamais il est permis de conclure en médecine, affirmer que, dans les cas relatés, il n'est pas possible d'attribuer les résultats curatifs à autre chose qu'au traitement.

Si au lieu de prendre les observations de malades de cette espèce, j'eusse pris celles que j'ai recueillies dans ma pratique particulière, non-seulement les résultats eussent été infiniment plus avantageux, mais en outre la qualité ou la position sociale des patients aurait pu donner à beaucoup d'entre elles un mérite en dehors de leur valeur scientifique. Les exemples ne me manqueraient pas pour justifier cette marche; mais je crois que le traitement de la phthisie par les hypophosphites peut se passer de moyens pareils, auxquels, du reste, j'attache d'autant moins d'importance, que, pour moi, ainsi que le lecteur le verra plus loin (chapitre X), l'observation clinique, telle qu'on la conçoit aujourd'hui, même lorsqu'elle est faite avec une parfaite bonne foi, est presque toujours dépourvue d'un vrai caractère scientifique, et ne sert tout au plus qu'à indiquer les matériaux qui ont servi de base à la *conviction personnelle* de celui qui les publie.

Cependant, pour donner la mesure complète des résultats que j'ai obtenus, et afin qu'on ne puisse pas m'accuser de ne citer que les succès, je rapporterai ici *tous les cas* qui ont été observés à ma clinique publique *pendant une année*. Ces résultats peuvent être regardés comme étant aujourd'hui défi-

(1) Ce dispensaire a été ouvert le 2 décembre 1857 pour le traitement gratuit des indigents. Tout médecin qui a voulu s'en donner la peine a pu en toute liberté, non-seulement y examiner les malades, mais aussi y compulser, sans la moindre réserve, les registres de mes observations.

nitifs, puisqu'il s'est déjà écoulé au moins deux ans depuis que ces observations ont été recueillies. Peut-être me fera-t-on la justice d'admettre que je ne me suis pas trop pressé de les publier.

Dans cet ouvrage, je ne citerai de ma pratique particulière que quelques cas singuliers ou remarquables, notamment *vingt observations de phthisie guérie au troisième degré*, parce que les guérisons observées à cette période sont infiniment rares. Pour ces cas, il est impossible, même à un sceptique de l'école d'observation, de nier l'exactitude du diagnostic, puisque la plupart des malades offrent encore aujourd'hui les signes physiques pathognomoniques de la lésion pulmonaire, et jouissent cependant, presque tous depuis longtemps, d'une santé parfaite.

A cela j'ai cru devoir ajouter trois observations de *phthisie aiguë* qui, réunies à deux autres obtenues au dispensaire, forment un total de cinq cas qui, si je ne me trompe, sont jusqu'ici uniques dans la science.

Voici, sous une forme sommaire, les résultats observés au dispensaire pendant une année, c'est-à-dire depuis le 2 décembre 1857 jusqu'au 2 décembre 1858.

Le nombre total des malades qui se sont présentés à la consultation pendant cette période a été de 154.

Sur ce nombre, 60 n'ont pas suivi le traitement, c'est-à-dire n'ont plus été revus après s'être présentés une ou deux fois. Afin donc d'établir une limite précise, j'ai compris dans ce chiffre de 60, dont les observations ne sont pas rapportées ici, tous les malades chez lesquels la durée du traitement n'avait pas dépassé un mois.

Chez les 94 malades restants, 5 étaient affectés de maladies chroniques des voies respiratoires de nature non tuberculeuse.

Chez 10, la nature tuberculeuse de la maladie était douteuse, ou du moins aurait pu le paraître à certaines personnes. Dans ce nombre se trouvent compris quelques malades qui, pour moi, étaient évidemment atteints de phthisie au premier degré, mais que j'ai rangés dans la catégorie des cas douteux, à cause de la difficulté qu'il y a, à cette période de l'affection, de démontrer l'exactitude du diagnostic autrement que par la marche même de l'affection.

Enfin chez 79 patients, le diagnostic m'a paru offrir toute la certitude que l'on peut attendre en pareil cas.

De ces 79 phthisiques, 2 étaient au premier degré, 50 au second, et 27 au troisième (1).

Je partage les effets produits par le traitement spécifique en :

1° *Guérisons complètes avec disparition des signes physiques.*

Cette série renferme 17 malades : 1 au premier degré et 16 au second.

2° *Guérisons avec persistance des signes physiques.*

Cette série renferme 10 malades : 6 au second degré et 4 au troisième.

3° *Améliorations soutenues, sans résultat définitif*, par suite de l'interruption du traitement.

Presque tous sont des sujets qui, se trouvant en état de reprendre leurs travaux ou se croyant guéris, n'ont pas continué à venir au dispensaire. On n'a donc pas pu avoir de renseignements positifs sur le compte de la plupart d'entre eux. J'ai fait connaître ceux que j'ai pu me procurer. Le nombre des malades compris dans cette série est de 15, savoir : 1 au premier degré, 12 au second, et 2 au troisième.

4° Une quatrième série comprend les malades chez lesquels *il n'y a pas eu d'amélioration soutenue.* Elle renferme 15 cas, dont : 7 au second degré et 8 au troisième.

Quelques-uns de ces malades ont dû succomber depuis, la plupart après avoir cessé le traitement depuis un laps de temps

(1) Comme la plupart des auteurs ne s'accordent pas sur les divisions à établir dans le cours de la phthisie, je veux dire brièvement ici sur quels signes repose la division suivie dans l'ouvrage actuel.

La première, ou période de crudité, est caractérisée par des altérations, à la percussion, de la sonorité du thorax, et par la modification du bruit respiratoire sans production de bruits anormaux.

La deuxième, ou période de ramollissement, a pour caractère l'altération du bruit respiratoire physiologique, lequel se trouve remplacé par des bruits anormaux.

Enfin la troisième, ou période d'excavation, a pour signes les bruits morbides et l'altération de la voix qui indiquent l'existence d'une caverne.

considérable; mais pour beaucoup d'entre eux, les renseignements manquent complétement.

5° Une cinquième catégorie comprend *les malades qui sont morts* pendant le traitement. Ils sont au nombre de 16, dont : 8 au second degré et 8 au troisième.

6° Enfin, dans une dernière catégorie, je range *les malades* qui, après avoir présenté une amélioration persistante de nature à faire croire à une guérison prochaine, ou même à une guérison définitive, *ont succombé à des accidents consécutifs*. Ils sont au nombre de 6 : 2 au second degré et 4 au troisième.

En bonne logique, je serais en droit de réclamer ces cas comme prouvant en faveur du traitement, ou tout au moins comme ne pouvant pas être invoqués contre lui; pour abréger et faciliter la discussion, je ne l'ai pas fait, et les ai comptés comme des cas négatifs avec ceux de la catégorie précédente.

Il y a donc, somme totale, 42 malades qui ont présenté une amélioration persistante et soutenue pendant toute la durée du traitement, et 37 chez lesquels il n'y a pas eu d'amélioration, ou chez qui celle qui s'était manifestée d'abord ne s'est pas soutenue.

A quoi tient cette différence des résultats? — Je réponds sans hésiter et les observations à la main, qu'elle a tenu à l'étendue de la lésion pulmonaire préexistante au traitement, ou à la présence de complications, ainsi qu'il est facile de s'en assurer en compulsant les observations.

Il ne faut pas, en effet, oublier que les malades dont il va être question se trouvaient dans les pires conditions possibles, et que tous ceux qui se sont présentés au dispensaire, *quelle que fût la gravité de leur état*, ont été acceptés et mis en traitement. On ne trouvera donc pas ici seulement des cas choisis comme réunissant les conditions que je regarde comme nécessaires à la réussite du traitement. Quoique, selon moi, cette marche, plus logique et plus conforme au véritable esprit scientifique, aurait l'avantage d'abréger considérablement la masse des matériaux sur lesquels le lecteur devra asseoir son jugement, elle s'écarte trop de l'usage reçu en médecine pour que j'aie cru devoir l'adopter dans le présent ouvrage. Les cas dans lesquels le résultat curatif n'a pas été obtenu auront, du reste, l'avantage de faire voir qu'il y avait chez ces malades absence des conditions que je regarde comme indispensables à la réussite du traitement, et serviront ainsi de contre-épreuve aux cas favorables, en montrant que les résultats, soit positifs, soit négatifs, obtenus par l'emploi des hypophosphites, ne sont pas un simple effet du hasard ou des coïncidences inexplicables, mais des résultats nets et déterminés qu'il est possible dans presque tous les cas de prévoir avec une certitude égale, sinon supérieure à celle qui existe pour les maladies dont la thérapeutique est la mieux établie, telles que la chlorose, la syphilis ou la fièvre intermittente.

Voici maintenant la manière dont ces observations ont été recueillies. Après m'être assuré par quelques questions que la maladie est probablement de nature tuberculeuse, je commence l'examen de la poitrine. Le malade s'étant débarrassé des vêtements qui recouvrent le thorax et ne conservant plus que sa chemise, je procède à la constatation des signes fournis par la percussion et l'auscultation. Les phénomènes observés, soit négatifs, soit positifs, sont tout de suite consignés par un aide, sous ma dictée, sur un registre conservé au dispensaire à cet effet. Les symptômes qui se rapportent à l'état général sont ensuite constatés par un aide d'après un tableau dressé d'avance, et qu'il n'a plus qu'à remplir.

Les modifications dans les symptômes généraux, observées aux consultations suivantes, sont consignées de la même manière presque toujours sans mon intervention, et en s'en rapportant au dire des malades eux-mêmes. Les changements qui surviennent dans l'état local sont écrits comme la première fois sous ma dictée, et sont presque toujours établis sans que j'aie eu connaissance de la note prise à l'examen précédent. De la sorte, chaque examen stéthoscopique ayant été fait d'une manière indépendante, et sans souvenir (si ce n'est une idée vague et générale) de l'état antérieur, les résultats constatés à différentes reprises par l'examen physique ont pu servir de contrôle les uns aux autres. Pour les observations qui vont suivre, cet examen a presque toujours été fait en présence de plusieurs assistants, soit docteurs, soit élèves en médecine (1). Je préviens cependant qu'afin d'économiser l'espace, on n'a pas rapporté tous les examens qui ont été faits, surtout lorsqu'ils n'ont offert que des différences insignifiantes.

Au reste, celui qui voudra se former une idée juste des résultats obtenus par l'action des hypophosphites dans la série d'expériences relatées plus loin, ne devra pas s'en tenir au chiffre numérique brut qui ressort de la comparaison du nombre des guérisons avec celui des cas soumis au traitement. On trouvera dans le chapitre VI, à l'occasion du pronostic, une discussion complète de cette question. Pour le moment, ce que je désire que l'on comprenne, c'est que, suivant moi, il ne s'agit pas de savoir si la guérison a été obtenue pour telle ou telle proportion du nombre total ; mais *quel est le chiffre des résultats curatifs par rapport à celui des malades réunissant les conditions que je regarde comme nécessaires à la guérison?* Si le lecteur appartient à cette école, malheureusement trop nombreuse, pour qui les résultats thérapeutiques ne sont qu'une simple question d'arithmétique, ou à cette autre pour qui la médecine n'est et ne peut être qu'une affaire d'expérience individuelle, dépourvue de tout principe de certitude, et ne conduisant tout au plus qu'à des *convictions personnelles*, mais non à des *démonstrations;* si le lecteur, dis-je, appartient à l'une ou à l'autre de ces deux opinions qui se partagent presque complétement aujourd'hui le corps médical, il ferait bien de s'en tenir ici sans chercher à aller plus loin. Entre lui et l'auteur, il n'y a pas de terrain commun, par suite pas de moyen d'établir une discussion utile, ni d'aboutir à une conclusion quelconque. Si, au contraire, le lecteur est disposé à admettre que la médecine, pour prendre rang parmi les connaissances positives, doit suivre les mêmes règles que les autres sciences d'observation, l'auteur espère arriver à le

(1) Environ soixante personnes ont suivi mes leçons cliniques faites rue Larrey, pendant l'été de 1858.

convaincre que, dans les cas suivants, toutes les fois que le résultat curatif n'a pas été obtenu, cela tient à ce que le malade ne se trouvait pas dans les conditions pathologiques nécessaires pour arriver à ce résultat (conditions qui, dès aujourd'hui, peuvent être fixées d'une manière nette et précise); ou bien que la réussite a été empêchée par l'absence de quelqu'un des éléments généraux nécessaires au succès de tout traitement médical.

Je le répète, il ne faut pas perdre de vue que les malades dont il s'agit dans les observations suivantes ont été pour la plupart soumis à l'influence de circonstances défavorables qui n'ont rien de particulier à la phthisie, mais qui exercent sur la guérison de cette maladie la même influence fâcheuse que sur celle de toute autre affection chronique.

Voici la simple énumération de quelques-unes de ces conditions :

1° Le degré d'avancement de la maladie; l'étendue considérable des lésions locales. Les ouvriers ne se décident en général à recourir au secours de l'art que lorsque la maladie dont ils sont atteints est assez grave pour les forcer à interrompre ou à suspendre complétement leur travail : or, pour la phthisie, cela n'arrive ordinairement que dans deux cas, soit lorsque la maladie est à marche aiguë, soit lorsque la lésion locale est déjà très avancée.

2° Dans plusieurs cas, le résultat curatif a manqué parce que les malades étaient dépourvus même du nécessaire.

3° Plusieurs fois les effets thérapeutiques ayant été produits et le malade se trouvant en pleine convalescence, le résultat curatif a été compromis par la nécessité impérieuse où s'est trouvé le patient de reprendre des travaux au-dessus de ses forces.

4° Quelques malades que l'on pouvait regarder comme déjà guéris ont succombé à des complications évidemment accidentelles, suites de la maladie primitive, mais n'en étant nullement la conséquence nécessaire. Presque toujours ces complications ont été causées par l'état de pauvreté des patients, et auraient pu être évitées par des personnes jouissant de quelque aisance.

Il est très probable que la somme des résultats favorables eût été encore plus élevée, s'il avait été possible de suivre tous les malades jusqu'à la terminaison de l'affection. Il serait difficile, à qui n'en aurait pas fait l'essai, de comprendre combien il a fallu vaincre de difficultés pour arriver à consigner ici ces résultats, et combien il faut de persévérance pour obtenir de malades placés dans les conditions où se sont trouvés les sujets de ces observations, qu'ils suivent un traitement méthodique, lorsqu'une fois l'amélioration a été suffisante pour leur permettre de reprendre leurs travaux.

Les observations suivantes ne représentent donc en réalité que le *minimum extrême* des résultats favorables obtenus dans la pratique de l'auteur, tant à cause des raisons qui précèdent que parce qu'une plus grande expérience lui permet aujourd'hui de manier la médication avec une sûreté qu'il ne possédait pas, il y a trois ans, à l'époque où la plupart d'entre elles ont été recueillies.

OBSERVATIONS

RECUEILLIES PAR L'AUTEUR.

DEUXIÈME SÉRIE

(1857-1858).

PREMIÈRE CATÉGORIE.

CAS QUI SE SONT TERMINÉS PAR LA GUÉRISON, AVEC DISPARITION DES SIGNES PHYSIQUES.

OBSERVATION XXXV.

PHTHISIE AIGUE AU PREMIER DEGRÉ.

Durée antérieure : Un mois et demi.
Symptômes : Hérédité. — Amaigrissement. — Sueurs nocturnes. — Inappétence. — Hémoptysie.
Lésion : Tubercules occupant le sommet du poumon droit.
Résultat du traitement : Disparition des signes physiques et des symptômes généraux.
Durée du traitement : Trois mois.

R..... (François), trente-quatre ans, marié, cocher.

1er février 1858. — Le malade a perdu sa mère d'une affection de poitrine; son père est de tempérament faible; ses frères et sœurs vivent encore.

La maladie a débuté par une toux qui a commencé il y a cinq ou six semaines, qui a cessé pendant dix jours, et a ensuite repris il y a quinze jours, pour persister jusqu'à aujourd'hui. Il a craché du sang pur pendant deux jours; il n'a pas eu de point de côté; il sue la nuit depuis cinq semaines. Le sommeil est bon, et il n'éprouve pas de gêne dans le décubitus. L'appétit a diminué, et le malade a maigri d'une manière assez sensible; ses forces se sont assez bien maintenues. Actuellement la toux et l'expectoration sont médiocres; pas de diarrhée; une garderobe naturelle par jour.

État local : La poitrine, d'embonpoint moyen, est assez bien conformée, quoique un peu étroite.

En avant, à la percussion, diminution de sonorité au-dessous de la clavicule droite, dans une étendue de trois travers de doigt.

A l'auscultation, à droite, au-dessous de la clavicule, dans l'endroit où existe la matité, bruit respiratoire rude avec expiration prolongée, et surtout grand retentissement de la voix.

En arrière, à la percussion, dans la fosse sus-épineuse droite, diminution de sonorité, plus notable encore dans la fosse sous-épineuse jusqu'au niveau de la partie moyenne de l'épine de l'omoplate.

A l'auscultation, dans la fosse sus-épineuse droite, légère augmentation du bruit respiratoire et retentissement de la voix aussi notable que sous la clavicule..

Diagnostic : Tubercules au premier degré occupant le sommet du poumon droit.

Traitement : hypophosphite de soude, 1 gramme par jour.

12 février. — La toux et l'expectoration ont diminué, ainsi que les sueurs nocturnes. L'appétit est bon.

Même traitement.

1er mars. — Il ne tousse plus, mais il crache encore un peu. Il transpire à peine.

Même traitement.

12 avril. — La toux n'a pas reparu; l'expectoration a cessé. L'appétit est bon, les forces se soutiennent. Il n'a pas de fièvre, mais il a transpiré trois fois la semaine dernière.

Pouls, 58, régulier, médiocrement plein.

Traitement : hypophosphite de chaux, 50 centigrammes tous les deux jours.

30 avril. — Le malade dit se trouver très bien et n'avoir jamais eu aussi bon appétit.

A l'examen, je constate ce qui suit : En avant, à la percussion, sonorité bonne et à peu près égale des deux côtés.

A l'auscultation, respiration à peu près égale et normale des deux côtés; encore du retentissement de la voix au-dessous de la clavicule droite.

En arrière, à la percussion, légère diminution de sonorité dans la fosse sous-épineuse droite.

A l'auscultation, à droite, dans la fosse sus-épineuse, respiration exagérée avec un peu de retentissement de la voix. Il y a aussi un peu d'exagération de la voix dans l'endroit où existe la matité.

Le malade est mis au traitement à dose prophylactique : hypophosphite de chaux, 50 centigrammes tous les trois jours.

2 juin. — L'amélioration continue.

Pas de traitement.

28 juillet. — Le malade continue à aller très bien.

État local : En avant, à la percussion, légère diminution de sonorité au-dessous de la clavicule droite dans une étendue de deux travers de doigt.

A l'auscultation, à droite, un peu d'expiration prolongée et un peu de retentissement de la voix.

En arrière, sonorité bonne et égale des deux côtés.

A l'auscultation, un peu de retentissement de la voix à droite.

Traitement : hypophosphite de soude, 50 centigrammes tous les huit jours.

22 octobre. — L'amélioration continue. Le malade ne tousse pas du tout ; l'appétit est très bon, ainsi que les forces.

Traitement : hypophosphite de soude, 50 centigrammes tous les deux jours.

20 juin 1860. — Le malade a été vu aujourd'hui : depuis son traitement, il y a maintenant deux ans, il jouit d'une parfaite santé et continue son état de cocher.

OBSERVATION XXXVI.

PHTHISIE AU SECOND DEGRÉ.

Symptômes : Hérédité. — Hémoptysies. — Faiblesse. — Dyspnée. — Toux. — Inappétence. — Gêne dans le décubitus.

Lésion : Tubercules ramollis occupant la moitié supérieure du poumon droit.

Durée antérieure : Cinq mois.

Résultat du traitement : Disparition des signes physiques et des symptômes généraux.

Durée du traitement : Un mois et demi.

G..... (Clarisse), vingt-six ans, non mariée, domestique.

« 14 décembre 1857. — La malade a eu deux sœurs qui, à ce qu'elle rap-
» porte, seraient mortes de la poitrine. Son père et sa mère vivent encore.

» Sa maladie a commencé, il y a cinq mois, par une fluxion de poitrine.
» A cette époque, elle a eu des *vomissements de sang* (une chopine, dit-elle);
» elle est restée plus de deux mois au lit. Lorsqu'elle s'est relevée, *on lui a fait*
» *prendre de l'huile de foie de morue*. Depuis elle a craché du sang rouge
» encore sept ou huit fois ; généralement ses crachats sont d'un brun ver-
» dâtre. Ses forces ont tellement diminué, qu'elle a été obligée de renoncer
» à son état de cuisinière. Elle est très essoufflée pour marcher. La toux est
» très forte et arrive par quintes. Elle ne sue pas la nuit. Le décubitus est
» impossible sur le côté droit. Elle n'a pas d'appétit, toutefois elle digère
» bien. Une garderobe par jour.

» Elle n'a jamais été bien réglée, même avant sa maladie; elle ne l'est
» guère que toutes les six semaines. Ses règles sont un peu blanchâtres; elle
» n'a pas de leucorrhée.

» Pouls, 100.

» État local :

» En avant, à la percussion, sensibilité à droite, sonorité à peu près égale
» des deux côtés.

» A l'auscultation, à gauche, la respiration se fait mal.

» A droite, l'expansion vésiculaire se fait très mal ; la respiration est bron-
» chique dans les grandes inspirations.

» L'auscultation de la voix ne peut guère se faire, parce qu'il y a une
» aphonie presque complète.

» En arrière, à la percussion, sonorité à peu près égale des deux côtés.

» A l'auscultation, à gauche, la respiration se fait mal.

» A droite, dans la fosse sous-épineuse, craquements à grosses bulles,
» mais s'entendant mal à cause de la difficulté de la respiration. Dans le
» même point, retentissement considérable de la voix. »

La malade est tellement émue, qu'elle peut à peine respirer, de sorte que l'auscultation est très difficile.

Diagnostic : Douteux sous le rapport des signes physiques demandant un examen plus prolongé ; très probablement tubercules à cause des commémoratifs et des symptômes généraux ; tubercules en voie de ramollissement au sommet du poumon droit.

Traitement : hypophosphite de soude, 1 gramme par jour.

« 18 décembre. — La malade dit se trouver beaucoup mieux ; elle tousse
» et crache moins; elle a plus d'appétit et est un peu moins essoufflée. Ses
» forces n'ont pas augmenté.

» Même traitement.

» 8 janvier 1858. — L'amélioration est telle que la malade a pu se replacer

» depuis dix jours comme cuisinière. Elle tousse très peu; son appétit est » revenu aussi bon qu'auparavant, et elle a sensiblement engraissé.

» Même traitement.

» 22 janvier. — La malade a tout à fait le facies d'une personne en bonne » santé. La toux et l'expectoration sont nulles. L'appétit est bon. Pas de » sueurs nocturnes, pas de dyspnée. Embonpoint très notable. Les forces » sont revenues, et elle continue son état de cuisinière avec au moins, dit- » elle, autant de forces qu'antérieurement.

» Il y a huit jours elle a eu ses règles; elles étaient aussi colorées qu'avant » sa maladie.

» 3 février. —Elle a eu une attaque de grippe. La toux a beaucoup augmenté; » elle sue depuis trois nuits et se plaint d'un violent point de côté à droite.

» Pouls, 120. »

1° ℞ Tartre stibié.......... 15 centigrammes.

2° ℞ Extrait d'aconit...... }
— de ciguë..... } ââ 4 grammes.
— de digitale.... }
Protoiodure d'hydrargyre. 2 —
Cérat simple.......... 40 —

Pour usage externe.

» 5 février. — Le vomitif a produit de nombreux vomissements bilieux. » Aujourd'hui la malade tousse et crache très peu. Son point de côté a tout à » fait disparu. Hier soir elle a eu encore un peu de fièvre.

» Pouls, 120.

» Traitement : tartre stibié, 10 centigrammes.

» 15 février. —La toux et l'expectoration ont disparu. Les sueurs nocturnes » sont à peine sensibles, mais l'appétit n'est pas encore tout à fait revenu.

» Traitement : hypophosphite de soude, 1 gramme par jour.

» 3 mars. — L'appétit est bon; elle ne tousse plus et a beaucoup engraissé.

» A l'examen, je constate ce qui suit : En avant, à la percussion, encore » un peu de sensibilité sous la clavicule droite.

» A l'auscultation, à droite, respiration notablement plus faible qu'à gauche, » avec un peu d'expiration prolongée. Pectoriloquie imparfaite. A la partie » moyenne, quelques craquements secs, peu nombreux, à la fin de l'inspiration.

» En arrière, à la percussion, sonorité un peu moindre dans la fosse sus- » épineuse droite que dans la fosse correspondante gauche. La différence est » encore plus sensible dans les fosses sous-épineuses.

» A l'auscultation, à gauche, dans la fosse sus-épineuse, la respiration est
» un peu faible. Pas de retentissement de la voix.

» A droite, respiration très faible dans la fosse sus-épineuse, avec quelques
» craquements humides assez fins. Dans la fosse sous-épineuse, craquements
» humides assez nombreux, quoique moindres que lors du premier examen.
» Pas de retentissement de la voix (1).

» Traitement : hypophosphite de soude, 1 gramme par jour. »

17 mars. — L'amélioration continue. Les sueurs nocturnes ont complétement cessé.

Même traitement.

29 mars. — Elle se plaint d'avoir de violents maux de tête.

Traitement : hypophosphite de soude, 1 gramme le 2 avril, et 1 gramme le 15.

16 avril. — La toux et l'expectoration ont complétement cessé ; elle a bon appétit, ne sue pas la nuit, n'a pas de coliques ni de diarrhée, pas de fièvre le soir. Les forces sont revenues, mais depuis quatre à cinq jours la céphalalgie est toujours très violente. Avant-hier et hier, la malade a beaucoup saigné du nez ; elle se plaint de lassitude dans les jambes. Pouls, 100.

Traitement : tartre stibié, 10 centigrammes.

21 avril. — La malade dit se trouver parfaitement bien ; elle a notablement engraissé. Tous les symptômes généraux ont disparu.

Pas de traitement.

(1) Cette observation, ainsi que plusieurs autres, ayant été l'objet d'une discussion entre M. Dechambre, rédacteur en chef de la *Gazette hebdomadaire* et l'auteur, je vais reproduire textuellement en note pour chacune d'elles les remarques dont cet honorable critique a cru devoir les accompagner.

Je renvoie au chapitre X l'examen de ces opinions et de la discussion qui s'est élevée à ce sujet entre M. Dechambre et moi.

La partie de chaque observation mise entre guillemets dans le texte avait été envoyée par moi à M. Dechambre et précédait sa note dans la *Gazette hebdomadaire*.

Vue le 11 mars, M. Dechambre constata chez cette malade :

» *En avant*, à gauche, sonorité bonne, respiration normale ; à droite, sonorité
» un peu obscure dans la partie supérieure, et respiration faible comme dans le
» cas de fausses membranes (la fluxion de la poitrine a été accompagnée d'un
» fort point de côté à droite) ; *léger* retentissement de la voix ; pas de craque-
» ments ni même de râles.

» *En arrière*, même état qu'en avant, avec cette différence qu'il n'y a pas de
» retentissement sensible de la voix. » (*Gazette hebdomadaire*, n° 35, 27 août 1858, p. 602.)

» 28 avril. — État local :

» En avant, à la percussion, légère diminution de sonorité au-dessous du » tiers externe de la clavicule droite.

» A l'auscultation, dans le même point, légère diminution du bruit respi- » ratoire, avec un peu de retentissement de la voix, sans râles ni craque- » ments d'aucune espèce.

» En arrière, à la percussion, légère diminution de sonorité dans la fosse » sus-épineuse droite, plus marquée dans la fosse sous-épineuse du même » côté.

» A l'auscultation, à gauche, la respiration est normale.

» A droite, dans la fosse sus-épineuse, la respiration est normale, la voix » y est un peu plus retentissante qu'à gauche. Dans la fosse sous-épineuse, » faiblesse notable du bruit respiratoire, sans râles ni craquements d'aucune » espèce, sans retentissement de la voix ni de la toux (1). »

7 juillet. — L'amélioration continue.

Traitement : hypophosphite de soude, 25 centigrammes tous les huit jours.

12 juillet. — Même état satisfaisant.

« Quant aux signes stéthoscopiques, elle est examinée par quelques élèves, » qui retrouvent à peu près les mêmes signes que lors du dernier exa- » men (2). »

La malade a été revue dans le courant de l'hiver suivant. Elle continuait à se porter très bien et travaillait à son état de cuisinière.

(1) « Le 30 avril, l'auscultation et la percussion me donnent les mêmes résul- » tats qu'à M. Churchill. Je constate aussi que la malade *paraît beaucoup mieux* » *portante et a pris de l'embonpoint*. Elle se sent forte, travaille de son état de » cuisinière, et ne tousse presque plus. » (Dechambre, *Gazette hebdomadaire*, n° 35, 27 août 1858, p. 603.)

(2) « Le 14 juillet, je constate aussi que les signes physiques n'ont pas varié ; » mais la malade me dit qu'elle n'a *plus* engraissé (ce qui me paraît exact) ; » qu'elle se sent faible, sue un peu la nuit, et éprouve des douleurs dans le côté » droit de la poitrine, surtout quand on percute. »

M. Dechambre termine par la remarque suivante :

« Ainsi, dans cette observation, M. Churchill n'affirme pas l'existence de » tubercules, et je crois en effet que si les poumons renferment des tubercules, » ce n'est pas cette altération, mais bien une pleuro-pneumonie mal résolue (et » qui a failli renaître dans le cours du traitement), qui a gouverné les accidents » principaux. Ce qui le donne surtout à penser, c'est la prédominance des signes » physiques dans la fosse *sous-épineuse* droite et non sus-épineuse. Quoi qu'il » en soit, M. Churchill constate, le 14 décembre 1857 et le 3 mars 1858, de la » matité, des craquements plus ou moins serrés dans les deux côtés de la poi-

OBSERVATION XXXVII.

PHTHISIE AU SECOND DEGRÉ.

Durée antérieure : Quatre ans.
Symptômes : Hérédité. — Inappétence. — Amaigrissement. — Insomnie. — Sueurs nocturnes. — Dyspnée. — Toux. — Diarrhée. — Coliques.
Lésion : Tubercules en voie de ramollissement au sommet des deux poumons. — Peut-être tubercules intestinaux.
Résultat du traitement : Disparition des signes physiques et des symptômes généraux.
Durée du traitement : Sept mois.

A..... (Adeline), sept ans.

2 avril 1858. — La maladie est héréditaire. La toux existe depuis quatre ou cinq ans; l'expectoration est peu abondante; l'appétit s'est perdu et l'amaigrissement est sensible; la malade ne vomit pas. Elle dort mal et sue beaucoup la nuit; elle est essoufflée; elle n'a pas de fièvre; elle a des coliques et de la diarrhée (quatre ou cinq garderobes par jour).

État local :

En avant, à la percussion, diminution de sonorité sous la clavicule gauche. Cette matité se retrouve dans toute la hauteur et est plus considérable à la base.

A l'auscultation, à gauche, respiration très rude sous la clavicule, accom-

» trine. Le 28 avril, la matité a diminué; il n'y a plus de craquements; ceux-ci » sont remplacés en quelques points par une *respiration normale.* Moi aussi, le » même jour, je m'assure de l'absence de râles; mais ce même résultat, je » l'avais déjà noté la première fois que je vis la malade, le 11 mars, huit jours » après le second examen de M. Churchill, dans lequel il avait trouvé des cra- » quements du côté droit, en avant et en arrière; en sorte que je ne puis voir, » sous le rapport des signes physiques, qu'un état stationnaire là où M. Churchill » a vu une marche décroissante.

» Quant à l'état général, *il a été notablement amélioré;* seulement on a pu » voir qu'il était un peu moins bon à la date de mon dernier examen (14 juillet). » (*Gazette hebdomadaire*, n° 35, 27 août 1858, p. 603.)

Je me vois obligé d'ajouter à ce qui précède ce que M. Dechambre aurait dû lui-même mentionner, à savoir, que quoique j'eusse eu avec lui plusieurs conversations au sujet des malades qu'il voyait, il n'a *jamais* émis devant moi le moindre doute au sujet de la nature tuberculeuse de leur maladie. La première connaissance que j'ai eue de ses objections à cet égard m'est venue de la lecture de ses articles dans la *Gazette, lorsque deux des malades étaient déjà guéris.* (Voy. chap. X, et plus loin, p. 225.)

pagnée de râles sibilants. Retentissement de la voix et de la toux. Même chose à la base.

A droite, la respiration est à peu près normale.

En arrière, à la percussion, augmentation notable de sonorité dans la fosse sus-épineuse gauche.

A l'auscultation, à gauche, respiration plus faible dans la fosse sus-épineuse que dans la fosse correspondante droite, où elle est exagérée, surtout au sommet.

L'auscultation est difficile à cause de la résistance de l'enfant et de ses pleurs continuels.

Diagnostic : tubercules en voie de ramollissement au sommet des deux poumons, peut-être tubercules intestinaux.

Traitement : hypophosphite de chaux, 10 centigrammes par jour.

14 avril. — Elle ne tousse plus du tout, mais elle sue encore beaucoup la nuit. Elle dort bien ; elle a bon appétit et le facies est meilleur. La diarrhée s'était arrêtée, mais elle a reparu ce matin. Les coliques persistent.

Traitement : hypophosphite de quinine, 15 centigrammes par jour.

19 avril. — Depuis deux jours la diarrhée et les coliques sont supprimées. L'expectoration a diminué. Les sueurs nocturnes sont aussi beaucoup moins abondantes, mais l'appétit est moins bon et la respiration est très gênée.

Pouls, 108.

Traitement : hypophosphite de chaux, 10 centigrammes par jour.

5 juillet. — Elle tousse de nouveau un peu. Son appétit est médiocre. Elle ne sue pas la nuit. Elle n'a pas de diarrhée, mais elle se plaint encore de coliques.

Traitement : hypophosphite de chaux, 10 centigrammes par jour.

19 juillet. — La toux est presque nulle. Les coliques ont cessé, mais l'appétit est mauvais.

Pouls, 88.

Traitement : 1° hypophosphite de quinine, 1 centigramme par jour ; 2° hypophosphite de chaux, 10 centigrammes par jour. Dans du sirop simple.

9 août. — L'appétit est un peu meilleur, mais les coliques ont reparu, et elle accuse une douleur de côté.

Pouls, 100, régulier, assez plein.

Traitement : vésicatoire volant *loco dolenti.*

16 août. — La douleur de côté a disparu, ainsi que les coliques. La toux est très rare, mais elle sue un peu la nuit.

Pouls, 120, régulier, assez plein.

Traitement. hypophosphite de soude, 2 centigrammes par jour.

15 décembre. — Elle a eu froid aux pieds ces jours derniers, et la toux a beaucoup augmenté. Pas de sueurs nocturnes. Pas de fièvre ni de diarrhée.

Pouls, 120, régulier, médiocrement plein.

℞ Hypophosphite de chaux.... — quinine....	ââ 2 centigr. par jour.

29 décembre. — Les sueurs nocturnes ont reparu et sont assez abondantes, mais l'appétit est meilleur.

Pouls, 100, régulier, médiocrement plein.

État local :

En avant, à la percussion, légère diminution de sonorité au-dessus de la clavicule gauche et au-dessous dans toute la hauteur.

A l'auscultation, à gauche, respiration rude, saccadée pendant l'inspiration, plus faible à la base, sans râles ni craquements, sans retentissement appréciable de la voix ni de la toux.

A droite, rien de notable.

En arrière, à la percussion, augmentation notable de sonorité dans la fosse sus-épineuse gauche aussi bien que dans le reste du poumon, quoique moins marquée.

A l'auscultation, à gauche, rien de notable.

A droite, dans la fosse sus-épineuse, respiration rude. Rien d'anormal dans le reste du poumon.

Même traitement.

10 janvier 1859. — Depuis huit jours elle tousse beaucoup. Elle a la fièvre la nuit. Elle a eu la diarrhée pendant quelques jours; actuellement, elle ne l'a plus.

Pouls, 120.

Traitement : sirop d'ipéca, 30 grammes. Par cuillerées à café jusqu'au vomissement.

21 janvier. — Elle ne tousse presque plus et dort assez bien. La fièvre est moins intense. Elle a la diarrhée depuis deux jours.

Pouls, 96, régulier, un peu mou.

℞ Hypophosphite de chaux..... — quinine....	ââ 1 centigr. par jour.

7 février. — La diarrhée est arrêtée; la fièvre a cessé.

Pouls, 80, régulier, médiocrement plein.

Traitement : hypophosphite de chaux, 2 centigrammes par jour.

23 février. — Elle ne tousse plus que lorsqu'elle monte ou qu'elle court. Elle dort très bien, mais elle sue encore un peu la nuit. Son appétit est médiocre. La dyspnée est à peine sensible. Elle n'a pas de diarrhée.

Sa mère dit qu'elle a beaucoup grandi depuis qu'elle suit le traitement, mais qu'elle se masturbe.

Pouls, 120.

A l'examen, je constate ce qui suit :

En avant, à la percussion, légère diminution de sonorité dans le tiers inférieur du côté gauche.

A l'auscultation, à gauche, un ou deux râles sibilants dans les inspirations forcées.

A droite, rien de notable.

En arrière, à la percussion, diminution de sonorité dans la fosse sus-épineuse droite.

A l'auscultation, à droite, dans la fosse sus-épineuse, respiration plus exagérée qu'à gauche, avec un très léger retentissement de la voix.

Même traitement.

7 mars. — Les sueurs nocturnes persistent. La toux est très rare.

Traitement : hypophosphite de chaux, 10 centigrammes par jour.

25 mars. — Elle se trouve bien. Les sueurs nocturnes ont cessé.

Pouls, 84, régulier, médiocrement plein.

Même traitement.

La malade a été revue quelque temps après. Elle continuait à bien se porter.

OBSERVATION XXXVIII.

PHTHISIE AU SECOND DEGRÉ.

Durée antérieure : Sept ans.

Symptômes : Toux. — Inappétence. — Amaigrissement. — Dyspnée. — Faiblesse. — Hémoptysie.

Lésion : Tubercules en voie de ramollissement au sommet des deux poumons.

Résultat du traitement : Disparition des signes physiques et des symptômes généraux.

Durée du traitement : Neuf mois.

D....., trente-quatre ans, giletière.

15 janvier 1858. — Depuis sept ans, la malade dit avoir toujours eu des douleurs de poitrine. Elle tousse aussi depuis sept ans. Son expectoration

est muco-purulente peu abondante. Elle a craché du sang il y a quatre ans pour la première fois; ce sang était caillé. Elle ne sue pas la nuit. Elle a beaucoup perdu de son appétit et a maigri d'une manière très sensible. Elle est oppressée et se plaint d'avoir de violents maux de tête. Pas de diarrhée; ses règles viennent régulièrement.

Depuis quelque temps, elle ne peut plus faire sa journée entière de travail.

Pouls, 120.

La malade étant arrivée à la fin de la consultation et ayant été examinée un peu à la hâte, le diagnostic est remis jusqu'à plus ample examen.

Traitement : hypophosphite de potasse, 1 gramme par jour.

25 janvier. — La toux a diminué, l'appétit et les forces ont augmenté.

℞ Hypophosphite de potasse .... } ãã 50 centigr. par jour.
— de soude ..... }

8 février. — La malade est très oppressée et se plaint d'un point de côté à la base du poumon droit.

Pouls, 120.

Traitement : tartre stibié, 15 centigrammes.

12 février. — Elle a craché un peu de sang hier, mais elle a ses règles.

Pouls, 120.

Suspension du traitement.

19 février. — Elle se plaint que sa toux est sèche et que son expectoration est difficile.

A l'examen, je constate ce qui suit : En avant, à la percussion, diminution de sonorité sous la clavicule gauche, diminution plus marquée à droite.

A l'auscultation, respiration exagérée aux deux sommets, surtout à gauche.

A droite, retentissement de la voix. Dans le reste du poumon, la respiration est normale.

En arrière, à la percussion, sonorité plus grande dans la fosse sus-épineuse droite que dans la fosse correspondante gauche. Il en est de même dans la fosse sous-épineuse dans toute la hauteur.

A l'auscultation, à gauche, dans la fosse sus-épineuse, craquements secs bien évidents. Pas de retentissement de la voix. Dans le reste du poumon, la respiration est à peu près normale.

A droite, quelques craquements secs dans les fosses sus- et sous-épineuses, sans retentissement de la voix.

Diagnostic : tubercules au second degré disséminés dans les deux poumons.

℞ Hypophosphite de soude......	} ãã	50 centigr. par jour.
— de potasse		

26 février. — Elle se trouve mieux; la toux est moindre; l'expectoration est muco purulente, très verte. L'appétit est meilleur.

5 mars. — Elle ne crache pas depuis huit jours, mais la toux est assez forte le matin. Les forces augmentent.

℞ Hypophosphite de soude......	} ãã	50 centigr. par jour.
— de potasse		

15 mars. — Elle se trouve beaucoup mieux. La toux a diminué, son appétit est très bon, ses forces sont meilleures. Ses maux de tête ont disparu, mais le soir et la nuit elle a la fièvre. Elle est très constipée.

Pouls, 120 (elle vient de marcher).

℞ Aloès....................	} ãã	5 centigr.
Protochlorure d'hydrargyre...		

Pour une pilule.

17 mars. — Elle a été à la garderobe.

Traitement : hypophosphite de soude, 1 gramme, et hypophosphite d'ammoniaque, 50 centigrammes par jour.

24 mars. — Elle se trouve très bien. Elle ne tousse plus que deux ou trois fois par jour, elle ne sue pas la nuit. Son appétit est bon. Elle a mouché quelques filets de sang.

Suspension du traitement pendant huit jours.

2 avril. — Elle n'a pas été aussi bien, dit-elle, la toux a augmenté, elle recommence à cracher. Depuis quelques jours elle est moins forte et a moins d'appétit.

Elle a eu ses règles, qui ont duré cinq jours; pendant ce temps, elle a craché un peu de sang.

Traitement : hypophosphite de soude, 1 gramme par jour.

16 avril. — Elle tousse moins. Depuis quinze jours, elle crache un peu de sang; elle en a aussi vomi un peu. Elle se plaint d'avoir de la somnolence et quelques douleurs vagues dans les membres.

Traitement : tartre stibié, 10 centigrammes.

26 avril. — Elle dit qu'elle se trouve beaucoup mieux. Elle tousse à peine. L'hémoptysie a été arrêtée immédiatement après le vomitif.

Traitement : hypophosphite de soude, 1 gramme tous les quatre jours.

2 août. — L'appétit a diminué et la malade se plaint de bourdonnements d'oreilles.

Pouls, 120.

Traitement : hypophosphite de chaux, 25 centigrammes par jour.

1er septembre. — Elle ne tousse plus, mais elle a très mal à la tête.

Traitement : Tartre stibié, 10 centigrammes.

8 septembre. — Elle a beaucoup vomi et dit être soulagée ; sa céphalalgie a diminué.

Traitement : hypophosphite de soude, 10 centigrammes par jour.

4 octobre. — Elle ne tousse pas. Depuis hier, elle a un point de côté à droite. Elle travaille douze à quatorze heures par jour.

Ses règles viennent régulièrement.

Traitement : vésicatoire volant *loco dolenti*.

20 octobre. — Le point de côté a disparu sans application du vésicatoire. Aujourd'hui elle a la diarrhée.

℞	Sous-nitrate de bismuth	4 grammes.
	Laudanum de Sydenham	40 gouttes.

En quatre paquets : un matin et soir.

5 novembre. — Depuis trois à quatre jours, elle tousse un peu. Elle travaille toujours quatorze heures par jour. Pouls, 108.

℞	Tartre stibié	0gr,05
	Sirop d'ipéca.........	30 grammes.

13 décembre. — La toux a presque complètement cessé. Elle se plaint de violents maux de tête et peut à peine se tenir debout, dit-elle. Elle a eu ses règles, qui ont duré de x jours.

Pouls, 140.

Traitement : hypophosphite de soude, 50 centigrammes par jour.

27 décembre. — Tous les symptômes ont disparu, et son appétit est bon. Elle ne se plaint que de céphalalgie.

Pouls, 108.

Traitement : hypophosphite de soude, 10 centigrammes tous les trois jours.

La malade est revenue encore à différentes reprises, ne se plaignant plus d'aucun symptôme, si ce n'est de temps en temps de céphalalgie.

Les signes physiques avaient complétement disparu, mais les notes de l'auscultation ont été égarées.

OBSERVATION XXXIX.

PHTHISIE AU SECOND DEGRÉ.

Durée antérieure : Trois ans.
Symptômes : Pas d'hérédité. — Faiblesse. — Toux. — Sueurs nocturnes. — Douleurs thoraciques. — Insomnie. — Dyspnée. — Hémoptysies. — Diarrhée.
Lésion : Tubercules au premier et au second degré, disséminés dans toute la hauteur des deux poumons. — Peut-être tubercules intestinaux.
Résultat du traitement : Disparition des signes physiques et des symptômes généraux.
Durée du traitement : Onze mois.

D..... Mélanie, trente-sept ans, mariée.

19 avril 1858.—La maladie n'est pas héréditaire. Elle a débuté, il y a trois ans, par de la toux. Depuis lors, la toux a toujours persisté et est fréquente. L'expectoration est muco-purulente, abondante. La malade a perdu de ses forces ; elle n'a pas sensiblement maigri. Elle a la fièvre ; elle a eu aussi des frissons, mais elle n'en a plus actuellement ; elle sue irrégulièrement la nuit ; elle se plaint de douleurs dans le dos à la base des deux poumons, cependant elle n'éprouve pas de gêne pour le décubitus. Son sommeil est très mauvais. Elle est essoufflée ; elle a craché le sang à plusieurs reprises, mais peu abondamment. Son appétit est assez bon ; elle digère bien et ne vomit pas. Elle n'a pas de coliques ; mais depuis le début de sa maladie, elle a à peu près continuellement la diarrhée : deux à trois garderobes par jour. Elle n'est pas réglée depuis quatre ans ; pas de leucorrhée.

Elle a cessé de travailler depuis deux mois.

Pouls, 72.

État local :

En avant, à la percussion, légère diminution de sonorité sous la clavicule droite.

A l'auscultation, à gauche, au-dessous de la clavicule, craquements secs entremêlés de quelques râles sibilants. Dans toute la hauteur, on entend aussi des craquements secs, mais ils sont moins nombreux; léger retentissement de la voix.

A droite, au-dessous de la clavicule, respiration soufflante avec quelques craquements secs, quelques râles sibilants, et expiration prolongée; retentissement de la voix et de la toux. Dans toute la hauteur du poumon, craquements secs assez nombreux entremêlés de râles sibilants.

En arrière, à la percussion, diminution de sonorité dans la fosse sus-épineuse droite.

A l'auscultation, à gauche, craquements secs nombreux dans la fosse sus-épineuse; retentissement de la voix et de la toux. Dans toute la hauteur, craquements secs entremêlés de râles sibilants.

A droite, dans la fosse sus-épineuse, quelques craquements secs; pas de retentissement de la voix ni de la toux. Dans toute la hauteur, craquements secs avec râles sibilants.

Diagnostic : tubercules au premier et au second degré disséminés dans toute la hauteur des deux poumons. Peut-être tubercules ou ulcérations des intestins.

Pronostic : douteux.

Traitement : hypophosphite de quinine, 5 centigrammes par jour.

23 avril. — La diarrhée est arrêtée. Elle tousse moins la nuit et dort mieux. Pas de fièvre le soir.

℞ 1° Hypophosphite de chaux .... 1 gramme par jour.
2° Hypophosphite de quinine ... 0gr,05 —

30 avril. — La diarrhée n'a pas reparu, mais elle a eu la fièvre les 24, 25 et 26. Du reste, la toux continue à être moindre; l'expectoration est muco-purulente, d'environ 60 grammes. L'appétit est un peu meilleur; les forces ont augmenté. Ses règles ne sont pas venues; mais, comme à toutes ses époques, elle a eu des douleurs. Elle n'a pas craché de sang; elle a vu un peu en blanc et a eu quelques coliques.

Pouls, 80, régulier, un peu faible.

Traitement : hypophosphite de chaux, 1 gramme par jour.

7 mai. — La toux et l'expectoration ont diminué. L'appétit est bon, mais a malade se plaint d'avoir mal à la tête. Elle n'a pas de douleurs dans les membres.

Suspension du traitement.

14 mai. — Traitement : hypophosphite de soude, 50 centigrammes par jour.

4 juin. — Elle a toussé et craché un peu plus, à cause de la chaleur, dit-elle. Elle n'a pas de fièvre ni de diarrhée.

Pouls, 76, régulier, naturel.

Suspension du traitement pendant huit jours.

Hypophosphite de quinine, 30 centigrammes, pour six pilules (en cas de diarrhée).

11 juin. — Elle a craché le sang le 5. Elle se plaint d'enrouement et de céphalalgie.

Pouls, 80.

Pas de traitement.

16 juin. — La diarrhée a reparu aujourd'hui.

Traitement : hypophosphite de quinine, 5 centigrammes par jour.

23 juin. — La diarrhée persiste.

Pouls, 80, régulier, assez plein.

℞ 1° Hypophosphite de quinine... 0gr,05 par jour.
2° Phosphate de chaux........ 24gr,00
Extrait thébaïque.......... 0gr,10

Pour douze paquets. Un chaque soir.

7 juillet. — La diarrhée, quoique moins intense, n'a pas encore complétement cessé.

Pouls, 80, régulier.

℞ 1° Phosphate de chaux........... 12gr,00
Extrait thébaïque............. 0gr,10

Pour huit paquets : un chaque soir.

2° Hypophosphite de quinine...... 0gr,05 par jour.

19 juillet. — La diarrhée a reparu dès que le phosphate de chaux a été suspendu.

Pouls, 80, régulier, assez plein.

℞ 1° Hypophosphite de chaux.... 0gr,50 par jour.
2° Phosphate de chaux....... 12gr,00
Extrait thébaïque......... 0gr,10

En douze paquets.

3° Hypophosphite de quinine ... 0gr,05 par jour.

2 août. — La diarrhée a cessé. Son appétit est bon. Elle ne sue pas la nuit ; ses forces sont assez bonnes ; mais elle ne dort pas la nuit, dit-elle, à cause d'un râlement qu'elle entend dans sa poitrine.

Traitement : tartre stibié, 10 centigrammes.

9 août. — Le vomitif a produit peu de vomissements, mais plusieurs selles ; la diarrhée a reparu.

Pouls, 80, régulier, assez plein.

Traitement : hypophosphite d'alumine, 50 centigrammes, pour dix pilules.

23 août. — La toux et l'expectoration sont presque nulles. L'appétit est bon, mais elle se plaint de coliques. Elle a la diarrhée tous les deux jours et rend de la bile toute pure, dit-elle.

Pouls, 72.

Même traitement.

8 septembre. — Elle n'a plus de diarrhée, mais elle tousse davantage depuis quelques jours, et l'expectoration est plus difficile. L'appétit est meilleur.

Pouls, 80, régulier, assez plein.

Traitement : hypophosphite d'alumine, 30 centigrammes, pour dix pilules : une par jour.

22 septembre. — Quelques filets de sang dans les crachats. Pas de diarrhée.

Pouls, 80, régulier, assez plein.

Traitement : hypophosphite de quinine, 10 centigrammes par jour.

6 octobre. — Elle se plaint de douleurs dans les reins. Pas de diarrhée.

Pouls, 80, régulier, assez plein.

Traitement : 1° hypophosphite de chaux, 20 centigrammes par jour ; 2° hypophosphite de quinine, 10 centigrammes par jour.

18 octobre. — Elle tousse beaucoup. Elle se plaint de maux de tête et d'étourdissements, et dit pouvoir à peine se tenir debout. Elle a des frissons.

Pouls, 104, régulier.

℞	Tartre stibié	0gr,05
	Sirop d'ipéca	30 grammes.

En une seule dose.

22 octobre. — Elle tousse toujours beaucoup. Elle n'a plus de frissons. Pas de diarrhée, ni de douleurs.

Pouls, 80, régulier, médiocrement plein.

℞ 1° Hypophosphite de chaux .... 0gr,50 par jour.

2° Sirop d'ipéca............. 30 grammes.

Par cuillerée à café matin et soir.

29 octobre. — La toux a un peu diminué, mais elle a mal à la gorge. Pas de fièvre.

Pouls, 80, régulier, médiocrement plein.

Traitement : hypophosphite de chaux, 50 centigrammes par jour.

8 novembre. — Elle se plaint d'avoir la bouche très mauvaise.

Pouls, 80, régulier.

℞ Tartre stibié.......... 0gr,05
Sirop d'ipéca.......... 30 grammes.

Mêlez.

22 novembre. — La toux augmente, elle est oppressée. Elle a eu la diarrhée pendant deux jours la semaine dernière, aujourd'hui elle ne l'a plus.

Pouls, 80, régulier, médiocrement plein.

Traitement : hypophosphite de chaux, 50 centigrammes par jour.

3 décembre. — La toux est toujours fréquente; la malade dit avoir un peu engraissé.

℞ Tartre stibié.......... 0gr,05
Sirop d'ipéca.......... 30 grammes.

Mêlez.

8 décembre. — Elle a beaucoup vomi. La toux a diminué.

Pas de traitement pendant huit jours.

15 décembre. — Elle se plaint d'avoir encore de violentes quintes de toux, et alors le sang lui monte à la tête, dit-elle. Elle n'a pas de diarrhée ; cependant, il y a quelques jours, elle a eu des coliques et une selle liquide.

Pouls, 84, régulier, médiocrement plein.

Traitement : deux ventouses scarifiées à la base du thorax en arrière.

27 décembre. — Elle a beaucoup toussé depuis l'application des ventouses. Elle a la diarrhée.

Pouls, 88, régulier, un peu faible.

℞ Sous-nitrate de bismuth. 10 grammes.
Poudre d'opium........ 0gr,10

Mêlez et divisez en cinq paquets.

5 janvier 1859. — La diarrhée s'était arrêtée ; mais depuis qu'elle a cessé de prendre son médicament, elle l'a de nouveau tous les deux jours.

Pouls, 88.

Prendre chaque jour :

1° Hypophosphite de quinine... 0gr,10

2° Hypophosphite de potasse... 0gr,30

12 janvier. — Elle tousse toujours beaucoup, elle ne sue pas la nuit; elle a la diarrhée depuis hier.

Traitement : hypophosphite de chaux, 25 centigrammes par jour.

19 janvier. — Elle a moins toussé cette semaine. Elle n'a pas de diarrhée, mais elle a eu la fièvre.

Pouls, 80.

Pas de traitement.

26 janvier. — Traitement : hypophosphite de quinine, 10 centigrammes par jour.

4 février. — La malade dit qu'elle peut maintenant faire son ménage, ce qu'elle ne faisait pas auparavant.

État local :

En avant, inégale dilatation de la poitrine pendant l'inspiration ; les côtes se soulèvent moins à droite qu'à gauche.

A la percussion, très légère diminution de sonorité à droite.

A l'auscultation, à gauche, au-dessus de la clavicule, bruit de frottement à la fin des grandes inspirations, ressemblant à un râle sonore, sans râles ni craquements, sans retentissement bien appréciable de la voix. Dans toute la hauteur, respiration à peu près normale, sans râles ni craquements, sans retentissement de la voix ni de la toux.

A droite, au-dessus de la clavicule, respiration rude et soufflante avec retentissement de la voix plus marqué qu'à gauche, sans râles ni craquements. Mêmes phénomènes jusqu'à la base.

En arrière, la dilatation thoracique pendant l'inspiration est à peu près égale des deux côtés.

A la percussion, diminution de sonorité dans les fosses sus- et sous-épineuses droites.

A l'auscultation, à gauche, dans la fosse sus-épineuse, léger bruit de frottement éloigné sans retentissement appréciable de la voix ni de la toux. Dans la partie moyenne de la région intrascapulaire, bruit de frottement à la fin des grandes inspirations ; ce phénomène se perçoit aussi par moments dans la fosse sous-épineuse; pas de râles ni de craquements; pas de retentissement de la voix ni de la toux.

A droite, dans la fosse sus-épineuse, petits râles sibilants ressemblant à un piaulement, pendant les inspirations forcées; léger retentissement de la voix. Mêmes phénomènes plus marqués dans la partie moyenne de la région intrascapulaire, sans craquements, sans retentissement de la voix ni de la toux. Dans la fosse sous-épineuse, on perçoit par instants les mêmes phénomènes.

16 février. — Elle est oppressée, tousse beaucoup et crache des filets de sang.

Pouls, 80, régulier, médiocrement plein.

Traitement : dix sangsues aux malléoles.

21 février. — La toux est toujours fréquente.

℞ Teinture d'aconit........	6 grammes.
Laudanum de Sydenham..	1 —

Mêlez. Six gouttes chaque soir.

25 février. — Elle a un violent mal de gorge depuis avant-hier. La toux, qui avait un peu diminué, a de nouveau augmenté, ainsi que l'expectoration.

Pouls, 80, régulier.

℞ Ammoniaque liquide.....	3 grammes.
Huile d'amandes........	30 —

Pour usage externe. En frictions sur le cou chaque soir.

2 mars. — Elle a moins mal à la gorge, mais la toux est plus fréquente le matin, et l'expectoration est abondante.

Pouls, 72.

℞ Tartre stibié................	0gr,05
Sirop d'ipéca................	30 grammes.

Mêlez.

9 mars. — Elle a beaucoup vomi et a été momentanément très fatiguée; aujourd'hui elle est mieux. La toux a diminué, et la fièvre qu'elle avait eue pendant deux jours a cessé.

Pouls, 72.

Traitement : hypophosphite de soude, 25 centigrammes par jour.

16 mars. — La toux est moindre. Constipation.

Pouls, 80.

℞	Calomel................	40 centigr.
	Carbonate de soude.......	20 —

Pour trois pilules : une chaque soir.

23 mars. — Elle a été à la garderobe; elle tousse moins, mais elle est oppressée.

Ses règles ont paru le 19 et le 20 pour la première fois depuis cinq ans.

Pouls, 84, régulier, médiocrement plein.

Traitement : hypophosphite de soude, 50 centigrammes tous les deux jours.

℞	Tartre stibié................	$0^{gr},05$
	Sirop d'ipéca...............	30 grammes.

Mêlez.

4 avril. — Elle tousse encore et a la fièvre.

℞	Alcoolature de jusquiame........ }	ãã 50 gouttes.
	— d'aconit............ }	
	Sirop simple.................	100 grammes.

Mêlez. Une cuillerée à café soir et matin.

11 mai. — Elle tousse et crache beaucoup. Pas de diarrhée. Pouls, 80.

℞	Teinture de veratrum.......	12 gouttes.
	Sirop simple...............	60 grammes.

Mêlez. Une cuillerée à café soir et matin.

25 mai. — La toux avait presque cessé; depuis hier, elle a augmenté. Pouls, 72.

℞	Bromure de sodium........	$1^{gr},20$
	Eau distillée..............	$60^{gr},00$

Une cuillerée à café soir et matin.

6 juin. — Elle a toussé davantage et a eu mal dans la poitrine.

Pouls, 108, régulier, médiocrement plein.

℞	Alcoolature d'aconit........	120 gouttes.
	Sirop simple...............	90 grammes.

Une cuillerée à bouche chaque soir.

13 juin. — La toux est encore fréquente. Coliques.

Pouls, 80, régulier, médiocrement plein.

℞ 1° Solution d'aconitine...... 36 gouttes.
Sirop.................. 60 grammes.

Une cuillerée à café soir et matin.

2° Hypophosphite de soude... 50 centigr. par jour.

20 juin. — La toux va en diminuant, dit-elle, et elle a été mieux cette semaine.

Pouls, 72, régulier, médiocrement plein.

Traitement : hypophosphite de soude, 50 centigrammes par jour, après suspension de quatre jours.

18 juillet. — Elle tousse et crache encore le matin. Sa voix est un peu enrouée.

Traitement : hypophosphite de soude, 50 centigrammes par jour.

22 juillet. — Elle a eu la diarrhée (quatre selles aujourd'hui).

℞ Teinture de kino...... } ââ 30 grammes.
Élixir parégorique..... }

Par cuillerées à café d'heure en heure.

10 octobre. — Elle a eu la diarrhée à plusieurs reprises, mais elle s'arrêtait tout de suite, dit-elle ; elle a toussé encore cette semaine.

Traitement : sirop d'ipéca, 30 grammes. Par cuillerées à café chaque soir.

17 octobre. — Traitement : hypophosphite de soude, 50 centigrammes, deux fois par semaine.

12 décembre. — La toux existe encore, mais seulement le matin.

Pouls, 80.

℞ Kermès minéral............ 0gr,25
Teinture de digitale......... } ââ 4 grammes.
— d'aconit.......... }
Sirop simple............... 250 —

Par cuillerées à café.

23 janvier 1860. — Pouls, 80.

Traitement : hypophosphite de soude, 50 centigrammes tous les deux jours.

11 juin. — Elle va assez bien.

Pouls, 80, régulier, médiocrement plein.

16 octobre. — Cette malade continue encore le traitement à dose prophy-

lactique d'environ 30 centigrammes tous les deux jours. A plusieurs reprises, il y a eu disparition complète de tous les symptômes tant locaux que généraux, puis ils se sont en partie renouvelés sous l'influence surtout des causes atmosphériques. Aujourd'hui, au moment de publier cette observation, sauf quelques signes de bronchite chronique qui se présentent de temps en temps, sauf une certaine susceptibilité aux variations de température, elle jouit d'une bonne santé.

Ainsi elle a très bon appétit ; elle ne tousse que le matin, et expectore un mucus blanc semblable à de l'empois. Elle n'accuse plus qu'un peu de dyspnée revenant par accès. Elle ne maigrit pas. Pas de gêne dans le décubitus. Ses règles, qui avaient paru une première fois, sont revenues encore à deux reprises, en septembre et octobre de l'année passée, puis semblent avoir cessé définitivement. Elle n'a plus de diarrhée depuis un an. Actuellement elle peut non-seulement travailler à son ménage, mais encore s'occuper de couture depuis près de deux ans.

État local :

En avant, à la percussion, résonnance bonne des deux côtés, un peu exagérée.

A l'auscultation, à gauche, respiration naturelle ; à la base, quelques râles sibilants de temps en temps dans les inspirations forcées.

A droite, mêmes phénomènes à la base ; au-dessous de la clavicule, retentissement considérable de la voix.

Entre la quatrième et la cinquième côte droite, on remarque une dépression assez sensible ; à ce niveau on entend un bruit de frottement.

En arrière, à la percussion, sonorité à peu près égale des deux côtés.

A l'auscultation, à droite et à gauche, respiration normale dans toute la hauteur, si ce n'est dans les inspirations forcées, où, comme en avant, on entend des râles sibilants.

Ainsi donc, chez cette malade, on ne retrouve plus aujourd'hui que de temps en temps quelques signes de bronchite chronique entretenus par un peu d'emphysème, et par ces altérations secondaires (adhérences, cicatrices, indurations, etc.) qui succèdent à un dépôt tuberculeux occupant une étendue considérable des deux poumons. Sans doute que dans une position sociale plus aisée, il lui serait possible d'éviter complétement la reproduction de ces symptômes.

On a vu que plusieurs moyens ont été essayés contre une aggravation notable de la toux qui s'était produite pendant l'été de 1859, et que la plupart d'entre eux n'ont paru exercer aucune influence bien marquée sur cette complication, qui a fini par céder à la continuation du traitement.

OBSERVATION XL.

PHTHISIE AU SECOND DEGRÉ. — SCROFULES.

Durée antérieure : Deux mois.
Symptômes : Hérédité. — Faiblesse. — Amaigrissement.— Fièvre. — Insomnie. — Dyspnée. — Toux. — Inappétence. — Coliques.
Lésion : Tubercules en voie de ramollissement au sommet du poumon droit.
Résultat du traitement : Disparition des signes physiques et des symptômes généraux.
Durée du traitement : Deux mois et demi.

M.... (Charles), cinq ans.

23 avril 1858. — Le père du malade est phthisique au troisième degré.

La maladie a débuté il y a environ deux mois. L'enfant a beaucoup perdu de ses forces depuis quinze jours surtout; depuis la même époque il a considérablement maigri. Il a irrégulièrement la fièvre le soir et la nuit avec frisson, mais il ne sue pas. Il n'éprouve pas de gêne dans le décubitus, mais son sommeil est très agité. Il est très essoufflé. Il tousse fréquemment depuis quinze jours. Son expectoration est salivaire, peu abondante. Il n'a jamais craché de sang. Il n'a pas d'appétit, mais il ne vomit pas et digère bien. Il n'a pas de diarrhée, quelquefois des coliques.

Il y a un an, il a eu, dit sa mère, des gourmes derrière les oreilles, pour lesquelles on lui a mis, d'après l'ordonnance d'un médecin, un vésicatoire qu'il porte encore au bras. Actuellement les ganglions cervicaux latéraux sont engorgés en forme de chapelet.

Pouls, 120.

A l'examen, je constate ce qui suit :

En avant, à la percussion, sonorité diminuée à droite dans toute la hauteur.

A l'auscultation, à gauche, respiration très exagérée sans retentissement de la voix ni de la toux.

A droite, respiration très faible dans toute la hauteur ; au-dessus de la clavicule, expiration prolongée, exagération de la voix et retentissement considérable de la toux ; au-dessous de la clavicule quelques râles sibilants.

En arrière, à la percussion, diminution de sonorité à droite, surtout marquée dans la fosse sus-épineuse.

A l'auscultation, dans la fosse sus-épineuse droite, respiration plus faible qu'à gauche avec expiration prolongée, et retentissement de la voix moins marqué qu'en avant, quelques craquements secs peu nombreux. Dans tout le reste du poumon, la respiration est plus faible qu'à gauche.

A gauche, la respiration est normale.

Diagnostic : Tubercules commençant à se ramollir au sommet du poumon droit.

Traitement : hypophosphite de chaux, 10 centigrammes par jour.

3 mai. — Il se trouve un peu mieux ; il tousse moins, mais il a des coliques.

Pouls, 120, régulier.

Même traitement.

10 mai. — Il a saigné un peu du nez.

Pas de traitement pendant deux jours.

14 mai. — Il a été sourd pendant un ou deux jours, aujourd'hui la surdité commence à se dissiper. Il tousse à peine ; son appétit est meilleur, mais il est très constipé. Il a des coliques et des épreintes ; il essaye d'aller à la selle cinq ou six fois par jour sans rien rendre ; les garderobes sont dures.

Traitement : hypophosphite de soude, 1 centigramme par jour.

24 mai. — Il se plaint de douleurs dans la poitrine. Il est oppressé et a mal à la tête.

Suspension du traitement.

31 mai. — Il est toujours oppressé en marchant et a peu d'appétit. Le sommeil est bon.

Pouls, 100.

℞ Poudre d'ipéca........	0gr,05
Sirop d'ipéca..........	20gr,00

Mêlez.

7 juin. — Il grince des dents la nuit. Il a mal au ventre et va très difficilement à la garderobe.

1° ℞ Hypophosphite de soude..... } ââ 10 centigr.
Bicarbonate de soude....... }

Tous les trois jours.

2° ℞ Hypophosphite de quinine.. . 1 centigr.

Tous les jours.

16 juin. — Il se trouve mieux. Il n'a plus de coliques.

Traitement : hypophosphite de soude, 10 centigrammes tous les deux jours.

21 juin. — Il ne tousse plus et l'oppression a disparu.

A l'auscultation, tous les signes locaux ont disparu.

Traitement : hypophosphite de quinine, 1 centigramme par jour.

30 juin. — Il n'a plus ressenti de coliques. Son appétit est bon.

Pouls, 88, assez plein, régulier.

Même traitement.

14 juillet. — Il va bien.

2 août. — Est un peu oppressé et tousse un peu.

Pouls, 96, régulier, assez plein.

Traitement : hypophosphite de chaux, 2 centigrammes et demi par jour.

9 août. — Il tousse davantage.

Pouls, 108, régulier, assez plein.

Pas de traitement.

16 août. — Il a mouché du sang le 12. Il n'a plus de coliques, mais il tousse encore un peu. Il n'est plus sourd.

℞ Hypo phosphite de chaux..... } āā 1 centigr.
— de quinine.... }

Par jour.

20 septembre. — Depuis trois jours il a la fièvre. Son sommeil est agité ; il est très constipé. Il a le corps couvert d'une éruption rubéolique.

Pouls, 120, régulier, assez plein.

1° ℞ Proto chlorure d'hydrargyre 0gr,02
Sucre 0gr,50

2° ℞ Huile de ricin 6gr,00

4 octobre. — Il a eu la rougeole et est convalescent ; il ne peut pas venir à la consultation.

℞ Hypophosphite de chaux..... } āā 1 centigr.
— de quinine.... }

Par jour.

29 octobre. — Il va bien.

Même traitement après suspension de quatre jours.

13 décembre. — Il a cessé le traitement depuis un mois environ. Son appétit est moins bon et il se plaint de douleurs d'estomac.

Traitement : hypophosphite de chaux, 1 centigramme tous les deux jours.

5 janvier 1859. — Il ne tousse pas, mais depuis deux ou trois jours il se plaint de maux de tête et de douleurs de poitrine.

Pouls, 96.

℞	Poudre d'ipéca........	0gr,20
	Sirop d'ipéca..........	30gr,00

Mêlez.

31 janvier. — Le facies est très bon, mais il se plaint encore de céphalalgie et de coliques.

Pouls, 96, régulier, faible.

℞	Hypophosphite de chaux.....	} ââ 1 centigr.
	— de quinine....	}

Par jour.

28 février. — Il va un peu moins bien ; il a des envies de vomir et des coliques ; il grince des dents. Pas de fièvre, ni de diarrhée.

Pouls, 120.

℞	Poudre d'ipéca........	0gr,10
	Sirop d'ipéca...........	30gr,00

Mêlez.

21 mars. — Il a encore des nausées et des coliques.

1° ℞	Poudre d'ipéca...........	0gr,10
	Sirop d'ipéca.............	30gr,00

Mêlez.

2° ℞	Hypophosphite de quinine...	0gr,01
	— de chaux....	0gr,02

Par jour.

Janvier 1860. — Le malade revient de loin en loin dans un état de santé satisfaisant.

30 avril. — Il continue à se bien porter et a très bon appétit.

Il emploie toujours le traitement à dose prophylactique.

22 octobre. — Le malade a été revu et jouit aujourd'hui d'une santé parfaite.

OBSERVATION XLI.

PHTHISIE AU SECOND DEGRÉ.

Durée antérieure : Six mois.
Symptômes : Hérédité. — Faiblesse. — Toux. — Sueurs nocturnes.
Lésion : Tubercules en voie de ramollissement au sommet du poumon droit.
Résultat du traitement : Disparition des signes physiques et des symptômes généraux.
Durée du traitement : Cinq mois.

C... (Blanche), six ans. Sa mère a déjà perdu six enfants sur huit de la poitrine. Son mari (le père de la malade) est mort de la même affection. Les deux enfants qui restent sont le sujet l'un de l'observation actuelle, et l'autre (son frère) celui de la suivante.

8 février 1858. — Le facies est assez bon. L'amaigrissement est peu sensible, mais les forces sont beaucoup diminuées. Elle tousse depuis six mois et notablement davantage depuis un mois. Elle crache peu : elle n'a jamais expectoré de sang. Elle dort bien, mais elle sue du dos et de la poitrine. Elle est un peu essoufflée. Son appétit s'est assez bien conservé. Elle n'a pas de coliques, ni de diarrhée, mais plutôt un peu de constipation.

On a essayé de lui donner de l'huile de foie de morue, mais elle n'a pu la supporter.

Pouls, 100.

État local : Poitrine un peu maigre, assez bien conformée.

En avant, à la percussion, sonorité diminuée au-dessous de la clavicule droite.

A l'auscultation, à gauche, respiration normale.

Bruits du cœur naturels.

A droite, respiration exagérée, et expiration prolongée.

En arrière, à la percussion, diminution de sonorité dans la fosse sus-épineuse droite, ainsi qu'à gauche, quoique moins marquée.

A l'auscultation, à droite, dans les fosses sus- et sous-épineuses, respiration rude avec craquements secs, retentissement de la voix.

Diagnostic : Tubercules en voie de ramollissement au sommet du poumon droit.

15 février. — La malade est atteinte déjà depuis longtemps d'une blépharite ciliaire, et sa mère dit que lorsque son œil n'est pas rouge, elle est sourde.

Je l'examine de nouveau et je note :

En avant, à l'auscultation, exagération du bruit respiratoire au sommet du poumon droit avec expiration rude et prolongée.

En arrière, à droite, craquements secs, bien marqués au sommet.

Traitement : hypophosphite de soude, 10 centigrammes par jour.

1er mars. — Le médicament a été administré par erreur à plus haute dose qu'il n'avait été prescrit. La malade a pris 50 centigrammes en une seule fois. Elle crache davantage, et a été à la garderobe trois fois le même jour.

Traitement : hypophosphite de soude, 3 centigrammes par jour.

15 mars. — Elle tousse moins. Les sueurs nocturnes ont cessé. Son appétit est bon. Elle est plus gaie et a engraissé.

Son œil n'est plus rouge et elle n'est plus sourde.

Même traitement après suspension de deux jours.

24 mars. — Elle a toussé davantage la nuit dernière, et a sué un peu.

Traitement : Sirop d'ipéca, 20 grammes, par cuillerées à café jusqu'au vomissement.

19 avril. — Elle tousse peu et ne crache plus, mais son appétit a diminué. Elle sue encore quelquefois la nuit.

Pouls, 96.

Traitement : hypophosphite de chaux, 5 centigrammes par jour.

31 mai. – L'appétit est bon. Elle tousse encore un peu.

Traitement : hypophosphite de chaux, 7 centigrammes par jour.

5 juillet. — Elle ne tousse plus depuis trois semaines.

État local :

En avant, à la percussion, pas de diminution de sonorité.

A l'auscultation, à gauche, rien d'anormal.

A droite, respiration un peu rude sans retentissement de la voix.

En arrière, à la percussion, sonorité bonne et normale des deux côtés

A l'auscultation, à gauche, rien de notable non plus qu'à droite.

Pas de traitement.

19 juillet. — Elle a recommencé à tousser et a la fièvre. Appétit mauvais. Pouls, 140.

Traitement : hypophosphite de soude, 5 centigrammes par jour.

30 juillet. — Elle tousse moins, mais elle sue un peu la nuit et est sourde. Elle a la fièvre le matin.

Pouls, 118, régulier, assez plein.

Traitement : poudre d'ipéca, 20 centigrammes.

2 août. — Elle a vomi deux fois, son appétit est un peu meilleur.

Pouls 96, régulier, assez plein.

Traitement : hypophosphite de chaux, 2 centigrammes et demi par jour.

24 septembre. — Elle tousse très peu. Elle est moins sourde, mais elle se plaint de douleurs de tête et souvent d'un point de côté à gauche.

Pouls, 80, régulier, assez plein.

Traitement : hypophosphite de soude, 2 centigrammes et demi par jour. Emplâtre de ciguë *loco dolenti*.

12 janvier 1859. — Tous les symptômes de la maladie avaient disparu, et comme elle allait très bien, sa mère avait cessé de l'amener ; mais depuis huit jours elle tousse beaucoup. Elle ne sue pas la nuit.

Traitement : sirop d'ipéca, 30 grammes, une demi-cuillerée à café soir et matin.

14 janvier. — La toux conserve la même intensité. Elle n'a pas d'appétit. Depuis quelques jours elle est très sourde.

Pouls, 120.

Traitement : looch blanc du Codex, 100 grammes par cuillerées à café.

19 janvier. — Elle tousse beaucoup, l'appétit est mauvais, et elle sue un peu la nuit.

Traitement : hypophosphite de soude, 4 centigrammes par jour ; sirop d'ipéca, 60 grammes par cuillerées à café.

24 janvier. — Elle tousse moins la nuit, mais elle a la fièvre et se plaint d'un violent point de côté à droite.

A l'auscultation, bruit de frottement a droite.

Traitement : vésicatoire volant *loco dolenti*.

28 février. — L'enfant est restée chez elle où elle a été traitée pour une pleurésie. A son retour au dispensaire, elle a été examinée de nouveau. Tous les symptômes de la complication avaient disparu.

14 mars. — Elle s'est de nouveau enrhumée depuis huit jours, dit sa mère. Du reste elle va bien.

Traitement : extrait d'aconit, 1 centigramme par jour.

18 mars. — De nouveau elle tousse beaucoup et a eu de la fièvre.

Pouls, 120.

℞	Sirop d'ipéca.........	30gr,00
	Extrait d'aconit.......	0gr,20
	Sirop simple.........	150gr,00

Pour dix doses.

Ce symptôme a cédé à la médication, et l'enfant, se trouvant parfaitement bien, n'a plus continué le traitement.

Le 3 décembre 1860, sa mère me la ramène pour me la faire voir au dispensaire. Elle est grande, forte, a de belles couleurs, ne tousse plus depuis le mois de mars de l'année précédente et se porte parfaitement bien.

OBSERVATION XLII.

PHTHISIE AU SECOND DEGRÉ.

Durée antérieure : Sept ans.
Symptômes : Hérédité. — Toux. — Inappétence. — Sueurs nocturnes. — Fièvre. — Coliques. — Diarrhée.
Lésion : Tubercules ramollis au sommet du poumon droit.
Résultat du traitement : Disparition des signes physiques et des symptômes généraux.
Durée du traitement : Cinq mois.

C... (Henri), sept ans.

8 février 1858. — Le malade est le frère de l'enfant qui fait le sujet de l'observation précédente. Comme on l'a déjà dit, sa mère a perdu six enfants et son mari de la même affection.

Depuis qu'il est né, il a presque toujours toussé. Il ne crache pas et n'a jamais rendu de sang. Il sue quelquefois la nuit, et a irrégulièrement la fièvre. Il dort assez bien. Son appétit est très mauvais. Il n'a pas maigri d'une manière sensible. Très souvent il a des coliques et de la diarrhée. Son ventre est un peu enflé, dur et douloureux à la pression.

État local :

En avant, à la percussion, diminution notable de sonorité au-dessous de la clavicule droite, dans une étendue de trois travers de doigt.

A l'auscultation, à droite, respiration exagérée dans l'étendue de la matité avec retentissement très notable de la voix.

En arrière, à droite, craquements secs au sommet du poumon, surtout au niveau de l'épine de l'omoplate. Rhonchus dans les inspirations forcées.

Diagnostic : Tubercules ramollis au sommet du poumon droit.

15 février. — Traitement : hypophosphite de soude, 10 centigrammes par jour.

1er mars. — Le médicament a été pris par erreur à plus haute dose

(50 centigrammes à la fois) qu'il n'avait été prescrit. Le malade a eu des coliques.

Traitement : hypophosphite de soude, 10 centigrammes par jour.

15 mars. — L'appétit reste le même. Son ventre se gonfle et il a encore des coliques.

Même traitement après suspension de deux jours.

22 mars. — Il a des coliques et de la diarrhée : hier, cinq garderobes.

Traitement : phosphate de chaux, 1gr,50 par jour.

29 mars. — La diarrhée est moins intense, mais il a encore des coliques, et le ventre est gonflé.

Traitement : hypophosphite de quinine, 1 centigramme et demi par jour.

19 avril. — La diarrhée est arrêtée depuis dix jours. L'appétit est bon. Depuis hier il a quelques coliques. La fièvre a disparu. Le traitement est suspendu depuis quatre ou cinq jours. Pouls, 76.

Traitement : hypophosphite de quinine, 1 centigramme par jour.

31 mai.—Il tousse peu. Son appétit est capricieux. Il n'a plus de diarrhée, mais son ventre gonfle encore de temps en temps.

Traitement : hypophosphite de chaux, 7 centigrammes par jour.

5 juillet. — Il ne tousse plus et n'a plus de diarrhée. Son ventre ne gonfle plus.

A l'examen, je constate ce qui suit :

En avant, à la percussion, légère diminution de sonorité à droite.

A l'auscultation, respiration normale des deux côtés, sans râles ni craquements.

En arrière, à la percussion, légère diminution de sonorité dans la fosse sus-épineuse droite.

A l'auscultation, à gauche, rien d'anormal.

A droite, dans la fosse sus-épineuse, respiration un peu rude.

19 juillet. — Il va bien. Les coliques ont cessé. Pouls, 96, plein, régulier.

Traitement : hypophosphite de soude, 2 centigrammes et demi tous les deux jours.

30 juillet. — L'amélioration continue. La toux est nulle. Il n'a plus de coliques, et son ventre ne gonfle plus. Pouls, 72, régulier, assez plein.

Pas de traitement.

24 septembre.— Il va bien, dit sa mère, il n'a plus de coliques ; son ventre n'est plus dur, ni douloureux, et il ne tousse pas. Pouls, 88, régulier, assez plein.

Traitement : hypophosphite de soude, 1 centigramme tous les deux jours.

14 mars 1859. — L'amélioration persiste. Le malade se trouvant bien, sa mère cesse de l'amener au dispensaire.

Le 3 décembre 1860, sa mère l'amène pour me le montrer ; il est parfaitement bien portant ; il ne tousse plus du tout et n'a plus de diarrhée depuis qu'il a cessé de venir au dispensaire. Il est interne au collége depuis plus d'un an. Toutefois il est moins robuste que sa sœur et porte un petit *nodus scrofuleux* au poignet gauche (voyez le chapitre intitulé Théorie).

OBSERVATION XLIII.

PHTHISIE AU SECOND DEGRÉ.

Durée antérieure : Deux ans.
Symptômes : Pas d'hérédité. — Toux. — Expectoration. — Faiblesse. — Amaigrissement. — Inappétence. — Dyspnée. — Douleurs thoraciques.
Lésion : Tubercules au second degré, disséminés dans toute la hauteur des deux poumons.
Résultat du traitement : Disparition des signes physiques et des symptômes généraux.
Durée du traitement : Onze mois.

G..... (Laurent), quarante-cinq ans, marié, mécanicien.

5 mars 1858. — La maladie a débuté il y a deux ans ; il toussait beaucoup. Alors il a été soigné par le docteur Dechambre, et depuis le 17 février dernier la toux et l'expectoration ont diminué. Il ne sue pas la nuit. Son appétit est mauvais. Il a un peu maigri. Ses forces ont diminué. Il est très essoufflé et a une douleur dans le flanc gauche lorsqu'il respire, qui l'empêche de prendre haleine et qui a beaucoup augmenté depuis quelque temps. *Il a cessé de travailler* depuis trois semaines. Pouls, 60.

État local : « En avant, à la percussion, légère diminution de sonorité au-
» dessous des deux clavicules dans une étendue de deux travers de doigt.

» A l'auscultation, à gauche, au-dessous de la clavicule, quelques craque-
» ments humides fins, avec faiblesse du bruit respiratoire. Pas de reten-
» tissement de la voix ni de la toux. Dans le reste du poumon, la respiration
» est un peu rude.

» A droite, au-dessous de la clavicule, craquements humides moins fins
» et moins nombreux qu'à gauche ; quelques craquements isolés dans toute
» la hauteur. Pas de retentissement de la voix ni de la toux.

» En arrière, le malade porte du côté droit les traces de quatre cautères, et
» l'on remarque une dépression de la fosse sus-épineuse droite.

» A la percussion, diminution de sonorité dans la fosse sus-épineuse
» droite.

» A l'auscultation, à gauche, dans la fosse sus-épineuse, craquements
» humides nombreux, tant dans l'inspiration que dans l'expiration. Quelques
» craquements disséminés dans toute la hauteur du poumon.

» A droite, dans la fosse sus-épineuse, craquements moins nombreux et
» moins fins qu'à gauche. Quelques craquements disséminés dans toute la
» hauteur avec rudesse du bruit respiratoire. »

Diagnostic : tubercules au second degré disséminés dans toute la hauteur des deux poumons (1).

Traitement : hypophosphite de soude, 1 gramme par jour.

12 mars. — La toux et l'expectoration restent à peu près les mêmes. L'appétit a augmenté, ainsi que les forces. Il a mouché un peu de sang : pas de céphalalgie.

Il ne travaillait plus depuis trois semaines ; maintenant il a pu reprendre son travail.

Traitement : hypophosphite de soude, 50 centigrammes par jour.

19 mars. — La toux est à peu près nulle. L'appétit est bon. Sa douleur a disparu presque complétement, mais il est encore essoufflé.

(1) Ce malade m'a été envoyé par M. le docteur Dechambre. Voici les commémoratifs publiés par cet observateur. (Voyez ci-dessus la note, page 190 et le chapitre X.)

« M. G....., mécanicien, demeurant à Arcueil, m'a consulté plusieurs fois
» depuis environ deux ans pour une toux habituelle, avec expectoration abon-
» dante et dyspnée (pas de sueurs ni de diarrhée). Ces symptômes, dont la date
» était déjà ancienne quand je vis le malade pour la première fois, offraient
» de fréquentes variations d'intensité. Généralement ils étaient très incommodes
» pendant l'hiver, et s'apaisaient en été. Le sujet avait maigri et perdait ses
» forces. Le son était obscur au sommet des deux poumons, surtout à droite, en
» arrière et en haut. Respiration rude, peu vésiculaire, *avec quelques bulles de*
» *râles muqueux* dans cette dernière région.

» Sous l'influence de l'huile de foie de morue, de l'iodure de fer et d'un régime
» tonique, l'état général s'amenda sensiblement, les râles muqueux disparurent,
» et il ne resta plus que la matité et l'obscurité du bruit respiratoire. Cette amé-
» lioration dura plusieurs mois ; puis les premiers symptômes étant revenus,
» je conseillai de revenir au traitement qui avait été suspendu à l'époque où le
» mieux avait paru consolidé. Un nouvel amendement eut lieu, et il y avait eu
» ainsi plusieurs alternatives de mieux et de pis, quand le 8 mars 1858 j'adressai
» le malade à M. Churchill. A ce moment, il y avait une huitaine de jours que
» je n'avais exploré la poitrine. A mon dernier examen, j'avais constaté la per-

Traitement : hypophosphite de soude, 1 gramme par jour.

7 avril. — Le malade se plaint d'avoir eu des coliques dont il se ressent encore aujourd'hui. Pouls, 52.

℞ Sous-nitrate de bismuth	1gr,00
Extrait thébaïque............	0gr,20

Pour cinq pilules. Une chaque soir.

30 avril. — « Le malade a suspendu de lui-même le traitement depuis » un mois. L'état général s'est beaucoup amélioré, puisqu'il a pu reprendre » ses travaux. Pouls, 56.

» État local :

» En avant, à la percussion, diminution de sonorité au-dessous de la clavi- » cule gauche, surtout à la partie externe.

» A l'auscultation, à gauche, au-dessous de la clavicule, craquements hu- » mides assez nombreux dans une hauteur de deux travers de doigt, avec » expiration prolongée, sans retentissement notable de la voix ni de la toux. » La respiration est un peu rude dans le reste du poumon.

» A droite, au-dessous de la clavicule, craquements beaucoup plus secs » et moins nombreux qu'à gauche. Quelques craquements secs disséminés » dans toute la hauteur.

» En arrière, à la percussion, sonorité à peu près égale des deux côtés.

» A l'auscultation, à gauche, dans la fosse sus-épineuse, quelques cra- » quements très éloignés avec faiblesse du bruit respiratoire. Dans la fosse » sous-épineuse, craquements secs sans retentissement de la voix ni de la » toux.

» A droite, dans la fosse sus-épineuse, craquements humides plus nom- » breux qu'à gauche; pas de retentissement de la voix ni de la toux. Dans » le reste du poumon, quelques craquements disséminés et quelques râles » sonores.

» Les signes locaux sont un peu améliorés à gauche (1). »

» sistance de la matité et l'existence de râles sibilants dans la fosse sus-épineuse » droite, sans râle humide. » (*Gazette hebdomadaire*, n° 35, 27 août 1858, p. 603.)

(1) « Le 2 mai, le malade vient me voir, dit M. Dechambre : — Comment » vous trouviez-vous, lui dis-je, quand vous avez suspendu le traitement? — » *Comme vous m'aviez vu souvent autrefois*, un peu mieux pour un temps. » — Et depuis que le traitement est suspendu ? — Je me suis enrhumé de » nouveau. Le rhume a diminué sans que j'aie rien fait.

» Je cherche avec soin les craquements signalés dans la note précédente de

Traitement : hypophosphite de chaux, 50 centigrammes par jour.

7 juin. — Il tousse et crache très peu. Il a bon appétit et dort bien. Pouls, 56, normal et régulier.

Pas de traitement.

21 juin. — Il ne tousse plus, et du reste l'amélioration se maintient.

Traitement : hypophosphite de soude, 50 centigrammes tous les huit jours (1).

4 août. — Il tousse un peu le matin, quand le temps est frais, dit-il, et crache aussi un peu. Pas de douleurs thoraciques. Pouls, 60.

Traitement : hypophosphite de soude, 50 centigrammes tous les quatre jours.

6 septembre. — Il ne tousse et ne crache que le matin, mais à peine. Il est encore un peu essoufflé pour monter. Il a pris un peu d'embonpoint. Pouls, 60.

État local :

En avant, à la percussion, très légère diminution de sonorité au-dessus de la clavicule droite. Au-dessous des clavicules et dans toute la

» M. Churchill (le texte ci-dessus). Je trouve quelques *craquements humides* sous » la clavicule droite, mais très rares ; je crois parfois en saisir de très fins sous la » clavicule gauche, mais sans pouvoir l'affirmer. Partout ailleurs il n'en existe pas, » et je ne trouve que quelques *bulles de râles muqueux* disséminés dans la fosse » sous-épineuse droite. » (*Gazette hebdomadaire*, n° 35, 27 août 1858, p. 604.)

(1) « Le 7 juillet, M. Churchill m'ayant écrit que chez G..... *les signes phy-* » *siques s'étaient encore amoindris*, j'écrivis à G..... de venir dans mon cabinet. » Je le vis le 4 août (le traitement à l'hypophosphite, tantôt de soude, tantôt de » chaux, avait été suivi avec régularité depuis le 2 mai), et je constatai l'état » suivant : Du *côté gauche*, au sommet, en avant comme en arrière, sonorité un » peu obscure, respiration faible et sèche, râles muqueux fins et rares. Du *côté* » *droit*, matité très prononcée sous la clavicule et dans la fosse sus-épineuse ; » elle me paraît surtout *augmentée* du côté externe de la région sous-clavicu- » laire. *Craquements humides très marqués, plus gros et plus nombreux que le* » *2 mai*, particulièrement sous la clavicule. De plus, bronchophonie manifeste au » niveau de la fosse sus-épineuse.

» Néanmoins, *il n'y a presque plus de toux ; la sensation habituelle d'étouffe-* » *ment a disparu et ne reparaît que dans la marche ascendante*. Bon sommeil, » bon appétit. Le sujet croit avoir engraissé un peu. » (*Gazette hebdomadaire*, n° 35, 27 août 1858, p. 604.)

Voici comment M. Dechambre termine à l'égard de ce malade :

« Les notes de M. Churchill ne constatent pas de changement notable dans les » signes physiques du 5 mars au 30 avril. A cette dernière date, il est vrai, le » traitement était suspendu depuis un mois ; mais il n'en résulte pas moins que » jusque-là l'expérience ne donne aucun résultat appréciable. Deux jours après

hauteur, la sonorité est sensiblement égale et bonne des deux côtés.

A gauche, à l'auscultation, respiration un peu rude à la partie interne de la clavicule. Dans le reste du poumon, respiration normale sans retentissement de la voix ni de la toux.

A droite, au-dessus de la clavicule, un peu de retentissement de la voix et de la toux, et un peu d'expiration prolongée. A la partie interne de la clavicule, quelques craquements secs à peine appréciables, avec un peu de retentissement de la voix et de la toux. Quelques craquements secs, à peine sensibles, disséminés dans le reste du poumon.

En arrière, à la percussion, diminution de sonorité bien appréciable dans la fosse sus-épineuse droite, ainsi que dans la partie supérieure de la région intra-scapulaire du même côté. Même diminution de sonorité dans la fosse sous-épineuse droite, quoique moins marquée.

A l'auscultation, à gauche, rien de notable.

A droite, dans la fosse sus-épineuse, quelques craquements secs, ainsi que dans la fosse sous-épineuse, sans retentissement de la voix ni de la toux. Dans la partie inférieure de la région intra-scapulaire, la respiration est plus rude qu'à gauche, sans retentissement de la voix ni de la toux.

Traitement : hypophosphite de soude, 50 centigrammes tous les cinq jours.

11 octobre. — Le malade, sauf un peu d'essoufflement pour marcher vite ou monter, se trouve bien et peut travailler à son état de mécanicien dix heures par jour. Pouls, 72, régulier, assez plein.

Traitement : hypophosphite de soude, 50 centigrammes tous les quatre jours.

» le second examen de M. Churchill (le 2 mai), je ne constate dans le thorax » que des signes physiques assez légers comparés à ceux qu'avait notés notre » confrère. Il est dès lors manifeste, ou que les râles signalés par lui dé- » pendaient d'un état simplement catarrhal maintenant disparu, ou que l'un de » nous s'était trompé. On comprendra toutefois que j'adopte les résultats de mon » exploration du 2 mai comme terme de comparaison pour apprécier les change- » ments ultérieurs. Or, du 2 mai au 4 août, malgré un traitement régulier, l'état » local s'était sensiblement aggravé. Dans cet intervalle, le 7 juillet, M. Chur- » chill croyait les signes physiques amoindris. S'il en était ainsi, c'est qu'il a » retrouvé à ce moment l'état que j'avais constaté deux mois auparavant ; mais » je ne puis, en ce qui me regarde, confirmer qu'un fait, à savoir, que la matité » et les craquements étaient plus prononcés le 4 août que le 2 mai.

» Comme dans l'observation première, les signes fonctionnels avaient diminué, » et la santé générale s'était améliorée, *malgré la marche croissante de la lésion* » *locale* (Observ. XXXVI). Ce phénomène s'était déjà présenté plusieurs fois chez » ce malade avant l'emploi des hypophosphites. » (*Gazette hebdomadaire*, 27 août 1858, p. 604.)

6 décembre. — Il a été travailler à la campagne et s'est, dit-il, enrhumé. Aujourd'hui son rhume est presque passé. Il continue à travailler, mais il est encore un peu essoufflé. Pouls, 60, régulier, un peu faible.

Traitement : sirop d'ipéca, 60 grammes. Une cuillerée à bouche tous les six jours.

Hypophosphite de soude, 50 centigrammes tous les deux jours.

7 février 1859. — Il dit aller très bien. Il ne tousse pas, il travaille dix heures par jour et a sensiblement engraissé.

Il prétend n'avoir pas depuis longtemps passé un aussi bon hiver ; les hivers précédents, il toussait toujours beaucoup.

État local :

En avant, à la percussion, au-dessus des clavicules, sonorité à peu près égale et normale. Légère différence de sonorité au-dessous des clavicules, mais à peine sensible.

A l'auscultation, à gauche, au-dessus et au-dessous de la clavicule, expansion vésiculaire très nette, sans râles ni craquements, sans retentissement de la voix ni de la toux. Mêmes phénomènes dans toute la hauteur.

A droite, au-dessus de la clavicule, expiration un peu prolongée, avec un peu de retentissement de la voix, sans râles ni craquements, même pendant la toux. Au-dessous de la clavicule, peut-être un léger bruit de froissement ; à part cela respiration normale ; expansion vésiculaire très nette, mais un peu plus de retentissement de la voix qu'à gauche. Mêmes phénomènes dans toute la hauteur.

En arrière, à la percussion, diminution de sonorité dans la fosse sus-épineuse droite, ainsi que dans la fosse sous-épineuse et la région intra-scapulaire du même côté.

A l'auscultation, à gauche, dans la fosse sus-épineuse, respiration peut-être un peu plus faible qu'à droite, sans râles ni craquements, sans retentissement de la voix ni de la toux. Dans le reste du poumon, expansion vésiculaire normale, ainsi que la voix et la toux.

A droite, dans la fosse sus-épineuse, respiration un peu rude sans râles ni craquements, sans retentissement de la voix ni de la toux. Dans le reste du poumon, respiration normale (1).

(1) Ce même jour j'ai envoyé ce malade à M. Dechambre pour qu'il pût constater chez lui la disparition complète, non-seulement des symptômes généraux, mais encore des signes physiques. En même temps je lui envoyai le résultat de l'examen stéthoscopique ci-dessus, et je lui écrivis pour le prier, dans le cas où il ne serait pas d'accord avec moi sur les phénomènes d'auscultation, de me le faire

Traitement : hypophosphite de soude, 50 centigrammes tous les deux jours.

4 avril. — L'amélioration continue. Pouls, 60, régulier, médiocrement plein.

Traitement : hypophosphite de soude, 50 centigrammes tous les trois jours.

Août 1860. — Le malade revient au dispensaire de loin en loin. L'amélioration ne s'est pas démentie. Il suit son état de mécanicien ; il est gros, fort, robuste, coloré et jouit d'une santé parfaite.

OBSERVATION XLIV.

PHTHISIE AU SECOND DEGRÉ. — SCROFULES.

Durée antérieure : Quatre mois.
Symptômes : Hérédité. — Toux. — Inappétence.
Lésion : Tubercules au second degré disséminés dans les deux poumons.
Résultat du traitement : Disparition des signes physiques et des symptômes généraux.
Durée du traitement : Quatre mois.

« B..... (Adèle), trois ans et demi (enfant de la malade qui fait le sujet de » la XCVI[e] observation).

8 mars 1858. — « La malade a l'aspect scrofuleux. Elle porte sur le front, » au-dessus de l'arcade sourcilière droite, une plaque d'eczéma de la di- » mension d'une pièce de deux francs. Sur la main droite et au poignet, » sont des nodus scrofuleux. Du côté gauche, les ganglions cervicaux sont » un peu engorgés. A droite, derrière l'apophyse montante du maxillaire in- » férieur, même engorgement. La malade tousse depuis trois à quatre mois, » époque à laquelle elle a eu la rougeole.

» On entend à distance un râle trachéal. Elle ne crache pas. Elle n'a pas » maigri sensiblement, cependant son appétit s'est presque complétement » perdu. Elle ne semble pas être plus faible. Son sommeil est assez bon ; » elle ne sue pas la nuit. Elle n'a jamais craché de sang.

savoir par un mot d'écrit afin que nous pussions nous entendre pour constater sur quoi reposait cette dissidence. Il répondit verbalement à l'élève qui avait conduit le patient qu'il était en tout point d'accord avec moi, mais *il n'a pas cru devoir publier ce résultat.* C'est là un fait admis sans contestation par M. Dechambre lui-même (voyez *Gazette hebdomadaire*, 3 février 1860, p. 79).

» État local :

» En avant, à la percussion, sonorité normale.

» A l'auscultation, à gauche, respiration rude et expiration prolongée » dans toute la hauteur du poumon, quelques râles ronflants et sibilants, » pas de retentissement notable de la voix.

» A droite, respiration plus faible qu'à gauche. En arrière, sonorité bonne » et à peu près égale des deux côtés.

» A l'auscultation, à gauche, dans la fosse sus-épineuse, respiration très » rude accompagnée de quelques craquements secs entremêlés de râles si- » bilants. Dans la fosse sous-épineuse, craquements secs plus nombreux, et » très nombreux à la base, tant dans l'inspiration que dans l'expiration.

» Retentissement de la toux, pendant laquelle on entend de nombreux cra- » quements humides dans toute la hauteur.

» A droite, dans la fosse sus-épineuse, quelques râles secs surtout pendant » l'expiration, s'entendant également dans le reste du poumon, où l'on per- » çoit des râles ronflants et sonores ; pas de retentissement notable de la » voix ni de la toux.

» Diagnostic : Tubercules au second degré disséminés dans les deux » poumons (1). »

15 mars. — Traitement : hypophosphite de soude 10 centigrammes par jour.

22 mars. — Elle tousse moins et a meilleur appétit. Elle est aussi plus gaie, dit sa mère. Elle a eu ce matin un léger saignement de nez.

Suspension du traitement.

29 mars. — Depuis que le traitement est suspendu, elle a moins d'appétit et tousse davantage.

Traitement : hypophosphite de chaux, 10 centigrammes par jour.

12 avril. — La plaque d'eczéma qui se trouvait sur le front a disparu. Un

(1) Voici quelle est la note de M. Dechambre (voy. p. 190 et chap. X) :

« Je constate le 10 mars que la sonorité est normale dans toute l'étendue » de la poitrine, et qu'il existe des râles sibilants nombreux et quelques râles » sous-crépitants en arrière des deux côtés, plus à droite qu'à gauche ; en avant, » quelques râles sibilants et ronflants disséminés à gauche.

» Je mets en doute l'existence de tubercules. » (*Gazette hebdomadaire*, n° 39, 24 septembre 1858, p. 667.)

M. Dechambre aurait dû ajouter que du 10 mars au 24 septembre il ne me fit nullement part de ce doute, et que j'en eus connaissance pour la première fois par cet article de la *Gazette* après que la malade *était guérie* (voyez ci-dessus la note p. 192).

des nodus de la main gauche est guéri, un second près du poignet droit est en bonne voie, ainsi qu'un autre près de l'articulation métacarpo-phalangienne. Les ganglions cervicaux ont désenflé.

L'enfant a des couleurs et tousse moins.

Traitement : hypophosphite de chaux, 5 centigrammes par jour.

3 mai. — Elle ne tousse plus qu'un peu le matin.

Même traitement.

9 juin. — La toux a cessé. Tous les nodus ont disparu, sauf un seul sur l'articulation métacarpo-phalangienne de l'index droit.

Pas de traitement.

3 juillet. — « Elle ne tousse plus. Son appétit est bon. Elle dort bien, et » est très gaie.

» État local :

» En avant, à l'auscultation, à gauche, respiration normale sans craque- » ments d'aucune espèce, ni retentissement de la voix.

» A droite, bruit d'expiration prolongée assez sensible, sans râles ni cra- » quements ; un peu de retentissement de la voix.

» En arrière, à la percussion, diminution de sonorité dans la fosse sus- » épineuse droite.

» A l'auscultation, à gauche, respiration normale.

» A droite, dans la fosse sus-épineuse, respiration plus faible qu'à gau- » che (1). »

8 octobre. — Elle ne tousse pas, a bon appétit et se porte bien.

Peu après, l'enfant a été emmenée à la campagne, et je n'en ai plus eu de nouvelles.

(1) Note de M. Dechambre :

« Je revois cette enfant le 4 juillet. Le traitement est cessé depuis un mois. » Il n'y a plus de toux. Sonorité et respiration bonnes partout. Je crois seulement » distinguer, lors des fortes inspirations, quelques bulles humides en arrière. » Santé générale excellente. » (*Gazette hebdomadaire*, n° 39, 24 septembre 1858, p. 667.)

A propos de cette malade, M. Dechambre, dans la *Gazette hebdomadaire* du 24 septembre 1858, termine par la remarque suivante :

« Cette enfant peut être considérée comme guérie ; mais il ne faut pas oublier » que, dès mon premier examen, j'avais émis l'opinion qu'il ne s'agissait que d'un » catarrhe pulmonaire, du moins me paraît-il certain que si les poumons renfer- » maient des tubercules, cette lésion n'était pour rien dans l'ensemble des signes » stéthoscopiques constatés par moi le 10 mars. »

Je répète de nouveau que M. Dechambre ne m'a fait connaître cette opinion que par l'article ci-dessus après la guérison de la malade (voy. la page précédente).

OBSERVATION XLV.

PHTHISIE AU SECOND DEGRÉ. — SCROFULES.

Durée antérieure : Trois mois.
Symptômes : Hérédité. — Amaigrissement. — Toux. — Sueurs nocturnes. — Insomnie. — Fièvre. — Dyspepsie. — Diarrhée.
Lésion : Tubercules ramollis au sommet du poumon gauche.
Résultat du traitement : Disparition des signes physiques et des symptômes généraux.
Durée du traitement : Deux mois.

C..... (Pauline), six ans et demi.

17 mars 1858. — La malade tousse depuis trois mois. Elle crache peu et n'a jamais eu d'hémoptysie, mais elle a beaucoup maigri et transpire abondamment la nuit. Ses forces n'ont pas sensiblement diminué et son appétit s'est conservé. Toutefois les digestions sont pénibles; elle ne vomit pas; elle a le sommeil très agité. En ce moment elle a la diarrhée et la fièvre le soir. Les ganglions cervicaux sont engorgés. Pouls, 120.

État local :

Le ventre est un peu tendu.

En avant, à la percussion, sonorité à peu près égale des deux côtés; un peu de matité précordiale.

A l'auscultation, à gauche, inspiration rude et saccadée, sans retentissement de la voix ni de la toux.

Les bruits du cœur sont un peu sourds et exagérés.

A droite, respiration plus faible qu'à gauche, se faisant mal, tant dans l'inspiration que dans l'expiration, avec un peu de retentissement de la voix. Le bruit respiratoire est diminué dans toute la hauteur du poumon.

En arrière, à la percussion, pas d'altération de la sonorité.

A l'auscultation, à gauche, quelques craquements secs et quelques râles ronflants dans les fosses sus- et sous-épineuses; pas de retentissement notable de la voix ni de la toux. La respiration, surtout au sommet, est plus faible que dans le poumon droit.

Diagnostic : tubercules au second degré au sommet du poumon gauche.

Traitement : hypophosphite de soude, 10 centigrammes par jour.

26 mars. — Elle tousse moins. Les sueurs nocturnes sont moins abondantes et la fièvre a cessé.

Même traitement.

9 avril. — Elle ne tousse presque plus et ne crache pas; mais depuis trois jours les sueurs nocturnes, qui avaient cessé, ont reparu; les forces ont diminué; elle a de la diarrhée, sans coliques; elle a la fièvre et un grand mal de tête ; elle se plaint aussi de douleurs dans les jambes. Pouls, 140.

℞ Phosphate de chaux...... 6 gram
Laudanum de Sydenham... 12 gouttes.

En six paquets. Un chaque jour.

19 avril. — La diarrhée est arrêtée depuis huit jours. Elle n'a pas de coliques. La toux a disparu, ainsi que les sueurs nocturnes. L'appétit est bon.

Traitement : hypophosphite de chaux, 5 centigrammes par jour.

7 mai. — État local :

A la percussion, sonorité égale et normale des deux côtés, tant en avant qu'en arrière.

A l'auscultation, la respiration est sensiblement égale des deux côtés, tant en avant qu'en arrière, sans râles ni craquements d'aucune espèce, sans retentissement de la voix.

Traitement : hypophosphite de chaux, 5 centigrammes par jour. Suspendre le traitement pendant deux jours au bout de huit jours.

9 août. — La malade va bien.

Pas de traitement.

Août 1860. — L'enfant n'a plus été ramenée, mais j'ai eu dernièrement de ses nouvelles, et elle continuait à bien se porter.

OBSERVATION XLVI.

PHTHISIE AU SECOND DEGRÉ.

Durée antérieure : Deux ans.

Symptômes : Pas d'hérédité. — Amaigrissement. — Toux. — Hémoptysie. — Fièvre irrégulière.

Lésion : Tubercules au second degré au sommet du poumon gauche.

Résultat du traitement : Disparition des signes physiques et des symptômes généraux.

Durée du traitement : Six mois.

M..... (Eugénie), six ans et demi.

19 mars 1858. — La mère de la malade a deux autres enfants qui se portent bien. Elle fait remonter le début de la maladie à deux ans, époque à

laquelle son enfant a eu, dit-elle, une fièvre cérébrale et une coqueluche. L'affection a commencé par de la toux, qui depuis lors a toujours persisté. La malade n'a pas craché, mais elle a eu une fois une hémoptysie. Elle n'a pas perdu sensiblement de ses forces. Son appétit s'est assez bien conservé, cependant elle a maigri un peu. Elle dort assez bien et ne sue pas la nuit ; elle a la fièvre irrégulièrement et à de longs intervalles. Pouls, 80.

On lui a appliqué antérieurement un vésicatoire sur l'ordonnance d'un médecin, qui a déclaré son poumon gauche attaqué.

État local :

En avant, sonorité à peu près égale des deux côtés, peut-être un peu diminuée sous la clavicule gauche.

A l'auscultation, à gauche, respiration exagérée au sommet, présentant une différence notable entre le tiers supérieur et les deux tiers inférieurs ; pas de retentissement de la voix ni de la toux.

A droite, rien de notable.

En arrière, à la percussion, matité dans la fosse sus-épineuse gauche, surtout à sa partie externe.

A l'auscultation, à gauche, dans la fosse sus-épineuse, la respiration est plus bruyante que dans celle du côté opposé ; pas de retentissement de la toux. Dans la fosse sous-épineuse, craquements secs. Dans toute la hauteur du poumon gauche, la respiration est plus rude que dans le poumon droit.

Diagnostic : Tubercules commençant à se ramollir au sommet du poumon gauche.

Traitement : hypophosphite de chaux, 10 centigrammes par jour.

2 avril. — Elle tousse moins.

Traitement : hypophosphite de soude, 10 centigrammes par jour.

16 avril. — Elle s'est enrhumée au commencement de la semaine et tousse un peu plus. Du reste, elle se trouve bien.

Traitement : sirop d'ipéca, 20 grammes à prendre par cuillerées à café jusqu'au vomissement.

19 avril. — Elle a vomi deux fois et a beaucoup toussé la nuit dernière. Pouls, 80.

Répéter le sirop d'ipéca.

26 avril. — La toux est redevenue ce qu'elle était avant qu'elle s'enrhumât. Elle a bon appétit.

Traitement : hypophosphite de chaux, 10 centigrammes par jour.

17 mai. — Elle est restée dix ou douze jours sans tousser ; depuis quatre ou cinq jours, elle tousse de nouveau un peu.

Pas de traitement.

7 juin. — Elle ne tousse plus. Pouls, 68.

℞ Hypophosphite de soude....... 10 centigrammes

Tous les trois jours.

28 juin. — Elle a eu la fièvre hier. Son appétit a un peu diminué, elle a le sang à la tête, dit sa mère, et elle est abattue. Pouls, 80.

Pas de traitement.

5 juillet. — Elle a meilleur appétit et est plus gaie.

Traitement : hypophosphite de soude, 5 centigrammes tous les deux jours.

26 juillet. — La toux a cessé. La face est un peu bouffie. Pouls, 80, régulier, assez plein.

Pas de traitement.

9 août. — Angine tonsillaire. Gargarisme d'alun.

16 août. — La toux n'a pas reparu, mais l'appétit n'est pas très bon. Pouls, 96, régulier, assez plein.

Traitement : hypophosphite de chaux, 5 centigrammes par jour.

30 août. — Elle ne tousse plus du tout. Pouls, 80, régulier.

20 septembre. — Tous les symptômes généraux ont disparu. Elle a bon appétit. Pouls, 80, régulier, assez plein.

Traitement : hypophosphite de soude, 75 centigrammes par jour.

22 octobre. — L'amélioration se soutient. Pouls, 80.

État local :

En avant, à la percussion, sonorité sensiblement égale des deux côtés.

A l'auscultation, à gauche, respiration peut-être un peu plus rude qu'à droite, mais d'une manière peu sensible.

En arrière, sonorité bonne et égale des deux côtés.

A l'auscultation, à gauche, dans la fosse sus-épineuse, expansion vésiculaire normale, sans râles ni craquements, sans retentissement de la voix ni de la toux. Mêmes phénomènes dans toute la hauteur.

La respiration est un peu plus faible qu'à droite dans toute l'étendue.

Traitement : hypophosphite de chaux, 2 centigrammes tous les deux jours.

18 juin 1860. — La malade est revenue de temps en temps. Je l'ai vue il y a à peine un mois. Elle continue l'emploi des hypophosphites à dose prophylactique.

Elle présente le type d'une santé parfaite ; elle a beaucoup grandi, et ne ressemble nullement à l'enfant faible et chétive qui avait été amenée en mars 1858.

OBSERVATION XLVII.

PHTHISIE AIGUE AU SECOND DEGRÉ.

Durée antérieure : Six mois.
Symptômes : Pas d'hérédité. — Faiblesse. — Amaigrissement. — Douleurs thoraciques. — Grande dyspnée. — Toux. — Expectoration. — Inappétence. — Diarrhée irrégulièrement.
Lésion : Tubercules au second degré au sommet des deux poumons.
Résultat du traitement : Disparition des signes physiques et des symptômes généraux.
Durée du traitement : Quatre mois et demi.

P..... Joseph, dix-huit ans, non marié, sculpteur sur bois.

30 juin 1858. — La maladie n'est pas héréditaire. Elle a débuté il y a six mois, mais depuis un mois surtout, il y a eu aggravation rapide de tous les symptômes.

Le malade a beaucoup perdu de ses forces, il peut à peine marcher ; il a beaucoup maigri. Il n'a pas de fièvre, mais quelquefois des frissons. Il ne sue pas la nuit. Il accuse une douleur du côté gauche de la poitrine, tant en avant qu'en arrière, cependant il dit ne pas éprouver de gêne dans le décubitus. Il dort assez bien. Il est extrêmement essoufflé. La toux est peu fréquente, mais l'expectoration est muco-purulente, abondante. Il n'a pas craché de sang, mais il a très souvent saigné du nez. Depuis huit jours son appétit s'est perdu. Il digère assez bien et ne vomit pas. Il n'a pas de coliques, mais quelquefois de la diarrhée.

Il a cessé de travailler depuis huit jours. Pouls, 52, médiocrement plein, régulier.

État local :

En avant, à la percussion, diminution de sonorité au-dessous de la clavicule droite dans une étendue de trois travers de doigt, surtout à la percussion superficielle.

A l'auscultation, à gauche, au-dessous de la clavicule, respiration rude avec craquements secs bien marqués, surtout dans l'inspiration et à la partie interne de la clavicule. Pas de retentissement appréciable de la voix, ni de la toux. Dans presque toute la hauteur on entend un bruit de froissement.

Les bruits du cœur sont sourds, avec impulsion considérable sans caractère anormal.

A droite, au-dessous de la clavicule, respiration plus rude qu'à gauche ; expiration prolongée ; voix et toux plus retentissantes qu'à gauche. Pas de craquements, si ce n'est à la partie interne de la clavicule où on retrouve les mêmes craquements qu'à gauche.

En arrière, à la percussion, diminution de sonorité bien marquée dans la fosse sus-épineuse gauche, et dans toute l'étendue de la fosse sous-épineuse droite.

A l'auscultation, dans la fosse sous-épineuse gauche, craquements secs sans retentissement appréciable de la voix, ni de la toux.

Dans la fosse sus-épineuse droite, expiration prolongée avec retentissement de la voix et de la toux.

Diagnostic : Tubercules au second degré au sommet des deux poumons.

Traitement : hypophosphite de soude, 50 centigrammes par jour.

7 juillet. — Il ne tousse plus et a meilleur appétit.

Traitement : hypophosphite de soude, 1 gramme par jour.

14 juillet. — La toux continue à être nulle. L'appétit est bon. Les forces ont augmenté et le malade a repris son travail depuis deux jours.

Même traitement.

21 juillet. — L'amélioration continue. Les douleurs de poitrine ont diminué d'intensité. Pouls, 68, régulier, plein.

Traitement : hypophosphite de soude, 1 gramme par jour, après suspension de quatre jours.

4 août. — Il continue à bien aller. Pas de céphalalgie ni d'épistaxis. Pouls, 72, régulier, assez plein.

Traitement : hypophosphite de chaux, 1 gramme par jour.

16 août. — Il ne tousse pas du tout. Son appétit est bon. Pas de sueurs nocturnes. Il travaille deux ou trois jours par semaine ; seulement quand il travaille, il se plaint d'avoir une douleur dans tout le côté gauche. Pouls, 80, régulier, assez plein.

Pas de traitement.

18 août. — Même état satisfaisant : il crache encore un peu. Pas de céphalalgie, ni d'épistaxis. Pouls, 64, régulier, plein.

Traitement : hypophosphite de chaux, 1 gramme par jour, après suspension de quatre jours.

1er septembre. — Il a saigné du nez plusieurs fois. Il se plaint d'accablement et de lassitude dans les membres. Il ne tousse pas, mais son expectoration a augmenté. Son appétit est moins bon et il est, dit-il, très essoufflé. Ses douleurs ont à peu près disparu. Il a cessé de nouveau son travail. Pouls, 60, régulier, plein.

Traitement : tartre stibié, 10 centigrammes.

6 septembre. — Il se trouve mieux. Son appétit est revenu. Pouls, 72, régulier, assez plein.

Pas de traitement.

13 septembre. — La dyspnée a diminué de nouveau et ses forces sont assez bonnes pour lui permettre de reprendre son travail. Pouls, 68, régulier, médiocrement plein.

Traitement : hypophosphite de soude, 20 centigrammes par jour.

22 septembre. — Il travaille des journées complètes et ne se plaint plus que d'avoir encore de temps en temps quelques restes de sa douleur.

℞ Emplâtre de Vigo cum hydrargyro.	1	partie.
Emplâtre de ciguë	2	—

Étendez sur sparadrap et appliquez *loco dolenti*.

24 novembre. — Tous les symptômes généraux ont complétement disparu. Pouls, 80, régulier, médiocrement plein.

État local :

En avant, à la percussion, sonorité bonne et égale des deux côtés.

A l'auscultation, à gauche, au-dessus de la clavicule, expansion vésiculaire normale sans retentissement de la voix ni de la toux. Au-dessous de la clavicule, léger bruit de froissement pulmonaire sans retentissement de la voix ni de la toux. Dans le reste du poumon, la respiration est normale.

A droite, au-dessous de la clavicule, respiration un peu plus faible qu'à gauche, sans râles ni craquements, sans retentissement de la voix.

En arrière, à la percussion, sonorité égale dans les fosses sus-épineuses. Légère diminution de sonorité dans la fosse sous-épineuse droite.

A l'auscultation, à gauche, respiration normale.

A droite, dans la fosse sus-épineuse, un peu de bruit de froissement pulmonaire sans retentissement de la voix ni de la toux. A la base, respiration normale.

Le malade est encore revenu deux ou trois fois ; il continuait à se bien porter, et travaillait toute sa journée. Il employait le traitement à dose prophylactique. Au bout de ce temps il a cessé de venir.

OBSERVATION XLVIII.

PHTHISIE AU SECOND DEGRÉ. — SCROFULES.

Durée antérieure : Six ans.
Symptômes : Hérédité. — Faiblesse. — Fièvre irrégulière. — Douleurs thoraciques. — Dyspnée. — Toux. — Expectoration.
Lésion : Tubercules ramollis au sommet des deux poumons.
Résultat du traitement : Disparition des signes physiques et des symptômes généraux.
Durée du traitement : Sept mois et demi.

F..... (Gustave), trente-deux ans, non marié, commissionnaire.

3 septembre 1858. — Le malade a perdu sa mère d'une affection de poitrine, et probablement son père a aussi succombé à une maladie du même genre. Il fait remonter le début de sa maladie à 1853. Ses forces ont diminué; il n'a pas maigri d'une manière bien sensible. Il a quelquefois un peu de fièvre sans frissons. Il ne sue pas la nuit. Il accuse des douleurs vagues dans le devant de la poitrine; il n'éprouve pas de gêne dans le décubitus. Il dort bien. Il est essoufflé. Il tousse le matin environ une demi-heure, dit-il; son expectoration est muco-purulente assez abondante. Il n'a pas craché de sang ni saigné du nez. Son appétit est bon; il ne vomit pas et digère bien. Il n'a pas de diarrhée ni de coliques.

Il continue de travailler. Pouls, 80, régulier.

Il a pris de l'huile de foie de morue pendant un an; il s'en est bien trouvé *pendant l'été.*

État local : Les ganglions cervicaux sont considérablement engorgés. Le thorax est inégalement développé et plus rétréci à gauche qu'à droite.

En avant, à la percussion, sonorité à peu près égale et normale des deux côtés.

A l'auscultation, à gauche, souffle carotidien. Au-dessous de la partie externe de la clavicule, respiration rude; petits craquements secs; retentissement de la voix.

A droite, au-dessous de la partie moyenne de la clavicule, craquements secs parfaitement caractérisés, surtout notables pendant l'expiration, ne disparaissant pas après la toux. Dans le reste du poumon, la respiration paraît normale pas de retentissement de la voix ni de la toux.

En arrière, à la percussion, sonorité sensiblement égale des deux côtés.

A l'auscultation, dans la partie interne de la fosse sus-épineuse droite, rudesse du bruit respiratoire, avec retentissement de la voix. Dans le reste du poumon, la respiration est normale.

Mêmes phénomènes dans la fosse sus-épineuse gauche. Dans le reste du poumon, la respiration est normale.

Diagnostic : Tubercules ramollis au sommet des deux poumons.

Traitement : hypophosphite de soude, 50 centigrammes par jour.

13 septembre. — Depuis quelques jours, la toux est un peu moindre ; l'expectoration est purulente. Le malade se plaint d'une douleur à la base de la poitrine, du côté gauche. Il a déjà eu cette douleur, qui revient irrégulièrement, dit-il.

Le traitement spécifique est suspendu depuis quatre jours. Pouls, 84, régulier.

Traitement : sirop d'ipéca, 60 grammes. Une cuillerée à bouche matin et soir.

15 septembre. — La douleur de côté est moins violente.

Traitement : hypophosphite de soude, 20 centigrammes par jour.

24 septembre. — Le point de côté persiste encore, quoique moins intense. Les forces sont meilleures, mais l'expectoration est difficile et la dyspnée reste la même. Pouls, 80, régulier.

1° ℞ Hypophosphite de soude.... 50 centigr. par jour.

2° ℞ Emplâtre de ciguë *loco dolenti*.

4 octobre. — La douleur a disparu, mais l'oppression est toujours aussi grande. Pouls, 76, régulier, assez plein.

℞ Tartre stibié.... .... 0gr,05
Sirop d'ipéca............ 30gr,00

8 octobre. — Il a vomi sept ou huit fois. Il n'est plus oppressé, mais il se plaint d'une douleur dans la partie antérieure du thorax.

Les ganglions cervicaux latéraux sont beaucoup moins engorgés. Pouls, 76, régulier.

Traitement : hypophosphite de soude, 50 centigrammes par jour, après suspension de trois jours.

25 octobre. — Il ne tousse qu'un peu le matin, mais il crache encore

beaucoup. La dyspnée est presque nulle. Pouls, 80, régulier, médiocrement plein.

Traitement : hypophosphite de soude, 50 centigrammes par jour.

3 novembre. — L'expectoration est complétement purulente. Le malade dit souffrir beaucoup de douleurs dans le côté gauche de la poitrine, et avoir un peu de fièvre. Pouls, 80, régulier, médiocrement plein.

Traitement : vésicatoire volant *loco dolenti*.

8 novembre. — Les douleurs ont disparu. La toux est presque nulle. Plus de fièvre le soir. Pouls, 80, régulier, médiocrement plein.

Traitement : hypophosphite de soude, 50 centigrammes par jour.

8 décembre. — Il se plaint encore de douleurs dans le côté gauche de la poitrine. Pouls, 80, régulier, médiocrement plein.

Traitement : deux ventouses scarifiées *loco dolenti*.

10 décembre. — Les douleurs ont disparu.

Pas de traitement.

15 décembre. — Il tousse très peu.

Le malade dit avoir depuis longtemps déjà des douleurs dans la colonne vertébrale. L'endroit douloureux correspond à la dixième vertèbre dorsale. En même temps, il s'est senti d'une grande faiblesse dans les reins et dans les jambes. Les érections sont devenues rares, et il a une ou deux fois par semaine des émissions nocturnes.

Traitement : hypophosphite de chaux, 50 centigrammes par jour. Deux ventouses scarifiées de chaque côté au niveau de la dixième vertèbre dorsale.

14 janvier 1859. — Il a fait un voyage en Normandie, s'est refroidi, et tousse beaucoup. Du reste, ses douleurs ont diminué. Pouls, 80, régulier, médiocrement plein.

♃ Sirop d'ipéca....... 30 grammes.
Poudre d'ipéca...... 1 —

Mêlez. En une seule dose.

19 janvier. — La toux a diminué, et il se trouve mieux. Pouls, 80, régulier, médiocrement plein.

Traitement : hypophosphite de soude, 50 centigrammes par jour.

28 janvier. — L'amélioration persiste.

État local :

En avant, à la percussion, légère diminution de sonorité au-dessus de la clavicule droite, mais peu marquée, et au-dessous dans une étendue de trois travers de doigt.

A l'auscultation, à gauche, au-dessus de la clavicule, respiration normale. Au-dessous de la clavicule, respiration à peu près normale, peut-être un peu faible; pas de retentissement de la voix ni de la toux. Dans le reste de la hauteur de ce côté, l'expansion vésiculaire se fait bien.

A droite, au-dessus de la clavicule, respiration un peu rude; retentissement de la voix; pas de râles ni de craquements d'aucune espèce. Au-dessous de la clavicule, respiration à peu près normale; expiration peut-être un peu prolongée, sans râles ni craquements d'aucune espèce, même pendant la toux; très léger retentissement de la voix. Dans le reste du poumon, respiration normale.

En arrière, à la percussion, sonorité sensiblement égale des deux côtés.

A l'auscultation, à gauche, dans la fosse sus-épineuse, respiration normale, ainsi que dans toute la hauteur.

A droite, dans la partie interne de la fosse sus-épineuse, léger retentissement de la voix, sans râles ni craquements d'aucune espèce. Dans le reste du poumon, la respiration est normale.

Traitement : hypophosphite de soude, 50 centigrammes par jour.

25 mars. — Il tousse et crache peu. Pouls, 72.

Traitement : hypophosphite de soude, 25 centigrammes tous les deux jours.

11 avril. — Il tousse un peu plus; l'expectoration est aussi plus abondante. Les sueurs nocturnes ont reparu depuis avant-hier, et il a un peu de fièvre le soir. Pouls, 76.

℞	Tartre stibié............	0gr,05
	Sirop d'ipéca............	30gr,00

15 avril. — Le malade va bien. Plus de toux ni d'expectoration.

État local : Les ganglions cervicaux, au niveau du sterno-cléido-mastoïdien, ont d'abord diminué, puis sont restés stationnaires.

En avant, inégal soulèvement des côtes; à la percussion, sonorité à peu près égale et normale des deux côtés.

A l'auscultation, à gauche, respiration un peu plus rude au sommet qu'à droite. Au-dessous de la clavicule, un peu de retentissement de la voix peu appréciable, sans râles ni craquements d'aucune espèce. Dans toute la hauteur, expansion vésiculaire normale, sans retentissement de la voix.

A droite, au-dessous de la clavicule, un peu de bruit de froissement pulmonaire disparaissant après la toux, sans râles ni craquements. Dans le reste du poumon, expansion vésiculaire normale.

En arrière, à la percussion, sonorité égale et normale.

A l'auscultation, à gauche, expansion vésiculaire normale dans toute la hauteur, sans râles ni craquements, sans retentissement de la voix.

Mêmes phénomènes à droite.

Pas de traitement.

Septembre 1860. — Le malade revient encore de temps en temps. Il continue le traitement à dose prophylactique.

Pendant le courant de l'année dernière il a eu une petite hémoptysie; à part cet accident, il s'est toujours parfaitement bien porté. Il n'a jamais cessé son état, qui l'oblige à sortir par tous les temps. La douleur des reins et les pertes séminales ont cessé.

OBSERVATION XLIX.

PHTHISIE AU SECOND DEGRÉ.

Durée antérieure : Cinq mois.
Symptômes : Pas d'hérédité. — Fièvre. — Douleurs thoraciques. — Dyspnée. — Toux. — Expectoration. — Inappétence. — Hémoptysies répétées.
Lésion : Tubercules ramollis disséminés dans toute la hauteur des deux poumons.
Résultat du traitement : Disparition des signes physiques et des symptômes généraux.
Durée du traitement : Trois mois et demi.

C... (Jules), trente-six ans, marié, menuisier.

8 octobre 1858. — La maladie n'est pas héréditaire. Elle a débuté il y a cinq mois. Le malade a beaucoup perdu de ses forces, il n'a pas maigri d'une manière bien sensible. Il a de temps en temps la fièvre et irrégulièrement des frissons. Il ne sue pas la nuit. Il se plaint de douleurs à la base de la poitrine en avant et dans le dos; il n'éprouve pas de gêne dans le décubitus. Son sommeil est assez bon. L'oppression est médiocre. La toux n'est pas très fréquente, et l'expectoration est salivaire, peu abondante. Il a craché du sang il y a quatre mois pour la première fois, en petite quantité, depuis lors les hémoptysies se sont renouvelées toutes les semaines, mais ont été peu abondantes. Il n'a pas saigné du nez. Son appétit, qui est mauvais, s'est perdu deux mois, dit-il, avant que la toux paraisse. Il ne vomit pas et digère bien. Il n'a pas de coliques ni de diarrhée : une garderobe naturelle par jour.

Il a suspendu son travail pendant huit jours au début de sa maladie ; actuellement il travaille huit heures par jour, mais il se voit, dit-il, *sur le point* d'être obligé *de cesser* toute occupation : c'est pour cela qu'il est venu au dispensaire.

Il a pris de l'huile de foie de morue, ainsi que des potions stomachiques pendant un mois et demi, sans effet marqué. Pouls, 76, régulier, faible.

État local : Le thorax, assez bien conformé, est peu amaigri.

En avant, à la percussion, diminution de sonorité au-dessus de la clavicule droite, et au-dessous dans toute la hauteur.

A l'auscultation, à gauche, au-dessous de la clavicule, craquements secs, pas de retentissement sensible de la voix ni de la toux. Dans toute la hauteur on perçoit un bruit de froissement pulmonaire.

A droite, au-dessus de la clavicule, respiration plus exagérée qu'à gauche; craquements secs; retentissement de la voix. Au-dessous de la clavicule, respiration rude, expiration notablement prolongée; retentissement bien marqué de la voix et de la toux, craquements secs, surtout notables pendant l'expiration. Ces phénomènes se remarquent dans les deux tiers supérieurs du poumon.

En arrière à la percussion, matité bien marquée dans la fosse sus-épineuse droite, surtout à la partie externe. Matité également bien marquée dans la fosse sous-épineuse du même côté.

A l'auscultation, à gauche, dans la fosse sus-épineuse, craquements secs surtout évidents pendant la toux. Mêmes craquements dans la partie moyenne de la région intra-scapulaire.

A droite, dans la fosse sus-épineuse, expiration prolongée, sans retentissement de la voix ni de la toux. Dans la partie moyenne de la région intra-scapulaire, expiration prolongée avec quelques craquements secs, et retentissement de la voix. Mêmes phénomènes plus marqués dans la fosse sous-épineuse.

Diagnostic : Tubercules disséminés dans toute la hauteur des deux poumons commençant à se ramollir au sommet.

Traitement : hypophosphite de soude, 50 centigrammes par jour.

15 octobre. — Il a eu des maux d'estomac. Il a craché le sang avant-hier. Pas d'autre changement appréciable. Pouls, 64.

Traitement : hypophosphite de chaux, 65 centigrammes par jour.

22 octobre. — Il se trouve mieux. Les crachements de sang sont supprimés ; la toux a diminué et l'expectoration est nulle. L'appétit a augmenté ; les forces restent les mêmes. La fièvre qu'il a le matin est moins intense. Pouls, 64, régulier, plein.

Traitement : hypophosphite de chaux, 1 gramme par jour.

5 novembre. — L'appétit continue à augmenter. Il tousse peu, ne crache pas et n'est plus essoufflé. Pouls, 72.

Traitement : hypophosphite de soude, 1 gramme par jour.

12 novembre. — Le malade se maintient à peu près dans le même état. Pouls, 60.

Traitement : hypophosphite de soude, 50 centigrammes par jour.

3 décembre. — Il se trouve assez bien. Pouls, 68.

Traitement : hypophosphite de soude, 50 centigrammes par jour, après cinq jours de suspension.

17 décembre. — Il se plaint d'une douleur dans le côté droit de la poitrine. Du reste il se trouve bien. Pouls, 68, régulier, médiocrement plein.

Traitement : hypophosphite de soude, 50 centigrammes par jour, après suspension de deux jours.

Quatre ventouses scarifiées *loco dolenti*.

29 décembre. — La douleur a disparu. Pouls, 64, régulier, médiocrement plein.

Traitement : hypophosphite de soude, 50 centigrammes par jour, après suspension de quatre jours.

14 janvier 1859. — État local :

A la percussion, sonorité bonne et égale des deux côtés.

A l'auscultation, à gauche, au-dessous de la clavicule, un peu de bruit de froissement, sans râles ni craquements, sans retentissement de la voix ni de la toux. Mêmes phénomènes dans toute la hauteur.

A droite, au-dessous de la clavicule, un peu de bruit de froissement pulmonaire, sans râles ni craquements, sans retentissement de la voix ni de la toux.

En arrière, à la percussion, un peu de diminution de sonorité dans la fosse sous-épineuse droite.

A l'auscultation, à gauche, respiration normale.

A droite, dans la fosse sus-épineuse, respiration un peu rude ; très léger retentissement de la voix ; pas de râles ni de craquements. A la base, un peu de froissement pulmonaire, sans râles ni craquements, ni retentissement de la voix.

Traitement : hypophosphite de soude, 50 centigrammes par jour.

24 janvier. — Il se porte bien.

Pas de traitement.

16 février. — L'amélioration continue. Il tousse à peine. Pouls, 72.

Traitement : hypophosphite de soude, 50 centigrammes tous les trois jours.

7 mars. — La toux est presque nulle. Pouls, 72.

Même traitement.

15 avril. — Il a eu quelques douleurs vagues dans la poitrine ; mais il a travaillé beaucoup ces jours derniers, et c'est à cet excès de travail qu'il les attribue. Il mouche du sang de temps en temps. La toux n'a pas sensiblement augmenté. Pouls, 72.

℞	Tartre stibié............	0gr,05
	Sirop d'ipéca............	30gr,00

Mêlez.

25 avril. — Il se plaint de céphalalgie le matin, et de douleurs dans le dos et dans le devant de la poitrine. Pouls, 72, régulier, médiocrement plein.

Pas de traitement.

29 avril. — Il y a encore un peu de toux le matin, mais très peu. A part cela le malade se trouve très bien.

État local :

En avant, à la percussion, sonorité bonne et égale des deux côtés.

A l'auscultation, au-dessus et au-dessous de la clavicule gauche, un peu de bruit de froissement pulmonaire. Au-dessus de la clavicule, la respiration est un peu plus faible qu'à droite. Dans le reste du poumon, l'expansion vésiculaire est normale.

A droite, au-dessous de la clavicule, expiration prolongée sans retentissement de la voix. Dans le reste de la hauteur, l'expansion vésiculaire est normale.

En arrière, à la percussion, sonorité bonne et normale des deux côtés.

Dans toute la hauteur des deux côtés, à l'auscultation, l'expansion vésiculaire est normale, ainsi que la voix et la toux.

Traitement : hypophosphite de soude, 50 centigrammes tous les trois jours.

4 juillet. — Un peu de toux. Forces très bonnes. Appétit un peu diminué.

Traitement : hypophosphite de soude, 50 centigrammes par jour pendant trois jours, puis suspension pendant quatre jours.

1er août. — Très peu de toux. Le reste, bien. Pouls, 72, régulier, médiocrement plein.

Traitement : hypophosphite de soude, 50 centigrammes par jour.

5 septembre. — Il va bien. Très peu de toux. Pouls, 72.

Même traitement.

10 octobre. — Même état satisfaisant. Pouls, 76, régulier, médiocrement plein.

Même traitement.

19 décembre. — Il tousse toujours un peu. Pouls, 64.

Traitement : sirop d'ipéca, 30 grammes, par cuillerées à café.

20 février 1860. — Il continue toujours ses travaux. Très peu de toux.

19 mars. — Il a craché un peu de sang. Du reste il va très bien. Pouls, 60. Même état local que lors du dernier examen.

Pas de traitement.

2 avril. — Traitement : hypophosphite de soude, 50 centigrammes tous les trois jours. Cesser une semaine après chaque cinq doses.

2 juillet. — Pouls, 68, régulier, assez plein, un peu dur. Il continue l'emploi du traitement à dose prophylactique. Il est gros, fort et coloré, et sauf un peu de toux le matin, de temps en temps, il n'a aucun symptôme morbide. Il travaille à son état douze heures par jour.

OBSERVATION L.

PHTHISIE AU SECOND DEGRÉ.

Durée antérieure : Trois ans.
Symptômes : Pas d'hérédité. — Faiblesse. — Amaigrissement. — Fièvre et frissons. — Insomnie. — Toux. — Expectoration. — Hémoptysie. — Dyspnée. — Diarrhée.
Lésion : Tubercules commençant à se ramollir au sommet des deux poumons. — Bronchite et point pleurétique.
Résultat du traitement : Disparition des signes physiques et des symptômes généraux.
Durée du traitement : Dix-huit mois.

F..... (Alphonsine), quatorze ans, fleuriste.

29 octobre 1858. — La maladie n'est pas héréditaire ; elle a débuté il y a trois ans. La malade a beaucoup perdu de ses forces ; elle a maigri considérablement ; elle a la fièvre tous les deux ou trois jours avec frissons ; elle ne sue pas la nuit ; elle a eu des douleurs dans le devant de la poitrine qui ont aujourd'hui disparu ; elle n'accuse pas de gêne dans le décubitus ; elle dort mal à cause de la toux, qui est médiocre le jour, mais très fréquente la nuit. Son expectoration est épaisse, dit-elle, et assez abondante. Elle a eu il y a deux mois, une hémoptysie d'environ une cuillerée à café. Elle n'a

pas saigné du nez. Elle est très essoufflée. Son appétit s'est conservé ; elle ne vomit pas et digère bien. Elle n'a pas de coliques, mais de temps en temps de la diarrhée. Ce matin et hier, elle a eu trois garderobes liquides. Elle n'est pas encore réglée.

Elle continue à travailler, mais beaucoup moins que précédemment.

On lui a ordonné déjà du laudanum, du sirop de térébenthine, de l'huile de foie de morue, du sirop d'hysope, etc.

Pouls, 80, régulier, médiocrement plein.

État local :

En avant, à la percussion, sonorité à peu près égale des deux côtés, mais diminuée dans le tiers inférieur du poumon droit.

A l'auscultation, à gauche, au-dessus de la clavicule, expiration très prolongée. Au-dessous de la clavicule, respiration rude, expiration moins prolongée ; pas de retentissement de la voix ni de la toux. Quelques râles sibilants dans le reste du poumon.

A droite, au-dessous de la clavicule, expiration très prolongée, ainsi qu'au-dessus ; craquements humides augmentant pendant la toux ; retentissement de la voix. A la base, respiration faible.

En arrière, à la percussion, diminution de sonorité dans la fosse sous-épineuse droite.

A l'auscultation, à gauche, dans la fosse sus-épineuse, craquements secs augmentant notablement pendant la toux.

A droite, dans la fosse sus-épineuse, craquements secs augmentant pendant la toux ; bruit de frottement. Dans la fosse sous-épineuse, respiration rude, bruit de frottement, retentissement de la voix et de la toux.

Diagnostic : Tubercules commençant à se ramollir au sommet des deux poumons ; bronchite et point pleurétique.

Traitement : hypophosphite de soude, 5 centigrammes par jour.

10 novembre. — Elle tousse davantage et se plaint d'une douleur entre les deux épaules. Pouls, 80, régulier, médiocrement plein.

℞	Kermès minéral..........	0gr,10
	Sirop d'ipéca............	60gr,00

Une cuillerée à café chaque matin.

15 novembre. — La douleur est un peu moins violente. La toux est encore très fréquente ; cependant la nuit dernière elle a un peu diminué. Pouls, 80, régulier, médiocrement plein.

Traitement : 1° Emplâtre caléfacient *loco dolenti* ; 2° hypophosphite de soude, 5 centigrammes par jour ; 3° continuer la potion kermétisée : une cuillerée à café tous les deux jours.

17 novembre. — La toux a diminué. Pouls, 92, régulier, médiocrement plein.

Pas de traitement.

22 novembre. — Elle tousse beaucoup le matin depuis quelques jours. Pouls, 88, irrégulier, médiocrement plein.

Traitement : hypophosphite de soude, 15 centigrammes par jour.

1er décembre. — La toux est toujours très fréquente. Appétit meilleur. Pouls, 80.

℞	Sirop d'ipéca	30gr,00
	Poudre d'ipéca..........	0gr,30

Mêlez. A prendre en une fois.

3 décembre. — Elle a vomi deux fois ; mais la toux ne paraît pas diminuer. Pouls, 80, médiocrement plein. Pas de point de côté, pas de fièvre.

Traitement : hypophosphite de chaux, 6 centigrammes par jour.

8 décembre. — Elle tousse encore beaucoup ; l'expectoration est aussi très abondante. Elle se plaint d'une douleur à droite, en arrière. Pouls, 108, irrégulier.

Traitement : une ventouse scarifiée sur le côté droit du thorax, en arrière.

13 décembre. — La douleur a disparu, mais la toux est aussi fréquente ; l'expectoration est moins épaisse. Pouls, 80, irrégulier, médiocrement plein.

℞	Sirop d'ipéca............	15gr,00
	Poudre d'ipéca..........	0gr,30

17 décembre. — Elle ne tousse presque plus. Pouls, 108.

État local :

En avant, à la percussion, sonorité sensiblement égale des deux côtés.

A l'auscultation, à droite, au-dessous de la clavicule, quelques craquements secs, fins, et ayant le caractère du râle crépitant, excepté pendant l'expiration où ils sont plus gros et plus séparés ; expiration très prolongée ; retentissement de la voix dans le tiers supérieur. Au-dessous, mêmes phénomènes moins marqués, sans retentissement de la voix.

A gauche, au-dessous de la clavicule, quelques craquements secs moins marqués qu'à droite, et surtout appréciables pendant la toux ; expiration plus prolongée encore qu'à droite ; moins de retentissement de la voix que du côté opposé. Quelques craquements secs dans toute la hauteur.

En arrière, à la percussion, sonorité sensiblement égale des deux côtés.

A l'auscultation, à gauche, dans la fosse sus-épineuse, craquements secs assez fins, augmentant pendant la toux. Craquements secs disséminés dans toute la hauteur.

A droite, dans la fosse sus-épineuse, craquements secs plus marqués qu'à gauche, ayant toujours le caractère du râle crépitant fin. Mêmes craquements secs disséminés dans toute la hauteur.

Traitement : hypophosphite de soude, 10 centigrammes par jour.

27 décembre. — Elle tousse peu et ne crache pas ; elle est un peu moins essoufflée. Son appétit continue à être bon.

Traitement : hypophosphite de soude, 20 centigrammes par jour.

10 janvier 1859. — La toux est peu fréquente. L'appétit n'a pas diminué ; mais depuis hier elle se plaint de lassitude dans les membres, de céphalalgie et d'étourdissements. Elle n'a pas saigné du nez. Pouls, 100.

Suspension du traitement.

17 janvier. — Elle se trouve bien. Pouls, 72, régulier, médiocrement plein.

Traitement : hypophosphite de soude, 10 centigrammes par jour.

4 février. — L'amélioration se soutient ; la toux est presque nulle. Pouls, 80, médiocrement plein.

Etat local :

En avant, à la percussion, légère diminution de sonorité à la base du poumon droit.

A l'auscultation, à gauche, au-dessus de la clavicule, respiration rude avec retentissement de la voix plus marqué que du côté opposé. Au-dessous de la clavicule, quelques craquements secs, très fins et très superficiels, ressemblant plutôt au bruit de froissement pulmonaire, n'augmentant pas pendant la toux ; pas de retentissement bien appréciable de la voix ni de la toux.

A droite, au-dessous de la clavicule, expiration prolongée sans râles ni craquements, sans retentissement de la voix ni de la toux.

En arrière, à la percussion, diminution de sonorité peu marquée dans les fosses sus- et sous-épineuses droites.

A l'auscultation, à droite, dans la fosse sus-épineuse, respiration rude sans râles ni craquements, sans retentissement de la voix ni de la toux. Dans la fosse sous-épineuse, respiration plus faible qu'à gauche, sans bruit de frottement, sans râles ni craquements ; très léger retentissement de la voix. Dans le reste du poumon, la respiration est bonne.

A gauche, dans la fosse sus-épineuse, respiration à peu près normale, ainsi que dans le reste du poumon.

Traitement : hypophosphite de soude, 15 centigrammes par jour.

14 février. — Elle recommence à tousser ; elle a mal à la tête et des étourdissements. Elle n'est pas encore réglée.

℞	Poudre d'ipéca...........	0gr,20
	Sirop d'ipéca............	10gr,00

Mêlez.

23 février. — Elle tousse moins ; elle continue à travailler onze heures par jour. Pouls, 72.

État local :

En avant, à la percussion, sonorité un peu exagérée des deux côtés.

A l'auscultation, à gauche, respiration un peu rude ; expiration un peu prolongée au-dessus de la clavicule, sans râles ni craquements. Mêmes phénomènes au-dessous de la clavicule, mais moins marqués.

A droite, au-dessus de la clavicule, respiration très rude avec un retentissement de la voix égal à celui du côté opposé. Au-dessous de la clavicule, peut-être quelques craquements secs peu marqués ; respiration un peu faible à la base.

En arrière, dans la fosse sus-épineuse droite, sonorité un peu plus faible qu'à gauche, ainsi que dans la fosse sous-épineuse.

A l'auscultation, dans la fosse sus-épineuse gauche, respiration à peu près normale, sans râles, ni craquements, ni retentissement de la voix.

A droite, dans la fosse sous-épineuse, quelques craquements à peine appréciables ; expiration prolongée et retentissement de la voix ; respiration plus faible dans toute la hauteur du côté droit que dans le côté opposé.

Traitement : hypophosphite de soude, 5 centigrammes par jour.

7 mars. — La toux a beaucoup diminué. Pas de sueurs nocturnes. Bon appétit. Elle se plaint toujours de lassitude dans les membres, de céphalalgie et d'étourdissements. Pouls, 80.

Traitement : sirop d'ipéca, 30 grammes.

14 mars. — La toux continue à être très peu fréquente. Elle dit engraisser. Pouls, 80, régulier, médiocrement plein.

Traitement : hypophosphite de soude, 15 centigrammes par jour.

23 mars. — Elle ne tousse presque plus. Pouls, 72.

Traitement : hypophosphite de soude, 15 centigrammes par jour après suspension de quatre jours.

6 avril. — Elle va bien ; elle ne tousse pas et elle engraisse. Pouls, 68.

Traitement : hypophosphite de soude, 10 centigrammes par jour, après suspension de huit jours.

27 avril. — L'amélioration continue. Pouls, 80, régulier, médiocrement plein.

Même traitement.

29 avril. — Disparition de tous les symptômes généraux y compris la toux, seulement il y a encore un peu d'essoufflement.

État local :

A la percussion, sonorité bonne et sensiblement égale des deux côtés.

A l'auscultation, à gauche, au-dessus et au-dessous de la clavicule, quelques petits craquements secs peu appréciables et disparaissant après la toux ; un peu de bruit de froissement pulmonaire. Du reste, l'expansion vésiculaire est normale dans toute l'étendue.

A droite, au-dessus de la clavicule, expiration prolongée, sans râles ni craquements d'aucune espèce. Au-dessous de la clavicule, expiration prolongée encore plus marquée qu'au-dessus ; quelques craquements secs disséminés appréciables seulement pendant la toux.

En arrière, à la percussion, sonorité bonne et sensiblement égale des deux côtés.

A l'auscultation, à gauche, dans la fosse sus-épineuse, quelques craquements secs, rares et peu marqués, sans retentissement de la voix.

A droite, dans la fosse sus-épineuse, quelques craquements secs, rares et peu sensibles ; expiration prolongée. Dans le reste du poumon, l'expansion vésiculaire est normale.

11 mai. — Elle tousse un peu le matin ; elle dit grandir et elle engraisse en même temps. Pouls, 72, régulier, médiocrement plein.

Traitement : sirop d'ipéca, 30 grammes.

16 mai. — Elle a vomi une fois ; elle recommence à tousser davantage depuis deux jours. Pouls, 72, régulier, médiocrement plein.

Traitement : hypophosphite de soude, 10 centigrammes par jour.

30 mai. — Elle tousse beaucoup. Pouls, 80, régulier, un peu vibrant.

℞ Alcoolature d'aconit........ 30 gouttes.
Sirop simple.............. 50 grammes.

Une cuillerée à café chaque soir.

6 juin. — La toux, qui avait diminué, a recommencé le matin depuis deux jours.

℞ Sirop d'ipéca............ 20gr,00
Poudre d'ipéca.......... 0gr,15

17 juin. — Elle a vomi trois fois ; il n'y a plus que très peu de toux le matin. Pouls, 72, irrégulier, médiocrement plein.

Traitement : hypophosphite de soude, 20 centigrammes par jour.

27 juin. — Très peu de toux ; elle engraisse et grandit. Pouls, 80, régulier, médiocrement plein.

Pas de traitement.

30 avril 1860. — Elle continue à suivre le traitement à dose prophylactique. Tous les symptômes généraux ont disparu déjà depuis longtemps.

État local :

En avant, le soulèvement des côtes est à peu près égal des deux côtés.

A la percussion, sonorité bonne des deux côtés.

A l'auscultation, à gauche, rien d'anormal.

A droite, respiration plus rude, surtout pendant l'expiration, mais seulement dans les inspirations forcées.

En arrière, à la percussion, sonorité bonne et égale des deux côtés.

A l'auscultation, la respiration est normale des deux côtés.

9 juillet. — Elle est réglée depuis deux mois régulièrement. Ses règles durent deux jours et viennent sans douleurs. Pouls, 68.

10 décembre. — Elle vient de temps en temps au dispensaire. Elle continue le traitement à dose prophylactique. Elle a beaucoup grandi. Elle est réglée très exactement et présente le type d'une santé parfaite.

OBSERVATION LI.

PHTHISIE AU SECOND DEGRÉ.

Durée antérieure : Dix-huit mois.

Symptômes : Faiblesse. — Amaigrissement. — Toux. — Expectoration. — Hémoptysies. — Sueurs nocturnes. — Dyspnée. — Leucorrhée.

Lésion : Tubercules au second degré occupant la moitié supérieure du poumon droit ; probablement tubercules crus disséminés dans le poumon gauche.

Résultat du traitement : Disparition des signes physiques et des symptômes généraux.

Durée du traitement : Trente-cinq mois.

« D..... (Eugénie), âgée de trente-neuf ans, mariée, couturière (1).

» 4 novembre 1857. — Malade depuis dix-huit mois, elle a commencé à

(1) Avant de venir au dispensaire en décembre 1857, cette malade avait été vue chez moi.

» tousser au mois de mai 1856 ; mais elle y a fait peu attention, pensant que » ce serait un rhume, puis au mois de septembre elle a été prise tout à coup » d'un vomissement de sang très abondant (une pleine cuvette). Cela s'est » répété depuis plusieurs fois tous les mois, surtout à l'approche des règles, » jusqu'au mois de juillet de cette année 1857. Pendant les mois de juillet et » d'août, le crachement de sang s'est arrêté complétement, puis a repris » en septembre et n'a pas cessé depuis lors. La toux et l'expectoration ont » continué sans interruption depuis le début de la maladie.

» A l'examen, je trouve ce qui suit :

» Elle vient d'avoir chez moi une hémoptysie d'au moins 50 grammes de » sang rutilant.

» Facies très coloré, à cause, dit-elle, du crachement de sang, étant d'or- » dinaire très pâle. Naturellement d'une constitution forte, pesant 82 kilogr. » à vingt ans. Avant de cracher le sang, elle avait déjà beaucoup maigri » et ne pesait que 62 kilogrammes. Sueurs nocturnes irrégulières, quelque- » fois elle en est inondée, et d'autres fois elle reste plusieurs nuits sans suer. » L'appétit est très peu diminué. Les forces sont très amoindries ; la respira- » tion est très gênée, surtout pour monter un escalier. Pas de diarrhée ; une » garderobe à peu près tous les deux jours. Les règles continuent ; mais elles » sont moins abondantes et durent moins longtemps depuis les crachements » de sang, ne persistant que trois jours au lieu de cinq ; pertes blanches » depuis quelques jours seulement. Pouls, 84.

» La malade a été traitée par les saignées, la digitale, l'huile de foie de » morue, etc.

» État local :

» En avant, à la percussion, diminution de sonorité au-dessous de la cla- » vicule droite dans une hauteur de trois travers de doigt.

» A l'auscultation, à droite, craquements humides dans la hauteur corres- » pondante à la diminution de sonorité. Dans tout le reste du poumon, » diminution notable du bruit respiratoire.

» A gauche, la respiration paraît exagérée.

» En arrière, à la percussion, légère diminution de sonorité dans les fosses » sus- et sous-épineuses droites.

» A l'auscultation, dans les fosses sus- et sous-épineuses droites, craque- » ments humides, nombreux, de grosseur et d'intensité variables. Dans la » fosse sus-épineuse, retentissement sensible de la voix. Dans le reste du » poumon droit, la respiration est très faible.

» Dans toute la hauteur du poumon gauche, il y a une grande rudesse

» du bruit respiratoire, surtout à la base, avec retentissement de la toux, » mais non de la voix, et quelques râles pendant la toux.

» Diagnostic : Tubercules au second degré, occupant la moitié supérieure » du poumon droit ; probablement tubercules au premier degré, disséminés » dans le poumon gauche.

» Traitement : hypophosphite de soude, 1 gramme par jour.

» 5 novembre. — Elle a continué à cracher du sang hier jusqu'à six » heures du soir ; elle m'en apporte environ 30 grammes. Elle a pris le » remède à six heures, et à partir de ce moment elle n'a rendu qu'un seul » crachat sanglant ; le reste de l'expectoration, se composant de matières » muco-purulentes du poids d'environ 20 grammes, ne renferme que quel- » ques stries de sang. Elle n'a pas sué du tout ; elle a, dit-elle, parfaitement » dormi, et n'a pas toussé de toute la nuit. Auparavant elle toussait pendant » une heure de suite en se couchant. Les forces sont toujours très abattues.

» Même traitement.

» 6 novembre. — Elle a pris la potion hier. Ce matin l'hémoptysie était » complétement arrêtée ; mais ayant fait un effort pour décrocher des effets » qui étaient suspendus, l'hémorrhagie a reparu, et elle a eu quatre ou cinq » crachats sanglants. Dans ce moment (une heure), le sang est arrêté de » nouveau. Du reste, la malade a bien dormi la nuit dernière ; elle n'a pas » sué ; elle n'a pas eu de fièvre. L'appétit et les digestions restent les mêmes. » Les forces n'ont pas augmenté ; les règles ont paru aujourd'hui Pouls, 84.

» Même traitement.

» 7 novembre. — Hier, elle a voulu s'en retourner à pied, et l'hémoptysie » a recommencé. Elle a craché environ 200 grammes de sang. Ce matin le » sang s'est de nouveau arrêté. Les règles continuent ; elle dit qu'autrefois, » quand elle vomissait le sang, ses règles n'allaient presque pas, mais que » cette fois-ci elles n'en paraissent pas diminuées.

» Traitement : hypophosphite de soude, $1^{gr},50$ par jour.

» 9 novembre. — L'hémoptysie continue. Avant-hier dans la nuit et hier » elle a encore vomi beaucoup de sang. Elle se sent faible. L'hémoptysie ne » s'est pas renouvelée ce matin.

» Même traitement.

» 11 novembre. — L'hémoptysie ne s'est pas renouvelée depuis avant- » hier. Depuis deux nuits, elle transpire beaucoup. La toux a diminué, ainsi » que l'expectoration ; les forces ont augmenté ; l'appétit est toujours bon. » Une garderobe naturelle chaque matin.

» Même traitement.

» 16 novembre. — Depuis le 9, il n'y a plus eu d'hémoptysie. Elle ne

» sue plus la nuit. La toux reste la même, ainsi que l'expectoration. Les » forces ont augmenté notablement. Elle dort très bien la nuit ; auparavant ; » dit-elle, elle ne dormait pas une nuit sur trois. L'appétit est bon, mais elle » dit qu'elle éprouve quelques lenteurs et des aigreurs dans la digestion. » Elle prend le remède deux heures avant de manger ; je prescris de le » prendre immédiatement avant le repas. Une garderobe naturelle tous les » jours, sans diarrhée. Pas de flueurs blanches. Pouls, la malade étant assise, » 76, et debout, 90.

» Suspension du traitement aujourd'hui et demain, puis reprise après-» demain, à la dose d'un gramme par jour.

» 25 novembre. — Amélioration très grande et vraiment surprenante de » tous les symptômes. Elle ne tousse ni ne crache presque plus. Les forces » ont beaucoup augmenté. Elle n'a sué qu'une fois, la nuit dernière, depuis » le 16. Les digestions sont bonnes ; un peu de constipation. Quelques dou-» leurs de reins et quelques flueurs blanches. Beaucoup moins de gêne de la » respiration. Elle est venue à pied de chez elle sans fatigue (de la rue Cadet » au boulevard de la Madeleine).

» Traitement : hypophosphite de soude, 1 gramme demain et 50 centi-» grammes les jours suivants.

» 2 décembre. — Traitement : hypophosphite de soude, 1 gramme » par jour.

» 16 décembre. — Les règles ont paru aussi abondantes et aussi colorées » qu'avant sa maladie ; elles ont duré aussi longtemps. Les forces ont beau-» coup augmenté ; il y a de l'embonpoint. Pas de crachements de sang, mais » légère épistaxis. Après avoir mangé, la malade se plaint d'avoir des » aigreurs. Une garderobe naturelle chaque jour.

» Elle peut travailler trois ou quatre heures par jour sans se fatiguer.

» Suspension du traitement pendant six jours.

» 21 décembre. — Le mieux continue. Le facies est très bon, l'appétit » excellent. Elle a presque autant de forces qu'avant le début de sa maladie ; » seulement la malade se plaint d'avoir encore quelques aigreurs, des dou-» leurs vagues dans la poitrine, de légers bourdonnements d'oreilles et des » étourdissements qu'elle attribue à un saisissement qu'elle a eu il y a quel-» ques jours. Un peu de constipation et quelques coliques. Pouls, 80, médio-» crement plein, régulier.

» Traitement : tartre stibié, 15 centigrammes.

» 27 janvier 1858. — Le traitement est suspendu depuis le 28 décembre.

» Elle a repris son travail aussi bien qu'avant sa maladie.

» Le facies continue à être très bon. La malade ne sue plus la nuit ; elle ne

» crache plus le sang et a un appétit excellent; seulement un peu de gêne » dans la respiration. Les règles sont bien venues.

» Traitement : hypophosphite de soude, 1 gramme par jour.

» 8 février. — Depuis hier, elle a rendu environ une cuillerée de crachats » muco-purulents. Les jours précédents, l'expectoration était blanche, dit-elle.

» A l'examen, je constate ce qui suit :

» En avant, à la percussion, sonorité un peu moins faible au-dessous de la » clavicule droite.

» A l'auscultation, à gauche, respiration normale. A droite, au-dessous de » la clavicule, dans une étendue de deux travers de doigt, craquements » humides.

» En arrière, à la percussion, toujours un peu de diminution de sonorité » dans la fosse sus-épineuse droite.

» A l'auscultation, à droite, dans la fosse sus-épineuse, quelques craque- » ments secs peu nombreux. Dans la fosse sous-épineuse, craquements » humides. Dans le reste du poumon, la respiration est normale (1). »

12 février. — La toux et l'expectoration ont un peu augmenté depuis deux ou trois jours.

Traitement : hypophosphite de soude, 1 gramme par jour.

17 février. — La toux et l'expectoration n'ont pas augmenté. L'appétit a diminué, et elle se plaint d'un sentiment de malaise dans tout le corps et de chaleur dans le côté gauche de la poitrine. Elle a mal à la tête. Le facies est plein et très coloré. Elle a des coliques sans diarrhée.

Ses règles sont passées depuis deux ou trois jours, et hier elle a expectoré quelques crachats de sang pur. Pouls, 80.

1° ℞	Tartre stibié.............	0gr,15
2° ℞	Ergotine de Bonjean	1gr,00
	Sirop simple.............	50gr,00

Une cuillerée à bouche toutes les heures, si l'hémoptysie reparaît.

(1) Cette malade est du nombre de ceux qui ont été vus par M. Dechambre (voy. p. 190 et chap. X). Voici les remarques qu'il a publiées dans la *Gazette hebdomadaire* :

« Cette malade a été soumise pour la première fois à mon observation le » 11 février 1858. Le résultat de mon examen sous le rapport des signes phy- » siques est conforme à celui qu'avait trouvé M. Churchill trois jours aupara- » vant. Je note seulement que les craquements humides sous la clavicule droite » et dans la *fosse sous-épineuse* du même côté sont peu prononcés, quoique très » manifestes. Quant aux craquements secs notés dans la *fosse sus-épineuse*, je ne » puis les constater. (*Gazette hebdomadaire*, n° 37, 10 septembre 1858, p. 636.)

26 février. — Le traitement est suspendu depuis quinze jours. La malade tousse un peu, ce qu'elle attribue au froid. Elle travaille comme avant sa maladie.

Traitement : hypophosphite de soude, 50 centigrammes tous les deux jours.

17 mars. — Elle a craché un peu de sang avant et après ses règles. Du reste, l'amélioration continue.

Traitement : hypophosphite de soude, 50 centigrammes tous les trois jours.

12 avril. —Elle ne tousse plus ; l'expectoration, peu abondante, ressemble à de l'empois. Elle a bon appétit et n'est plus oppressée. Ses règles sont très bien venues.

Elle travaille quinze heures par jour. Pouls, 76, plein, régulier.

Traitement : hypophosphite de chaux, 50 centigrammes tous les trois jours.

31 mai. — Elle se trouve très bien. Plus aucun symptôme général.

Ses règles viennent régulièrement. Elle ne crache plus de sang du tout. Elle a engraissé de quinze livres depuis trois mois.

État local :

« En avant, à la percussion, sonorité sensiblement égale des deux côtés.

» A l'auscultation, à droite, au-dessous de la clavicule, quelques craque-» ments secs, peu nombreux, augmentant pendant la toux ; léger retentisse-» ment de la voix. Au-dessous, la respiration est normale.

» En arrière, à la percussion, sonorité sensiblement égale des deux côtés.

» A l'auscultation, à gauche, rien d'anormal. A droite, dans la fosse sus-» épineuse, respiration un peu plus rude qu'à gauche, sans retentisse-» ment (1). »

Traitement : hypophosphite de soude, 25 centigrammes tous les huit jours.

5 juillet. — Elle va très bien et ne tousse plus. Elle a craché deux ou trois crachats sanguinolents à l'époque de ses règles.

Pas de traitement.

12 juillet. — État local :

(1) « Revue par moi, dit M. Dechambre, le 15 mai, la santé générale est » sensiblement meilleure. La malade assure qu'elle a engraissé de quinze livres » depuis le commencement du traitement. Presque plus de toux ni de crachats. » Beaucoup moins de dyspnée en montant les escaliers. Néanmoins l'*état local* » *ne s'est pas amélioré*. Sous la clavicule droite, la matité persiste, et les cra-» quements humides sont plus prononcés que le 11 février, surtout après la toux. » (*Gazette hebdomadaire*, n° 37, 10 septembre 1858, p. 636.)

A l'auscultation, à droite, au-dessous de la clavicule, quelques craquements secs appréciables pendant les inspirations forcées et un peu de retentissement de la voix.

Du reste, « à peu près les mêmes signes que lors du dernier examen, peut-» être les craquements sont-ils un peu plus nombreux. »

19 juillet. — L'amélioration continue.

« État local :

» En avant, à l'auscultation, au-dessous de la clavicule droite, quelques » craquements secs pendant les inspirations forcées ainsi que pendant la » toux. Ils sont un peu plus sensibles qu'à l'époque du dernier examen (1). »

Traitement : hypophosphite de soude, 20 centigrammes par jour.

26 juillet. — Elle se plaint de céphalalgie. Pouls, 76, régulier, assez plein.

Traitement : tartre stibié, 10 centigrammes.

13 septembre. — Elle ne tousse plus du tout. et va très bien, dit-elle.

(1) « Je vois la malade pour la troisième fois ce même jour 19 juillet. Elle a nota-» blement engraissé. Les sueurs abondantes auxquelles elle était sujette ont tota-» lement disparu. La toux est presque supprimée. En un mot, la santé générale » est remarquablement améliorée. Néanmoins il y a eu ces jours derniers un » petit *crachement de sang*.

» La sonorité de la poitrine est bonne, sauf sous la clavicule droite, où existe » une légère matité. L'auscultation révèle en ce point l'existence de craquements » humides qui deviennent très serrés dans les inspirations forcées. Respiration » obscure, sans craquements, dans la fosse sus-épineuse du même côté, pure dans » la fosse sous-épineuse ; respiration un peu puérile sous la clavicule gauche. » (*Gazette hebdomadaire*, n° 37, 10 septembre 1858, p. 636.)

Voici ce que dit M. Dechambre en terminant dans la *Gazette hebdomadaire* du 10 septembre 1858 :

« *Remarques*. — Depuis le jour où le sujet de cette observation se présenta à » M. Churchill (4 novembre 1857) jusqu'au jour où je la vis pour la première fois » (11 février 1858), les notes recueillies au dispensaire ont constaté une diminution » rapide de tous les symptômes, même des signes physiques. Je ne puis que m'en » rapporter à cet égard, et je m'en rapporte sans peine à la sincérité de notre con-» frère. Mais le 11 février, nous avons un point de départ commun ; car tous deux nous » trouvons de la matité au sommet du poumon droit et des craquements humides, » d'une part dans la clavicule droite, d'autre part dans la fosse *sous-épineuse* du » même côté. Que sont devenus ces signes physiques du 11 février au 19 juillet, » date de mon dernier examen ? Le 15 mai, je trouve une légère aggravation. » Le 19 juillet, l'état local est pour le moins stationnaire, et M. Churchill lui-» même, qui m'écrivait le 7 juillet : « D..... ne fait plus de traitement, *si ce » n'est à titre de prophylaxie*, » M. Churchill reconnaît que les craquements sont » devenus plus sensibles qu'au 12 juillet et au 31 mai. Les craquements humides

Elle travaille depuis six heures du matin jusqu'à onze heures du soir. Pouls, 80, régulier, médiocrement plein.

A l'auscultation, au-dessus de la clavicule droite, quelques craquements secs et un peu de retentissement de la voix. Mêmes phénomènes au-dessous.

Traitement : hypophosphite de soude, 10 centigrammes par jour.

29 septembre. — Elle va très bien, dit-elle, et ne tousse pas. Elle attend ses règles. Pouls, 68, régulier, un peu mou.

A l'auscultation, à droite, en avant, craquements humides parfaitement appréciables, augmentant pendant la toux, dans une étendue de trois travers de doigt, retentissement de la voix et de la toux.

Traitement : hypophosphite de chaux, 10 centigrammes par jour.

18 octobre. — Elle s'est refroidie et tousse depuis deux à trois jours. Ses règles sont bien venues. Elle n'a pas craché de sang. Pouls, 64, régulier, assez faible.

État local :

En avant, à l'auscultation, craquements humides au-dessus de la clavicule droite et au-dessous dans une étendue de quatre travers de doigt, augmentant pendant la toux.

En arrière, dans la fosse sus-épineuse droite, craquements secs. Mêmes phénomènes dans la région intra-scapulaire. Dans la fosse sous-épineuse, un peu de retentissement de la voix.

1°	℞	Tartre stibié.............	0gr,05
		Sirop d'ipéca............	30gr,00
2°	℞	Hypophosphite de soude.....	0gr,30

Par jour.

13 décembre. — L'amélioration persiste. Pouls, 84, régulier, médiocrement plein.

A l'auscultation, à droite, en avant, on perçoit quelques craquements secs

» de la fosse *sous-épineuse* droite ont, il est vrai, disparu ; mais on pensera sans » doute avec moi qu'ils n'étaient autre chose que le signe d'un état catarrhal » concomitant. Enfin, le crachement de sang qui a eu lieu peu de jours avant » mon dernier examen mérite, quelque faible qu'il ait été, une attention toute » particulière.

» *Comme dans les précédentes observations*, notons l'amélioration remar- » quable de la santé générale et la diminution non moins prononcée de la plu- » part des signes fonctionnels de l'affection pulmonaire. » (*Gazette hebdomadaire*, loc. cit. (Voy. le chap. X.)

à la fin de l'inspiration, augmentant beaucoup pendant la toux; pas de retentissement de la voix ni de la toux.

Traitement : hypophosphite de soude, 50 centigrammes tous les deux jours.

16 février 1859. — Elle va très bien et ne tousse pas du tout.

État local :

A l'auscultation, en avant, à droite, au-dessus de la clavicule, expiration prolongée et quelques craquements après la toux. Mêmes phénomènes au-dessous de la clavicule dans une étendue de deux travers de doigt.

En arrière, dans la fosse sus-épineuse droite, un peu d'expiration prolongée ; très peu de retentissement de la voix.

Traitement : hypophosphite de soude, 50 centigrammes tous les quatre jours.

20 mai. — L'amélioration ne s'est pas démentie. Elle ne tousse pas du tout. Les règles viennent très bien. Elle travaille de sept heures du matin à onze heures du soir. Pouls, 80, régulier, un peu faible.

A l'auscultation, au-dessus de la clavicule droite, un peu de râle sous-crépitant bien marqué, mais seulement dans les inspirations qui suivent la toux ; un peu d'expiration prolongée; pas de retentissement de la voix. Au-dessous de la clavicule, expiration prolongée, quelques râles sous-crépitants assez secs, augmentant notablement pendant la toux; pas de retentissement de la voix. Ces phénomènes se remarquent dans une hauteur de trois travers de doigt.

Traitement : hypophosphite de soude, 50 centigrammes tous les quatre jours.

23 août 1860. — La malade se porte toujours très bien.

21 septembre. — Elle ne crache pas; la toux est complétement nulle depuis longtemps déjà ; l'appétit est bon ; pas de dyspnée, pas de sueurs nocturnes; elle travaille depuis sept heures du matin souvent jusqu'à minuit ou deux heures du matin, mais ces excès de travail la font un peu maigrir, dit-elle. Les forces sont très bonnes. Pouls, 60, régulier.

État local :

Égale dilatation des deux côtés du thorax.

A la percussion, sonorité égale des deux côtés, peut-être légèrement diminuée à droite; mais la différence est à peine sensible.

A l'auscultation, à gauche, respiration normale dans toute la hauteur, sans retentissement de la voix ni de la toux.

A droite, respiration naturelle dans toute la hauteur; mais pendant les inspirations forcées le bruit respiratoire est plus rude et plus exagéré qu'à gauche; pas de retentissement de la voix ni de la toux.

En arrière, à la percussion, sonorité égale et normale des deux côtés.

A l'auscultation, à gauche, respiration normale.

A droite, dans la fosse sus-épineuse, respiration un peu plus faible qu'à gauche, surtout pendant les inspirations forcées. Dans le reste du poumon, respiration normale.

Dans cette observation, j'ai reproduit le résultat des examens stéthoscopiques avec plus de détails que dans la plupart des autres cas, parce qu'elle sert à faire voir, comme j'espère le démontrer plus loin (chap. VI), que l'amélioration et même la disparition des symptômes fonctionnels peuvent coïncider avec une aggravation soit momentanée soit persistante des signes de la lésion organique ; ce qui prouve, comme je l'avais annoncé dans la première édition, que ceux-ci ont une évolution qui leur est propre, et qui est soumise à des conditions différentes de la condition initiale qui leur a donné naissance (1re édition, pp. 252 et 255). L'observation précédente sert aussi à faire voir que l'aggravation des signes locaux, due soit à des circonstances accidentelles, soit à l'évolution pathologique naturelle du dépôt tuberculeux *préexistant au traitement*, ne préjugé nullement une issue fatale ; qu'elle est quelquefois, au contraire, le concomitant nécessaire d'un des modes de guérison (le ramollissement, suivi ou non d'excavation), ainsi qu'on le verra au chapitre VI, et par les observations de malades au troisième degré rapportées dans la catégorie suivante, et dans l'*appendice* à cette *deuxième série*.

DEUXIÈME CATÉGORIE.

CAS QUI SE SONT TERMINÉS PAR LA GUÉRISON AVEC PERSISTANCE DES SIGNES PHYSIQUES.

OBSERVATION LII.

PHTHISIE AU SECOND DEGRÉ.

Durée antérieure : Un an.
Symptômes : Amaigrissement. — Faiblesse. — Toux. — Expectoration abondante. — Hémoptysie. — Vomissements. — Douleurs thoraciques.
Lésion : Tubercules au premier et au deuxième degré occupant toute la hauteur du poumon droit.
Résultat du traitement : Amélioration des signes physiques et des symptômes généraux.
Durée du traitement : Trente et un mois, y compris deux interruptions de six mois chacune.

L..... (Prosper), vingt-huit ans, non marié, mécanicien.

1er septembre 1857 (1). — Pas d'hérédité. La maladie a débuté, il y a un an, par une petite toux qui a toujours augmenté depuis. Il a craché une fois du sang au début. Il a maigri surtout depuis quinze jours. Il sue la nuit du cou et de la poitrine. Ses forces ont beaucoup diminué, et depuis six semaines, il a été forcé de quitter son travail. Il a conservé son appétit; mais il rejette très souvent son manger à la suite de quintes de toux, ce qui l'affaiblit beaucoup. La toux est fréquente et très fatigante, l'expectoration muco-purulente abondante (environ un grand verre par jour). Il a une douleur fixe à la base de la poitrine, à droite, en avant, et parfois il ne peut pas se coucher sur ce côté.

Facies pâle et médiocrement amaigri; tempérament faible.

Il a pris de l'huile de foie de morue pendant deux mois. Pendant ce temps,

(1) Avant l'ouverture de mon dispensaire en décembre, j'avais vu ce malade chez moi.

il a éprouvé un peu d'amélioration ; il en a cessé l'usage à cause d'un dégoût insurmontable. Pouls, 96.

État local :

En avant, soulèvement incomplet du côté droit. A la percussion, sonorité diminuée à droite, depuis la clavicule jusqu'au mamelon.

En arrière, elle est à peu près égale des deux côtés.

A l'auscultation, à droite, en avant, respiration très faible dans toute l'étendue de la matité, avec expiration prolongée; il y a aussi du retentissement de la voix et quelques craquements secs au-dessous de la clavicule.

A gauche, au-dessous de la clavicule, respiration rude, sans expiration prolongée.

En arrière, à droite, dans la fosse sus-épineuse, craquements humides; retentissement de la voix. Dans les fosses sus- et sous-épineuses, respiration faible; exagérée à la base.

Les bruits du cœur sont normaux.

Diagnostic : Tubercules au premier et au second degré, occupant le poumon droit.

Traitement : hypophosphite de chaux, 40 centigrammes par jour.

7 septembre. — Il n'a sué ni la nuit dernière ni la précédente. La douleur de côté a disparu complétement, et il n'éprouve pas de gêne pour le décubitus. Depuis trois jours il ne vomissait plus, mais ce matin il l'a encore fait. L'appétit a beaucoup augmenté. Une garderobe par jour. L'expectoration est un peu plus abondante, plus épaisse et de même couleur qu'auparavant. Il est moins fatigué pour monter chez lui, au cinquième étage. La figure est plus pleine et un peu colorée. Pouls, 96.

Même traitement.

18 septembre. — Il a la diarrhée depuis hier, avec quelques coliques. Les selles sont aqueuses; il l'attribue à ce qu'il a mangé du raisin. Du reste, il ne sue plus; les douleurs de côté ont disparu. Il vomit toujours le matin, mais il garde son manger. Il a eu la fièvre pendant deux jours; elle a cessé d'elle-même. Il a toujours la respiration gênée pour monter un escalier; mais la toux et l'expectoration ont beaucoup diminué.

1° ℞ Hypophosphite de chaux. 1 gramme par jour.
2° ℞ Phosphate de chaux.... 2 grammes —

24 septembre. — La diarrhée a cessé après la prise du cinquième paquet de phosphate. Aujourd'hui il se sent beaucoup plus fort; la respiration se fait plus facilement; l'expectoration et la toux ont beaucoup diminué. Il n'a

jamais eu, dit-il, autant d'appétit de sa vie. Il n'y a plus de vomissements, de fièvre ni de sueurs nocturnes. Il se sent assez bien pour reprendre son travail.

Traitement : hypophosphite de chaux, 1 gramme par jour.

1er octobre. — Les douleurs de côté ont complétement disparu, et il se couche également bien dans toutes les positions. Les sueurs nocturnes n'ont pas reparu, non plus que la fièvre. Les forces ont augmenté, et il a pu reprendre son travail ; mais il ne s'en occupe que trois heures par jour. Le facies est bon. Il ne tousse et ne crache que lorsqu'il monte un escalier ; encore peut-il arriver jusqu'au troisième étage sans en éprouver d'inconvénient. Il marche très bien sur un terrain plat, sans être essoufflé ni fatigué. L'appétit est un peu moins bon depuis la semaine dernière, et il a vomi deux fois. Une garderobe par jour. Pouls, 88.

Même traitement.

8 octobre. — Le 3, il a eu quelques frissons avec céphalalgie, puis chaleur à la peau. Cela ne s'est pas reproduit depuis ; mais la toux et l'expectoration ont augmenté, surtout la première. Il vomit à la suite des quintes ; l'appétit a diminué. Il ne sue pas la nuit ; pas de diarrhée. Les forces sont assez bien conservées.

A l'examen, en avant, à droite, la respiration est très faible dans presque toute la hauteur, quoique la matité ait diminué. Il n'y a pas de craquements ni de retentissement de la voix sous la clavicule.

En arrière, du même côté, les craquements sont moins nombreux, et la respiration n'est plus exagérée à la base.

1° ℞ Hypophosphite de potasse.		0gr,30 par jour.
2° ℞ Extrait d'aconit........	}	
— de belladone......	} ââ	4gr,00
— de digitale.	}	
Cérat simple...........		30gr,00

Pour usage externe. En frictions sur le côté droit.

17 octobre. — Il n'a pas eu de fièvre ni de frissons depuis la dernière consultation, mais la toux et l'expectoration ont encore augmenté. Depuis trois jours il a de nouveau recommencé à vomir à la suite des quintes. Il ne sue pas la nuit. L'appétit se soutient ; il a une garderobe naturelle par jour. Les forces se conservent.

Traitement : hypophosphite de soude, 1 gramme par jour.

22 octobre. — Les vomissements ont continué, ainsi que la toux et l'expectoration.

Traitement : tartre stibié, 15 centigrammes.

26 octobre. — Le vomitif a produit peu d'effet. Il ne vomit plus depuis qu'il l'a pris ; mais depuis hier la toux a considérablement augmenté, et il se plaint d'un point de côté dans la région hépatique. Du reste, même état.

Traitement : tartre stibié, 15 centigrammes.

30 octobre. — Il a beaucoup vomi. Le point de côté a disparu complétement, mais la toux a peut-être encore augmenté depuis hier ; l'expectoration reste la même. L'appétit est moins bon.

Traitement : hypophosphite de chaux, 1 gramme par jour.

17 novembre. — Il a repris son travail, et peut travailler six à sept heures par jour. Il a suspendu le traitement depuis neuf jours. Depuis cette interruption, il dit que les quintes de toux ont de nouveau augmenté de force ; il a aussi des aigreurs d'estomac. Pour tout le reste, l'amélioration est très notable. Il n'y a plus de frissons ni de fièvre. L'appétit a diminué depuis la cessation du traitement spécifique ; il n'y a pas de diarrhée, pas de point de côté. L'expectoration est devenue un peu mousseuse. Pouls, 88.

1° ℞ Hypophosphite de chaux......... 1gr,00

Par jour, pendant quatre jours.

2° ℞ Tartre stibié.................. 0gr,15

A prendre le cinquième jour.

30 novembre. — Le traitement est suspendu depuis le 27. L'amélioration se soutient. Pas de fièvre, ni de vomissements, ni de sueurs nocturnes. L'appétit est bon, les forces augmentent, les digestions sont bonnes, et le pyrosis a disparu.

1° ℞ Hypophosphite de chaux......... 1gr,00

Par jour, pendant cinq jours.

2° ℞ Tartre stibié.................. 0gr,15

A prendre le sixième jour ; puis suspendre le traitement pendant trois jours.

7 décembre. — Même état, sauf un peu plus de toux.

Traitement : hypophosphite de soude, 1 gramme par jour.

28 mai 1858. — Le malade a suspendu le traitement depuis le milieu du mois de décembre dernier, c'est-à-dire depuis près de six mois. L'état général est redevenu ce qu'il était avant de commencer le traitement spéci-

fique. Ainsi la faiblesse et les sueurs sont revenues ; il a été obligé de cesser son travail, la toux a augmenté, l'appétit s'est perdu ; il vomit aussi le matin.

État local :

En avant, à la percussion, matité à droite dans une hauteur de quatre travers de doigt.

A l'auscultation, à gauche, respiration saccadée, au-dessous de la clavicule, sans râles ni craquements, sans retentissement de la voix ni de la toux.

A droite, au-dessous de la clavicule, bruit respiratoire presque nul ; pas d'expansion vésiculaire dans toute l'étendue de la matité ; retentissement considérable de la voix ; craquements humides pendant l'inspiration de la toux. L'expansion vésiculaire très rude ne commence à se faire entendre qu'au milieu de la région sous-claviculaire. A la base, respiration rude, sans retentissement de la voix.

En arrière, à la percussion, diminution de sonorité dans les fosses sus- et sous-épineuses droites.

A droite, à l'auscultation, dans la fosse sus-épineuse, respiration faible avec quelques craquements secs ; pas de retentissement de la voix ; quelques craquements secs dans toute la hauteur.

Traitement : hypophosphite de soude, 1 gramme par jour.

4 juin. — Il se trouve mieux.

Suspension du traitement.

11 juin. — Traitement : hypophosphite de soude, 50 centigrammes par jour.

21 juin. — Il a craché un peu plus cette semaine. Il n'a pas de fièvre ; son appétit est bon ; ses forces ont augmenté, et il peut de nouveau travailler huit heures par jour.

Pas de traitement.

2 juillet. — L'amélioration continue.

Traitement : hypophosphite de soude, 50 centigrammes par jour.

23 août. — Il continue, dit-il, à aller bien. Pouls, 80.

Même traitement.

30 août. — Depuis quelque temps, il vomit irrégulièrement le matin ; il ne sue pas la nuit ; il travaille neuf heures par jour. Pouls, 92, régulier, un peu mou.

Traitement : tartre stibié, 10 centigrammes.

3 septembre. — Le vomitif a produit beaucoup d'effet. Il n'a pas vomi depuis, mais il tousse un peu plus. Pas de fièvre ni de sueurs nocturnes. Pouls, 80, régulier, assez plein.

Pas de traitement.

8 septembre. — Il a vomi une fois hier. Du reste, même état satisfaisant. Pouls, 80, régulier, assez petit.

Traitement : hypophosphite de soude, 15 centigrammes par jour.

17 septembre. — Il a beaucoup toussé cette semaine, et il se plaint d'un point de côté à droite. Pouls, 92.

1° ℞ Sirop d'ipéca.................. 60 grammes.

Par cuillerées à café.

2° ℞ Quatre ventouses scarifiées *loco dolenti*.

20 septembre. — Le point de côté a disparu, mais la toux persiste.

Traitement : sirop d'ipéca, 60 grammes, par cuillerées à café.

24 septembre. — Il tousse autant, mais l'expectoration est peu abondante. Il n'accuse pas de douleurs. Pouls, 92, régulier, un peu faible.

Pas de traitement.

11 octobre. — Il s'est refroidi, dit-il. Il tousse et crache beaucoup; depuis cinq ou six jours il vomit à la suite des quintes; il ne sue pas la nuit. Les forces se maintiennent, et il peut travailler de huit à dix heures par jour. Pouls, 100, régulier, assez plein.

Traitement : hypophosphite de soude, 50 centigrammes par jour.

18 octobre. — L'aggravation n'a été que passagère, et aujourd'hui il dit de nouveau qu'il va bien. Pouls, 92, régulier, médiocrement plein.

Même traitement.

29 octobre. — Son appétit est très médiocre depuis une huitaine de jours. Pouls, 100, régulier, un peu faible.

1° ℞ Hypophosphite de chaux... 1gr,00 par jour.

2° ℞ Tartre stibié............ 0gr,05
Sirop d'ipéca............ 30gr,00

Mêlez.

10 novembre. — L'appétit est meilleur, mais la toux est plus fréquente. Pouls, 80, régulier, assez faible.

1° ℞ Kermès minéral........... 0gr,30
Sirop d'ipéca.............. 50gr,00

Une cuillerée à café chaque matin.

2° ℞ Hypophosphite de soude. 50 centigr. par jour.

24 novembre. — Il tousse encore assez fréquemment; mais la toux est moins fatigante et l'expectoration plus facile. Pas de douleurs thoraciques.

Il a cessé de travailler faute d'ouvrage. Pouls, 92, régulier, faible.

Traitement : hypophosphite de soude, 50 centigrammes par jour.

3 décembre. — Il tousse beaucoup, et depuis six jours il vomit tous les jours. Du reste, il se trouve bien. Pas de sueurs nocturnes ni de fièvre. Pouls, 88.

℞ Tartre stibié....................	0gr,05
Sirop d'ipéca....................	30gr,00

Mêlez.

6 décembre. — Le vomitif a produit beaucoup d'effet. Il n'a pas vomi le matin ; il se plaint d'une douleur à droite, en avant. Pouls, 80.

Traitement : trois ventouses scarifiées *loco dolenti*.

13 décembre. — Il se trouve beaucoup mieux. La douleur a disparu ; il ne vomit plus ; les forces et l'appétit se maintiennent ; la toux diminue. Pouls, 88, régulier, un peu faible.

Traitement : hypophosphite de chaux, 50 centigrammes par jour.

27 décembre. — Il était bien au commencement de la semaine, mais la toux a un peu augmenté depuis deux ou trois jours. Il a repris son travail. Pouls, 96, régulier, un peu faible.

Traitement : hypophosphite de chaux, 50 centigrammes par jour.

7 janvier 1859. — La toux est fréquente et l'expectoration assez abondante. Il vomit encore quelquefois le matin. Du reste, pas de sueurs nocturnes ni de fièvre ; bon appétit. Pouls, 84, régulier, faible.

Traitement : sirop d'ipéca, 60 grammes, par cuillerées à café.

19 janvier. — Il va bien.

Traitement : hypophosphite de soude, 30 centigrammes par jour.

7 février.—Il ne se plaint que de la toux et de l'expectoration, qui restent à peu près stationnaires. Pouls, 84.

Pas de traitement.

9 février. — Il dit s'être enrhumé hier, et la toux a de nouveau beaucoup augmenté. Pouls, 80, régulier, un peu mou.

℞ Tartre stibié....................	0gr,05
Sirop d'ipéca....................	30gr,00

Mêlez.

23 février. — Le malade a pris de l'embonpoint ; il continue à travailler. Pouls, 80, régulier, un peu faible.

État local :

Dilatation inspiratoire égale des deux côtés.

En avant, à la percussion, diminution de sonorité au-dessus et au-dessous de la clavicule droite.

A l'auscultation, à gauche, respiration normale.

A droite, au-dessus de la clavicule, respiration soufflante ; retentissement assez considérable de la voix ; cliquetis éloigné pendant la toux. Au-dessous, craquements secs, larges, peu nombreux, augmentant beaucoup pendant la toux ; un peu de retentissement de la voix. Mêmes phénomènes dans toute la hauteur.

En arrière, à gauche, dans la fosse sus-épineuse, respiration normale.

A droite, diminution de sonorité dans toute la hauteur. Dans la fosse sus-épineuse, respiration faible, sans râles ni craquements, sans retentissement de la voix. Dans la partie moyenne de la région intra-scapulaire, craquements secs éloignés et retentissement de la voix, ressemblant à de la pectoriloquie éloignée. A la base, respiration rude, sans râles ni craquements.

Traitement : hypophosphite de soude, 50 centigrammes tous les deux jours.

12 septembre. — Le malade a de nouveau suspendu son traitement depuis environ six mois ; il dit aller bien, il n'est plus essoufflé, il tousse très peu ; il a engraissé sensiblement, et présente actuellement un embonpoint assez marqué ; il peut travailler toute la journée à son état, qui est assez pénible, puisque son travail consiste à frapper du marteau et à limer. Il vomit encore quelquefois le matin. Pouls, 84.

État local :

En avant, à la percussion, légère diminution de sonorité au-dessus de la clavicule droite.

A l'auscultation, à gauche, quelques craquements secs après la toux ; à part cela, la respiration est normale.

A droite, au-dessus de la clavicule, respiration soufflante, retentissement de la voix ; pendant la toux, petits gargouillements éloignés se composant de deux ou trois bulles. Au-dessous de la clavicule, petits gargouillements se composant de deux ou trois bulles, sans retentissement de la voix. Mêmes phénomènes dans toute la hauteur.

En arrière, à la percussion, matité bien marquée dans toute la hauteur du côté droit.

A l'auscultation, à gauche, dans la fosse sus-épineuse, un ou deux gros craquements humides, sans retentissement de la voix ni de la toux.

A droite, dans la fosse sous-épineuse, respiration un peu soufflante, surtout pendant l'expiration, avec quelques grosses bulles humides ; un peu de retentissement de la voix. A la base, respiration un peu exagérée.

Traitement : hypophosphite de soude, 50 centigrammes tous les trois jours.

5 décembre. — L'amélioration se maintient; il continue son travail, mais il vomit toujours le matin et tousse un peu. Pouls, 108.

Traitement : Continuer l'hypophosphite de soude à la même dose, et de plus prendre

℞	Solution d'aconitine.............	100 gouttes.
	Teinture de veratrum............	60 —
	Sirop simple...................	120 grammes.

Par cuillerées à café, une chaque soir.

20 février 1860. — Jusqu'ici le malade avait continué à bien se porter, mais depuis quelques jours il s'est enrhumé et a eu la fièvre; il crache beaucoup. Pouls, 80.

Traitement : potion kermétisée.

12 mars. — Le malade accuse un point de côté à droite et de la céphalalgie. Pouls, 92.

Traitement : continuer la potion kermétisée, et appliquer un emplâtre de Vigo sur le point douloureux.

23 avril. — Le malade est remis; il ne vomit plus le matin et tousse à peine. Pouls, 80.

Traitement : continuer la potion kermétisée.

A partir de ce moment, le malade a cessé de venir au dispensaire, mais j'ai su depuis qu'il se portait bien et qu'il continuait à travailler.

OBSERVATION LIII.

PHTHISIE AU SECOND DEGRÉ.

Durée antérieure : Quatre ans.

Symptômes : Toux. — Expectoration. — Hémoptysies. — Amaigrissement. — Faiblesse. — (Deux grossesses.)

Lésion : Pleurésie chronique, puis plus tard tubercules en voie de ramollissement aux deux sommets.

Résultat du traitement : Disparition des symptômes généraux et persistance des signes physiques.

Durée du traitement : Deux ans et demi, y compris plusieurs interruptions de quatre à six mois.

J...., mariée, institutrice, trente ans.

12 février 1858. — La malade a eu trois enfants et une fausse couche ;

tous ses enfants sont morts, sauf une petite fille qui, dit-elle, a le gros ventre.

Elle tousse depuis quatre ans ; la toux diminue l'été, pour augmenter l'hiver. Elle a craché deux fois du sang ; l'expectoration, dit-elle, est blanchâtre. Elle a maigri, ses forces ont diminué. Elle dit n'être pas essoufflée ; pas de sueurs nocturnes, pas de fièvre le soir. Le sommeil serait bon, si la toux ne venait l'interrompre. Pas de coliques ni de constipation. Les règles sont supprimées depuis deux mois, mais la malade croit être enceinte.

Il y a six ans, elle a eu une pleurésie.

État local :

En avant, à la percussion, sonorité à peu près égale des deux côtés.

A l'auscultation, respiration plus faible à droite qu'à gauche ; pas de râles ni de craquements ; pas de retentissement anormal de la voix ni de la toux.

En arrière, à la percussion, diminution de sonorité dans la fosse sous-épineuse droite.

A l'auscultation, à droite, dans toute la hauteur du poumon, respiration exagérée. Au niveau de l'épine de l'omoplate, bruit de frottement avec retentissement de la voix.

Diagnostic : Pleurésie chronique avec peut-être tubercules au premier degré au sommet droit.

℞ Hypophosphite de soude...... } ãã 25 centigr.
— de potasse..... }

Par jour.

19 février. — La toux n'est pas modifiée; l'expectoration a augmenté et contient du mucus. Pas d'autre changement. Pouls, 112.

L'hypophosphite employé est d'une pureté suspecte.

℞ Hypophosphite de soude...... } ãã 50 centigr.
— de potasse..... }

Par jour.

26 février. — La toux a notablement augmenté, au point de produire des vomissements. Les forces restent les mêmes ; l'appétit a diminué ; l'expectoration est muco-purulente, un peu spumeuse ; les digestions sont mauvaises, et depuis trois jours la malade vomit son dîner. Pas de diarrhée ; une garde-robe par jour. Le 24, elle a eu un violent accès de fièvre.

Même remarque sur l'hypophosphite.

(Je dis à la malade de demander de l'hypophosphite dont la pureté est certaine.)

3 mars. — La malade se trouve beaucoup mieux ; elle est surprise, dit-elle, du changement qui s'est opéré en elle. Elle ne vomit plus ; ses forces augmentent.

Même traitement.

10 mars. — Elle ne tousse plus la nuit ; elle crache seulement le matin. Ses forces sont meilleures ; son appétit est bon. Cette semaine, elle a encore vomi cinq fois son dîner ; elle dit que ces vomissements dépendent probablement de son état de grossesse.

Même traitement.

17 mars. — Elle ne tousse plus que le matin et le soir ; elle crache seulement le matin. Elle a vomi deux fois cette semaine.

℞ Hypophosphite de soude...... } àâ 50 centigr.
— d'ammoniaque.. }

Par jour.

24 mars. — Facies très bon ; moins de toux, crachats blancs le matin seulement ; grand appétit, pas de vomissements.

Même traitement.

2 avril. — L'amélioration continue ; elle ne tousse presque plus.

Pas de traitement.

9 avril. — Très peu de toux et d'expectoration ; mais les forces ont diminué et elle a mouché un peu de sang.

Traitement : hypophosphite de soude, 50 centigrammes tous les deux jours.

23 avril. — Depuis trois ou quatre jours, elle a recommencé à tousser ; un peu d'enrouement et de céphalalgie ; quelques filets de sang dans les crachats.

Pas de traitement pendant dix jours.

30 avril. — La toux et l'expectoration augmentent ; bon appétit ; un peu de fièvre le soir. Pouls, 72, médiocrement plein, régulier.

Traitement : hypophosphite de chaux, 50 centigrammes tous les deux jours.

28 mai. — Elle tousse et crache peu, mais elle se plaint d'être oppressée. Elle s'est fait saigner il y a huit jours. Pouls, 80, régulier.

Traitement : hypophosphite de soude, 25 centigrammes tous les deux jours.

21 juin. — Elle recommence à tousser et à cracher, et elle a un peu d fièvre tous les jours.

℞ Kermès minéral			0gr,10
Teinture de digitale	}	ââ	2gr,00
— d'aconit	}		
— de belladone	}	ââ	1gr,00
— d'opium	}		
Sirop simple			100gr,00

Par cuillerées à café. Une chaque soir.

5 juillet. — Elle tousse moins; bon appétit.

Pas de traitement.

10 novembre. — Elle est accouchée depuis deux mois et recommence à tousser. Elle se plaint de douleurs entre les épaules au moindre mouvement qu'elle fait.

Son enfant, dit-elle, était plus gros et moins chétif que ceux qu'elle avait eus précédemment. Pouls, 72.

Traitement : hypophosphite de soude, 50 centigrammes par jour.

17 novembre. — Elle tousse davantage. Pouls 80, irrégulier, médiocrement plein.

℞ Tartre stibié	0gr,05
Sirop d'ipéca	30gr,00

En une dose.

24 novembre. — La toux a diminué. Pouls, 80, régulier, médiocrement plein.

Traitement : hypophosphite de soude, 50 centigrammes par jour.

8 décembre. — Elle n'a pas encore eu ses règles depuis son accouchement ; elle a peu d'appétit ; un peu de fièvre le soir et douleurs dans le dos. Pouls, 80, régulier.

1° ℞ Hypophosphite de chaux. 50 centigr. par jour.

2° ℞ Emplâtre caléfacient *loco dolenti*.

27 décembre. — Elle a eu, dit-elle, une perte pour laquelle on lui a défendu tout exercice. La fièvre, qui avait cessé, a reparu depuis quelques jours ; pas d'appétit ; toux depuis deux ou trois jours. Pouls, 80, régulier, médiocrement plein.

Même traitement.

5 janvier 1859. — L'appétit est meilleur; la fièvre a disparu.

Traitement : hypophosphite de soude, 50 centigrammes par jour.

7 février. — Elle ne sent plus de douleur entre les épaules. Pouls, 80, régulier, médiocrement plein.

Traitement : hypophosphite de soude, 50 centigrammes tous les trois jours.

6 juin. — Depuis quatre mois la malade avait cessé de venir au dispensaire parce que, dit-elle, elle se portait très bien ; mais depuis trois semaines sa maladie a reparu. Elle tousse beaucoup. Elle a la fièvre et sue la nuit ; pas de forces ni d'appétit.

Pouls, 108, un peu irrégulier, médiocrement plein.

1° ℞	Poudre d'ipéca..........	1gr,00
	Sirop d'ipéca............	30gr,00

En une dose.

2° ℞	Hypophosphite de soude...	0gr,50 par jour

13 juin. — Elle va mieux. Moins de toux ; meilleur appétit. Pouls, 80.

Traitement : hypophosphite de soude, 65 centigrammes par jour.

27 juin. — Le traitement est suspendu depuis huit jours. Elle se trouve beaucoup mieux, mais elle dit que depuis deux ou trois jours elle recommence à tousser. Pouls, 100.

Pas de traitement.

1er juillet. — Elle tousse à peine.

État local :

En avant, à la percussion, légère diminution de sonorité au-dessous de la clavicule droite, dans une hauteur de deux travers de doigt.

A l'auscultation, à gauche, au-dessus et au-dessous de la clavicule, rudesse du bruit respiratoire dans les inspirations forcées. Rien de notable dans le reste de la hauteur.

Bruit de souffle intermittent dans les vaisseaux.

A droite, au-dessus de la clavicule, respiration à peu près normale. Au-dessous, respiration un peu plus rude qu'à gauche, sans râles ni craquements. Respiration bonne dans le reste du poumon.

En arrière, à la percussion, diminution de sonorité dans la fosse sous-épineuse droite.

A l'auscultation, à gauche, rien de notable.

A droite, dans la fosse sus-épineuse, respiration normale. Dans la partie supérieure de la région intra-scapulaire, retentissement assez considérable de la voix et de la toux. Quelques craquements secs après la toux. Dans la fosse sous-épineuse, bruit de frottement. Dans le reste du poumon, respiration normale.

Traitement : hypophosphite de soude, 30 centigrammes par jour pendant trois jours, puis suspendre quatre jours, et recommencer de la même manière.

22 août. — Elle accuse de violents battements de cœur et elle est très agitée. Pouls, 120.

1° ℞	Tartre stibié............	0gr,05
	Sirop d'ipéca...........	30gr,00

En une fois.

2° ℞ Teinture de digitale...... 15 gouttes chaque soir.

29 août. — Elle se trouve mieux. Pouls, 80, irrégulier.

Traitement : hypophosphite de soude, 30 centigrammes par jour.

10 octobre. — Elle dort mal et a la fièvre. Elle tousse très peu, mais son appétit n'est pas bon. Pouls, 84, régulier, médiocrement plein.

Traitement : teinture éthérée de digitale, 10 gouttes matin et soir.

12 décembre. — Elle croit être enceinte de nouveau. Elle a craché un peu de sang.

Traitement : sirop d'ipéca, 30 grammes par cuillerées à café.

13 février 1860. — Elle se plaint de tousser davantage.

Traitement : potion kermétisée.

30 avril. — Elle tousse encore un peu ; du reste elle va bien.

1° ℞ Hypophosphite de soude....... 0gr,80

En deux doses.

2° ℞ Sirop d'ipéca............... 60gr,00

Par cuillerées à café, le soir.

23 juillet. — La malade vient d'accoucher il y a trois semaines pour la seconde fois. Son enfant se porte bien. Le précédent est mort d'épilepsie, d'après ce que lui a dit son médecin.

Quant à elle, elle se porte très bien, dit-elle, et est complétement remise. Pouls, 72.

État local :

A l'auscultation, à droite, en avant, respiration plus faible qu'à gauche ; quelques petits craquements à peine appréciables.

En arrière, dans la fosse sus-épineuse droite, bruit de frottement. Dans la partie supérieure de la région intra-scapulaire, respiration soufflante avec retentissement assez notable de la voix.

A gauche, quelques craquements secs au sommet ; un peu de bruit de frottement.

Décembre. — La malade continue le traitement à dose prophylactique ; elle ne s'est jamais mieux portée de sa vie.

OBSERVATION LIV.

PHTHISIE AU SECOND DEGRÉ. — BRONCHITE.

Durée antérieure : Cinq mois.

Symptômes : Amaigrissement. — Faiblesse. — Sueurs nocturnes. — Toux. — Expectoration. — Dyspnée.

Lésion : Tubercules ramollis au sommet des deux poumons et disséminés dans toute la hauteur.

Résultat du traitement : Amélioration très grande des signes physiques et disparition des symptômes généraux.

Durée du traitement : Trois mois.

« N... Alphonse Sylvain, quarante-quatre ans, marié, mécanicien (1).

(1) Ce malade est un de ceux qui ont été vus par M. Dechambre (voyez page 190 et chap. X). Voici les notes de mon confrère :

« Le malade se présente chez moi le 7 mars. Il accuse de la faiblesse générale, » une sensation d'étouffement, une toux fréquente et des crachats abondants. » Émaciation. Absence de sueurs habituelles ; seulement la tête s'humecte d'or- » dinaire pendant la nuit.

» En avant, sonorité un peu exagérée sous la clavicule gauche, moindre, mais » forte encore sous la clavicule droite. Dans la première région, respiration » faible, sèche, accompagnée d'un léger bruit de frottement, sans râle sibilant ni » muqueux, et sans craquements ; pas de retentissement de la voix. Dans la » seconde région, respiration très obscure encore, avec léger bruit de frotte- » ment, et, de plus, accompagnée d'un peu de râle muqueux, sans craquements » proprement dits ; retentissement sensible de la voix.

» En arrière, matité très marquée dans les fosses sus- et sous-épineuses (il » existe une déviation de l'épine avec convexité à droite). Respiration obscure » dans toute cette partie du thorax, accompagnée dans la fosse sus-épineuse de

» 5 mars 1858. — La maladie date de cinq mois ; elle a commencé » par un rhume. La toux a été surtout fréquente pendant la nuit et au » moment du coucher. Il n'y a jamais eu de crachements de sang. Les » forces ont beaucoup diminué ; l'émaciation a été très sensible, surtout » au début de la maladie. Mais c'est principalement depuis une attaque de » grippe que le malade a eue au mois de janvier que son état s'est aggravé. » Il sue la nuit de la tête ; il a bon appétit ; pas de diarrhée, pas de fièvre » le soir.

» Il a cessé son travail depuis le 15 janvier et a pris de l'huile de foie de » morue depuis le 1er février dernier. Auparavant il a pris de la tisane et du » vin de quinquina. Pouls, 140.

» État local :

» Amaigrissement très considérable, surtout de la poitrine. En avant, à » la percussion, très grande résonnance, moins marquée cependant sous la » clavicule droite que sous la gauche.

» En ce dernier point, craquements humides nombreux, tant dans l'inspi- » ration que dans l'expiration ; quelques-uns disséminés dans toute la hauteur » du poumon : pas de retentissement de la voix ni de la toux.

» A droite, au dessous de la clavicule, craquements humides moins nom- » breux qu'à gauche ; plus de retentissement de la toux et retentissement » considérable de la voix. Quelques craquements humides à la base.

» En arrière, diminution de sonorité dans la fosse sus-épineuse droite.

» Dans le même point, craquements humides plus fins et moins nombreux » qu'en avant, simulant presque le râle crépitant dans la fosse sous-épi- » neuse et dans toute la hauteur du poumon ; pas de retentissement » notable de la voix.

» A l'auscultation, à gauche, la respiration paraît à peu près normale, » si ce n'est à la base, où il y a des craquements humides assez nombreux » et assez gros.

» Diagnostic : Tubercules ramollis au sommet des deux poumons et dis- » séminés dans toute la hauteur. Complication de bronchite.

» Pronostic : douteux. »

Traitement : hypophosphite de soude, 1 gramme par jour.

» râles muqueux fins. Sonorité et respiration normales à gauche, sauf quelques » râles muqueux à la partie inférieure.

» Je diagnostique des tubercules au sommet des deux poumons, particulière- » ment à droite, avec accompagnement d'emphysème des deux côtés. » (*Gazette hebdomadaire*, n° 40, 1er octobre 1858, p. 684.)

15 mars. — La toux et l'expectoration ont diminué. Les forces ont un peu augmenté.

Même traitement.

22 mars. — Il tousse beaucoup moins et ne crache presque plus. Les sueurs nocturnes sont moins abondantes. Les forces continuent à augmenter.

Même traitement.

7 avril. — La toux a encore diminué. Les sueurs nocturnes, qui avaient cessé, ont reparu depuis deux nuits. L'appétit est toujours bon, mais il a mal à la gorge. Pas de fièvre ni de céphalalgie. Pouls, 140.

Suspension du traitement pendant huit jours.

14 avril. — La toux est moindre ; l'expectoration est plus claire et peu abondante. Pas de fièvre. Pas de céphalalgie, d'assoupissement ni d'épistaxis.

Traitement : hypophosphite de soude, 50 centigrammes tous les deux jours.

21 avril. — La toux est peu fréquente et l'expectoration peu abondante. Les sueurs nocturnes sont à peine sensibles. L'appétit est bon. Les forces augmentent et il a pu recommencer à travailler.

30 avril. — Diminution notable de la toux, qui a presque disparu, ainsi que l'expectoration. Les forces sont rétablies et lui ont permis de reprendre son travail depuis trois semaines. Il a pris un peu d'embonpoint.

« État local :

» En avant, à la percussion, sonorité bonne et à peu près égale des deux » côtés.

» A l'auscultation, en avant, au-dessous de la clavicule gauche, dans une » étendue de deux travers de doigt, craquements humides assez fins.

» A droite, quelques craquements très peu nombreux.

» En arrière, diminution de sonorité dans la fosse sus-épineuse droite.

» En arrière, à l'auscultation dans les fosses sus- et sous-épineuses droites, » craquements humides fins nombreux ; pas de retentissement de la voix » ni de la toux (1). »

(1) « Le 5 mai, le malade dit qu'il tousse et crache beaucoup moins, se sent plus » fort et a repris son travail. Je n'oserais affirmer un retour, même léger d'em- » bonpoint.

» En avant et à gauche, mêmes signes physiques que le 7 mars. En avant » et à droite, la respiration me paraît un peu plus vésiculaire et les râles ont » disparu. En arrière, le seul changement appréciable consiste dans la disparition » des râles muqueux des deux côtés. Au point de vue donc des signes stéthosco- » piques, je constate *plus* d'amélioration que n'en avait noté M. Churchill cinq » jours auparavant. » (*Gazette hebdomadaire*, n° 40, 1er octobre 1858, p. 684.)

Traitement : hypophosphite de chaux, 50 centigrammes par jour.

12 mai. — La toux et l'expectoration n'ont pas augmenté ; mais il a vomi plusieurs fois et a eu la diarrhée. Pouls, 88.

Pas de traitement pendant quatre jours.

2 juin. — Il ne tousse et ne crache plus, dit-il. Il a bon appétit et prend de l'embonpoint. Epistaxis. Pouls, 76, régulier, médiocrement plein.

Pas de traitement.

5 juillet. — L'amélioration continue. Il peut travailler sa journée complète.

« État local :

» A l'auscultation, en avant, au-dessous de la clavicule gauche, craque- » ments secs ; pas de retentissement de la voix ni de la toux, Quelques cra- » quements disséminés dans toute la hauteur.

» A droite, au-dessous de la clavicule, craquements secs avec retentisse » ment de la voix.

» En arrière, à la percussion, légère diminution de sonorité dans la fosse » sus-épineuse droite.

» A l'auscultation, à gauche, dans la fosse sus-épineuse, quelques cra- » quements ; respiration un peu rude dans le reste du poumon.

» A droite, dans la fosse sus-épineuse, respiration faible, sans retentisse- » ment de la voix ni de la toux (1). »

Traitement : hypophosphite de soude, 15 centigrammes par jour.

22 octobre. — La toux est excessivement rare. Il n'a pas toussé depuis six jours, dit-il. L'expectoration est presque nulle. Les forces sont bonnes, et il peut travailler onze heures par jour. Pouls, 80, régulier, plein.

(1) « Le 14 juillet, le malade ne souffre presque pas, et n'étouffe que le matin » au lever. Expectoration très peu abondante. Toujours un peu de sueur la nuit, » mais moins qu'autrefois. Le malade continue à travailler.

» Les signes physiques ont subi depuis le 5 mai les changements suivants : » 1° Je distingue pour la première fois un vrai craquement fin et peu serré sous » la clavicule droite ; 2° la matité est aujourd'hui très notable dans la fosse sus- » épineuse gauche, et a sensiblement augmenté dans la fosse sus-épineuse » droite, où la respiration est devenue plus obscure. » (*Gazette hebdomadaire*, n° 40, 1er octobre 1858, p. 684.)

Voici comment M. Dechambre termime ses remarques à l'égard de ce malade (*Gazette hebdomadaire* du 1er octobre 1858) :

« On a pu voir qu'il n'y a pas accord parfait, sous le rapport des signes phy- » siques, entre les notes de M. Churchill et les miennes, que je recueillis, il est » vrai, quelques jours plus tard ; mais mon confrère et moi sommes d'accord en » ceci, que du commencement de mars au 30 avril et commencement de mai, il » s'était opéré dans l'état du malade une amélioration très sensible. Mais en quoi

État local :

En avant, à la percussion, sonorit ébonne et sensiblement égale des deux côtés.

A l'auscultation, à gauche, au sommet du poumon, râles crépitants fins, tant dans l'inspiration que dans l'expiration, diminuant après la toux ; pas de retentissement de la voix ni de la toux.

En arrière, à la percussion, diminution de sonorité dans la fosse sus-épineuse droite.

A l'auscultation, à gauche, dans la fosse sus-épineuse, respiration un peu faible, sans râles ni craquements. Mêmes phénomènes dans la fosse sous-épineuse. Rien dans la région intra-scapulaire.

A droite, dans la fosse sus-épineuse, respiration faible ; quelques rares craquements secs à peine appréciables, sans retentissement de la voix ni de la toux. Dans la fosse sous-épineuse, également quelques craquements secs sans retentissement de la voix ni de la toux. Rien de notable dans la région intrascapulaire.

Traitement : hypophosphite de soude, 1 gramme tous les quatre jours.

A cette époque, le malade a cessé de venir au dispensaire. Mais je sais qu'un an après il continuait à bien se porter.

» consistait cette amélioration? Pour M. Churchill, en ce que les craquements » étaient moins abondants et occupaient une moindre étendue, au moins en » avant; pour moi (qui n'avais constaté que quelques râles muqueux), en ce que » ces râles avaient entièrement disparu. Ce changement n'implique pas à mes » yeux un recul de l'affection tuberculeuse. Je crois, d'ailleurs, les tubercules » beaucoup moins nombreux chez le malade que ne pourrait le faire supposer » tout d'abord la note du 5 mars, et la sonorité exagérée des régions sous-clavi- » culaires, jointe à l'obscurité de la respiration, me donne la conviction que les » poumons ne contenaient à cette époque que des tubercules crus disséminés » dans un parenchyme emphysémateux.

» Du commencement de mai à la mi-juillet, l'augmentation de la matité dans » la fosse sus-épineuse droite, les craquements constatés le 14 juillet sous la cla- » vicule du même côté, témoignent d'une marche croissante de la tuberculisation.

» En ce qui concerne les signes fonctionnels et la santé générale, j'ai con- » staté, comme M. Churchill, une amélioration considérable, qui ne s'était pas » démentie le jour de mon dernier examen. »

OBSERVATION LV.

PHTHISIE AU SECOND DEGRÉ.

Durée antérieure : Deux mois.
Symptômes : Hérédité. — Faiblesse. — Amaigrissement. — Fièvre quotidienne et frissons. — Sueurs nocturnes. — Douleurs thoraciques — Dyspnée. — Toux. — Expectoration.
Lésion : Tubercules en voie de ramollissement occupant une grande étendue du poumon droit et le sommet du poumon gauche.
Résultat du traitement : Grande amélioration des signes physiques et disparition des symptômes généraux, sauf un peu de toux et d'expectoration le matin.
Durée du traitement : Cinq mois.

L... (Jean-Joseph), vingt-sept ans, marié, mécanicien.

23 juin 1858. — Le malade a perdu sa mère et une sœur de maladies de poitrine. Il dit qu'il tousse depuis qu'il est né, mais c'est principalement depuis deux mois que sa maladie s'est aggravée. Il a considérablement perdu de ses forces ; il a sensiblement maigri. Il a la fièvre tous les jours avec frissons. Il sue la nuit. Il se plaint de douleurs à la base de la poitrine ; mais il n'éprouve pas de gêne dans le décubitus. Son sommeil est assez bon. Il est essoufflé pour marcher. Il tousse fréquemment ; son expectoration est muco-purulente, abondante. Il n'a jamais craché de sang ; il ne saigne pas du nez. Son appétit est assez bon ; il ne vomit pas et digère bien. Il n'a pas de coliques ni de diarrhée.

Il a cessé de travailler depuis deux mois. Pouls, 92, petit, vif, régulier.

État local :

En avant, à la percussion, diminution de sonorité au-dessus et au-dessous de la clavicule droite.

A l'auscultation, à gauche, au-dessous de la clavicule, quelques craquements secs sans retentissement notable de la voix ni de la toux. Ces craquements sont très fins et ressemblent au bruit de froissement pulmonaire. On retrouve les mêmes craquements dans toute la hauteur.

A droite, mêmes phénomènes, quoique moins marqués.

En arrière, à la percussion, diminution de sonorité bien marquée dans toute la hauteur du côté droit.

A l'auscultation, à gauche, dans la fosse sous-épineuse et la région intra-scapulaire, on perçoit quelques craquements secs pendant les inspirations forcées, et de temps en temps un râle sibilant ; retentissement de la voix.

A droite, dans la fosse sus-épineuse, craquements secs ; mêmes craquements plus marqués jusqu'à la base, sans retentissement notable de la voix ni de la toux.

Diagnostic : Tubercules occupant une grande étendue du poumon droit et le sommet du poumon gauche.

Traitement : hypophosphite de soude, 50 centigrammes par jour.

28 juin. — Il tousse autant, mais il sue moins la nuit. La fièvre est aussi moins intense et il a un peu plus de forces. Pouls, 88.

Même traitement.

12 juillet. — Il tousse moins et ne sue plus la nuit. Il a eu de violentes palpitations. Il y était déjà sujet antérieurement. Pouls, 84.

Même traitement.

19 juillet. — Il ne tousse plus que le matin. La fièvre a cessé. Ses forces ont augmenté et il a pu reprendre son travail. Il a eu quelques sueurs nocturnes cette semaine. Pouls, 88, régulier, assez plein.

Traitement : hypophosphite de soude, 1 gramme par jour.

30 juillet. — La toux a beaucoup diminué, mais l'expectoration n'a pas été sensiblement modifiée. Les sueurs nocturnes qui avaient cessé ont de nouveau reparu depuis trois nuits, mais ont été peu abondantes. Pouls, 88, régulier, assez plein.

Pas de traitement.

6 août. — Il tousse peu ; mais depuis quelque temps il est assoupi et a mal à la tête. Il se plaint aussi de douleur de la gorge. Il n'a pas saigné du nez et n'a pas de nausées. Pouls, 88, régulier, assez plein.

Traitement : tartre stibié, 10 centigrammes.

16 août. — Le mal de gorge et la céphalalgie ont disparu. Il peut travailler sa journée entière. Pouls, 88, régulier, un peu faible.

Traitement : hypophosphite de soude, 30 centigrammes par jour.

3 septembre. — Le traitement est suspendu depuis cinq à six jours et il dit se sentir un peu moins bien. Cependant il tousse très peu ; l'expectoration est maintenant peu abondante et n'a lieu que le matin ; les sueurs nocturnes ont cessé et il continue à travailler. Pouls, 80, régulier.

Traitement : hypophosphite de soude, 50 centigrammes par jour.

15 septembre. — Il va bien, dit-il, et ne se plaint plus que d'être un peu essoufflé.

Traitement : hypophosphite de soude, 20 centigrammes par jour.

24 septembre. — Il s'est refroidi et la toux a augmenté. Pouls, 84, régulier, assez plein.

℞	Tartre stibié	0gr,05
	Sirop d'ipéca	3gr,00

Mêlez.

27 septembre. — Il a beaucoup vomi. La toux a diminué, mais il se plaint de douleurs dans le dos, à droite.

1° ℞ Emplâtre caléfacient *loco dolenti.*
2° ℞ Sirop d'ipéca................ 60gr,00

Par cuillerée à café matin et soir.

4 octobre. — Les douleurs ont diminué; mais il tousse un peu plus et se sent un peu moins fort.

Traitement : hypophosphite de soude, 50 centigrammes par jour.

18 octobre. — Plus de douleurs. Il ne tousse plus qu'un peu le matin. Il ne sue pas la nuit. Son appétit est bon. Ses forces sont tout à fait revenues et il peut travailler onze heures par jour. — Pouls, 80, régulier, assez plein.

Traitement : hypophosphite de soude, 50 centigrammes par jour.

15 novembre. — Il a eu quelques sueurs nocturnes, peu sensibles. Il n'a pas de fièvre. Il a engraissé, dit-il, de sept livres. Pouls, 88, régulier.

État local :

En avant, à la percussion, légère diminution de sonorité au-dessus et au-dessous de la clavicule droite, dans une étendue de deux travers de doigt.

A l'auscultation, au-dessus de la clavicule gauche, rien de notable. Dans toute la hauteur, respiration normale.

A droite, au-dessus de la clavicule, retentissement de la voix sans râles ni craquements. Au-dessous de la clavicule, retentissement assez notable de la voix, sans râles ni craquements d'aucune espèce. Dans la partie inférieure de la matité, la respiration est un peu faible et il y a peut-être quelques craquements secs peu appréciables, avec un peu de retentissement de la voix.

En arrière, à la percussion, diminution de sonorité dans la fosse sus-épineuse droite et dans toute la hauteur.

A l'auscultation, à gauche, respiration normale dans toute la hauteur.

A droite, respiration plus rude qu'à gauche, expiration prolongée, retentissement de la voix et de la toux ; quelques craquements secs peu appréciables et assez fins à la fin de l'inspiration de la toux. Dans la partie moyenne de la région intra-scapulaire, quelques craquements secs augmentant surtout pendant l'inspiration qui suit la toux. Quelques rares craquements disséminés dans le reste du poumon et appréciables surtout après la toux ; à part cela, expansion vésiculaire normale. Pouls, 80.

Traitement : hypophosphite de soude, 1 gramme par jour.

Peu de temps après, le malade a été pris d'une pleurésie pour laquelle il s'est fait soigner chez lui. Depuis lors, il a cessé de venir au dispensaire.

18 juin 1860. — J'ai eu dernièrement des nouvelles de ce malade. Il continuait toujours ses travaux et paraissait bien se porter.

OBSERVATION LVI.

PHTHISIE AU SECOND DEGRÉ. — LARYNGITE.

Durée antérieure : Trois ans et demi.

Symptômes : Pas d'hérédité. — Faiblesse. — Amaigrissement. — Fièvre. — — Sueurs nocturnes. — Douleurs thoraciques. — Dyspnée. — Toux. — Expectoration. — Hémoptysie. — Inappétence. — Aphonie.

Lésion : Tubercules ramollis dans toute la hauteur du côté gauche, au sommet du côté droit et disséminés dans le reste de ce poumon. — Peut-être excavation à droite. Laryngite.

Résultat du traitement : Amélioration des signes physiques. Amendement très sensible des symptômes généraux, surtout de la faiblesse. Disparition de la fièvre et des sueurs. Retour complet de la voix.

Durée du traitement : Deux ans.

C.... (Jean), quarante-huit ans, non marié, tailleur de pierres.

19 juillet 1858. — La maladie n'est pas héréditaire. Elle a débuté en 1855. Depuis lors, le malade a beaucoup perdu de ses forces. Il a sensiblement maigri. Il a irrégulièrement la fièvre sans frisson. Il sue assez fréquemment la nuit. Il se plaint de douleurs dans le côté droit de la poitrine, mais n'éprouve pas de gêne dans le décubitus. Il dort bien. Il est très essoufflé au point de pouvoir à peine marcher. La toux est fréquente et l'expectoration muco-purulente abondante. Il y a dix-huit mois, il a craché un peu de sang. Il n'a jamais saigné du nez. Son appétit est presque nul, mais il ne vomit pas et digère bien. Il n'a pas de diarrhée ni de coliques.

Il a cessé de travailler depuis deux mois. Pouls, 76. La voix est perdue.

État local :

En avant, le malade porte les cicatrices de nombreux cautères, sur la partie gauche du thorax.

A la percussion, diminution de sonorité, au-dessous des deux clavicules, dans une étendue de deux travers de doigt.

A l'auscultation, à gauche, craquements humides, nombreux au-dessus et au-dessous de la clavicule, sans retentissement notable de la voix ni de la toux. Mêmes phénomènes dans toute la hauteur, excepté tout à fait à la base où les craquements sont entremêlés de râles fins.

A droite, au-dessous de la clavicule, respiration soufflante, surtout pendant l'expiration ; quelques craquements secs, sensibles surtout pendant l'inspiration. La voix et la toux y sont plus retentissantes qu'à gauche. Mêmes craquements jusqu'à la base. Tout à fait à la base, râles crépitants assez fins, semblables à ceux de gauche.

En arrière, se trouvent les traces de trois cautères. L'omoplate gauche est beaucoup plus saillante que l'omoplate droite.

A la percussion, diminution de sonorité dans la fosse sus-épineuse droite, ainsi que dans la fosse sous-épineuse gauche.

A l'auscultation, à gauche, dans la fosse sus-épineuse, respiration rude, soufflante, avec quelques craquements secs, sans retentissement de la voix ni de la toux. Mêmes phénomènes dans la fosse sous-épineuse. Dans la région intra-scapulaire, la respiration est encore plus rude et les craquements plus prononcés; retentissement de la voix et de la toux; pas de râles crépitants à la base.

A droite, dans la fosse sus-épineuse, quelques craquements secs peu nombreux. Dans la région intra-scapulaire, mêmes phénomènes. A la base, respiration rude. Dans la fosse sous-épineuse, craquements humides, nombreux, augmentant pendant la toux. Pas de râles crépitants à la base.

Diagnostic : Tubercules ramollis dans toute la hauteur du côté gauche et au sommet du côté droit, et disséminés dans le reste du poumon. Peut-être excavation à droite. Bronchite et emphysème ; laryngite.

Traitement : hypophosphite de soude, 20 centigrammes par jour.

16 août. — L'état du malade n'est pas sensiblement modifié. Pouls, 88, régulier, assez plein.

Traitement : hypophosphite de soude, 30 centigrammes par jour.

6 septembre. — L'amélioration est peu sensible, et de plus le malade accuse un sentiment de lassitude générale, depuis ces jours derniers. Pouls, 80, assez plein.

Traitement : tartre stibié, 10 centigrammes.

8 septembre. — Pouls, 72.

Traitement : hypophosphite de chaux, 1 gramme par jour.

13 septembre. — Pas de changement dans la toux et l'expectoration. Pouls, 92, régulier, un peu mou.

Traitement : sirop d'ipéca, 30 grammes. Une cuillerée à bouche chaque matin.

15 septembre. — L'expectoration est muco-purulente, d'abondance mé-

diocre. L'appétit est assez bon et il n'a pas de fièvre. Les sueurs nocturnes n'ont pas sensiblement diminué. Il tousse encore beaucoup. Pouls, 120, régulier, assez plein.

℞ Tartre stibié........ .. 0gr,05
Sirop d'ipéca........... 30gr,00

Mêlez.

17 septembre. — L'altération de la voix est toujours considérable. La toux est encore fréquente, mais les sueurs nocturnes sont peu sensibles. Il se plaint de douleurs dans le côté droit de la poitrine. Pouls, 88, régulier, médiocrement plein.

1° ℞ Hypophosphite de soude... 0gr,15

Par jour.

2° ℞ Sirop d'ipéca........... 60gr,00

Une cuillerée à café chaque matin.

4 octobre. — Il a rendu du sang par l'anus cette semaine, et il en rend encore actuellement. Il tousse autant, mais il crache plus librement, dit-il. L'appétit a diminué. Pouls 92, régulier, assez plein.

1° ℞ Extrait de ratanhia.......... 20gr,00

Pour lavements.

2° ℞ Hypophosphite de chaux... .. 0gr,50

Par jour.

18 octobre. — Il a eu cinq ou six crachats sanguinolents. L'hémorrhagie anale persiste. Son expectoration est très spumeuse. Pouls, 92.

℞ Poudre de James............ 0gr,75
Extrait thébaïque........... 0gr,12

Pour six pilules. Une chaque soir.

25 octobre. — Il n'a pas rendu de sang par l'anus aujourd'hui. Il sue la nuit. Son appétit est mauvais. L'aphonie a diminué. Pouls, 88, régulier, assez faible.

1° ℞ Hypophosphite de potasse.... } ââ 0gr,25
— de soude..... }

Par jour.

2° ℞ Poudre de James.... 0gr,90
Extrait thébaïque..... 0gr,12

Pour six pilules.

3 novembre. — L'hémorrhagie anale est arrêtée. Il dort bien et ne sue plus la nuit. La voix est meilleure. Il se plaint de douleurs de côté. Pouls, 72, régulier, médiocrement plein.

1° ℞ Hypophosphite de potasse... } ââ 0gr,50
— de soude.... }

Par jour.

2° ℞ Kermès minéral........ 0gr,30
Sirop d'ipéca.......... 60gr,00

Par cuillerée à café matin et soir.

15 novembre. — Il se trouve mieux, dit-il.

℞ Hypophosphite de potasse..... } ââ 0gr,25
— de soude...... }

Par jour.

6 décembre. — Il a fait un effort pour porter un poids de quarante livres, et l'hémorrhagie anale s'est reproduite. Pouls, 92.

Même traitement.

17 décembre. — Il n'a pas rendu de sang hier, ni aujourd'hui. Il tousse e crache encore beaucoup et a peu d'appétit. Il ne peut pas encore travailler. Du reste, il est assez bien. Pouls, 84, régulier, médiocrement plein.

℞ Hypophosphite de potasse..... } ââ 0gr,25
— de soude...... }

Par jour, après suspension de trois jours.

29 décembre. — A peu près même état.

1° ℞ Hypophosphite de soude..... 0gr,50

Par jour, après suspension de trois jours.

2° ℞ Hypophosphite de quinine.... 1gr,00

Pour dix pilules, une chaque soir.

12 janvier 1859. — Les forces ont augmenté. Pouls, 92, régulier, faible. Traitement : hypophosphite de chaux, 50 centigrammes par jour.

24 janvier. — L'expectoration est spumeuse. L'appétit n'est pas meilleur, et il y a encore un enrouement considérable. Pouls, 100, régulier, un peu faible.

1° ℞ Hypophosphite de quinine.... 1gr,20

Pour douze pilules, une matin et soir.

2° ℞ Emplâtre caléfacient.

Pour appliquer sur le cou.

25 février. — Il dit tousser et cracher autant. L'oppression est à peu près la même. L'appétit est mauvais. La gorge n'est pas mieux.

1° ℞ Extrait d'aconit.... 1gr,20

Pour six pilules, une chaque soir.

2° ℞ Ammoniaque...... 2gr,00
Huile............ 30gr,00

Pour usage externe, sur le devant du cou.

7 mars. — Pas de changement sensible. Pouls, 96.

Traitement : hypophosphite de soude, 30 centigrammes par jour.

6 avril. — A la suite de plusieurs applications dans le larynx de la solution suivante :

℞ Glycérine....... 30gr,00
Iode........... 0gr,50

la voix est de nouveau devenue plus forte. L'appétit n'est pas bon, et il se plaint d'être fatigué. Pouls, 84, régulier, médiocrement plein.

Pas de traitement.

11 avril. — La gorge est moins sensible et la voix plus forte et moins suspirieuse.

Les mêmes applications d'iode et de glycérine ont été continuées.

29 avril. — État local : En avant, à la percussion, matité complète, au-dessus de la clavicule gauche et au-dessous, dans une étendue de deux travers de doigt. Diminution de sonorité au-dessous de la clavicule droite. Dans le reste de l'étendue, la sonorité est normale.

A l'auscultation, à gauche, respiration rude et expiration prolongée, avec quelques râles crépitants très fins. Au-dessus de la clavicule, quelques gros craquements humides, augmentant pendant la toux, et un peu de retentissement de la voix. Mêmes craquements, rares, disséminés dans toute la hauteur.

A droite, au-dessus de la clavicule, quelques craquements humides après la toux, sans retentissement de la voix ni de la toux. Au-dessous de la clavicule, inspiration saccadée; expiration prolongée ; quelques craquements peu nombreux à la suite de la toux. A la base, bruit de froissement pulmonaire après l'expiration.

En arrière, à la percussion, diminution de sonorité par endroits.

L'épaule gauche, qui est plus saillante, se soulève moins que l'épaule droite.

A l'auscultation, à gauche, dans la fosse sus-épineuse, craquements secs peu nombreux, augmentant pendant la toux. Pas de retentissement bien appréciable de la voix ni de la toux. Dans toute la hauteur, respiration rude, avec craquements humides, de grosseur variable, sans retentissement de la voix ni de la toux.

A droite, dans la fosse sus-épineuse, expiration très prolongée, sans râles ni craquements. Dans la partie moyenne de la région intrascapulaire, respiration soufflante; pectoriloquie imparfaite; quelques craquements pendant la toux.

11 mai. — La voix continue à s'améliorer. Il n'a pas d'appétit.

Traitement : hypophosphite de soude, 50 centigrammes tous les trois jours.

4 juillet. — Les applications d'iode et de glycérine ont été continuées. La voix est assez bonne.

Aujourd'hui il se plaint d'un point de côté.

℞ Protoiodure de mercure......		4gr,00
Extrait d'aconit..........	āā	8gr,00
Extrait de digitale.......		
Cérat simple..............		20gr,00

Pour usage externe, sur le point douloureux.

8 juillet. — Le point de côté a presque complétement disparu. Pouls, 88.

Traitement : hypophosphite de soude, 50 centigrammes tous les trois jours.

22 août. — Il trouve qu'il va assez bien. Il est plus fort, il n'a pas de fièvre, il ne sue pas la nuit. Pouls, 80, régulier, médiocrement plein.

Même traitement.

12 décembre.—A peu près même état. Il se plaint de constipation. Pouls, 80, régulier, médiocrement plein.

℞ Calomel...............	0gr,10
Extrait de taraxacum....	0gr,30

Pour deux pilules.

26 décembre. — La voix est beaucoup meilleure. Il se plaint de nouveau de dyspnée. Pouls, 80.

Traitement : sirop d'ipéca, 30 grammes, par cuillerées à café.

13 février 1860. — A peu près même état.

℞ Hypophosphite de soude........ $0^{gr},50$
— d'ammoniaque.... $0^{gr},10$

Tous les quatre jours.

9 avril. — Le malade a craché environ 30 grammes de sang.

Suspendre le traitement.

18 juin. — Le malade n'est revenu qu'aujourd'hui depuis le 9 avril. Il accuse toujours un peu de toux et de la dyspnée, mais son faciès est meilleur. Il n'a plus de fièvre ni de sueurs nocturnes. Il est plus fort et peut s'occuper dans le jour à faire des courses, dit-il.

Février 1861. — Sauf une légère bronchite, le malade a très bien passé l'hiver, sortant par tous les temps, et n'accusant pour tout symptôme qu'un peu de toux et un peu de dyspepsie, cette dernière dépendant surtout de l'usage qu'il fait du tabac à priser, auquel je n'ai pu encore le faire renoncer.

OBSERVATION LVII.

PHTHISIE AU SECOND DEGRÉ. — LARYNGITE.

Durée antérieure : Un an.

Symptômes : Hérédité. — Faiblesse. — Amaigrissement. — Sueurs nocturnes. — Dyspnée. — Toux. — Hémoptysie. — Allaitement.

Lésion : Tubercules en voie de ramollissement au sommet du poumon droit.

Résultat du traitement : Amélioration des signes physiques. — Les symptômes généraux persistent pour la plupart, mais ont été notablement améliorés.

Durée du traitement : Huit mois, avec des interruptions fréquentes.

C..... (Anne), trente-neuf ans, mariée.

19 juillet 1858. — La malade a perdu un frère d'une maladie de poitrine. Elle fait remonter le début de sa maladie actuelle à un an. Elle a beaucoup perdu de ses forces et a maigri d'une manière très sensible. Elle n'a pas de fièvre ni de frissons. Elle sue peu abondamment, mais toutes les nuits. Elle n'accuse pas de douleurs ni de gêne dans le décubitus. Elle dort bien. Elle est très essoufflée. Sa toux est fréquente et son expectoration salivaire peu abondante. Elle a craché du sang il y a quelques jours pour la première fois.

Elle a bon appétit et digère bien. Elle n'a pas de coliques ni de diarrhée. Elle n'est pas réglée. Elle est accouchée au mois de janvier dernier et nourrit son enfant. Il y a un enrouement marqué.

Elle n'a pas cessé de travailler. Pouls, 80.

État local :

En avant, à l'auscultation, à gauche, au-dessous de la clavicule, respiration rude sans retentissement de la voix ni de la toux.

A droite, au-dessus et au-dessous de la clavicule, retentissement de la voix, sans râles ni craquements; respiration beaucoup plus faible qu'à gauche.

En arrière, à la percussion, diminution de sonorité dans la fosse sus-épineuse droite, surtout à la partie externe, ainsi que dans la région intra-capsulaire.

A l'auscultation, à gauche, rien de notable.

A droite, craquements secs nombreux, augmentant pendant la toux, dans la fosse sus-épineuse ; retentissement sensible de la voix et de la toux. Quelques craquements dans la région intra-scapulaire avec un peu de retentissement de la voix et de la toux. La respiration est plus faible qu'à gauche.

Diagnostic : Tubercules en voie de ramollissement au sommet du poumon droit.

Traitement : hypophosphite de soude, 50 centigrammes par jour.

16 août. — Elle ne tousse pas autant ; ce mieux est surtout sensible pendant la journée. Elle est aussi oppressée. Elle ne sue plus la nuit et n'a pas de fièvre. Pouls, 80, régulier, faible.

Traitement : hypophosphite de soude, 30 centigrammes par jour.

30 août. —Depuis le 27, elle a suspendu le traitement ; elle tousse davantage, dit-elle, et sue la nuit.

Même traitement.

13 septembre. —Les sueurs nocturnes sont moins abondantes. La toux n'est pas modifiée. Pouls, 72, régulier.

Traitement : hypophosphite de soude, 50 centigrammes par jour.

27 septembre. — Elle se plaint de douleurs dans le dos. Pouls, 88, régulier, assez faible.

Traitement : hypophosphite de soude, 50 centigrammes par jour ; emplâtre caléfacient, *loco dolenti.*

4 octobre. — Les douleurs ont presque disparu. La toux a diminué, mais l'expectoration est abondante le matin. Pouls, 88, régulier, assez plein.

Traitement : hypophosphite de soude, 50 centigrammes par jour.

11 octobre. — Elle tousse moins que précédemment, et seulement le soir

et le matin. Elle sue irrégulièrement la nuit. Pas de fièvre. Elle se plaint d'une douleur à l'épaule. Pouls, 88, régulier, assez plein.

Traitement : hypophosphite de chaux, 0gr,50 par jour ; vésicatoire volant *loco dolenti.*

18 octobre. — La douleur a disparu. L'expectoration est toujours abondante. Ses règles ont paru, elles sont bien venues. Elle se plaint de mal à la gorge. Pouls, 80, régulier, assez faible.

Traitement : tartre stibié, 5 centigrammes.

3 novembre. — Elle tousse davantage depuis quelque temps. Elle a vomi le sang il y a deux jours. Elle est très oppressée le soir et peut à peine parler, dit-elle. Il y a en effet un enrouement considérable. Pouls, 76, régulier, médiocrement plein.

℞ Kermès minéral............	0gr,30
Sirop d'ipéca..............	30 grammes.

Deux cuillerées à café soir et matin.

8 novembre. – Elle tousse beaucoup. Elle sue abondamment la nuit et est très oppressée. Elle a des pertes blanches. Pouls, 83, régulier, assez plein.

Traitement : hypophosphite de soude, 1 gramme par jour.

24 novembre. — Elle se trouve mieux. La toux a diminué. Son appétit se maintient bon, mais elle est toujours oppressée. Pouls, 84, régulier, médiocrement plein.

Traitement : hypophosphite de soude, 50 centigrammes par jour.

17 décembre. — Les sueurs nocturnes qui s'étaient supprimées ont recommencé depuis une quinzaine Elle n'a pas de fièvre. En ce moment elle a ses règles.

Pas de traitement.

22 décembre. – Elle se plaint de mal à l'estomac et à la poitrine. Elle est très oppressée et sue la nuit. Pouls, 96.

Traitement : vomitif.

27 décembre. — Elle a beaucoup vomi. Elle tousse un peu moins et crache plus facilement. Les sueurs nocturnes ont diminué. Pas de fièvre. Pouls, 84, régulier, faible.

Traitement : hypophosphite de soude, 50 centigrammes par jour.

17 janvier 1859. — Les forces ont augmenté, l'appétit est bon. Les règles sont bien venues.

Même traitement.

14 février. — Elle a perdu sa fille, s'est fatiguée et a passé des nuits. Elle tousse davantage. Ses règles sont venues, mais peu abondantes. Pouls, 96.

Traitement : vomitif.

23 février. — Le vomitif a agi comme purgatif. Pouls, 80, régulier, un peu faible.

État local :

En avant, à l'auscultation, à gauche, respiration normale.

A droite, au-dessus de la clavicule, expiration prolongée ; retentissement de la voix, sans râles ni craquements. Mêmes phénomènes au-dessous de la clavicule, quoique moins marqués; respiration normale dans le reste du poumon.

En arrière, à la percussion, légère diminution de sonorité dans la fosse sus-épineuse droite, ainsi que dans la région intra-scapulaire.

A l'auscultation, à gauche, respiration normale.

A droite, dans la fosse sus-épineuse, expiration très prolongée ; quelques craquements secs, à peine appréciables après la toux ; léger retentissement de la voix. Dans la fosse sous-épineuse, quelques craquements secs pendant l'expiration. Dans la partie moyenne de la région intra-scapulaire, expiration prolongée et rude, sans râles ni craquements. Mêmes phénomènes à la base, quoique moins marqués.

1° ℞ Hypophosphite de soude... 50 centigr. par jour.

2° ℞ Vésicatoire volant à la base de la poitrine, à droite, en arrière.

2 mars. — La toux a diminué, mais l'oppression persiste. Pouls, 80, régulier, un peu faible.

Pas de traitement.

14 mars. — Les règles sont bien venues. Elle se plaint d'une douleur dans le dos depuis trois ou quatre jours. Pouls, 80.

Traitement : vomitif.

23 mars. — Elle a vomi. Elle est toujours essoufflée, mais ses forces ont sensiblement augmenté. Pouls, 80.

Traitement : hypophosphite de soude, 50 centigrammes, tous les deux jours.

A cette époque, la malade a cessé de venir au dispensaire.

Chez cette malade, il y avait une double complication, l'état du larynx et l'allaitement ; de plus, elle a suivi le traitement d'une manière très irrégulière, ne venant guère au dispensaire que lorsqu'elle avait à se plaindre de l'aggravation de quelque symptôme. Elle a été vue à la fin de 1860 ; à cette époque, sauf un affaiblissement de la voix, elle se portait bien.

OBSERVATION LVIII.

PHTHISIE AU TROISIÈME DEGRÉ.

Durée antérieure : Huit ans.
Symptômes : Toux. — Expectoration. — Faiblesse. — Amaigrissement. — Fièvre et frissons. — Sueurs nocturnes. — Gêne dans le décubitus. — Inappétence. — Vomissements.
Lésion : Tubercules ramollis au sommet du poumon gauche. — Tubercules disséminés dans le reste des deux poumons. — Formation d'une excavation pendant le traitement.
Résultat du traitement : Persistance des signes de l'excavation. — Disparition presque complète des symptômes généraux.
Durée du traitement : Treize mois avec des interruptions.

G... (Jean), vingt-sept ans, non marié, garçon de magasin.

23 avril 1858. — Le malade tousse depuis huit ans, peu pendant l'été, davantage pendant l'hiver. C'est depuis huit jours surtout qu'il y a eu aggravation de sa maladie. Il tousse beaucoup plus, son expectoration est muco-purulente, d'abondance médiocre. Il n'a jamais craché le sang. Depuis deux mois, il sent ses forces diminuer de plus en plus. Il maigrit depuis un an. Il a la fièvre avec frissons et sue beaucoup la nuit. Il dort assez bien, mais il ne peut pas se coucher sur le dos. Il est essoufflé pour marcher. Il n'a pas d'appétit, il vomit aussi ; cependant les digestions sont assez bonnes. Il n'a pas de diarrhée ni de coliques. Il n'a pas cessé de travailler. Pouls, 88, fort et plein.

État local :

En avant, à la percussion, diminution de sonorité au-dessous de la clavicule gauche dans une étendue de deux travers de doigt.

A l'auscultation, à gauche, au-dessus de la clavicule, respiration rude et retentissement considérable de la voix ; au-dessous de la clavicule, respiration rude ; expiration prolongée dans une hauteur de quatre travers de doigt. Craquements secs nombreux occupant le reste de la hauteur ; retentissement de la voix.

A droite, respiration normale, sauf à la base où il y a des craquements secs.

En arrière, à la percussion, sonorité assez bonne des deux côtés, mais diminuée à gauche.

A l'auscultation, à gauche, râles humides nombreux dans toute la hauteur du poumon.

A droite, on retrouve les mêmes râles à la base. Dans la fosse sus-épineuse, retentissement considérable de la voix.

Diagnostic : Tubercules en voie de ramollissement au sommet du poumon gauche ; tubercules disséminés dans les deux poumons ; bronchite.

Traitement : tartre stibié, 10 centigrammes.

26 avril. — Il tousse un peu moins.

Traitement : potion kermétisée.

7 mai. — Il tousse toujours beaucoup.

Même traitement.

11 juin. — Il tousse davantage.

Traitement : hypophosphite de soude, 50 centigrammes par jour.

21 juin. — Il tousse autant ; l'expectoration a un peu augmenté, mais l'appétit est devenu très bon. Pouls, 72, régulier, plein.

Traitement : hypophosphite de soude, 1 gramme par jour.

30 juin. — Il se trouve mieux. La toux a diminué. Pouls, 76, régulier, plein.

Traitement : hypophosphite de soude, 50 centigrammes par jour.

19 juillet. — Il continue d'aller bien.

20 août. — Le traitement est suspendu depuis huit jours. Il tousse beaucoup plus et est très oppressé.

Traitement : hypophosphite de soude, 1 gramme par jour.

30 août. — La toux a diminué de nouveau et le malade va bien. Pouls, 60, régulier.

Même traitement.

8 octobre. — Le malade se trouvant bien n'est pas revenu à la consultation, de sorte que son traitement est interrompu depuis le 10 septembre, c'est-à-dire près d'un mois. Il était resté huit jours sans tousser ; mais depuis quelque temps la toux est redevenue très fréquente et l'oppression considérable. A distance on entend un râle trachéal. Pouls, 88.

Traitement : hypophosphite de chaux, 50 centigrammes par jour.

20 octobre. — L'expectoration a augmenté, mais elle est plus facile. Le râle trachéal persiste. Pouls, 72, assez faible.

État local :

Le côté gauche du thorax se soulève moins que le côté droit, surtout au sommet.

En avant, à la percussion, matité considérable au-dessus de la clavicule gauche, et au-dessous dans une étendue de près de trois travers de doigt.

A l'auscultation, à gauche, au-dessus de la clavicule, respiration caverneuse ; gargouillements considérables pendant la toux ; pectoriloquie. Au-dessous de la clavicule, craquements secs entremêlés de craquements humides ; bruit de frottement ; retentissement considérable de la voix et de la toux. Craquements secs dans toute la hauteur.

A droite, au-dessus de la clavicule, râles sous-crépitants pendant l'expiration. Mêmes phénomènes au-dessous de la clavicule dans une étendue de deux travers de doigt; retentissement de la voix dans la même hauteur. Au-dessous, respiration rude et retentissement de la voix.

En arrière, à la percussion, diminution de sonorité dans la fosse sous-épineuse gauche.

A l'auscultation, à gauche, dans la fosse sus-épineuse, gros craquements humides, augmentant pendant la toux; retentissement de la voix et de la toux. Mêmes phénomènes dans la fosse sous-épineuse. A la base, craquements humides nombreux, gargouillements pendant la toux; bruit de frottement avec retentissement de la voix. Mêmes phénomènes dans l'aisselle.

A droite, dans la fosse sus-épineuse, respiration faible avec un peu de retentissement de la voix. A la base, craquements secs, retentissement de la voix.

Cet examen confirme donc pleinement le diagnostic porté le 23 avril, et, de plus, fait voir qu'il existe une excavation au sommet du poumon gauche qui s'est probablement formée dans l'intervalle.

Traitement : hypophosphite de soude, 1 gramme par jour.

25 octobre. — Il a moins toussé; l'expectoration est muco-purulente, peu abondante et spumeuse. L'oppression a diminué. Pouls, 96, régulier, médiocrement plein.

1° ℞ Hypophosphite de soude...... 1 gramme par jour.

2° ℞ Sirop d'ipéca................ 60 grammes.

Une cuillerée à bouche tous les deux jours.

17 novembre. — Il tousse davantage. Pouls, 80, régulier, médiocrement plein.

Traitement : vomitif.

24 novembre. — La toux continue à être plus fréquente. Pouls, 96, régulier, assez faible.

Traitement : hypophosphite de soude, 50 centigrammes par jour.

1ᵉʳ décembre. — La toux et l'expectoration ne diminuent pas. On entend toujours, même à distance, un râle trachéal. Il ne sue pas la nuit. Pouls, 84.

Traitement : hypophosphite de chaux, 1 gramme par jour; vomitif.

10 décembre. — Il a vomi quatre fois. L'oppression a diminué, mais la toux n'est pas modifiée. Pouls, 72, régulier, médiocrement plein.

Même traitement, après suspension de quatre jours.

22 décembre. — Il a eu de nombreux vomissements. La toux a diminué. Pouls, 80, régulier, médiocrement plein.

Même traitement.

5 janvier 1859. — La toux est restée moindre. Les sueurs nocturnes n'ont pas reparu. Pouls, 96, régulier, faible.

Traitement : hypophosphite de chaux, 50 centigrammes par jour.

17 janvier. — Il se trouve bien, dit-il. La toux et l'oppression sont médiocres. L'appétit est bon. Pas de sueurs nocturnes ni de fièvre. Le râle trachéal persiste toujours. Pouls, 88, régulier, médiocrement plein.

Même traitement.

9 février. — Il ne tousse plus que très peu, dit-il.

Même traitement, après suspension de cinq jours.

28 février. — La toux est toujours très rare ; l'expectoration est peu abondante. Il ne sue pas la nuit et ne maigrit pas, mais la respiration est toujours un peu courte. Pouls, 60, régulier, médiocrement plein.

Traitement : hypophosphite de soude, 50 centigrammes par jour.

16 mars. — Il continue à aller bien. Les forces sont bonnes ainsi que l'appétit, et il tousse très peu. Pouls, 72.

Même traitement.

4 avril. — La toux a un peu augmenté. Pouls, 80, régulier, médiocrement plein.

Traitement : vomitif.

11 avril. — La toux est redevenue ce qu'elle était avant la dernière note. Pouls, 80, régulier, médiocrement plein.

Traitement : hypophosphite de soude, 50 centigrammes tous les trois jours.

3 juin. — Il va bien, dit-il. Pouls, 72, régulier, médiocrement plein.

Même traitement.

17 juin. — Il s'est refroidi et tousse davantage. Il se plaint de mal de gorge. Il sue la nuit et a la fièvre le soir. Son expectoration est muco-purulente, assez abondante. Pouls, 96. Prendre un vomitif demain matin, et employer les jours suivants l'ordonnance ci-après :

♃ Teinture de veratrum viride. } āā 60 gouttes.
Solution d'aconitine....... }
Sirop simple.............. 60 grammes.

Une cuillerée à café chaque soir.

11 juillet. — Il tousse peu et va assez bien. Pouls, 88.

Même traitement, et de plus hypophosphite de soude, 50 centigrammes par jour.

22 août. — Il a été très bien, mais depuis peu il s'est enrhumé de nouveau. Pouls, 80.

Même traitement.

12 septembre. — Il va bien, dit-il, et tousse à peine. Pouls, 60, régulier, médiocrement plein.

Traitement : hypophosphite de soude, 50 centigrammes tous les deux jours.

17 octobre. — Il continue à aller bien. Pouls, 60, régulier, médiocrement plein.

Traitement : hypophosphite de soude, 50 centigrammes par jour.

9 janvier 1860. — Plus de symptômes généraux. Il travaille, dit-il, comme avant sa maladie. Pouls, 80, régulier, plein.

12 mars. — L'état général est toujours satisfaisant. Pouls, 84.

A l'auscultation, en avant, à gauche, respiration caverneuse, quelques craquements à la suite de la toux, pectoriloquie imparfaite.

En arrière, du même côté, quelques râles secs.

A droite, en avant et en arrière, respiration normale.

Traitement : hypophosphite de soude, 50 centigrammes par jour.

A partir de cette époque le malade a cessé de venir au dispensaire, mais il a été vu en février 1861. A ce moment, sauf un peu de toux le matin, il se portait parfaitement bien et faisait le métier de conducteur d'omnibus ; il a cessé, dit-il, de venir au dispensaire parce qu'il se trouvait bien et qu'il ne pouvait s'absenter de son travail.

OBSERVATION LIX.

PHTHISIE AU TROISIÈME DEGRÉ.

Durée antérieure : Deux ans.

Symptômes : Hérédité. — Grande faiblesse. — Amaigrissement. — Fièvre et frissons. — Sueurs nocturnes. — Douleurs thoraciques. — Insomnie. — Dyspnée considérable. — Toux. — Expectoration. — Hémoptysies répétées. — Vomissements. — Dyspepsie. — Coliques — Diarrhée irrégulière.

Lésion : Excavation considérable occupant le poumon droit.

Résultat du traitement : Persistance des signes physiques de l'excavation ; disparition entière des symptômes généraux.

Durée du traitement : Cinq mois et demi.

V...... (André-Paul), quarante-quatre ans, marié, polisseur de voitures.

16 juin 1858. — Le malade a, dit-il, perdu son père d'une bronchite, et un frère et une sœur de maladies scrofuleuses.

Le début de sa maladie actuelle remonte à deux ans; mais depuis six mois il y a eu aggravation de tous les symptômes. Sa faiblesse est devenue très grande. Il a considérablement maigri. Il a un peu de fièvre le soir, et irrégulièrement des frissons. Il sue abondamment la nuit. Il se plaint de douleurs entre les deux épaules ; cependant il n'éprouve pas de gêne dans le décubitus. Il a le sommeil mauvais et agité. Il est très essoufflé, et à distance on entend un râle trachéal. La toux est fréquente et l'expectoration muco-purulente abondante. Il a craché trois ou quatre fois du sang, mais en petite quantité. Il saigne rarement du nez actuellement, antérieurement il saignait beaucoup. Depuis quelque temps il a meilleur appétit. Il vomissait très fréquemment il il y a un ou deux mois; aujourd'hui, les vomissements sont plus rares : il en a encore trois ou quatre par semaine, dit-il. Les digestions se font mal. Très souvent il a des coliques. Il a eu la diarrhée pendant six semaines, au début de sa maladie : elle a cessé depuis trois mois.

Il a cessé de travailler depuis le 25 décembre 1857. Pouls, 86.

A l'examen, je constate ce qui suit :

Le malade porte des cicatrices nombreuses de glandes cervicales suppurées.

Le soulèvement des côtes se fait mal, surtout à droite.

En avant, à la percussion, matité bien marquée, au-dessous de la clavicule droite, dans une hauteur de trois travers de doigt. Matité sus-claviculaire également bien marquée.

A l'auscultation, à gauche, au-dessous de la clavicule, peut-être quelques craquements masqués par le râle trachéal. Pas de retentissement de la voix ni de la toux.

A droite, au-dessous de la clavicule, et à sa partie interne, respiration très rude et soufflante, avec retentissement considérable de la voix et de la toux. Dans le reste du poumon, la respiration est assez nette.

En arrière, à la percussion, matité considérable dans la fosse sus-épineuse droite, et dans toute la hauteur, très marquée surtout à la base.

La fosse sus-épineuse droite est plus déprimée que la fosse correspondante gauche.

A l'auscultation, à droite, dans la fosse sus-épineuse, respiration amphorique ; pectoriloquie imparfaite ; gargouillements pendant la toux. Dans le reste du poumon, respiration caverneuse, surtout pendant l'expiration ; pectoriloquie parfaite; toux caverneuse, accompagnée de gargouillement. A la base, quelques bruits de frottement

Chez ce malade, le cœur se trouve placé à droite : les bruits en sont normaux.

Diagnostic : Excavation occupant une étendue considérable du poumon droit.

Traitement : hypophosphite de soude, 50 centigrammes par jour.

25 juin. — Il ne sue presque plus la nuit. Il étouffe moins, dit-il. Il n'a pas vomi, mais il a un peu de diarrhée. Pouls, 86.

1° ℞ Hypophosphite de soude...... 0gr,50 par jour.
2° ℞ Hypophosphite de quinine..... 0gr,30

Pour six pilules. Une chaque soir.

2 juillet. — La diarrhée a cessé, mais il dit avoir eu des selles sanguinolentes, et hier il a craché le sang. Pouls, 84, régulier, médiocrement plein.

Traitement : hypophosphite de quinine, 30 centigrammes pour six pilules : une chaque soir.

9 juillet. — La diarrhée, qui avait reparu, a de nouveau cessé depuis deux ou trois jours. L'hémorrhagie rectale est arrêtée. Il vomit un peu le matin. Il recommence à travailler un peu.

Traitement : hypophosphite de soude, 50 centigrammes par jour.

16 juillet. — La toux est toujours fréquente, mais l'oppression diminue.

Traitement : hypophosphite de soude, 1 gramme par jour.

2 août. — Son appétit a diminué. Il a eu la fièvre et a été obligé de suspendre son travail. Il n'a pas saigné du nez, mais il a la tête lourde, des nausées, et des douleurs vagues dans tout le corps.

Traitement : tartre stibié, 10 centigrammes.

6 août. — Il a vomi trois fois. La fièvre est moins intense. Pouls, 80.

Pas de traitement.

9 août. — Les forces continuent à être meilleures. Pouls, 80, régulier, assez plein.

Traitement : hypophosphite de soude, 50 centigrammes par jour.

16 août. — Il crache le sang. Pouls, 84, régulier, assez plein.

℞ Ergotine................. 1 gramme.
Sirop simple.............. 60 —

Par cuillerées à bouche, trois par jour.

20 août. — L'hémoptysie s'est arrêtée au bout de deux jours. Il crache encore beaucoup, néanmoins ses forces augmentent. Pouls, 80.

℞ Hypophosphite de chaux....... 0gr,15 par jour.
Hypophosphite d'alumine...... 0gr,01 par jour.

1er septembre. — Il a éprouvé du malaise et de la courbature, et a suspendu le traitement pendant un jour. Il crache un peu moins. Il a vomi une fois depuis la dernière consultation. Pouls, 84, régulier, assez plein.

℞ Hypophosphite de soude........ 0gr,10 par jour.
— d'alumine....... 0gr,01 —

13 septembre. — Son expectoration est muco-purulente d'environ 60 grammes. Les sueurs nocturnes ont presque cessé. L'appétit est bon. Pouls, 80, régulier, assez plein.

Traitement : hypophosphite de soude, 10 centigrammes par jour.

27 septembre. — Depuis trois jours il a la diarrhée. Il dit avoir travaillé davantage pendant ces trois jours. Pouls, 80, régulier, assez plein.

℞ Sous-nitrate de bismuth........ 3 grammes.
Extrait thébaïque............. 0gr,05

Pour six paquets.

6 octobre. — La diarrhée est arrêtée depuis cinq ou six jours. Il a eu chaud et froid en travaillant et tousse davantage. Il ne sue plus la nuit. Il ne vomit pas et a bon appétit. Pouls, 80, régulier, un peu faible.

1° ℞ Hypophosphite de soude....... 0gr,50 par jour.
2° ℞ Oxysulfure d'antimoine....... } ãã 0gr,10
Extrait thébaïque........... }

Pour cinq pilules : une chaque soir.

22 octobre. — Pas de traitement depuis dix jours.

Depuis huit jours il tousse et crache davantage. Mais il ne sue pas la nuit et l'appétit est bon. Actuellement il peut travailler dix heures par jour. Pouls, 80, régulier, médiocrement plein.

Traitement : hypophosphite de soude, 50 centigrammes par jour.

5 novembre. — Pouls, 72, régulier, médiocrement plein.

État local :

En avant, dilatation inégale des deux côtés du thorax, qui se soulève à peine à droite.

A la percussion, matité au-dessus de la clavicule droite et au-dessous, dans une étendue de trois travers de doigt.

A l'auscultation, à gauche, au-dessous de la clavicule, respiration un peu faible.

A droite, au-dessus de la clavicule, respiration caverneuse ; pectoriloquie parfaite ; retentissement énorme de la toux ; légers gargouillements. Au-dessous de la clavicule, respiration caverneuse éloignée ; pas de gargouillements ; retentissement de la voix et de la toux. Au-dessous du tiers supérieur, la respiration est un peu rude.

En arrière, à la percussion, matité complète dans les fosses sus- et sous-épineuses droites.

A l'auscultation, à gauche, dans la fosse sus-épineuse, un ou deux râles sibilants ; quelques craquements éloignés, sans retentissement de la voix ni de la toux. A la base, respiration rude, sans retentissement de la voix ni de la toux.

A droite, dans la fosse sus-épineuse, respiration très rude, retentissement de la voix et de la toux. Dans la fosse sous-épineuse, respiration rude ; craquements pendant la toux ; respiration caverneuse et presque amphorique, sans gargouillements ; toux caverneuse, pectoriloquie imparfaite.

Traitement : hypophosphite de soude, 50 centigrammes par jour.

15 décembre. — L'amélioration continue. Il est employé à l'Opéra-Comique comme machiniste, et il lui arrive souvent, dit-il, de monter cinq ou six fois par jour jusqu'à un septième étage avec un poids de cent livres, et de passer des nuits au travail. Pouls, 96, régulier, médiocrement plein.

Même traitement.

14 janvier 1859. — Il a fait un excès de travail et la toux et l'expectoration ont augmenté. En venant ici, il pesait 102 livres, aujourd'hui il en pèse 108. Il n'a jamais dépassé en bonne santé le poids de 114 livres. Pouls, 84.

Traitement : vomitif.

16 février. — Il se plaint d'un point de côté à gauche et a eu la fièvre. Par accident il s'est coupé la main et ne peut travailler. Pouls, 72, régulier, médiocrement plein.

Traitement : Quatre ventouses scarifiées, deux en avant et deux en arrière, à gauche.

18 février. — Le point de côté est moins violent, mais il persiste encore. Pouls, 80.

Traitement : vésicatoire volant *loco dolenti*.

23 février. — La douleur n'a pas encore disparu. Il tousse davantage et il a saigné un peu du nez.

A l'auscultation, à l'endroit douloureux, bruit de frottement ; respiration bronchique, retentissement de la voix.

Traitement : extrait d'aconit, 10 centigrammes chaque soir.

25 février. — La douleur a diminué. A part cela, il se trouve bien, dit-il. Pouls, 68, régulier, un peu faible.

Même traitement, en doublant la dose.

16 mars. — Il va très bien. Il dit qu'il a pu monter six fois dix étages avec un poids de 120 livres, dans la même journée. Son appétit est très bon. Il tousse à peine et n'est pas essoufflé. Il engraisse. Il accuse quelques douleurs rhumatismales dans les lombes et dans le dos. Pouls, 72.

Pas de traitement.

27 avril. — Il tousse et crache un peu. Pouls, 76, régulier, médiocrement plein.

Traitement : vomitif; hypophosphite de soude, 50 centigrammes par jour.

25 mai. — Il dit cracher assez abondamment.

A l'auscultation, en avant à droite, à la base, râles humides avec retentissement de la voix. Pouls, 80, régulier, médiocrement plein.

Traitement : hypophosphite de soude, 50 centigrammes par jour.

27 juin. — Il se plaint d'un malaise général et a craché un peu de sang. Du reste, il va bien. Pouls, 72.

Traitement : tartre stibié, 10 centigrammes.

11 juillet. — Il va bien. Pouls, 84, régulier, médiocrement plein.

Traitement : hypophosphite de soude, 50 centigrammes par jour.

8 août. — Il continue à aller très bien.

Traitement : hypophosphite de soude, 50 centigrammes pendant deux jours de suite, tous les cinq jours.

26 septembre. — Il continue à bien aller. Pouls, 72, régulier, médiocrement plein.

Traitement : hypophosphite de soude, 50 centigrammes tous les trois jours.

24 octobre. — Il va parfaitement bien, sauf un peu de toux.

Traitement : hypophosphite de chaux, 50 centigrammes, deux fois par semaine.

20 février 1860. — Il a craché environ un petit verre de sang; aujourd'hui, l'hémoptysie a à peu près cessé. Pouls, 76.

Traitement : tartre stibié, 10 centigrammes.

16 avril. — Il se plaint d'avoir des hémorrhoïdes; jamais il n'en avait eu auparavant. Il s'est remis à travailler à son état de polisseur de voitures.

Traitement : hypophosphite de soude, 50 centigrammes tous les quatre jours.

21 mai. — Dépression bien marquée de la région sous-clavière droite. Le côté droit se soulève beaucoup moins que le côté gauche.

État local :

En avant, à la percussion, matité au-dessus de la clavicule droite ; au-dessous, diminution de sonorité bien marquée, dans une hauteur de trois travers de doigt, s'amoindrissant de haut en bas.

A l'auscultation, à gauche, respiration normale dans toute la hauteur, sans râles ni craquements.

A droite, dans la région sus-clavière, respiration caverneuse, sans râles ni craquements ; pectoriloquie imparfaite. Dans la région sous-clavière, respiration soufflante avec retentissement de la voix, sans râles ni craquements.

La pointe du cœur bat au-dessous du mamelon droit, entre la cinquième et la sixième côte.

Bruits du cœur normaux.

En arrière, l'épaule droite se soulève moins que la gauche.

A la percussion, diminution de sonorité dans toute la hauteur du côté droit.

A l'auscultation, à gauche, respiration normale dans toute la hauteur.

A droite, dans la fosse sus-épineuse et la région intra-scapulaire, respiration caverneuse, avec retentissement considérable de la voix et de la toux, sans râles ni craquements d'aucune espèce.

Janvier 1861. — Le malade continue à se porter parfaitement bien ; il a pu reprendre son premier métier de polisseur de voitures qu'il avait été obligé de cesser à cause du manque de forces. Il continue le traitement spécifique à dose prophylactique.

OBSERVATION LX.

PHTHISIE AU TROISIÈME DEGRÉ.

Durée antérieure : Un an.
Symptômes : Pas d'hérédité. — Faiblesse. — Amaigrissement. — Sueurs nocturnes. — Douleurs thoraciques. — Dyspnée. — Toux. — Expectoration. — Hémoptysie. — Aménorrhée. — Leucorrhée.
Lésion : Excavation à droite. — Tubercules ramollis à gauche.
Résultat du traitement : Persistance des signes de l'excavation. — Disparition complète des symptômes généraux et des signes de la lésion à gauche.
Durée du traitement : Trois mois et demi.

B.... Stéphanie, vingt-cinq ans, mariée, lingère.

11 août 1858. — La maladie n'est pas héréditaire, elle a débuté il y a un an. Depuis cette époque la malade a beaucoup perdu de ses forces. Elle a maigri considérablement. Elle n'a pas de fièvre ni de frissons, mais elle sue

abondamment la nuit. Elle se plaint de douleurs dans les côtés, mais elle elle n'éprouve pas de gêne dans le décubitus et dort assez bien. Elle est très essoufflée. Sa toux est fréquente, mais son expectoration muco-purulente est peu abondante. Elle a craché du sang il y a un mois pour la première fois, en petite quantité. Elle n'a pas saigné du nez. Son appétit est bon ; elle ne vomit pas et digère bien ; elle n'a pas de diarrhée, mais avant-hier, elle a eu des coliques. Ses règles sont supprimées depuis le mois de janvier dernier, époque à laquelle elle est accouchée. Elle a des pertes blanches abondantes.

Elle a cessé de travailler depuis trois mois. Pouls, 120, régulier.

Etat local :

En avant, à la percussion, matité au-dessus de la clavicule droite et au-dessous dans une hauteur de deux travers de doigt.

A l'auscultation, à gauche, respiration rude au-dessus et au-dessous de la clavicule avec quelques craquements secs ; retentissement de la voix et de la toux.

A droite, au-dessus de la clavicule, respiration très soufflante avec retentissement considérable de la voix et de la toux. Au-dessous de la clavicule, respiration soufflante avec expiration prolongée, accompagnée de craquements humides ; retentissement notable de la voix et de la toux. Dans le reste du poumon, respiration rude avec expiration prolongée.

En arrière, à la percussion, diminution de sonorité dans toute la hauteur du côté droit, surtout notable dans la fosse sus-épineuse.

A l'auscultation, à gauche, dans la fosse sus-épineuse, respiration rude. avec craquements secs augmentant beaucoup pendant la toux. Dans la fosse sous-épineuse, craquements plus nombreux et plus humides avec retentissement de la voix et de la toux. A la base, respiration rude.

A droite, dans la fosse sus-épineuse, respiration caverneuse ; pectoriloquie parfaite. Dans la région intra-scapulaire, petits gargouillements et pectoriloquie. Quelques craquements humides dans les deux tiers supérieurs du poumon. A la base, respiration rude.

Diagnostic : Tubercules ramollis à gauche ; excavation à droite.

Traitement : hypophosphite de soude, 50 centigrammes par jour.

18 août. — Elle tousse et crache moins, dit-elle. Les forces sont meilleures. Elle est un peu moins oppressée. Son appétit continue à être bon, mais elle sue autant la nuit.

Ses règles, qui étaient supprimées depuis sept mois, ont reparu pour la première fois. Elles ont duré cinq jours. Pouls, 88, régulier, assez plein.

Même traitement.

25 août. — Ses forces augmentent et elle a pu déjà recommencer à travailler ; son appétit est bon, mais les sueurs nocturnes sont aussi abondantes et elle se plaint de céphalalgie. Pouls, 120.

Traitement : hypophosphite de soude, 25 centigrammes par jour.

1er septembre. — Elle ne sue plus autant la nuit. Elle ne tousse plus qu'un peu le matin. La céphalalgie a cessé.

Elle travaille depuis la semaine dernière sans s'en trouver fatiguée. Pouls, 96, régulier, assez plein.

Traitement : hypophosphite de soude, 20 centigrammes par jour.

13 septembre. — La toux a un peu augmenté ces jours-ci. Elle ne sue plus la nuit. Elle est plus forte et moins essoufflée. Elle attend ses règles, ses pertes blanches sont moins abondantes.

Elle continue à travailler. Pouls, 104.

Traitement : sirop d'ipéca, 30 grammes, par cuillerées à bouche.

15 septembre. — Les sueurs nocturnes n'ont pas reparu et elle n'est plus oppressée, dit-elle. Pouls 96, régulier, assez plein.

Traitement : hypophosphite de soude, 30 centigrammes par jour.

24 septembre. — Elle ne tousse presque pas et crache peu. Elle n'est plus essoufflée, dit-elle. Elle ne sue pas la nuit. Ses règles ont été abondantes, mais à cette époque elle a craché un peu de sang et a suspendu son travail. La leucorrhée est moins abondante. Pouls, 88, régulier, assez plein.

Traitement : hypophosphite de soude, 20 centigrammes par jour.

6 octobre. — Elle tousse et crache à peine. Les sueurs nocturnes n'ont pas reparu. Son appétit est bon. Les pertes blanches sont peu abondantes.

Elle peut travailler environ six heures par jour. Pouls, 88, régulier, assez plein.

Traitement : hypophosphite de soude, 50 centigrammes par jour.

13 octobre. — Elle s'est enrhumée, et depuis quelques jours, dit-elle, elle entend un sifflement dans sa poitrine lorsqu'elle est couchée. L'oppression et les sueurs nocturnes ont cessé. L'appétit est bon. Pouls, 76, régulier, assez faible.

Traitement : hypophosphite de soude, 50 centigrammes par jour, après suspension de deux jours.

22 octobre. — La malade dit qu'elle est bien. Elle entend toujours le même bruit dans sa poitrine.

Elle travaille dix heures par jour. Pouls, 76, régulier, un peu faible.

Traitement : hypophosphite de soude, 50 centigrammes par jour.

3 novembre. — L'amélioration se maintient. La malade ne se trouve pas fatiguée de travailler. Pouls, 96, régulier, médiocrement plein.

Traitement : hypophosphite de soude, 50 centigrammes par jour.

15 novembre. — Elle ne tousse plus du tout, dit-elle. Elle ne sue pas la nuit. Pouls, 96.

A l'examen, je constate ce qui suit :

En avant, à la percussion, matité considérable au-dessus de la clavicule droite.

A l'auscultation, à gauche, au-dessus de la clavicule, expiration soufflante ; retentissement considérable de la voix et de la toux. Mêmes phénomènes au-dessous, mais moins marqués, sans souffle.

A droite, au-dessus de la clavicule, mêmes phénomènes qu'à gauche, mais moins marqués. Au-dessous de la clavicule quelques craquements secs ; pas de retentissement notable de la voix ni de la toux ; respiration rude et expiration prolongée dans presque toute la hauteur.

En arrière, à la percussion, diminution de sonorité dans la fosse sus-épineuse droite, plus marquée encore dans la région intra-scapulaire du même côté.

A l'auscultation, à gauche, dans la fosse sus-épineuse, respiration rude, sans retentissement de la voix ni de la toux, sans râles ni craquements.

A droite, dans la partie supérieure de la région intra-scapulaire, respiration caverneuse ; pectoriloquie ; pas de râles ni de craquements d'aucune espèce. Ces phénomènes se remarquent dans une étendue d'à peu près trois travers de doigt. Au-dessous, respiration rude avec expiration prolongée sans râles ni craquements.

Traitement : hypophosphite de soude, 50 centigrammes par jour, après suspension de cinq jours.

29 novembre. — La malade dit qu'elle a eu froid aux pieds, et qu'elle a toussé davantage pendant quelque temps, mais depuis deux ou trois jours la toux est redevenue presque nulle. Elle crache encore un peu le matin. Les règles sont bien venues.

Elle continue à travailler dix heures par jour. Pouls, 100, médiocrement plein.

Traitement : hypophosphite de soude, 50 centigrammes par jour.

10 décembre. — Elle entend encore le même sifflement dans sa poitrine lorsqu'elle est couchée. Elle attend ses règles le 13. Pouls, 88, régulier, médiocrement plein.

Pas de traitement.

20 décembre. — Les règles sont bien venues et ont duré trois jours. Elle a bon appétit. Les forces sont bonnes. Elle ne sue pas la nuit. Pouls, 84, régulier, médiocrement plein.

Traitement : hypophosphite de soude, 50 centigrammes par jour.

3 janvier 1859. — Elle tousse à peine. Elle a un appétit excellent. Elle ne sue pas la nuit. Les forces sont bonnes et elle travaille toute la journée. Pouls, 60, régulier, un peu faible.

Traitement : hypophosphite de soude, 50 centigrammes par jour, après suspension de huit jours.

9 février. — L'amélioration continue. Plus de symptômes généraux. Elle travaille dix à douze heures par jour. Pouls, 80. régulier. médiocrement plein.

Traitement : hypophosphite de soude, 50 centigrammes tous les deux jours.

7 mars. — Elle continue à aller bien et dit qu'elle engraisse. Pouls, 96.

Même traitement.

28 mars. — Même état satisfaisant. Pouls, 96, régulier, médiocrement plein.

Traitement : hypophosphite de soude, 30 centigrammes tous les trois jours.

27 avril. — Elle se porte très bien, dit-elle, et travaille toute la journée. Pouls, 72, régulier, médiocrement plein.

Traitement : hypophosphite de soude, 50 centigrammes par jour.

30 mai. — Elle va toujours très bien. Pouls, 96.

Traitement : hypophosphite de soude, 50 centigrammes tous les trois jours.

3 octobre. — Depuis la dernière consultation elle a continué à se porter parfaitement bien. Elle croit être enceinte.

Pas de traitement.

9 janvier 1860. — Elle va très bien. Pouls, 80, régulier, médiocrement plein.

Traitement : hypophosphite de soude, 50 centigrammes par semaine.

7 mai. — Pas de symptômes généraux.

Traitement : hypophosphite de soude, 25 centigrammes tous les six jours.

24 septembre. — Elle ne tousse pas du tout et se porte bien.

Février 1861. — Elle a passé l'hiver rigoureux qui vient de s'écouler dans un état de santé parfaite. Elle est enceinte de sept mois et il y a tout lieu de croire que chez elle l'accouchement et ses suites seront aussi favorables que dans l'état normal. Elle continue l'usage des hypophosphites à dose prophylactique.

OBSERVATION LXI.

PHTHISIE AU TROISIÈME DEGRÉ.

Durée antérieure : Sept mois.
Symptômes : Faiblesse. — Fièvre. — Toux. — Expectoration. — Hémoptysies. Sueurs nocturnes. — Dyspnée. — Inappétence.
Lésion : Tubercules ramollis occupant toute la hauteur du poumon droit tant en avant qu'en arrière, avec excavation. Tubercules au premier degré à gauche.
Résultat du traitement : Disparition à peu près complète des symptômes généraux. Persistance des signes de l'excavation.
Durée du traitement : Neuf mois et demi.

F..... (Auguste), dix-huit ans, non marié, architecte.

15 novembre 1858. — L'hérédité est douteuse. Facies éminemment tuberculeux. Le malade a les pommettes rouges, le teint transparent, les conjonctives humides. Il vient, dit-il, de grandir beaucoup. Il souffre de sa maladie actuelle depuis sept mois. Ses forces, qui au début avaient considérablement diminué, ont repris un peu depuis quelque temps. Il a peu maigri. La fièvre le prend irrégulièrement le soir, sans frissons. La toux est surtout fréquente le matin. L'expectoration est muco-purulente, d'abondance médiocre. Il a vomi le sang à deux reprises différentes; la première fois en petite quantité, mais la dernière fois, le 26 septembre, il a rendu par la bouche et le nez beaucoup de sang caillé. Il a rarement saigné du nez. Les sueurs nocturnes, qui étaient très abondantes surtout à l'époque où il a eu des hémoptysies, ont diminué depuis huit jours. Il n'accuse pas de douleurs ni de gêne dans le décubitus. Il dort bien. La dyspnée est d'intensité moyenne. Râle trachéal s'entendant à distance. Son appétit est capricieux. Il ne vomit pas et digère bien. Il n'a pas de coliques ni de diarrhée. Une garderobe naturelle par jour.

Il a suspendu son travail pendant trois mois, il l'a repris depuis le 1er juin, mais il est obligé de rester dans un bureau et ne peut sortir dehors.

Pouls, 144, régulier, médiocrement plein.

Il a pris de l'huile de foie de morue pendant cinq mois, et ensuite de l'hypophosphite de soude pendant un mois.

État local :

En avant, à la percussion, matité au-dessus de la clavicule droite, et au-dessous dans une étendue de quatre travers de doigt.

A l'auscultation, à gauche, au-dessous de la clavicule, respiration rude avec inspiration saccadée.

Les battements du cœur sont irréguliers et très précipités.

A droite, au-dessus de la clavicule, expiration soufflante, accompagnée de gargouillements augmentant beaucoup pendant la toux ; retentissement considérable de la voix. Au-dessous de la clavicule, râles humides, nombreux, remplaçant complétement les bruits inspiratoires ; pectoriloquie imparfaite. Mêmes phénomènes dans toute la hauteur correspondant à la matité. Ce n'est qu'à trois travers de doigt au-dessous de la clavicule qu'on entend le bruit respiratoire, où il est également mêlé de râles humides et de quelques craquements secs. Les râles augmentent beaucoup pendant la toux ; retentissement de la voix. Mêmes phénomènes jusqu'à la base.

En arrière, à la percussion, matité dans la fosse sus-épineuse droite et dans toute la région intra-scapulaire correspondante. Diminution de sonorité dans la fosse sous-épineuse du même côté.

A l'auscultation, à gauche, dans la fosse sus-épineuse, respiration faible ; rien de notable dans le reste du poumon.

A droite, dans la fosse sus-épineuse, râles muqueux assez fins, remplaçant presque complétement le bruit respiratoire et augmentant pendant la toux ; pectoriloquie imparfaite. Mêmes phénomènes dans la fosse sous-épineuse, dans la région intra-scapulaire et dans toute la hauteur, excepté tout à fait à la base, où la respiration est très faible.

Diagnostic : Tubercules ramollis dans toute la hauteur du poumon droit, tant en avant qu'en arrière, avec probablement excavation. Peut-être tubercules crus à gauche.

Traitement : hypophosphite de soude, 50 centigrammes par jour.

22 novembre. — Il se trouve un peu mieux. Il ne sue plus la nuit. La fièvre a été moins intense. Son appétit est meilleur et la toux a un peu diminué. Pouls, 130, régulier, médiocrement plein.

Traitement : hypophosphite de soude, 1 gramme par jour.

29 novembre. — La toux continue à diminuer. Pendant quatre ou cinq nuits les sueurs nocturnes ont reparu, mais elles ont de nouveau cessé depuis la nuit dernière. L'appétit reste le même. Il est un peu moins essoufflé. Pas de fièvre. Hier soir il a saigné un peu du nez. Pouls, 130, régulier, médiocrement plein.

Traitement : hypophosphite de chaux, 50 centigrammes par jour.

6 décembre. — Il crache moins. Il ne sue plus depuis deux nuits. Il a encore la fièvre de temps en temps, mais plus rarement et moins fort. Quelquefois il passe un jour sans l'avoir. Bon appétit. Pouls, 148.

Traitement : hypophosphite de chaux, 1 gramme par jour.

13 décembre. — Il a eu des coliques cette semaine. Pendant un jour il a eu la diarrhée, et les coliques ont été plus violentes pendant ce temps. Il a eu un peu de fièvre le soir. Il ne sue plus la nuit. Pouls, 128, régulier, médiocrement plein.

Traitement : hypophosphite de chaux, 1 gramme par jour; deux ventouses scarifiées à la base du thorax à la droite.

15 décembre. — La toux diminue. Les forces restent les mêmes. L'appétit continue à être bon. Le râle trachéal s'entend toujours. Pouls, 120, régulier, médiocrement plein.

Pas de traitement.

29 décembre. — Les sueurs nocturnes n'ont pas paru cette semaine. Il n'a pas eu de fièvre. Il est moins essoufflé. Il a expectoré un seul crachat sanguinolent, il y a quelques jours. Bon appétit. Pouls, 140, un peu irrégulier, petit.

Traitement : hypophosphite de soude, 50 centigrammes par jour, après suspension de deux jours.

10 janvier 1859. — La fièvre et les sueurs nocturnes n'ont pas reparu. La toux et l'expectoration sont médiocres.

Traitement : hypophosphite de soude, 50 centigrammes par jour.

19 janvier. — L'amélioration se soutient.

Même traitement, après suspension de quatre jours.

28 janvier. — Il a sué un peu cette semaine ; il a aussi saigné du nez. Pouls, 120, régulier, médiocrement plein.

Traitement : ventouses à la base du thorax.

11 février. — Il tousse très peu et seulement le matin. Il a sué une fois cette semaine. Pouls, 140, un peu irrégulier, faible.

État local :

En avant, à la percussion, matité considérable au-dessus de la clavicule droite et au-dessous, dans une étendue de trois travers de doigt. Plus bas sonorité assez bonne, quoique moindre que du côté opposé.

A l'auscultation, à gauche, peut-être un ou deux craquements, peu sensibles, et seulement à la fin des longues inspirations. Pas de retentissement de la voix ni de la toux. A la base, inspiration saccadée.

A droite, au-dessus de la clavicule, expiration très soufflante, avec gargouillements fins ; pectoriloquie imparfaite ; gargouillements pendant la toux. Au-dessous de la clavicule, craquements humides très nombreux et très fins; pectoriloquie éloignée; un peu de gargouillement pendant la toux. Mêmes phénomènes presque jusqu'à la base, moins le retentissement de la voix.

En arrière, à la percussion, matité dans la fosse sus-épineuse droite et la fosse sous-épineuse, jusqu'à la base.

A l'auscultation, à gauche, dans la fosse sus-épineuse, léger retentissement de la toux, sans râles ni craquements; respiration un peu faible dans le reste du poumon.

A droite, dans la fosse sus-épineuse, râles crépitants, fins ; pectoriloquie imparfaite ; expiration prolongée. Mêmes phénomènes dans la partie supérieure de la région intra-scapulaire et dans la fosse sous-épineuse jusqu'à la base.

Traitement : hypophosphite de soude, 50 centigrammes par jour.

28 février. — Il tousse à peine et crache très peu (environ une demi-cuillerée par jour). Il ne sue pas la nuit. Ses forces et son appétit sont bons. Il est peu essoufflé. Pouls, 112, régulier, médiocrement plein.

Traitement : hypophosphite de soude, 50 centigrammes par jour, après suspension de quatre jours.

11 mars. — Même état satisfaisant, si ce n'est que cette semaine il a sué trois fois pendant la nuit. Pouls, 130.

Traitement : hypophosphite de soude, 50 centigrammes par jour.

18 mars. — Il tousse très peu, il expectore à peine, il n'est presque pas essoufflé; il ne sue pas la nuit et il a bon appétit. Pouls, 120.

Traitement : hypophosphite de soude, 50 centigrammes par jour, après suspension de quatre jours.

28 mars.— L'amélioration persiste. Il travaille huit heures par jour et peut maintenant s'occuper au dehors. Il n'a pas maigri. Pouls, 100, irrégulier.

Même traitement.

11 avril. — Il a rendu un peu de sang dans les selles pendant l'interruption du traitement. Pouls, 96.

Traitement : hypophosphite de soude, 50 centigrammes par jour.

20 avril. — Il va bien et ne se plaint plus que d'un peu d'essoufflement. Pouls, 120.

Même traitement, après suspension de quatre jours.

2 mai. — Il ne sue pas, les forces sont bonnes, il tousse très peu et il est à peine essoufflé ; mais depuis quelques jours son appétit a diminué et est médiocre.

Traitement : vomitif.

11 mai. — L'appétit est rétabli. Pouls, 120.

Traitement : hypophosphite de soude, 50 centigrammes tous les deux jours.

30 mai. — Il tousse à peine. Il dit qu'il a grandi depuis qu'il suit son traitement. Épistaxis avant-hier.

Pas de traitement.

15 juillet. — Le malade continue à aller bien, cependant la toux a augmenté un peu. Il a sué la nuit et a saigné du nez. Pouls, 120, régulier, médiocrement plein.

A l'examen, je constate :

Dépression très marquée du côté droit, inégal soulèvement des côtes, qui est très diminué à droite.

A la percussion, en avant, bruit de pot fêlé au-dessus de la clavicule droite. Au-dessous matité dans une hauteur de trois travers de doigt, diminution de sonorité dans le reste de l'étendue.

A l'auscultation, au-dessus et au-dessous de la clavicule gauche, respiration un peu rude, sans retentissement de la voix, sans râles ni craquements.

A droite, au-dessus de la clavicule, respiration caverneuse; gargouillements fins très nombreux; pectoriloquie parfaite; mêmes phénomènes au-dessous; gargouillements dans les trois quarts supérieurs; respiration rude et prolongée dans le quart inférieur.

En arrière, matité dans la fosse sus-épineuse droite, ainsi que dans la fosse sous-épineuse.

A l'auscultation, à gauche, dans la fosse sus-épineuse, quelques craquements augmentant pendant la toux, et alors, accompagnés de quelques râles sibilants; respiration un peu obscure dans la fosse sous-épineuse.

A droite, dans la fosse sus-épineuse, respiration caverneuse, gargouillements fins considérables, augmentant pendant la toux; pectoriloquie parfaite. Mêmes phénomènes dans la fosse sous-épineuse et la région intra-scapulaire, excepté tout à fait à la base.

℞ Solution d'aconitine..........	120 gouttes.
Sirop....................	60gr,00

Une cuillerée à café chaque soir.

22 août. — Il va bien. Bon appétit, forces bonnes. Pouls, 96, régulier, médiocrement plein.

Traitement : reprendre l'hypophosphite, à dose de 50 centigrammes chaque jour.

A partir de cette époque, le malade a cessé de venir au dispensaire; mais en janvier 1860, j'ai eu de ses nouvelles. Il se portait très bien et suivait ses occupations ordinaires; mais comme il toussait *encore*, il s'était mis entre les mains d'un *médecin aux urines*.

TROISIÈME CATÉGORIE.

CAS DANS LESQUELS IL Y A EU AMÉLIORATION SANS RÉSULTAT DÉFINITIF, PAR SUITE DE L'INTERRUPTION DU TRAITEMENT.

OBSERVATION LXII.

PHTHISIE AU PREMIER DEGRÉ.

Durée antérieure : Dix-huit mois.
Symptômes : Grande faiblesse. — Amaigrissement. — Frissons. — Sueurs nocturnes. — Dyspnée. — Toux. — Expectoration.
Lésion : Infiltration tuberculeuse des deux poumons au premier degré.
Résultat du traitement : Disparition complète des symptômes généraux.
Durée du traitement : Deux mois et demi.

B..... (Adrien), vingt et un ans, non marié ; tourneur.

10 mai 1858. — Le malade a été réformé, ainsi que le porte son certificat de congé, le 20 février dernier, du 1er régiment d'artillerie pour « *bronchite tuberculeuse* et impossibilité de service. »

Sa maladie a débuté il y a dix-huit mois. Il a considérablement perdu de ses forces. Il a maigri d'une manière très sensible. Il n'a pas de fièvre, mais il a des frissons le matin. Il sue un peu la nuit. Il se plaint d'une douleur dans la jambe droite, pour laquelle il a pris du protoiodure de mercure. Il dort bien et n'éprouve pas de gène dans le décubitus. Dyspnée si considérable, que le malade peut à peine marcher. Il tousse fréquemment, mais ne rend que quelques crachats salivaires. Il n'a jamais eu d'hémoptysie ni d'épistaxis. Il a bon appétit, digère bien, ne vomit pas, et n'a pas de coliques ni de diarrhée. Il a cessé de travailler depuis trois semaines. Pouls, 80, régulier, assez plein.

État local :

En avant, à la percussion, diminution de sonorité au-dessous de la clavicule droite.

A l'auscultation, à gauche, expiration prolongée et sibilante, retentissement de la voix et surtout de la toux. Diminution du bruit respiratoire dans toute la hauteur.

A droite, expiration très prolongée ; retentissement de la voix et de la toux. Dans toute la hauteur et surtout au-dessous de la clavicule, grande rudesse du bruit respiratoire.

En arrière, à la percussion, matité dans la fosse sous-épineuse droite et à la base du poumon droit.

A l'auscultation, à gauche, dans la fosse sus-épineuse, râles sibilants, ainsi que dans toute la hauteur, sans craquements et sans retentissement notable de la voix ni de la toux.

A droite, dans la fosse sus-épineuse, expiration prolongée et sibilante, sans retentissement de la voix ; retentissement de la toux. Quelques craquements secs disséminés dans toute la hauteur.

Diagnostic : Infiltration tuberculeuse des deux poumons au premier degré.

Traitement : hypophosphite de soude, 1 gramme par jour.

26 mai. — Il y a huit jours, il a eu, dit-il, un étouffement très violent. Aujourd'hui il se trouve mieux et n'a pas toussé depuis huit jours. Pouls, 96, régulier, médiocrement plein.

Même traitement.

2 juin. — Il se trouve beaucoup mieux. Il ne tousse pas et crache très peu. Il sue très peu la nuit. Il est beaucoup moins essoufflé et peut déjà travailler sept heures par jour. Pouls, 96, régulier, un peu mou.

Traitement : hypophosphite de soude, 50 centigrammes par jour.

14 juin. — Il se porte bien. Le facies est beaucoup meilleur. Pouls, 90, fort, régulier, assez plein.

Même traitement.

28 juin. — L'amélioration persiste. Il ne tousse plus du tout, il ne sue pas la nuit, il a bon appétit. La dyspnée et tous les symptômes généraux ont disparu. Pouls, 72.

Même traitement.

19 juillet. — Il a lui-même suspendu le traitement depuis quelque temps, et depuis lors il se trouve un peu moins bien.

Je prescris de reprendre le même traitement. Mais à partir de cette époque le malade a cessé de venir au dispensaire et je n'ai plus eu de ses nouvelles.

On pourrait se demander si dans ce cas l'affection pulmonaire n'était pas une manifestation de la diathèse syphilitique plutôt que de la cachexie tuberculeuse. Je ne le pense pas pour deux raisons. La première, c'est qu'au lieu de s'améliorer, elle s'était aggravée pendant l'emploi d'un traitement antivénérien. La seconde, c'est que dans les cas déjà assez nombreux que j'ai eu à traiter, où l'affection de poitrine a paru se rattacher à une cause syphilitique, j'ai toujours vu jusqu'ici qu'elle ne cédait pas à l'usage des hypophosphites. *Naturam morborum ostendunt curationes.* C'est un fait que j'avais déjà signalé pour trois observations de la première série. (Voyez page 148.)

OBSERVATION LXIII.

PHTHISIE AU SECOND DEGRÉ.

Durée antérieure : Six mois.
Symptômes : Toux. — Expectoration. — Dyspnée. — Insomnie. — Faiblesse. — Amaigrissement. — Dyspepsie. — Vomissements.
Lésion : Tubercules ramollis au sommet du poumon droit, et peut-être excavation.
Résultat du traitement : Amélioration sensible de la toux, de l'expectoration, de la faiblesse, de l'insomnie. — Cessation de la dyspepsie.
Durée du traitement : Deux mois, y compris une interruption de dix-sept jours.

D..... (Antoine), trente ans, chaudronnier, marié.

11 janvier 1858. — Au dire du malade, l'affection aurait commencé il y a six mois, pendant l'été, après avoir bu de l'eau glacée étant en sueur. Il n'a jamais craché de sang et n'a pas sué la nuit, mais depuis lors il a eu de la toux et une expectoration muco-purulente. Il est très essoufflé et peut à peine monter quelques marches de l'escalier ; il dort mal, et vomit presque toujours après avoir mangé et à la suite des quintes. Il digère difficilement, il a perdu considérablement de ses forces, et a maigri d'une manière très sensible. Il n'a pas de diarrhée.

Au mois d'août dernier, le malade est entré à l'hôpital de la Charité et y est resté jusqu'à la fin de septembre. Il ignore quel traitement on lui a fait suivre : depuis lors son appétit qu'il avait perdu lui est revenu. Pouls, 80.

A l'examen je constate ce qui suit :

Poitrine étroite.

En avant, à la percussion, diminution de sonorité au-dessous des deux clavicules, dans une étendue de trois travers de doigt.

A l'auscultation, à droite, respiration exagérée, sans râles ni craquements, avec retentissement considérable de la voix.

En arrière, à la percussion, dans la fosse sous-épineuse, matité surtout considérable dans une étendue de deux centimètres carrés, au niveau de l'épine de l'omoplate.

A l'auscultation, à droite, respiration rude avec craquements dans la fosse sus-épineuse ; expiration prolongée. Dans la fosse sous-épineuse, au niveau de l'épine de l'omoplate, grand retentissement de la voix ; respiration bronchique et quelques craquements, avec expiration prolongée.

Rien de notable à gauche.

Diagnostic : Tubercules au sommet du poumon droit et peut-être une caverne.

Traitement : tartre stibié, 15 centigrammes.

15 janvier. — Je constate de nouveau les phénomènes précédents et en outre ce qui suit :

A la percussion, en avant, diminution de sonorité plus marquée au tiers externe de la clavicule droite.

En arrière, matité considérable dans la fosse sus-épineuse droite. A l'auscultation, en arrière et à droite, respiration soufflante, au niveau de l'épine de l'omoplate, et grand retentissement de la toux. Je réitère mon diagnostic : Tubercules en voie de ramollissement au sommet du poumon droit et peut-être une caverne profonde.

Traitement : hypophosphite de soude, 1 gramme par jour.

22 janvier. — Les vomissements ont cessé. Il a toujours autant de dyspnée. Les forces n'ont pas augmenté, non plus que l'appétit. Les digestions sont bonnes. Une garderobe par jour.

Traitement : hypophosphite de soude, 1 gramme par jour.

29 janvier. — Il est toujours très essoufflé ; mais il tousse moins, crache plus facilement, et dort mieux. L'appétit et les forces restent dans le même état. Une garderobe par jour.

Même traitement.

5 février. — La toux et l'expectoration ont encore diminué ; le sommeil est bien meilleur. Mais il se plaint toujours de ce que la respiration est très courte.

Même traitement.

12 février. — Les forces ont augmenté, mais l'essoufflement persiste.

Traitement : hypophosphite de soude, 1 gramme par jour après deux jours d'interruption.

10 mars. — Il a cessé de lui-même le traitement depuis le 21 février.

Depuis lors la toux a un peu augmenté, mais les forces sont bonnes et l'appétit est excellent. L'oppression est toujours restée la même. Pouls, 76.

A l'examen :

En avant, à l'auscultation, respiration notablement plus faible sous la clavicule droite que sous la clavicule gauche, avec retentissement considérable de la voix et de la toux. Pas de craquements bien appréciables.

En arrière, à la percussion, diminution de sonorité dans les fosses sus- et sous-épineuses droites.

A l'auscultation, à gauche, respiration un peu rude dans la fosse sus-épineuse.

A droite, respiration soufflante dans la fosse sus-épineuse. Quelques craquements à la suite de la toux. Grand retentissement de la voix et de la toux. Dans la fosse sous-épineuse, respiration très soufflante. Quelques gros craquements à la suite de la toux, ressemblant presque à un petit gargouillement. Grand retentissement de la voix.

Traitement : hypophosphite de soude, 1 gramme par jour.

A cette époque le malade a cessé de venir au dispensaire.

OBSERVATION LXIV.

PHTHISIE AU SECOND DEGRÉ.

Durée antérieure : Cinq ans.

Symptômes : Hérédité. — Hémoptysie. — Toux. — Inappétence. — Amaigrissement. — Faiblesse. — Gêne dans le décubitus. — Insomnie. — Sueurs nocturnes.

Lésion : Tubercules en voie de ramollissement au sommet du poumon droit.

Résultat du traitement : Diminution de la toux et de la faiblesse. — Cessation de l'inappétence, de l'insomnie et des sueurs nocturnes.

Durée du traitement : Trois mois.

V..... (Adrienne), âgée de trente ans, mariée, blanchisseuse.

3 février 1858.— Son père et sa mère sont morts, dit-elle, de la poitrine ; ses autres parents se portent bien.

Elle a eu deux filles qui sont mortes immédiatement après leur naissance.

Elle crache le sang depuis cinq ans, pendant un jour ou deux et à pleine bouche. Ces crachements se manifestent surtout lorsqu'elle fatigue beaucoup et n'augmentent pas à l'époque des règles. La toux est provoquée par le moindre effort. L'appétit est presque nul. L'amaigrissement est très sensible. Les forces ont beaucoup diminué. Les règles viennent régulièrement.

La malade ne peut se coucher que sur le dos : elle dort mal et sue la nuit, mais moins depuis quelque temps. Pouls, 80.

A l'examen je constate ce qui suit :

Poitrine maigre et bombée.

En avant, à la percussion, sonorité à peu près égale et normale des deux côtés.

A l'auscultation, respiration exagérée au-dessous de la clavicule droite, avec retentissement de la voix.

Les bruits du cœur sont normaux.

En arrière, à la percussion, sonorité égale des deux côtés.

A l'auscultation, respiration rude et presque bronchique, à la base du poumon gauche, sans retentissement de la voix.

Dans la fosse sous-épineuse droite, au niveau de l'épine de l'omoplate, il existe un point dans lequel on entend quelques râles sibilants pendant la toux, avec retentissement notable de la voix : ce point est sensible et même douloureux, au dire de la malade.

Diagnostic : Tubercules en voie de ramollissement au sommet du poumon droit.

Traitement : hypophosphite de soude, 1 gramme par jour.

10 février. — Elle a craché du sang. Elle se plaint de douleurs dans le ventre et à l'estomac. Depuis huit jours la bouche est mauvaise. Elle est un peu moins faible depuis trois ou quatre jours.

Même traitement.

17 février. — Les forces se soutiennent. L'appétit se maintient meilleur. La malade peut aujourd'hui se coucher sur le côté. Ses règles, parfaitement rouges, sont venues plus abondantes qu'auparavant, mais l'hémoptysie s'est renouvelée en même temps. Je l'examine de nouveau et je note ce qui suit :

En avant, à la percussion, sonorité bonne des deux côtés.

A l'auscultation, retentissement de la toux sous la clavicule gauche.

Quelques craquements secs et rares, disséminés dans la hauteur du poumon droit. Au-dessous de la clavicule droite, retentissement de la voix et de la toux.

En arrière, pas de différence notable dans la sonorité des deux côtés.

Respiration faible dans la fosse sus-épineuse gauche ; retentissement considérable de la toux dans la fosse sous-épineuse du même côté.

A droite, dans la fosse sous-épineuse, au niveau de l'épine de l'omoplate, retentissement notable de la voix avec craquements humides, gros, éloignés.

Traitement : hypophosphite de soude, 1 gramme par jour.

24 février. — La toux reste la même. Les forces ont augmenté ainsi que l'appétit. Le sommeil est meilleur. Les sueurs nocturnes ont diminué. Il n'y a pas eu de crachement de sang depuis le 10 février.

Même traitement.

3 mars. — Elle tousse un peu moins. Le 26 février elle a craché environ un demi-verre de sang. Elle a sué cette nuit et elle se plaint d'avoir des points de côté. Du reste, l'appétit est bon, et les forces se soutiennent. Le matin la malade a toujours ce qu'elle appelle ses pituites.

Traitement : vomitif.

17 mars. — Le vomitif a soulagé la malade. Ses règles sont venues très fort et durent encore. Aujourd'hui elle a très mal à la tête.

Suspension du traitement jusqu'à ce que les règles aient cessé.

22 mars. — Depuis trois ou quatre jours elle tousse davantage. Elle a craché quelques petits filets de sang hier, et elle a sué cette nuit.

Traitement : hypophosphite de soude, 1 gramme, et d'ammoniaque, 50 centigrammes, par jour.

9 avril. — L'hémoptysie est arrêtée depuis huit jours. Elle tousse moins, mais elle se plaint de mal à l'estomac et dans le dos. Sa tête est un peu lourde. Pouls, 92.

21 avril. — Elle a craché un peu de sang hier, mais c'était l'époque de ses règles, qui ont duré plus longtemps. Depuis quatre ou cinq jours, elle se plaint de nouveau d'une douleur dans le dos et d'un sentiment de brûlure dans la poitrine. Elle ne sue pas et dort bien.

Traitement : tartre stibié, 10 centigrammes.

A cette époque la malade a cessé de venir au dispensaire.

OBSERVATION LXV.

PHTHISIE AU SECOND DEGRÉ.

Durée antérieure : Plusieurs années, aggravation depuis quatre semaines.

Symptômes : Toux. — Expectoration. — Hémoptysie. — Amaigrissement. — Dyspnée. — Sueurs nocturnes. — Diarrhée.

Lésion : Tubercules au second degré au sommet du poumon droit, et probablement tubercules crus dans le reste de cet organe. — Hypertrophie du cœur avec rétrécissement aortique.

Résultat du traitement : Grande amélioration des symptômes généraux.

Durée du traitement : Quatre mois et demi.

S..... (Charles), vingt-quatre ans, non marié, portefeuilliste.

24 février 1858. — Le malade se plaint d'avoir des battements de cœur et de vomir du sang. Ne pouvant l'examiner avec attention aujourd'hui, je prescris provisoirement le traitement suivant :

(Je constate seulement, à l'examen du cœur, qu'il y a un frémissement sensible à la main et un bruit de souffle au premier temps, plus marqué à la base et se prolongeant du côté de l'aorte.)

1° ℞ Teinture éthérée de digitale.... 2 grammes.

En prendre dix gouttes trois fois par jour.

2° ℞ Ergotine.................... 1 gramme.
Sirop simple................ 30 —

Une cuillerée à café, toutes les deux heures.

26 février. — Il tousse déjà depuis quelques années (1).

« La toux n'est très fréquente que depuis quatre semaines. Il crache depuis » dix ans. Il y a huit jours, il a expectoré un peu de sang. Depuis trois jours » l'hémoptysie est beaucoup plus abondante. C'est pour cela qu'il se pré- » sente aujourd'hui. Il sue quelquefois la nuit et il a très fréquemment de » la diarrhée (2). L'amaigrissement est très sensible depuis deux ans et » demi. Les forces n'ont pas diminué.

» Le facies est pâle, la complexion scrofuleuse. Depuis sept ans le malade » se plaint de battements de cœur.

» A l'examen, je constate ce qui suit :

» Saillie évidente des côtes dans la région précordiale. Poitrine très sonore.

» Pas de matité précordiale. Diminution sensible de la sonorité au-dessous » de la clavicule droite, dans une hauteur de deux travers de doigt.

» Bruits du cœur sourds et précipités, s'entendant jusqu'au-dessous de la » clavicule gauche. La pointe du cœur se sent en dedans et à 4 centimètres » au-dessous du mamelon gauche. On ne trouve plus le frémissement qu'on » sentait avant-hier. Le premier bruit n'est plus soufflant, mais il est sourd.

» La respiration est normale sous la clavicule gauche ; la voix et la toux » très retentissantes, probablement à cause de la sonorité exagérée de la » poitrine. Pas de craquements.

» Au-dessous de la clavicule droite, dans le point où existe la matité, on » perçoit distinctement les bruits du cœur, le premier bruit étant accompa- » gné d'un souffle. La respiration y est faible et presque nulle vers la partie » externe.

» A la partie interne de la clavicule droite, on perçoit quelques craque- » ments.

(1) Ce malade est un de ceux qui ont été vus par M. Dechambre. (Voyez p. 190 et chap. X.)

(2) Ce symptôme avait été oublié dans le résumé envoyé à M. Dechambre.

» En arrière, sonorité à peu près égale des deux côtés ; peut-être légère » diminution du son dans la fosse sus-épineuse droite.

» Dans la fosse sus-épineuse droite, respiration plus faible qu'à gauche. » Craquements humides nombreux, surtout pendant la toux. On en entend » également dans la fosse sous-épineuse.

» Dans toute la hauteur du poumon droit la respiration est plus faible » qu'à gauche.

» Diagnostic : Tubercules au second degré au sommet du poumon droit, » et probablement tubercules crus dans le reste de cet organe. Hypertrophie » du cœur avec rétrécissement aortique.

1° ℞ Ergotine.................. 2 grammes.
Sirop simple............. 60 —

Une cuillerée à café, toutes les deux heures.

2° ℞ Teinture éthérée de digitale... 2 grammes.

En prendre dix gouttes trois fois par jour.

» 1er mars. — L'hémoptysie est arrêtée. »

» Traitement : teinture éthérée de digitale 4 grammes par jour Dix » gouttes deux fois par jour.

3 mars. — L'hémoptysie ne s'est pas renouvelée. Les battements du cœur ont diminué (1).

5 mars. — Il a encore eu des palpitations, mais il n'a pas craché le sang. Pouls, 120.

Traitement : hypophosphite de soude, 50 centigrammes par jour.

10 mars. — Les battements de cœur sont moins violents. La toux reste la même, l'expectoration est moins abondante surtout le matin. L'hémoptysie ne s'est pas renouvelée. L'appétit est un peu meilleur. Les forces restent dans le même état. Hier il a eu de la diarrhée (deux garderobes) qu'il attribue à de l'eau qu'il a bue.

Traitement : hypophosphite de soude, 1 gramme par jour.

17 mars. — Il se trouve mieux. Il tousse moins et les battements de cœur diminuent.

(1) Voici les notes de M. Dechambre :

« Je vois le malade le 3 mars. Les battements de cœur sont forts, sans éclat, » ni bruit de souffle. Sonorité et respiration bonnes dans tout le côté gauche. A » droite, matité notable au sommet en avant comme en arrière. Dans plus de la » moitié supérieure du poumon de ce côté, la respiration est faible et sèche ; mais » je ne constate absolument aucun craquement, non plus que de broncho- » phonie. » (*Gazette hebdomadaire*, n° 37, 10 septembre 1858, p. 637.)

Même traitement.

24 mars. — Il tousse moins et ne crache plus que le matin. Il ne sue pas la nuit et il a meilleur appétit. Pouls, 112.

Traitement : hypophosphite de soude, 1 gramme par jour, après une interruption de quatre jours.

7 avril. — Il ne tousse et ne crache plus que le matin. Il sue encore un peu la nuit. Il n'a pas de fièvre. Depuis trois ou quatre jours, il saigne du nez. Pouls, 112.

Traitement : tartre stibié, 10 centigrammes.

14 avril. — Le vomitif a fait beaucoup d'effet. Il tousse moins. L'appétit est bon, mais il se plaint d'être assoupi après avoir mangé. Depuis le 9 il y a de nouveau un peu de diarrhée.

Ce matin il a craché un peu de sang, et il se plaint aussi de battements de cœur.

Traitement : teinture éthérée de digitale, 4 grammes. En prendre six gouttes trois fois par jour.

16 avril. — Les battements de cœur ne sont plus si violents. Il a rendu encore quelques stries de sang dans ses crachats. La diarrhée persiste, hier il a eu six garderobes.

Traitement : hypophosphite de quinine, 60 centigrammes pour trois pilules ; en prendre une chaque soir.

30 avril. — La diarrhée s'est arrêtée après la troisième pilule et n'est plus revenue. Il crache encore le matin, mais il ne sue plus la nuit. Pouls, 112.

Traitement : hypophosphite de chaux, 50 centigrammes par jour.

7 mai. — Il tousse moins. Il a craché un peu de sang lundi. Son appétit est bon. Il continue à travailler.

Même traitement.

14 mai. — Il n'y a plus d'hémoptysie. La respiration est moins gênée. La toux est moindre. Les forces ont augmenté. Depuis le 10, il a un peu d'angine.

Même traitement.

26 mai. — Il ne crache plus le sang. Il a eu la diarrhée pendant un jour, la semaine dernière. Hier soir il a eu de la fièvre. Pouls, 120, faible, régulier.

1° ℞ Hypophosphite de chaux..... 25 centigrammes par jour.

2° ℞ Hypophosphite de quinine..... 25 — —

Pour quatre pilules : à prendre en cas de diarrhée.

4 juin. — Il tousse peu et n'a plus de diarrhée.

Traitement : hypophosphite de chaux, 25 centigrammes tous les deux jours.

16 juin. — Depuis quelques jours il tousse davantage. L'expectoration a augmenté depuis quinze jours. Son appétit est bon. Pas de fièvre. Pouls, 120.

A l'examen, je constate ce qui suit :

« En avant, à la percussion, la matité au-dessous de la clavicule droite a » diminué d'une façon notable.

» A l'auscultation à gauche, au-dessous de la clavicule gauche, inspira- » tion saccadée. Pas de retentissement de la voix.

» A droite, au-dessous de la clavicule, inspiration se faisant mal, quelques » craquements secs pendant la toux. Retentissement de la voix et de la toux. » Plus bas, quelques craquements secs, surtout dans les inspirations forcées.

» Le premier bruit du cœur est un peu sourd, mais on n'entend plus le » bruit de souffle.

» En arrière, dans la fosse sus-épineuse gauche, respiration à peu près » normale sans retentissement de la voix et de la toux. Dans la fosse sous- » épineuse, à la base, râles muqueux à bulles de grosseur variable, tant dans » l'inspiration que dans l'expiration.

» Dans la fosse sus-épineuse droite, quelques craquements secs, retentis- » sement de la voix et de la toux. Dans la fosse sous-épineuse et à la base » du poumon, râles muqueux à bulles de grosseur variable. »

Il y a donc complication de bronchite.

Traitement : tartre stibié, 10 centigrammes.

21 juin. — Il se trouve mieux.

Pas de traitement.

25 juin. — Il crache un peu plus. Bon appétit. Pas de fièvre.

Traitement : hypophosphite de chaux, 50 centigrammes par jour ; potion kermétisée, par cuillerées à café.

30 juin. — Il tousse moins (1).

(1) « 4 juillet. — Exactement même état que le 1er mars. L'état local est exac- » tement le même que le 3 mars. Aucun craquement, ni râle, mais seulement » obscurité de la respiration dans la partie supérieure du poumon droit, en avant » et en arrière. Je constate cette fois du retentissement de la voix dans la fosse » sus-épineuse. Le malade accuse toujours des battements de cœur. Étouffements » dans la marche un peu rapide, sueurs la nuit. Pas de changement dans la santé » générale. Le sujet croit n'avoir pas engraissé. »

A propos de ce malade, on trouve dans la *Gazette hebdomadaire*, du 10 septembre 1858, la remarque suivante de M. Dechambre :

« Un seul mot suffit sur cette observation.

» Je n'ai jamais constaté dans le thorax, ni râles, ni craquements. j'incline à

7 juillet. — Même état.

Traitement : hypophosphite de soude et de chaux, 50 centigrammes par jour.

16 juillet.—Il tousse très peu et travaille ses journées entières. Pouls, 100, régulier, assez plein, un peu mou.

Traitement : hypophosphite de soude et de chaux, aa 25 centigrammes par jour.

A cette époque le malade est parti pour son pays (l'Allemagne), et je n'ai plus eu de ses nouvelles.

OBSERVATION LXVI.

PHTHISIE AU SECOND DEGRÉ.

Durée antérieure : Deux ans.
Symptômes : Hérédité. — Dyspnée. — Sueurs nocturnes. — Hémoptysies.
Lésion : Tubercules ramollis dans presque toute la hauteur du poumon droit ; probablement tubercules crus au sommet du poumon gauche. Plus tard excavation à droite.
Résultat du traitement : Amélioration des symptômes généraux. — La toux et l'expectoration, quoique notablement amoindries, persistent encore ; la dyspnée est médiocre ; les sueurs nocturnes arrivent irrégulièrement.
Durée du traitement : Un an et demi.

T.... (Louis), vingt-trois ans, non marié, statuaire (1).

« 8 mars 1858. — Malade depuis deux ans. Il a craché le sang à diffé-
» rentes reprises, mais depuis quinze jours surtout il le crache pur et mous-
» seux. Il sue un peu du cou et de la poitrine. Il n'a pas maigri sensible-
» ment. Ses forces n'ont pas non plus diminué d'une manière notable,
» mais il est essoufflé en montant un escalier. Pas de diarrhée.

» croire dès lors que les râles notés par M. Churchill dépendaient uniquement » d'une sécrétion bronchique accidentelle. Quoi qu'il en soit, et à n'en juger que » par les résultats de mon examen, l'état du malade n'avait pas changé du 5 mars » au 4 juillet. La santé générale elle-même n'avait pas éprouvé d'amélioration.

» La note de M. Churchill ne dit pas quel jour a été commencé le traitement » par les hypophosphites ; je suppose que c'est peu de jours après la disparition » de l'hémoptysie, c'est-à-dire dans les premiers jours de mars. » (*Gazette hebdomadaire*, n° 37, 10 septembre 1858, p. 637.)

(1) Ce malade est un de ceux qui ont été vus par M. Dechambre (voy. p. 190 et chap. X). Voici ses notes :

« Le 10 mars je constate les mêmes signes physiques que M. Churchill, seulement les craquements ne me paraissent pas aussi nombreux, surtout en avant » que semble l'indiquer la note de notre confrère. » (*Gazette hebdomadaire*, n° 39, 24 septembre 1858, p. 668.)

» Il a déjà pris de l'huile de foie de morue. Actuellement il a une sœur
» très malade de la poitrine.

» A l'examen, je constate ce qui suit :

» Poitrine un peu étroite, mais assez bien conformée. Légère dépression
» entre les seconde et troisième côtes gauches.

» En avant, sonorité bonne des deux côtés, peut-être un peu moindre à
» gauche qu'à droite.

» A gauche, respiration saccadée, au-dessous de la clavicule ; expiration
» un peu rude ; pas de retentissement notable de la voix ni de la toux.

» A droite, craquements secs nombreux au-dessous de la clavicule, sur-
» tout pendant la toux et les inspirations qui la suivent ; retentissement de la
» voix et de la toux.

» En arrière, sonorité à peu près égale des deux côtés, peut-être légère-
» ment diminuée à gauche.

» Respiration un peu faible dans la fosse sus-épineuse, au sommet du pou-
» mon gauche ; pas de retentissement de la voix ni de la toux.

» Craquements nombreux dans la fosse sus-épineuse droite, retentissement
» de la voix et de la toux. Mêmes craquements plus fins dans la fosse sous-
» épineuse ; à la base quelques craquements fins.

» Diagnostic : Tubercules ramollis dans presque toute la hauteur du pou-
» mon droit. Probablement tubercules crus dans le poumon gauche. »

» Pronostic : favorable. »

Traitement : hypophosphite de soude, 1 gramme par jour.

17 mars. — Les sueurs nocturnes ont été supprimées dès le second jour. Pas d'autre changement.

Même traitement.

24 mars. — L'oppression est un peu moins considérable et les forces meilleures.

Même traitement.

31 mars. — L'oppression continue à diminuer. Pouls, 80.

Même traitement.

7 avril. — Depuis deux ou trois jours il a moins d'appétit.

Suspension du traitement.

14 avril. — La dyspnée, dit-il, a peut-être un peu augmenté.

Traitement : hypophosphite de soude, 50 centigrammes tous les deux jours.

21 avril. — Le malade dit qu'il s'est refroidi, aussi depuis deux ou trois jours sa toux a augmenté ; il crache un peu plus. Il a eu de la fièvre hier et avant-hier. Céphalalgie. Pouls, 88.

Traitement : tartre stibié, 10 centigrammes.

26 avril. — Il a un peu transpiré pendant les deux dernières nuits. Il est moins oppressé. Il a mouché du sang pendant trois jours. Pouls, 72, régulier, médiocrement plein.

Suspension du traitement pendant huit jours.

3 mai. — Le malade a beaucoup travaillé toute la semaine, et hier il a eu une hémoptysie assez abondante (150 grammes environ). Ce matin il ne rend plus que quelques crachats sanguinolents. Il a eu quelques frissons et il se plaint de douleurs dans toute la poitrine. Pouls, 96, petit.

℞ Ergotine.................. 1 gramme
Sirop simple............. 50 —

Une cuillerée à bouche toutes les heures.

10 mai. — Il a craché encore un peu de sang avant-hier soir. Il se sent la tête lourde. Ce matin il a eu une garderobe un peu molle. Pouls, 100, petit, régulier.

Même traitement.

12 mai. — Il a encore craché du sang hier et ce matin.

Traitement : 1° continuer la potion d'ergotine ; 2° trois sangsues à chaque malléole.

21 mai. — Il ne crache plus de sang depuis le 15. Depuis avant-hier son expectoration est mousseuse et plus abondante. Il est très oppressé. Son appétit a diminué. Il ne sue pas la nuit. Pas de point de côté, ni de fièvre le soir. Pouls, 96, faible.

Traitement : hypophosphite de chaux, 10 centigrammes par jour.

28 mai. — Il tousse autant et a sué un peu cette nuit. Pouls, 100, médiocrement plein.

Traitement : hypophosphite de soude, 50 centigrammes par jour.

2 juin. — Il se trouve mieux depuis deux jours ; seulement son appétit est très médiocre. Pouls, 92.

Même traitement.

9 juin. — Il tousse moins ; ses forces sont meilleures, mais il est encore très oppressé et sue la nuit.

Pouls, 104, un peu faible, régulier.

16 juin. — Le malade a été repris d'hémoptysie.

℞ Ergotine..................... 1 gramme.
Sirop simple.................. 60 —

Une cuillerée à bouche matin et soir.

21 juin. — L'hémoptysie est arrêtée de nouveau. Il dit qu'il se sent mieux. La dyspnée persiste.

Pouls, 96.

Pas de traitement pendant huit jours.

28 juin. — « Le malade n'a pas de fièvre. Il n'a pas maigri. Depuis le » commencement du traitement, il a eu trois hémoptysies, la première pro- » voquée par un excès de travail.

» A l'examen je constate :

» En avant, légère diminution de sonorité à droite dans toute la hauteur.

» A l'auscultation, au-dessous de la clavicule gauche, respiration un peu » rude, entrecoupée pendant l'inspiration ; un peu de retentissement de la » voix et de la toux.

» A droite, au-dessus et au-dessous de la clavicule, craquements humides » augmentant pendant la toux ; pectoriloquie dans les deux tiers supérieurs » du poumon droit.

» En arrière, à la percussion, diminution de sonorité dans toute la hauteur » du poumon droit.

» Saillie considérable de l'omoplate à gauche. A l'auscultation, du même » côté, respiration à peu près normale.

» A droite, dans la fosse sus-épineuse, craquements humides augmentant » pendant la toux ; pas de retentissement de la voix ni de la toux. Mêmes » craquements dans le reste du poumon, excepté environ dans le quart » inférieur (1). »

Traitement : hypophosphite de soude, 10 centigrammes par jour.

12 juillet. — La toux et l'expectoration restent les mêmes. Pas de fièvre. Pouls, 90.

(1) « Le 28 juin, le résultat de mon examen est encore conforme à celui qu'a » noté M. Churchill. Je suis frappé principalement de l'abondance des craque- » ments humides, notamment à droite et en avant. » (*Gazette hebdomadaire*, n° 39, 24 septembre 1858, p. 668.)

Voici la conclusion qui se trouve dans la *Gazette hebdomadaire* du 27 septembre 1858, à propos de ce malade (voy. chap. X) :

« A en juger par les seules notes de M. Churchill (qui avait porté, on l'a » vu, un *pronostic favorable*), l'état des poumons a sensiblement empiré ; car les » craquements secs, sous la clavicule *droite*, avaient été remplacés par des cra- » quements humides. La pectoriloquie, en ce point, était plus étendue, et la voix » ainsi que la toux étaient devenues *retentissantes* sous la clavicule *gauche*. A » s'en rapporter à nos propres notes, l'aggravation est plus évidente encore, car » les craquements sont beaucoup plus abondants et plus serrés. Ajoutons que, du » 8 mars au 28 juin, le crachement de sang s'était répété trois fois. »

Pas de traitement.

19 juillet. — Ses forces ont diminué, dit-il, depuis que le traitement est suspendu. Pouls, 92, régulier, assez plein.

Traitement : hypophosphite de soude, 50 centigrammes par jour.

2 août. — Il tousse peu, ne sue plus la nuit et il a bon appétit. Pas de fièvre. Pouls, 84, régulier, assez plein.

Pas de traitement.

16 août. — L'oppression est moindre. Il continue son travail. Pouls, 88, régulier, un peu faible.

Traitement : hypophosphite de soude, 30 centigrammes par jour.

20 septembre. — Il crache environ une cuillerée de mucus par jour. La toux et l'oppression restent sensiblement les mêmes cette semaine. Il a sué deux ou trois fois pendant la nuit. Pouls, 88, régulier, un peu faible.

Même traitement, à dose de 15 centigrammes par jour.

4 octobre. — Il a transpiré toute la semaine et il est un peu plus oppressé. Du reste, son appétit est bon et il n'a pas de fièvre. Pouls, 96, régulier, un peu faible.

État local :

En avant, à la percussion, diminution de sonorité au-dessus de la clavicule droite et au-dessous, dans une étendue de deux travers de doigt. La sonorité est bonne dans le reste du côté droit ainsi qu'à gauche.

A l'auscultation, à gauche, au-dessous de la clavicule, quelques craquements secs augmentant pendant la toux.

A droite, au-dessus de la clavicule, craquements humides augmentant beaucoup pendant la toux; retentissement de la toux. Au-dessous de la clavicule, dans le tiers supérieur du poumon, quelques craquements humides entremêlés de craquements sonores avec retentissement de la voix et de la toux.

En arrière, à la percussion, diminution de sonorité à droite.

A l'auscultation, à gauche, dans la fosse sus-épineuse, respiration un peu rude sans retentissement de la voix ni de la toux. Dans la partie supérieure de la région intra-scapulaire, quelques craquements secs augmentant pendant la toux, sans retentissement de la voix ni de la toux.

A droite, dans la fosse sus-épineuse, craquements secs et bruit de frottement sans retentissement de la voix ni de la toux. Dans la région intra-scapulaire, craquements humides; gargouillement pendant la toux; retentissement de la voix et de la toux. Mêmes phénomènes dans la fosse sous-épineuse. Tout à fait à la base, quelques craquements secs; respiration rude; pas de retentissement de la voix ni de la toux.

Traitement : hypophosphite de soude, 50 centigrammes par jour.

11 octobre. — Il a toussé un peu moins. Son appétit est bon. Pas de fièvre ni de sueurs nocturnes. Pouls, 108.

Traitement : hypophosphite de soude, 1 gramme par jour.

3 novembre. — La toux et la dyspnée sont un peu moindres. Pas de sueurs nocturnes, pas de céphalalgie.

Il travaille douze heures par jour. Pouls, 80, régulier, faible.

Même traitement.

10 novembre. — La toux et l'oppression ont augmenté. Ce matin il a craché un peu de sang et il a eu des vertiges. Il n'accuse pas de douleurs. Pouls, 80, régulier, faible.

1° ℞ Vésicatoire volant.

Appliquer en arrière, à droite.

2° ℞		
	Ergotine	1gr,00
	Sirop simple	60gr,00

Trois cuillerées à café par jour.

15 novembre. — Il ne crache plus de sang, il tousse un peu moins. Pas de fièvre ni de sueurs nocturnes, Pouls, 88.

Traitement : quatre ventouses scarifiées du côté droit.

22 novembre. — Il se sent affaibli. Il tousse et crache beaucoup et il est très oppressé. Pouls, 100, régulier, médiocrement plein.

Traitement : hypophosphite de soude, 50 centigrammes par jour ; vomitif.

6 décembre. — Le traitement est suspendu depuis trois jours. Il dit qu'il a toussé un peu plus hier et avant-hier. Du reste il se trouve assez bien. Pouls, 76, régulier, médiocrement plein.

Traitement : hypophosphite de soude, 50 centigrammes par jour.

20 décembre. — Ses forces sont bonnes et il peut travailler sa journée complète. Son appétit est bon, mais la toux ne diminue pas sensiblement et il est toujours très essoufflé. Pouls, 80, régulier, médiocrement plein.

Même traitement.

7 janvier 1859. — La toux n'est pas modifiée.

État local :

En avant, à la percussion, matité considérable au-dessus de la clavicule droite ; au-dessous diminution de sonorité dans une hauteur de deux travers de doigt.

A l'auscultation, à gauche, au sommet, craquements humides dans une étendue de trois travers de doigt, augmentant pendant la toux. Dans le reste de l'organe, respiration un peu rude.

A droite, au-dessus de la clavicule, respiration rude accompagnée de craquements humides ; retentissement considérable de la voix et de la toux. Au-dessous de la clavicule, respiration plus faible qu'à gauche avec craquements humides peu nombreux et expiration prolongée. Ces phénomènes se perçoivent dans la hauteur correspondant à la matité.

Au-dessous, la respiration est à peu près normale, seulement à la fin des grandes inspirations et après la toux, il y a un ou deux craquements secs.

En arrière, à droite, à la percussion, diminution de sonorité dans toute la hauteur.

A l'auscultation, dans la fosse sus-épineuse gauche, quelques craquements secs ; pas de retentissement appréciable de la voix ni de la toux. Mêmes phénomènes dans le tiers supérieur de la région intra-scapulaire. Dans la fosse sous-épineuse, respiration un peu rude, sans retentissement de la voix ni de la toux.

A droite, dans la fosse sus-épineuse, respiration un peu plus faible qu'à gauche, accompagnée de craquements humides peu nombreux, un peu de retentissement de la voix et de la toux. Mêmes phénomènes dans la fosse sous-épineuse, où les craquements sont moins nombreux et augmentent également pendant la toux ; un peu de retentissement de la voix.

Traitement : emplâtre caléfacient, à droite en arrière.

12 janvier. — La toux reste la même, l'oppression est moindre ; l'appétit est médiocre.

Pas de traitement.

19 janvier. — Il a eu la fièvre le 14 toute la journée et toute la nuit. Il a eu quelques sueurs nocturnes. L'appétit n'est pas bon. Pouls, 80, faible, petit.

Traitement : hypophosphite de soude et de chaux, 25 centigr. par jour.

2 février. — État local :

En avant, à la percussion, légère diminution de sonorité dans le tiers supérieur du poumon droit.

A l'auscultation, à gauche, rien de notable. A droite, quelques craquements secs très fins, au-dessous de la clavicule, vers son tiers externe, et disséminés dans le reste du poumon. A la base, les craquements sont plus nombreux ; retentissement de la voix.

En arrière, à gauche, dans la fosse sus-épineuse, peut-être quelques craquements, sans retentissement de la voix.

A droite, dans la fosse sus-épineuse, quelques craquements fins plus marqués qu'en avant ; quelques gros craquements secs à la suite de la toux ; retentissement de la voix et de la toux. Dans la fosse sous-épineuse quelques craquements fins.

Pas de traitement.

9 février. — Avant-hier, à la suite d'un excès de travail, il a beaucoup toussé. Pouls, 72, régulier, un peu faible.

Traitement : hypophosphite de soude, 50 centigrammes tous les deux jours.

7 mars. — Il dit qu'il se trouve assez bien. Son appétit est bon. Il a sué deux fois cette semaine, mais très peu. Pouls, 88.

Traitement : hypophosphite de soude, 50 centigrammes par jour, après suspension de quatre jours.

28 mars. — Il a toussé davantage la semaine dernière et il a sué la nuit. Il a eu aussi un peu de fièvre et un point de côté à gauche, qui a aujourd'hui disparu. Il a eu la diarrhée pendant un jour. Pouls, 92.

Traitement : hypophosphite de soude, 50 centigrammes par jour ; vomitif.

11 avril. — Le traitement est suspendu depuis cinq jours. Les sueurs nocturnes qui s'étaient supprimées ont reparu depuis quatre jours. Pouls, 80, régulier, faible.

1° ℞	Hypophosphite de soude.....	0gr,50 par jour.
2° ℞	Alcoolature d'aconit........	100 gouttes.
	Sirop simple.............	150gr,00

En dix doses : une chaque jour.

18 avril. — Les sueurs nocturnes ont été peu sensibles, mais il tousse autant et il est aussi oppressé. Pouls, 88, régulier, faible.

Traitement : vomitif.

27 avril. — Les sueurs nocturnes persistent. Pouls, 96, régulier, un peu faible.

4 mai. — Il tousse beaucoup et transpire la nuit. Il vient de perdre sa sœur de phthisie et il a passé plusieurs nuits auprès d'elle. Pouls, 112, régulier, un peu faible.

Traitement : hypophosphite de soude, 50 centigrammes par jour.

11 mai. — Il ne sue presque plus la nuit et se trouve mieux. Il tousse encore beaucoup. Un peu d'expectoration seulement le matin. Pouls, 96, régulier, un peu faible.

Même traitement.

16 mai. — Il tousse autant. Les sueurs sont très peu abondantes. Il a eu un peu de diarrhée pendant un jour. Il dit qu'il lui est survenu, pour la première fois, des hémorrhoïdes.

℞	Teinture de *Veratrum viride*..	12 gouttes.
	Alcoolature d'aconit........	120 vingt gouttes
	Sirop simple..............	60gr,00

Par cuillerées à café.

18 mai. — La toux n'est pas modifiée. Il a beaucoup sué la nuit dernière. Pouls, 92, régulier, médiocrement plein.

Traitement : hypophosphite de soude, 1 gramme par jour ; vomitif.

27 mai. — La toux est à peu près la même ; il crache davantage. Il est essoufflé. Il sue depuis trois nuits, et hier il a eu un peu de diarrhée. Pouls, 108, régulier, médiocrement plein.

État local :

En avant, à la percussion, diminution de sonorité au-dessus de la clavicule droite, et au-dessous, dans une étendue de deux travers de doigt.

A l'auscultation, à droite, au-dessus de la clavicule, expiration prolongée et sibilante ; quelques craquements éloignés pendant la toux, avec retentissement considérable de la voix. Au-dessous de la clavicule, quelques craquements humides augmentant pendant la toux ; expiration prolongée. Retentissement de la voix. Ces phénomènes se remarquent dans le tiers supérieur.

A gauche, un ou deux craquements secs augmentant pendant la toux ; pas de retentissement de la voix ni de la toux.

En arrière, à la percussion, diminution de sonorité dans la fosse sous-épineuse droite.

A l'auscultation, à gauche, dans la fosse sus-épineuse, respiration un peu rude ; un ou deux craquements secs ; pas de retentissement de la voix ni de la toux.

A droite, dans la fosse sus-épineuse, craquements secs augmentant beaucoup pendant la toux ; retentissement de la voix et de la toux. Quelques craquements à peine appréciables dans la fosse sous-épineuse.

♃ Sirop d'ipéca............ 30 grammes.
Alcoolature d'aconit...... 100 gouttes.

Une cuillerée à café chaque matin.

6 juin. — Il tousse moins et se sent mieux, dit-il. Pouls, 100, régulier, faible.

♃ Teinture de *Veratrum viride* 36 gouttes.
Sirop simple............. 90 grammes.

Une cuillerée à bouche chaque jour.

13 juin. — La toux continue à diminuer. Il ne transpire que très peu la nuit. Pouls, 96.

♃ Solution d'aconitine............. 60 gouttes.
Sirop simple................. 60 grammes.

Une cuillerée à café soir et matin.

20 juin. — La toux est moindre. Il crache peu. Son appétit n'est pas très bon. Il a eu une fois la diarrhée. Pouls, 104, régulier, un peu faible.

℞	Teinture de *Veratrum viride*..	60 gouttes.
	Solution d'aconitine.........	60 gouttes.
	Sirop simple..............	60 grammes.

Par cuillerées à café.

27 juin. — Il a toussé un peu plus. Il sue toujours un peu la nuit. Pouls, 92, régulier, médiocrement plein.

Traitement : hypophosphite de soude, 50 centigrammes par jour.

Continuer la potion précédente.

8 juillet. — Il a eu de la diarrhée et des coliques (neuf ou dix selles par jour); aujourd'hui les selles sont moins nombreuses. Pouls, 92, régulier, un peu faible.

℞	Teinture de kino...........	āā 30 grammes.
	Elixir parégorique..........	

Par cuillerées à café.

11 juillet. — La diarrhée s'est arrêtée tout de suite. Pouls, 88.

℞	Protoiodure d'hydrargyre......	4 grammes.
	Extrait de digitale...........	8 —
	Cérat simple................	20 —

Pour usage externe. En frictions sur le thorax.

18 juillet. — Moins de toux et de dyspnée. Pouls, 96.

1° ℞	Continuer l'usage de la pommade précédente.	
2° ℞	Solution d'aconitine...........	120 gouttes.
	Teinture de veratrum.........	20 gouttes.
	Sirop simple.................	60 grammes.

Par cuillerées à café.

29 juillet. — Il va bien, dit-il. Il tousse moins. Pouls, 92, un peu faible, irrégulier.

Traitement : teinture éthérée de digitale, cinq gouttes soir et matin.

5 août. — La toux diminué, très peu de sueurs la nuit. Bon appétit. Pouls, 96, régulier, un peu faible.

État local :

Inégale dilatation de la poitrine, expansion incomplète à droite.

En avant, à la percussion, matité au-dessus de la clavicule droite. Diminution de sonorité au-dessous dans presque toute la hauteur.

A l'auscultation, à gauche, au-dessus et au-dessous de la clavicule, râles sous-crépitants augmentant pendant la toux ; un peu de retentissement de la voix ; quelques craquements disséminés dans toute la hauteur. Au-dessus de la clavicule droite, respiration soufflante ; craquements humides pendant la toux ; retentissement de la voix. Mêmes phénomènes au-dessous dans les deux tiers supérieurs.

En arrière, inégal soulèvement des omoplates, la droite se soulevant plus que la gauche.

A la percussion, diminution de sonorité dans la fosse sous-épineuse gauche. Matité dans la fosse sous-épineuse droite.

A l'auscultation, dans les fosses sus- et sous-épineuses, et la région intra-scapulaire gauche, craquements secs occupant la moitié supérieure; retentissement de la voix.

A droite, craquements humides dans la fosse sus-épineuse avec retentissement considérable de la voix. Mêmes phénomènes dans la fosse sous-épineuse, la région intra-scapulaire et les deux tiers supérieurs du poumon.

Traitement : hypophosphite de soude, 50 centigrammes pendant quatre jours de suite, puis suspension de trois jours.

19 septembre. — Il va assez bien. L'oppression diminue de nouveau. Pouls, 108, régulier, médiocrement plein.

Le malade me dit qu'il est obligé de quitter Paris, ayant trouvé un emploi à Calais.

Je lui prescris, à sa demande, un traitement à suivre.

Le 2 décembre 1859, le malade m'informait par lettre que son état s'était amélioré. Sa physionomie surtout, disait-il, était meilleure.

Depuis je n'en ai pas eu de nouvelles.

OBSERVATION LXVII.

PHTHISIE AU SECOND DEGRÉ.

Durée antérieure : Six ans.
Symptômes : Toux. — Expectoration. — Hémoptysie. — Sueurs nocturnes. — Inappétence. — Dyspnée.
Lésion : Tubercules en voie de ramollissement au sommet du poumon gauche et peut-être au sommet du poumon droit.
Résultat du traitement : Disparition à peu près complète des symptômes généraux.
Durée du traitement : Six mois.

L..... (Antoine), trente-sept ans, marié, ébéniste.

12 avril 1858. — La maladie a débuté il y a six ans, à la suite d'une rougeole, par de la toux qui a toujours persisté depuis. Il a craché à différentes

reprises un peu de sang; aujourd'hui son expectoration est muco-purulente, peu abondante. Il a sué un peu pendant quelques nuits. Son appétit est mauvais, mais il n'a pas maigri d'une manière bien sensible. Il est très essoufflé et peut à peine s'occuper de travaux légers. Il n'a pas de diarrhée.

État local :

A la percussion, en avant, diminution de sonorité au-dessous de la clavicule gauche.

A l'auscultation, à gauche, respiration faible dans toute la hauteur. Au-dessous de la clavicule craquements secs peu nombreux. Pas de retentissement notable de la voix.

A droite, la respiration n'est pas très nette. Peut-être quelques craquements au-dessous de la clavicule.

En arrière, à la percussion, pas de diminution de sonorité.

A l'auscultation, à gauche, dans la fosse sus-épineuse, craquements secs, surtout marqués pendant la toux. Respiration faible dans toute la hauteur du poumon gauche.

A droite, dans la fosse sus-épineuse, respiration rude. Bruit d'expiration prolongée, retentissement de la voix.

Diagnostic : Tubercules en voie de ramollissement au sommet du poumon gauche et peut-être au sommet du poumon droit.

Traitement : hypophosphite de soude, 1 gramme par jour.

21 avril. — Il tousse beaucoup moins : il est aussi moins essoufflé. Son appétit, qui avait augmenté pendant les premiers jours du traitement, a de nouveau diminué. Il est cependant plus fort. Depuis trois jours, il a mal à la tête. Il a aussi mouché du sang pendant trois jours, et il a des vertiges si forts, que souvent il manque, dit-il, de tomber. Pouls, 88.

Traitement : tartre stibié, 10 centigrammes.

26 avril. — La toux et l'expectoration ont disparu. Il n'a plus d'étourdissements, mais il a encore saigné un peu du nez ; son appétit n'est pas très bon. Il se plaint aujourd'hui d'un violent point de côté à droite.

A l'auscultation, je trouve quelques craquements secs dans la fosse sus-épineuse droite.

1° ℞ Hypophosphite de chaux....... 0gr,50 par jour.
2° ℞ Vésicatoire volant *loco dolenti*.

5 juillet. — Il se trouve mieux, sa douleur a disparu. Pouls, 88.

Traitement : hypophosphite de chaux, 30 centigrammes par jour.

14 juillet. — Il ne tousse et ne crache plus, son appétit est meilleur. Il a encore quelques étourdissements. Pouls, 100, régulier, médiocrement plein.

Traitement : hypophosphite de soude, 25 centigrammes par jour.

28 juillet. — Il va bien.

Pas de traitement.

4 août. — Presque tous les symptômes généraux ont disparu, et il ne se plaint plus que d'un peu de dyspnée et d'inappétence. Pouls, 108.

℞ Hypophosphite de chaux.......	0gr,50	par jour.
— d'alumine.......	0gr,06	

18 août. — Il a repris son état et peut aujourd'hui travailler dix heures par jour. Pouls, 108, régulier, assez plein.

Traitement : hypophosphite de chaux, 25 centigrammes par jour.

20 septembre. — La dyspnée a disparu, mais il se plaint toujours de ce que son appétit est médiocre. Du reste, il est très bien. Pouls, 96.

Traitement : hypophosphite de soude, 50 centigrammes par jour.

4 octobre. — L'appétit est bon. Pouls, 96, régulier, assez plein.

Traitement : hypophosphite de soude, 1 gramme par jour.

A cette époque, le malade a cessé de venir au dispensaire.

OBSERVATION LXVIII.

PHTHISIE AU SECOND DEGRÉ.

Durée antérieure : Trois ans.

Symptômes : Hérédité. — Grande faiblesse. — Amaigrissement. — Fièvre et frissons. — Sueurs nocturnes. — Douleurs thoraciques. — Gêne dans le décubitus. — Grande dyspnée. — Toux. — Expectoration. — Epistaxis.

Lésion : Tubercules au second degré occupant les deux tiers supérieurs en avant, le tiers supérieur en arrière du poumon gauche, et les deux tiers supérieurs du poumon droit. — Probablement tubercules au premier degré disséminés dans toute l'étendue du poumon gauche.

Résultat du traitement : Amélioration de la toux, des douleurs thoraciques et surtout de la faiblesse.

Durée du traitement : Trois mois et demi.

H..... (Eugénie), huit ans.

21 avril 1858. — Sa mère a déjà perdu une enfant, d'une affection de poitrine suite d'une rougeole. La maladie a débuté il y a trois ans par de la toux. Aujourd'hui la malade est très faible, elle a considérablement maigri. Tous les jours elle a une fièvre intense avec frissons, elle est en moiteur chaque nuit. Elle accuse des douleurs au niveau des fausses côtes et elle ne peut pas se coucher à droite. Son sommeil est assez bon. Elle est considérablement essoufflée. Elle tousse très fréquemment; son expectoration est muqueuse, abondante. Elle a assez souvent des épistaxis. Elle mange

avec assez d'appétit, et digère bien. Elle ne vomit pas. Pas de coliques ni de diarrhée. Elle est un peu sourde.

Elle a pris pendant un an de l'huile de foie de morue.

Pouls, 134.

État local :

Déviation de la colonne vertébrale ; incurvation antéro-postérieure avec saillie considérable de l'apophyse épineuse des dixième et onzième vertèbres dorsales.

En avant, à la percussion, matité considérable dans toute la hauteur du côté gauche ; peu de sonorité à droite.

A l'auscultation, à gauche, au-dessous de la clavicule, dans une étendue de deux travers de doigt, gros râles augmentant pendant la toux.

A droite, au-dessous de la clavicule, craquements humides nombreux dans la même étendue qu'à gauche.

Les bruits du cœur sont exagérés sans souffle.

En arrière, diminution de sonorité dans la fosse sus-épineuse gauche. Matité considérable dans toute la fosse sous-épineuse droite.

A l'auscultation, à gauche, dans toute la fosse sus-épineuse, craquements humides nombreux. Au-dessous la respiration est très rude et l'expiration prolongée sans retentissement de la voix.

A droite, dans la fosse sus-épineuse, respiration rude avec quelques râles sibilants, surtout pendant les inspirations forcées. Dans toute l'étendue de la fosse sous-épineuse, râles crépitants fins.

Diagnostic : Tubercules au second degré occupant les deux tiers supérieurs en avant, et le tiers supérieur en arrière du poumon gauche, et les deux tiers supérieurs du poumon droit. Probablement tubercules au premier degré disséminés dans toute l'étendue du poumon gauche.

Traitement : hypophosphite de chaux, 10 centigrammes par jour.

5 mai. — L'appétit est très bon. La toux est sensiblement la même, mais depuis trois ou quatre jours elle saigne beaucoup du nez et se plaint de lassitude dans les membres. Aujourd'hui pour la première fois elle a un peu de diarrhée et elle a vomi.

Suspension de traitement.

7 mai. — Elle est mieux. Les douleurs thoraciques dont elle se plaignait lors du premier examen ont disparu.

Traitement : hypophosphite de soude, 2 centigrammes par jour.

26 mai. — La toux et l'expectoration avaient diminué ; mais depuis le 23 le traitement est suspendu, et elles ont de nouveau beaucoup augmenté.

Traitement : hypophosphite de chaux, 5 centigrammes par jour.

9 juin. — La toux est sensiblement moindre; l'expectoration n'est pas modifiée. L'appétit est bon. Les forces augmentent et l'enfant peut maintenant jouer, ce qu'elle ne faisait pas auparavant. Elle ne se plaint plus de ses douleurs. Elle a quelques tiraillements d'estomac. Pouls, 120, assez plein, régulier. Plus de céphalalgie ni d'épistaxis.

Même traitement.

30 juin. — Elle accuse une douleur dans le devant de la poitrine. Elle a la fièvre et est moite la nuit. Son appétit se conserve.

Traitement : vésicatoire volant *loco dolenti.*

9 juillet. — Elle se trouve mieux. Elle ne tousse plus la nuit, mais seulement un peu le matin. La fièvre persiste. Pouls, 140, faible.

Même traitement.

19 juillet. — La toux, quoique ayant un peu augmenté depuis quelques jours, est moins fréquente qu'avant de commencer le traitement. Elle accuse encore une douleur dans la région sternale. Pouls, 140, régulier, très plein.

Traitement : vésicatoire volant *loco dolenti.*

2 août. — La douleur a disparu, mais la fièvre persiste. Pouls, 120.

Pas de traitement.

A cette époque, la malade a cessé de venir au dispensaire.

OBSERVATION LXIX.

PHTHISIE AU TROISIÈME DEGRÉ.

Durée antérieure : Neuf mois.

Symptômes : Pas d'hérédité. — Toux. — Expectoration. — Inappétence. — Amaigrissement. — Faiblesse. — Dyspnée. — Sueurs nocturnes. — Gêne dans le décubitus. — Leucorrhée.

Lésion : Tubercules ramollis dans toute la hauteur du poumon gauche en avant, et dans toute la hauteur des deux poumons en arrière.

Résultat du traitement : Grande amélioration de tous les symptômes généraux, moins la leucorrhée qui était encore à peu près aussi abondante. — Disparition de la dyspnée, des sueurs nocturnes, de la faiblesse, de l'inappétence. — Commencement d'embonpoint.

Durée du traitement : Sept mois.

G.... (Esther), dix-neuf ans, non mariée.

5 mai 1858. — Les parents de la malade se portent bien. Elle dit qu'elle se sent faible déjà depuis trois ans, mais que c'est au mois d'août dernier, par un refroidissement, que sa maladie actuelle a commencé. Depuis lors elle n'a pas cessé de tousser. Son expectoration est muco-purulente. Elle n'a

jamais craché de sang et n'a pas saigné du nez. Elle a perdu son appétit et a maigri d'une manière notable. Elle n'a plus de forces et est très essoufflée. La nuit elle est moite du corps. Elle dort bien, mais elle ne peut pas se coucher sur le côté gauche sans tousser. Elle n'a pas de coliques. Elle n'a pas eu la diarrhée depuis deux mois ; auparavant elle l'avait très souvent, et alors, dit-elle, elle rendait ses aliments sans les avoir digérés. Aujourd'hui les digestions sont assez bonnes et elle ne vomit pas. Ses règles viennent tous les mois, mais sont peu abondantes. Elle perd beaucoup en blanc et se plaint d'avoir mal aux reins. Elle n'a pas de douleurs dans les aines. Elle n'a pas de fièvre. Pouls, 100.

État local :

En avant, à la percussion, diminution de sonorité dans toute la hauteur du côté gauche. Douleur à la percussion.

A l'auscultation à gauche, craquements humides dans toute la hauteur ; retentissement de la voix et de la toux.

A droite, respiration rude sans retentissement de la voix ni de la toux.

En arrière, à la percussion, matité dans la fosse sus-épineuse gauche. Diminution de sonorité dans tout le reste de ce côté, excepté à la base où il y a plus de sonorité qu'à droite.

A l'auscultation, à gauche, dans la fosse sus-épineuse, râles sibilants avec bruit de frottement ; petits gargouillements dans toute la hauteur ; pas de retentissement de la voix.

A droite, dans la fosse sus-épineuse, craquements secs et retentissement de la voix. Dans la fosse sous-épineuse, nombreux craquements humides après la toux.

Diagnostic : Tubercules ramollis dans toute la hauteur du poumon gauche en avant et dans toute la hauteur des deux poumons en arrière. Peut-être excavation à gauche.

Traitement : hypophosphite de chaux, 1 gramme par jour.

17 mai. — Elle tousse beaucoup plus et ne crache pas du tout. L'appétit a augmenté, mais les forces sont peut-être encore moindres. Elle a eu ses règles, qui ont duré trois jours, au lieu d'un seul, comme ordinairement.

Pas de traitement.

26 mai. — Elle tousse moins, pas du tout la nuit. Elle dort bien. Son appétit est bon, mais elle est toujours moite pendant son sommeil. La leucorrhée est aussi abondante. Râle trachéal s'entendant à distance.

Traitement : hypophosphite de chaux, 25 centigrammes par jour.

4 juin. — Elle attend bientôt ses règles.

Pas de traitement.

23 juin. — Ses règles ont été peu abondantes. Elle se plaint de mal aux reins. Vomitif, sangsues et sinapismes aux jambes.

30 juin. — Elle se plaint d'une douleur au-dessus du sein. Elle sue la nuit et a un peu de fièvre le soir. Mais l'appétit est meilleur depuis deux jours. Pouls, 120, petit, faible.

Traitement : vésicatoire volant *loco dolenti.*

21 juillet. — Ses règles sont mieux venues qu'elles ne les a jamais eues. Son appétit est bon. Elle crache beaucoup le matin. Elle ne peut se coucher que sur le dos. Pouls, 112.

Traitement : tartre stibié, 5 centigrammes.

26 juillet. — Elle a vomi deux fois. Elle tousse beaucoup moins, mais elle crache encore beaucoup. Ses forces augmentent ; son appétit se conserve ; la leucorrhée est moins abondante. Pouls, 104. Hypophosphite de soude, 15 centigrammes ; hypophosphite d'alumine, 4 centigrammes par jour.

4 août. — Elle se trouve très bien. Elle tousse très peu. Son appétit est bon ; ses forces ont beaucoup augmenté ; elle est moins essoufflée. Elle dit qu'elle engraisse. Le râle trachéal persiste. Pouls, 108, régulier, assez faible. Hypophosphite de soude, 15 centigrammes ; hypophosphite d'alumine, 2 centigrammes par jour.

11 août. — Elle a eu ses règles hier matin en avance de neuf jours. Elle a toussé davantage, mais elle n'a pas craché. Elle n'est presque plus essoufflée. Pouls, 120.

Traitement : tartre stibié, 5 centigrammes.

16 août. — Le vomitif a produit deux vomissements et trois selles. Ses règles, après s'être arrêtées deux jours, ont reparu. Elle a irrégulièrement la fièvre et des sueurs nocturnes. Son appétit a diminué. Le soir elle dit être très enrouée. Pouls, 108, régulier, petit.

Traitement : hypophosphite de chaux, 30 centigrammes par jour.

25 août. — Depuis huit jours l'appétit s'est perdu. Elle a des envies de vomir, de la céphalalgie, et des maux de reins. Pouls, 112.

Traitement : tartre stibié, 10 centigrammes.

30 août. — L'appétit est un peu revenu. Elle sue peu et rarement la nuit. La leucorrhée est toujours abondante. Pouls, 124. Hypophosphite de soude, 15 centigr. ; hypophosphite d'alumine, 1 centigr. par jour.

13 septembre. — Elle ne sue plus la nuit. Son appétit est bon. La leucorrhée diminue. Elle va très bien, dit-elle. Pouls, 100, régulier.

Traitement : hypophosphite de soude, 15 centigrammes.

22 septembre. — Elle s'est fait couper les cheveux la semaine dernière et s'est refroidie ensuite. Depuis lors la toux et l'expectoration ont aug-

menté, et elle est de nouveau un peu moite la nuit. Pouls, 120, régulier, assez plein.

État local :

En avant, à la percussion, matité dans le tiers inférieur du côté gauche, toujours avec un peu de douleur.

A l'auscultation à gauche, au-dessus de la clavicule, respiration soufflante, retentissement considérable de la voix. Au-dessous de la clavicule, gros craquements humides entremêlés de bruits de frottement et de craquements secs; pas de retentissement de la voix, gargouillements pendant la toux. Mêmes phénomènes jusqu'à la base.

A droite, au-dessus de la clavicule, respiration rude avec retentissement de la voix. Au-dessous de la clavicule, respiration un peu exagérée sans retentissement notable de la voix ni de la toux. A la base, quelques craquements secs pendant la toux.

En arrière, à la percussion, diminution de sonorité dans la fosse sus-épineuse gauche ; exagération de sonorité à la base.

A l'auscultation, à gauche, dans la fosse sus-épineuse, gros craquements secs sans retentissement de la voix ni de la toux. Mêmes phénomènes dans la fosse sous-épineuse. Dans la région intrascapulaire, craquements humides; gargouillements pendant la toux; pas de retentissement notable de la voix.

A droite, dans la fosse sus-épineuse, craquements secs surtout appréciables après la toux; pas de retentissement de la voix. Dans la région intra-scapulaire craquements secs sans retentissement de la voix ni de la toux. Dans la fosse sous-épineuse et jusqu'à la base, quelques craquements secs.

Traitement : vomitif.

29 septembre. — La toux a diminué, l'expectoration est plus blanche. Elle ne sue pas la nuit et elle est bien moins essoufflée. Pouls, 120, régulier, assez plein.

Traitement : hypophosphite de soude, 15 centigrammes par jour.

11 octobre. — La toux et l'expectoration diminuent. Les sueurs nocturnes sont à peu près nulles. Elle dort bien. Toujours de la leucorrhée. Pouls, 120.

Traitement : hypophosphite de soude, 50 centigrammes par jour.

20 octobre. — Ses règles sont venues hier matin et continuent. Pouls, 108, régulier, médiocrement plein.

Même traitement.

29 octobre. — Hier soir elle a eu un peu de fièvre. Du reste elle est assez bien. Pouls, 120, régulier, médiocrement plein.

Traitement : 1° hypophosphite de soude et de chaux, 30 centigrammes par jour ; 2° sirop d'ipéca, 30 grammes. Une cuillerée à bouche tous les deux jours.

5 novembre. — Elle a bon appétit et engraisse beaucoup. Cependant ses pertes blanches sont encore abondantes surtout depuis quinze jours. Pouls, 90, régulier, médiocrement plein.

Traitement : hypophosphite de soude et de chaux, 30 centigrammes par jour.

6 décembre. — Elle n'est plus essoufflée, dit-elle. Elle ne sue pas la nuit et n'a pas de fièvre. Pouls, 112, régulier, médiocrement plein.

Traitement : hypophosphite de soude, 50 centigrammes par jour.

A cette époque la malade a cessé de venir au dispensaire. Quoiqu'il soit probable, d'après l'auscultation du 22 septembre, qu'il s'était formé une excavation à gauche, elle se portait cependant assez bien plusieurs mois après avoir laissé le dispensaire pour être employée comme figurante dans un théâtre.

OBSERVATION LXX.

PHTHISIE AU SECOND DEGRÉ. — LARYNGITE.

Durée antérieure : Dix-huit mois.
Symptômes : Pas d'hérédité. — Faiblesse. — Amaigrissement. — Douleurs thoraciques. — Grande dyspnée. — Toux. — Expectoration.
Lésion : Tubercules ramollis occupant toute la hauteur du poumon gauche et la partie postérieure du poumon droit.
Résultat du traitement : Grande amélioration des symptômes généraux.
Durée du traitement : Six mois.

S...... (Clément), vingt-quatre ans, non marié, menuisier.

2 juin 1858. — Pas d'hérédité. La maladie a débuté il y a dix-huit mois par une pleurésie, pour laquelle le malade a été soigné à l'Hôtel-Dieu. Ses forces ont diminué, il a maigri. Il n'a pas de fièvre. Il ne sue pas la nuit, mais il se plaint d'une douleur à la base du poumon droit. Il n'éprouve pas de gêne dans le décubitus, il dort bien. Il est très essoufflé. Il tousse fréquemment. Son expectoration est muco-purulente (d'environ 15 grammes depuis hier). Il n'a jamais craché de sang, mais il a souvent saigné du nez. Il a assez bon appétit, mais il vomit quelquefois. Il n'a pas de coliques, ni de diarrhée. Raucité considérable de la voix.

Il n'a pas cessé de travailler, mais il ne fait plus qu'une partie de sa journée. Pouls, 88, régulier.

État local :

En avant, sonorité sensiblement égale des deux côtés.

A l'auscultation, à gauche, au-dessus de la clavicule, craquements humides nombreux ; au-dessous de la clavicule et dans une étendue de trois travers de doigt, respiration saccadée entremêlée de quelques craquements secs peu nombreux, plus sensibles pendant l'inspiration de la toux. Pas de retentissement de la voix, ni de la toux. Au-dessous, craquements humides occupant le reste du poumon.

A droite, au-dessus de la clavicule, rien d'anormal. La respiration est bonne dans toute la hauteur.

A la percussion, dans les deux fosses sus-épineuses, la sonorité est mauvaise, mais égale.

A l'auscultation, à gauche, craquements humides nombreux, entremêlés de râles sonores occupant les deux tiers supérieurs du poumon ; pas de retentissement de la voix ni de la toux.

A droite, dans la fosse sus-épineuse, craquements humides surtout sensibles pendant l'inspiration de la toux. Quelques craquements disséminés dans le reste du poumon, sans retentissement de la voix ni de la toux. A la base respiration rude.

Diagnostic : tubercules ramollis occupant toute la hauteur du poumon gauche et la partie postérieure du poumon droit.

Traitement : hypophosphite de soude, 1 gramme par jour.

21 juin. — Aucun changement. Pouls, 76, plein, régulier.

Même traitement.

28 juin. — Il se trouve mieux. Il ne tousse presque plus. L'expectoration a aussi diminué, ainsi que l'oppression. Pouls, 76, régulier, assez plein.

Traitement : hypophosphite de soude, 1 gramme tous les deux jours.

12 juillet. — Un peu de céphalalgie depuis quelques jours. Son appétit se conserve. La douleur qu'il avait dans le côté droit a disparu. Pouls, 72, régulier, assez plein.

Pas de traitement.

26 juillet. — Il tousse très peu et continue à travailler, mais il se plaint encore de céphalalgie. Pouls, 72, plein, régulier.

Traitement : tartre stibié, 15 centigrammes.

9 août. — Le vomitif a fait effet, mais le traitement est suspendu depuis plusieurs jours et il tousse davantage. Hypophosphite de soude, 10 centigr., et hypophosphite d'alumine, 2 centigrammes par jour.

13 septembre. — Il tousse un peu plus. Il y a toujours de la raucité dans la voix. Pouls, 76, régulier, médiocrement plein.

Traitement : vomitif.

27 septembre. — Il tousse encore un peu et est toujours enroué. Il travaille de nouveau ses journées entières. Pouls, 76, régulier, assez plein.

1° ℞ Emplâtre de Vigo cum mercurio... } parties égales.
— de ciguë............. }

Appliquer sur le larynx.

2° ℞ Hypophosphite de soude........... 0gr,10 par jour.

6 octobre. — Il ne tousse presque pas. Son appétit est bon. Il travaille dix heures par jour comme avant d'être malade. Pouls, 72, régulier, assez plein.

Traitement : hypophosphite de soude, 15 centigrammes par jour.

3 novembre. — Il va bien. La raucité a diminué.

Traitement : hypophosphite de soude, 50 centigrammes par jour.

24 novembre. — Il tousse davantage depuis qu'il fait froid, dit-il, autrement il se porte bien. Pouls, 84.

Traitement : vomitif.

29 novembre. — Le vomitif a fait effet. Il tousse moins. Il ne sue pas la nuit. Pas de fièvre ; mais la raucité de la voix persiste encore. Pouls, 72, régulier, un peu faible.

A cette époque, le malade a cessé de venir au dispensaire.

OBSERVATION LXXI.

PHTHISIE AU SECOND DEGRÉ.

Durée antérieure : Huit mois.
Symptômes : Pas d'hérédité. — Faiblesse. — Amaigrissement. — Frissons. — Douleurs thoraciques. — Gêne dans le décubitus. — Dyspnée. — Toux. — — Expectoration. — Hémoptysie. — Coliques.
Lésion : Tubercules ramollis au sommet du poumon gauche.
Résultat du traitement : Diminution de l'expectoration. — Disparition des douleurs thoraciques et de la gêne dans le décubitus.
Durée du traitement : Neuf semaines.

S...... (Élisa), vingt-deux ans, mariée, repasseuse.

28 juillet 1858. — Pas d'hérédité. La maladie a commencé au mois de décembre dernier et s'est surtout aggravée en janvier 1858. Alors la malade

a considérablement perdu de ses forces. Elle a maigri d'une manière très sensible. Elle n'a pas de fièvre, mais assez souvent des frissons. Elle ne sue pas la nuit. Elle accuse des douleurs dans le côté gauche de la poitrine, en avant. Elle ne peut pas se coucher sur le dos à cause de la toux que cette position provoque. Elle dort bien, mais elle est très essoufflée. Elle tousse fréquemment, mais crache peu et principalement le matin. Son expectoration est muco-purulente. Il y a trois mois elle a craché et vomi du sang en grande quantité. Elle a rarement saigné du nez. Elle a bon appétit, ne vomit pas et digère bien. Souvent elle a des coliques ; pas de diarrhée. Elle a été bien réglée les deux mois derniers, les deux mois précédents elle ne l'avait pas été. Elle a des pertes blanches abondantes.

Elle a cessé de travailler depuis le mois de janvier. Pouls, 96, très petit.

État local :

En avant, à la percussion, diminution de sonorité dans la région sus-claviculaire gauche, ainsi que sous la clavicule, dans toute la hauteur, plus marquée à la base.

A l'auscultation, à gauche, craquements secs et bruit de frottement au-dessus de la clavicule et au-dessous dans une étendue de trois travers de doigt, avec retentissement de la voix et de la toux. Tout à fait à la base, diminution du bruit respiratoire.

A droite, respiration exagérée sans râles ni craquements.

En arrière, à la percussion, diminution de sonorité dans la fosse sus-épineuse gauche.

A l'auscultation, à gauche, dans la fosse sus-épineuse, craquements secs sans retentissement de la voix ni de la toux. Même chose dans la fosse sous-épineuse et la région intra-scapulaire. Ces phénomènes s'entendent dans les deux tiers supérieurs.

A droite, rien de notable.

Diagnostic : tubercules ramollis au sommet du poumon gauche.

Traitement : hypophosphite de soude, 50 centigrammes par jour.

4 août. — Elle tousse un peu moins, mais elle crache autant et elle a encore eu des frissons.

Traitement : hypophosphite de soude, 1 gramme par jour.

16 août. — La toux a encore diminué et elle ne crache presque pas. Son appétit est bon. Elle n'a plus de frisson ni de fièvre. Elle peut maintenant se coucher sur le dos. Elle n'a pas de coliques, mais toujours des pertes blanches abondantes. Pouls, 112, régulier, très faible.

Traitement : hypophosphite de soude, 50 centigrammes par jour.

1er septembre. — Elle a suspendu le traitement depuis huit jours. Depuis lors elle tousse et crache beaucoup plus. Elle n'a pas de fièvre. Ses règles sont bien venues. Elle se plaint de douleurs dans l'épaule et le côté gauche. Pouls, 144, régulier, très faible.

Traitement : vomitif.

3 septembre. — Les douleurs ont disparu. Hier soir elle a eu de la fièvre. Pouls, 112, régulier, faible.

Traitement : hypophosphite de soude, 20 centigrammes par jour.

15 septembre. — Elle tousse autant, mais elle crache moins. Son appétit est mauvais. Elle a la fièvre et accuse de la douleur dans le devant de la poitrine et dans le dos. Ses règles sont bien venues. Elle a toujours des pertes blanches. Pouls, 124, très faible, régulier.

Traitement : vomitif; deux ventouses scarifiées dans le dos.

20 septembre. — La douleur a disparu. Elle tousse moins et a bon appétit. Pouls, 96.

1° ℞ Hypophosphite de soude...... 0gr,20 par jour.

2° ℞ Sirop d'ipéca.............. 60gr,00

Une cuillerée à café par jour.

27 septembre. — Elle crache peu, et le matin seulement. Son appétit est un peu moins bon que la dernière fois. Elle ne sue pas la nuit, et n'a pas de fièvre. Elle se plaint toujours d'une douleur dans le côté gauche de la poitrine, en avant. Pouls, 96, régulier, très faible.

1° ℞ Hypophosphite de chaux.......... 0gr,35 par jour.

2° ℞ Emplâtre de Vigo cum hydrargyro.. 1 p.
— de ciguë............... 3 pp.

Appliquer *loco dolenti*.

6 octobre. — Elle n'a plus de douleur thoracique. Elle crache très peu. Son appétit est bon. Elle ne sue pas la nuit et n'a plus de fièvre. Elle peut se coucher sur le dos, mais elle est toujours oppressée. Ses règles sont bien venues. La leucorrhée est à peu près aussi abondante.

Traitement : hypophosphite de soude, 50 centigrammes par jour.

A cette époque, la malade a cessé de venir au dispensaire.

OBSERVATION LXXII.

PHTHISIE AU SECOND DEGRÉ.

Durée antérieure : Trois ans et demi.
Symptômes : Pas d'hérédité. — Faiblesse. — Amaigrissement. — Fièvre et frissons. — Sueurs nocturnes. — Toux. — Expectoration. — Hémoptysie. — Dyspnée. — Douleurs thoraciques.
Lésion : Tubercules ramollis disséminés dans toute la hauteur du poumon gauche et le tiers supérieur du poumon droit.
Résultat du traitement : Amélioration des symptômes généraux.
Durée du traitement : Six mois, y compris une interruption de trois mois.

C...... (Jean-Baptiste), trente-trois ans, non marié, palefrenier.

27 août 1858. — La maladie n'est pas héréditaire. Elle a débuté au mois de mars 1854. Depuis cette époque le malade a beaucoup perdu de ses forces. Il a maigri de vingt-cinq à trente livres. Il a irrégulièrement de la fièvre avec frissons. Les sueurs nocturnes ont un peu diminué depuis quelque temps, mais sont encore abondantes. La toux est fréquente, surtout le matin et l'expectoration muco-purulente, abondante. Il a craché du sang en assez grande quantité, au mois de mars 1854; depuis, les crachements de sang se sont renouvelés deux fois; la dernière fois il y a six semaines. Il saigne assez souvent du nez. L'appétit est assez bon, mais il vomit quelquefois. Les digestions sont bonnes. Il n'a pas de coliques ni de diarrhée en ce moment, mais il l'a eue cet hiver durant six semaines consécutives. Il dort assez bien. Il est très essoufflé et se plaint de douleurs vives dans le côté gauche du thorax.

Le malade a été réformé le 9 septembre 1856, du 2e régiment d'infanterie de ligne, pour phthisie pulmonaire.

Il a passé, dit-il, à différentes reprises quatorze mois à l'hôpital.

Actuellement il peut travailler dix heures par jour. Pouls, 72, régulier, faible.

État local :

Il porte les cicatrices de ganglions cervicaux suppurés.

En avant, à la percussion, sonorité sensiblement égale des deux côtés, mais à gauche la percussion provoque la toux.

A l'auscultation, à gauche, au-dessous de la clavicule, craquements humides entremêlés de râles sibilants; retentissement de la voix et de la toux. Ces phénomènes se perçoivent dans toute la hauteur du poumon.

A droite, au-dessus de la clavicule, craquements humides; retentissement de la voix et de la toux. Mêmes craquements plus nombreux au-dessous de la clavicule; retentissement de la voix et de la toux plus notable qu'à gauche ; pectoriloquie imparfaite, surtout marquée à la partie interne de la clavicule. Ces phénomènes se perçoivent dans une hauteur de quatre travers de doigt. Au-dessous et jusqu'à la base, respiration rude avec expiration prolongée ; retentissement de la voix et de la toux moins marqué qu'au dessus.

En arrière, à la percussion, diminution de sonorité dans la fosse sus-épineuse droite. Dans le reste des deux poumons sonorité sensiblement égale des deux côtés.

A l'auscultation, à gauche, quelques craquements secs dans la fosse sous-épineuse; craquements humides et respiration rude dans la partie moyenne de la région intra-scapulaire.

A droite, dans la fosse sus-épineuse, surtout à la partie interne, craquements humides augmentant pendant la toux ; retentissement de la voix. Mêmes phénomènes dans la partie moyenne de la région intra-scapulaire; au niveau de l'épine de l'omoplate, retentissement considérable de la voix. Dans la fosse sous-épineuse et dans le reste du poumon, respiration rude avec quelques craquements secs.

Diagnostic : tubercules ramollis occupant toute la partie antérieure du poumon gauche et disséminés dans le reste de son étendue. Tubercules ramollis occupant le tiers supérieur du poumon droit.

Traitement : hypophosphite de soude, 50 centigrammes par jour.

1er septembre. — La toux a diminué ainsi que l'expectoration. Il n'a plus de frissons et les douleurs thoraciques sont moins violentes. Pouls, 76.

Même traitement.

1er décembre. — Ayant fini son ordonnance vers le 12 septembre, il l'a fait renouveler deux fois à Marseille, où il a été obligé de passer les mois de septembre et d'octobre. Il s'en était bien trouvé. Depuis environ un mois qu'il a cessé son traitement, il va, dit-il, moins bien. Il tousse et crache beaucoup. Son appétit se perd; il est très essoufflé et il sent des frissons le soir. Tous les jours il a une garderobe liquide. Pouls, 80, régulier, médiocrement plein.

Traitement : hypophosphite de soude, 1 gramme par jour.

10 décembre. — Il a eu la fièvre pendant quatre jours la semaine dernière. La toux n'a pas diminué. Pas de diarrhée. Il se plaint de maux de tête. Pouls, 72, régulier, un peu faible.

Traitement : hypophosphite de soude, 50 centigrammes par jour ; quatre ventouses scarifiées.

7 janvier 1859. — Il tousse beaucoup et il est très oppressé.

Traitement : potion kermétisée.

14 janvier.—Il est moins oppressé. Il se plaint d'un point de côté. Pouls, 80, régulier, plein.

Traitement : emplâtre caléfacient *loco dolenti.*

28 janvier. — Le point de côté a presque complétement disparu. Les sueurs nocturnes, qui avaient cessé, ont reparu depuis sept ou huit jours. Pouls, 72, régulier, médiocrement plein.

Traitement : hypophosphite de soude, 30 centigrammes par jour.

25 février. — Il est assez bien. La toux et l'expectoration ont diminué. Il sue rarement la nuit. Son appétit est bon et il dit qu'il engraisse, mais l'oppression est encore assez considérable. Pouls, 80, régulier, médiocrement plein.

Même traitement.

A cette époque le malade a cessé de venir au dispensaire.

OBSERVATION LXXIII.

PHTHISIE AU SECOND DEGRÉ.

Durée antérieure : Huit mois.

Symptômes : Hérédité. — Faiblesse. — Amaigrissement. — Fièvre. — Insomnie. — Dyspnée. — Toux. — Expectoration. — Épistaxis. — Inappétence. — Coliques. — Diarrhée.

Lésion : Tubercules en voie de ramollissement disséminés dans toute la hauteur des deux poumons, et surtout nombreux au sommet droit en arrière.

Résultat du traitement : Diminution de la faiblesse et de la toux. — Disparition de la dyspnée, de l'inappétence et de la fièvre.

Durée du traitement : Deux mois.

B... (François), quatre ans.

22 novembre 1858. — La maladie est héréditaire. L'enfant souffre depuis le mois d'avril dernier, mais ayant eu, quelque temps après la rougeole, sa maladie s'est beaucoup aggravée. Il a perdu de ses forces et il a maigri. Il a la fièvre tous les jours sans frissons. Il ne sue pas la nuit et n'accuse ni douleurs ni gêne dans le décubitus. Le sommeil serait assez bon si la toux ne venait l'interrompre. Il est essoufflé. Il tousse beaucoup, mais crache peu. Il n'a pas expectoré de sang, mais il saigne assez fréquemment du nez. Son appétit est très faible. Il ne vomit pas et digère bien. Il a assez souvent des

coliques et de la diarrhée. Actuellement trois ou quatre garderobes par jour. Il est aussi beaucoup moins gai et ne joue que très peu.

Le traitement antérieur a consisté en tisanes de mauve, de lichen, sirop Des Essarts, etc.

État local :

En avant, à la percussion, diminution de sonorité, dans toute la hauteur du côté gauche, plus marquée à la base.

A l'auscultation, à gauche, quelques craquements secs disséminés dans toute la hauteur.

A droite, expiration prolongée et rude.

En arrière, diminution de sonorité dans les fosses sus- et sous-épineuses droites.

A l'auscultation, craquements disséminés dans toute la hauteur du côté gauche.

A droite, dans la fosse sus-épineuse, craquements secs bien marqués avec faiblesse du bruit respiratoire. Dans la fosse sous-épineuse, craquements secs plus fins et plus nombreux.

Diagnostic : tubercules en voie de ramollissement disséminés dans toute la hauteur des deux poumons, et surtout nombreux au sommet droit en arrière.

Traitement : hypophosphite de soude, 5 centigrammes par jour.

1er décembre. — La diarrhée persiste et il a des coliques. Pouls, 96.

Traitement : hypophosphite de chaux, 1 centigramme par jour.

13 décembre. — Épistaxis hier, dyspnée. Pouls, 108.

Traitement : sirop d'ipéca, 30 grammes, par cuillerées à café jusqu'au vomissement.

20 décembre. — Il a beaucoup vomi et sa dyspnée a disparu. Il a toujours la fièvre et tousse beaucoup. Pouls, 120, régulier, médiocrement plein.

℞ Hypophosphite de chaux...... 0gr,02 par jour.
— de quinine..... 0gr,005

17 janvier 1859. — Il tousse très peu. Son appétit est bon. Il n'a pas de sueurs la nuit, ni de fièvre, et il joue davantage.

Même traitement.

A cette époque ce petit malade a cessé de venir au dispensaire.

OBSERVATION LXXIV.

PHTHISIE AU SECOND DEGRÉ.

Durée antérieure : Douze ans.
Symptômes : Hérédité.—Faiblesse.—Douleurs thoraciques —Dyspnée. — Toux. — Expectoration. — Hémoptysies. — Inappétence. — Dyspepsie.
Lésion : Tubercules ramollis dans toute la hauteur du côté gauche tant en avant qu'en arrière, au sommet du poumon droit et la moitié supérieure du même organe en arrière.
Résultat du traitement : Diminution de la toux, de l'expectoration et de la faiblesse.
Durée du traitement : Cinq semaines.

R.... (Frédéric), trente et un ans, non marié, commis-voyageur.

29 novembre 1858. — Le malade a perdu sa sœur d'une affection de poitrine. Il souffre de sa maladie actuelle depuis douze ans. Ses forces ont assez sensiblement diminué. Il dit ne pas avoir maigri d'une manière notable. Il n'a pas de fièvre, ni de frissons. Il ne sue pas la nuit maintenant, mais il a beaucoup sué antérieurement. Il accuse une douleur dans le dos au niveau de l'épaule gauche. Son sommeil est agité. Il est très essoufflé. Il tousse surtout le matin et expectore des crachats muco-purulents très abondants ; il a craché du sang à deux ou trois reprises différentes, la dernière fois il y a trois ans. Il ne saigne pas du nez. Son appétit est très médiocre. Il ne vomit pas, mais les digestions sont difficiles. Pas de coliques ni de diarrhée : une garderobe naturelle par jour. Il ne travaille plus depuis un mois.

Traitement antérieur : tisanes de lichen, huile de foie de morue, vésicatoires, cautères.

Pouls, 96, régulier, médiocrement plein.

État local :

En avant, à la percussion, matité considérable au-dessus de la clavicule gauche, et au-dessous dans une hauteur de quatre travers de doigt. Sonorité diminuée dans toute la hauteur.

A l'auscultation, à gauche, au-dessus de la clavicule, bruit de frottement; respiration très rude ; retentissement de la voix ; pas de râles ni de craquements bien appréciables. Au-dessous de la clavicule, craquements secs entremêlés de craquements humides avec bruit de frottement bien appréciable. Les craquements augmentent pendant la toux et il y a un retentissement assez notable de la voix. Quelques craquements secs jusqu'à la base.

Le malade porte de ce côté, au milieu de la région sous-clavière, les traces d'un cautère et d'un vésicatoire.

A droite, au-dessous de la clavicule, quelques craquements secs sans retentissement de la voix ni de la toux. Dans le reste du poumon, respiration à peu près normale.

En arrière, à la percussion, diminution de sonorité dans la fosse sus-épineuse gauche, et dans la région intra-scapulaire correspondante.

Dans la fosse sous-épineuse gauche se trouvent les traces d'un vésicatoire.

A l'auscultation, dans la fosse sus-épineuse gauche, craquements secs augmentant pendant la toux ; bruit de frottement ; retentissement médiocre de la voix. Dans la fosse sous-épineuse, craquements secs sans retentissement de la voix ni de la toux. Dans la partie supérieure de la région intra-scapulaire, mêmes phénomènes que dans la fosse sus-épineuse ; craquements secs jusqu'à la base, excepté dans le tiers inférieur où la respiration est très rude.

A droite, dans la fosse sus-épineuse, craquements secs bien appréciables augmentant pendant la toux ; retentissement de la voix. Dans la fosse sous-épineuse, craquements secs encore plus marqués qu'au-dessus ; retentissement de la voix et de la toux. Dans la région intra-scapulaire mêmes phénomènes qui se retrouvent aussi dans toute la moitié supérieure. Au-dessous respiration rude.

Diagnostic : Tubercules ramollis dans toute la hauteur du côté gauche tant en avant qu'en arrière, le sommet droit en avant et la moitié du poumon du même côté en arrière.

Traitement : hypophosphite de chaux, 1 gramme par jour.

6 décembre. — La toux et l'expectoration ont un peu diminué. Il a eu la tête un peu lourde hier. Pouls, 80, régulier, médiocrement plein.

Traitement : hypophosphite de soude, 50 centigrammes par jour.

15 décembre. — La toux a diminué sensiblement. L'expectoration est restée à peu près la même. Il se plaint d'une douleur assez violente dans le côté gauche. Pouls, 80, régulier, plein, résistant.

1° ℞ Deux ventouses scarifiées *loco dolenti*.

2° ℞ Hypophosphite de soude. . . . 1 gramme par jour.

20 décembre. — Les ventouses n'ont pas été mises. Il est très oppressé. Pouls, 96, médiocrement plein.

Traitement : vomitif.

27 décembre. — Il a vomi cinq fois. Il a toussé et craché davantage. Son appétit a diminué. Il dort mal et se plaint d'une douleur en arrière à gauche. Il est toujours essoufflé. Pouls, 96, régulier, un peu fort.

1° ℞ Hypophosphite de soude...... 50 centigrammes.

2° ℞ Emplâtre caléfacient *loco dolenti.*

3 janvier 1859. — Il crache beaucoup moins et ses forces augmentent. Mais son appétit n'est pas encore revenu, et depuis hier la toux et l'oppression, qui avaient diminué, ont de nouveau augmenté. Pouls, 108, régulier, assez plein.

Traitement : hypophosphite de chaux, 50 centigrammes par jour.

A cette époque, le malade a cessé de venir au dispensaire.

OBSERVATION LXXV.

PHTHISIE AU TROISIÈME DEGRÉ.

Durée antérieure : Deux ans.

Symptômes : Toux. — Expectoration. — Hémoptysie. — Faiblesse. — Amaigrissement. — Fièvre. — Inappétence. — Vomissements.

Lésion : Excavations multiples occupant toute la hauteur du poumon droit en avant et le sommet en arrière. — Excavation occupant les deux tiers supérieurs du poumon gauche en avant, et probablement tubercules occupant la partie postérieure.

Résultat du traitement : Amélioration assez sensible de la plupart des symptômes généraux.

Durée du traitement : Deux mois et demi.

R...... (Antoine), quarante-quatre ans, marié, fabricant d'instruments de chirurgie.

La maladie date du mois de novembre 1855. Elle a commencé par de la toux accompagnée d'expectoration, qui a toujours persisté depuis. A cette époque le malade a été pris d'un crachement de sang peu abondant, mais ses forces ont tellement diminué, qu'il a été obligé de quitter définitivement son travail qu'il avait déjà suspendu aux mois d'avril et de mai précédents. Il a aussi commencé à suer la nuit. Il n'y avait pas encore de perte notable d'appétit. Au mois d'août nouveaux crachements de sang qui se renouvellent encore en février 1857. Depuis ce temps ces symptômes ont persisté à l'exception des sueurs nocturnes qui ont cessé depuis le mois de mars 1857. L'amaigrissement n'est notable que depuis trois mois ; auparavant le malade n'avait pas maigri d'une manière sensible, mais il ajoute qu'il a toujours été très maigre. Depuis longtemps aussi il se plaint de gastralgie.

A partir du mois de juin 1856, pendant trois mois, le malade a pris de l'huile de foie de morue, mais il a dû cesser au mois d'août suivant parce qu'i la vomissait. Durant le même mois de juin 1856, il a pris aussi du sirop iodo-tannique, sans effet marqué. Jusqu'en juillet de cette année 1857 il a pris des pilules de goudron. De juillet en novembre, pas de traitement. A cette époque il a été à la consultation à l'hôpital de la Pitié, où il a été mis au traitement de l'hypophosphite de soude. Cette médication, continuée pendant dix jours, n'a pas paru avoir d'effet notable. Le malade est alors venu me consulter au milieu de novembre.

Outre les symptômes précédents il se plaignait, à cette époque, de fièvre très intense le soir, précédée de frissons qui duraient deux heures environ. La fièvre le tenait la moitié de la nuit et l'empêchait de dormir. Il toussait très fréquemment et vomissait après avoir mangé ; pas d'appétit.

Je le mis au traitement de l'hypophosphite de potasse à la dose de 1 gramme par jour pendant huit jours, puis à celui de l'hypophosphite de chaux pendant une période égale, et enfin à celui de l'hypophosphite de soude à la dose de 2 gram. par jour. Sous l'influence de cette médication, la fièvre a beaucoup diminué, les frissons ont disparu ; les vomissements ont complétement cessé, la toux et l'expectoration se sont amoindries ; le sommeil est revenu. Quant aux forces, elles sont dans le même état.

Le 9 décembre, le malade a pris 1 gramme d'hypophosphite de quinine.

Le 10 décembre, il a pris 1 gramme d'hypophosphite de quinine à neuf heures du matin. A partir de onze heures il a éprouvé un sentiment de grande prostration qui a duré toute la journée. Cette prostration était accompagnée de bourdonnements d'oreilles et d'affaiblissement considérable de l'ouïe. Dans la soirée il n'a pas eu de frissons et à peine de la fièvre. Le sommeil a été bon. La toux et l'expectoration ont été notablement amoindries.

11 décembre 1857. — Le malade a pris ce matin 1 gramme d'hypophosphite de quinine. Il a très peu toussé, a craché en assez grande quantité, mais sans difficulté. Plus de bourdonnements d'oreilles, ni de prostration. L'appétit est assez bon. Pouls, 96, régulier, faible.

État local :

Poitrine bombée.

En avant, à la percussion, matité au-dessous de la clavicule droite dans une hauteur de quatre travers de doigt, bruit de pot fêlé. Au-dessous de la clavicule gauche matité dans une étendue de deux travers de doigt avec sensibilité à la percussion.

A l'auscultation, à gauche, respiration caverneuse avec expiration saccadée; pectoriloquie bien marquée. Ces phénomènes se remarquent dans une étendue de cinq travers de doigt. Au-dessous le bruit respiratoire est assez net avec expansion vésiculaire rude.

Bruits du cœur sourds.

A droite, respiration soufflante avec quelques gros craquements secs; pectoriloquie dans toute la hauteur.

En arrière, dans toute la hauteur du poumon gauche, respiration faible, craquements secs au sommet et retentissement de la voix.

A droite, dans la fosse sus-épineuse, gargouillements, pectoriloquie. Dans la fosse sous-épineuse, respiration soufflante. A la base, respiration rude.

Diagnostic : Excavations multiples occupant toute la hauteur du poumon droit en avant et le sommet en arrière. Excavation occupant les deux tiers supérieurs du poumon gauche en avant avec probablement des tubercules occupant la partie postérieure.

Traitement : hypophosphite de soude, 1 gramme par jour.

16 décembre. — La toux, qui avait très notablement diminué, a de nouveau augmenté ainsi que l'expectoration. La fièvre est plus intense, la faiblesse plus grande et les digestions plus pénibles.

Traitement : hypophosphite de soude, 1 gramme.

18 décembre. — Comparativement avec avant-hier amélioration de tous les symptômes, moins de toux et moins de fièvre.

Traitement : hypophosphite de soude, 1gr,50 par jour.

23 décembre. — La toux a de nouveau repris depuis avant-hier; un peu de fièvre. Pouls, 100.

Traitement : hypophosphite de soude, 2 grammes par jour.

8 janvier 1858. — Aggravation de tous les symptômes au point que le malade n'a pu venir à la consultation.

Traitement : tartre stibié, 15 centigrammes.

15 janvier. — La fièvre a diminué, mais n'a pas cessé complétement.

Traitement : acide hypophosphoreux, 20 centigrammes par jour.

18 janvier. — Hier le malade n'a pas eu de fièvre. Ses digestions se font bien. Il se trouve aussi moins faible et moins essoufflé. La toux a augmenté un peu. Pouls, 104.

Même traitement.

20 janvier. — La toux reste la même ; l'expectoration a diminué ; l'appétit est beaucoup meilleur. Hier il a eu des coliques et de la diarrhée et un peu de fièvre dans la nuit. Pouls, 88.

Traitement : phosphate de chaux, 2 grammes par jour.

22 janvier. — La diarrhée s'est arrêtée immédiatement. La toux et l'expectoration ont un peu augmenté. L'appétit est moins bon ; très peu de fièvre. Pouls, 80, régulier, médiocrement plein.

Traitement : acide hypophosphoreux, 20 centigrammes par jour.

25 janvier. — La diarrhée a reparu aujourd'hui. Pouls, 104. La toux a encore augmenté.

1° ℞ Phosphate de chaux........... 30gr,00

En dix paquets.

2° ℞ Tartre stibié................ 0gr,15

1er février. — Le malade a pris deux jours de l'acide hypophosphoreux depuis le 25 janvier, 20 centigrammes chaque fois. Il n'a plus de diarrhée, ni de coliques. Pas de sueurs nocturnes ; peu de fièvre le soir. Pouls, 100.

Traitement : hypophosphite de soude, 2 grammes par jour.

A cette époque, le malade a cessé de venir au dispensaire. Depuis j'ai appris qu'il était mort environ un an après.

OBSERVATION LXXVI.

PHTHISIE AU TROISIÈME DEGRÉ.

Durée antérieure : Quatre ans.

Symptômes : Hérédité. — Faiblesse. — Amaigrissement. — Sueurs nocturnes. — — Gêne dans le décubitus. — Dyspnée. — Toux. — Expectoration. — Vomissements. — Inappétence.

Lésion : Tubercules ramollis au sommet du poumon gauche et excavation à droite.

Résultat du traitement : Diminution de la toux, de l'expectoration, de l'inappétence, de la dyspnée, de la faiblesse. — Cessation des sueurs nocturnes.

Durée du traitement : Cinq mois.

J..... (Joseph), cinquante-cinq ans, marié, employé.

11 août 1858. — Le malade a perdu sa mère d'une maladie de poitrine. Sa maladie a débuté il y a quatre ans. Depuis il a beaucoup perdu de ses forces. Il a maigri considérablement. Il n'a pas de fièvre ni de frissons. Il sue la nuit médiocrement. Il n'accuse pas de douleurs dans la poitrine, mais

il ne peut pas se coucher sur les côtés. Il dort bien. Il est très essoufflé. Il tousse surtout le matin. Son expectoration est muco-purulente abondante. Il n'a pas craché de sang, ni saigné du nez. Il n'a pas d'appétit et vomit souvent. Il n'a pas de coliques ni de diarrhée.

Il a diminué son travail : l'année dernière il a été obligé de le suspendre pendant cinquante-deux jours. Pouls, 96.

État local :

Éruption de psoriasis sur toute la partie droite du thorax et sur le ventre. Le malade a eu une maladie vénérienne en 1832.

En avant, à la percussion, matité presque complète au-dessus de la clavicule droite et au-dessous dans une hauteur de quatre travers de doigt.

A l'auscultation, à gauche, au-dessous de la clavicule, craquements secs à la fin de l'inspiration et pendant l'expiration, augmentant pendant la toux.

A droite, au-dessus de la clavicule, respiration soufflante avec quelques craquements secs; retentissement de la voix et de la toux. Au-dessous de la clavicule, respiration caverneuse avec craquements humides; gargouillements très notables pendant la toux; pectoriloquie imparfaite. Ces phénomènes s'entendent dans la même étendue que la matité.

En arrière, à la percussion, matité dans la fosse sus-épineuse droite et la fosse sous-épineuse. Diminution de sonorité dans le tiers supérieur de la région intra-scapulaire du même côté.

A l'auscultation, à gauche, dans la fosse sus-épineuse, respiration se faisant mal sans retentissement de la voix ni de la toux. Dans le reste du poumon rien d'anormal.

A droite, dans la fosse sus-épineuse, respiration soufflante avec retentissement de la voix et de la toux. Dans le tiers supérieur de la région intra-scapulaire, gros craquements avec retentissement de la voix et de la toux. Mêmes phénomènes dans la fosse sous-épineuse; respiration rude à la base.

Rien au cœur.

Diagnostic : tubercules ramollis au sommet du poumon gauche. Excavation à droite.

Traitement : hypophosphite de soude, 1 gramme par jour.

18 août. — La toux n'est pas modifiée, mais l'expectoration est moins épaisse et il se sent un peu moins affaissé, dit-il. Il n'a pas vomi depuis deux matins. Pouls, 96, régulier, assez plein.

Traitement : hypophosphite de chaux, 50 centigrammes par jour.

1er septembre. — La toux a diminué et les forces sont meilleures. Il n'a vomi que cinq fois depuis le 18. Pouls, 100, régulier, assez plein.

Traitement : hypophosphite de soude, 50 centigrammes par jour.

8 septembre. — Il a eu la fièvre cette nuit. Constipation. Pouls, 96, régulier, assez plein.

Traitement : vomitif.

13 septembre. — Il a beaucoup vomi. Il se trouve moins bien et se plaint d'une douleur dans le dos. Pouls, 108, régulier, plein, un peu dur.

Traitement : quatre ventouses scarifiées.

15 septembre. — Les ventouses l'ont soulagé, dit-il. Il est moins essoufflé. Pouls, 112.

Traitement : hypophosphite de soude, 25 centigrammes par jour.

22 septembre. — Il se trouve mieux. Il ne sent presque plus sa douleur. Ses forces augmentent. Il sue très peu la nuit et crache moins. Pouls, 96, régulier, assez plein.

Même traitement.

6 octobre. — La toux, qui était presque nulle, a un peu augmenté depuis deux jours. L'appétit et les forces sont meilleurs et les sueurs nocturnes très peu abondantes. Presque pas de douleur. Pouls, 96, régulier, assez plein.

Traitement : hypophosphite de chaux, 1 gramme par jour.

13 octobre. — La toux et l'oppression ont augmenté; mais plus de sueurs nocturnes; appétit mauvais ; vomissements la nuit dernière. Il ne se couche pas sur les côtés. Pouls, 100, régulier, assez plein.

Même traitement.

15 octobre. — Il n'a pas toussé la nuit et a eu un peu plus d'appétit. Pouls, 96, régulier, médiocrement plein.

Même traitement.

20 octobre. — L'expectoration est muco-purulente peu abondante. Ses forces augmentent un peu ainsi que l'appétit, mais la toux est toujours très fréquente. Pouls, 100, régulier, médiocrement plein.

Même traitement.

10 novembre. — L'appétit est assez bon. Pouls, 96, régulier, médiocrement plein.

Traitement : hypophosphite de soude, 50 centigrammes par jour.

17 novembre. — Il tousse beaucoup et a le sommeil agité. Pouls, 96.

Traitement : vomitif.

22 novembre. — Le vomitif a beaucoup affaibli le malade, et il n'a pu venir à la consultation. Il tousse moins, mais il sue la nuit.

Traitement : hypophosphite de soude, 50 centigrammes par jour.

29 novembre. — Il ne peut encore venir à la consultation, cependant il

se trouve mieux, dit sa femme. Il tousse moins et crache plus facilement, mais il n'a pas d'appétit.

Même traitement.

6 décembre. — Le malade a pu venir. Son appétit est meilleur. Pouls, 108, régulier, assez plein.

Même traitement.

20 décembre. — Son appétit revient. Il ne sue plus la nuit, mais il est toujours très oppressé. Pouls, 100, plein, régulier.

27 décembre. — Il a un peu plus de forces, un peu plus d'appétit et étouffe moins, dit-il. L'expectoration a aussi diminué, mais il très constipé. Pouls, 112, régulier, assez plein.

Traitement : potion laxative.

5 janvier 1859. — La constipation a cessé. La toux est moindre. Il ne sue pas la nuit. L'appétit reste le même. Pouls, 96, régulier, médiocrement plein.

Traitement : hypophosphite de soude et de chaux, 25 centigrammes par jour.

12 janvier. — Il tousse beaucoup moins. Il a plus de forces et a pu hier reprendre son travail qu'il avait suspendu depuis cinq semaines. Pas de constipation. Pouls, 104.

Pas de traitement.

19 janvier. — Pouls, 108, régulier, médiocrement plein. Hypophosphit de soude, 30 centigrammes par jour.

A cette époque le malade a cessé de venir au dispensaire.

QUATRIÈME CATÉGORIE.

CAS DANS LESQUELS L'AMÉLIORATION NE S'EST PAS SOUTENUE.

OBSERVATION LXXVII.

PHTHISIE AIGUE AU SECOND DEGRÉ.

Durée antérieure : Deux mois.
Symptômes : Toux. — Vomissements. — Hémoptysies. — Expectoration. — Sueurs nocturnes. — Faiblesse. — Inappétence.
Lésion : Tubercules ramollis au sommet du poumon droit et dans toute la hauteur du poumon gauche.
Résultat du traitement : Amélioration assez notable des symptômes généraux, à deux ou trois reprises différentes disparaissant sous l'influence de fatigues.
Durée du traitement : Quatre mois.

G..... (Annette), âgée de trente et un ans, cuisinière, non mariée.

14 décembre 1857. — La maladie a commencé il y a deux mois : elle a débuté et continue encore par des quintes de toux qui font rejeter à la malade ce qu'elle mange. Il y a quinze jours elle a commencé à avoir des crachements de sang qui ont continué jusqu'à avant-hier. Le reste de son expectoration est muco-purulente. Les sueurs nocturnes sont peu abondantes, mais les forces sont considérablement amoindries, ainsi que l'appétit, cependant l'amaigrissement n'est pas très sensible. Le facies est assez bon. La malade est bien réglée.

A l'examen, je constate ce qui suit :

En avant, à la percussion, sonorité à peu près égale des deux côtés. En arrière, pas d'altération de la sonorité.

A l'auscultation, craquements secs au-dessous de la clavicule gauche.

Bruits du cœur sourds surtout au premier temps et à la base. Pas d'altération de la voix.

Dans les fosses sus- et sous-épineuses gauches, craquements secs. A la base craquements humides nombreux.

Dans la fosse sus-épineuse droite craquements secs. Voix à peu près normale des deux côtés.

Diagnostic : tubercules ramollis au sommet du poumon droit et dans toute la hauteur du poumon gauche.

Traitement : hypophosphite de soude, 1 gramme par jour.

21 décembre. — La malade se sent mieux. Elle a craché considérablement, mais elle tousse beaucoup moins. Les sueurs nocturnes ont aussi beaucoup diminué. Le sommeil est meilleur. Les forces ainsi que l'appétit sont un peu revenus. Les digestions sont bonnes. Une garderobe par jour.

Même traitement.

4 janvier 1858. — La malade a transpiré un peu la nuit dernière. Elle tousse moins. Plus de vomissements. Elle n'a pas de fièvre le soir. Pas de diarrhée. Pouls, 96, médiocrement plein.

Traitement : vomitif.

8 janvier. — La toux a diminué, l'appétit est meilleur, mais l'expectoration est toujours très abondante.

Traitement : hypophosphite de soude, 1 gramme par jour.

25 janvier. — La malade a continué d'elle-même le traitement sans interruption. Depuis huit jours la toux a beaucoup augmenté ; l'expectoration est très abondante. Les forces ont diminué. L'appétit s'est perdu. Pouls, 80.

Traitement : vomitif.

27 janvier. — Suspension du traitement jusqu'au 29.

29 janvier. —La toux est amoindrie ainsi que l'expectoration, qui est muco-purulente et assez spumeuse (un demi-verre pendant la nuit). L'appétit est meilleur.

Traitement : vomitif.

10 février. — Elle a craché un peu de sang pendant la nuit (environ une cuillerée). Elle tousse et crache moins. Elle sue davantage, et a irrégulièrement la fièvre le soir. Pouls, 80. Hypophosphite de soude, 1 gramme par jour ; vomitif.

3 mars. — La toux est un peu moindre; mais quand la malade tousse, elle se plaint d'une douleur dans le dos. Elle est très oppressée, et transpire un peu la nuit. L'appétit est bon. Le facies est beaucoup meilleur. Ses règles sont bien venues et ont été abondantes. Pouls, 100.

Traitement : hypophosphite de soude, 1 gramme par jour.

10 mars. — La toux reste la même. Il y a une légère teinte sanguinolente dans les crachats. Les sueurs nocturnes continuent. L'appétit a un peu diminué. L'oppression est plus grande depuis trois ou quatre jours. Le sommeil est mauvais. Pas de fièvre le soir. Pouls, 88.

Traitement : hypophosphite de soude et d'ammoniaque, 50 centigrammes par jour.

17 mars. — La toux est beaucoup moindre. L'expectoration a augmenté. Les sueurs nocturnes sont abondantes. Pas de fièvre. Pouls, 88.

℞ Hypophosphite de soude.........	1gr,00 par jour.
— d'ammoniaque.....	0gr,50

31 mars. — La toux reste la même; l'expectoration est abondante. Les sueurs nocturnes ont un peu diminué depuis deux nuits. L'appétit est meilleur; les forces ont augmenté. Les règles ont été un peu moins abondantes la dernière fois. Avant-hier la malade a mouché un peu de sang. Pouls, 84.

Râle trachéal s'entendant à distance.

Traitement : hypophosphite de soude, 1 gramme tous les trois jours.

9 avril. — Elle sue moins. Son appétit est meilleur, mais elle a vomi de nouveau après ses repas. Elle se sent faible. Pendant un jour elle a eu la diarrhée. Elle a irrégulièrement la fièvre. Pouls, 92.

Traitement : acide hypophosphoreux, 10 centigrammes par jour.

16 avril. — Elle a toussé un peu plus. Elle crache toujours beaucoup. Ses forces ont un peu augmenté depuis un ou deux jours. Les sueurs nocturnes restent les mêmes ainsi que l'appétit. Elle est très oppressée. Elle n'a pas de coliques ni de diarrhée. Depuis quinze jours elle dit avoir un peu de céphalalgie et d'assoupissement. Ses règles ne sont pas venues; elle les attend le 10.

Traitement : hypophosphite de chaux, 50 centigrammes par jour.

La malade a cessé, à cette époque, de venir au dispensaire.

Cette malade a présenté une amélioration assez notable à deux ou trois reprises, mais comme chaque fois qu'elle éprouvait du mieux elle se fatiguait beaucoup, l'amendement ne s'est jamais soutenu.

OBSERVATION LXXVIII.

PHTHISIE AU SECOND DEGRÉ.

Durée antérieure : Trois ans.
Symptômes : Toux. — Expectoration. — Hémoptysie. — Inappétence. — Faiblesse. — Dyspnée. — Amaigrissement. — Sueurs nocturnes. — Fièvre.
Lésion : Tubercules au second degré aux deux sommets. — Tubercules crus disséminés dans les deux poumons.
Résultat du traitement : D'abord amélioration très grande des symptômes généraux. — Toux et expectoration devenues presque nulles. — Cessation des sueurs nocturnes et de la fièvre. — Disparition de la dyspnée et retour complet des forces. — Puis rechute à la suite de fatigues excessives, et mort probable.
Durée du traitement : Quatorze mois et demi.

S... (Vina), âgée de vingt-neuf ans, mariée, couturière (1).

26 février 1858. — « La maladie date de trois ans. Crachements de sang » il y a trois semaines. Diminution des forces, émaciation sensible. Respira- » tion essoufflée, sueurs nocturnes irrégulières, battements de cœur. Pas de » diarrhée.

» La malade est bien réglée; ses règles ont augmenté depuis cinq mois, » époque de sa dernière couche.

» État local :

» En avant, à la percussion, sonorité à peu près égale des deux côtés.

» La percussion provoque la toux, lorsqu'elle a lieu, au niveau du ster- » num. Légère diminution de sonorité dans la fosse sus-épineuse gauche.

» A l'auscultation, respiration courte, se faisant mal dans toute la hauteur » du poumon gauche, quelques craquements secs au-dessous de la clavicule,

(1) Cette malade est un des cas vus par M. Dechambre (voy. p. 190 et chap. X). Voici les remarques qu'il a publiées à son sujet :

» Le 3 mars, sonorité faible en avant, sans matité prononcée. Un peu de » matité au niveau des deux fosses sus-épineuses. Respiration faible dans toute » l'étendue de la poitrine, plus obscure en haut, en arrière, des deux côtés, et » mêlée de quelques râles tenant le milieu entre le craquement et le râle muqueux » sous la clavicule gauche. *Je ne trouve de craquements en aucun autre point.*

» La malade se plaint beaucoup d'étouffements. Sa parole est essoufflée. Elle » a beaucoup maigri, dit-elle; mais son apparence est encore assez bonne. » *Gazette hebdomadaire*, n° 40, 1er octobre 1858, p. 685.)

» surtout en dehors. Bruits du cœur un peu sourds, surtout au premier » temps. A droite, respiration se faisant mal. Pas de craquements appré- » ciables. Pas de retentissement de la voix ni de la toux.

» En arrière, quelques craquements peu appréciables dans la fosse sus- » épineuse gauche. Pas de retentissement de la voix ni de la toux. Respira- » tion se faisant mal dans toute la hauteur. Craquements plus appréciables » dans les respirations forcées, craquements humides dans la fosse sus-épi- » neuse droite plus appréciables qu'à gauche, s'entendant surtout dans » l'inspiration de la toux. Pas de retentissement de la voix ni de la toux.

» Respiration se faisant d'une manière incomplète dans les deux pomons.

» Diagnostic : Tubercules au second degré aux deux sommets; probable- » ment tubercules à l'état de crudité dans le reste des deux poumons.

» Pronostic : douteux. »

3 mars. — Traitement : hypophosphite de soude, 1 gramme par jour.

12 mars. — Elle ne crache plus. Elle sue moins la nuit, mais davantage dans le jour. Ses forces ont un peu augmenté. Elle est un peu moins essoufflée. L'appétit a un peu diminué, mais elle a une fluxion causée par le mal de dents. Elle n'a pas diarrhée. Ses règles sont bien venues. La fièvre persiste. Pouls, 110.

Elle a cessé de travailler depuis le 6 à cause de son odontalgie.

Même traitement.

19 mars. — Elle se trouve mieux depuis deux ou trois jours. Elle ne sue plus. Elle est moins faible et la fièvre a beaucoup diminué. Pouls, 92.

Même traitement.

26 mars. — La toux persiste, mais la malade ne sue plus. Elle a craché du sang le 24 avant d'avoir ses règles, mais l'hémoptysie s'est arrêtée à leur apparition. Elle est moins essoufflée, mais elle dit qu'elle a des étourdissements et a mouché du sang.

Suspension du traitement jusqu'au 29; puis elle prendra 1 gramme d'hypophosphite de soude tous les deux jours.

2 avril. — Elle tousse davantage. Elle a la fièvre tous les jours, et se plaint de douleurs dans le dos, à l'estomac, et dans tous les membres. Elle a encore des étourdissements. Pouls, 96.

Traitement : vomitif.

7 avril. — Le vomitif a produit cinq ou six vomissements. Les douleurs qu'elle avait dans le dos et à l'estomac ont disparu. La fièvre a diminué, mais elle a encore des étourdissements surtout après avoir toussé. Pouls, 84.

Traitement : acide hypophosphoreux à 30°, 10 centigrammes par jour.

19 avril. — Elle tousse beaucoup plus depuis quelque temps, sans cra-

cher. Elle ne sue pas la nuit. L'appétit est bon. Les forces ont augmenté. La fièvre a disparu. Elle n'a pas de coliques ni de diarrhée. Pouls, 84, petit, régulier.

Traitement : acide hypophosphoreux, 5 centigrammes par jour.

30 avril. — Elle a craché et mouché le sang depuis le 23, mais elle a ses règles, et elle a l'habitude de cracher le sang à cette époque. Elle se plaint de douleurs dans les membres et dans le dos. Son appétit a diminué cette semaine. Du reste elle tousse moins, ne sue pas la nuit et se sent beaucoup plus forte. Elle n'a pas de maux de tête, pas de coliques ni de diarrhée. Pouls, 80, régulier, médiocrement plein.

Suspension de traitement pendant cinq jours.

» 5 mai. — A l'examen, je constate ce qui suit :

» En avant, sonorité sensiblement égale des deux côtés, peut-être un peu » diminuée au-dessous de la clavicule droite.

» A l'auscultation, à gauche, au-dessous de la clavicule et dans une hau- » teur de trois travers de doigt, respiration incomplète, très faible, sans râles » ni craquements, sans gargouillements même pendant la toux. Pectoriloquie » imparfaite.

» A droite, au-dessous de la clavicule, peut-être quelques craquements » secs peu nombreux et éloignés. Retentissement de la voix et de la toux. » Au-dessous la respiration est faible.

» En arrière, légère diminution de sonorité dans la fosse sus-épineuse » gauche, surtout à la partie externe.

» A l'auscultation, à gauche, la respiration est un peu faible au sommet, » sans craquements, sans retentissement de la voix ni de la toux. Dans la » fosse sous-épineuse quelques craquements secs disséminés dans toute la » hauteur.

» A droite, dans la fosse sus-épineuse, craquements secs avec retentisse- » ment de la voix (1). »

Traitement : hypophosphite de chaux, 50 centigrammes par jour.

(1) « Le 5 mai, la sonorité est la même que le 3 mars. La respiration est en » général moins faible, plus vésiculaire ; sous les deux clavicules, principa- » lement sous la gauche, on entend de temps à autre, dans les fortes inspirations, » un bruit de parchemin parfaitement caractérisé. Parfois, malgré la grande » amplitude des inspirations, le bruit disparaît, et alors le murmure respiratoire » est normal, quoiqu'un peu rude.

» L'étouffement a diminué, ainsi que la toux. Plus de sueurs : anorexie habi- » tuelle. La maigreur est la même. » (*Gazette hebdomadaire*, n° 40, 1er octo- » bre 1858, p. 685).

12 mai. — La malade continue à travailler. Ses forces augmentent ; elle ne sue pas la nuit ; étourdissements depuis deux ou trois jours ; elle n'a pas saigné du nez.

Traitement : hypophosphite de chaux, 25 centigrammes tous les deux jours.

21 mai. — Elle ne tousse ni ne crache plus du tout, mais elle se plaint beaucoup de douleurs dans le dos ; le matin la tête est lourde ; l'appétit diminue. Elle est très constipée.

Traitement : aloès, 10 centigrammes, pour deux pilules.

26 mai.—Elle tousse peu. Ses règles sont bien venues. Pouls, 80, régulier.

Traitement : hypophosphite de soude, 15 centigrammes par jour.

9 juin.—Elle tousse et crache un peu plus, parce qu'elle a travaillé davantage, dit-elle. Elle ne sue pas la nuit. Son appétit est bon. Pas de céphalalgie ni d'épistaxis. Pouls, 100, un peu mou, irrégulier.

Traitement : hypophosphite de soude, 10 centigrammes par jour.

21 juin. — L'appétit est moins bon. Elle n'a pas mal à la tête, mais elle a des étourdissements. Elle se plaint de douleurs vagues dans les membres. Pouls, 100.

Traitement : vomitif.

30 juin. — Le vomitif a produit quatre ou cinq vomissements. Elle tousse davantage et elle est très essoufflée. Elle a la fièvre dans le jour. Pouls, 92.

Traitement : vésicatoire volant.

5 juillet. — Elle tousse beaucoup.

Traitement : potion kermétisée.

14 juillet. — Elle va bien, dit-elle. Son appétit est bon ; elle est moins essoufflée ; mais elle tousse encore beaucoup le matin. Elle a notablement engraissé depuis le commencement du traitement Pouls, 108.

État local :

» En avant, sonorité à peu près égale des deux côtés.

» A gauche, sous la clavicule, respiration toujours un peu courte, l'expan- » sion vésiculaire ne se fait pas bien entendre. Pas de râles ni de craque- » ments d'aucune espèce. Très léger retentissement de la voix.

» Dans toute la hauteur du poumon droit, respiration incomplète, expan- » sion vésiculaire se faisant mal ; sans râles ni craquements ; retentissement » de la voix.

» En arrière, légère diminution de sonorité dans la fosse sus-épineuse » gauche, surtout à la partie externe.

» Dans la fosse sus-épineuse de ce côté, respiration un peu rude sans râles » ni craquements, sans retentissement appréciable de la voix ni de la toux.

» Dans le milieu du poumon, respiration assez bonne, sans râles ni craque-» ments, ni retentissement de la voix. A la base, respiration exagérée ; peut-» être quelques craquements secs peu appréciables ; un peu de retentisse-» ment de la voix.

» Rien de bien notable dans la fosse sus-épineuse droite. Pas de » retentissement de la voix, ni de la toux ; l'expansion vésiculaire ne s'y fait » pas cependant bien entendre. Dans le reste du poumon la respiration est » un peu sèche, sans retentissement de la voix ni de la toux, ressemblant » presque à un léger bruit de frottement (1). »

16 juillet. — Elle tousse toujours beaucoup, surtout quand elle marche.

Traitement : hypophosphite de soude, 50 centigrammes par jour.

23 juillet. — Elle tousse beaucoup et se plaint de douleurs dans tout le

(1) « Le même jour, 14 juillet, la malade me dit que, depuis sa dernière » visite chez moi, elle a été *plus souffrante;* qu'elle a ressenti beaucoup de » faiblesse, des douleurs dans le dos, un point de côté à gauche ; la toux avait » augmenté. Actuellement, elle se trouve mieux, mais la toux est encore plus » fréquente que le 5 mai.

» Tout le côté gauche du thorax résonne bien, sauf dans la fosse sus-épineuse » où la sonorité est légèrement diminuée. Respiration faible et un peu rude sous » la clavicule de ce côté. A droite, sonorité obscure sous la clavicule, où la res-» piration est puérile ; plus obscure encore dans la fosse sous-épineuse, où le » murmure respiratoire est très affaibli. Dans toute la partie du poumon droit » située au-dessous de l'épine de l'omoplate, la respiration est faible et sèche. » Pas de craquements. » (*Gazette hebdomadaire*, n° 30, 1er octobre 1858, » p. 685.)

A propos de cette malade, voici la remarque que fait en terminant M. Dechambre, dans la *Gazette hebdomadaire* du 1er octobre 1858 :

» La matité constatée, dès le début de l'observation (3 mars), au sommet des » deux poumons, la présence des râles humides sous la clavicule gauche, l'anhé-» lation, l'amaigrissement, en voilà assez pour rendre à peu près certaine l'exis-» tence d'une phthisie pulmonaire. Les râles humides qui rapprochaient un peu » du craquement, étaient-ils l'effet d'un ramollissement des tubercules ? On peut » en douter, quand on remarque que la sonorité en ce point était redevenue nor-» male au 14 juillet ; pourtant, c'est là un résultat dont M. Churchill a le droit » de revendiquer le bénéfice. Ce point excepté, il me paraît certain que le reste » des poumons ne renferme que des tubercules crus, s'accompagnant parfois de » pleurésie sèche, comme l'indiquent le bruit de parchemin constaté par moi au » sommet des deux poumons (15 mai) et la respiration *sèche, ressemblant presque » à un léger bruit de frottement*, signalée par M. Churchill dans toute la fosse » sous-épineuse (14 juillet). Ces divers éléments de la maladie n'ont pas été » amendés. Que si, en somme, la toux est moindre, ainsi que l'étouffement, » l'aggravation survenue passagèrement du 5 mai au 14 juillet suffit pour entre-» tenir des inquiétudes sur les suites définitives de la maladie. »

côté gauche. Elle a ses règles en ce moment. Pouls, 104, régulier, assez plein.

Pas de traitement.

28 juillet. — Ses règles sont bien venues et les douleurs ont disparu. Elle tousse autant.

Traitement : vomitif.

2 août. — Elle crache beaucoup. Pouls, 96, régulier, assez plein.

Traitement : hypophosphite d'alumine, 5 centigrammes par jour.

13 août. — Elle se plaint de douleurs dans toute la poitrine et surtout dans l'épaule gauche. Elle étouffe le soir, dit-elle. Elle a la fièvre. Elle sue depuis cinq ou six nuits. Pas de diarrhée. Pouls, 120, régulier.

1° ℞ Quatre ventouses scarifiées.

2° ℞ Hypophosphite de soude......... 0gr,50 par jour.

Après trois jours de suspension.

23 août. — Ses règles sont venues le 18, en avance de huit jours ; elles ont été aussi abondantes que de coutume. La toux a diminué ; pas de sueurs nocturnes ni de fièvre. Pouls, 106.

Traitement : acide hypophosphoreux à 30°, 10 centigrammes par jour.

3 septembre. — Elle a expectoré du sang il y a deux jours, pendant toute une journée, mais en petite quantité. Elle ne sue pas la nuit. Son appétit est bon. Elle tousse moins, mais elle a la fièvre le soir, et se plaint de douleurs à la base de la poitrine à gauche. Elle n'a pas travaillé cette semaine à cause de cela. Pouls, 120.

1° ℞ Vésicatoire volant *loco dolenti*.

2° ℞ Sirop d'ipéca.................... 30gr,00

Par cuillerées à bouche.

13 septembre. — Les douleurs ont presque disparu à gauche, mais sont encore assez violentes à droite. La toux est aussi fréquente, mais moins fatigante, dit-elle. Pas de fièvre, ni de sueurs nocturnes. Pouls, 112, régulier, petit. Continuer le sirop d'ipéca ; hypophosphite de soude, 10 centigrammes par jour.

27 septembre. — Elle crache beaucoup (un verre environ par jour). Elle tousse aussi beaucoup. Elle sue depuis huit nuits. Cependant elle est beaucoup moins essoufflée. Elle n'a pas de douleurs ni de fièvre.

Ses règles sont venues le 17 et ont été moins abondantes que d'habitude. Elle dit qu'elle maigrit depuis deux mois. Pouls, 112, régulier, assez plein.

1° ℞ Hypophosphite de soude............ 0gr,20 par jour.

2° ℞ Emplâtre de Vigo cum hydrargyro.... 1 p.
— de ciguë................ 3 pp.

Appliquer dans le dos.

11 octobre. — Hier elle a craché du sang, mais elle attend ses règles. Aujourd'hui l'hémoptysie a cessé. Elle tousse encore beaucoup le jour, mais pas du tout la nuit. Les sueurs nocturnes ont disparu. Les forces ont augmenté. Pas de fièvre. Pouls, 116, régulier, assez plein.

Traitement : hypophosphite de soude, 20 centigrammes par jour.

18 octobre. — Elle se plaint de douleurs dans le côté gauche de la poitrine, dans le dos et dans les reins. Elle tousse davantage. Ses règles sont en retard d'un jour. Pouls, 120, régulier, assez plein.

Traitement : vomitif.

22 octobre. — Ses règles ne sont pas venues. Les douleurs ont beaucoup diminué. La toux continue à être très fréquente, l'expectoration est très abondante. Elle ne sue pas la nuit et n'a pas de fièvre. Ses forces sont assez bonnes. Depuis huit jours elle a des pertes blanches.

Traitement : hypophosphite de soude, 50 centigrammes par jour.

8 novembre. — Ses règles sont venues en retard de neuf jours et ont duré trois jours. Du reste à peu près même état. Son appétit est bon et elle dit qu'elle reprend un peu.

Traitement : hypophosphite de soude, 50 centigrammes par jour.

22 novembre. — Elle ne se plaint que d'avoir encore de violentes quintes de toux. Son appétit est bon. Elle n'a pas de fièvre et elle travaille *quinze heures par jour* (de huit heures du matin jusqu'à onze heures du soir).

℞ Sirop d'ipéca.................. 30gr,00

Par cuillerées à café.

Hypophosphite de soude......... 0gr,50 par jour.

Après, suspension de cinq jours.

3 décembre. — Elle tousse autant. Ses règles sont venues et ont été abondantes ; pas de pertes blanches. Pouls, 100, régulier, médiocrement plein.

Traitement : sirop d'ipéca, 60 grammes, par cuillerées à bouche.

10 décembre. — La toux reste la même. Pouls, 108, régulier, médiocrement plein.

Traitement : hypophosphite de soude, 50 centigrammes par jour.

17 janvier 1859. — Elle va bien, dit-elle. Elle tousse beaucoup moins. Son appétit est bon. Elle ne sue pas la nuit. Ses forces se maintiennent. Pas de fièvre.

Elle dit maigrir depuis un mois, mais elle a des chagrins de famille. Pouls, 108, régulier.

Même traitement.

31 janvier. — Depuis un mois elle travaille *seize heures par jour* (de huit heures du matin à minuit), cependant l'amélioration continue. Ses règles sont bien venues. Elle se plaint seulement de douleurs dans le devant de la poitrine. Pouls, 108, régulier, faible.

Traitement : deux ventouses scarifiées *loco dolenti*.

7 février. — Les douleurs ont disparu, mais elle a moins d'appétit et tousse la nuit. Elle ne crache pas. Pouls, 108.

Traitement : vomitif.

16 février. — Elle a eu sept ou huit vomissements. Elle tousse beaucoup et a des douleurs dans le dos. Pouls, 108, régulier.

Traitement : vésicatoire volant *loco dolenti*.

25 février. — Les douleurs ont disparu. Elle tousse un peu moins, mais elle est essoufflée pour marcher. Son appétit n'est pas bon. Elle a la fièvre depuis deux jours et a été obligée de cesser son travail. Ses règles ne sont pas venues le 20, comme elle les attendait. Pas de sueurs nocturnes.

Traitement : extrait d'aconit, 60 centigrammes, pour six pilules : une chaque soir.

7 mars. — Elle a encore la fièvre le soir. Elle étouffe beaucoup, dit-elle, et elle n'a pas pu travailler à cause de ses douleurs. Pouls, 120.

Traitement : hypophosphite de soude, 50 centigrammes par jour.

21 mars. — Elle se plaint de douleurs dans tout le dos et la tête. Ses règles sont venues le 8 mars et ont duré jusqu'à aujourd'hui. Elle tousse et crache beaucoup. Pouls, 96.

Même traitement.

28 mars. — Elle a craché le sang assez abondamment le 26. Expectoration muco-purulente. Pas de sueurs nocturnes. Elle n'a pas eu de fièvre hier. Pouls, 108, régulier, médiocrement plein.

Pas de traitement.

1er avril. — Douleurs dans le dos entre les deux épaules. Elle crache le matin environ un quart de verre. Pouls, 120, régulier, médiocrement plein.

Etat local :

En avant, à la percussion, diminution de sonorité au-dessus de la clavicule gauche et au-dessous dans une étendue de deux travers de doigt, mais peu marquée.

Les inspirations sont courtes et le côté droit est soulevé moins librement que le côté gauche.

A l'auscultation, à gauche, au-dessus de la clavicule, respiration faible sans râles ni craquements; retentissement notable de la voix. Au-dessous, expiration prolongée; pas de retentissement de la voix; pas de râles, ni de craquements. A la base, quelques craquements assez fins augmentant pendant la toux. L'expansion vésiculaire se fait mal dans toute la hauteur.

A droite, au-dessus de la clavicule, expiration prolongée et soufflante. Bruit de souffle continu dans les vaisseaux; pectoriloquie imparfaite; quelques craquements éloignés pendant la toux. Au-dessous de la clavicule, respiration rude, ainsi que dans toute la hauteur; expiration un peu prolongée sans râles, ni craquements, ni retentissement de la toux.

En arrière, à la percussion, un peu plus de sonorité dans la fosse sus-épineuse droite que dans la fosse correspondante gauche. Dans toute la hauteur la sonorité est plus considérable qu'en avant, et elle est inégale des deux côtés.

A l'auscultation, à gauche, dans la fosse sus-épineuse, quelques craquements secs sans retentissement appréciable de la voix ni de la toux. Dans toute la hauteur on entend mal l'expansion vésiculaire; pas de râles ni de craquements.

A droite, dans la fosse sus-épineuse, craquements secs augmentant beaucoup pendant la toux; pectoriloquie imparfaite. Dans la partie supérieure de la région intra-scapulaire, gros craquements secs paraissant très éloignés. Jusqu'à la base la respiration est rude et la voix un peu retentissante. A la base quelques craquements pendant la toux.

Il est donc probable que depuis le dernier examen il s'est formé une excavation centrale à droite. De plus engouement à la base du poumon droit.

℞	Alcoolature d'aconitine.......... } — de jusquiame.......... }	50 gouttes.
	Sirop simple..................	150gr,00

Par cuillerées à bouche.

18 avril. — Elle a vomi du sang il y a environ huit jours. Aujourd'hui elle se plaint d'une douleur à droite, au-dessous du sein. Elle est très

essoufflée. Son expectoration est blanche et muqueuse. Pouls, 120, irrégulier, un peu fort.

℞ Sirop d'ipéca.................. 60 grammes.

Par cuillerées à café.

Vésicatoire volant *loco dolenti*.

27 avril. — Elle est très faible et a de fréquentes syncopes. Sa douleur à la base du poumon persiste. Elle sue la nuit. Cependant la toux est moins violente. Pouls, 150, un peu irrégulier, assez fort.

Traitement : iodure de potassium, 30 grammes, pour usage externe.

11 mai. — Grande prostration, respiration haletante, pas de sommeil, syncopes fréquentes ; fièvre continuelle. Pouls, 130.

℞ Teinture de veratrum viride...... 12 gouttes.
Sirop simple.................... 30 grammes.

Par cuillerées à café.

A dater de ce jour, la malade n'est plus revenue, et elle a très probablement succombé peu de temps après.

OBSERVATION LXXIX.

PHTHISIE AU TROISIÈME DEGRÉ.

Durée antérieure : Trois ans.
Symptômes : Hérédité. — Faiblesse. — Amaigrissement. — Fièvre. — Sueurs nocturnes. — Dyspnée. — Toux. — Expectoration. — Hémoptysies. — Inappétence. — Aménorrhée.
Lésion : Tubercules ramollis disséminés dans toute la hauteur des deux poumons. Excavation à gauche.
Résultat du traitement : A différentes reprises, amélioration de l'inappétence, des sueurs nocturnes, de la toux et de la faiblesse.
Durée du traitement : Cinq mois.

G.... (Marguerite), trente-deux ans, non mariée.

7 mai 1858. — La maladie est héréditaire. La malade en fait remonter le début à trois ans. Depuis cette époque elle a peu à peu perdu ses forces ; elle a maigri très sensiblement. Elle a assez souvent de la fièvre sans frissons. Elle sue irrégulièrement la nuit. Elle est très essoufflée. Elle tousse beaucoup, son expectoration est muco-purulente abondante ; elle a craché du sang à plusieurs reprises en assez grande quantité. Elle a maintenant

assez bon appétit et digère bien. Pas de diarrhée. Ses règles ne viennent pas régulièrement et elle a beaucoup de flueurs blanches.

Elle n'a pas cessé de travailler, mais elle a diminué son travail.

Elle a pris de l'huile de foie de morue pendant six mois. Pouls, 100, assez fort.

État local :

En avant, à la percussion, sonorité sensiblement égale des deux côtés, un peu diminuée à droite, à la partie externe de la clavicule.

A l'auscultation, à gauche, au-dessous de la clavicule, nombreux craquements humides avec léger retentissement de la voix ; craquements humides disséminés dans toute la hauteur.

Les bruits du cœur sont normaux.

A droite, au-dessous de la clavicule, respiration rude ainsi que dans toute la hauteur, sans retentissement de la voix ni de la toux.

En arrière, à la percussion, diminution de sonorité dans la fosse sus-épineuse droite, surtout à la partie externe. Même diminution de sonorité dans toute la hauteur du poumon droit.

A l'auscultation, à gauche, dans la fosse sus-épineuse, craquements secs beaucoup plus nombreux pendant l'inspiration de la toux ; retentissement peu marqué de la voix. Dans la fosse sous-épineuse et toute la hauteur, craquements humides, excepté tout à fait à la base, où la respiration est rude sans retentissement de la voix ni de la toux.

A droite, dans la fosse sus-épineuse, quelques craquements secs peu nombreux, augmentant d'une façon très appréciable pendant la toux. Craquements secs disséminés dans toute la hauteur, excepté tout à fait à la base, où la respiration est à peu près normale.

Diagnostic : Tubercules ramollis disséminés dans toute la hauteur des deux poumons.

Traitement : hypophosphite de chaux, 1 gramme par jour.

Après cette consultation la malade n'est plus revenue. Elle a fait un voyage et n'a pas suivi le traitement prescrit le 7 mai. Elle arrive aujourd'hui 29 novembre et se trouve dans l'état suivant :

Faiblesse considérable. Elle a beaucoup maigri. Elle a souvent la fièvre sans frissons. Elle sue très abondamment, puisqu'elle est obligée de se changer quatre ou cinq fois chaque nuit. Elle n'accuse pas de douleur, mais ne peut pas se coucher sur le côté gauche. Elle est très essoufflée. Elle tousse beaucoup et dort mal ; son expectoration est muco-purulente, abondante. Elle n'a plus craché de sang. Son appétit est capricieux. Elle vomit quelquefois à la suite de quintes. Elle digère bien. Elle n'a pas de coliques ni de diarrhée, mais elle est constipée et n'a qu'une garderobe tous les deux jours à l'aide de lavements. Ses règles sont supprimées. Elle a des pertes blanches abondantes.

Elle a cessé de travailler quelques jours après son départ.

Pouls, 100, régulier, faible.

État local :

En avant, à la percussion, diminution de sonorité à gauche, plus marquée au-dessus de la clavicule.

A l'auscultation, au-dessus de la clavicule gauche, craquements secs bien marqués pendant l'expiration ; retentissement de la voix et de la toux. Au-dessous de la clavicule, mêmes phénomènes plus marqués. Gargouillements éloignés considérables pendant la toux ; respiration soufflante. Ces phénomènes se retrouvent dans toute la hauteur.

A droite, respiration rude ; inspiration saccadée ; quelques craquements secs au-dessous de la clavicule, peu appréciables ; retentissement de la voix et de la toux.

En arrière, à la percussion, exagération de sonorité dans toute la hauteur du côté gauche.

A l'auscultation, dans la fosse sus-épineuse gauche, respiration soufflante ; quelques craquements secs à la suite de la toux, pas de retentissement appréciable de la voix ni de la toux. Dans la fosse sous-épineuse, respiration soufflante ; craquements très nombreux, retentissement de la voix et de la toux. Mêmes phénomènes dans la région intra-scapulaire et toute la hauteur.

A droite, dans la fosse sus-épineuse, quelques craquements secs devenant très nombreux à la suite de la toux ; retentissement de la voix et de la toux. Dans le reste du poumon, respiration très rude ; retentissement de la voix et de la toux.

Depuis l'examen du mois de mai il y a donc eu formation d'une caverne à gauche et aggravation des signes locaux à droite.

Traitement : hypophosphite de soude, 50 centigrammes par jour.

6 décembre. — Elle tousse autant, mais l'appétit est meilleur et les sueurs nocturnes ont très sensiblement diminué. Pouls, 96.

Traitement : hypophosphite de soude, 1 gramme par jour.

13 décembre. — La toux a diminué. L'appétit est bon, les forces sont meilleures. Les sueurs nocturnes sont un peu plus abondantes que la semaine dernière, quoique moindres qu'avant le traitement. Pouls, 100, régulier, médiocrement plein.

Traitement : hypophosphite de chaux, 1 gramme par jour.

20 décembre. — Elle tousse beaucoup moins, dit-elle. Elle sue moins la nuit.

Même traitement.

27 décembre. — Elle a eu la tête lourde et des étourdissements pendant presque toute la semaine. A part cela, ses forces sont meilleures, son appétit est bon ; les sueurs nocturnes persistent, mais sont peu sensibles. Elle crache moins ; elle n'a pas de fièvre, mais elle est encore assez essoufflée. Elle est toujours constipée (une garderobe tous les trois jours). Pouls, 88, régulier, médiocrement plein.

1° ℞ Hypophosphite de chaux.... 0gr,50 par jour.

Après suspension de quatre jours.

2° ℞ Potion laxative.

17 janvier 1859. — Elle dort mieux, mais les sueurs nocturnes ne cessent pas. Elle crache beaucoup la nuit. Son appétit est bon. Pouls, 96, régulier, un peu faible.

Traitement : hypophosphite de soude, 50 centigrammes par jour.

16 février. — La toux a beaucoup diminué ainsi que l'expectoration. L'appétit est bon. Pouls, 108.

Traitement : hypophosphite de soude, 50 centigrammes par jour.

23 février. — Elle éprouve des douleurs dans les reins et dans les membres. Elle est à l'époque de ses règles.

1° ℞ Vomitif.

2° ℞ Six sangsues au haut des cuisses.

28 février. — Elle a vomi quatre fois ; ses règles ne sont pas venues. Elle est toujours très essoufflée. Pouls, 120, régulier, faible.

Traitement : hypophosphite de soude, 50 centigrammes par jour.

7 mars. — Elle sue la nuit. Son appétit n'est pas bon. Elle n'a pas de fièvre. Pouls, 96, régulier, médiocrement plein.

Traitement : hypophosphite de soude, 50 centigrammes par jour.

4 avril. — Ses forces reviennent un peu, mais elle sue toujours la nuit et tousse encore beaucoup. Pouls, 100, régulier, médiocrement plein.

1° ℞ Hypophosphite de soude...... } ââ 0gr,10 par jour.
— de chaux...... }

2° ℞ Hypophosphite de quinine...... 1gr,20

Pour dix pilules.

A partir de ce moment on n'a plus eu de renseignements sur cette malade.

OBSERVATION LXXX.

PHTHISIE AU SECOND DEGRÉ.

Durée antérieure : Cinq mois.
Symptômes : Pas d'hérédité. — Faiblesse. — Amaigrissement. — Fièvre et frissons. — Sueurs nocturnes. — Douleurs thoraciques. — Gêne dans le décubitus. — Dyspnée. — Toux. — Expectoration. — Hémoptysies. — Inappétence.
Lésion : Tubercules ramollis occupant toute la hauteur du poumon gauche et probablement le sommet du poumon droit.
Résultat du traitement : A diverses reprises amendement dans l'inappétence, l'insomnie, la toux, la faiblesse et la fièvre.
Durée du traitement : Neuf semaines.

B..... (Cécile), trente-trois ans, mariée.

18 juin 1858. — Pas d'hérédité. La maladie a débuté il y a cinq mois. Depuis la malade a beaucoup perdu de ses forces; elle a maigri très sensiblement. Elle a la fièvre tous les jours avec frissons; elle sue irrégulièrement la nuit. Elle se plaint de douleurs dans toute la poitrine et éprouve de la gêne dans le décubitus sur le côté gauche. Elle dort assez bien. Elle est très essoufflée. Elle tousse médiocrement; son expectoration est muco-purulente, peu abondante. Elle a craché du sang à quatre ou cinq reprises différentes. Elle n'a pas saigné du nez. Son appétit est mauvais, mais elle ne vomit pas et les digestions sont bonnes. Pas de coliques ni de diarrhée. Ses règles viennent régulièrement; pas de leucorrhée.

Elle ne travaille plus depuis le mois de février dernier. Pouls, 100.

État local :

En avant, à la percussion, matité bien marquée dans la région sus-claviculaire gauche. Diminution de sonorité dans toute la hauteur de ce même côté.

A l'auscultation, à gauche, au-dessous de la clavicule, craquements humides nombreux, s'étendant jusqu'à la base du poumon, où ils sont entremêlés de quelques râles secs; retentissement de la voix et de la toux.

Bruits du cœur normaux.

A droite, au-dessous de la clavicule, respiration rude; retentissement de la voix, sans râles ni craquements. Dans le reste du poumon, respiration assez nette.

En arrière, à la percussion, matité dans la fosse sus-épineuse gauche; diminution de sonorité dans le reste du poumon.

A l'auscultation, à gauche, dans la fosse sus-épineuse, mêmes craquements humides qu'en avant; même retentissement de la voix et de la toux. Dans le reste de la hauteur, craquements humides nombreux entremêlés de râles sibilants; bruit de frottement à la base; retentissement de la voix.

A droite, dans la fosse sus-épineuse, l'expansion vésiculaire n'est pas nette; pas de retentissement de la voix ni de la toux. Dans la fosse sous-épineuse, craquements secs assez nombreux, sans retentissement de la voix ni de la toux. Jusqu'à la base craquements secs entremêlés de quelques râles.

Diagnostic : Tubercules ramollis occupant toute la hauteur du poumon gauche et probablement le sommet du poumon droit.

Traitement : hypophosphite de soude, 50 centigrammes par jour.

23 juin. — Elle tousse et crache davantage depuis deux jours. Elle dort mieux. Elle a toujours la fièvre et se plaint de douleurs dans le dos. Pouls, 100, régulier, assez plein.

1° ℞ Hypophosphite de soude. 0gr,50 par jour

2° ℞ Vésicatoire volant *loco dolenti*.

9 juillet. — La toux ne diminue pas, mais sa douleur a disparu et elle n'a plus de fièvre. Elle se plaint de maux de tête et de palpitations. Ses règles sont bien venues. Pouls, 90, irrégulier, assez faible.

Traitement : vomitif.

12 juillet. — Elle accuse de violents battements de cœur. La toux a un peu diminué. L'appétit est meilleur. Pouls, 96, régulier, un peu faible.

1° ℞ Teinture éthérée de digitale..... 6gr,00

En prendre douze gouttes par jour.

2° ℞ Hypophosphite de soude........ 0gr,50 par jour.

Après, suspension de sept jours.

28 juillet. — Depuis huit jours la toux a augmenté. L'appétit s'est presque complétement perdu. Fièvre tous les jours. Elle a mouché des filets de sang et a eu de violents étourdissements. Pas de douleurs dans les membres.

Traitement : vomitif.

6 août. — Elle a moins toussé. Ses palpitations sont moins fortes; toujours la même gêne pour le décubitus. Pouls, 92, petit, régulier.

1° ℞ Hypophosphite de soude...50 centigr. par jour.

2° ℞ Vésicatoire volant.

Sur le côté gauche du thorax.

13 août. — Le vésicatoire l'a soulagée; sueurs nocturnes moins abondantes. Pas de fièvre. Son appétit est meilleur, mais elle est très altérée. Elle est venue seule aujourd'hui, ce qu'elle n'avait pas encore pu faire. Pouls, 108, régulier, assez plein.

Traitement : hypophosphite de soude, 50 centigrammes par jour.

23 août. — Elle n'a pas pris son remède, ayant eu une hémoptysie le 14. Son appétit est mauvais; elle sue beaucoup la nuit; elle est très faible et a une fièvre intense. Pouls, 100.

Plus de renseignements sur cette malade.

OBSERVATION LXXXI.

PHTHISIE AU SECOND DEGRÉ.

Durée antérieure : Dix-huit mois.

Symptômes : Pas d'hérédité. — Faiblesse. — Amaigrissement. — Fièvre et frissons. — Sueurs nocturnes. — Douleurs thoraciques. — Insomnie. — Dyspnée. — Toux. — Expectoration. — Hémoptysies. — Inappétence.

Lésion : Tubercules ramollis dans toute la partie antérieure du poumon gauche et la partie antérieure et postérieure du poumon droit.

Résultat du traitement : Augmentation des forces. Suppression des sueurs. Cessation de la fièvre à différentes reprises. Retour de l'appétit; diminution de la toux et de la dyspnée. Mort probable.

Durée du traitement : Neuf mois.

B...... (Parfait), trente-six ans, marié, marchand ambulant.

5 juillet 1858. — Il y a quelques jours, le malade a eu une hémoptysie pour laquelle je lui ai ordonné de l'ergotine.

Sa maladie n'est pas héréditaire; il en fait remonter le début à dix-huit mois. Les forces du malade ont considérablement diminué, surtout depuis une quinzaine de jours. Il a maigri d'une manière sensible et a chaque jour la fièvre avec frissons. Les sueurs nocturnes sont abondantes. Il accuse des douleurs dans toute la poitrine tant en avant qu'en arrière, cependant il dit ne pas éprouver de gêne dans le décubitus. Il dort peu, est très essoufflé et tousse beaucoup. Son expectoration est nummulaire, abondante. Il a vomi environ un litre et demi de sang, dit-il, il y a huit jours ; il en avait déjà vomi il y a dix-huit mois. Il a aussi saigné du nez il y a huit jours. Son appétit est mauvais, mais il digère assez bien et ne vomit pas. Il n'a pas de coliques ni de diarrhée actuellement, mais il en a eu antérieurement. Il a cessé de travailler depuis six mois. Pouls, 120.

État local :

En avant, à la percussion, exagération de la sonorité au-dessous de la clavicule gauche dans une étendue de deux travers de doigt, comparée au côté droit, mais cependant moins considérable qu'au-dessous.

A l'auscultation, à gauche, respiration soufflante, surtout pendant l'expiration, avec craquements humides assez nombreux et retentissement assez notable de la voix. Dans toute la hauteur craquements humides; expiration prolongée et sibilante. Les craquements sont encore plus marqués à la base.

A droite, au-dessous de la clavicule, craquements humides, respiration soufflante et retentissement de la voix. Mêmes craquements humides encore plus nombreux dans toute la hauteur.

En arrière, le malade porte les traces de deux vésicatoires et d'un cautère.

A la percussion, sonorité à peu près égale des deux côtés.

A l'auscultation, dans la fosse sus-épineuse gauche, quelques craquements secs.

A droite, dans la fosse sus-épineuse, craquements humides et un peu de retentissement de la voix. Dans la fosse sous-épineuse, craquements humides nombreux. Les mêmes craquements s'entendent jusqu'à la base.

Diagnostic : Tubercules ramollis dans toute la partie antérieure du poumon gauche; et la partie antérieure et postérieure du poumon droit. Peut-être excavation.

Traitement : hypophosphite de soude, 1 gramme par jour.

12 juillet. — Les sueurs nocturnes ont diminué et il a un peu plus de forces. Pouls, 104, régulier, faible.

Même traitement.

26 juillet. — Les forces sont meilleures; la dyspnée et les sueurs nocturnes sont moindres. L'appétit a augmenté. La fièvre est moins intense ; mais il a la tête lourde et des tiraillements d'estomac. Il se plaint

d'une courbature générale, et il a tour à tour de la diarrhée et de la constipation. Pouls, 108, régulier, plein.

1° ℞ Hypophosphite de chaux.... 1gr,50 par jour.
2° ℞ Vingt sangsues aux malléoles.

2 août. — Les forces continuent à revenir un peu. Les sueurs sont supprimées depuis plusieurs nuits. Il n'a plus de frissons. Pouls, 120, régulier, un peu mou.

Même traitement.

9 août. — L'expectoration diminue. Les sueurs nocturnes sont à peine sensibles. L'appétit est assez bon. Pouls, 108, régulier, plein, assez vif.

Traitement : hypophosphite de chaux, 1 gramme par jour.

18 août. — Légère hémoptysie cette semaine. Pouls, 100, régulier, assez plein.

Pas de traitement.

30 août. — La fièvre est revenue aujourd'hui ainsi que les frissons. Il a eu de la diarrhée, qui a cessé depuis deux jours.

Traitement : vomitif.

1er septembre. — La diarrhée est revenue et a cessé de nouveau. Du reste à peu près même état que précédemment. Pouls, 112, régulier, assez plein.

℞ Hypophosphite de chaux....... 0gr,20 par jour.
— d'alumine ...... 0gr,01 —

13 septembre. — Depuis huit jours il est plus oppressé, et depuis deux ou trois jours il a mal à la tête. Du reste, il ne sue pas la nuit et a conservé son appétit. Pouls, 130, régulier, assez plein.

Traitement : sirop d'ipéca, 30 grammes, par cuillerées à bouche.

20 septembre. — Il est moins oppressé. La fièvre qu'il a encore de temps en temps est moins intense. Il n'a pas de frissons ni de diarrhée. Les sueurs nocturnes sont peu abondantes. Pouls, 104.

1° ℞ Sirop d'ipéca............... 60 grammes.
Par cuillerées à café.

2° ℞ Hypophosphite de chaux..... 0gr,20 par jour.
— d'alumine.... 0gr,01 —

29 septembre. — Il tousse davantage. Il a expectoré quelques filets de

sang et a saigné du nez (deux ou trois gouttes). Du reste il ne sue pas la nuit, il mange avec appétit et n'a plus de fièvre ni de frissons.

A distance on entend un râle trachéal. Pouls, 100, irrégulier.

℞ Emplâtre de Vigo cum hydrargyro.. } parties égales.
— de ciguë.............. }

Appliquer sur la partie antérieure droite de la poitrine.

4 octobre. — Il a eu la fièvre pendant toute une nuit. Du reste il n'est pas plus mal, dit-il. Pouls, 104, régulier, assez plein.

1° ℞ Hypophosphite de soude............ 1gr,00 par jour.

2° ℞ Emplâtre de Vigo cum mercurio.... 1 p.
— de ciguë................ 2 pp.

Appliquer entre les épaules.

11 octobre. — L'oppression est encore considérable. Pouls, 116, régulier, assez plein.

Traitement : vomitif.

13 octobre.— Il a été purgé par le vomitif. Il tousse et crache encore beaucoup. Du reste il se trouve bien, dit-il. Pouls, 108, régulier, médiocrement plein.

Traitement : hypophosphite de soude, 1 gramme par jour.

20 octobre. — La toux et l'expectoration restent les mêmes. Il a eu quelques frissons. Il sue très peu la nuit, principalement le matin. Son appétit est bon. Pouls, 120, régulier, médiocrement plein.

1° ℞ Hypophosphite de soude.......... 1gr,00 par jour.

2° ℞ Poix de Bourgogne............. 10 pp.
Emplâtre vésicant.............. 2 pp.

Appliquer en avant, à droite.

25 octobre. — Il tousse et crache moins. L'oppression a diminué, mais il a la diarrhée depuis cinq jours. Pouls, 104, régulier, assez plein.

℞ Hypophosphite de chaux..... 1gr,00 par jour.
— d'alumine.... 0gr,02 —

3 novembre. — La diarrhée est arrêtée, mais l'oppression persiste. Pas de sueurs nocturnes ni de fièvre. Pouls, 108, régulier, médiocrement plein.

Même traitement.

10 novembre. — Il a toussé davantage pendant quelques jours, puis la toux est redevenue depuis deux jours ce qu'elle était auparavant. Il a quelques frissons le soir sans fièvre. Pouls, 108, régulier, médiocrement plein.

Traitement : hypophosphite de soude, 1 gramme par jour.

17 novembre. — A peu près même état. Il sue très peu et irrégulièrement. Pas de fièvre. Pouls, 120.

État local :

En avant, matité au-dessus de la clavicule gauche et au-dessous de la clavicule droite dans une étendue de deux travers de doigt.

A l'auscultation, à gauche, au-dessus et au-dessous de la clavicule, respiration rude avec expiration prolongée, sans râles, ni craquements ni retentissement de la voix ni de la toux. Dans le reste du poumon un ou deux craquements secs pendant l'inspiration n'augmentant pas pendant la toux. Pas de retentissement de la voix ni de la toux.

A droite, au-dessus de la clavicule, respiration soufflante; retentissement de la voix et de la toux avec un râle sonore sans autres râles ni craquements. Au-dessous de la clavicule, craquements humides assez nombreux, n'augmentant pas pendant la toux ; retentissement de la voix et de la toux. Dans la partie moyenne, craquements humides augmentant pendant la toux, sans retentissement notable de la toux ni de la voix. Mêmes phénomènes jusqu'à la base.

En arrière, à la percussion, diminution considérable de sonorité dans la fosse sus-épineuse droite et la partie correspondante de la région intra-scapulaire. Même diminution de sonorité dans la fosse sous-épineuse et toute la hauteur.

A l'auscultation, à gauche, dans la fosse sus-épineuse, expansion vésiculaire normale sans retentissement de la voix ni de la toux. Dans toute la hauteur respiration normale, excepté tout à fait à la base où la respiration est un peu rude et où l'on perçoit quelques craquements.

A droite, dans la fosse sus-épineuse, respiration très faible avec quelques râles sonores ; retentissement de la voix et de la toux, moins marqués qu'en avant. Dans la partie supérieure de la région intra-scapulaire, craquements secs n'augmentant pas sensiblement pendant la toux ; retentissement de la voix et de la toux. Dans tout le reste du poumon, craquements humides nombreux, remplaçant complétement le bruit vésiculaire ; pas de retentissement de la voix ni de la toux.

Comparée avec l'auscultation du 5 juillet, on voit que les signes locaux se sont améliorés des deux côtés, mais surtout à gauche.

Traitement : hypophosphite de chaux, 1 gramme par jour.

24 novembre. — Il tousse à peu près autant. Les forces sont assez bonnes; son appétit n'a pas diminué. Il n'a sué qu'une fois la nuit depuis la dernière consultation. Pouls, 120, régulier, assez plein.

Traitement : hypophosphite de chaux, 1 gramme par jour.

1er décembre. — Les transpirations nocturnes ont été plus abondantes. La toux et l'expectoration ont un peu augmenté, et il a eu la fièvre hier. Il a un peu plus d'appétit. Pouls, 108, régulier, médiocrement plein.

Traitement : hypophosphite de soude, 1 gramme par jour.

6 décembre. — Il a des frissons tous les jours.

Pouls, 120, régulier, médiocrement plein.

Traitement : vomitif.

15 décembre. — L'expectoration a d'abord diminué, puis est redevenue ce qu'elle était auparavant. Il sue la nuit. Ses forces sont assez bonnes. Il n'accuse pas de douleurs, mais il a saigné du nez. Le râle trachéal s'entend toujours, mais il a beaucoup diminué d'intensité. Pouls, 108, régulier, médiocrement plein.

Traitement : hypophosphite de chaux, 50 centigrammes par jour.

17 décembre. — L'avant-dernière nuit il a bien dormi, et n'a presque pas toussé. La nuit dernière il a toussé davantage; il saigne fréquemment du nez.

État local :

En avant, à la percussion, matité au-dessus de la clavicule droite et très légère diminution de sonorité au-dessus de la clavicule gauche.

A l'auscultation, à gauche, au-dessous de la clavicule, respiration puérile sans râles ni craquements, sans retentissement de la voix ni de la toux. Dans le quart inférieur du poumon, un peu de râles sous-crépitants avec diminution du bruit respiratoire.

A droite, au-dessus de la clavicule, expiration très prolongée ainsi qu'au-dessous, avec craquements humides nombreux et retentissement considérable de la voix et de la toux. Mêmes phénomènes dans toute la hauteur.

En arrière, à la percussion, diminution de sonorité dans la fosse sus-épineuse droite et dans la région intra-scapulaire. Même diminution de sonorité dans la fosse sous-épineuse.

A l'auscultation, à gauche, dans la fosse sus-épineuse, respiration sensiblement normale; peut-être un ou deux craquements à peine appréciables. Dans la fosse sous-épineuse, un ou deux craquements peu marqués. Les craquements sont plus nombreux dans la région intra-scapulaire et se continuent jusqu'à la base.

A droite, dans la fosse sus-épineuse, craquements secs avec bruit de frottement et retentissement de la voix et de la toux. Dans la fosse sous-épineuse, craquements secs; bruit de frottement; léger retentissement de la voix et de la toux. Mêmes phénomènes dans la région intra-scapulaire; râles crépitants à la base.

Il y a donc eu de nouveau amélioration des signes locaux à gauche; engouement à droite.

1° ℞ Quatre ventouses scarifiées.

2° ℞ Hypophosphite de chaux ... 0gr,50 par jour.

19 janvier 1859. — Les sueurs nocturnes ont été plus abondantes cette semaine. Il a des frissons pendant trois à quatre heures dans la journée. Son appétit est bon, mais il digère difficilement. Pouls, 112, régulier, un peu mou.

Traitement : hypophosphite de soude et de chaux, 25 centigrammes par jour.

21 février. — Il a peu de forces, peu d'appétit et dort mal. Il tousse beaucoup. Pouls, 108, régulier, un peu faible.

1° ℞ Hypophosphite de soude .... 0gr,50 par jour.

2° ℞ Vomitif.

28 février. — Il va un peu mieux. Son appétit a un peu augmenté, mais il sue beaucoup la nuit. Pouls, 108.

Traitement : hypophosphite de soude, 50 centigrammes par jour, après suspension de deux jours.

21 mars. — Il a la fièvre depuis quelque temps. Il a complétement perdu ses forces. Grande dyspnée.

Traitement : extrait d'aconit, 1gr,20, pour six pilules.

23 mars. — A peu près même état. La respiration devient de plus en plus pénible.

1° ℞ Vomitif.

2° ℞ Vésicatoire volant.

Appliquer dans le dos.

28 mars. — L'état du malade s'aggrave. Il n'a pas été à la garderobe depuis huit jours.

Traitement : purgatif.

Le malade n'a très probablement pas tardé à succomber.

OBSERVATION LXXXII.

PHTHISIE AU SECOND DEGRÉ.

Durée antérieure : Sept mois.
Symptômes : Pas d'hérédité. — Faiblesse. — Fièvre assez fréquente et frissons. — Sueurs nocturnes. — Gêne dans le décubitus. — Insomnie. — Dyspnée. — Toux. — Expectoration. — Hémoptysie. — Inappétence. — Vomissements. — Dyspepsie.
Lésion : Tubercules occupant la plus grande partie du poumon gauche, et surtout nombreux à la base.
Résultat du traitement : L'amélioration n'a jamais été bien sensible, à cause des circonstances particulières où se trouvait le malade. Cependant l'appétit a été bon pendant quelque temps, et les vomissements ont été suspendus ainsi que les sueurs nocturnes.
Durée du traitement : Cinq mois.

L..... (François), trente-six ans, marié, cordonnier et allumeur de réverbères.

7 juillet 1858. — Pas d'hérédité. Le malade tousse déjà depuis longtemps, mais sa maladie actuelle date, dit-il, de sept mois. Il a considérablement perdu de ses forces; il n'a pas maigri d'une manière sensible, n'ayant jamais eu d'embonpoint. Il a assez fréquemment la fièvre avec frissons. Il ne sue pas très abondamment, mais chaque nuit il est en moiteur. Il ne peut se coucher ni sur le côté droit, ni sur le côté gauche. Il dort très mal. Il est très essoufflé. Il tousse fréquemment et expectore des crachats muco-purulents, très abondants. Il n'a craché le sang qu'une seule fois, il y a six mois et en très petite quantité. Il ne saigne pas du nez. Son appétit est mauvais et il vomit tous les matins. Les digestions se font mal. Il n'a pas de coliques ni de diarrhée.

Il a cessé de travailler depuis trois mois. A l'examen je constate ce qui suit :

Glandes cervicales du côté droit de la grosseur d'une noisette. Deux d'entre elles se sont vidées, dit-il; on en voit encore les cicatrices. Il en a aussi une à gauche du même volume.

En avant, à la percussion, sonorité bonne et à peu près égale des deux côtés.

A l'auscultation, à gauche, au-dessus de la clavicule, quelques craquements secs. Les mêmes craquements s'entendent au-dessous de la clavicule; la respiration y est soufflante, l'expiration prolongée, et la voix un peu retentissante, surtout à la partie externe.

Le malade accuse une douleur à la base du poumon gauche, tant en avant qu'en arrière.

A droite, la respiration est normale ; pas de retentissement de la voix ni de la toux.

En arrière, à la percussion, inégalité de sonorité entre les deux côtés, dans les fosses sus-épineuses. Légère diminution de sonorité à la base du poumon gauche, où le malade porte les traces de vésicatoires.

A l'auscultation, à gauche, dans toute la fosse sus-épineuse, respiration soufflante avec craquements, secs surtout sensibles pendant la toux ; retentissement de la voix. Dans la fosse sous-épineuse et toute la hauteur la respiration est rude et sèche ; quelques craquements après la toux ; retentissement de la voix.

A droite, rien d'anormal.

Diagnostic : Tubercules occupant la plus grande partie du poumon gauche, et surtout nombreux à la base.

Traitement : hypophosphite de soude, 50 centigrammes par jour.

26 juillet. — Pas de changement appréciable. (L'hypophosphite est d'une pureté suspecte.)

Traitement : hypophosphite de soude, 1 gramme par jour.

11 août. — Il tousse toujours beaucoup. Il vomit encore. Son appétit n'a pas augmenté ; il sue autant la nuit ; mais la douleur de côté est moins forte et il n'a pas eu de fièvre. Pouls, 108.

Traitement : vomitif.

16 août. — Il a beaucoup vomi. Même état. Les glandes cervicales sont ramollies et rouges.

Traitement : hypophosphite de chaux, 50 centigrammes par jour.

25 août. — Il tousse et crache davantage, mais il n'a pas vomi depuis huit jours. Son appétit est un peu meilleur. Il sue la nuit et a de nouveau la fièvre le soir. Pouls, 118.

Traitement : hypophosphite de soude, 1 gramme par jour.

1er septembre. — La toux et l'expectoration ne diminuent pas. Les sueurs nocturnes ont augmenté, mais son appétit est bon et sa douleur est moins forte. Une glande cervicale s'est vidée. Pouls, 120, régulier, assez plein.

1° ℞ Hypophosphite de chaux....... 1gr,00 par jour.

2° ℞ Sirop d'ipéca................ 30gr,00

Par cuillerées à bouche.

8 septembre. — Il a vomi deux fois. Il sue encore beaucoup la nuit, mais

il peut se coucher sur les côtés. Fièvre le soir. Son appétit est bon. Hier il a craché un peu de sang. Pouls, 120, régulier, assez plein.

Traitement : vomitif.

13 septembre. — Il a été mieux cette semaine, dit-il. Il n'a pas sué la nuit; il n'a pas vomi. La fièvre a disparu ainsi que les frissons. Il se plaint de douleurs dans le dos. Pouls, 108, régulier, assez plein.

Traitement : quatre ventouses scarifiées.

20 septembre. — Ses douleurs sont moins fortes, mais la toux est très fréquente. Il a pu travailler un peu cette semaine (deux à trois heures par jour). Pouls, 120, régulier, assez plein.

Traitement : vomitif.

24 septembre. — Il a beaucoup vomi. La toux a un peu diminué, mais il crache autant. Son appétit est assez bon. Plus de vomissements le matin. Pouls, 108, régulier, assez plein.

℞	Emplâtre de ciguë.....................	3 pp.
—	de Vigo cum hydrargyro......	1 p.

29 septembre. — Il a été très soulagé, dit-il. Il a eu encore quelques vomissements. Son appétit est bon. Pouls, 120, régulier, assez plein.

Traitement : hypophosphite de chaux, 50 centigrammes par jour.

6 octobre. — La toux a augmenté depuis quinze jours. L'expectoration reste la même. Il a sué la nuit dernière. Il vomit encore quelquefois, mais son appétit est bon. Maintenant il est assez bien pour travailler cinq ou six heures par jour. Pas de céphalalgie.

A droite, quelques-unes des glandes cervicales se sont vidées, les autres diminuent. Pouls, 120, régulier, assez plein.

Traitement : hypophosphite de chaux, 50 centigrammes par jour.

11 octobre. — Il n'a pas sué depuis six nuits. Il tousse autant ; ses crachats sont nummulaires. Hier il a été plus mal, dit-il, et a ressenti un grand accablement. Pouls, 120, régulier, faible.

Traitement : vomitif.

15 octobre. — Hier il a expectoré des crachats sanguinolents. Il a sué cette nuit. Il se plaint de douleurs dans le côté gauche du thorax. Plus de vomissements. Pouls, 108, régulier, assez fort.

1° ℞	Hypophosphite de chaux..........	0gr,50 par jour.
2° ℞	Poudre de James................	0gr,60
	Extrait thébaïque................	0gr,12

Pour six pilules.

3° ℞ Emplâtre caléfacient *loco dolenti.*

25 octobre. — Les douleurs thoraciques persistent. Il a encore craché un peu de sang pur hier. Les sueurs nocturnes sont revenues depuis huit jours. Il ne vomit pas, mais il a des nausées. Il tousse autant. Son appétit est assez bon. Pouls, 120, régulier, faible.

1° ℞ Hypophosphite de soude..... 0gr,50 par jour.

2° ℞ Emplâtre de ciguë........ }
— de Vigo........ } ââ parties égales.

Appliquer sur le côté gauche du thorax en avant.

3 novembre. — Les vomissements ont recommencé. Il expectore des crachats infects, dit-il. Il sue irrégulièrement la nuit et ne dort pas.

Le malade nous apprend aujourd'hui que trois fois par semaine il se lève à une heure du matin pour allumer les réverbères. Pouls, 108, régulier, médiocrement plein.

Traitement : hypophosphite de soude, 1 gramme par jour.

10 novembre. — Il se plaint d'une douleur violente au-dessous de l'épaule gauche. La toux n'a pas diminué. Il a la fièvre le soir et sue la nuit. Son appétit est assez bon. Pouls, 120, régulier, un peu faible.

1° ℞ Vésicatoire volant *loco dolenti.*

2° ℞ Potion kermétisée.

3° ℞ Hypophosphite de soude...... 0gr,50 par jour.

22 novembre. — Les sueurs nocturnes persistent. Les digestions se font mal et la bouche est mauvaise. L'expectoration n'est pas modifiée.

Les glandes cervicales diminuent de volume. Pouls, 120, régulier, médiocrement plein.

Traitement : hypophosphite de soude, 1 gramme par jour.

6 décembre. — Il a encore eu des vomissements; la bouche est toujours mauvaise. Les sueurs nocturnes ne cessent pas. Il crache énormément, dit-il. Il n'a pas de fièvre. Pouls, 120, régulier, médiocrement plein.

Traitement : hypophosphite de chaux, 50 centigrammes par jour.

13 décembre. — L'expectoration est toujours aussi abondante ; sueurs nocturnes, fièvre le soir, dyspnée considérable ; mauvais appétit. Il a peu de forces et a de nouveau cessé de travailler. Pouls, 140, régulier, assez faible.

Traitement : vomitif ; emplâtre caléfacient appliqué sur le dos.

Pas de renseignements ultérieurs sur ce malade.

OBSERVATION LXXXIII.

PHTHISIE AIGUE AU SECOND DEGRÉ. — LARYNGITE.

Durée antérieure : Trois mois et demi.
Symptômes : Pas d'hérédité. — Faiblesse. — Amaigrissement. — Sueurs nocturnes. — Douleurs thoraciques. — Gêne dans le décubitus. — Insomnie.— Dyspnée. — Toux. — Expectoration. — Hémoptysie. — Inappétence. — Vomissements.
Lésion : Tubercules ramollis disséminés dans toute la partie postérieure du côté gauche et au sommet du côté droit.
Résultat du traitement : Amoindrissement notable des signes physiques et disparition presque complète des symptômes généraux, puis rechute, formation d'excavations et mort probable.
Durée du traitement : Huit mois et demi.

C...... (Jean-Baptiste), trente-quatre ans, marié, forgeron.

18 août 1858. — Pas d'hérédité. La maladie a débuté il y a trois mois et demi, mais depuis quinze jours principalement il y a eu aggravation de tous les symptômes. Les forces ont beaucoup diminué. L'amaigrissement est très sensible. Il n'a pas de fièvre, ni de frissons, mais il sue très abondamment la nuit. Il accuse des douleurs dans la partie antérieure et supérieure de la poitrine. Le décubitus sur le dos est difficile. Le sommeil est mauvais et la dyspnée considérable. La toux est fréquente et l'expectoration muco-purulente, abondante. Il a craché du sang cette nuit pour la première fois. Il n'a pas saigné du nez. Son appétit est mauvais et il vomit assez souvent à la suite de quintes. Les digestions sont bonnes. Il n'a pas de diarrhée ni de coliques.

Raucité considérable de la voix, douleur à la déglutition, sentiment de démangeaison dans la gorge et douleur à la pression au niveau du corps thyroïde.

Depuis quinze jours il a été obligé de suspendre son travail.

Pouls, 112, régulier, assez plein.

État local :

En avant, à la percussion, diminution de sonorité au-dessus de la clavicule gauche et au-dessous dans une étendue de deux travers de doigt.

A l'auscultation, à gauche, au-dessous de la clavicule, respiration rude, inspiration saccadée; retentissement de la voix.

A droite, rien de notable.

En arrière, à la percussion, sonorité à peu près égale des deux côtés.

A l'auscultation, à gauche, dans la fosse sus-épineuse, respiration soufflante avec craquements humides nombreux; retentissement de la toux. Mêmes phénomènes dans toute la hauteur.

A droite, dans la fosse sus-épineuse, mêmes phénomènes qu'à gauche; si ce n'est que les craquements sont moins nombreux. Respiration rude dans le reste du poumon droit.

Diagnostic : Tubercules ramollis dans toute la hauteur du poumon gauche en arrière, et au sommet à droite.

Traitement : hypophosphite de soude, 50 centigrammes par jour.

25 août. — Déglutition plus difficile, diminution de l'appétit. Fièvre et sueurs la nuit. Constipation depuis huit jours. L'hypophosphite qu'il a pris est de provenance inconnue.

Traitement : vomitif.

27 août. — Il est soulagé. L'appétit est un peu revenu.

Traitement : hypophosphite de soude, 50 centigrammes par jour.

1er septembre. — L'appétit est assez bon, plus de fièvre ni de vomissements. Pouls, 120, régulier, assez faible.

Traitement : hypophosphite de soude, 1 gramme par jour.

8 septembre. — La toux a diminué, mais depuis trois jours il crache du sang. Pouls, 120, régulier, assez plein.

Traitement : potion d'ergotine.

13 septembre. — L'expectoration est muco-purulente, peu abondante. Il sue encore la nuit. Constipation. Pas de fièvre. Pouls, 120, régulier, assez plein.

Traitement : sirop d'ipéca, 60 grammes, une cuillerée à bouche matin et soir.

24 septembre. — Il sue un peu moins la nuit. L'appétit est bon. Pouls, 108.

Traitement : hypophosphite de soude, 50 centigrammes par jour.

4 octobre. — Les forces augmentent. Pouls, 116, régulier, assez plein.

Traitement : hypophosphite de soude, 50 centigrammes par jour, après suspension de deux jours.

11 octobre. — Les sueurs nocturnes sont moins abondantes, mais il a toujours la respiration très courte. Il ne vomit plus. Pouls, 120, régulier, assez plein.

Traitement : hypophosphite de soude, 1 gramme par jour.

29 octobre. — Il dit aller très bien. Son appétit est très bon. Il tousse à peine et crache seulement le matin en s'éveillant. Il n'a plus de sueurs noc-

turnes, ni de fièvre, mais il est toujours essoufflé. Ses forces ont beaucoup augmenté et il se trouve en état de reprendre son travail. Il ne se plaint plus que d'un peu de gêne dans la trachée. Pouls, 90, régulier, médiocrement plein.

Traitement : emplâtre sur la trachée ; hypophosphite de soude, 50 centigrammes par jour.

8 novembre. — L'amélioration se soutient. Pouls, 104, régulier, petit.

État local :

En avant, à la percussion, matité au-dessus de la clavicule gauche. Diminution de sonorité au-dessous de la même clavicule dans une étendue de deux travers de doigt.

A l'auscultation, à gauche, au-dessus de la clavicule, râles muqueux augmentant beaucoup pendant la toux. Au-dessous de la clavicule, respiration soufflante, sans râles ni craquements, sans retentissement de la voix ni de la toux. Dans le reste du poumon inspiration saccadée ; un ou deux craquements secs à la suite de la toux ; léger retentissement de la voix et de la toux.

A droite, au-dessus de la clavicule, respiration soufflante sans râles ni craquements ; un peu de retentissement de la voix et de la toux. Au-dessous de la clavicule, expiration prolongée sans râles ni craquements, sans retentissement de la voix ni de la toux.

En arrière, diminution de sonorité peu marquée dans la fosse sus-épineuse gauche et dans toute la hauteur.

A l'auscultation, à gauche, quelques craquements humides passant presque au craquement sec, n'augmentant pas pendant la toux. Dans la région intra-scapulaire, respiration soufflante surtout pendant l'expiration ; quelques craquements humides surtout appréciables après la toux ; léger retentissement de la toux. Dans le reste du poumon quelques craquements disséminés très rares.

A droite, dans la région intra-scapulaire, respiration un peu rude et soufflante sans craquements.

Il y a donc amélioration des deux côtés et surtout à droite.

Traitement : hypophosphite de soude, 50 centigrammes par jour.

19 novembre. — Il a craché un peu de sang. Pouls, 108, régulier, médiocrement plein.

Traitement : quatre ventouses scarifiées.

27 novembre. — Il a encore craché un peu de sang il y a deux jours. Aujourd'hui l'expectoration est muco-purulente, très peu abondante ; peu de toux (douze ou quatorze fois dans les vingt-quatre heures) ; forces très

bonnes. Il ne se sent pas malade, dit-il, et travaille à son état de forgeron. Pouls, 120, régulier, médiocrement plein.

Traitement : hypophosphite de chaux, 50 centigrammes par jour.

4 janvier 1839. — Les sueurs nocturnes sont revenues. Les forces ont diminué. L'oppression est assez grande. La toux est fréquente et l'expectoration a reparu.

Il ne travaille plus depuis quinze jours.

Pouls, 120, régulier, faible.

Traitement : hypophosphite de soude, 50 centigrammes par jour.

9 janvier. — La toux ne diminue pas : il crache peu ; il a de la fièvre le soir. Son appétit est bon. Pouls, 116, irrégulier, un peu faible.

Traitement : emplâtre caléfacient sur le devant de la poitrine.

16 février. — Pas de changement appréciable dans la dyspnée ; sueurs nocturnes ; constipation. Pouls 120, régulier, un peu mou.

Traitement : vésicatoire volant entre les épaules.

9 mars. — Il est entré à l'Hôtel-Dieu et y est resté quatorze jours. On lui a fait prendre de l'huile de foie de morue, du *pyrophosphate* de chaux et des pilules d'acétate de plomb.

Les sueurs nocturnes ne sont pas supprimées; la respiration est aussi pénible ; l'appétit est assez bon, mais il y a de la diarrhée.

Pouls, 120, régulier, un peu faible.

État local :

En avant, à la percussion, matité au-dessus des deux clavicules et au-dessous dans une étendue de deux travers de doigt.

A l'auscultation, à gauche, respiration soufflante et petits gargouillements ; retentissement de la voix au-dessus de la clavicule. Dans la région sous-claviculaire, mêmes phénomènes. Râles humides dans toute la hauteur.

A droite, au-dessus de la clavicule, respiration soufflante entremêlée de craquements humides; pectoriloquie imparfaite; gargouillements pendant la toux. Mêmes phénomènes dans la moitié supérieure.

En arrière, dans la fosse sus-épineuse gauche, craquements humides nombreux et assez fins augmentant beaucoup pendant la toux. Dans la région intra-scapulaire, respiration soufflante avec gros craquements humides ; retentissement de la voix et de la toux, et gargouillements pendant la toux. Mêmes phénomènes jusqu'à la base.

A droite, dans la fosse sus-épineuse, respiration soufflante, gargouillements pendant la toux. Mêmes phénomènes encore plus marqués dans la région intra-scapulaire. Respiration rude jusqu'à la base.

Il y a donc eu ramollissement et formation d'excavations.

Traitement : hypophosphite de soude, 50 centigrammes par jour.

16 mars. — La faiblesse augmente. Les sueurs nocturnes restent les mêmes. Il a la fièvre avec frissons le soir. L'expectoration est muco-purulente peu abondante. Il se plaint de nouveau de mal de gorge. Pouls, 130.

Traitement : vomitif.

18 mars. — Il a beaucoup vomi. Le mal de gorge persiste. Pouls, 120.

Traitement : hypophosphite de soude, 50 centigrammes par jour.

1er avril. — Les forces ont un peu augmenté, l'appétit est bon ; les sueurs nocturnes sont un peu moindres ; la dyspnée est toujours la même. Pouls, 150, petit, faible.

Traitement : hypophosphite de soude et de chaux, 25 centigrammes par jour.

4 mai. — La toux et la dyspnée sont aussi considérables. Il crache beaucoup. Pas de fièvre ni de sueurs nocturnes. Pouls, 120, régulier, un peu faible.

Je n'ai plus eu de nouvelles de ce malade.

OBSERVATION LXXXIV.

PHTHISIE AU TROISIÈME DEGRÉ.

Durée antérieure : Quatorze mois.

Symptômes : Pas d'hérédité. — Faiblesse. — Fièvre. — Douleurs thoraciques. — Gêne dans le décubitus. — Dyspnée. — Toux. — Expectoration. — Hémoptysies.

Lésion : Tubercules ramollis occupant toute la hauteur du poumon droit, tant en avant qu'en arrière, excavation ; tubercules au sommet du poumon gauche en avant.

Résultat du traitement : D'abord amélioration marquée, disparition presque complète des douleurs thoraciques ; cessation momentanée de la fièvre, des sueurs nocturnes et de l'inappétence ; augmentation des forces, puis rechute et mort probable.

Durée du traitement : Trois mois et demi.

G..... (Charles), quarante-deux ans, non marié, menuisier.

6 septembre 1858. — La maladie n'est pas héréditaire. Elle a débuté il y a quatorze mois. Les forces du malade ont peu diminué et il n'a pas sensiblement maigri. Chaque jour il a un très léger accès de fièvre, sans frissons. Antérieurement il a sué très abondamment la nuit, actuellement les sueurs nocturnes ont cessé. Il se plaint de douleurs vagues dans la poitrine, spécialement à la base du côté droit ; le décubitus est difficile sur ce côté. La

dyspnée est considérable, la toux est très fréquente la nuit, un peu moins le jour; l'expectoration est muco-purulente abondante. Le malade a craché le sang, il y a sept mois, et depuis à différentes reprises, mais en petite quantité. Il a rarement saigné du nez. Il a bon appétit, digère bien et ne vomit pas. Il n'a pas de diarrhée et rarement des coliques.

Depuis quinze jours il a cessé son travail. Pouls, 100, régulier, assez plein.

État local :

En avant, à la percussion, matité au-dessus de la clavicule droite. Diminution de sonorité au-dessous dans toute la hauteur.

A l'auscultation, à gauche, respiration se faisant mal dans toute la hauteur du poumon; inspiration saccadée accompagnée d'un cliquetis éloigné, sans retentissement de la voix ni de la toux. Au-dessus de la clavicule, respiration rude.

A droite, au-dessus de la clavicule, retentissement considérable de la voix; respiration soufflante; gargouillements pendant la toux. Au-dessous de la clavicule, gros râles humides. A la partie interne, respiration soufflante et retentissement considérable de la voix. Mêmes phénomènes dans toute la hauteur.

En arrière, dépression notable de la fosse sus-épineuse droite.

A la percussion, diminution de sonorité dans les fosses sus- et sous-épineuses droites et la région intra-scapulaire du même côté.

A l'auscultation, à gauche, dans la fosse sus-épineuse, quelques craquements secs augmentant pendant la toux. Il en est de même dans la partie supérieure de la région intra-scapulaire; pas de retentissement notable de la voix ni de la toux.

A droite, dans la fosse sus-épineuse, respiration soufflante, craquements humides; retentissement de la voix et de la toux. Mêmes phénomènes dans toute la hauteur jusqu'à la base.

Diagnostic : tubercules ramollis occupant toute la hauteur du poumon droit, tant en avant qu'en arrière; excavation; quelques tubercules au sommet du poumon gauche en avant.

Traitement : hypophosphite de soude, 1 gramme par jour.

13 septembre. — Il se trouve un peu mieux. Ses douleurs sont à peine sensibles. Pouls, 108, régulier, un peu mou.

Même traitement.

20 septembre. — Les forces du malade ont augmenté et il peut travailler un peu. Son appétit se conserve, et il n'y a plus de sueurs nocturnes. Pouls, 108, régulier, assez plein.

Traitement : hypophosphite de soude, 50 centigrammes par jour.

4 octobre. — Il a fait un excès de travail et a été plus malade, dit-il. tousse beaucoup. Du reste, pas de fièvre, ni de sueurs ; bon appétit. Pouls, 120, régulier, assez plein.

Traitement : vomitif.

11 octobre. — Le vomitif a agi comme purgatif. Il se sent plus faible et a suspendu son travail. Il a sué cette nuit, mais il tousse et crache un peu moins. Pouls, 120, régulier, assez fort.

Traitement : hypophosphite de soude, 65 centigrammes par jour.

25 octobre. — Il ne sue plus la nuit et l'appétit est un peu meilleur, mais il a eu la diarrhée cette semaine. Pouls, 108, régulier, médiocrement plein.

℞ Hypophosphite de chaux........ 0gr,50 } par jour.
— d'alumine....... 0gr,02 }

3 novembre. — La diarrhée s'est arrêtée ; il n'a pas de fièvre ni de sueurs nocturnes, mais il tousse davantage depuis quelques jours. Pouls, 120, régulier, médiocrement plein.

Traitement : potion kermétisée, par cuillerées à café.

12 novembre. — Il tousse autant, mais ses forces reviennent. Pouls, 140, régulier, médiocrement plein.

1° ℞ Sirop d'ipéca............. 6gr,00
2° ℞ Hypophosphite de soude..... 0gr,50 par jour.

22 novembre. — Il a moins toussé, dit-il, mais il a craché deux fois du sang cette semaine. Pouls, 120, régulier, mou.

1er décembre. — Il n'a plus craché de sang, mais la toux et l'expectoration ont augmenté et il se plaint de douleurs vagues dans la poitrine. Il ne sue pas la nuit et a bon appétit. Pouls, 104.

Traitement : hypophosphite de chaux, 50 centigrammes par jour.

6 décembre. — La toux est très fréquente et l'expectoration très abondante, surtout depuis hier. Il a eu la fièvre cette nuit. Râle trachéal s'entendant à distance. Pouls, 100, régulier, médiocrement plein.

1° ℞ Hypophosphite de chaux......... 1gr,00 par jour.
2° ℞ Sirop d'ipéca................. 60gr,00

Par cuillerées à café.

13 décembre. — Le malade a été pris de diarrhée. Il étouffe beaucoup,

dit-il. Il a la fièvre la nuit. Œdème des pieds le soir. Persistance du râle trachéal. Pouls, 120, régulier, assez plein.

1° ℞ Sous-nitrate de bismuth........... 5gr,00
Poudre d'opium................. 0gr,10

Pour dix paquets ; un soir et matin.

Pas de renseignements ultérieurs sur ce malade qui a probablement succombé peu après.

OBSERVATION LXXXV.

PHTHISIE AU SECOND DEGRÉ. — LARYNGITE.

Durée antérieure : Dix mois.
Symptômes : Pas d'hérédité. — Faiblesse. — Amaigrissement. — Sueurs nocturnes. — Douleurs thoraciques. — Toux. — Expectoration. — Dyspnée. — Hémoptysie. — Inappétence. — Vomissements. — Diarrhée. — Aphonie.
Lésion : Infiltration tuberculeuse au second degré dans toute la hauteur du poumon droit, et tubercules ramollis au sommet gauche en avant.
Résultat du traitement : Amélioration de l'expectoration, des sueurs nocturnes, de la faiblesse, de la diarrhée et des vomissements. — Retour de la voix.
Durée du traitement : Un mois.

J..... (Michel), trente-neuf ans, marié, concierge.

27 septembre 1858. — La maladie n'est pas héréditaire. Elle a débuté au mois de décembre 1857. Depuis cette époque le malade a beaucoup perdu de ses forces. Il a très sensiblement maigri. Il n'a pas de fièvre ni de frissons, mais il sue abondamment la nuit. Il accuse dans la partie droite et antérieure de la poitrine des douleurs qui gênent la respiration. Cependant il n'éprouve pas de gêne dans le décubitus. Il dort bien. Il tousse beaucoup et est très essoufflé. Expectoration blanche et mousseuse. Il a craché du sang au mois de janvier dernier environ un demi-litre ; l'hémoptysie ne s'est pas renouvelée depuis. Il ne saigne pas du nez. Son appétit est mauvais. Il vomit soir et matin après chaque repas. Il ne digère pas bien. Il a la diarrhée depuis un mois (trois à quatre garderobes par jour).

Il a cessé de travailler depuis le mois de janvier dernier.

Il y a aphonie presque complète ; difficulté pour la déglutition.

Pouls, 80.

État local :

En avant, à la percussion, diminution de sonorité dans toute la hauteur du côté droit.

A l'auscultation, à gauche, quelques craquements ; rudesse du bruit respiratoire et retentissement de la toux.

A droite, au-dessus de la clavicule, expiration prolongée. Au-dessous de la clavicule, gros craquements humides nombreux ressemblant presque à un petit gargouillement, augmentant beaucoup pendant la toux ; retentissement notable de la toux. Mêmes phénomènes dans toute la hauteur de ce côté.

En arrière, à la percussion, matité dans la fosse sus-épineuse droite. Diminution de sonorité dans la fosse sous-épineuse et dans la région intra-scapulaire du même côté.

A l'auscultation, à gauche, rien de notable.

A droite, dans la fosse sus-épineuse, craquements secs et bruit de frottement. Mêmes phénomènes dans la partie supérieure de la région intra-scapulaire. Au-dessous, respiration rude ; retentissement de la toux.

Diagnostic : infiltration au second degré dans toute la hauteur du poumon droit et tubercules ramollis au sommet gauche en avant.

1° ℞ Hypophosphite de soude.......... 0gr,50 par jour.
2° ℞ Emplâtre de Vigo cum hydrargyro.. } parties égales.
— de ciguë.............. }

Appliquer sur le larynx.

4 octobre. — Il tousse autant, mais il crache plus facilement. Il a la diarrhée.

1° ℞ Hypophosphite de chaux........ 0gr,50 par jour.
2° ℞ Phosphate de chaux........... 30gr,00
Extrait thébaïque............. 0gr,10

Pour dix paquets : un matin et soir.

3° ℞ Hypophosphite de quinine....... 0gr,60

Pour six pilules ; une chaque soir.

13 octobre. — La diarrhée est arrêtée depuis huit jours. Le malade a plus de forces, il sue moins la nuit ; mais son appétit n'est pas meilleur ; plus de vomissements, mais seulement des nausées pour expectorer ; il a eu la fièvre avant-hier seulement.

Sa voix est meilleure ; il peut parler et avale plus facilement les liquides.

Pouls, 116, régulier, un peu faible.

1° ℞ Hypophosphite de chaux......... 0gr,60 par jour.
2° ℞ Hypophosphite de quinine........ 0gr,60

Pour six pilules.

3° ℞ Emplâtre de Vigo cum hydrargyro... } parties égales.
— de ciguë............... }

Appliquer sur le larynx.

22 octobre. — La voix s'améliore; mais les sueurs nocturnes ont augmenté et il est oppressé. Pas de diarrhée. Pouls, 108, régulier, faible.

1° ℞ Hypophosphite de chaux............. 1gr,00
2° ℞ Hypophosphite de quinine............ 0gr,60

Pour six pilules.

5 novembre. — Le traitement a été suspendu pendant huit jours. La voix est bonne, mais les sueurs nocturnes persistent. Il a eu la diarrhée pendant trois jours, mais elle a cessé de nouveau d'elle-même. Pouls, 108, régulier, médiocrement plein.

Traitement : hypophosphite de chaux, 1 gramme par jour.

Plus de renseignements sur ce malade.

OBSERVATION LXXXVI.

PHTHISIE AU TROISIÈME DEGRÉ. — LARYNGITE.

Durée antérieure : Quatre ans.
Symptômes : Toux. — Expectoration. — Faiblesse. — Amaigrissement. — Hémoptysies. — Fièvre. — Insomnie. — Gêne dans le décubitus.
Lésion : Excavation au sommet du poumon droit. — Tubercules ramollis occupant toute l'étendue du poumon gauche.
Résultat du traitement : Diminution de la toux et de l'expectoration. — Retour de l'appétit; cessation de la fièvre, puis recrudescence. — Ces alternatives d'amélioration ne se sont jamais soutenues longtemps. — Mort probable.
Durée du traitement : Deux mois et demi.

D....... (Victor), vingt-sept ans, non marié, domestique (1).

11 janvier 1858. — La maladie a commencé il y a quatre ans pendant l'été, par un chaud et froid, de la toux, de l'expectoration et des frissons. Mais le malade n'a pas eu de point de côté et n'a pas craché le sang. Il a toujours continué à tousser et à cracher depuis. Il n'a jamais sué la nuit. Ses forces ont beaucoup diminué et il a maigri un peu. Douleur à la base du côté droit.

(1) Ce malade, avec une *excavation dans le poumon droit*, des *tubercules dans toute la hauteur du côté gauche* et *laryngite*, m'a été adressé par un confrère pour *juger de la valeur de mon traitement*. Ce fait, qui se renouvelle chaque jour, donne une idée de ce que beaucoup de gens de l'école sceptique entendent par l'observation clinique. Selon eux, pour prouver l'efficacité d'une médication, il faudrait laisser mourir les malades d'abord, et les ressusciter ensuite : encore ne seraient-ils pas convaincus. Cependant, comme on le voit, tout en faisant connaître à mon confrère mon pronostic et les raisons sur lesquelles il s'appuyait, le malade a été mis en traitement.

Le 15 juin dernier il a été pris d'un crachement de sang assez abondant qui a duré quinze jours. Depuis quelque temps il a un peu de fièvre. Il dort très mal la nuit, à cause de sa toux et ne peut se coucher que sur le côté gauche. Il n'a pas de diarrhée.

État local :

En avant, à la percussion, matité considérable sous les deux clavicules dans une étendue de deux travers de doigt, et diminution de sonorité dans toute la hauteur du côté droit.

En arrière, matité complète dans la fosse sus-épineuse, et dans toute la hauteur du poumon droit.

En avant, à l'auscultation, craquements humides au sommet du poumon gauche avec expiration prolongée. A la base, râles crépitants fins dans le tiers inférieur. Pas de retentissement notable de la voix.

A droite, respiration caverneuse au sommet ; au-dessous craquements humides dans le reste du poumon.

En arrière, à gauche, râles sonores dans la fosse sus-épineuse. La respiration se fait mal dans toute la hauteur du poumon gauche en arrière.

Dans la fosse sus-épineuse droite, respiration caverneuse très intense avec pectoriloquie parfaite.

Depuis longtemps déjà le malade est atteint, dit-il, d'un violent mal de gorge ; raucité de la voix.

Diagnostic : Cavernes au sommet du poumon droit. Tubercules ramollis au sommet du poumon gauche et dans toute la hauteur du même organe. Laryngite et bronchite.

Pronostic : très fâcheux.

Traitement : hypophosphite de soude, 1 gramme par jour.

20 janvier. — La toux est la même. L'expectoration est plus facile, abondante, un peu moins écumeuse et surtout moins jaune. La respiration est un peu moins haletante. Il accuse quelques coliques sans diarrhée. La fièvre n'est pas modifiée, toujours même faiblesse ; l'appétit n'est pas augmenté.

Pouls, 84.

Traitement : acide hypophosphoreux à 45°, 25 centigrammes par jour.

22 janvier. — La toux n'est pas modifiée ; l'expectoration est abondante et très spumeuse. L'appétit est un peu meilleur. Il a très peu de fièvre le soir. Le mal de gorge a augmenté et il a des nausées le soir avant de se coucher. Pouls, 84, petit et faible.

Traitement : vomitif.

27 janvier. — Le malade a été purgé et n'a pas vomi. Son appétit est

meilleur. La fièvre a disparu et ses forces ont un peu augmenté; pas de diarrhée ni de coliques. Du reste à peu près même état. Pouls, 76.

Traitement : acide hypophosphoreux, 30 centigrammes par jour.

29 janvier. — La toux et l'expectoration ont diminué. Le sommeil a été plus paisible. L'appétit, s'est beaucoup amélioré. Il a un peu plus de forces, mais il est aussi essoufflé.

Même traitement.

8 février. — L'expectoration est toujours très spumeuse, mais beaucoup moins purulente. L'appétit qui s'était maintenu assez bon, a diminué depuis deux ou trois jours. Les forces restent les mêmes. Il a quelques coliques. La douleur de côté qu'il a déjà depuis longtemps à la base du poumon droit est plus violente. On perçoit à cet endroit du râle crépitant fin.

Traitement : vomitif.

10 février. — Il y a eu un vomissement et quatre ou cinq garderobes. Le point de côté persiste. La toux a diminué. L'expectoration est plus facile depuis deux jours. Pas d'autre changement. Pouls, 100.

Le râle crépitant fin persiste.

Traitement : acide hypophosphoreux à 30°, 30 centigrammes par jour.

De plus, application d'une solution alcoolique d'iodure de potassium ioduré sur le côté droit de la poitrine, dans une étendue d'un décimètre carré environ.

17 février. — La toux est moindre, mais plus sèche. Le sommeil est meilleur et l'appétit est assez bon. Il vomit le soir. Les urines sont moins chargées qu'antérieurement. La douleur dans l'hypochondre droit a diminué. L'altération de la voix est plus marquée. Pouls, 100.

Traitement : acide hypophosphoreux, 30 centigrammes tous les deux jours, en alternant avec hypophosphite de soude, 1 gramme tous les deux jours.

19 février. — La toux n'interrompt plus si fréquemment son sommeil; l'expectoration est moins purulente. Il n'a pas de fièvre le soir et est un peu moins oppressé. Pouls, 92.

Même traitement que précédemment, et de plus, potion kermétisée.

24 février. — L'expectoration a diminué et est plus blanche; l'appétit a un peu diminué; les forces restent les mêmes; le sommeil est meilleur. L'intérieur de la gorge est moins douloureux. Pouls, 88, un peu faible.

Traitement : hypophosphite de soude, 1 gramme par jour; continuer l'acide hypophosphoreux.

26 février. — Le mal de gorge est plus violent. Il a rendu du sang par l'anus. Pouls, 100.

Potion avec l'élixir parégorique.

1er mars. — L'élixir parégorique n'a pas été préparé selon la formule anglaise et contenait de l'ammoniaque. Le malade n'en a pris que quelques cuillerées et a éprouvé un vif sentiment de brûlure dans la gorge.

La potion a été changée aujourd'hui. Pouls, 120.

Traitement : continuer l'élixir parégorique.

3 mars. — Il tousse beaucoup. Ses aliments lui reviennent par le nez. Le mal de gorge est considérable. Pouls, 120.

Traitement : application d'une solution alcoolique d'iodure de potassium ioduré, des deux côtés du larynx.

5 mars. — La toux est aussi fréquente. Depuis ce matin il rend un peu de sang dans ses crachats. Il est très oppressé et ses forces diminuent. Il se plaint aussi de céphalalgie. Pouls, 100.

Traitement : vomitif.

10 mars. — Il a vomi une seule fois et a eu dix garderobes, ce qui l'a beaucoup affaibli.

Traitement : hypophosphite de soude, 2 grammes par jour.

15 mars. — Le mal de gorge a un peu diminué ; mais l'oppression augmente et le sommeil est mauvais. Pouls, 100.

État local :

En avant, à la percussion, matité au-dessous des deux clavicules dans une étendue de deux travers de doigt ; plus notable à droite.

A l'auscultation, à gauche, au sommet, respiration rude avec craquements humides peu nombreux s'entendant dans les deux tiers supérieurs. Les râles de la base sont moins nombreux et plus gros.

L'impulsion du cœur est forte et les bruits en sont un peu sourds.

A droite, faiblesse du bruit respiratoire avec craquements humides assez nombreux, s'entendant dans tout le poumon ; pas de retentissement de la voix à cause de l'affection du larynx.

En arrière, à gauche, respiration faible sans craquements bien appréciables. A la base quelques craquements.

A droite, dans la fosse sus-épineuse, respiration soufflante, surtout pendant l'expiration. Même phénomène dans toute la hauteur.

Amélioration des signes locaux.

Traitement : hypophosphite de soude, 1 gramme par jour ; pilules de belladone, d'aconit et de ciguë, aa 1 centigramme chaque soir.

19 mars. — Le mal de gorge a beaucoup augmenté. L'aphonie est presque complète. La toux est très fréquente la nuit.

Traitement : mêmes pilules ; hypophosphite d'ammoniaque et de soude, 1 gramme par jour en alternant.

22 mars. — Toujours même aphonie. Il tousse un peu moins et plus facilement. Il dort mieux ; pas de fièvre.

Même traitement.

24 mars. — Grande faiblesse ; fièvre depuis hier ; appétit nul, déglutition presque impossible. La toux et l'expectoration ont augmenté.

Traitement : continuer l'hypophosphite de soude (à la dose de 1 gramme par jour), ainsi que les pilules ; cesser l'hypophosphite d'ammoniaque ; appliquer la solution alcoolique d'iodure de potassium ioduré sur l'os hyoïde et le corps thyroïde en entier.

26 mars. — Il tousse un peu moins la nuit ; la toux est très sèche, il y a un peu de sang dans l'expectoration. Il se plaint de céphalalgie et de somnolence. Pouls, 104.

Traitement : suspension de l'hypophosphite pendant quatre jours ; pilules de belladone et d'opium.

29 mars. — Il avale un peu plus facilement, mais la prostration est complète, l'appétit nul et l'oppression très grande.

Depuis j'ai été sans renseignements sur ce malade. Il n'a probablement pas tardé à succomber.

OBSERVATION LXXXVII.

PHTHISIE AU TROISIÈME DEGRÉ.

Durée antérieure : Sept mois.

Symptômes : Toux. — Hémoptysies. — Sueurs nocturnes. — Faiblesse. — Inappétence. — Amaigrissement. — Dyspnée. — Insomnie. — Fièvre et frissons.

Lésion : Excavation au sommet du poumon droit et probablement au sommet du poumon gauche. — Tubercules en voie de ramollissement au sommet droit.

Résultat du traitement : Retour complet de l'appétit ; diminution de la faiblesse ; puis diarrhée et mort probable.

Durée du traitement : Deux mois.

D... (Adélaïde), quarante-quatre ans, mariée, blanchisseuse.

1er février 1858. — La maladie a commencé en juillet 1857, à la suite de chagrins. Il y a eu de la toux qui a toujours persisté ; des crachements de sang pendant trois ou quatre jours, des sueurs nocturnes. Puis les forces et l'appétit se sont perdus, elle a beaucoup maigri. Elle est très essoufflée. Elle dort mal à cause de la toux. Elle a la fièvre le soir pendant plusieurs heures, avec frissons. Elle n'a pas de diarrhée, mais quelquefois des coliques. Ses règles viennent aussi bien qu'avant sa maladie.

Elle n'a pas encore cessé complétement de travailler, mais elle a diminué de beaucoup son travail. Pouls, 108.

Traitement antérieur : huile de foie de morue.

État local :

Grand amaigrissement de la poitrine. En avant, à la percussion, matité au-dessous de la clavicule gauche, surtout marquée dans son tiers interne. A droite, matité à la base du poumon.

A l'auscultation, à gauche, respiration exagérée au sommet, se faisant mal à la base; râles sibilants et muqueux pendant la toux.

A droite, respiration exagérée et soufflante au sommet, peu distincte à la base et nulle part n'offrant l'expansion vésiculaire. Pendant la toux, râles sibilants et gargouillements profonds.

En arrière, à la percussion, exagération de sonorité dans les fosses sous-épineuses, surtout notable à gauche. A droite, son de pot fêlé.

A l'auscultation, à gauche, au sommet, au niveau de l'angle supérieur interne de l'omoplate, respiration soufflante avec retentissement de la voix. Dans la fosse sous-épineuse, quelques râles sibilants pendant la toux. Nulle part la respiration ne se fait bien de ce côté.

A droite, dans les fosses sus- et sous-épineuses, respiration caverneuse intense, avec pectoriloquie parfaite.

Diagnostic : Excavation au sommet du poumon droit et probablement au sommet du poumon gauche. Tubercules en voie de ramollissement au sommet droit.

Traitement : hypophosphite de soude, 1 gramme par jour.

5 février. — Pas d'amélioration. La potion achetée pour de l'hypophosphite a produit de la diarrhée avec de nombreuses selles vertes et bilieuses. Pouls, 92.

1° ℞ Hypophosphite de soude......... 1gr,00 par jour.
2° ℞ Phosphate de chaux............. 5gr,00 —

12 février. — La toux n'est pas modifiée. Ce matin elle a craché du sang. Les sueurs nocturnes restent les mêmes. Les forces ont peu augmenté ainsi que l'appétit.

Traitement : vomitif.

15 février. — Le vomitif a produit un effet purgatif : elle a eu cinq ou six selles et pas de vomissements.

Traitement : hypophosphite de soude, 2 grammes par jour.

24 février. — Plus de diarrhée. Elle mange excessivement (comme un ogre, dit-elle). Pouls, 88.

1° ℞ Hypophosphite de soude............ 1gr,00 par jour.
2° ℞ Potion avec teinture de kino et élixir parégorique.

10 mars. — L'élixir parégorique, n'ayant pas été préparé suivant la formule anglaise, contenait une forte proportion d'ammoniaque. La malade a été prise de coliques violentes, de diarrhée, et a été obligée de s'aliter. Aujourd'hui les coliques ont disparu ; hier elle a encore eu un peu de diarrhée. Les crachats sont muco-purulents, nummulaires. L'appétit a diminué. Elle a la fièvre pendant la journée et elle est très altérée. Pouls, 100.

Traitement : hypophosphite de soude, 1 gramme par jour.

17 mars. — Elle a eu la diarrhée pendant six jours. Aujourd'hui elle ne l'a plus. La fièvre persiste et elle tousse beaucoup. Pouls, 120.

1° ℞	Hypophosphite de soude...............	1gr,00 par jour.
2° ℞	Phosphate de chaux..................	5gr,00 —
3° ℞	Pilules de belladone, d'aconit et d'opium.	aa 0gr,02 —

24 mars. — Elle a un peu plus d'appétit et dort mieux ; du reste, à peu près même état : toux très fréquente ; sueurs nocturnes abondantes ; fièvre le soir ; grande altération. Pouls, 120.

Traitement : hypophosphite de soude, 1 gramme par jour.

La malade n'est plus revenue, et probablement n'a pas tardé à succomber.

OBSERVATION LXXXVIII.

PHTHISIE AU TROISIÈME DEGRÉ.

Durée antérieure : Deux ans.

Symptômes : Toux. — Expectoration. — Vomissements. — Hémoptysies. — Sueurs nocturnes. — Faiblesse. — Inappétence. — Dyspnée. — Insomnie.— Amaigrissement. — Fièvre et frissons.

Lésion : Excavation occupant toute la hauteur du poumou gauche en avant ; tubercules ramollis au sommet du poumon droit.

Résultat du traitement : A différentes reprises amélioration dans les symptômes généraux : insomnie, inappétence, sueurs nocturnes, fièvre et faiblesse. — Mort probable.

Durée du traitement : Dix mois et demi.

L..... (Caroline), quarante et un ans, mariée.

5 mai 1858. — La maladie a débuté il y a environ deux ans. Précédemment la malade a eu, dit-elle, une pleurésie, à la suite de laquelle elle a craché du

sang. Aujourd'hui elle tousse beaucoup et vomit souvent à la suite de quintes. Son expectoration est muco-purulente très abondante. Elle sue irrégulièrement la nuit. Elle a considérablement perdu de ses forces. Elle n'a pas d'appétit. Elle est très essoufflée et dort mal. Elle a le facies pâle et a très sensiblement maigri. Elle a irrégulièrement la fièvre le soir avec frissons. Elle n'a pas de diarrhée, mais plutôt de la constipation sans coliques. Pendant les premiers six mois de sa maladie ses règles ont été supprimées; depuis elles ont reparu et viennent régulièrement.

Elle se plaint de douleurs à l'estomac et de bourdonnements d'oreille.

Traitement antérieur : huile de foie de morue, pilules de Blancard..., et en dernier lieu inspirations d'iode, sans effets marqués. Pouls, 112, assez plein, irrégulier.

État local :

En avant, à la percussion, diminution de sonorité dans toute la hauteur du poumon gauche, et douleur à la percussion.

A l'auscultation, à gauche, respiration amphorique dans une hauteur de trois travers de doigt. Voix amphorique; gargouillements pendant la toux.

A droite, dans toute la hauteur, respiration exagérée, surtout au sommet, avec retentissement notable de la voix.

En arrière, matité dans toute la hauteur du côté gauche.

A l'auscultation, à gauche, dans la fosse sus-épineuse et dans toute la hauteur, craquements humides nombreux, avec retentissement de la voix. A la base, gargouillements; respiration caverneuse; pectoriloquie.

A droite, dans la fosse sus-épineuse, peut-être quelques craquements humides, éloignés. Dans le reste du poumon respiration rude.

Diagnostic : Excavation occupant toute la hauteur du poumon gauche en avant. Peut-être tubercules ramollis au sommet du poumon droit.

Traitement : hypophosphite de soude, 1 gramme par jour.

26 mai. — Elle dort mieux. Elle est encore très constipée. Pouls, 96, régulier, médiocrement plein.

Traitement : hypophosphite de chaux, 50 centigrammes par jour ; pilules laxatives.

2 juin. — Le sommeil continue à être meilleur. Les forces reviennent. L'appétit est meilleur et l'expectoration moins purulente, mais aussi abondante. La toux n'est pas modifiée; il y a toujours de la constipation. Pouls, 100, régulier, assez plein.

Même traitement.

9 juin. — La toux a beaucoup augmenté. Elle dort mal et a peu d'appétit. Pouls, 100, assez plein, irrégulier.

Traitement : vomitif.

14 juin. — Elle dit se trouver mieux. Elle a moins de fièvre le soir. Ses règles sont bien venues. Pouls, 88, régulier, plein.

Traitement : hypophosphite de soude, 50 centigrammes par jour.

21 juin. — Pas d'appétit. Elle dort mal et se plaint de céphalalgie. Elle est très constipée. Pouls, 88, assez plein, régulier.

Traitement : vomitif.

25 juin. — Le vomitif l'a beaucoup fatiguée. Elle a vomi quinze fois et a eu un assez grand nombre de selles. Elle tousse beaucoup. Son appétit est mauvais. Les sueurs nocturnes sont aussi abondantes. Elle a un peu de fièvre. Pouls, 96, assez plein, régulier.

Traitement : hypophosphite de soude, 50 centigrammes par jour ; potion kermétisée, par cuillerées à bouche.

2 juillet. — Elle tousse toujours beaucoup. Elle a vomi la nuit dernière. Elle n'a plus de fièvre le soir. Elle se plaint d'un point de côté. Pouls, 96, régulier, plein.

Traitement : vésicatoire volant *loco dolenti*.

12 juillet. — Elle a eu ses règles, qui ont duré sept jours sans être plus abondantes, dit-elle. Elle ne sue plus la nuit. Elle a un peu meilleur appétit et moins de constipation. Pouls, 108, plein et mou.

Traitement : hypophosphite de soude et de chaux, aa 50 centigrammes par jour.

16 août. — Pendant quelque temps le sommeil a été meilleur, aujourd'hui il est mauvais. L'appétit s'est perdu depuis huit jours. L'expectoration est toujours purulente. Les sueurs nocturnes ont reparu. Ses règles sont venues en retard de six jours ; elles ont été encore moins abondantes. Pouls, 104, régulier, assez plein. Éruption d'urticaire.

Traitement : hypophosphite de chaux, 50 centigrammes par jour.

27 août. — L'expectoration est muqueuse et moins abondante, mais la toux est toujours aussi fréquente. Le sommeil a été un peu meilleur. Les sueurs nocturnes ont cessé. Elle a la tête lourde. Pouls, 88, régulier, assez plein.

Traitement : sirop d'ipéca, 30 grammes, par cuillerées à bouche.

1er septembre. — Elle se trouve mieux, dit-elle. Elle continue à mieux dormir. Pouls, 100, régulier, assez plein.

1° ℞ Sirop d'ipéca.................... 30gr,00

Par cuillerées à bouche.

2° ℞ Hypophosphite de soude........... 0gr,10 par jour.
— d'alumine........... 0gr,01 —

15 septembre. — L'expectoration est muco-purulente. Le sommeil est bon. L'appétit augmente un peu. Elle n'éprouve plus de gêne dans le décubitus. Ses règles ont été peu abondantes et aqueuses. Elle n'a pas eu de fièvre comme elle en avait ordinairement à cette époque. Pouls, 96, régulier, un peu mou.

Traitement : hypophosphite de soude, 10 centigrammes par jour.

24 septembre. — Elle est très constipée : elle n'a pas eu de garderobe depuis huit jours. Elle se plaint de coliques. Elle ne dort plus et n'a pas d'appétit. Pouls, 96, régulier, assez plein.

Traitement : sirop d'ipéca, 30 grammes.

27 septembre. — Elle a vomi un verre de bile, dit-elle. Depuis quatre jours elle n'a pas eu de garderobe. Elle a la tête lourde. Pouls, 92, régulier, assez plein.

Traitement : pilules purgatives.

4 octobre. — Elle a été à la garderobe et y va maintenant naturellement. Elle tousse beaucoup et ne peut pas dormir. Son appétit est mauvais. Pouls, 96, régulier, assez plein.

Traitement : hypophosphite de soude, 1 gramme par jour.

11 octobre. — Elle tousse excessivement et est très faible, dit son mari, car la malade n'a pu venir à la consultation. Les règles ne sont pas venues. Elle va bien à la garderobe.

Traitement : quatre sangsues ; vomitif.

15 octobre. — Les sangsues ont été mises ; les règles ne sont pas venues. L'expectoration est muco-purulente, d'abondance médiocre. Elle a bien dormi cette nuit. Elle a eu un peu plus d'appétit hier. Elle se plaint de lourdeur de tête et de bourdonnements. Pouls, 96, régulier, assez plein.

℞	Poudre de James........................	0gr,60
	Extrait thébaïque......................	0gr,12

Pour six pilules : une chaque soir.

29 octobre. — Elle a été assez bien, mais depuis trois jours elle est plus mal. La faiblesse est plus grande ; la toux plus fréquente ; l'expectoration muco-purulente, très abondante. Elle vomit. Elle dort mieux. Elle attend ses règles. Elle ne peut venir à la consultation.

1° ℞	Hypophosphite de soude...........	0gr,50	par jour.
2° ℞	Sirop d'ipéca......................	30gr,00	—

Par cuillerées à bouche.

8 novembre. — Ses règles ne sont pas venues. Elle est très constipée. Du reste, à peu près même état.

Traitement : pilules laxatives.

12 novembre. Elle a été deux fois à la garderobe. Elle tousse toujours beaucoup. Elle sue la nuit, mais dort bien.

Traitement : hypophosphite de soude, 50 centigrammes par jour.

15 décembre. — Elle a un peu plus d'appétit. Elle n'est plus constipée, mais elle sue un peu la nuit. La toux n'est pas modifiée.

Traitement : hypophosphite de chaux, 50 centigrammes par jour, après suspension de deux jours.

10 janvier 1859. — Elle tousse excessivement. Elle sue abondamment la nuit. Fièvre le soir.

1° ℞ Vomitif.

2° ℞ Emplâtre caléfacient.

Appliqué entre les deux épaules.

19 janvier. — L'état de la malade ne s'améliore pas. Elle est toujours aussi faible et ne peut venir à la consultation.

Traitement : hypophosphite de soude, 50 centigrammes par jour.

16 février. — Fièvre très intense. Elle tousse toujours beaucoup et se plaint de maux de tête. OEdème des pieds le soir.

Traitement : extrait d'aconit, 60 centigrammes, pour douze pilules.

28 février. — La toux a diminué un peu ; l'expectoration est très abondante, mais plus facile. Elle est très faible. Elle a toujours la fièvre et des maux de tête. Elle est très constipée et a des hémorrhoïdes qui rendent la défécation encore plus difficile.

Traitement : pilules laxatives.

11 mars. — Les pilules ont fait effet. La faiblesse est toujours très grande. Elle sue la nuit. Elle a la fièvre le soir.

Traitement : hypophosphite de soude, 30 centigrammes par jour.

La malade a sans doute succombé bientôt après.

OBSERVATION LXXXIX.

PHTHISIE AU TROISIÈME DEGRÉ.

Durée antérieure : Quatre mois.

Symptômes : Pas d'hérédité. — Faiblesse. — Amaigrissement. — Fièvre et frissons. — Sueurs nocturnes. — Insomnie. — Gêne dans le décubitus. — Douleurs thoraciques. — Dyspnée. — Toux. — Expectoration. — Hémoptysies. — Inappétence. — Vomissements. — Dysménorrhée.

Lésion : Excavation occupant presque toute la partie antérieure du poumon droit ; quelques tubercules ramollis disséminés dans sa partie postérieure. Peut-être quelques tubercules au sommet du poumon gauche.

Résultat du traitement : Persistance des signes physiques. D'abord grande amélioration et disparition presque complète des symptômes généraux, puis aggravation.

Durée du traitement : Neuf mois et demi.

F.... (Pauline), trente et un ans, non mariée, coulisseuse.

23 juin 1858. — La maladie n'est pas héréditaire ; elle dure déjà depuis quelque temps, mais c'est surtout depuis quatre mois que tous les symptômes se sont aggravés. La malade a beaucoup perdu de ses forces. Elle a maigri d'une manière sensible. Elle a tous les jours la fièvre avec frissons. Elle sue peu la nuit, mais elle dort mal et se couche difficilement sur le côté droit. Elle se plaint de douleurs au niveau du sein droit et dans l'épaule droite. Elle est très essoufflée : à distance on entend un râle trachéal. Elle tousse beaucoup et par quintes. Son expectoration est muco-purulente, abondante. Elle a craché du sang environ quatre fois, mais en petite quantité. Elle n'a pas saigné du nez. Son appétit est mauvais. Elle digère mal, et vomit assez souvent. Elle n'a pas de coliques ni de diarrhée. Elle est au contraire très constipée et ne va à la garderobe que tous les huit jours. Ses règles viennent régulièrement. Elle n'a pas de pertes blanches.

Elle a cessé de travailler depuis deux mois.

Pouls, 108.

État local :

En avant, à la percussion, matité considérable au-dessus de la clavicule droite et au-dessous dans presque toute la hauteur.

A l'auscultation, à gauche, respiration rude dans toute la hauteur, avec retentissement de la voix au-dessous de la clavicule.

A droite, au-dessous de la clavicule, respiration amphorique ; gargouillement; pectoriloquie.

En arrière, à la percussion, diminution de sonorité dans la fosse sus-épineuse droite et dans la fosse sous-épineuse du même côté. A la base la sonorité est à peu près égale des deux côtés.

A l'auscultation, à gauche, dans la fosse sus-épineuse, respiration rude; bruit de froissement pulmonaire. Dans le reste du poumon la respiration est également un peu rude.

A droite, dans la fosse sus-épineuse, respiration rude accompagnée de quelques craquements; retentissement éloigné de la voix. Dans le reste du poumon, respiration rude, craquements secs, retentissement de la voix et de la toux.

Diagnostic : excavation occupant presque toute la partie antérieure du poumon droit; en arrière quelques tubercules au second degré. Peut-être quelques tubercules au sommet du poumon gauche.

Traitement : hypophosphite de soude, 50 centigrammes par jour.

30 juin. — Elle tousse moins et dort mieux. Son appétit est meilleur, mais elle digère mal. La fièvre a beaucoup diminué.

Elle a eu une hémoptysie qui a duré trois jours : elle était à l'époque de ses règles.

Pouls, 108, assez plein, régulier.

Traitement : hypophosphite de soude, 25 centigrammes par jour.

7 juillet. — Elle se trouve bien. Elle dort bien et n'a plus de fièvre. Pouls, 100, petit, faible, régulier.

Traitement : hypophosphite de soude, 25 centigrammes tous les deux jours.

21 juillet. — Elle tousse un peu plus et se plaint d'avoir un point de côté au-dessous du sein droit. Elle est restée sept ou huit jours sans aller à la garderobe; cette nuit elle a eu un peu de diarrhée. Pouls, 108, petit, faible, régulier.

Pas de traitement.

26 juillet. — Pouls, 100, régulier, assez petit.

Traitement : hypophosphite de soude, 50 centigrammes par jour.

4 août. — A l'époque de ses règles elle a été plus mal, dit-elle, et avec la reprise du traitement elle a senti tout de suite de l'amélioration.

Traitement : hypophosphite de soude, 50 centigrammes par jour.

11 août. — Elle dit être plus forte. Pouls, 120.

Traitement : vomitif.

18 août. — Ses règles ont duré huit jours. Elle éprouve de la douleur dans la région sous-axillaire. Pouls, 120, régulier, assez petit.

Traitement : hypophosphite de chaux, 50 centigrammes par jour.

25 août. — Elle a fait une grande course et a porté un fardeau, à la suite de quoi elle a craché le sang.

Traitement : potion hémostatique.

30 août. — Elle a eu la fièvre hier. Elle ne sue presque plus la nuit. Pouls, 108.

Traitement : hypophosphite de soude, 15 centigrammes par jour.

6 septembre. — Elle ne tousse plus la nuit. Elle a craché le sang pendant deux jours cette semaine. Pas de fièvre. Pouls, 120, régulier, assez plein.

Traitement : sirop d'ipéca, 60 grammes, par cuillerées à café soir et matin.

13 septembre. — Les règles ont été en retard de six jours; elle les a en ce moment. Elle ne ressent pas l'accablement qu'elle éprouvait ordinairement à cette époque. Pouls, 100, régulier, assez plein.

Pas de traitement.

22 septembre. — Douleurs vagues dans tout le corps et étourdissements. Elle dort bien. A la suite d'un excès de travail elle a été prise de la fièvre et l'a eue pendant trois jours. Elle est moins constipée. Pouls, 108, régulier.

Traitement : sirop d'ipéca, 30 grammes, une cuillerée à bouche par jour.

27 septembre. — Le sirop a produit de nombreux vomissements. Elle a bon appétit. Elle dort bien. Elle ne sue pas la nuit, mais elle se plaint d'une légère douleur à droite. Pouls, 100.

1° ℞	Hypophosphite de soude.............	1 gramme par jour.
2° ℞	Emplâtre de Vigo cum hydrargyro....	3 parties.
	Emplâtre de ciguë.................	1 partie.

Appliquer *loco dolenti.*

6 octobre. — Ses règles ont paru ce matin, en avance de six jours. Elle se plaint de douleurs dans le dos, entre les deux épaules. Toute la semaine passée elle a eu des frissons, et depuis lors elle vomit un peu le soir. Son appétit est bon. Elle dort bien. Pouls, 100, régulier, assez plein.

Pas de traitement jusqu'à cessation des règles.

11 octobre. — Les règles sont bien venues. Mais elle tousse et crache beaucoup. Depuis cinq jours elle a la fièvre. Elle vomit fréquemment. Pouls, 144.

Traitement : hypophosphite de soude, 50 centigrammes par jour

22 octobre. — Elle n'a plus de fièvre. Elle ne sue pas la nuit. Constipation. Pouls, 108, régulier, faible.

℞ Poudre de James........................ 0gr,60
Extrait thébaïque....................... 0gr,12

Pour six pilules : une chaque soir.

29 octobre. — Elle tousse moins. Ses forces sont revenues, mais elle a peu d'appétit. Elle ne sue pas la nuit. Son expectoration est muco-purulente. Elle se plaint de douleurs de côté : elle attend ses règles.

Elle travaille maintenant huit heures par jour.

Pouls, 120, régulier, faible.

1° ℞ Poudre de James................. 0gr,60
Extrait thébaïque................. 0gr,12

Pour six pilules : une chaque soir.

2° ℞ Hypophosphite de soude............ 0gr,25 par jour.

12 novembre. — Ses règles ont duré trois jours. Pendant ce temps elle a eu la fièvre. Elle tousse et crache davantage. Pouls, 96, régulier, médiocrement plein.

Même traitement.

24 novembre. — Elle se trouve bien, moins quelques douleurs thoraciques. Pouls, 124.

État local :

En avant, à la percussion, matité considérable au-dessus de la clavicule droite et au-dessous dans toute la hauteur, excepté dans le tiers inférieur.

La percussion est douloureuse.

A l'auscultation, à gauche, au-dessus de la clavicule, quelques petits craquements secs très fins et peu appréciables, ressemblant presque au bruit de froissement pulmonaire. Pas de retentissement de la voix, ni de la toux. Au-dessous de la clavicule, respiration à peu près normale sans retentissement de la voix ni de la toux ; expiration un peu saccadée ; l'expansion vésiculaire s'entend très bien dans toute la hauteur.

A droite, au-dessus de la clavicule, respiration soufflante tant dans l'inspiration que dans l'expiration; quelques gargouillements éloignés pendant la toux; retentissement considérable de la voix. Au-dessous de la clavicule, respiration caverneuse; pectoriloquie; pas de râles ni de gargouillements, si ce n'est pendant la toux, où il y a un léger cliquetis. Ces phénomènes s'entendent dans une hauteur de quatre travers de doigt. Immédiatement au-dessous la respiration est faible; plus bas encore on entend bien l'expansion vésiculaire, sans retentissement de la voix ni de la toux.

En arrière, à la percussion, matité dans la fosse sus-épineuse droite.

A l'auscultation, à gauche, dans la fosse sus-épineuse, retentissement de la voix à peine appréciable, sans râles, ni craquements et sans retentissement de la toux. Dans le reste du poumon la respiration est à peu près normale sans retentissement de la voix ni de la toux.

A droite, dans la fosse sus-épineuse, quelques craquements secs; un peu de bruit de frottement et un peu de gargouillement pendant la toux. Dans la fosse sous-épineuse, craquements secs n'augmentant pas pendant la toux, sans retentissement de la voix ni de la toux.

1° ℞ Emplâtre caléfacient.

Appliquer en arrière à droite.

2° ℞ Hypophosphite de soude........... 0_{gr},50 par jour.

1er décembre. — Elle tousse et crache beaucoup moins. Ses forces sont meilleures, mais son appétit est médiocre. Elle ne sue pas la nuit. Pouls, 108, régulier, faible.

Traitement : hypophosphite de chaux, 50 centigrammes par jour.

13 décembre. — Elle a eu ses règles qui ont duré quatre jours; pendant ce temps elle a été plus mal. Elle a beaucoup craché. Aujourd'hui qu'elles sont passées, elle se sent mieux, dit-elle. Pouls, 96, régulier, médiocrement plein.

Traitement : hypophosphite de soude, 50 centigrammes par jour.

20 décembre. — Elle vomit le soir à la suite de quintes depuis l'époque de ses dernières règles. Elle se plaint d'une douleur dans le côté droit.

Elle travaille toute la journée à son état (onze heures), et dit avoir engraissé de quatre livres.

Traitement : hypophosphite de soude, 50 centigrammes par jour; emplâtre caléfacient *loco dolenti.*

29 décembre. — La douleur a beaucoup diminué. Elle ne tousse plus la nuit et peu le jour. Pouls, 80.

Traitement : hypophosphite de soude, 50 centigrammes par jour après suspension de trois jours.

10 janvier 1859. — Elle a eu ses règles, et depuis lors va plus mal. Elle a vomi du sang hier ; ce matin elle expectore des crachats rouillés.

Traitement : potion d'ergotine.

17 janvier. — L'hémoptysie s'est arrêtée sans qu'elle ait pris l'ergotine. Depuis elle s'est administré de son chef plusieurs doses d'hypophosphite. Elle a eu la fièvre. Elle est très oppressée et se plaint d'une douleur dans le côté droit de la poitrine. Pouls, 104, régulier, faible.

Traitement : emplâtre caléfacient.

24 janvier. — La douleur a presque disparu. Elle tousse beaucoup moins. Plus de fièvre. Pouls, 108, régulier, faible.

Traitement : hypophosphite de soude, 25 centigrammes par jour.

14 février. — Ses règles sont venues et ont duré trois jours. Elle n'a pas eu de fièvre et a pu travailler à cette époque, contre son habitude, dit-elle. Elle se plaint d'étouffements. Pouls, 108, régulier, un peu faible.

Traitement : hypophosphite de soude, 50 centigrammes tous les trois jours.

7 mars. — Ses règles ne viennent pas. Elle a suspendu son travail et est très faible. Elle a la fièvre et a sué la nuit. Pouls, 96.

Traitement : hypophosphite de soude, 30 centigrammes par jour.

14 mars. — La fièvre persiste et elle ne peut pas reprendre son travail. Elle sue irrégulièrement la nuit. Pouls, 108, régulier, faible.

Traitement : vomitif.

25 mars. — Elle se trouve un peu mieux.

Traitement : hypophosphite de soude, 30 centigrammes tous les deux jours.

4 avril. — Retour de la fièvre et des sueurs depuis deux nuits. Pouls, 120.

♃ Alcoolature de jusquiame...........	}	ãã 50 gouttes.
— d'aconit................	}	
Sirop simple..		30gr,00

Par cuillerées à café.

Plus de renseignements sur cette malade.

OBSERVATION XC.

PHTHISIE AU TROISIÈME DEGRÉ.

Durée antérieure : Six ans.
Symptômes : Pas d'hérédité. — Faiblesse. — Amaigrissement. — Fièvre et frissons. — Sueurs nocturnes. — Douleurs thoraciques. — Dyspnée. — Toux. — Expectoration. — Hémoptysie. — Inappétence. — Dyspepsie. — Vomissements. — Leucorrhée.
Lésion : Infiltration tuberculeuse des deux poumons au second degré, avec excavation à droite et peut-être à gauche.
Résultat du traitement : Cessation momentanée de la fièvre, des sueurs, diminution de la toux, amélioration des forces et de l'appétit.
Durée du traitement : Deux mois et demi.

D..... (Marie), vingt-trois ans, mariée, passementière.

30 juin 1858. — La maladie n'est pas héréditaire. Elle a débuté il y a six ans, mais c'est surtout depuis six mois que l'état de la malade s'est aggravé. Ses forces ont considérablement diminué. Elle a très sensiblement maigri. Elle a irrégulièrement la fièvre avec frissons le soir. Elle sue la nuit. Elle accuse une douleur dans le côté droit, mais n'éprouve pas de gêne dans le décubitus. Elle dort assez bien, mais elle est très essoufflée et tousse beaucoup. Son expectoration est muco-purulente, assez abondante. Elle a craché une fois du sang (environ un demi-verre), il y a quatre mois. Elle saigne quelquefois du nez. Son appétit s'est perdu. Les digestions se font mal et elle vomit fréquemment. Elle n'a pas de coliques ni de diarrhée. Elle est bien réglée ; mais ses règles sont peu abondantes et assez souvent elle a des pertes blanches.

Elle avait été obligée de cesser son travail il y a trois mois. Elle l'a repris au bout de six semaines, mais elle travaille très peu aujourd'hui. Pouls, 108, petit, très faible.

État local :

En avant, à la percussion, diminution de sonorité au-dessous de la clavicule droite. Matité à la base du poumon droit, dans une hauteur de deux travers de doigt, à partir du mamelon.

A l'auscultation, à gauche, au-dessous de la clavicule, respiration très rude et soufflante ; retentissement de la toux ; pas de retentissement de la voix. A la base, bruit de frottement ; râles sibilants pendant la toux, et de temps en temps quelques gros craquements.

A droite, au-dessous de la clavicule, expiration soufflante et prolongée; gros craquements humides pendant la toux et pendant les inspirations forcées; retentissement notable de la voix. Mêmes phénomènes dans toute la hauteur.

En arrière, à la percussion, diminution de sonorité dans la fosse sus-épineuse droite.

A l'auscultation, à gauche, dans la fosse sus-épineuse, respiration soufflante et presque caverneuse accompagnée de craquements secs et de râles de nature variable; pas de retentissement de la voix ni de la toux; gros craquements secs dans toute la hauteur.

A droite, dans la fosse sus-épineuse, respiration caverneuse avec pectoriloquie. Dans le reste du poumon respiration rude avec quelques craquements secs et quelques râles; pendant la toux quelques craquements humides.

Diagnostic : infiltration tuberculeuse des deux poumons au second degré, avec excavation à droite et peut-être excavation à gauche.

Traitement : hypophosphite de soude, 50 centigrammes par jour.

7 juillet. — Elle a moins toussé. Elle n'a pas eu de fièvre cette semaine et se sent un peu moins faible, mais elle a eu des pertes blanches très abondantes. Pouls, 108, petit, régulier.

Même traitement.

2 août. — Elle a eu un peu de fièvre cette semaine. La douleur dont elle se plaignait dans le côté droit a disparu. Elle vomit moins souvent. Les sueurs nocturnes sont moins abondantes et moins fréquentes. Les pertes blanches ont diminué, mais elle n'a pas d'appétit. Pouls, 120, régulier, assez plein.

℞ Hypophosphite de chaux.......	1gr,00	par jour.
— d'alumine.......	0gr,04	—

9 août. — La toux n'est pas sensiblement modifiée. Elle n'a pas eu de fièvre et n'a pas sué la nuit. Les pertes blanches continuent à être moindres. Elle n'a pas de diarrhée. Pouls, 104, régulier, faible.

Traitement : vomitif.

16 août. — Ses forces et son appétit ont un peu augmenté. Elle n'a pas eu de fièvre, mais quelques vomissements et a sué la nuit.

Elle peut travailler deux à trois heures par jour.

Traitement : hypophosphite de soude, 25 centigrammes par jour.

Les sueurs nocturnes ont cessé ainsi que les vomissements. L'appétit est bon. Les forces ont augmenté. La toux a diminué, mais l'expectoration n'est pas modifiée. Elle n'a pas de fièvre et continue à travailler sans être, dit-elle, aussi fatiguée qu'auparavant. Pouls, 100, régulier, un peu faible.

℞ Hypophosphite de soude............. $0^{gr},25$ par jour.
— d'alumine............ $0^{gr},15$

6 septembre. — Elle a toussé davantage. Elle a vomi tous les jours. Elle a eu la fièvre, et elle se plaint de douleurs dans tout le corps. Elle n'a pas pu travailler cette semaine. Elle est très constipée. Pouls, 104, faible.

Traitement : sirop d'ipéca, 60 grammes, par cuillerées à bouche.

15 septembre. — Elle a un peu moins toussé et ne crache pas autant, mais elle est très oppressée et sue davantage la nuit. Pouls, 92, régulier, un peu faible.

Traitement : hypophosphite de soude, 10 centigrammes par jour.

17 septembre. — Avant-hier dans la soirée elle a craché environ un tiers de verre de sang : elle avait ses règles ; elle en a craché encore hier matin. Elle a eu la fièvre hier et a sué la nuit. Pouls, 88, régulier, un peu mou.

Traitement : six sangsues au haut des cuisses ; bains de pieds sinapisés.

Pas de renseignements ultérieurs au sujet de cette malade.

OBSERVATION XCI.

PHTHISIE AU TROISIÈME DEGRÉ.

Durée antérieure : Deux ans.
Symptômes : Pas d'hérédité. — Faiblesse. — Amaigrissement. — Fièvre. — Douleurs thoraciques. — Sueurs nocturnes. — Dyspnée. — Toux. — Expectoration. — Coliques. — Diarrhée.
Lésion : Excavation occupant toute l'étendue du poumon gauche.
Résultat du traitement : Diminution des sueurs. — Cessation de la fièvre. — Augmentation des forces et de l'appétit.
Durée du traitement : Cinq mois.

O...... (Victor), vingt-six ans, non marié.

11 octobre 1858. — Pas d'hérédité. La maladie a débuté il y a deux ans, mais depuis deux mois surtout l'état du malade s'est aggravé. Ses forces ont considérablement diminué. Il a beaucoup maigri. Il a la fièvre tous les jours sans frissons. Il accuse des douleurs dans le côté gauche de la poitrine, en

avant et en arrière. Il n'éprouve pas de gène dans le décubitus. Il dort assez bien. Il sue peu la nuit. Il est très essoufflé. Il a des quintes de toux assez fréquentes. Son expectoration muco-purulente est moins abondante depuis quinze jours. Il n'a pas craché de sang et a rarement saigné du nez. Son appétit est assez bon ; il ne vomit pas et digère bien. Il a presque toujours des coliques, dit-il, surtout après avoir mangé. Il a eu la diarrhée pendant un mois de suite : elle a cessé depuis deux jours.

Il a cessé de travailler depuis deux mois.

Traitement antérieur : huile de foie de morue, eau d'Enghien, vésicatoires, frictions d'huile de croton tiglium.

Pouls, 144.

Etat local :

En avant, inégal soulèvement des côtes. Le côté gauche du thorax, depuis la clavicule jusqu'au mamelon, se soulève à peine.

A la percussion, sonorité tympanique au-dessus de la clavicule gauche, et au-dessous dans une étendue de six travers de doigt. Plus bas il y a de la matité.

A l'auscultation, à gauche, au-dessus de la clavicule et à sa partie externe, respiration soufflante avec quelques craquements humides ; retentissement de la voix ; gargouillements pendant la toux. Au-dessous de la clavicule, respiration et râles caverneux intenses ; pectoriloquie parfaite ; gargouillements énormes pendant la toux. Mêmes phénomènes dans toute la hauteur et jusqu'à la base.

A droite, au-dessous de la clavicule et du côté sternal, quelques craquements, surtout marqués pendant la toux. Dans le reste du poumon, respiration exagérée, mais à peu près normale.

En arrière, soulèvement considérable de l'omoplate droite, tandis que l'omoplate gauche reste presque immobile.

A la percussion, matité complète dans tout le côté gauche.

A l'auscultation, à gauche, dans la fosse sus-épineuse, respiration et râles caverneux ; retentissement de la voix ; gargouillements. Dans la fosse sous-épineuse, mêmes phénomènes et pectoriloquie parfaite. Même chose dans la région intra-scapulaire et jusqu'à la base.

A droite, dans la fosse sus-épineuse, quelques craquements secs pendant la toux. Dans la partie supérieure de la région intra-scapulaire, expiration prolongée et un peu de retentissement de la voix. Dans le reste du poumon, respiration à peu près normale.

Diagnostic : Excavation occupant toute l'étendue du poumon gauche.

Traitement : hypophosphite de chaux, 50 centigrammes par jour.

18 octobre. — Les forces ont augmenté. Pas d'autre changement sensible. Pouls, 132, régulier, assez plein.

1° ℞ Hypophosphite de chaux.......... 0gr,50 par jour.
2° ℞ Emplâtre vésicant............... 1 p.
Poix de Bourgogne.............. 11 pp.

Appliquer sur le côté gauche.

25 octobre. — Plus de fièvre, augmentation de la toux.

Traitement : vomitif.

29 octobre. — Le vomitif l'a beaucoup fatigué et a diminué son appétit. Il sue beaucoup depuis quatre nuits, mais il ne crache presque pas et a beaucoup plus de forces. Pouls, 120, régulier, médiocrement plein.

Traitement : hypophosphite de soude et de chaux, 50 centigrammes par jour.

3 décembre. — Les sueurs nocturnes, qui avaient cessé, ont reparu. Il tousse et crache davantage. Son appétit est mauvais. Pouls, 130, régulier, médiocrement plein.

Le traitement est suspendu depuis quinze jours.

Traitement : hypophosphite de soude, 50 centigrammes par jour.

10 décembre. — Il va mieux, dit-il. Il tousse moins et souffre moins de la poitrine. Il a bon appétit, mais digère mal. Il perd du sang par l'anus depuis deux jours, il n'en avait jamais rendu auparavant. Pouls, 140, régulier, petit et vif.

1° ℞ Hypophosphite de chaux...... ... 0gr,50 par jour.

Après interruption de trois jours.

2° ℞ Hypophosphite de quinine......... 1gr,00

Pour six pilules.

12 janvier 1859. — Il a déménagé et a eu froid. Il tousse davantage. Il a la diarrhée.

℞ Sous-nitrate de bismuth........... 10gr,00
Poudre d'opium................. 0gr,10

Pour dix paquets : trois par jour.

19 janvier. — Il n'a plus de fièvre et ne sue pas la nuit, mais son appétit s'est perdu. La diarrhée est arrêtée. Pouls, 120.

1° ℞ Hypophosphite de chaux....... .. 0gr,50 par jour.
2° ℞ Hypophosphite de quinine......... 1gr,20

Pour douze pilules.

4 février. — Il a encore quelques selles liquides. La fièvre a reparu. Il tousse et crache beaucoup. Il est très oppressé et n'a pas d'appétit. Il ne peut pas venir à cause de sa grande faiblesse.

1° ℞ Acide gallique.................. 10gr,00
Poudre d'opium................ 0gr,10

En dix paquets : un chaque soir.

2° ℞ Hypophosphite de soude........... 0gr,50 par jour.

9 février. — Les selles sont toujours liquides et assez nombreuses. Il a eu un peu plus d'appétit. La fièvre le prend maintenant le matin. Il est très oppressé. La toux ne lui laisse pas de repos. Il se plaint d'un violent point de côté à droite.

1° ℞ Emplâtre de Vigo cum hydrargyro...... } parties égales.
— de ciguë................. }

Appliquer à l'endroit douloureux.

2° ℞ Phosphate de chaux.................. 30gr,00
Poudre d'opium.................... 0gr,10

En dix paquets : deux par jour.

2 mars. — Il va un peu mieux. Il a une tumeur hémorrhoïdale qui le fait beaucoup souffrir.

1° ℞ Hypophosphite de soude....... } ââ 50 centigr.
— de chaux...... }

2° ℞ Trois sangsues à l'anus.

7 mars. — Grande faiblesse ; encore un peu de diarrhée ; ventre ballonné ; sentiment de chaleur très vive à l'estomac ; fièvre violente ; œdème des pieds.

Le malade n'a probablement pas tardé à succomber.

CINQUIÈME CATÉGORIE.

CAS QUI SE SONT TERMINÉS PAR LA MORT PENDANT LE TRAITEMENT.

OBSERVATION XCII.

PHTHISIE AU SECOND DEGRÉ.

Durée antérieure : Cinq ans.
Symptômes : Hémoptysies. — Expectoration. — Toux. — Sueurs nocturnes. — Faiblesse. — Fièvre.
Lésion : Tubercules au second degré disséminés dans toute la hauteur des deux poumons. — Excavation à droite.
Résultat du traitement : Amélioration assez sensible de tous les symptômes généraux.
Durée du traitement : Six mois.

« B...... (Émile), vingt-cinq ans, non marié, employé (1).

» 8 mars 1858. — Le malade crache le sang depuis cinq ans. Il tousse » beaucoup, surtout la nuit. Les crachats sont nummulaires et muco-puru- » lents. Depuis quelque temps il sue un peu moins la nuit. Il a assez bon » appétit ; mais ses forces ont considérablement diminué, à tel point qu'il a » cessé de travailler depuis le 15 décembre dernier. Fièvre le soir. Pas de » diarrhée ni de vomissements. Pouls, 104.

» Précédemment il a pris des pastilles de Tolu, de l'huile de foie de » morue, et s'est appliqué un emplâtre stibié.

(1) Ce malade est un de ceux qui ont été vus par M. Dechambre (voy. p. 190 et chap. X). Voici les remarques de mon confrère :

« Vu par moi le 10 mars. A droite, sonorité très obscure au sommet, en » avant comme en arrière, mais surtout de ce dernier côté, où la matité s'étend » dans la fosse sous-épineuse. Respiration faible, rude ; expiration soufflante, et » retentissement de la voix sous la clavicule et surtout dans la fosse sus-épi- » neuse ; là aussi on perçoit des râles muqueux disséminés et rares. A gauche, » mêmes signes qu'à droite, mais moins accusés, sans râles humides et sans » bronchophonie. » (*Gazette hebdomadaire*, n° 37, 10 septembre 1858, p. 633.)

» A l'examen je constate ce qui suit :

» Poitrine très étroite. Diminution considérable de la sonorité au-dessous » de la clavicule droite, dans une étendue de trois travers de doigt.

» A l'auscultation, quelques craquements fins dans toute la hauteur du » poumon gauche, en avant. Respiration rude à la base, avec retentissement » de la voix.

» A droite, respiration rude au sommet du poumon avec quelques craque- » ments secs. Expiration soufflante. Retentissement notable de la voix et de » de la toux. Respiration faible dans le reste de ce poumon.

» En arrière, sonorité mauvaise des deux côtés, diminuée surtout à » droite.

» A l'auscultation, gros craquements secs dans la fosse sus-épineuse gau- » che avec retentissement de la voix et de la toux. Quelques craquements » dans toute la hauteur du poumon en arrière. Bruit respiratoire s'enten- » dant mal.

» Expiration très soufflante dans la fosse sus-épineuse droite avec quelques » craquements secs. Retentissement notable de la voix, ainsi que de la toux. » Dans le reste du poumon droit la respiration est faible, un peu rude à la » base, sans retentissement de la voix ni de la toux.

» Diagnostic : tubercules au second degré dans les deux poumons, proba- » blement avec excavation à droite.

» Pronostic : douteux.

» Traitement : hypophosphite de soude, 1 gramme par jour. »

15 mars. — Il tousse et crache moins. Il a un peu plus de forces, mais il a sué la nuit cette semaine, et la fièvre a augmenté le soir. Pouls, 116.

Même traitement.

22 mars. — La toux est la même; l'expectoration est moindre, mais reste toujours muco-purulente. L'appétit n'a pas augmenté. Les sueurs nocturnes ont encore été abondantes. Il a la fièvre le soir, et hier il a eu de la diarrhée. Les forces sont un peu meilleures, et il marche plus facilement.

Depuis huit jours il a mal à la tête, et il a légèrement saigné du nez il y a quatre jours.

Pouls, 100.

1° ℞ Acide hypophosphoreux à 30°....... 0gr,50 par jour.
2° ℞ Hypophosphite de quinine.......... 0gr,60

Pour six pilules : en prendre une chaque soir.

29 mars. — Il a toussé davantage cette semaine. L'expectoration n'est pas modifiée. Les sueurs nocturnes ont cessé complétement. Il a un peu plus de

orces et moins de fièvre. Il n'a plus de diarrhée et est constipé. Mais hier il a eu quelques coliques et son appétit a diminué. Pouls, 116.

Traitement : hypophosphite de quinine, 60 centigrammes pour six pilules, en prendre une chaque soir.

9 avril. — Il sue encore irrégulièrement. Il tousse davantage la nuit. L'expectoration n'est pas modifiée. Il continue à avoir la fièvre. Il a un peu de diarrhée, sans coliques. Il est assoupi et a mouché un peu de sang il y a quatre jours. L'appétit reste le même.

Traitement : hypophosphite de chaux, 50 centigrammes par jour.

12 avril. — Il a moins toussé et moins transpiré, cette nuit les sueurs ont été nulles. L'appétit est un peu revenu et la fièvre a diminué. Pouls, 100, un peu irrégulier, assez plein.

Même traitement.

16 avril. — L'amélioration continue : les sueurs nocturnes sont moins abondantes. La toux et l'expectoration ont diminué. L'appétit revient. Il n'a pas de diarrhée, ni de coliques, mais depuis trois ou quatre jours il a mal à la tête et se plaint de fatigue dans les membres ; il n'a pas mouché de sang. Pouls, 100.

Traitement : vomitif.

19 avril. — Le vomitif a produit de nombreux vomissements et aussi des selles. La céphalalgie a diminué, mais il y a toujours de la somnolence. Les sueurs nocturnes ont cessé, mais la fièvre et les frissons persistent. Les forces et l'appétit ont diminué. Pouls, 92, médiocrement plein.

Traitement : hypophosphite de chaux, 25 centigrammes par jour.

23 avril. — L'expectoration a diminué ainsi que la toux. Les sueurs nocturnes sont revenues un peu les nuits dernières. L'appétit est mauvais. Depuis trois jours il n'a presque pas de fièvre. Pouls, 124, médiocrement plein.

Traitement : hypophosphite de chaux, 25 centigrammes par jour.

3 mai. — Il tousse et crache moins. Il sue encore un peu la nuit. L'appétit et les forces sont beaucoup meilleurs.

Il a la fièvre le soir pendant deux heures.

Pouls, 100, très irrégulier.

Traitement : hypophosphite de chaux, 25 centigrammes par jour.

12 mai. — Il ne tousse ni ne crache presque plus. Son appétit est bon. Il ne sue pas la nuit depuis huit jours.

Le soir il a souvent le sang à la tête et les mains brûlantes. La face et surtout les lèvres sont très colorées. Il n'a pas saigné du nez.

Pouls, 80, vif, un peu irrégulier, assez plein.

Traitement : hypophosphite de chaux, 25 centigrammes tous les deux jours.

26 mai. — Les forces reviennent. L'appétit est bon. Il a très peu de fièvre, mais un peu de diarrhée. Toujours le facies pléthorique.

Pas de traitement.

2 juin. — Il a craché du sang hier (environ un quart de verre) ; l'hémoptysie continue encore un peu aujourd'hui. Il n'a pas de fièvre, ni de diarrhée. Pouls, 96, régulier, un peu mou.

Traitement : potion d'ergotine.

4 juin. — L'hémoptysie n'a pas encore cessé complétement. Pouls, 92, régulier, assez plein.

Traitement : douze sangsues aux malléoles.

7 juin. — Les sangsues ont bien saigné. La tête est dégagée, mais il y a encore quelques filets de sang dans les crachats. Il se plaint d'un point de côté à droite. Son appétit a un peu augmenté. Pouls, 84, assez régulier.

Pas de traitement.

9 juin. — Avant-hier il a vomi environ un verre et demi de sang très noir, et à ce moment il a été pris de douleurs au-dessous de la clavicule et à l'épaule. Il tousse et crache peu : son expectoration est muco-sanguinolente. Pas de fièvre. Pouls, 120, vif, assez plein.

1° ℞ Vingt-quatre sangsues aux malléoles.
2° ℞ Potion d'ergotine.

14 juin. — L'hémoptysie est arrêtée. L'expectoration est beaucoup moins purulente. Il est un peu plus essoufflé et a mal à la tête. Il a eu un peu de fièvre hier dans la journée. Il se plaint d'un point de côté à gauche. Pouls, 120, médiocrement plein.

Traitement : vésicatoire volant *loco dolenti*.

21 juin. — Il est toujours très essoufflé ; cependant il dit avoir plus de forces ; il sue un peu la nuit ; pas de fièvre. Il n'a plus de douleur de côté. Pouls, 100.

Pas de traitement.

« 23 juin. — État local : le côté gauche se soulève plus que le côté droit ;
» Dépression plus considérable à droite qu'à gauche.

» En avant, à la percussion, matité considérable au-dessous de la clavicule
» droite dans une hauteur de trois travers de doigt.

» A l'auscultation, à gauche, respiration un peu rude et saccadée. Pas de
» râles ni de craquements Un peu d'exagération du retentissement de la
» voix.

» Les bruits du cœur sont un peu sourds, mais normaux.

» A droite, au-dessus et au-dessous de la clavicule, à la partie externe, » respiration soufflante ; inspiration très faible accompagnée de quelques cra- » quements. Pectoriloquie. Plus en dedans, petits gargouillement. Au- » dessous et jusqu'à la base on n'entend pas le murmure vésiculaire qui est » remplacé par des craquements humides ; retentissement de la voix et de la » toux.

» En arrière, à la percussion, diminution de sonorité dans toute la hau- » teur du côté droit.

» A l'auscultation, à gauche, peut-être quelques craquements secs, peu » appréciables, dans la fosse sus-épineuse. Pas de retentissement de la voix » ni de la toux.

» A droite, dans la fosse sus-épineuse, nombreux craquements ; respira- » tion caverneuse ; pectoriloquie parfaite. Dans le reste du poumon, cra- » quements humides et bruit de frottement ; retentissement de la voix et de » la toux. A la base, nombreux craquements de caractères différents (1). »

Traitement : hypophosphite de soude, 50 centigrammes par jour.

9 juillet. — L'appétit n'est pas bon. Il a depuis quelques jours un peu de fièvre le soir avec céphalalgie. Il sue un peu la nuit et a des douleurs vagues dans la poitrine. Pas de diarrhée : une selle assez molle tous les deux jours. Pouls, 112, régulier, petit.

1° ℞ Hypophosphite de soude........ 0gr,25 par jour.
2° ℞ Vésicatoire volant.

20 juillet. — La toux est médiocre. L'expectoration est muco-purulente, d'environ 30 grammes. L'appétit n'est pas bon. Les sueurs nocturnes sont abondantes. Pas de fièvre ni de frissons ; pas de diarrhée ni de coliques ; pas de vomissements. Pouls, 124, régulier, petit.

℞ Hypophosphite de soude........... 0gr,50 par jour.
— d'alumine.......... 0gr,10 —

23 juillet. — Les sueurs nocturnes ont diminué et son appétit est un peu

(1) « Le lendemain ou le surlendemain, je constate les mêmes signes que » M. Churchill, avec cette différence que la respiration caverneuse ne m'a pas » paru manifeste. » (*Gazette hebdomadaire*, n° 37, 10 septembre 1858, p. 634.)

La *Gazette hebdomadaire* du 10 septembre 1858, contient la remarque suivante :

« Il suffit ici d'un mot, car ce ne sont plus mes notes, mais celles de M. Chur- » chill qui accusent une aggravation de la maladie entre son premier examen » (8 mars) et son second (23 juin). On a vu même que, selon moi, le résultat » n'est pas tout à fait aussi mauvais que le suppose la note de notre confrère. »

meilleur. Il a un peu de fièvre dans la journée. Pouls, 120, régulier, assez plein.

Traitement : hypophosphite de chaux et d'alumine, de chaque 25 centigrammes par jour.

4 août. — Il tousse beaucoup plus; ses crachats sont spumeux. Il n'a pris que deux doses de sa potion, une le 30 et l'autre le 31 juillet; il a eu des étourdissements tels qu'il pouvait à peine se tenir debout. Il est très altéré. Il est enroué et se plaint d'une douleur à l'épaule droite. Pouls, 120, régulier, un peu vif.

Traitement : vésicatoire volant *loco dolenti*.

13 août. — Grande prostration; pas d'appétit; sommeil très mauvais; le décubitus n'est possible que sur le côté gauche; les sueurs nocturnes sont très peu abondantes; pas de fièvre le soir. Le malade a en ce moment des hémorrhoïdes qui coulent toutes les fois qu'il va à la selle; (il en avait déjà eu avant de commencer le traitement). Pouls, 140, régulier, assez plein.

Traitement : hypophosphite de soude, 50 centigrammes par jour.

20 août. — Faiblesse extrême. Le malade ne peut pas venir à la consultation. Il ne dort plus, tousse continuellement, et se plaint de douleurs très violentes dans toute la poitrine.

Traitement : vésicatoire volant.

27 août. — Grand affaissement; toux continuelle; violent mal de gorge.

Traitement : sirop d'ipéca, 30 grammes, par cuillerées à bouche.

30 août. — Le malade vient d'être pris de diarrhée; il a eu des selles tout à fait bilieuses. La toux ne diminue pas et le mal de gorge est aussi intense. Il est très altéré.

℞ Hypophosphite de soude	....	0gr,15
— d'alumine	....	0gr,01

3 septembre. — La diarrhée persiste. La toux est continuelle; l'expectoration très abondante, le sommeil impossible, l'appétit nul, l'oppression considérable, la faiblesse extrême. Hier cependant la fièvre a été un peu moins intense et il n'y a pas eu de sueurs cette nuit.

Le malade a succombé peu de jours après.

OBSERVATION XCIII.

PHTHISIE AIGUË AU SECOND DEGRÉ.

Durée antérieure : Cinq mois.
Symptômes : Faiblesse. — Amaigrissement. — Fièvre. — Sueurs nocturnes. — Insomnie. — Dyspnée. — Toux. — Expectoration. — Inappétence. — Nausées. — Phlébite.
Lésion : Tubercules ramollis aux deux sommets avec peut-être excavation à droite.
Résultat du traitement : Amélioration de la toux, l'insomnie, la dyspnée et la dyspepsie. — Cessation passagère des sueurs nocturnes et de l'inappétence.
Durée du traitement : Quatre mois et demi.

G.... (Pierre), vingt-cinq ans, marié, tailleur.

7 juin 1858. — La maladie a débuté au mois de janvier dernier. Depuis, le malade a considérablement perdu de ses forces. Il a maigri d'une manière assez sensible. Il a la fièvre le matin. Il sue abondamment la nuit. Il n'accuse pas de douleurs ni de gêne dans le décubitus. Il dort peu. Il est très essoufflé, tousse fréquemment et expectore des crachats muco-purulents abondants. Il n'a jamais craché de sang et saigne rarement du nez. Son appétit, qui s'était complétement perdu, est un peu revenu depuis huit jours. Il digère mal et a des nausées. Pas de coliques ni de diarrhée.

Il a cessé de travailler depuis six semaines.

A l'examen je constate ce qui suit :

En avant, à la percussion, matité à droite dans toute la hauteur.

A l'auscultation, à gauche, rien de notable.

A droite, dans le tiers supérieur du poumon, respiration soufflante surtout pendant l'expiration ; pectoriloquie imparfaite ; retentissement de la toux, qui est suivie de gros craquements.

En arrière, à la percussion, diminution de sonorité peu marquée dans les fosses sus- et sous-épineuses droites.

A l'auscultation, à gauche, dans la fosse sus-épineuse, expansion vésiculaire se faisant mal, avec quelques craquements et un peu de retentissement de la toux. Dans le reste du poumon la respiration se fait mal ; peut-être quelques craquements.

A droite, dans la fosse sus-épineuse, respiration se faisant mal avec quelques craquements plus marqués qu'à gauche. Dans la région intra-scapulaire, au niveau de l'épine de l'omoplate, respiration rude avec retentissement de la voix et quelques craquements surtout évidents après la toux. Même chose dans la fosse sous-épineuse.

Diagnostic : tubercules ramollis au sommet du poumon droit avec peut-être excavation. Tubercules disséminés à gauche.

Traitement : hypophosphite de soude, 50 centigrammes par jour.

14 juin. — Appétit meilleur.

21 juin. — Diminution de la toux, des sueurs nocturnes et de l'insomnie.

28 juin. — Moins de dyspepsie.

4 août. — Moins de dyspnée. Hémorrhoïdes pour la première fois de sa vie.

6 août. — Cessation des sueurs.

11 août. — Bon appétit.

30 août. — Grande faiblesse. Sueurs nocturnes. Fièvre. Raucité de la voix.

3 septembre. — Phlébite des vaisseaux du membre abdominal droit.

13 septembre. — Grande faiblesse. Inappétence. Toux considérable. Douleur très vive de la cuisse droite.

27 septembre. — Un peu moins d'enflure de la jambe. Même état du reste.

4 octobre. — Fièvre violente. Toux et expectoration considérables.

18 octobre. — Faiblesse extrême. Suffocation continuelle. Déglutition impossible.

Mort peu après.

OBSERVATION XCIV.

PHTHISIE AU SECOND DEGRÉ. — LARYNGITE.

Durée antérieure : Un an.

Symptômes : Pas d'hérédité. — Faiblesse. — Amaigrissement. — Fièvre. — Insomnie. — Dyspnée. — Toux. — Expectoration. — Hémoptysies. — Inappétence. — Vomissements. — Laryngite.

Lésion : Tubercules ramollis occupant le tiers supérieur des deux poumons, peut-être excavation à droite.

Résultat du traitement : Diminution momentanée de la toux, de l'expectoration, de la faiblesse, de la dyspnée, de l'insomnie, des vomissements. — Cessation passagère de la fièvre, et de la toux pendant le jour.

Durée du traitement : Huit mois.

C........ (Louis), cinquante-trois ans, veuf, journaliste.

9 juin 1858. — Pas d'hérédité.

La maladie a débuté il y a un an par une laryngite; mais c'est surtout depuis un mois qu'il y a eu aggravation de tous les symptômes. Les forces ont considérablement diminué ; l'amaigrissement est devenu très sensible ; assez fréquemment fièvre sans frissons. Il n'accuse pas de douleurs ni de gêne dans le décubitus. Il dort très mal et est très essoufflé. Il tousse fréquemment et expectore des crachats muco-purulents abondants. Depuis un mois il crache le sang, mais en petite quantité. Il n'a pas saigné du nez. Son appétit est mauvais et il vomit souvent. Cependant les digestions sont assez bonnes. Pas de coliques ni de diarrhée. Pouls, 96, plein, régulier.

État local :

En avant, à la percussion, légère matité superficielle occupant le tiers externe du poumon gauche.

A l'auscultation, à gauche, au-dessous de la clavicule et au niveau de la matité, respiration soufflante ; craquements secs bien notables tant dans l'inspiration que dans l'expiration : retentissement de la voix et surtout de la toux. Ces phénomènes s'entendent dans une étendue de quatre travers de doigt. Au-dessous, la respiration est rude et l'on perçoit quelques craquements secs beaucoup moins nombreux.

A droite, au-dessus de la clavicule, respiration soufflante éloignée avec râles humides ayant presque le caractère de gargouillements. Au-dessous de la clavicule, gros craquements humides nombreux augmentant pendant la toux ; un peu de retentissement de la voix et de la toux dans une étendue de trois travers de doigt. Dans le reste du poumon la respiration est très rude.

En arrière, à la percussion, matité dans la région intra-scapulaire droite et dans la fosse sous-épineuse du même côté. Dans les fosses sus-épineuses, sonorité à peu près égale des deux côtés.

A l'auscultation, à gauche, dans la fosse sus-épineuse, craquements humides éloignés, plus notables pendant la toux. Au-dessous, respiration rude entremêlée de râles sonores.

A droite, dans la fosse sus-épineuse, gros craquements humides; retentissement de la voix et de la toux plus considérable qu'à gauche. Dans la fosse sous-épineuse, bruit de frottement dans une grande étendue, tant dans l'inspiration que dans l'expiration.

Diagnostic : tubercules ramollis occupant le tiers supérieur des deux poumons, plus avancés à droite qu'à gauche. Peut-être excavation à droite.

Traitement : hypophosphite de soude, 50 centigrammes par jour.

16 juin. — Diminution de la toux et de l'expectoration.

5 juillet. — Forces meilleures. Pas de fièvre.

26 juillet. — Hémoptysie.

9 août. — Cessation de la toux pendant le jour.

11 octobre. — Cessation des sueurs nocturnes. Vomissements moins fréquents.

22 octobre. — Diminution de la dyspnée.

10 novembre. — Sommeil meilleur.

17 novembre. — Augmentation des forces.

8 décembre. — Appétit meilleur.

29 décembre. — Inappétence. Retour des sueurs nocturnes.

24 janvier 1859. — Dyspnée considérable. Toux quinteuse.

7 février. — Grande faiblesse, inappétence; dyspnée, toux très fréquente, fièvre, insomnie.

Mort peu de temps après.

OBSERVATION XCV.

PHTHISIE AU TROISIÈME DEGRÉ.

Durée antérieure : Neuf ans.

Symptômes : Pas d'hérédité.— Faiblesse.—Amaigrissement.—Sueurs nocturnes. — Gêne dans le décubitus. — Insomnie. — Dyspnée. — Toux. — Expectoration. — Hémoptysies. — Inappétence. — Diarrhée.

Lésion : Infiltration tuberculeuse des deux poumons au second degré avec excavation profonde au sommet du poumon gauche.

Résultat du traitement : Amélioration des symptômes généraux; insomnie, inappétence, toux, expectoration.

Durée du traitement : Six semaines.

G........ (François), vingt-six ans, non marié, peintre en décors.

14 juin 1858. — La maladie n'est pas héréditaire. Elle a débuté il y a neuf ans. Depuis, le malade a beaucoup perdu de ses forces et a maigri considérablement, surtout depuis trois mois. Il n'a pas de fièvre ni de frissons. Il sue abondamment la nuit. Il n'accuse pas de douleurs, mais il ne peut pas se coucher du côté gauche. Il dort mal. Il est très essoufflé. La toux est médiocre et l'expectoration muco-purulente assez abondante. Il a craché du sang à deux reprises différentes, mais en petite quantité. Il n'a pas saigné du nez. Il n'a pas d'appétit, mais il ne vomit pas. Il digère bien. Très souvent il a des coliques et de la diarrhée. Pouls, 128.

Il a cessé de travailler depuis trois mois.

État local :

En avant, amaigrissement considérable de la poitrine.

A la percussion, matité très marquée au-dessous de la clavicule gauche, dans une étendue de deux travers de doigt, ainsi qu'au-dessus.

A l'auscultation, à gauche, au-dessous de la clavicule, craquements humides avec gargouillements éloignés ; bruit de frottement et retentissement considérable de la voix et de la toux. Le même gargouillement s'entend dans toute la hauteur.

A droite, au-dessous de la clavicule, craquements humides sans altération de la voix ni de la toux. Les mêmes phénomènes se retrouvent dans le reste du poumon.

En arrière, à la percussion, matité dans la fosse sus-épineuse droite, surtout à la partie externe. Sonorité inégale par endroits dans toute la hauteur.

A l'auscultation, à gauche, gros craquements secs éloignés sans retentissement notable de la voix ni de la toux ; craquements disséminés dans toute la hauteur, surtout sensibles pendant la toux.

A droite, dans la fosse sus-épineuse, craquements humides augmentant pendant la toux. Quelques craquements secs disséminés dans le reste du poumon.

Diagnostic : Infiltration tuberculeuse des deux poumons au second degré, avec excavation profonde au sommet du poumon gauche.

Traitement : hypophosphite de soude, 50 centigrammes par jour.

21 juin. — Sommeil et appétit meilleurs.

5 juillet. — Diminution de la toux.

10 juillet. — Diminution de l'expectoration.

30 juillet. — Épistaxis. Grande dyspnée. Inappétence. Sueurs nocturnes. Selles sanguinolentes.

4 août. — Épistaxis. Prostration complète.

Mort peu après.

OBSERVATION XCVI.

PHTHISIE AU SECOND DEGRÉ.

Durée antérieure : Sept mois.
Symptômes : Toux. — Expectoration. — Hémoptysie. — Inappétence. — Amaigrissement. — Faiblesse. — Dyspnée. — Sueurs nocturnes. — Gêne dans le décubitus.
Lésion : Infiltration tuberculeuse des deux sommets en voie de ramollissement. — Tubercules crus disséminés dans toute la hauteur des deux poumons.
Résultat du traitement : Amélioration notable des symptômes généraux, et particulièrement de la fièvre, des sueurs nocturnes, et de l'inappétence.
Durée du traitement : Onze mois et demi.

« B...... (Joséphine), trente-quatre ans, mariée, couturière.

» 26 février 1858. — La maladie a débuté il y a sept mois par de la » toux. Elle a craché du sang il y a trois mois. Elle sue la nuit, n'a pas » d'appétit, a considérablement maigri et perdu ses forces, cependant elle » n'a pas encore cessé son travail de couturière.

» Elle ne peut pas se coucher sur les côtés, mais seulement sur le dos. » Elle est constipée. Elle est bien réglée, mais ses règles sont moins abon- » dantes qu'avant sa maladie.

» La malade est mariée et a trois enfants vivants.

» Je constate : amaigrissement considérable de la poitrine.

» A la percussion, diminution de sonorité dans la fosse sus-épineuse gau- » che, surtout à la partie interne, quoique peu marquée.

» A l'auscultation, respiration faible et courte dans toute la hauteur du » poumon gauche en avant avec expiration prolongée et rude. Pas de reten- » tissement de la voix ni de la toux.

» Respiration également faible à droite en avant. Retentissement de la voix » au-dessous de la clavicule.

» Dans la fosse sous-épineuse gauche, respiration beaucoup plus faible » qu'au-dessous, avec expiration prolongée ; craquements humides peu nom- » breux.

» Dans la fosse sus-épineuse droite, craquements humides plus marqués ; » respiration prolongée et presque soufflante ; retentissement de la voix. Du » reste dans les deux poumons la respiration se fait mal, et par endroits est » d'intensité différente dans toute la hauteur.

» Diagnostic : Tubercules au second degré au sommet des deux poumons ; » peut-être excavation à droite. Tubercules disséminés dans les deux pou- » mons.

» Pronostic : fâcheux.

» Traitement : hypophosphite de soude, 1 gramme par jour.

» 1er mars. — Elle n'a plus ses points de côté et elle a pu se coucher sur » le côté, ce qu'elle n'avait pas fait depuis deux mois (1). »

15 mars. — Elle tousse et crache autant, mais elle a un peu plus de forces et meilleur appétit. Ses règles ne sont venues qu'un seul jour. Pouls, 100, petit et faible.

Même traitement.

22 mars. — Elle a toussé davantage cette semaine. Elle crache aussi davantage. Elle ne sue pas la nuit et n'a pas de fièvre, mais elle se plaint d'accablement et de douleurs dans les membres.

Traitement : vomitif.

29 mars. — Elle a beaucoup vomi et a été deux fois à la selle. Elle tousse autant, ne sue pas la nuit, n'a pas de fièvre, mais se plaint de coliques.

Traitement : hypophosphite de chaux et de soude, de chaque 25 centigrammes par jour.

7 avril. — Depuis huit jours elle se trouve très bien. Seulement depuis hier elle est très oppressée, a la tête lourde et est assoupie. L'appétit est bon.

Suspension du traitement jusqu'au 12.

12 avril. — Elle est toujours oppressée et assoupie. Elle sue de nouveau la nuit comme antérieurement. Elle dit cependant se sentir un peu plus forte. L'appétit se maintient. Pouls, 100, petit, régulier.

Traitement : hypophosphite de chaux, 50 centigrammes par jour.

19 avril. — Hier elle a eu des coliques et a été cinq ou six fois à la selle cette nuit. Elle tousse autant et sue encore un peu. Bon appétit. Pouls, 100, petit, faible.

(1) Cette malade est un de ceux qui ont été vus par M. Dechambre (voy. p. 190 et chap. X). Voici ses notes :

« Je vois la malade le même jour, 1er mars. En avant, sous les deux » clavicules, matité très légère, avec respiration pure, mais faible, et expiration » un peu prolongée. En arrière, sonorité obscure dans les deux fosses sus-épi- » neuses ; quelques frottements rudes dans les grandes inspirations ; au niveau » de la fosse sus-épineuse droite. Pas de retentissement de la voix ni de respi- » ration soufflante. En aucun point du thorax je ne constate de râles, ni de » craquements humides. » (*Gazette hebdomadaire*, n° 39, 24 septembre 1858, p. 666.)

Traitement : hypophosphite de quinine, 20 centigrammes pour quatre pilules : en prendre une chaque soir.

7 mai. — Elle tousse beaucoup plus depuis avant-hier ; elle crache aussi davantage. Elle a eu la fièvre hier toute la journée. Elle a mal à la tête et dans tous les membres. Elle a saigné un peu du nez ce matin.

Pas de traitement spécifique. Bains de pieds sinapisés en se couchant.

14 mai. — Elle tousse un peu plus. Elle est très oppressée, et se plaint toujours de douleurs dans tous les membres. Elle ne sue pas la nuit. Elle a un peu de fièvre le soir.

Elle attend ses règles.

Pouls, 108, petit, mou.

Traitement : quatre sangsues aux malléoles, si les règles ne viennent pas.

28 mai. — Ses règles ne sont pas venues. Elle a mal aux reins et à la tête. Elle est très essoufflée. Elle a eu des coliques. Elle a un peu de fièvre le soir tous les deux jours. Elle a un peu saigné du nez. Son appétit se maintient assez bon. Elle se plaint de pertes blanches. Pouls, 120, petit, irrégulier, assez faible.

Traitement : quatre sangsues.

4 juin. — Elle se trouve mieux ; ses règles sont venues ce matin.

Pas de traitement.

7 juin. — Elle tousse davantage depuis que ses règles sont passées.

Traitement : hypophosphite de soude et de chaux, de chaque 50 centigrammes par jour.

16 juin. — Elle tousse beaucoup et est toujours oppressée. Elle a craché un peu de sang hier et aujourd'hui.

Traitement : potion d'ergotine.

28 juin. — Plus d'hémoptysie. Elle tousse un peu moins, mais elle est toujours très oppressée. Elle a assez bon appétit et ne sue plus la nuit. Pouls, 108.

Traitement : potion kermétisée.

5 juillet. — Ses règles sont bien venues la dernière fois.

« État local :

» En avant, à gauche, au-dessous de la clavicule, respiration rude sans » râles ni craquements, sans retentissement de la voix.

» A droite, expiration prolongée et soufflante avec un peu de retentis- » sement de la voix au-dessous de la clavicule. Pas de râles ni de craque- » ments.

» En arrière, diminution de sonorité dans la fosse sous-épineuse gauche.

» Du même côté, quelques rares craquements secs dans la fosse sus-épi-
» neuse. Pas de retentissement de la voix ni de la toux. Respiration rude
» dans la fosse sous-épineuse. Un peu de retentissement de la voix.

» A droite, dans la fosse sus-épineuse, expiration prolongée avec reten-
» tissement de la voix. Quelques rares craquements secs pendant la toux,
» dans la fosse sous-épineuse (1). »

7 juillet. — Moins d'oppression.

Traitement : hypophosphite de soude, 25 centigrammes par jour.

14 juillet. — Elle tousse et crache beaucoup. L'appétit est bon. Elle est très constipée et n'a pas eu de garderobes depuis quatre jours; elle ne va pas à la selle sans coliques. Pouls, 100, petit, régulier, assez faible.

Traitement : huile de ricin, 30 grammes.

19 juillet. — Le purgatif a fait effet. Elle tousse et crache à peu près autant. L'appétit est bon. Les forces se maintiennent. Pas de fièvre.

℞ Hypophosphite de soude.......	0gr,50 par jour.
— d'alumine......	0gr,10 —

26 juillet. — L'expectoration contient à peine du mucus. Elle ne sue pas la nuit. Elle se plaint d'avoir quelques tiraillements d'estomac, et une

(1) « 4 juillet. — Je trouve la malade maigrie ; sa face est tirée, son oppres-
» sion, me dit-elle, est augmentée ; voix voilée ; toux fréquente ; il y a eu ces
» jours derniers un léger crachement de sang. La matité est plus prononcée dans
» les deux fosses sus-épineuses. Du côté droit, la respiration est obscure en arrière
» dans presque toute la hauteur du thorax, mais surtout en haut. A gauche, res-
» piration obscure au-dessus de l'épine de l'omoplate ; respiration un peu bron-
» chique, et légère bronchophonie au-dessous. Absence de râles. En avant même
» état qu'au 1er mars. » (*Gazette hebdomadaire*, n° 39, 24 septembre 1858, p. 666.)

La *Gazette hebdomadaire* du 24 septembre 1858 contient la note suivante de M. Dechambre, sur cette malade.

« Les râles humides signalés par M. Churchill le 26 février, et que je n'ai pu
» retrouver le 1er mars, la légère bronchophonie constatée par mon confrère et
» par moi dans la fosse sous-épineuse gauche, dans les premiers jours de juillet,
» me font penser qu'une partie des signes stéthoscopiques présentés par la malade
» se liaient à des bronchites et à des congestions pulmonaires intercurrentes.
» Quant aux signes et symptômes qu'on peut avec vraisemblance imputer à la
» présence de tubercules pulmonaires, ils étaient loin de s'être amendés du
» 1er mars au 4 juillet, puisque la matité était plus sensible au sommet des deux
» côtés ; qu'il y avait eu un nouveau crachement de sang ; que la respiration
» était devenue plus obscure ; enfin que la dyspnée, ainsi que l'amaigrissement,
» avait augmenté. »

douleur sous l'épaule gauche qui gêne la respiration. Elle attend ses règles le 2. Pouls, 104, petit, régulier.

Traitement : hypophosphite de soude, 50 centigrammes par jour.

4 août. — Elle a beaucoup plus toussé cette semaine. Elle crache autant. Bon appétit. Pas de fièvre ni de frissons; pas de point de côté. Ses règles n'ont duré qu'un seul jour. Légère épistaxis la semaine passée. Pouls, 108. régulier, faible.

Traitement : six sangsues aux malléoles.

18 août. — La toux est à peu près la même. Elle se plaint de courbature et de céphalalgie. Pouls, 120, régulier, petit.

Traitement : hypophosphite de soude, 10 centigrammes par jour.

25 août. — Elle dit aller très bien. Elle n'a pas de fièvre et ne sue pas la nuit. Ses forces et son appétit sont bons. Elle travaille toute la journée. Son expectoration est salivaire, mais la toux est toujours très fréquente.

Même traitement.

6 septembre. — Moins de toux. Elle crache peu. L'appétit se conserve très bon. La fièvre ne reparaît pas. Elle travaille plus qu'antérieurement. Les règles sont bien venues et ont avancé de deux jours. Pouls, 100, régulier, assez faible.

Même traitement.

20 octobre. — Ses règles ont été abondantes et très colorées. Pouls, 112, régulier, médiocrement plein.

État local :

En avant, à la percussion, sonorité bonne et à peu près égale des deux côtés.

A l'auscultation, à gauche, au-dessus de la clavicule, respiration un peu rude. Au-dessous de la clavicule, expiration prolongée, sans râles ni craquements, sans retentissement de la voix ni de la toux.

A droite, au-dessus de la clavicule, respiration plus exagérée qu'à gauche; retentissement de la voix ; pas de râles ni de craquements d'aucune espèce. Au-dessous de la clavicule et à sa partie interne, expiration prolongée sans râles ni craquements, sans retentissement de la voix ni de la toux. Au-dessous la respiration est un peu saccadée pendant l'inspiration.

En arrière, à la percussion, sonorité à peu près égale et normale des deux côtés.

A gauche, dans la fosse sous-épineuse, quelques craquements secs augmentant pendant la toux. Pas de retentissement de la voix ni de la toux. Dans le reste du poumon quelques craquements secs disséminés.

A droite, dans la fosse sus-épineuse, respiration plus faible qu'à gauche sans râles ni craquements. Dans la fosse sous-épineuse, quelques craquements secs. Dans le reste du poumon quelques craquements disséminés.

Traitement : hypophosphite de soude, 50 centigrammes par jour.

3 novembre. — La toux qui avait augmenté a de nouveau diminué. Pas de sueurs nocturnes. Bon appétit. Pouls, 120.

Traitement : potion kermétisée avec sirop d'ipéca.

12 novembre. — Elle a vomi deux fois après avoir pris de sa potion. Elle tousse autant : sa toux est rauque. Hier elle a craché un peu de sang. Pouls, 108, régulier, médiocrement plein.

1° ℞ Sirop d'ipéca................ 60gr,00

Une cuillerée à café chaque matin.

2° ℞ Hypophosphite de soude........ 0gr,25 par jour.

24 novembre. — La toux et l'expectoration restent les mêmes. Les forces ont augmenté. Pouls, 120.

Même traitement.

1er décembre. — Depuis deux ou trois jours elle se plaint de courbature. Pouls, 140.

Pas de traitement.

8 décembre. — Elle est très oppressée et se plaint de douleurs violentes dans la poitrine ; ces douleurs sont, dit-elle, provoquées par la fréquence de la toux. Elle a peu de forces. Pouls, 108, régulier, assez faible.

1° ℞ Deux ventouses scarifiées à la base, en arrière, une de chaque côté.

2° ℞ Hypophosphite de soude................... 0gr,50 par jour.

17 décembre. — Les ventouses l'ont soulagée, dit-elle. Elle dort un peu mieux ; mais elle a des frissons et ses forces diminuent. Ses règles n'ont fait que paraître. Pouls, 120, régulier, très petit.

Traitement : vomitif.

22 décembre. — Le vomitif a diminué l'oppression et un peu la toux : celle-ci est encore très fréquente. Pouls, 140, régulier, faible.

Traitement : hypophosphite de soude et de potasse, de chaque, 25 centigrammes par jour.

29 décembre. — L'appétit et les forces sont à peu près nuls. La toux est rauque et fréquente. Elle se plaint d'étourdissements et de constipation. Pouls, 108, régulier, très faible.

1° ℞ Extrait de digitale................. 6gr,00
Cérat simple.................... 30gr,00

Pour usage externe.

2° ℞ Hypophosphite de quinine........... 0gr,10 par jour.

3° ℞ Potion laxative.

5 janvier 1859. — Elle accuse des douleurs dans toute la partie antérieure de la poitrine. Son appétit est mauvais. Elle a la fièvre le soir. Ses forces sont considérablement amoindries. Pouls, 140, petit, faible.

Traitement : quatre ventouses scarifiées.

10 janvier. — La respiration est moins haletante, mais la poitrine est encore douloureuse. Elle tousse et crache beaucoup. Elle maigrit. Pouls, 140, petit, très faible.

1° ℞ Vésicatoire volant *loco dolenti*.
2° ℞ Potion avec opium et digitale.

14 janvier. — État local :

A droite, les ganglions cervicaux latéraux sont très engorgés. En avant, à la percussion, matité à la base du poumon droit et diminution de sonorité dans le tiers inférieur.

A l'auscultation, à gauche, quelques râles secs et sibilants disséminés dans toute la hauteur.

A droite, au-dessus de la clavicule, respiration rude et soufflante, sans râles ni craquements ; retentissement de la toux. Au-dessous de la clavicule, craquements secs. Dans la moitié inférieure, râles humides et sonores.

L'expansion vésiculaire se fait mal des deux côtés.

En arrière, à la percussion, diminution de sonorité dans les fosses sus-épineuses droite et gauche.

A l'auscultation, à gauche, dans la fosse sus-épineuse, craquements secs assez nombreux ; un peu de retentissement de la voix. Dans la région intra-scapulaire, respiration bronchique ; retentissement de la voix ; pas de râles ni de craquements. L'expansion vésiculaire se fait mal dans toute la hauteur. A la base, respiration très exagérée.

A droite, dans la fosse sus-épineuse, craquements secs sans retentissement appréciable de la voix ni de la toux. Dans la région intra-scapulaire quelques craquements secs avec retentissement de la voix. A la base, respiration très rude, et retentissement de la voix.

24 janvier. — La faiblesse est très grande : la malade est alitée et ne peut venir à la consultation. Elle a craché du sang pendant trois jours. Elle tousse beaucoup ; elle a la fièvre le soir ; grande constipation (pas de garderobes depuis trois jours).

Traitement : huile de ricin, 50 grammes.

26 janvier. — Le purgatif a fait effet. La faiblesse est toujours aussi grande et la toux aussi violente. Elle sue la nuit.

1° ℞ Potion kermétisée.
2° ℞ Hypophosphite de soude. $0^{gr},50$ par jour.

28 janvier. — Faiblesse croissante. La toux et l'oppression ont encore augmenté.

Traitement : vomitif.

31 janvier. — Elle a vomi une fois et a eu une dizaine de selles. Elle a un peu mieux dormi. Du reste à peu près même état ; grande dyspnée, sueurs nocturnes, fièvre intense.

Traitement : deux ventouses scarifiées à la base en arrière, une de chaque côté. Potion kermétisée.

4 février. — Elle tousse beaucoup moins. Elle a moins de fièvre, mais les forces n'augmentent pas et l'expectoration est toujours très abondante ; constipation.

Traitement : continuer la potion kermétisée.

7 février. — La fièvre a repris toute son intensité ; sueurs nocturnes, faiblesse extrême ; expectoration abondante, grande constipation.

Traitement : vomitif.

La malade a succombé peu de temps après.

OBSERVATION XCVII.

PHTHISIE AU SECOND DEGRÉ.

Durée antérieure : Un an.

Symptômes : Pas d'hérédité. — Faiblesse. — Amaigrissement. — Fièvre. — Sueurs nocturnes. — Douleurs thoraciques. — Gêne dans le décubitus. — Insomnie. — Dyspnée. — Toux. — Expectoration. — Hémoptysies. — Inappétence. — Aménorrhée.

Lésion : Infiltration tuberculeuse au premier degré à droite, et au second degré à gauche, dans toute la hauteur.

Résultat du traitement : Amélioration très grande des symptômes généraux. — Cessation de la fièvre et des sueurs nocturnes, de l'inappétence et de l'insomnie. — Disparition momentanée de la toux. — Amoindrissement de la dyspnée.

Durée du traitement : Trois mois.

M....... (Clarisse), dix-sept ans.

21 juin 1858. — Pas d'hérédité. Elle tousse depuis un an, mais c'est surtout depuis le mois de janvier dernier que sa maladie s'est aggravée. Elle a considérablement perdu de ses forces. Elle a beaucoup maigri. Elle a la fièvre tous les jours, sans frissons. Elle sue abondamment la nuit, surtout le matin. Elle accuse des douleurs dans le devant de la poitrine. Elle se couche difficilement sur le côté droit. Elle dort mal. Elle est très essoufflée

pour marcher. Elle tousse fréquemment; son expectoration est muco-purulente, abondante. Elle a craché du sang à plusieurs reprises, mais en petite quantité. Elle ne saigne pas du nez. Son appétit est mauvais, mais elle ne vomit pas après ses repas et digère bien. Elle a assez fréquemment des coliques; pas de diarrhée. Depuis six mois ses règles sont supprimées. Elle ne peut plus travailler depuis six mois.

Traitement antérieur : fer, huile de foie de morue, etc.

Pouls, 120, petit, un peu irrégulier.

État local :

En avant, à la percussion, poitrine très sonore. Moins de sonorité sous la clavicule droite que sous la clavicule gauche.

A l'auscultation, à gauche, au-dessous de la clavicule, respiration très courte; quelques petits râles sibilants; retentissement de la voix; craquements humides très nombreux pendant la toux. Mêmes phénomènes dans toute la hauteur.

A droite, respiration rude dans toute la hauteur du poumon, sans craquements appréciables, sans retentissement de la voix.

En arrière, à la percussion, matité dans la fosse sus-épineuse gauche. Diminution de sonorité dans toute la hauteur de ce côté, surtout à la base.

A l'auscultation, à gauche, dans la fosse sus-épineuse, craquements humides peu nombreux; pas de retentissement de la voix ni de la toux. Dans le reste du poumon la respiration est rude et sèche, et nulle part on n'entend d'une façon nette l'expansion vésiculaire.

A droite, dans la fosse sus-épineuse, respiration rude et soufflante, avec retentissement de la voix. Dans toute la hauteur la respiration est rude et l'on n'entend pas l'expansion vésiculaire.

Diagnostic : Infiltration tuberculeuse au premier degré à droite et au second degré à gauche.

Traitement : hypophosphite de soude, 50 centigrammes par jour.

28 juin. — Sueurs nocturnes à peine sensibles. Sommeil meilleur, bon appétit.

5 juillet. — Cessation de la toux, diminution de l'expectoration et de la dyspnée. Cessation des sueurs nocturnes et de la fièvre, plus d'insomnie. Forces meilleures.

12 juillet. — Vertiges, hémoptysie.

26 juillet. — Imprudence et refroidissement. Aggravation de la toux et de l'expectoration.

13 août. — Grande faiblesse, toux continuelle.

23 août. — Point de côté à gauche.

30 août. — Fièvre violente, selles sanguinolentes.

3 septembre. — Diarrhée, fièvre et délire.

20 septembre. — Aggravation de tous les symptômes, et mort peu de temps après.

OBSERVATION XCVIII.

PHTHISIE AU SECOND DEGRÉ.

Durée antérieure : Onze mois et demi.

Symptômes : Pas d'hérédité. — Faiblesse. — Amaigrissement. — Douleur thoracique. — Gêne dans le décubitus. — Dyspnée considérable. — Toux. — Expectoration. — Hémoptysies. — Leucorrhée.

Lésion : Tubercules ramollis au sommet du poumon droit avec peut-être excavation. — Probablement quelques tubercules crus au sommet du poumon gauche.

Résultat du traitement : Amélioration de la toux et de l'expectoration, de la faiblesse et de la dyspnée. — Cessation de la gêne dans le décubitus et de la leucorrhée.

Durée du traitement : Cinq mois et demi.

B..... (Victoire), vingt-six ans, mariée, blanchisseuse.

16 juillet 1858. — La malade dit qu'elle n'a pas perdu de parents d'affections de poitrine.

La maladie a débuté au mois d'août dernier par un chaud et froid. Elle a d'abord considérablement perdu de ses forces; depuis quelque temps elle est un peu moins faible. Elle a maigri surtout au début. Elle n'a pas de fièvre, mais quelquefois des frissons. Elle ne sue pas la nuit. Depuis hier elle se plaint d'une douleur dans le dos sous l'épaule droite. Elle se couche difficilement sur le côté droit. Elle dort assez bien. Elle est très essoufflée et tousse fréquemment. Son expectoration est abondante et muco-purulente. Il y a quatre mois elle a craché du sang; elle en crache généralement toutes les trois ou quatre semaines, un peu avant ses règles. Elle saigne peu du nez. Son appétit est assez bon. Elle ne vomit pas, dit-elle, après ses repas, à moins qu'elle ne marche vite. Les digestions sont bonnes. Elle n'a pas de coliques ni de diarrhée. Ses règles viennent régulièrement; elle perd un peu en blanc.

Elle a suspendu son travail pendant tout l'hiver; elle l'a repris en le diminuant, depuis le mois de mars dernier.

Pouls, 120.

État local :

En avant, à la percussion, diminution de sonorité au-dessous de la clavicule droite dans une hauteur d'un travers de doigt.

A l'auscultation, à gauche, au-dessous de la clavicule et à la partie interne, respiration saccadée; pas de retentissement notable de la voix ni de la toux.

A droite, au-dessous de la clavicule, expiration prolongée et soufflante avec quelques craquements humides augmentant pendant la toux ; retentissement très notable de la voix. Dans le reste du poumon quelques râles secs et sibilants.

En arrière, à la percussion, diminution de sonorité dans la fosse sus-épineuse droite, ainsi que dans la fosse sous-épineuse et la région intrascapulaire.

A l'auscultation, à gauche, dans la fosse sus-épineuse, respiration rude; quelques râles sibilants avec un peu de retentissement de la toux. La respiration est un peu sèche dans le reste du poumon, sans râles ni craquements, sans retentissement de la voix ni de la toux.

A droite, dans la fosse sus-épineuse, craquements avec retentissement de la voix; respiration soufflante au niveau de l'épine de l'omoplate, avec pectoriloquie imparfaite; quelques craquements surtout pendant la toux. Dans le reste du poumon, quelques craquements pendant la toux; respiration rude.

Diagnostic : Tubercules ramollis au sommet du poumon droit avec peut-être excavation. Probablement quelques tubercules crus au sommet du poumon gauche.

Traitement : hypophosphite de soude, 50 centigrammes par jour.

26 juillet. — Cessation de la toux pendant la nuit. Appétit meilleur.

9 août. — Bon appétit. Moins de faiblesse et de dyspnée.

30 août. — Cessation de la leucorrhée.

24 septembre. — Décubitus possible sur le côté droit.

8 octobre. — Diminution de la toux et de l'expectoration.

12 novembre. — Grande frayeur. — Aménorrhée, sueurs nocturnes.

29 novembre. — Diarrhée.

20 décembre. — Fièvre.

27 décembre. — Toux très fréquente, fièvre violente. Mort peu après.

OBSERVATION XCIX.

PHTHISIE AU SECOND DEGRÉ.

Durée antérieure : Huit mois.
Symptômes : Hérédité. — Faiblesse.— Amaigrissement.— Fièvre et frissons. — Sueurs nocturnes. — Douleurs thoraciques. — Insomnie. — Dyspnée. —Toux. — Expectoration. — Inappétence. — Vomissements. — Leucorrhée.
Lésion : Tubercules ramollis occupant la moitié supérieure du poumon droit ; quelques tubercules au sommet du poumon gauche.
Résultat du traitement : Amélioration très notable des symptômes généraux. — Cessation des sueurs nocturnes, de l'inappétence, de la fièvre.
Durée du traitement : Sept mois.

D....... (Caroline), trente-cinq ans, mariée, blanchisseuse.

24 septembre 1858. — La malade a perdu son père et un frère d'affections de poitrine. Il y a quatre mois que sa maladie a débuté ; mais quatre mois avant cette époque elle avait été traitée, dit-elle, pour des glandes. Depuis, ses forces ont beaucoup diminué ; elle a très sensiblement maigri. Elle a la fièvre tous les jours avec frissons. Elle sue abondamment la nuit. Elle accuse des douleurs vagues dans la poitrine, cependant elle n'éprouve pas de gêne dans le décubitus. Elle dort mal à cause de la toux. Elle est très essoufflée pour monter. Elle tousse beaucoup ; son expectoration est muco-purulente, abondante. Elle n'a pas craché de sang ni saigné du nez. Son appétit est mauvais. Elle a vomi la nuit dernière pour la première fois, mais auparavant elle avait des nausées. Elle digère bien. Elle a de temps en temps des coliques. Elle n'a pas de diarrhée : une garderobe naturelle par jour. Elle est bien réglée, mais elle a des pertes blanches abondantes.

Elle a cessé de travailler depuis six mois.

Pouls, 128.

État local :

En avant, à la percussion, diminution de sonorité sous la clavicule droite dans une étendue de trois travers de doigt.

A l'auscultation, à gauche, au-dessous de la clavicule, expiration prolongée, avec quelques craquements secs, surtout à la partie externe; retentissement de la voix. Rien de notable dans le reste du poumon.

A droite, au-dessous de la clavicule, diminution du bruit respiratoire ; craquements secs tant dans l'inspiration que dans l'expiration, surtout à la partie interne.

En arrière, à la percussion, matité dans toute la hauteur du côté droit.

A l'auscultation, à gauche, dans la fosse sus-épineuse, respiration soufflante avec quelques craquements secs, sans retentissement notable de la voix ni de la toux.

A droite, dans la fosse sus-épineuse, respiration soufflante ; expiration prolongée ; quelques craquements et retentissement considérable de la voix et de la toux. Dans la région intra-scapulaire, craquements humides bien caractérisés, augmentant pendant la toux ; retentissement de la voix. Mêmes phénomènes dans toute la moitié supérieure du poumon.

Diagnostic : Tubercules ramollis occupant la moitié supérieure du poumon droit ; quelques tubercules au sommet du poumon gauche.

Traitement : hypophosphite de soude, 50 centigrammes par jour.

4 octobre. — Diminution de la dyspnée, de la faiblesse, de la toux, de l'expectoration et de l'insomnie. Cessation des sueurs nocturnes.

11 octobre. — Bon appétit. Reprise du travail.

22 octobre. — Cessation de la fièvre.

3 janvier 1859. — État satisfaisant jusqu'à aujourd'hui. Point de côté, fièvre, inappétence.

7 janvier. — Menstruation accompagnée d'hémoptysie. Faiblesse, fièvre quotidienne.

19 janvier. — Aggravation de la toux.

14 février. — Laryngite intense.

18 mars. — Dysménorrhée. Toux, sueurs nocturnes, fièvre, point de côté à gauche. Aphthes.

4 avril. — Diarrhée.

22 avril. — Faiblesse extrême, fièvre violente, sueurs nocturnes, toux très fréquente. Mort peu de temps après.

OBSERVATION C.

PHTHISIE AU SECOND DEGRÉ.

Durée antérieure : Sept mois.
Symptômes : Pas d'hérédité. — Faiblesse. — Fièvre. — Sueurs nocturnes. — Insomnie. — Dyspnée. — Toux. — Expectoration. — Hémoptysie.—Epistaxis. — Inappétence. — Diarrhée.
Lésion : Infiltration tuberculeuse en voie de ramollissement occupant tout le poumon gauche et le sommet du poumon droit.
Résultat du traitement : Cessation momentanée des sueurs nocturnes, de l'inappétence et de la fièvre. — Diminution de la toux.
Durée du traitement : Deux mois et demi.

F....... (Maria), quatorze ans.

12 novembre 1858. — La maladie n'est pas héréditaire. Elle a débuté il y a sept mois. A partir de ce moment la malade a beaucoup perdu de ses

forces; elle n'a pas maigri d'une manière bien sensible. Elle a la fièvre tous les jours et irrégulièrement des frissons. Chaque nuit elle est en moiteur. Elle n'accuse pas de douleurs ni de gêne dans le décubitus. Elle dort mal. Elle est très essoufflée. Sa toux est très fréquente et son expectoration muco-purulente abondante. Elle a craché du sang, dit-elle, mêlé à de la salive en assez grande quantité, il y a huit jours. Elle saigne beaucoup du nez. Son appétit n'est pas bon, mais elle ne vomit pas et digère bien. Elle n'a pas de coliques, mais de temps en temps de la diarrhée : actuellement une garde-robe naturelle par jour. Elle n'est pas réglée.

Depuis deux mois, sur l'ordonnance d'un médecin, elle prend chaque jour une cuillerée d'huile de foie de morue, sans amélioration sensible.

Pouls, 110, régulier, médiocrement plein.

État local :

En avant, à la percussion, diminution de sonorité au-dessous de la clavicule gauche dans une hauteur de deux travers de doigt.

A l'auscultation, à gauche, au-dessus de la clavicule, expiration prolongée et soufflante; craquements humides nombreux, tant dans l'inspiration que dans l'expiration. Les craquements augmentent beaucoup pendant la toux; retentissement considérable de la voix et de la toux. Au-dessous de la clavicule, mêmes phénomènes. Râles muqueux jusqu'à la base, sans retentissement de la voix ni de la toux dans les deux tiers inférieurs.

A droite, au-dessus de la clavicule, respiration rude sans retentissement de la voix ni de la toux; un ou deux craquements secs pendant la toux. Au-dessous de la clavicule, râles humides sans retentissement notable de la voix ni de la toux. Mêmes phénomènes jusqu'à la base, si ce n'est que les râles vont en diminuant.

En arrière, à la percussion, diminution de sonorité dans la fosse sus-épineuse gauche, et dans la fosse sous-épineuse droite au niveau de l'épine de l'omoplate.

A l'auscultation, à gauche, dans la fosse sus-épineuse, nombreux craquements humides augmentant pendant la toux. Dans la région intra-scapulaire, mêmes phénomènes jusqu'à la base. Retentissement de la voix dans la partie supérieure de la région intra-scapulaire.

A droite, dans la fosse sus-épineuse, quelques craquements humides moins nombreux qu'à gauche. Mêmes phénomènes dans la partie supérieure de la région intra-scapulaire et la partie supérieure de la fosse sous-épineuse. Dans la moitié inférieure de ce poumon la respiration est rude, sans râles ni craquements d'aucune espèce, sans retentissement de la voix ni de la toux.

Diagnostic : Infiltration tuberculeuse en voie de ramollissement occupant tout le poumon gauche et le sommet du poumon droit.

Traitement : hypophosphite de soude, 10 centigrammes par jour.

22 novembre. — Disparition des sueurs nocturnes. Bon appétit.

1er décembre. — Cessation de la fièvre, appétit excellent, pas de sueurs la nuit.

24 décembre. — Diminution de la toux.

3 janvier 1859. — Epistaxis, hémoptysie.

12 janvier. — Aggravation de la toux, gêne dans le décubitus, insomnie.

26 janvier. — Epistaxis, fièvre violente, prostration. Aggravation de tous les symptômes. Mort peu de temps après.

OBSERVATION CI.

PHTHISIE AU TROISIÈME DEGRÉ.

Durée antérieure : Dix-huit mois.

Symptômes : Faiblesse. — Amaigrissement. — Dyspnée. — Inappétence. — Vomissements. — Sueurs nocturnes. — Insomnie. — Fièvre et frissons.

Lésion : Excavation au sommet du poumon gauche ; tubercules ramollis occupant toute la partie antérieure du même organe et son sommet en arrière. — Tubercules ramollis au sommet du poumon droit.

Résultat du traitement : Amélioration des sueurs nocturnes, de la toux et de la fièvre. — Cessation des frissons. — Augmentation des forces. — Disparition de l'inappétence, de l'insomnie et des vomissements. — Diminution de l'expectoration et de la dyspnée. — Commencement d'embonpoint.

Durée du traitement : Quatre mois.

J..... (Jean-Baptiste), trente-six ans, non marié, garçon de salle.

Ses parents sont morts lorsqu'il avait deux ans, il ignore de quelle maladie. Il a un frère qui se porte bien.

Début de la maladie, il y a dix-huit mois, au mois de mai, sans cause connue, par de la toux sans fièvre. Quinze jours plus tard il a été pris d'une difficulté de respirer et d'un point de côté à gauche qui a disparu au bout de trois ou quatre jours à la suite d'une application de sangsues. Depuis lors la maladie a toujours fait des progrès. Il n'a jamais craché de sang, mais il a maigri, il a perdu de ses forces, et depuis un mois il a été obligé de cesser son travail.

On l'a traité successivement par des vésicatoires, des sirops narcotiques et l'huile de foie de morue.

Il a passé l'hiver dernier à Nice.

Aujourd'hui, 8 septembre 1857, il est dans l'état suivant :

Tempérament nervoso-sanguin ; amaigrissement médiocre ; grande faiblesse ; facies pâle et amaigri ; grande difficulté pour monter ; impossibilité de marcher vite ; appétit presque nul ; vomissements tous les jours à la suite de la toux ; sueurs du cou et de la tête pendant la nuit ; sommeil agité et très mauvais ; fièvre avec frissons le soir. Pas de diarrhée ; une selle par jour.

A la percussion, en avant, augmentation de sonorité sous la clavicule gauche.

A l'auscultation, à gauche, souffle sous la clavicule, accompagné de râles à grosses bulles qui s'entendent jusqu'à la base du poumon.

En arrière, râles cavernuleux dans les fosses sus- et sous-épineuses. Plus bas respiration plus faible qu'à droite.

A droite, tant en avant qu'en arrière, respiration très exagérée et soufflante ; dans la fosse sus-épineuse, quelques craquements.

La voix est à peu près normale des deux côtés.

Bruits du cœur normaux.

Diagnostic : Excavation au sommet du poumon gauche. Tubercules ramollis occupant toute la partie antérieure du poumon gauche, et le sommet en arrière. Tubercules ramollis au sommet droit.

Traitement : hypophosphite de soude, 15 centigrammes par jour.

23 septembre. — Diminution des sueurs nocturnes et de la toux, de la faiblesse, de l'inappétence et de l'insomnie. Moins de fièvre. Cessation des frissons.

29 septembre. — Disparition de la fièvre, bon appétit.

3 octobre. — Moins de toux et d'expectoration ; cessation des vomissements et de l'insomnie, diminution de la dyspnée.

10 octobre. — Cessation de la toux pendant deux jours ; à peine des sueurs la nuit. Embonpoint sensible.

18 novembre. — Légère épistaxis, céphalalgie, diarrhée, vomissements.

23 novembre. — Augmentation de la toux et de l'expectoration. Inappétence, sueurs nocturnes, fièvre le soir.

9 décembre. — Diarrhée.

21 décembre. — Grande prostration, inappétence ; sueurs nocturnes abondantes, fièvre intense. Peu après mort.

OBSERVATION CII.

PHTHISIE AU TROISIÈME DEGRÉ.

Durée antérieure : Un an.
Symptômes : Faiblesse. — Amaigrissement. — Sueurs nocturnes. — Toux. — — Expectoration. — Hémoptysies. — Insomnie. — Inappétence. — Diarrhée.
Lésion : Excavation à gauche. — Infiltration des deux tiers supérieurs du poumon droit.
Résultat du traitement : Amélioration des symptômes généraux. Insomnie, inappétence, toux, expectoration, fièvre. — Cessation des sueurs nocturnes.
Durée du traitement : Neuf semaines.

C........ (Zéphyrine), vingt-six ans, veuve, coloriste.

9 décembre 1857. — La maladie a débuté il y a un an par de la toux. La malade a eu sept ou huit fois des crachements de sang peu abondants. Elle sue la nuit assez pour mouiller une chemise de flanelle. Ses forces ont beaucoup diminué. Elle a très peu d'appétit. Elle a maigri d'une manière assez notable. Elle digère assez bien, elle dort très mal. Depuis trois ou quatre jours elle a la diarrhée.

Aujourd'hui le facies est pâle et abattu. La toux est très fréquente, surtout la nuit. L'expectoration est abondante (environ un demi-verre par jour) et muco-purulente.

Conjonctive perlée, doigts non hippocratiques.

État local :

A la percussion, en avant, diminution notable de la sonorité sous la clavicule gauche, dans une étendue de quatre travers de doigt. Bruit de pot fêlé.

En arrière, matité dans la fosse sus-épineuse gauche. A droite, sonorité normale.

En avant, à l'auscultation, respiration caverneuse dans une étendue de quatre travers de doigt sous la clavicule gauche. Gargouillement avec pectoriloquie. A la base du même poumon, respiration imparfaite.

A droite, respiration à peu près normale.

En arrière et à gauche, respiration soufflante. Gargouillements pendant la toux, retentissement de la voix. Dans le reste du poumon, respiration exagérée.

A droite, dans les fosses sus- et sous-épineuses, craquements humides. Expiration soufflante et prolongée. Pas de retentissement notable de la voix.

Diagnostic : Excavation au sommet gauche, et tubercules au second degré au sommet droit.

Traitement : hypophosphite de soude, 1 gramme par jour.

18 décembre. — Diminution des sueurs nocturnes. Diarrhée.

4 janvier 1858. — Diminution de la diarrhée. Appétit meilleur, ainsi que le sommeil. Cessation des sueurs nocturnes.

13 janvier. — Diminution de la toux, de l'expectoration et de la fièvre. Augmentation des forces et reprise du travail.

5 février. — Plus d'insomnie.

10 février. — Aggravation de la toux, céphalalgie, fièvre, coliques, diarrhée. Aménorrhée.

17 février. — Persistance des coliques et de la diarrhée. Expectoration purulente. Œdème des jambes et de la face. Peu après, entrée de la malade à l'hôpital, et mort.

OBSERVATION CIII.

PHTHISIE AU TROISIÈME DEGRÉ. — LARYNGITE.

Durée antérieure : Quinze ans.

Symptômes : Toux. — Expectoration nummulaire. — Hémoptysies. — Inappétence. — Amaigrissement. — Faiblesse. — Insomnie. — Dyspnée. — Douleurs thoraciques.

Lésion : Excavation au sommet du poumon droit ; engouement et peut-être tubercules crus dans le reste de cet organe. — Laryngite.

Résultat du traitement : Amélioration des symptômes généraux, toux, expectoration, faiblesse, dyspnée. — Cessation de l'inappétence.

Durée du traitement : Sept mois, y compris une interruption de deux mois

B..... (Cécile), trente-huit ans, brodeuse.

Son père est mort d'une fluxion de poitrine.

10 février 1858. — Elle tousse depuis quinze ans. Il y a huit ans elle a craché du sang ; depuis lors ces crachements se sont renouvelés de temps en temps, principalement à l'époque des règles. Aujourd'hui l'expectoration est nummulaire. L'appétit s'est perdu depuis le mois de janvier. Le facies est assez bon, mais l'amaigrissement est très sensible. Les forces ont beaucoup diminué. Le sommeil est mauvais. Les sueurs nocturnes, actuellement nulles, ont existé il y a huit ans. Depuis le mois de juillet 1857 elle est très essoufflée, et depuis quelque temps elle a des douleurs des deux côtés de la

poitrine. Elle n'a pas de coliques, ni de diarrhée ; depuis huit jours elle est au contraire constipée. Ses règles ont été très peu abondantes la dernière fois.

Le soir, elle éprouve du malaise ; quelquefois elle a des frissons. Pouls, 100, petit et vif.

Raucité de la voix depuis le commencement du mois dernier.

A l'examen, je constate ce qui suit :

Poitrine assez étroite et maigre.

En avant, à la percussion, diminution de sonorité à droite dans presque toute la hauteur.

A l'auscultation, respiration rude des deux côtés, surtout à droite, et pendant l'expiration. Retentissement de la voix au-dessous de la clavicule du même côté.

En arrière, à la percussion, diminution de sonorité dans les fosses sus- et sous-épineuses droites.

A l'auscultation, à droite, respiration caverneuse dans la fosse sus-épineuse avec pectoriloquie. Dans le reste du poumon respiration très rude

Diagnostic : Excavation au sommet du poumon droit. Engouement et peut-être tubercules crus dans le reste de l'organe.

Traitement : hypophosphite de soude, 1 gramme par jour.

26 février. — Diminution de la toux. Règles plus abondantes.

12 mars. — Bon appétit. Moins de faiblesse. Diminution de l'expectoration, qui est moins purulente.

2 avril. — Règles plus abondantes.

12 mai. — Augmentation des forces. Possibilité de travailler davantage. Sommeil meilleur.

21 mai. — Hémoptysie, apparition des règles.

2 juin. — Moins de dyspnée.

2 août. — Disparition de la malade du dispensaire depuis deux mois. Elle se traite elle-même depuis ce temps. Aggravation des symptômes. Toux fréquente, dyspnée, douleur thoracique.

13 août. — Fièvre le soir. Aménorrhée. Expectoration abondante.

27 août. — Aggravation de la toux et de l'expectoration. Dyspnée plus considérable.

3 septembre. — Apparition des règles le 31 août. Augmentation de la toux et de l'expectoration. Diminution des forces et de l'appétit. Entrée de la malade à l'hôpital à cette époque. Mort deux mois après.

OBSERVATION CIV.

PHTHISIE AU TROISIÈME DEGRÉ.

Durée antérieure : Trois ans.
Symptômes : Hérédité. — Faiblesse. — Amaigrissement. — Inappétence. — Dyspnée. — Sueurs nocturnes. — Fièvre. — Aménorrhée.
Lésion : Excavation occupant toute la hauteur du poumon droit ; tubercules ramollis disséminés dans la plus grande partie du poumon gauche.
Résultat du traitement : Amélioration sensible de tous les symptômes généraux ; cessation de l'aménorrhée, des sueurs nocturnes, de la fièvre et de l'inappétence.
Durée du traitement : Treize mois, avec interruptions longues et fréquentes.

T....... (Justine), vingt-sept ans, non mariée.

24 mars 1858. — La malade a un frère atteint de la même affection. Il y a trois ans que sa maladie a débuté par de la toux, dit-elle. Mais au mois de juillet dernier il y a eu une aggravation telle, qu'elle a été obligée de suspendre complétement son travail. Ses forces ont considérablement diminué, et elle est incapable de marcher sans être soutenue. Elle a maigri très sensiblement. Elle n'a pas d'appétit. Elle est très essoufflée et laisse entendre à distance un râle trachéal. Elle sue la nuit, mais dort assez bien. Elle a la fièvre le soir. Depuis sept mois ses règles sont supprimées. Elle n'a pas de diarrhée. Pouls, 120.

État local :

En avant, à la percussion, matité au-dessous de la clavicule droite dans son tiers interne, et à la base du poumon droit dans une étendue de trois travers de doigt. Même matité à la base du poumon gauche dans la même étendue.

A l'auscultation, à gauche, respiration rude au sommet et très faible à la base sans craquements.

A droite, respiration très faible au sommet, avec retentissement de la voix et de la toux. Au-dessous la respiration est presque nulle.

En arrière, à la percussion, exagération de la sonorité à droite.

A l'auscultation, à gauche, dans la fosse sus-épineuse, respiration exagérée ; dans la fosse sous-épineuse gros craquements secs ; dans le reste du poumon respiration très exagérée.

A droite, dans la fosse sus-épineuse, respiration et surtout toux amphoriques très marquées. Dans la fosse sous-épineuse, respiration, voix, et toux amphoriques parfaitement caractérisées.

Diagnostic : Excavation occupant une grande hauteur du poumon droit ; tubercules ramollis disséminés dans la plus grande partie du poumon gauche.

Traitement : hypophosphite de soude, 1 gramme par jour.

2 avril. — Diminution des sueurs nocturnes et de la fièvre.

26 avril. — Augmentation des forces.

21 mai. — Apparition des règles en quantité normale pour la première fois depuis sept mois.

21 juin. — Diminution de la toux. Cessation des sueurs nocturnes et de la fièvre. Seconde apparition des règles.

4 août. — Cessation de la toux pendant la nuit. Diminution de l'expectoration.

11 août. — Bon appétit. Moins de dyspnée.

27 septembre. — Apparition des règles en quantité moindre. Leucorrhée.

4 octobre. — Hémoptysie.

11 octobre. — Aggravation de la toux. Fièvre.

3 novembre. — Nouvelle hémoptysie. Grande dyspnée. Sueurs nocturnes.

6 décembre. — Faiblesse extrême.

20 décembre. — Hémoptysie. Toux et expectoration considérables. Sueurs nocturnes. Aménorrhée depuis le mois de septembre.

28 avril 1859. — Aggravation de tous les symptômes. Mort.

OBSERVATION CV.

PHTHISIE AU TROISIÈME DEGRÉ.

Durée antérieure : Dix-huit mois.

Symptômes : Toux. — Expectoration. — Hémoptysies. — Faiblesse. — Amaigrissement. — Insomnie. — Gêne dans le décubitus. — Dyspnée. — Inappétence. — Vomissements. — Diarrhée.

Lésion : Excavation à droite et probablement excavation à gauche. — Tubercules en voie de ramollissement disséminés dans le reste des deux poumons.

Résultat du traitement : Amélioration des symptômes généraux (toux, faiblesse, inappétence, dyspnée).

Durée du traitement : Cinq mois.

M..... (Louis), quarante-trois ans, marié, garçon de salle.

29 mars 1858. — Le malade tousse depuis dix ou douze ans, mais il dit que la maladie actuelle a débuté il y a dix-huit mois. La toux est aujour-

d'hui très fréquente. Il crache surtout le matin. Il a eu à différentes reprises et il a encore des hémoptysies peu abondantes. Il a considérablement perdu de ses forces, aussi a-t-il été obligé de cesser son travail depuis le 15 janvier dernier. Il a très sensiblement maigri. Il dort peu et ne peut pas se coucher sur le côté gauche. Il est très essoufflé. Son appétit s'est complètement perdu, et il lui arrive assez souvent de vomir. Il n'a pas de coliques, mais tous les mois il a la diarrhée pendant trois ou quatre jours.

Pouls, 100.

État local :

Poitrine étroite.

En avant, à la percussion, sonorité normale et à peu près égale des deux côtés.

A l'auscultation, à gauche, craquements secs assez nombreux dans toute la hauteur, tant dans l'inspiration que dans l'expiration, mais surtout nombreux au-dessous de la clavicule jusqu'à la seconde côte. Expiration soufflante. Retentissement considérable de la voix.

Les bruits du cœur sont normaux.

A droite, au-dessous de la clavicule, craquements secs moins nombreux qu'à gauche, occupant les trois quarts supérieurs du poumon, mais ressemblant presque à un petit gargouillement dans les mouvements inspiratoires exagérés. Retentissement de la voix et surtout de la toux. Expiration très soufflante, au-dessous de la clavicule.

En arrière, à la percussion, sonorité à peu près égale des deux côtés ; toutefois à droite, en dedans du bord interne de l'omoplate, il y a un point d'environ 2 centimètres carrés où il y a de la matité

A l'auscultation, à gauche, dans la fosse sus-épineuse, craquements secs nombreux. Dans le reste du poumon, respiration exagérée avec craquements secs. Pas de retentissement notable de la voix ni de la toux.

A droite, dans la fosse sus-épineuse, craquements secs nombreux. Pectoriloquie imparfaite. Respiration caverneuse éloignée. Dans la fosse sous-épineuse, au niveau de la matité, respiration bronchique accompagnée de craquements fins.

Diagnostic : Tubercules disséminés dans les deux poumons, excepté tout à fait à la base. Excavation au sommet du poumon droit ; peut-être également au sommet du poumon gauche.

Traitement : hypophosphite de soude, 1 gramme par jour.

9 avril. — Diminution de la toux.

19 avril. — Augmentation des forces et de l'appétit.

26 avril. — Hémoptysie.

17 mai. — Forces et appétit meilleurs.

7 juin. — Diminution de la toux et de l'expectoration.

14 juin. — Moins de dyspnée.

28 juin. — Augmentation de la toux. Diminution de l'appétit.

12 juillet. — Grande dyspnée.

2 août. — Diminution des forces.

9 août. — Point de côté à gauche.

30 août. — Légère amélioration de l'inappétence, de l'insomnie et de la faiblesse. Cessation du traitement. Mort vers la fin de septembre.

OBSERVATION CVI.

PHTHISIE AU TROISIÈME DEGRÉ.

Durée antérieure : Deux ans.

Symptômes : Faiblesse. — Amaigrissement. — Sueurs nocturnes. — Douleurs thoraciques. — Gêne dans le décubitus. — Dyspnée. — Toux. — Expectoration. — Hémoptysies.

Lésion : Excavation au sommet du poumon droit.— Excavation occupant presque toute la hauteur du poumon gauche en avant. — Tubercules au premier et au second degré disséminés dans le reste des deux poumons.

Résultat du traitement : Très grande amélioration de tous les symptômes généraux. — Cessation de la fièvre, des sueurs nocturnes, de l'inappétence, de la dyspnée.

Durée du traitement : Sept mois.

C....... (Philippe), dix-huit ans, horloger.

4 juin 1858. — La maladie date de deux ans, mais c'est surtout depuis sept mois qu'il y a eu une aggravation considérable. Le malade a beaucoup perdu de ses forces. Il a maigri d'une manière sensible. Il n'a pas de fièvre ni de frissons. Il sue beaucoup la nuit. Il accuse des douleurs dans toute la partie antérieure de la poitrine. Il ne peut pas se coucher sur le côté gauche, ni sur le dos, cependant il dort assez bien. Il est très essoufflé. Il tousse fréquemment et expectore des crachats muco-purulents, abondants. Il a rendu du sang, mais en petite quantité, à la suite de violentes quintes de toux. Il n'a pas saigné du nez. Son appétit est bon. Il ne vomit pas et digère bien. Il n'a pas de coliques ni de diarrhée.

Il a cessé de travailler depuis sept mois.

Pouls, 109.

État local :

Le thorax est mal conformé et se dilate inégalement dans les grandes inspirations.

En avant, à la percussion, diminution de sonorité dans une étendue de trois travers de doigt au-dessous de la clavicule gauche.

A l'auscultation, à gauche, au-dessous de la clavicule, bruit de frottement entremêlé de râles sonores, tant dans l'inspiration que dans l'expiration; gargouillements pendant la toux; retentissement de la voix.

A droite, même bruit de frottement plus prononcé, avec râles sibilants et retentissement moins marqué de la voix.

En arrière, à la percussion, sonorité mauvaise des deux côtés.

A l'auscultation, à gauche, dans la fosse sus-épineuse, mêmes râles sibilants qu'en avant, avec gargouillements. Dans le reste du poumon, bruit de frottement entremêlé de râles sibilants et de craquements humides assez gros, occupant toute la hauteur.

A droite, dans la fosse sus-épineuse, mêmes râles; pectoriloquie; même bruit de frottement dans toute la hauteur, excepté tout à fait à la base où la respiration est rude.

Diagnostic : Excavation aux deux sommets, s'étendant presque à la base du poumon gauche en avant. Tubercules au premier et au second degré occupant le reste des deux poumons.

18 juin. — Facies meilleur. Augmentation de l'appétit.

25 juin. — Diminution des sueurs nocturnes. Augmentation des forces.

30 juin. — Diminution très notable de la toux et de l'expectoration. Appétit excellent.

12 juillet. — Cessation des sueurs nocturnes.

21 juillet. — Moins de dyspnée.

1er septembre. — Disparition presque complète de la toux et de l'expectoration. Bon appétit. Pas de sueurs ni de fièvre. Reprise du travail.

18 septembre. — Pas de gêne dans le décubitus.

25 octobre. — Commencement d'embonpoint malgré une croissance active.

3 décembre. — Aggravation de la toux. Vomissements le matin. Sueurs nocturnes abondantes. Diminution de l'appétit. Douleurs de reins.

13 décembre. — Fièvre violente. Douleur intense au-dessous du mamelon droit. Dysurie.

15 décembre. — Faiblesse extrême. Inappétence. Toux très fréquente. Fièvre.

10 janvier 1859. — Aggravation incessante de tous les symptômes. Fièvre et délire. Respiration difficile. Mort peu après.

OBSERVATION CVII.

PHTHISIE AU TROISIÈME DEGRÉ.

Durée antérieure : Cinq ans.
Symptômes : Pas d'hérédité. — Faiblesse. — Fièvre et frissons. — Sueurs nocturnes. — Gêne dans le décubitus. — Insomnie. — Dyspnée. — Toux. — Expectoration. — Hémoptysies. — Inappétence.
Lésion : Excavation dans les deux poumons. — Infiltration au second degré dans tout le poumon gauche, toute la partie antérieure du poumon droit et son tiers supérieur en arrière.
Résultat du traitement : Amélioration momentanée de l'inappétence, l'expectoration, la fièvre, la faiblesse, la toux, la dyspnée. — Cessation des sueurs nocturnes.
Durée du traitement : Quatre mois et demi.

B...... (Charles), quarante-deux ans, marié, boutonnier.

11 août 1858. — La maladie n'est pas héréditaire, elle a débuté il y a cinq ans. Depuis, le malade a beaucoup perdu de ses forces. Il a peu maigri. Il a la fièvre le soir avec frissons. Il sue peu abondamment la nuit. Il n'accuse pas de douleur, mais il ne peut pas se coucher sur le côté gauche. Il dort mal et est très essoufflé. Il tousse beaucoup ; son expectoration est muco-purulente abondante. Il a craché du sang à deux ou trois reprises différentes, mais en petite quantité. Il n'a pas saigné du nez. Son appétit est mauvais. Il ne vomit pas et digère bien. Pas de coliques ni de diarrhée.

Il a cessé de travailler depuis six mois.

Pouls, 120.

État local :

Le malade porte un cautère à gauche. A distance, on entend, un râle trachéal.

En avant, à la percussion, diminution de sonorité dans les deux tiers supérieurs du côté gauche au-dessous de la clavicule.

A l'auscultation, à gauche, au-dessus de la clavicule, râles humides nombreux augmentant pendant la toux ; retentissement de la voix et de la toux. Au-dessous de la clavicule, gargouillements avec retentissement de la voix. Jusqu'à la base on perçoit ou des gargouillements ou des craquements humides entremêlés de râles sonores.

A droite, au-dessus de la clavicule, retentissement de la voix et de la toux ; gargouillements pendant la toux. Au-dessous de la clavicule, gargouillements avec retentissement de la voix et de la toux ; respiration caverneuse ; râles sonores jusqu'à la base.

En arrière, à la percussion, diminution de sonorité dans la fosse sus-épineuse gauche, ainsi qu'à la base à droite.

A l'auscultation, à gauche, dans la fosse sus-épineuse, craquements humides nombreux avec retentissement de la voix et de la toux. Dans le reste du poumon, craquements humides entremêlés de râles sonores.

A droite, dans la fosse sus-épineuse, respiration soufflante : gargouillements éloignés pendant la toux. Dans la fosse sous-épineuse, gargouillements avec retentissement de la voix. Au-dessous respiration rude.

Diagnostic : Excavation à gauche et à droite. Infiltration au second degré dans tout le poumon gauche, dans toute la partie antérieure du poumon droit et dans son tiers supérieur en arrière.

Traitement : hypophosphite de chaux, 50 centigrammes par jour.

1er septembre. — Appétit meilleur.

8 septembre. — Diminution de l'expectoration et de la fièvre. Augmentation des forces.

11 octobre. — Moins de toux et d'expectoration. Diminution de la dyspnée.

3 novembre. — Suppression des sueurs nocturnes.

19 novembre. — Diminution des forces. Augmentation de la toux et de la dyspnée.

15 décembre. — Inappétence complète. Grande faiblesse. Dyspnée considérable. Œdème des jambes.

5 janvier 1859. — Fièvre intense. Prostration. Mort peu après.

SIXIÈME CATÉGORIE.

MORTS PAR ACCIDENTS CONSÉCUTIFS.

OBSERVATION CVIII.

PHTHISIE AU TROISIÈME DEGRÉ.

Durée antérieure : Un an.
Symptômes : Hérédité. — Faiblesse. — Amaigrissement. — Inappétence. — Dyspnée. — Insomnie. — Gêne dans le décubitus. — Fièvre et frissons. — Sueurs nocturnes. — Toux. — Leucorrhée.
Lésion : Excavation occupant toute la hauteur du poumon gauche; tubercules ramollis au sommet du poumon droit avec probablement excavation centrale.
Résultat du traitement : Persistance des signes de l'excavation; disparition des symptômes généraux.
Durée du traitement : Sept mois.

« B..... (Albertine), vingt-quatre ans, mariée.

» 20 janvier 1858. — La mère de la malade est morte de la poitrine. Elle » a perdu aussi deux sœurs de la même maladie.

» Elle tousse depuis le mois de décembre 1856, époque à laquelle » elle fit sa seconde couche. Les lochies vinrent bien. Elle nourrit son enfant » pendant cinq mois : au bout de ce temps il mourut, dit-elle, d'une bron- » chite.

» Le facies est tuberculeux. La malade, qui était très grosse, a considéra- » blement maigri. Elle a presque complétement perdu son appétit ; ses forces » ont beaucoup diminué. Elle est très oppressée et a beaucoup de peine à » monter un escalier. Elle ne peut se coucher ni de l'un ni de l'autre côté, » mais seulement sur le dos. Elle n'a jamais craché de sang, seulement » depuis trois semaines elle crache des flumes, dit-elle.

» Elle est bien réglée : ses règles, comme avant sa maladie, sont peu abon-

» dantes. Pertes blanches, depuis trois ou quatre mois surtout. Constipation.
» Pas d'appétit.

» Deux heures par jour elle a la fièvre précédée de frissons, elle en a » même un peu toute la nuit. Sueurs nocturnes très abondantes. Pouls, 112, » mais difficile à compter à cause de la toux.

» La malade a été traitée par M. Vosseur et par M. Roux, qui lui ont » ordonné de l'huile de foie de morue, du lichen, de l'eau de goudron, et » lui ont appliqué des vésicatoires. Au dire de son mari, ces messieurs *l'ont* » *condamnée*.

» A l'examen, je constate ce qui suit :

» Amaigrissement considérable de la poitrine et mauvaise conformation.

» A la percussion, en avant, matité considérable dans toute la hauteur du » poumon gauche, surtout au-dessous de la clavicule, où l'on entend le son » de pot fêlé.

» En arrière, à gauche, matité dans la fosse sus-épineuse et diminution » de sonorité dans la fosse sous-épineuse.

» A l'auscultation, respiration caverneuse et gargouillements dans toute la » hauteur du poumon gauche. L'application seule du stéthoscope produit de » la toux.

» Douleur à l'application du stéthoscope au-dessous de la clavicule droite ; » respiration rude, expiration prolongée, rhonchus sibilants pendant l'in- » spiration de la toux, du même côté. Bruits du cœur normaux.

» En arrière, respiration caverneuse éloignée avec pectoriloquie dans toute » la hauteur du poumon gauche.

» Dans la fosse sus-épineuse droite, expiration prolongée ; quelques cra- » quements secs ; retentissement de la voix. Dans la fosse sous-épineuse, » respiration rude avec expiration bronchique, et pectoriloquie au niveau » de l'épine de l'omoplate. A la base, respiration très rude.

» Diagnostic : Caverne occupant toute la hauteur du poumon gauche. » Tubercules ramollis au sommet du poumon droit avec probablement une » excavation centrale.

» Pronostic : Fâcheux.

» Traitement : acide hypophosphoreux, 25 centigrammes par jour en » deux doses.

» 25 janvier. — La toux n'est pas modifiée ; les sueurs nocturnes ont » peut-être un peu augmenté ; l'appétit est un peu meilleur ; les forces res- » tent dans le même état. Toujours soif très vive. Pas de coliques, ni de » diarrhée. Sommeil mauvais.

» La malade avait l'habitude de prendre du laudanum, elle l'a cessé.

» Traitement : hypophosphite de soude, 2 grammes par jour.

» Au lieu de prendre deux grammes d'hypophosphite par jour, elle a pris » seulement deux cuillerées à bouche de la potion, de sorte que la dose prise » ne peut se déterminer exactement.

» 1er février. — La toux a diminué, l'appétit est meilleur ; les sueurs noc- » turnes ont cessé cette semaine, et la malade a bien dormi. Les forces ont » augmenté, mais toujours de l'oppression. Pas de fièvre ; pas de maux de » tête. Pouls, 80.

» Traitement : continuer l'hypophosphite de soude, deux cuillerées à bouche » de la potion par jour, comme précédemment.

» 3 février. — La toux continue à être moindre. Il n'y a plus d'expecto- » ration qu'un peu le matin.

» Traitement : hypophosphite de soude, 1 gramme par jour.

» 10 février. — L'amélioration continue. Pas de maux de tête, toujours » un peu d'oppression. Pouls, 80.

» Depuis cette semaine, la malade se plaint d'une douleur sensible au tou- » cher, du côté gauche, au niveau du sein.

» Traitement : hypophosphite de soude, 50 centigrammes par jour.

» 17 février. — Elle ne sue plus, tandis qu'auparavant elle suait toutes les » nuits. Son appétit est bon, ses forces ont augmenté, mais toujours de l'op- » pression. Elle tousse très peu, et l'expectoration a cessé, dit-elle, presque » complétement. Pouls, 84, médiocrement plein et régulier.

» Suspendre le traitement aujourd'hui et demain, et le reprendre après » demain, à la dose de 50 centigrammes (1). »

1er mars. — La toux et l'expectoration sont nulles. Les forces sont beaucoup meilleures. Les sueurs nocturnes n'ont pas reparu. L'oppression est plus grande par les temps pluvieux.

(1) Cette malade est du nombre de ceux qui ont été vus par M. Dechambre (voy. p. 190 et chap. X). Voici ses notes :

« M. Churchill m'envoya cette malade le 18 février.

» A gauche, matité notable sous la clavicule, dans la moitié environ de la hau- » teur du thorax ; craquements humides mêlés de respiration pure et de rhonchus ; » un peu de souffle tubaire et de bronchophonie ; pas de *souffle caverneux*. A » droite, *matité à peine sensible*, même sous la clavicule. Dans cette dernière » région quelques rhonchus.

» La malade confirme de vive voix le dire de l'observation quant aux signe » fonctionnels. Elle tousse encore, mais sans cracher. Absence de sueurs. Ell e » assure qu'elle n'a pas engraissé depuis la mise en traitement. » (*Gazette heb- » domadaire*, n° 34, 20 août 1858, p. 587.)

Les règles sont venues pendant trois jours au lieu d'un seul, comme antérieurement. Elles ont été plus abondantes, mais à cette époque la malade a eu de la fièvre.

Depuis huit jours elle se plaint de douleurs dans les reins et de chaque côté du ventre. Ces douleurs gênent la respiration. Le ventre est douloureux. Elle est très constipée et ne va à la garderobe qu'au moyen de lavements; il y a quatre jours qu'elle n'a eu de selle.

Traitement : pilules purgatives.

5 mars. — La malade a eu deux garderobes.

Suspension du traitement pendant deux jours.

8 mars. — Elle tousse très peu, ne crache plus, ne sue plus la nuit, a bon appétit, mais ne peut encore se coucher sur les côtés. Pouls, 80, régulier et naturel.

Traitement : hypophosphite de soude, 25 centigrammes par jour.

17 mars. — Elle a beaucoup plus toussé cette semaine; elle ne crache pas, elle a bon appétit, mais l'oppression a un peu augmenté, et elle a quelques accès de fièvre après ses repas. Pouls, 80.

Traitement : potion avec extrait de belladone, d'aconit et d'opium, de chaque, 5 centigrammes.

2 avril. — La malade a fait un voyage à Fontainebleau et s'est placée dans un courant d'air étant en sueur; depuis lors elle tousse beaucoup. Ses forces se maintiennent, mais elle a mal à la gorge, et a la fièvre le soir avec sueurs.

Ses règles sont bien venues.

Traitement : vomitif.

7 avril. — Elle a beaucoup vomi et a été très fatiguée. Depuis trois ou quatre jours elle tousse beaucoup plus. Elle crache un peu. Son appétit est mauvais; elle se sent moins forte. Elle a eu la fièvre et se plaint d'une douleur dans le dos, du côté gauche.

Traitement : pommade avec extrait de digitale et d'aconit, de chaque, 4 grammes; thébaïque et de belladone, de chaque, 1 gramme; une friction matin et soir sur le point douloureux.

9 avril. — La douleur a un peu diminué, mais la malade tousse beaucoup, et elle a la fièvre toutes les nuits. L'expectoration est peu abondante.

A l'examen, je constate ce qui suit :

En avant, à la percussion, matité considérable dans toute la hauteur du côté gauche.

A l'auscultation, à gauche, respiration amphorique avec toux et voix caractéristiques. Même chose à la base.

En arrière, à la percussion, diminution de sonorité à gauche.

A l'auscultation, à gauche, respiration très rude accompagnée de râles muqueux et sibilants.

On n'examine pas le côté droit.

La malade n'a pas cessé de tousser pendant l'examen et se plaint qu'il l'a beaucoup fatiguée.

Traitement : potion avec extrait de belladone et thébaïque, de chaque, 5 centigrammes.

12 avril. — La toux a un peu diminué la nuit, ainsi que les sueurs; mais la malade n'a pas d'appétit, est très altérée et a la fièvre après ses repas. La douleur a un peu diminué. Encore de la constipation.

Traitement : vésicatoire volant *loco dolenti*; potion kermétisée.

19 avril. — Elle tousse beaucoup moins; ne sue pas la nuit; dort mieux et a meilleur appétit. Elle n'a plus de douleurs; elle a encore un peu de fièvre dans la journée, mais beaucoup moins; elle est toujours très oppressée et très altérée. Pouls, 100, assez plein.

Traitement : continuer la potion kermétisée.

26 avril. — La toux continue à être moindre. L'expectoration est nulle. L'appétit et le sommeil sont bons. Pas de sueurs nocturnes ni de fièvre. Constipation.

Elle n'a pas craché, ni mouché de sang. Elle attendait ses règles le 20, elles ne sont pas venues. Elle n'a pas mal aux reins. Pas de pertes blanches.

Pouls, 72, régulier, un peu faible.

Traitement : pilules purgatives; bains de pieds sinapisés.

28 avril. — Les règles ont paru hier et durent encore.

Elle ne crache pas. Son appétit est bon. Elle n'a pas mal à la tête. Hier elle a eu un peu de fièvre après déjeuner. Pouls, 88.

Traitement : hypophosphite de soude, 1 gramme par jour.

5 mai. — Elle ne tousse plus qu'après avoir marché. Elle ne sue pas la nuit. Elle a bon appétit. Ses forces se soutiennent. La fièvre a disparu. Les règles sont bien venues.

Traitement : hypophosphite de soude, 50 centigrammes par jour.

14 mai. — Elle tousse moins; l'expectoration est nulle, mais l'oppression est toujours considérable. Pouls, 76, plein, régulier.

Même traitement.

17 mai. — La malade se plaint d'un violent point de côté à gauche, à la base de la poitrine, qui l'empêche de respirer. Hier elle a craché un peu de sang. Le facies est très coloré. Pouls, 100. Douze sangsues aux malléoles, vésicatoire volant *loco dolenti*.

24 mai. — Le point de côté a disparu. Les règles ne sont pas venues; elles

devaient paraître le 22. Du reste elle ne sue pas la nuit, et ne tousse que lorsqu'elle marche. Pouls, 96, régulier, naturel.

Traitement : potion kermétisée.

9 juin. — Elle tousse très peu et ne crache pas. L'appétit est bon. Pouls, 80, normal et régulier.

Traitement : hypophosphite de soude et bicarbonate de soude, de chaque, 25 centigrammes tous les huit jours.

« 16 juin. — La malade ne tousse plus que lorsqu'elle marche ou fait un » effort. Elle engraisse, ses forces sont bonnes ainsi que son appétit. Elle » n'a pas de fièvre. Elle peut maintenant se coucher sur le côté droit.

» A l'examen, je constate ce qui suit :

» En avant, à la percussion, à gauche, bruit de pot fêlé ; la percussion » provoque toujours un peu de toux.

» A l'auscultation, à gauche, respiration caverneuse avec pectoriloquie » et quelques craquements assez secs pendant la toux, à la base. A droite, » rien de notable.

» En arrière, à droite, dans la fosse sus-épineuse, quelques craquements » secs beaucoup moins nombreux qu'autrefois ; retentissement considérable » de la voix (1). »

23 juin. — Elle tousse un peu plus. Ses règles ne viennent pas, mais elle est peut-être enceinte, dit-elle. Pouls, 88, assez plein.

Traitement : potion kermétisée.

30 juin. — Elle tousse beaucoup, surtout la nuit, mais elle ne sue pas. Elle a peu d'appétit ; le matin elle a des envies de vomir. Elle a quelques étourdissements. Pas de maux de reins. Pouls, 76, régulier, assez plein.

Traitement : vésicatoire volant.

(1) « Vue par moi le 21 juin. L'état général de la malade est évidemment » amélioré. Elle a engraissé et tousse peu et n'a plus de sueurs ; la matité a » diminué d'intensité à gauche ; elle est presque nulle à droite. Il y a moins de » craquements sous la clavicule gauche ; mais dans cette même région, sous la » moitié *externe* de la clavicule, le souffle caverneux est devenu très apparent, » très fort même : si l'on fait tousser la malade, on entend en ce point du gar- » gouillement mêlé de cliquetis ; pectoriloquie manifeste. Sous la clavicule droite, » la respiration est ordinairement pure ; mais l'expiration, quand elle est forte, » s'accompagne de rhonchus.

» Si l'on tient pour également exacts les résultats fournis par l'auscultation et » la percussion à M. Churchill le 20 janvier, et à moi le 18 février, on doit en » conclure qu'une amélioration considérable s'est produite dans cet intervalle » de temps, puisque le souffle caverneux noté comme occupant *toute la hauteur* » du poumon gauche était remplacé par du souffle tubaire, sous la clavicule seule-

5 juillet. — La toux est toujours fréquente la nuit, l'expectoration est nulle. L'appétit n'est pas bon. Depuis le 1er juillet elle a eu la fièvre le soir. Pouls, 80. — Hypophosphite de soude, 25 centigrammes par jour.

14 juillet. — Depuis deux mois elle n'a pas eu ses règles, mais elle croit être grosse. Elle tousse un peu plus ces jours-ci, mais ne crache pas; elle est aussi un peu plus essoufflée. Elle continue à engraisser. Pouls, 84, régulier.

13 août. — Elle ne tousse plus, à moins qu'elle ne marche un peu vite. Elle ne crache pas. Son appétit est bon.

Elle est enceinte. Elle a quelques étourdissements, mais elle en a habituellement pendant ses grossesses.

Pouls, 80, régulier, assez plein.

Pas de traitement.

20 août 1858. — Elle a engraissé très notablement de la poitrine : les creux sus- et sous-claviculaires ont disparu. Depuis deux ou trois jours elle tousse davantage.

A l'examen, je constate ce qui suit :

Matité au-dessus et au-dessous de la clavicule gauche dans toute la hauteur.

A l'auscultation, à gauche, au-dessus de la clavicule, pas de bruit respiratoire; retentissement de la voix. Au-dessous de la clavicule, respiration caverneuse et pectoriloquie dans une étendue de trois travers de doigt. Au-dessous respiration un peu rude avec expiration prolongée, et retentissement de la voix.

A droite, au-dessus de la clavicule, expiration prolongée. Léger reten-

» ment. La caverne s'était donc en partie cicatrisée, puisque l'air ne s'y engouffrait plus, et qu'on ne rencontrait plus dans la même région que le signe stéthoscopique de l'induration pulmonaire. Résultat difficilement admissible en un si court espace de temps. M. Churchill a-t-il pris le premier jour une respiration bronchique, pour une respiration caverneuse, ou bien est-ce moi qui, le 18 février, ai commis l'erreur inverse? Le lecteur remarquera, à ma décharge, qu'au niveau de la vaste caverne présumée, le son était *très mat*, même sous les doigts de M. Churchill. Quoi qu'il en soit, du 18 février au 21 juin, l'état local (à supposer qu'il se fût amélioré antérieurement) avait cette fois empiré; car, à cette dernière date, le souffle caverneux ne pouvait plus être méconnaissable pour personne.

» Mais ce que je m'empresse de constater, ce sont les changements favorables survenus dans les symptômes thoraciques et dans la santé générale. » (*Gazette hebdomadaire*, n° 34. 20 août 1858, p. 587.)

tissement de la voix. Dans le reste du poumon, respiration à peu près normale.

En arrière, matité dans la fosse sus-épineuse gauche. Au-dessous la sonorité est aussi bonne qu'à droite.

Dans la fosse sus-épineuse gauche, quelques craquements humides avec un peu de retentissement de la voix. Dans la fosse sous-épineuse et dans la région intra-scapulaire, respiration un peu rude avec retentissement de la voix.

Dans la fosse sus-épineuse droite, respiration soufflante avec expiration prolongée et retentissement de la voix. Dans le reste du poumon, respiration normale.

Traitement : hypophosphite de soude, 15 centigrammes par jour.

A cette époque, la malade, influencée par son mari, qui lui-même cédait aux conseils et aux *obsessions* de quelques-uns de ces confrères qui n'ont du médecin que le nom, a cessé de venir au dispensaire et de suivre son traitement, quoi que j'aie pu faire pour l'y engager. J'ai appris qu'elle avait succombé au mois d'août de l'année suivante (un an après avoir cessé le traitement) et après être heureusement accouchée.

OBSERVATION CIX.

PHTHISIE AU TROISIÈME DEGRÉ.

Durée antérieure : Six ans.
Symptômes : Hérédité. — Toux. — Expectoration. — Faiblesse. — Dyspnée. — Inappétence. — Amaigrissement. — Insomnie. — Fièvre. — Sueurs nocturnes.
Lésion : Vaste excavation occupant tout le côté droit.
Résultat du traitement : Persistance des signes de l'excavation ; disparition des symptômes généraux, sauf quelques aggravations passagères. — Pleurésie.
Durée du traitement : Un an et demi.

B..... (Ernest), neuf ans.

27 novembre 1858. — Il a perdu sa grand'mère d'une affection de poitrine.

Sa maladie a débuté il y a six ans par de la toux, mais c'est surtout depuis dix-huit mois qu'il y a eu aggravation de tous les symptômes.

Il tousse continuellement ; son expectoration est muco-purulente très abondante. Il est très oppressé. Son appétit s'est presque complétement perdu ; il a beaucoup maigri. Il dort très mal, a la fièvre toute la nuit et est inondé de sueur. Il vomit quelquefois. Pas de diarrhée. Il est si faible, qu'il ne peut pas marcher et que son père est obligé de l'apporter dans ses bras.

Pouls, 120.

État local :

En avant, à droite, grande rétraction de la poitrine. Pas de soulèvement des côtes pendant l'inspiration.

A la percussion, matité complète dans toute la hauteur du poumon droit.

A l'auscultation, à gauche, respiration très exagérée.

A droite, respiration et voix amphoriques.

En arrière, à la percussion, à droite, matité complète.

A l'auscultation, à droite, respiration et voix amphoriques très caractérisées dans les deux tiers supérieurs. A la base, respiration rude.

Diagnostic : Vaste excavation occupant presque tout le côté droit.

Traitement : hypophosphite de chaux, 15 centigrammes par jour.

5 février 1859. — La toux est beaucoup moindre ; l'expectoration est presque arrêtée. Les sueurs ont un peu diminué. L'appétit et le sommeil sont meilleurs. Il n'y a plus de vomissements. Le facies est infiniment meilleur. Pouls, 100.

Traitement : hypophosphite de chaux, 75 centigrammes par jour.

15 février. — Il a recommencé à cracher ce matin. Il n'a pas mal à la tête, mais il se plaint d'une douleur qu'il a déjà depuis longtemps, au niveau du sein droit. Il a très peu de fièvre le soir. Pouls, 104.

Suspendre le traitement jusqu'après-demain.

17 février. — La douleur a disparu. Il est beaucoup plus gai, a bon appétit, sue très peu la nuit, et dort bien. Pouls, 108.

Traitement : hypophosphite de soude, 10 centigrammes par jour.

26 février. — Le traitement est suspendu depuis le 23. Il tousse davantage depuis hier. L'appétit est toujours bon. Pas de fièvre le soir. Pouls 120.

Traitement : hypophosphite de soude, 5 centigrammes par jour.

8 mars. — Il tousse davantage depuis quelques jours, mais il est gai ; son appétit se maintient.

Traitement : sirop d'ipéca, 20 grammes, par cuillerées à bouche jusqu'au vomissement.

15 mars. — Il a vomi trois fois ; il a toujours bon appétit, dort bien et n'a pas de fièvre. Pouls, 120.

Traitement : hypophosphite de soude, 10 centigrammes par jour.

26 mars. — Depuis deux ou trois jours il tousse davantage, mais il ne sue pas, a bon appétit et est moins oppressé. Pouls, 100.

Traitement : hypophosphite de soude, 5 centigrammes par jour, après une interruption de deux jours.

9 avril. — Il sue un peu, mais irrégulièrement. Hier il a craché un peu de sang caillé. Il a saigné du nez il y a trois jours. Le sommeil continue à être très bon. Pouls, 92.

Suspension du traitement jusqu'au 14.

16 avril. — Il tousse un peu plus depuis deux jours. Il ne sue plus la nuit. Pouls, 120.

A l'examen, je constate ce qui suit :

Le côté droit de la poitrine paraît moins déprimé au moins à la base.

En avant, à la percussion, matité à droite.

A l'auscultation, à droite, respiration beaucoup moins amphorique. Craquements humides à la base. Pectoriloquie parfaite.

A gauche, respiration exagérée.

En arrière à gauche, respiration rude.

Traitement : hypophosphite de soude, 5 centigrammes par jour.

23 avril. — Il a beaucoup joué le 18 ; il s'est mis en sueur, puis s'est refroidi.

Il tousse davantage, mais ne crache pas. Il n'a pas d'appétit et sue un peu la nuit. Il n'a pas mal à la tête, n'a pas saigné du nez, n'a pas eu de fièvre, mais a eu un peu de diarrhée.

Pouls, 112, médiocrement plein, régulier.

Traitement : sirop d'ipéca, 20 grammes, par cuillerées jusqu'aux vomissements.

28 avril. — Il a vomi deux fois. Son appétit a un peu diminué. Il dort bien. Il n'a pas de point de côté, ni de fièvre le soir. Pouls, 120.

Traitement : hypophosphite de soude, 5 centigrammes par jour.

5 mai. — Il tousse peu. Il mange mieux. Ses forces reviennent ; il n'est pas essoufflé et n'a pas de fièvre.

Il a saigné du nez le 30 avril.

Pas de traitement.

21 mai. — Le mieux continue. Il n'a pas de fièvre et très peu de toux et d'expectoration.

Traitement : hypophosphite de chaux, 5 centigrammes tous les deux jours.

28 mai. — La toux et l'expectoration n'ont pas augmenté. L'appétit est bon. Il n'a pas saigné du nez et n'a pas de fièvre.

Même traitement.

4 juin. — Il crache peu, mais il est moins gai. Son appétit a diminué et il a vomi deux fois. Il a la fièvre le soir, pas de diarrhée. Pouls, 132, régulier, assez fort.

Traitement : hypophosphite de soude, 5 centigrammes par jour.

14 juin. — Il crache beaucoup ; sue la nuit ; dort mal ; est agité et a la fièvre. Il se plaint, de plus, d'une douleur à l'épaule droite. Pouls, 120.

Traitement : vésicatoire volant *loco dolenti.*

21 juin. — Il se trouve un peu mieux. La douleur a disparu. Il tousse et crache peu. Il a peu d'appétit. Pas de fièvre ni de diarrhée. Pouls, 136, petit, régulier.

Traitement : potion kermétisée.

5 juillet. — Son appétit est un peu meilleur. Il dort bien et est plus gai. Pouls, 100, régulier, assez plein.

Traitement : continuer la potion kermétisée.

12 juillet. — Il va bien : le sommeil et l'appétit sont bons. Pas de diarrhée. Pouls, 104, régulier, un peu faible.

Pas de traitement pendant huit jours.

19 juillet. — Il ne tousse presque pas. Il dort bien et ne sue pas la nuit. Il n'a pas de fièvre. Il est gai et peut aller pêcher à la ligne, dit son père. Pouls, 92.

Pas de traitement pendant huit jours.

26 juillet. — Il ne tousse presque pas et ne crache pas. Il mange bien, n'a pas de fièvre et peut se coucher des deux côtés.

Pas de traitement.

2 août. — Il ne tousse pas du tout. Son appétit est bon. Pouls, 96, régulier, assez plein.

Pas de traitement.

20 août. — A l'examen, toujours dépression du côté droit de la poitrine ; cependant léger soulèvement des côtes à la partie inférieure.

En avant, à la percussion, matité complète dans tout le côté droit avec bruit de pot fêlé dans le tiers inférieur.

A l'auscultation, à gauche, respiration exagérée dans toute la hauteur sans retentissement de la voix, ni de la toux.

Bruits du cœur normaux.

A droite, superficiellement, respiration rude recouvrant une respiration caverneuse éloignée surtout au sommet, avec quelques râles caverneux éloignés. Pectoriloquie parfaite.

En arrière, l'omoplate droite se soulève à peine. Déformation et abaissement de toute l'épaule droite.

A la percussion, à gauche, sonorité bonne et un peu exagérée. A droite, matité presque complète, excepté un peu à la base dans la région intra-scapulaire.

A gauche, respiration exagérée dans toute la hauteur.

Dans la fosse sus-épineuse droite, l'expansion vésiculaire ne s'entend pas ; léger bruit de frottement et un peu de retentissement de la voix. Dans la partie supérieure de la région intra-scapulaire, respiration exagérée, quelques gargouillements éloignés. Pectoriloquie imparfaite. Tout à fait à la base on entend l'expansion vésiculaire presque normale avec un peu de retentissement de la voix. Il y a aussi retentissement de la voix dans la fosse sous-épineuse et un léger bruit de frottement.

Traitement : hypophosphite de chaux, 25 milligrammes par jour.

30 août. — L'amélioration continue ; toutefois il tousse davantage depuis hier soir : il a joué toute la soirée dehors.

Traitement : sirop d'ipéca, 20 grammes.

1er septembre. — Il a vomi trois fois. Il ne tousse presque plus. Pouls, 104, régulier, assez plein.

Traitement : sirop d'ipéca, une cuillerée à café tous les deux jours.

6 septembre. — Il tousse très peu, il ne sue pas la nuit et a bon appétit. Pouls, 120.

Pas de traitement.

13 septembre. — Il a beaucoup toussé ; il sue abondamment la nuit. Son appétit a diminué. Il a de la fièvre et du délire, pas de diarrhée. Pouls, 120, régulier, assez plein.

Traitement : sirop d'ipéca, 30 grammes, par cuillerées à café matin et soir.

20 septembre. — Il tousse moins aujourd'hui ; il a aussi moins de fièvre, mais les sueurs nocturnes n'ont pas diminué. Pouls, 120, régulier, médiocrement plein.

Traitement : hypophosphite de soude, 25 milligrammes par jour ; sirop d'ipéca, 30 grammes, par cuillerées à café matin et soir.

15 octobre. — Il tousse très peu. Il ne sue pas la nuit et a bon appétit. Pouls, 120, régulier, assez plein.

Traitement : hypophosphite de soude, 25 milligrammes tous les deux jours.

25 octobre. — Il sue toute la nuit depuis six nuits, il n'a pas de fièvre ni de frissons. Il ne se plaint pas de douleurs. Son appétit est bon. Pouls, 108, régulier, médiocrement plein.

Traitement : sirop d'ipéca, 30 grammes, une cuillerée à café chaque matin.

29 octobre. — Le sirop a produit de nombreux vomissements. La toux a diminué. L'appétit est bon. Pas de fièvre. Pouls, 120, régulier, médiocrement plein.

Même traitement.

8 novembre. — Il tousse beaucoup. Pouls, 120, régulier.

Traitement : hypophosphite de soude, 10 centigrammes par jour.

10 décembre. — Il tousse et crache très peu. Pouls, 108, régulier, médiocrement plein.

Traitement : hypophosphite de soude, 2 centigrammes tous les deux jours.

27 décembre. — Il tousse davantage depuis cinq à six jours et sue depuis deux nuits. Pas de fièvre. Pouls, 120, régulier, un peu faible.

Traitement : sirop d'ipéca, 20 grammes, par cuillerées à café.

7 janvier 1859. — Il va bien.

Même traitement.

17 janvier. — Il a craché du sang le 15, environ une cuillerée. Il a saigné du nez. Il crache beaucoup et vomit après ses repas. Pouls, 120, régulier, médiocrement plein.

Traitement : emplâtre caléfacient en avant à droite.

21 janvier. — La nuit dernière il a beaucoup toussé, a sué un peu et a très mal dormi. Il n'a pas de fièvre. Son appétit est assez bon. Pouls, 120, régulier, médiocrement plein.

Traitement : sirop d'ipéca, 30 grammes, par cuillerées à bouche.

26 janvier. — Il a beaucoup vomi. Il tousse toujours beaucoup et sue la nuit. Il dort mal et a la fièvre. Pouls, 120, régulier, faible.

Traitement : looch blanc, 60 grammes.

28 janvier. — La toux ne diminue pas ; la fièvre persiste, et il a le visage pâli et abattu. Pouls, 120, régulier, faible.

Traitement : potion kermétisée.

7 février. — Il tousse beaucoup moins. La fièvre a diminué. Il a eu la diarrhée : aujourd'hui, il ne l'a plus. Pouls, 96, médiocrement plein.

Pas de traitement.

14 février. — Il va très bien. Pouls, 108, régulier, médiocrement plein.

Pas de traitement.

7 mars. — L'amélioration se maintient.

Pas de traitement.

4 avril. — Il va bien.

Pas de traitement.

11 avril. — Il sue un peu depuis quelques nuits.

Traitement : potion avec alcoolature d'aconit, 5 gouttes; hypophosphite de soude, 2 centigrammes tous les deux jours.

29 avril. — Il tousse beaucoup et a la fièvre. Les sueurs nocturnes continúent. Il dit avoir mauvaise bouche. Pouls, 160, régulier, médiocrement plein.

Traitement : potion avec alcoolature d'aconit, 5 gouttes.

23 mai. — Il sue encore un peu la nuit de temps en temps. Du reste il va bien. Pouls, 120, régulier, assez plein.

Traitement : hypophosphite de soude, 2 centigrammes tous les deux jours.

6 juin. — Il se porte très bien. Pouls, 108, régulier, médiocrement plein.

Pas de traitement.

20 juin. — Il crache le sang depuis deux jours, tousse beaucoup et sue la nuit. Il est alité. Pouls, 120.

Traitement : potion d'ergotine; sirop d'ipéca, 30 grammes, par cuillerées à café.

27 juin. — Il va mieux et peut venir à la consultation. Il ne crache plus le sang. Il a eu pendant quelque temps la diarrhée : elle a cédé à l'emploi du tannin.

Traitement : teinture de kino et élixir parégorique, de chaque, 10 grammes, par cuillerées à café.

1er juillet. — Il va très bien et a pu faire sa première communion. Pouls, 96, régulier, médiocrement plein.

Même traitement.

4 juillet. — L'amélioration persiste.

A l'auscultation, en avant, à droite, respiration soufflante sans gargouillements; voix caverneuse. A la base quelques râles. Tout à fait à la base, respiration caverneuse et pectoriloquie parfaite.

Pas de traitement.

18 juillet. — Il continue à aller bien. Pouls, 100, régulier, médiocrement plein.

Traitement : hypophosphite de soude, 5 centigrammes pendant deux jours, puis suspension de cinq jours.

29 août. — Il tousse un peu depuis hier seulement. Du reste il va bien. Pouls, 120, régulier, médiocrement plein.

Traitement : potion d'aconitine.

19 septembre. — Il ne tousse pas du tout et se porte bien. Pouls, 96, régulier. Mêmes signes stéthoscopiques.

Traitement : hypophosphite de soude, 10 centigrammes par jour.

L'amélioration a continué à se maintenir, et le petit malade a très bien passé l'hiver de 1859 et le printemps de 1860. Tous les signes généraux (y compris la toux et l'expectoration) avaient disparu. L'enfant allait à l'école, prenait part à tous les jeux des autres enfants et se portait aussi bien qu'eux. Les signes physiques étaient une rétraction considérable du côté droit du thorax avec matité, et pectoriloquie sans râles ni gargouillements. En arrière, à droite, respiration normale, mais plus faible qu'à gauche. Cet état a persisté jusqu'au mois de juillet 1860, lorsqu'il a été pris d'une pleurésie intense avec matité considérable et absence du bruit respiratoire, pour laquelle il s'est alité. Il a succombé dans le courant du mois d'août suivant.

OBSERVATION CX.

PHTHISIE AU TROISIÈME DEGRÉ.

Durée antérieure : Un an.
Symptômes : Toux. — Expectoration. — Hémoptysies. — Amaigrissement. — Faiblesse. — Sueurs nocturnes. — Insomnie. — Dyspnée.
Lésion : Excavation au sommet du poumon droit avec adhérence pleurétique.— Tubercules disséminés dans les deux poumons.
Résultat du traitement : Persistance des signes de l'excavation ; disparition des symptômes généraux, sauf de temps en temps des aggravations passagères. — Puis accidents consécutifs.
Durée du traitement : Dix-sept mois.

M..... (Charles-Louis), trente-trois ans, marié, ébéniste.

1er mars 1858. — Le malade a perdu trois enfants, dont un du gros ventre. Il lui en reste deux, dont l'un fait le sujet de la XLe observation ; l'autre est bien portant.

Ses père, mère, frères et sœurs vivent encore.

En 1850 il a eu une pleurésie. Sa maladie actuelle a débuté il y a un an par de la toux. Quinze jours après il a craché du sang en quantité très considérable durant huit ou dix jours ; le reste de son expectoration était muco-purulent. Depuis lors la toux et l'expectoration ont persisté, l'amaigrissement est devenu sensible, les forces ont beaucoup diminué, les sueurs nocturnes sont devenues abondantes.

Le malade a eu une extinction de voix. Au mois de novembre dernier, après avoir pris de l'huile de foie de morue, il y a eu de l'amélioration. Les sueurs nocturnes ont cessé ; l'appétit ainsi que les forces ont un peu repris.

La toux est peu fréquente, et l'expectoration muco-purulente d'abondance médiocre. Mais le sommeil est mauvais, et la dyspnée considérable. Pouls, 80.

Le malade n'a pas interrompu son travail, mais actuellement il ne travaille que très peu.

A l'examen, je constate ce qui suit :

Dépression du thorax à droite. Dilatation incomplète pendant l'inspiration.

En avant, à l'auscultation, à gauche, respiration exagérée dans toute la hauteur du poumon.

Les bruits du cœur sont normaux : le premier bruit est sourd.

A droite, au-dessous de la clavicule, et à sa partie externe, respiration soufflante, surtout à l'expiration. A la fin des inspirations on entend quelquefois une espèce de petit cliquetis. Pendant l'inspiration de la toux on perçoit quelques craquements humides au sommet du poumon et dans son tiers inférieur.

En arrière, amaigrissement de l'épaule droite comparée à la gauche, toutes les dépressions y étant plus prononcées. Pendant les inspirations le mouvement de l'épaule gauche est beaucoup plus marqué que celui de la droite.

A la percussion, diminution de sonorité dans les fosses sus- et sous-épineuses droites.

A l'auscultation, à gauche, quelques craquements disséminés dans toute la hauteur du poumon, appréciables surtout pendant l'inspiration de la toux.

A droite, respiration soufflante et presque caverneuse au sommet, accompagnée d'un petit cri dans les inspirations forcées. Quelques gargouillements à la suite de la toux; retentissement notable de la voix. Quelques craquements secs dans le reste du poumon.

Diagnostic : Excavation au sommet du poumon droit avec adhérence pleurétique. Tubercules disséminés dans les deux poumons.

Traitement : hypophosphite de soude, 1 gramme par jour.

5 mars. — Il tousse moins, il est moins essoufflé, il dort mieux et a plus de forces.

Même traitement.

12 mars. — Le malade s'est fatigué. Il tousse et crache davantage, son appétit a un peu diminué. Il a eu la fièvre le 8 et a ressenti une douleur sous le sein gauche. Il a craché des filets de sang pendant une heure et demie le 10.

Il a les ganglions lymphatiques de l'aine engorgés et il se plaint de douleurs dans les jambes.

Pouls, 80, médiocrement plein et régulier.

Aucun changement ni à la percussion, ni à l'auscultation.

Il a continué le traitement, et depuis le 8 les phénomènes précédents ont en grande partie disparu.

Traitement : vomitif.

15 mars. — Il a eu quatre vomissements et huit selles. Le point de côté a disparu. Pouls, 88 (il vient de marcher).

Suspension du traitement jusqu'au 17.

17 mars. — Le malade a été mouillé. Il est plus faible, sue la nuit, a le sommeil agité et éprouve un malaise général. Pouls, 80.

Traitement : potion kermétisée.

19 mars. — Le malade a un point de côté qui le retient au lit. Il tousse beaucoup, dort très mal, et a une fièvre intense.

(La potion kermétisée n'a pas été prise comme elle avait été prescrite.)

Traitement : vomitif.

22 mars. — Le malade est toujours alité. Il a vomi trois fois. Son point de côté diminue. Il tousse moins et expectore avec plus de facilité.

24 mars. — Le point de côté est aussi fort que la dernière fois. Il a un peu de fièvre.

Traitement : pommade mercurielle, en frictions *loco dolenti*.

29 mars. — Le malade n'est plus alité. Son point de côté a presque complétement disparu. Son expectoration est très purulente et il n'a pas d'appétit.

Traitement : continuer les frictions.

7 avril. — Il n'a plus de douleur. Son expectoration est muco-purulente, assez abondante. Il sue encore un peu la nuit. Son appétit revient. Pouls, 84.

Traitement : hypophosphite de soude, 25 centigrammes par jour.

12 avril. — Il tousse davantage et sue beaucoup la nuit. Il se plaint aussi d'un point de côté à droite. Son appétit continue à être un peu meilleur. Pouls, 76, plein et régulier.

1° ℞ Hypophosphite de soude.......... 0gr,50 par jour.
2° ℞ Vésicatoire volant *loco dolenti*.

16 avril. — Le point de côté a disparu ; les sueurs nocturnes sont presque nulles ; l'expectoration est muco-purulente assez abondante ; l'appétit assez bon. Pas de diarrhée.

Il a recommencé à travailler.

Traitement : hypophosphite de soude, 50 centigrammes par jour.

21 avril. — La toux n'a pas augmenté. Ce matin il a rendu quelques cra-

chats sanguinolents. Il ne sue pas la nuit. Il n'a pas eu de fièvre ni de frissons. Il n'a pas de céphalalgie, mais il a mouché un peu de sang. Pouls, 76.

℞ Exrait de jusquiame.............	0gr,05
Extrait thébaïque..............	0gr,05
Looch blanc....................	50gr,00

Par cuillerées à café.

26 avril. — Il tousse encore le matin. Il transpire un peu la nuit.

Il continue son travail.

Pouls, 88.

Traitement : hypophosphite de soude, 1 gramme par jour.

3 mai. — L'expectoration est muco-purulente. Les sueurs sont assez abondantes. L'appétit est bon.

Il se plaint d'un point de côté à droite, qui cependant ne l'empêche pas de travailler.

Pouls, 88.

1° ℞ Hypophosphite de soude........ 1gr,00 par jour.

Après suspension de deux jours.

2° ℞ Vésicatoire volant *loco dolenti.*

10 mai. — Il crache le sang depuis le 7, sans se trouver plus mal pour cela, dit-il. Il n'a pas de fièvre.

Traitement : potion d'ergotine, par cuillerées à café.

14 mai. — L'hémoptysie est arrêtée depuis le 12.

Suspension du traitement.

24 mai. — Traitement : hypophosphite de chaux, 25 centigrammes tous les deux jours.

31 mai. — Il tousse moins. Les forces augmentent et son appétit est très bon.

Il continue à travailler toute la journée.

Pas de traitement pendant quatre jours.

7 juin. — L'amélioration se maintient.

Traitement : hypophosphite de soude, 10 centigrammes par jour.

21 juin. — Les forces, l'appétit et le sommeil sont bons. Pouls, 76, régulier, assez plein.

Pas de traitement pendant huit jours.

12 juillet. — Il se plaint d'un point de côté et est plus oppressé. Pouls, 76, régulier, médiocrement plein.

Traitement : vomitif.

14 juillet. — Le vomitif a fait effet. Pouls, 80, régulier, assez plein.

Traitement : hypophosphite de soude, 50 centigrammes tous les deux jours.

28 juillet. — Il allait très bien, dit-il, mais aujourd'hui il a craché le sang.

Traitement : potion d'ergotine, par cuillerées à café.

2 août. — L'hémoptysie s'est arrêtée tout de suite. Il tousse peu. Pouls, 80, régulier, assez plein.

Pas de traitement.

9 août. — Il tousse davantage et il est un peu plus oppressé. Son appétit est bon. Pouls, 72, régulier, assez plein.

Traitement : vomitif.

16 août. — La toux et l'expectoration ont augmenté ; la dyspnée est plus considérable. Il dit engraisser. Pouls, 86, régulier, plein.

Traitement : hypophosphite d'alumine et de chaux, de chaque, 25 milligrammes par jour.

25 août. — Il se plaint de faiblesse dans les jambes et de douleurs de reins ; mais il dort bien, n'a pas de fièvre, ni de sueurs nocturnes et continue à travailler toute la journée. Pouls, 72.

Traitement : vomitif.

30 août. — Le vomitif a produit des vomissements et des selles. Le malade crache beaucoup. Son appétit est bon et il dort assez bien. Pouls, 76, régulier, assez plein.

Traitement : hypophosphite de soude, 15 centigrammes par jour.

8 septembre. — Hier soir il a eu la fièvre et a sué toute cette nuit. Toux et expectoration plus considérables.

Traitement : vomitif.

15 septembre. — Traitement : hypophosphite de soude, 25 centigrammes par jour.

20 septembre. — Diarrhée et coliques.

℞	Sous-nitrate de bismuth...........	1gr,00
	Laudanum de Sydenham...........	15 gouttes.

22 septembre. — La diarrhée et les coliques ont diminué. Pouls, 68, régulier, assez plein.

℞	Sous-nitrate de bismuth.......	4gr,00
	Laudanum de Sydenham.......	30 gouttes

Pour deux paquets.

24 septembre. — Plus de diarrhée, mais il tousse beaucoup. Pouls, 80, régulier, assez plein.

Pas de traitement.

4 octobre. — Il tousse et crache toujours beaucoup. Il sue depuis deux nuits. Pouls, 72, régulier, assez plein.

Traitement : hypophosphite de soude, 50 centigrammes par jour.

11 octobre. — Il ne tousse plus autant. L'expectoration est muco-purulente, d'abondance médiocre. Pouls, 72, régulier, assez plein.

Traitement : hypophosphite de soude, 65 centigrammes par jour.

18 octobre. — Il tousse beaucoup, mais il ne sue pas la nuit et il continue son travail. Pouls, 72, régulier, assez plein.

Traitement : hypophosphite de soude, 50 centigrammes par jour.

29 octobre. — La toux a encore augmenté depuis quatre ou cinq jours. L'expectoration est muco-purulente. Il sue depuis trois nuits.

1° ℞ Vomitif.

2° ℞ Sirop d'ipéca.............. 30 grammes.

Par cuillerées à café matin et soir.

5 novembre. -- Le vomitif l'a soulagé, dit-il, mais la toux est encore très fréquente. Pouls, 80, régulier, médiocrement plein.

A l'examen, je constate ce qui suit :

En avant, dépression au-dessous de la clavicule droite. Immobilité pendant les inspirations.

A la percussion, matité au-dessus de la clavicule droite et au-dessous dans une étendue de deux travers de doigt.

A l'auscultation, à gauche, dans toute la hauteur respiration normale.

A droite, au-dessus de la clavicule, respiration soufflante et expiration prolongée ; retentissement de la toux et pectoriloquie imparfaite. Au-dessous de la clavicule et à sa partie externe, quelques craquements secs éloignés augmentant très sensiblement à la fin de la toux ; retentissement de la toux et retentissement considérable de la voix. Au-dessous, dans le tiers moyen, quelques craquements secs pendant l'inspiration, plus nombreux après la toux ; retentissement de la toux et de la voix. Tout à fait à la base, craquements humides ; pas de retentissement de la voix ni de la toux.

En arrière, à la percussion, matité considérable dans la fosse sus-épineuse droite, qui présente une dépression très marquée.

A l'auscultation, à gauche, peut-être quelques craquements disparaissant pendant la toux. Dans le reste du poumon, la respiration est normale.

A droite, dans la fosse sus-épineuse, léger bruit de frottement; craquements secs assez nombreux, sans retentissement de la voix ni de la toux. Dans la partie supérieure de la région intra-scapulaire, mêmes phénomènes, quoique moins marqués que dans la fosse sus-épineuse. Au-dessous la respiration est normale, sans râles ni craquements, ni retentissement de la voix.

Traitement : hypophosphite de soude, 50 centigrammes par jour.

15 novembre. — La toux reste la même. Pouls, 72, régulier, médiocrement plein.

Traitement : hypophosphite de soude, 50 centigrammes par jour, après suspension de cinq jours.

13 décembre. — Il se trouve bien et travaille toujours sa journée entière. Pouls, 60, régulier, médiocrement plein.

A l'auscultation, en avant à droite, craquements secs assez nombreux, augmentant considérablement pendant la toux ; retentissement notable de la voix. Mêmes phénomènes dans toute la hauteur, moins marqués à la base.

A gauche, respiration puérile.

Traitement : hypophosphite de soude, 50 centigrammes tous les deux jours.

31 décembre. — Il dit avoir beaucoup travaillé, et depuis avant-hier il crache le sang. Il se plaint d'un point de côté à gauche, à la base. Il tousse davantage, mais ne sue pas la nuit. Pouls, 76, régulier, médiocrement plein.

1° ℞ Potion d'ergotine.
2° ℞ Vésicatoire volant *loco dolenti*.

19 janvier 1859. — L'hémoptysie s'est arrêtée tout de suite. Il ne tousse et ne crache que le matin ; il ne sue pas la nuit, il n'est plus essoufflé.

Traitement : hypophosphite de soude, 50 centigrammes par jour.

28 février. — Il va bien, dit-il.

Traitement : hypophosphite de soude, 50 centigrammes tous les deux jours, après suspension de huit jours.

21 mars. — Il tousse et crache très peu, le matin seulement. Il continue à travailler et va bien. Pouls, 72.

Traitement : hypophosphite de soude, 50 centigrammes tous les trois jours.

A l'auscultation, au-dessous de la clavicule droite, dans une étendue de trois travers de doigt, râles sous-crépitants et retentissement de la voix. Au-dessus de la clavicule le retentissement de la voix est très considérable.

En arrière, à droite, craquements secs, sans souffle et sans retentissement de la voix. Dans la région intra-scapulaire un peu de retentissement de la voix.

15 avril. — Il a déménagé, s'est beaucoup fatigué et a de nouveau craché le sang. Pouls, 72.

Traitement : potion d'ergotine.

27 avril. — L'hémoptysie s'est arrêtée tout de suite. La toux est un peu plus grande aujourd'hui. Du reste il va bien. Pouls, 76, régulier, médiocrement plein.

Traitement : vomitif.

2 mai. — Il sue depuis deux nuits. Pouls, 80, régulier, médiocrement plein.

℞ Teinture d'aconit................	100 gouttes.
Sirop simple......................	150 grammes.

Par cuillerées à café.

16 mai. — Il tousse beaucoup et sue la nuit. Il ne peut pas travailler. Il est essoufflé et dit maigrir depuis quinze jours. Pouls, 80, régulier, médiocrement plein.

1° ℞ Hypophosphite de soude..... 0gr,50 par jour.
2° ℞ Emplâtre caléfacient sur le devant de la poitrine.

18 mai. — Il a la fièvre le soir et sue la nuit. Il tousse et crache beaucoup.

Traitement : potion kermétisée.

30 mai. — Il tousse beaucoup et est très essoufflé. Il a craché du sang il y a deux jours.

A l'auscultation, à droite, râles cavernuleux.

1° ℞ Hypophosphite de chaux......... 1gr,00 par jour.
2° ℞ Vomitif.

6 juin. — Il tousse autant ; il sue la nuit et ne dort pas. Il n'a pas de forces et son appétit est très médiocre. Pouls, 84.

Traitement : potion d'aconitine.

13 juin. — Il est mieux. La toux et l'expectoration ont diminué, ainsi que les sueurs nocturnes ; l'appétit est meilleur. Pouls, 84, régulier, un peu faible.

Traitement : potion d'aconitine.

20 juin. — Il tousse beaucoup. Ses forces diminuent et il sue la nuit. Pouls, 72.

Traitement : hypophosphite de soude, 50 centigrammes par jour.

27 juin. — Fièvre continuelle, diarrhée intense, insomnie, pas de forces; toux fréquente, expectoration abondante; céphalalgie, sueurs nocturnes, point de côté à gauche. Pouls, 80, régulier, faible.

1° ℞ Vésicatoire volant *loco dolenti*.

2° ℞ Teinture de kino.............. } aa 30 grammes.
Elixir parégorique............ }

Par cuillerées à café.

1er juillet. — Il va un peu mieux. La diarrhée est arrêtée, et le point de côté a disparu.

A l'auscultation, quelques craquements à la base du côté gauche. Pouls, 68.

Même traitement.

4 juillet. — Il tousse moins et dort mieux. L'expectoration a aussi diminué. Son appétit est assez bon et la dyspnée moins considérable.

Même traitement.

15 juillet. — La toux est beaucoup moindre et l'appétit augmente. Pouls, 80, régulier, médiocrement plein.

A l'auscultation, en avant, à gauche et à la base, râle sous-crépitant.

Traitement : potion d'aconitine.

29 juillet. — Il se plaint de maux de reins. Ses forces reviennent. Il digère mal. Pouls, 80, régulier, médiocrement plein.

1° ℞ Potion d'ergotine.

2° ℞ Hypophosphite de soude.......... 0gr,10 par jour.

1er août. — Il crache le sang depuis cette nuit. Pouls, 80, irrégulier, un peu faible.

Traitement : vomitif.

5 août. — L'hémoptysie est arrêtée. Il tousse beaucoup, surtout la nuit. Il est oppressé et a peu de forces.

℞ Teinture de veratrum viride......... 120 gouttes.
Solution d'aconitine................ 60 —
Sirop........................... 60 grammes.

Par cuillerées à café.

22 août. — Il tousse et crache beaucoup. Il a peu d'appétit. Il est un peu moins oppressé. Il accuse une douleur dans la hanche droite, qui le fait boiter.

A l'auscultation, en avant, à gauche et à la base, quelques bulles à peine appréciables. Dans le reste du poumon la respiration est bonne.

A droite, respiration soufflante ; pectoriloquie ; quelques craquements secs à la base.

En arrière, à gauche, respiration normale : pas de retentissement de la voix.

A droite, respiration un peu plus faible sans râles ni craquements. Pouls, 104, régulier, médiocrement plein.

℞	Solution d'aconitine.............. ..	120 gouttes.
	Sirop de scille....................	60 grammes.

Par cuillerées à café.

29 août. — Pas d'amélioration sensible. Il sue la nuit. Il est essoufflé et a craché un peu de sang. Pouls, 96.

Traitement : hypophosphite de soude, 25 centigrammes pendant trois jours de suite, puis suspension de quatre jours.

5 septembre. — Le malade est alité et ne peut venir à la consultation. L'hémoptysie a recommencé depuis hier matin. Dyspnée toujours considérable. Il n'a pas de point de côté, ni de diarrhée.

Traitement : sirop d'ipéca, 30 grammes, par cuillerées à café.

12 septembre. — Il se trouve un peu mieux et a pu venir. L'hémoptysie est arrêtée. Il tousse un peu moins, son appétit est meilleur. Il n'éprouve pas de gêne dans le décubitus. Pouls, 84, régulier, faible.

A l'auscultation, en avant, à gauche et à la base, quelques râles crépitants fins à peine sensibles ; après la toux les râles augmentent, et l'on perçoit des bulles nombreuses ; un peu de bruit de frottement. Dans toute la hauteur respiration un peu rude.

A droite, quelques râles humides, gargouillements pendant la toux.

En arrière, à gauche, à la base, respiration exagérée. Dans la région intrascapulaire respiration soufflante.

1° ℞ Deux ventouses scarifiées.

2° ℞ Sirop d'ipéca.................... 50gr,00

Par cuillerées à café.

3° ℞ Hypophosphite de soude........... 0gr,25

Tous les deux jours.

19 septembre. — La toux est très fréquente. La hanche est très douloureuse.

A l'auscultation, à gauche, en avant, on perçoit un bruit de frottement.

Traitement : pommade avec protoiodure de mercure, extrait de digitale et de belladone, de chaque, 4 grammes, pour frictions *loco dolenti.*

26 septembre. — La douleur a diminué. Pouls, 84, régulier, médiocrement plein.

A l'auscultation, à gauche en avant, un peu de râle sous-crépitant; un ou deux petits râles sibilants au sommet; à droite respiration soufflante et petits gargouillements.

Même traitement.

3 octobre. — Il tousse beaucoup le matin. Il dort mal et sue abondamment la nuit. La dyspnée est considérable. Son appétit est assez bon. Pouls, 88, régulier.

1° ℞ Continuer les frictions.
2° ℞ Potion d'aconitine.
3° ℞ Hypophosphite de soude........ 0gr,25

Tous les deux jours.

10 octobre. — La toux est la même, la respiration est aussi gênée; il a la fièvre le matin. Pouls, 84, régulier, médiocrement plein.

1° ℞ Même traitement.
2° ℞ Sirop d'ipéca............ 30gr,00

Par cuillerées à café.

21 novembre. — Il ne sue pas la nuit. Son appétit est un peu meilleur. Il se plaint d'une douleur dans le côté gauche du thorax. Pouls, 88.

Traitement : deux ventouses scarifiées *loco dolenti.*

12 décembre. — Il tousse autant. Il a un peu mieux dormi. Pouls, 108, régulier, faible.

Peu de temps après le malade s'est alité; à part quelques alternatives d'amélioration, les symptômes ont été en s'aggravant, et il a succombé le 27 janvier 1860.

OBSERVATION CXI.

PHTHISIE AU SECOND DEGRÉ.

Durée antérieure : Cinq mois.
Symptômes : Amaigrissement. — Faiblesse. — Toux.— Hémoptysie.—Douleurs thoraciques. — Inappétence. — Dyspnée.
Lésion : Tubercules au premier et au second degré occupant le sommet des deux poumons.
Résultat du traitement : Amélioration des signes physiques et disparition des symptômes généraux, moins un peu de toux et d'expectoration.
Durée du traitement : Deux ans.

T..... (Alfred), trente et un ans, professeur, marié.

« 29 mars 1858. — A eu une pleurésie il y a huit ans. Il a craché du sang » (environ un verre) à la fin d'octobre dernier. Cette hémoptysie a été pré- » cédée d'un sentiment de faiblesse dans la poitrine, qui continue encore » avec des alternatives de diminution et d'augmentation. La douleur qu'il » accuse à la poitrine occupe toute l'étendue du sternum. Il tousse depuis » le milieu du mois d'octobre dernier. Il n'a pas d'appétit, a sensiblement » maigri, a perdu de ses forces, mais ne sue pas la nuit. Pas de fièvre ni de » frissons. Pouls, 76.

» Le malade a été obligé de laisser son emploi de professeur.

» État local :

» Poitrine bien conformée, très velue.

» En avant, peut-être légère diminution de sonorité au-dessous de la cla- » vicule droite.

» A gauche, expiration prolongée surtout à la partie externe de la clavi- » cule ; quelques craquements secs dans les inspirations forcées qui accom- » pagnent la toux ; retentissement marqué de la voix à la partie externe de » la clavicule.

» A droite, au-dessous de la clavicule et à sa partie externe, quelques cra- » quements secs s'entendant davantage dans les inspirations forcées qui pré- » cèdent la toux, avec retentissement marqué de la voix.

» En arrière, légère diminution de sonorité dans la fosse sus-épineuse » droite.

» A gauche, respiration à peu près normale, ainsi que la voix et la toux.

» A droite, dans la fosse sus-épineuse, craquements secs pendant les inspi-

» rations forcées; retentissement considérable de la voix. Au niveau de l'épine » de l'omoplate, bruit de frottement bien marqué s'entendant également » jusqu'à la base du poumon.

» Diagnostic : Tubercules au sommet des deux poumons au premier et au » second degré.

» Pronostic : Favorable (1). »

Traitement : hypophosphite de soude, 1 gramme par jour.

9 avril. — Le malade se sent un peu plus fort. Son expectoration est un peu sanguinolente. Il n'a pas saigné du nez, mais il se plaint de fatigue dans les jambes.

Traitement : vomitif.

19 avril. — Il a vomi trois fois. Il se sent encore un peu fatigué, mais sa poitrine est mieux, dit-il, et les douleurs, qu'il y avait, ont disparu. Pouls, 56.

Traitement : hypophosphite de soude, 40 centigrammes par jour.

26 avril. — La fatigue a disparu. L'appétit est meilleur; l'essoufflement a diminué. Pas de céphalalgie ni d'épistaxis. Pouls, 68, régulier, plein.

Traitement : hypophosphite de chaux, 40 centigrammes par jour.

5 mai. — La toux et l'expectoration sont nulles. L'appétit est assez bon. Il se plaint seulement de quelques douleurs thoraciques. Pouls, 72, régulier, plein.

Traitement : hypophosphite de chaux, 20 centigrammes par jour.

26 mai. — Il crache un peu de sang depuis deux jours. La face est colorée et il se plaint d'un sentiment de chaleur dans la poitrine. Son appétit n'est pas bon. Pas de diarrhée. Pouls, 60, un peu dur, régulier.

Pas de traitement pendant huit jours.

2 juin. — Le sentiment de chaleur dans la poitrine a disparu. Ses forces ont augmenté, mais il a toujours peu d'appétit. Pouls, 72, régulier, assez plein.

Traitement : hypophosphite de soude, 1 gramme par jour.

16 juin. — La toux et l'expectoration sont à peu près nulles. Ses forces

(1) Ce malade est un de ceux qui ont été vus par M. Dechambre (voyez p. 190 et chap. X). Voici les notes qu'il a publiées à ce sujet.

« Le même jour, 29 mars, j'examine le malade. La sonorité thoracique est » bonne partout, sauf au niveau de la fosse sus-épineuse droite, où elle est » un peu obscure. Dans ce point, la respiration est sensiblement plus faible que » du côté opposé, et il y a un peu de bronchophonie. Dans tout le reste de la poi- » trine, la respiration est normale, exempte de tout râle et particulièrement de » *craquements* soit dans l'inspiration, soit dans l'expiration. » (*Gazette hebdomadaire*, n° 40, 1er octobre 1858, p. 686).

augmentent. Il n'a pas de fièvre, mais il sue un peu la nuit. Pouls, 52, régulier, médiocrement plein.

« État local :

» En avant, légère diminution de sonorité au-dessous de la clavicule » droite surtout à sa partie externe.

» A gauche, craquements humides assez nombreux, surtout sensibles » pendant la toux ; retentissement de la voix et de la toux à la partie externe » de la clavicule.

» A droite, au-dessous de la clavicule, quelques craquements secs bien » évidents augmentant pendant la toux ; retentissement de la voix surtout » sensible à la partie externe de la clavicule. Dans le reste du poumon res- » piration à peu près normale.

» En arrière, diminution de sonorité dans les fosses sus et sous-épi- » neuses droites.

» A l'auscultation, dans la fosse sus-épineuse droite, bruit de frottement » surtout à la partie interne ; retentissement de la voix et de la toux pendant » laquelle on entend quelques craquements. Dans toute la hauteur on entend » le même bruit de frottement ; un peu de retentissement de la voix à la » base (1). »

Pas de traitement pendant huit jours.

28 juin. — Les forces augmentent : les sueurs nocturnes ont cessé. Pouls, 80, plein, régulier.

Traitement : hypophosphite de soude, 50 centigrammes par jour.

(1) « 27 juin. — Sous la clavicule et dans la fosse sus-épineuse du côté droit, » la sonorité est obscure. Dans ces deux régions la respiration est sensiblement » plus faible qu'à gauche ; l'expiration est prolongée, forte, surtout en arrière » où elle est un peu soufflante. Enfin dans la même fosse sus-épineuse, retentis- » sement de la toux et de la voix, et dans les inspirations hautes, craquements » humides très évidents.

» Du côté gauche, rien à noter, si ce n'est que la respiration est sensiblement » puérile sous la clavicule gauche.

» Le malade me dit que depuis mon dernier examen il s'est trouvé mieux que » maintenant. Faiblesse générale, sueurs la nuit ; amaigrissement ; anorexie. » La toux pourtant est moindre ; mais suivant lui, la toux fréquente qu'il éprou- » vait, quand il a consulté M. Churchill pour la première fois, tenait à un des » rhumes passagers auxquels il est sujet. »

REMARQUE. — « Il suffit de jeter les yeux successivement sur mes notes du » 27 mars et du 27 juin pour voir que, dans cet espace, la marche de l'affec- » tion locale a été croissante, à peu près comme elle le serait chez un sujet qui » ne subirait aucun traitement. L'état général ne s'est même pas amélioré. » (*Gazette hebdomadaire*, n° 40, 1er octobre 1858, p. 686.)

21 juillet. — Il se trouve bien. Pouls, 68, régulier, assez plein.

Même traitement.

28 juillet. — Depuis cinq à six jours il dit avoir mal à l'estomac. Il a des renvois aigres. Son appétit est mauvais. A part cela il se trouve bien. Pouls, 88, régulier, assez plein.

Traitement : hypophosphite d'alumine, 50 centigrammes pour dix pilules, une chaque soir.

9 août. — Depuis hier le malade se sent oppressé. Son expectoration a reparu et est muco-purulente. Hier il a rendu trois ou quatre crachats sanguinolents. Son appétit est faible. Pouls, 72, régulier, plein.

Pas de traitement.

13 août. — La respiration est moins gênée. Il crache peu, et seulement le matin. Son appétit n'est pas bon. Pouls, 80, régulier, plein.

Le malade part pour la campagne.

1° ℞ Vomitif.

1° ℞ Hypophosphite de soude......... 0gr,50

Par semaine.

13 octobre. — Le malade arrive de la Bourgogne. Il tousse un peu plus ; il crache toujours un peu le matin. Il ne sue pas la nuit. Son appétit est faible depuis huit jours. Pouls, 92.

État local :

En avant, à la percussion, sonorité bonne et sensiblement égale des deux côtés.

A l'auscultation, à droite, au-dessus de la clavicule, respiration un peu plus rude qu'à gauche avec un peu de retentissement de la voix et de la toux. Au-dessous de la clavicule, respiration un peu plus faible qu'à gauche; à peine quelques craquements; un peu de retentissement de la voix et de la toux.

En arrière, à la percussion, diminution de sonorité dans la fosse sus-épineuse droite, ainsi que dans la fosse sous-épineuse.

A l'auscultation, à droite, dans la fosse sus-épineuse, respiration un peu rude avec un peu de retentissement de la voix; pas de râles ni de craquements. Dans la région intra-scapulaire, quelques craquements pendant la toux; bruit de frottement et un peu de retentissement de la voix. Dans la fosse sous-épineuse, bruit de frottement; respiration un peu rude; peut-être quelques craquements secs éloignés.

1° ℞ Hypophosphite de soude........... 0gr,25 par jour.

2° ℞ Emplâtre caléfacient.

Appliquer dans le dos à droite.

3 novembre. — Il va assez bien, dit-il. Il tousse très peu ; l'expectoration est nulle. Il respire plus librement. Son appétit a un peu augmenté. Pouls, 72, régulier, médiocrement plein.

Traitement : hypophosphite de soude et de chaux, de chaque 10 centigrammes par jour.

12 novembre. — La toux et l'expectoration sont les mêmes. La dyspnée a disparu ; il a repris ses occupations, il a pu même aller à la chasse et faire deux lieues, sans être essoufflé. Son appétit est médiocre. Pouls, 60, régulier.

1° ℞ Hypophosphite de soude et de chaux...... 0gr,10 par jour.

2° ℞ Emplâtre de ciguë.................. } a. a. pp. égales.
— de Vigo cum hydrargyro....... }

Appliquer à droite en arrière.

24 novembre. — L'amélioration continue. Son appétit est maintenant très bon. Pouls, 84, régulier, médiocrement plein.

Traitement : hypophosphite de soude, 50 centigrammes par jour, après suspension de trois jours.

7 décembre. — Il ne tousse plus qu'un peu, matin et soir, dit-il. Il crache un peu le matin. Appétit assez bon. Pouls, 80, régulier, médiocrement plein.

Traitement : hypophosphite de soude, 50 centigrammes par jour, après suspension de six jours.

7 janvier 1859. — L'appétit se conserve. Les forces sont assez bonnes, mais depuis trois jours il a la fièvre et cette nuit il a sué un peu. Pouls, 72, régulier, médiocrement plein.

Traitement : potion kermétisée.

24 janvier. — Il dit que ses digestions sont pénibles.

Traitement : hypophosphite de quinine, 1gr,20 pour douze pilules : une matin et soir.

28 janvier. — Il sue la nuit et a la fièvre depuis quelques jours. Pouls, 80, régulier.

Traitement : trois ventouses à la base du thorax, à droite, en arrière.

23 février. — Il est mieux, dit-il. La toux est un peu plus fréquente. Pouls, 60.

Traitement : extrait d'aconit, 60 centigrammes pour six pilules : une chaque soir.

7 mars. — Il tousse moins, mais ses forces diminuent et il sue la nuit depuis quelque temps.

Traitement : hypophosphite de soude, 50 centigrammes par jour.

16 mars. — Les sueurs nocturnes sont plus rares et moins abondantes.

L'appétit est meilleur et la toux diminue. Pouls, 72, régulier, médiocrement plein.

Traitement : hypophosphite de soude, 50 centigrammes par jour, après suspension de quatre jours.

23 mars. — Il a craché environ un demi-verre de sang hier et aujourd'hui. Il avait aussi du sang dans le nez, dit-il. L'hémoptysie continue encore un peu. Pouls, 72, régulier, médiocrement plein.

Traitement : dix sangsues à l'anus.

15 avril. — Il sue la nuit. Il tousse et crache un peu. Il est constipé.

État local :

En avant, à la percussion, sonorité égale et normale des deux côtés.

A l'auscultation, à gauche, au-dessus de la clavicule, quelques craquements secs à peine appréciables, sans retentissement de la voix ni de la toux.

A droite, respiration normale mais un peu rude.

En arrière, à la percussion, diminution de sonorité dans la fosse sous-épineuse droite.

A l'auscultation, à gauche, dans la fosse sus-épineuse, expansion vésiculaire normale sans râles ni craquements. Dans toute la hauteur la respiration est normale.

A droite, dans la fosse sus-épineuse, expansion vésiculaire normale sans râles ni craquements. Dans la fosse sous-épineuse, respiration un peu rude sans râles ni craquements.

Traitement : potion avec alcoolature d'aconit, quinze gouttes ; pilule purgative.

27 avril. — Il se trouve mieux. Pouls, 80.

16 mai. — Il s'est refroidi, et tousse un peu plus depuis huit à dix jours.

Traitement : hypophosphite de chaux, 50 centigrammes par jour.

30 mai. — Il n'y a plus qu'un peu de toux le matin. Pouls, 64, régulier, médiocrement plein.

Traitement : hypophosphite de soude, 50 centigrammes tous les trois jours.

13 juin. — La toux a un peu augmenté. Du reste il va bien, dit-il. Pouls, 72, régulier, médiocrement plein.

℞		
℞	Teinture de veratrum viride.......	24 gouttes
	Sirop simple......	60gr,00

Une cuillerée à café soir et matin.

24 juin. — Il a craché un peu de sang, à deux reprises différentes ; aujour-

d'hui l'hémoptysie est arrêtée. Il tousse encore le matin ; douleur entre les épaules. Pouls, 80, régulier, médiocrement plein.

Traitement : quatre ventouses scarifiées *loco dolenti.*

4 juillet. — Ces jours derniers il a eu de la fièvre et de la diarrhée. Il tousse toujours un peu.

Traitement : hypophosphite de soude, 50 centigrammes pendant trois jours, puis suspendre quatre jours.

18 juillet. — Il tousse davantage et sue la nuit. Pouls, 76.

Pas de traitement.

22 juillet. — A l'examen je constate ce qui suit :

Soulèvement inégal du thorax : le côté gauche se dilate plus que le côté droit.

En avant, à la percussion, diminution de sonorité au-dessous de la clavicule droite dans une étendue d'un travers de doigt.

A l'auscultation, à gauche, au-dessus de la clavicule, respiration un peu rude sans râles ni craquements même pendant la toux. Au-dessous de la clavicule mêmes phénomènes, si ce n'est quelques râles après la toux. Dans le reste du poumon respiration normale.

A droite, au-dessus de la clavicule, respiration soufflante ; bronchophonie ; pas de râles ni de craquements; pas de gargouillements. Au-dessous de la clavicule, quelques râles sous-crépitants dans les inspirations forcées qui suivent la toux. Dans le reste du poumon, respiration normale.

En arrière, à la percussion, diminution de sonorité dans la partie supérieure de la région intra-scapulaire droite.

Pendant l'inspiration, les omoplates se soulèvent à peu près également.

A l'auscultation, à gauche, dans la fosse sus-épineuse, peut-être un ou deux craquements secs à peine appréciables ; pas de retentissement de la voix ni de la toux.

A droite, dans la partie supérieure de la région intra-scapulaire, respiration soufflante ; retentissement considérable de la voix et de la toux ; léger bruit de cliquetis dans les inspirations qui suivent la toux. A la base, respiration faible.

Traitement : potion d'aconitine.

29 juillet. — Depuis quelques jours il a la fièvre et transpire la nuit. Il a eu de la diarrhée. Pouls, 80, régulier, médiocrement plein.

1° ℞ Hypophosphite de soude............ 0gr,50 par jour.

2° ℞ Pommade avec protoiodure d'hydrargyre, extrait d'aconit et extrait de digitale........................ a. a. 6gr,00

22 août. — La toux est toujours très fréquente. Les sueurs nocturnes persistent. Il a la fièvre de temps en temps.

Il part pour la campagne et doit y rester six semaines.

Pouls, 80, régulier.

Je lui prescris :

1° ℞ Hypophosphite de soude... .... 10gr,00

En vingt paquets : trois par semaine.

2° ℞ Potion d'aconitine.

10 octobre. — Le malade est de retour. Il tousse toujours beaucoup. Pouls, 80.

Traitement : sirop de scille et d'ipéca, de chaque 6 grammes le soir.

17 octobre. — Il tousse encore beaucoup; du reste il se trouve bien, dit-il. Pouls, 80, régulier, plein.

Traitement : potion d'aconitine et de veratrum viride.

9 janvier 1860. — Depuis quelque temps il a la fièvre tous les jours. Pouls, 80.

Traitement : teinture de digitale, 30 gouttes chaque soir.

6 février. — Il a toujours la fièvre. Toux fréquente. Pouls, 104.

Traitement : vomitif.

13 février. — La fièvre a cessé. Il se trouve un peu mieux. Pouls, 80.

Traitement : potion kermétisée.

20 février. — Il tousse beaucoup et se sent fatigué. Les nuits sont mauvaises. Depuis deux jours il a de la diarrhée.

1° ℞ Pommade avec protoiodure d'hydrargyre, extrait d'aconit, de digitale, de belladone et d'opium. a. a. 6gr,00

2° ℞ Vomitif.

3° ℞ Hypophosphite de soude.................... 0gr,25

Tous les deux jours.

5 mars. — L'état du malade ne s'améliore pas. Pouls, 100.

1° ℞ Pilules purgatives.

2° ℞ Emplâtre de Vigo. de ciguë, de belladone, d'opium et de camphre.

3° ℞ Sirop d'ipéca...................... 60gr,00

Le malade s'est alité à cette époque, et a succombé quelque temps après.

OBSERVATION CXII.

PHTHISIE AU SECOND DEGRÉ.

Durée antérieure : Trois ans.
Symptômes : Hérédité. — Faiblesse. — Fièvre. — Sueurs nocturnes. — Douleurs thoraciques. — Dyspnée. — Toux. — Hémoptysies. — Inappétence. — Dyspepsie. — Leucorrhée. — Métrorrhagie. — Grossesse.
Lésion : Tubercules au premier degré disséminés dans toute la hauteur des deux poumons en avant. Tubercules au second degré au sommet du poumon gauche en arrière.
Résultat du traitement : Disparition des signes physiques et des symptômes généraux.
Durée du traitement : Dix-huit mois.

F..... (Éléonore), dix-neuf ans, mariée, couturière.

7 mai 1858. — La maladie est héréditaire. La malade tousse depuis trois ans environ. Mais c'est au mois de janvier dernier que son état s'est surtout aggravé. On lui a alors posé des vésicatoires, dit-elle. Elle a perdu de ses forces, mais elle n'a pas maigri bien sensiblement. Elle a la fièvre avec frissons et sue après que l'accès est passé. Elle dort bien. Elle se plaint d'essoufflement et d'une douleur au-dessus du sein droit. Au mois de janvier dernier son expectoration était muco-purulente. Actuellement elle ne crache pas. Il y a trois semaines elle a eu une légère hémoptysie. Elle n'a pas d'appétit, digère mal, mais ne vomit pas. Elle n'a pas de coliques ni de diarrhée. Leucorrhée abondante et sanguinolente. Pertes de sang assez fréquentes.

Elle a cessé de travailler depuis six mois. Pouls, 80, régulier, médiocrement plein.

État local :

En avant, la percussion provoque la toux au niveau de l'articulation sterno-claviculaire.

Matité à gauche dans toute la hauteur.

A l'auscultation, à gauche, respiration très faible dans toute la hauteur et surtout à la base où elle est presque nulle. Peut-être quelques craquements peu appréciables. Pas de retentissement de la voix ni de la toux.

A droite, respiration faible dans toute la hauteur.

En arrière, à la percussion, diminution de sonorité dans la fosse sus-épineuse gauche, surtout à la partie externe.

A l'auscultation, à gauche, quelques craquements secs dans la fosse sus-épineuse ; pas de retentissement de la voix ni de la toux. Dans la fosse sous-épineuse quelques craquements secs avec faiblesse considérable du bruit respiratoire.

A droite, rien de notable.

Diagnostic : Tubercules au second degré au sommet du poumon gauche en arrière ; tubercules au premier degré disséminés dans toute la hauteur des deux poumons en avant.

Traitement : hypophosphite de chaux, 50 centigrammes par jour ; injections vaginales avec décoction de feuilles de noyer.

14 mai. — Elle tousse moins. Les règles ont paru à la suite de l'injection.

Même traitement.

21 mai. — Elle ne tousse presque plus. Ses forces augmentent. Elle est moins essoufflée, mais elle n'a pas d'appétit.

Ses pertes sont plus colorées, dit-elle.

Pouls, 84.

Même traitement.

28 mai. — Elle a eu la fièvre hier toute la journée. Elle ne tousse pas davantage, mais elle se plaint de douleurs dans les membres et de céphalalgie. Elle n'a pas saigné du nez. Elle n'a pas de vertiges, ni de bourdonnements d'oreilles, mais la face est colorée. Pouls, 100, médiocrement plein, régulier.

Traitement : vomitif.

31 mai. — Elle a vomi sept fois. Elle n'a plus de céphalalgie ni de fièvre. La leucorrhée continue aussi abondante. Pouls, 72, plein, régulier.

Traitement : alun en poudre, 2 grammes en quatre paquets : un pour chaque injection.

4 juin. — Elle a ses règles.

Pas de traitement.

11 juin. — Traitement : hypophosphite de soude, 50 centigrammes par jour.

23 juin. — Le traitement est suspendu depuis huit jours.

Elle se plaint d'avoir des pertes de sang pendant près de deux heures toutes les fois qu'elle marche. Elle a mal aux reins. Pouls, 92.

Traitement : hypophosphite de chaux, 1 gramme par jour.

30 juin. — Elle ne tousse presque pas, mais son appétit n'est pas très bon. Elle a encore un peu de fièvre et se plaint de douleurs dans les membres et de nausées. Les pertes sont moins abondantes. Pouls, 92, régulier, un peu mou.

Traitement : hypophosphite de chaux, 50 centigrammes par jour.

7 juillet. — Elle n'a toussé qu'un jour cette semaine, et encore, dit-elle, il avait plu. Elle n'a pas eu de fièvre ni de pertes. Son appétit est très bon. Pouls, 92, régulier, un peu mou.

Traitement : hypophosphite de soude, 50 centigrammes par jour.

21 juillet. — Elle ne tousse plus que lorsqu'elle monte des escaliers. Elle a des étourdissements. Elle vomit le matin, mais elle croit être enceinte. Ses seins gonflent et l'aréole du mamelon est plus foncée.

Elle dit engraisser.

Pouls, 84, régulier, assez plein.

Traitement : hypophosphite de soude, 25 centigrammes par jour, après suspension de trois jours.

2 août. — Son appétit continue à être bon, mais elle a le sommeil agité. Elle vomit fréquemment et quand elle se baisse il lui vient de la bile dans la bouche, dit-elle. Pouls, 108, régulier, assez plein.

Pas de traitement.

11 août. — Elle a toussé cette semaine. Pas d'expectoration. Pouls, 84, régulier, assez plein.

Traitement : hypophosphite de chaux, 10 centigrammes par jour.

23 août. — Depuis quelques jours elle a mal à la tête. Elle a saigné du nez. Elle se plaint de somnolence. Un peu de fièvre le soir. Pouls, 80.

Traitement : vomitif.

30 août. — Le 28 elle a eu des douleurs de ventre et a perdu un peu de sang. Elle ne vomit pas depuis huit jours.

Traitement : hypophosphite de chaux, 15 centigrammes par jour.

13 septembre. — Elle se trouve bien, dit elle. Elle a saigné du nez à deux ou trois reprises différentes et il lui vient des gorgées de sang dans la bouche. Pas de fièvre. Pouls, 88, régulier, assez plein.

Traitement : sirop d'ipéca, 30 grammes par cuillerées à café.

24 septembre. — Elle a eu des vomissements. Elle tousse très rarement. Son appétit est bon. Pas de sueurs nocturnes ni de fièvre. Elle n'a pas eu de pertes. Pouls, 108.

Traitement : hypophosphite de soude, 10 centigrammes par jour.

11 octobre. — Elle recommence à tousser depuis deux à trois jours. Pouls, 96, régulier, faible.

Traitement : hypophosphite de soude, 50 centigrammes par jour.

18 octobre. — Elle tousse encore un peu et est un peu oppressée. Pouls, 96, régulier, un peu faible.

Traitement : sirop d'ipéca, 30 grammes.

22 octobre. — Elle s'est fatiguée ces jours-ci et a eu la fièvre et des frissons. Pouls, 120, régulier, faible.

℞	Poudre de James.............	0gr,60
	Extrait thébaïque.............	0gr,12

Pour six pilules : une chaque soir.

29 octobre. — Elle tousse beaucoup, et sa toux est rauque et stridente. Elle est très enrouée. Elle a eu beaucoup de fièvre cette nuit. Son appétit est médiocre. Elle se plaint de douleurs dans la partie antérieure de la poitrine. Pouls, 80, régulier, faible.

Traitement : potion kermétisée : vésicatoire volant *loco dolenti.*

3 novembre. — Les douleurs ont disparu, mais elle tousse encore beaucoup.

Traitement : continuer la potion précédente.

12 novembre. — La toux a diminué, mais elle est encore rauque. Son appétit est mauvais. Elle a la fièvre le soir. Elle a des flueurs blanches abondantes et quelquefois des pertes de sang. Pouls, 100.

État local :

En avant, légère douleur à la percussion, au-dessous de la clavicule gauche. Sonorité sensiblement égale des deux côtés.

A l'auscultation, à gauche, au-dessus de la clavicule, respiration rude ; inspiration un peu courte sans râles ni craquements, sans retentissement de la voix ni de la toux.

A droite, au-dessus de la clavicule, expiration soufflante sans râles ni craquements, ni retentissement de la voix ni de la toux. Dans le reste du poumon l'expansion vésiculaire est normale sans râles ni craquements.

En arrière, à la percussion, sonorité sensiblement égale des deux côtés.

A l'auscultation, à gauche, dans la fosse sus-épineuse, respiration un peu plus faible que dans la fosse sus-épineuse droite, sans râles ni craquements, sans retentissement de la voix ni de la toux. A la base, un ou deux râles sibilants, sans craquements, sans retentissement de la voix ni de la toux. On entend parfaitement la respiration dans toute la hauteur.

A droite, dans toute la hauteur, expansion vésiculaire normale.

1°	℞ Hypophosphite de soude......	0gr,50	par jour.
2°	℞ Sirop d'ipéca...............	60gr,00	

Une cuillerée à café chaque matin.

22 novembre. — Elle ne tousse presque plus et ne crache pas. Son appétit est bon. Elle ne sue pas la nuit. Pouls, 96, irrégulier, médiocrement plein.

1° ℞ Hypophosphite de soude......... 0gr,50 par jour.

Après, suspension de trois jours.

1° ℞ Sirop d'ipéca.................. 60gr,00

Une cuillerée à bouche tous les quatre jours.

3 décembre. — Elle reste, dit-elle, des journées entières sans tousser. Elle ne crache pas. Son appétit est excellent. Ses forces sont bonnes. Elle a eu la fièvre pendant un seul jour avec frissons. Pouls, 96, régulier, médiocrement plein.

Traitement : hypophosphite de soude, 50 centigrammes par jour, après suspension de quatre jours.

17 décembre. — Elle va bien. Pouls, 92, un peu irrégulier.

Traitement : hypophosphite de soude, 50 centigrammes par jour, après suspension de six jours.

31 décembre. — Même état. Pouls, 76, régulier, médiocrement plein.

Traitement : hypophosphite de quinine, 10 centigrammes par jour.

7 janvier 1859. — Même état. Pouls, 80, régulier, médiocrement plein.

Traitement : hypophosphite de chaux, 20 centigrammes par jour.

21 janvier. — Elle va très bien. Pouls, 72, régulier, un peu faible.

Même traitement.

4 février. — L'amélioration continue. Elle attend maintenant ses couches. Pouls, 72, régulier, médiocrement plein.

Traitement : hypophosphite de chaux, 20 centigrammes tous les deux jours, après suspension de huit jours.

2 mars. — Elle est accouchée. Elle va aussi bien qu'auparavant et ne tousse pas.

9 mars. — Elle s'est levée depuis quatre à cinq jours et va très bien. Elle ne tousse pas.

6 avril. — Elle ne tousse pas, mais elle a maigri et dort mal. Elle dit souffrir depuis trois semaines d'une douleur dans la jambe gauche. Cette douleur change de côté, mais son point de départ est toujours dans le ventre. Pas de gonflement appréciable ; pas de douleur à la pression ; pas de tiraillements dans les aines. Constipation. Pouls, 96, régulier, petit. Pilules purgatives.

11 avril. — Les douleurs sont aussi fortes. Elle a mal au ventre le soir,

dit-elle. Une garderobe naturelle par jour. Pas de toux, pas de flueurs blanches. Pouls, 104, régulier, un peu faible.

1° ℞ Potion avec alcoolature d'aconit.... . 50 gouttes.
2° ℞ Pilules purgatives.

25 avril. — Depuis quatre jours elle recommence à tousser et à avoir la fièvre. Elle est oppressée. Sa douleur a disparu. Ses règles sont bien venues. Pouls, 100, régulier, un peu faible.

Traitement : hypophosphite de soude, 50 centigrammes par jour.

29 avril. — La fièvre persiste. Ses forces ont diminué. Elle tousse toujours, mais ne crache pas. Elle est oppressée. Elle ne sue pas la nuit. Pas de douleurs dans les membres. Pouls, 120.

État local :

En avant, à la percussion, sonorité bonne et sensiblement égale des deux côtés.

A l'auscultation, à gauche, au-dessus de la clavicule, inspiration saccadée sans râles ni craquements, sans retentissement de la voix ni de la toux.

A droite, au-dessus de la clavicule, rudesse du bruit respiratoire avec quelques craquements secs disparaissant après la toux. A la base, expansion vésiculaire un peu rude.

En arrière, à la percussion, diminution de sonorité à la base du côté droit.

A l'auscultation, à gauche, dans la fosse sus-épineuse, un peu de râle crépitant disparaissant par intervalles.

A droite, dans la fosse sous-épineuse, expiration prolongée sans râles ni craquements.

Dans le reste des deux poumons la respiration est normale.

Traitement : vomitif.

4 mai. — La toux a augmenté ; la dyspnée est très grande. Elle a sué cette nuit. Elle a la fièvre le soir sur les trois heures. Pas de leucorrhée ; garderobes naturelles.

Pouls, 120, régulier, un peu vibrant.

1° ℞ Hypophosphite de soude.... 0gr,60 par jour.
2° ℞ Sirop d'ipéca............ 30gr,00
Par cuillerées à café.

11 mai. — Elle tousse autant ; pas d'appétit ; peu de forces ; sueurs la nuit ; expectoration le matin. Pouls, 120, régulier, un peu faible.

1° ℞ Hypophosphite de chaux........... 0gr,60 par jour.
2° ℞ Potion avec teinture de veratrum viride. 12 gouttes.

18 mai. — Elle ne transpire plus la nuit; la fièvre a cessé et elle dort bien, mais elle est toujours essoufflée. Elle accuse une douleur dans le côté droit de la poitrine. Pouls, 108, régulier, un peu faible.

1° ℞ Hypophosphite de chaux........... 0gr,60 par jour.
2° ℞ Emplâtre caléfacient *loco dolenti*.

25 mai. — La douleur a disparu; pas de sueurs la nuit ni de fièvre, mais l'appétit n'est pas bon et ses forces sont mauvaises. Pouls, 108.

1° ℞ Hypophosphite de soude........... 1gr,00 par jour.

3 juin. — Elle tousse beaucoup. Ses règles ont été peu abondantes. Pouls, 108, régulier, un peu faible.

Traitement : vomitif.

6 juin. — Elle a vomi six fois. Elle tousse moins. Pouls, 120, régulier, médiocrement plein.

Traitement : potion avec aconitine, 12 gouttes.

13 juin. — La toux avait diminué, mais elle a recommencé hier. Son appétit est devenu meilleur; pas de sueurs la nuit. Pouls, 100, régulier, faible.

Même traitement.

17 juin. — Elle a beaucoup toussé et a suspendu le sirop. L'appétit a diminué. Pouls, 96.

1° ℞ Hypophosphite de soude........... 0gr,50 par jour.
2° ℞ Vomitif.

27 juin. — Elle se plaint d'une douleur dans le côté gauche depuis trois jours. Elle a toujours des quintes de toux assez fréquentes. Pas de sueurs ni de fièvre. Pouls, 124, régulier, faible.

A l'auscultation, en avant, à gauche, craquements humides nombreux pendant la toux ; retentissement de la voix à la base.

En arrière, à gauche, mêmes phénomènes dans la région intra-scapulaire avec bruit de frottement.

Traitement : vésicatoire volant en avant à gauche; pommade avec protoiodure de mercure, extrait d'aconit et de digitale.

1er juillet. — La douleur a diminué. Moins de toux ; fièvre le soir. Pouls, 120.

Continuer les frictions.

4 juillet. — Elle va mieux. Peu de toux ; presque plus de douleur.

Même traitement.

11 juillet. — Pas de douleur. Toux le matin. Pouls, 120, régulier, médiocrement plein.

Traitement : continuer les frictions ; hypophosphite de soude, 50 centigrammes par jour.

18 juillet. — Elle tousse beaucoup depuis deux jours. Ses règles ont à peine paru. Pouls, 128, régulier, faible.

Traitement : vomitif.

29 juillet. — Elle tousse moins ; après chaque repas elle a la fièvre. Pouls, 100, régulier.

Traitement : vésicatoire volant dans le dos.

8 août. — Moins de toux ; pas de fièvre ni de douleur.

1° ℞	Potion avec aconitine	120 gouttes.
	Teinture de veratrum viride	60 —
	Sirop simple	60 grammes.

Par cuillerées à café.

2° ℞	Hypophosphite de soude	0gr,50

Deux jours de suite ; puis suspension de cinq jours.

22 août. — Elle tousse beaucoup. Angine. Ses amygdales sont très grosses. Elle a eu un peu ses règles, en avance de sept jours. Pouls, 140.

℞	Sirop de scille	160 grammes.
	Solution d'aconitine	120 gouttes.

Par cuillerées à café.

5 septembre. — Elle tousse beaucoup et vomit à la suite des quintes ; fièvre le soir. Pouls, 140, très petit, faible.

1° ℞ Potion avec aconitine et teinture de veratrum viride.

2° ℞ Hypophosphite de soude .... 0gr,50 par jour.

12 septembre. — Elle tousse moins et a eu bon appétit cette semaine. Pas de fièvre ni de sueurs. Pouls, 120, régulier, faible.

Hypophosphite de soude, 50 centigrammes par jour.

19 septembre. — Elle a été moins bien. Elle est très oppressée, a eu la fièvre et a mouché du sang. Pouls, 130.

Traitement : potion d'aconitine.

26 septembre. — Elle est très essoufflée, ne dort pas et est très faible. Elle n'a pas eu ses règles.

Traitement : pommade avec protoiodure de mercure, extrait de digitale et de belladone, de chaque, 4 grammes; vomitif.

30 octobre. — Elle tousse beaucoup et vomit à la suite de quintes. Elle perd ses forces et étouffe continuellement, dit-elle; fièvre et souvent frissons; sueurs nocturnes abondantes; inappétence complète. Pouls, 120, régulier, faible.

A la percussion, matité dans tout le côté gauche.

A l'auscultation, à gauche, gargouillements au-dessus et au-dessous de la clavicule.

A droite, respiration rude sans râles ni craquements.

En arrière, à la percussion, matité à gauche.

A l'auscultation, gargouillements très gros dans toute la hauteur du côté gauche.

A droite, respiration un peu rude ; craquements secs à la base.

℞ Hypophosphite de soude...........	0gr,30	par jour.
— de chaux.........	0gr,15	—

10 octobre. — Elle tousse autant; elle sue toute la nuit; oppression très grande; inappétence. Pouls, 140, régulier, faible.

1° ℞ Frictions avec pommade de digitaline.
2° ℞ Vomitif.
3° ℞ Hypophosphite de soude......... 0gr,50 par jour.
4° ℞ Potion d'aconitine.

17 octobre. — Son extrême faiblesse l'empêche de venir au dispensaire. Pas d'appétit. Point de côté violent à droite.

Traitement : vésicatoire volant *loco dolenti;* hypophosphite de soude, 50 centigrammes par jour.

24 octobre. — Pas d'amélioration; autant de toux; autant de fièvre; douleur à l'épaule gauche. Constipation.

1° ℞ Vésicatoire volant *loco dolenti.*
2° ℞ Frictions avec la pommade de digitaline.
3° ℞ Pastilles de calomel........... 5 centigrammes.

21 novembre. — Aggravation. Pas de sommeil. Fièvre intense.

Traitement : frictions avec la digitale ; hypophosphite chaux, 25 centigrammes par jour.

La malade a succombé quelques jours après.

OBSERVATION CXIII.

PHTHISIE AU TROISIÈME DEGRÉ.

Durée antérieure : Neuf mois.

Symptômes : Pas d'hérédité. — Faiblesse. — Amaigrissement. — Fièvre et frissons. — Sueurs nocturnes. — Douleurs thoraciques. — Insomnie. — Dyspnée. — Toux. — Expectoration. — Hémoptysie. — Inappétence. — Dyspepsie. — Vomissements. — Aménorrhée.

Lésion : Excavation occupant une grande partie du poumon droit, tubercules ramollis dans le reste de l'organe. — Tubercules crus au sommet du poumon gauche.

Résultat du traitement : Persistance des signes physiques de l'excavation; disparition des symptômes généraux.

Durée du traitement : Vingt mois.

L...... (Adélaïde), trente-six ans, mariée.

14 juillet 1858. — La maladie n'est pas héréditaire. Elle a débuté il y a neuf mois. Aujourd'hui la malade a considérablement perdu de ses forces. Elle a très sensiblement maigri. Elle a irrégulièrement de la fièvre tous les deux ou trois jours, avec frissons. Elle sue abondamment la nuit, principalement de la tête. Elle se plaint de douleurs à la base de la poitrine, à gauche en avant, et du côté droit en arrière; cependant elle n'éprouve pas de gêne dans le décubitus. Elle dort peu et est peu essoufflée. La toux est fréquente et l'expectoration muco-purulente abondante. Elle a craché du sang, il y a huit mois, en petite quantité. Elle ne saigne pas du nez. Elle a perdu son appétit, digère mal et vomit quelquefois. Elle n'a pas de coliques, ni de diarrhée. Depuis trois mois ses règles n'ont paru qu'une seule fois, très peu abondamment.

Elle n'a pas cessé de travailler, mais son travail est, dit-elle, très peu fatigant : elle se tient à un comptoir. Pouls, 120, faible, régulier.

A l'examen, je constate ce qui suit :

En avant, à la percussion, matité au-dessus de la clavicule gauche; matité au-dessus de la clavicule droite, et diminution de sonorité au-dessous de la même clavicule dans une hauteur de deux travers de doigt.

A l'auscultation, à droite, au-dessus de la clavicule, respiration soufflante, retentissement de la voix et pectoriloquie imparfaite. Au-dessous de la clavicule, craquements humides assez nombreux, augmentant pendant la toux ; retentissement considérable de la voix et de la toux. Dans le reste du poumon quelques râles sibilants et quelques craquements humides, surtout pendant la toux.

En arrière, à la percussion, diminution de sonorité dans les deux fosses sus-épineuses et dans la fosse sous-épineuse droite.

A l'auscultation, à gauche, dans la fosse sus-épineuse, respiration soufflante avec retentissement de la voix et de la toux.

A droite, dans la fosse sus-épineuse, respiration soufflante et presque caverneuse, accompagnée de gros râles humides. Retentissement considérable de la voix et de la toux à peu près dans la moitié de la hauteur du poumon. Au-dessous, respiration rude sans râles ni craquements, sans retentissement de la voix ni de la toux.

Diagnostic : Excavation occupant une grande partie du poumon droit. Tubercules ramollis dans le reste de l'organe ; tubercules crus au sommet du poumon gauche.

Traitement : hypophosphite de soude, 50 centigrammes par jour.

21 juillet. — Elle crache davantage le matin, mais, dit-elle, elle tousse moins dans la journée. Elle sue moins la nuit et a moins de fièvre. Son appétit a augmenté. Pouls, 96, régulier, assez plein.

Traitement : hypophosphite de soude, 1 gramme par jour.

28 juillet. — La toux est restée la même dans la journée, mais elle a cessé la nuit. L'expectoration est aussi abondante. Elle n'a pas eu de fièvre depuis deux ou trois jours. Elle ne sue pas la nuit, mais elle se plaint encore de douleurs entre les deux épaules. Pas de céphalalgie.

Ses règles sont mieux venues qu'antérieurement, dit-elle.

Pouls, 120, régulier.

Traitement : hypophosphite de soude, 50 centigrammes par jour.

4 août. — La toux a diminué. L'appétit et le sommeil sont bons. Les sueurs nocturnes ont complétement cessé. Ses forces augmentent et depuis quinze jours elle peut de nouveau tenir ses livres. Elle a un peu de céphalalgie. Pouls, 132, régulier, assez plein.

Traitement : hypophosphite de soude, 25 centigrammes par jour.

11 août. — Les forces se maintiennent. L'appétit est bon. La fièvre est moins intense. L'oppression a diminué. Les sueurs nocturnes sont à peu près nulles. Elle dort bien. Pas de céphalalgie, ni d'épistaxis. Pouls, 124, régulier, assez plein.

Même traitement.

16 août. — La toux a un peu augmenté. Pouls, 124, régulier, petit. faible.

Traitement : vomitif.

25 août. — Elle a vomi beaucoup de bile. Elle se trouve très bien, dit-elle. Son appétit est excellent, et il y a diminution de tous les symptômes.

Ses règles sont bien venues.

Pouls, 120.

Traitement : hypophosphite de soude, 15 centigrammes par jour.

1er septembre. — L'amélioration continue. Elle tousse encore un peu. Elle ne sue pas la nuit.

Elle continue à travailler et dit qu'elle engraisse.

Pouls, 120, régulier, assez plein.

Même traitement.

13 septembre. — Elle tousse très peu. Ses forces sont bonnes et elle peut travailler davantage. Elle mange bien. Elle ne sue pas la nuit. Elle n'a pas de fièvre ni de frissons.

Elle s'est pesée et dit qu'elle a augmenté de cinq livres depuis deux mois.

Pouls, 108, régulier, moins faible, mais petit.

Traitement : hypophosphite de soude, 10 centigrammes par jour.

24 septembre. — Elle continue à bien aller. Elle tousse et crache peu. Pouls, 120, régulier, moins faible.

Même traitement.

4 octobre. — Elle a toussé un peu plus ces jours-ci, mais l'expectoration est bien moindre.

1° ℞	Hypophosphite de soude........	0gr,15 par jour.
2° ℞	Sirop d'ipéca..................	50gr,00

22 octobre. — Elle a été à la campagne et tousse un peu plus depuis huit jours. L'expectoration est peu abondante. Elle ne sue pas la nuit, mais elle dort moins bien depuis quelques jours. En ce moment elle a ses règles. Pouls, 140, médiocrement plein.

Traitement : vomitif à prendre deux jours après cessation des règles.

29 octobre. — Pouls, 120, régulier, médiocrement plein.

Traitement : hypophosphite de soude, 50 centigrammes par jour.

5 novembre. — Elle va bien, dit-elle. Elle tousse encore un peu. Pouls, 120, petit, faible, régulier.

État local :

En avant, à la percussion, matité au-dessus de la clavicule droite ; diminution de sonorité au-dessous de la même clavicule dans toute la hauteur. Matité au-dessus de la clavicule gauche.

A l'auscultation, à gauche, respiration à peu près normale.

A droite, au-dessus de la clavicule, respiration soufflante; gargouillements pendant l'expiration; gargouillements considérables pendant la toux: retentissement considérable de la voix et de la toux. Quelques craquements humides pendant la toux dans toute la hauteur.

En arrière, à la percussion, sonorité à peu près égale dans les fosses sus-épineuses, ainsi que dans le reste des deux poumons.

A l'auscultation, à gauche, dans la fosse sus-épineuse, bruit de frottement: quelques craquements humides pendant la toux; un peu de retentissement de la voix et de la toux. Dans la fosse sous-épineuse, un ou deux légers râles sibilants. Dans la région intra-scapulaire, quelques râles humides pendant la toux. Pas de retentissement de la voix ni de la toux. A la base, respiration un peu rude.

A droite, dans la fosse sus-épineuse, quelques râles humides augmentant beaucoup pendant la toux. Dans la région intra-scapulaire, mêmes phénomènes plus marqués avec retentissement de la voix. Dans le reste du poumon râles humides pendant la toux.

Traitement : hypophosphite de soude, 50 centigrammes par jour.

15 novembre. — L'amélioration continue. Pouls, 120, régulier, faible.

Traitement : hypophosphite de soude, 50 centigrammes par jour, après suspension de quatre jours.

1er décembre. — Elle a fait un excès de travail et s'est trouvée très abattue. Pouls, 120, régulier, faible.

Pas de traitement.

6 décembre. — La malade dit se trouver bien. Pouls, 120, régulier, petit, faible.

Traitement : hypophosphite de soude, 50 centigrammes par jour.

20 décembre. — La toux a beaucoup diminué. Ses règles sont bien venues. Pouls, 120, un peu irrégulier, petit, assez fort.

Traitement : hypophosphite de soude, 50 centigrammes par jour.

29 décembre. — Pouls, 100, régulier, un peu faible.

Traitement : hypophosphite de soude, 50 centigrammes par jour.

10 janvier 1859. — L'amélioration se maintient. Elle tousse et crache peu. Elle ne sue pas la nuit. Pouls, 120, régulier, médiocrement plein.

Même traitement.

24 janvier. — Elle va très bien, dit-elle.

Traitement : hypophosphite de soude, 50 centigrammes par jour, après suspension de huit jours.

14 février. — Même état satisfaisant. Pouls, 120, intermittent.

Traitement : hypophosphite de soude, 50 centigrammes tous les deux jours.

7 mars. — Elle va très bien. Pouls, 108, régulier, médiocrement plein.

Traitement : hypophosphite de soude, 50 centigrammes tous les deux jours, après suspension de huit jours.

30 mai. — Elle va bien. Pouls, 120.

Traitement : hypophosphite de soude, 50 centigrammes tous les deux jours.

22 juillet. — L'amélioration ne se dément pas.

État local :

En avant, à la percussion, matité considérable au-dessus de la clavicule droite et au-dessous dans une étendue de trois travers de doigt.

A l'auscultation, à gauche, respiration très faible sans râles ni craquements ; une ou deux bulles à la suite de la toux. Au-dessous de la clavicule, inspiration saccadée ; peut-être une ou deux bulles à la suite de la toux, à peine appréciables ; pas de craquements, de retentissement de la voix ni de la toux. Dans le reste du poumon respiration normale, excepté à la base, où l'on entend parfois un râle sonore.

A droite, au-dessus de la clavicule, respiration soufflante, sans râles ni craquements ; pectoriloquie parfaite ; légers gargouillements très distincts pendant la toux seulement. Au-dessous de la clavicule, respiration exagérée sans râles ni craquements; pectoriloquie imparfaite; quelques craquements humides pendant la toux. Ces phénomènes correspondent à la matité ; un peu au-dessous l'expansion vésiculaire est normale, mais pendant la toux il y a quelques craquements secs peu nombreux.

En arrière, à la percussion, légère diminution de sonorité dans la fosse sus-épineuse droite, surtout à la partie interne. Matité dans la moitié supérieure de la région intra-scapulaire du même côté.

A l'auscultation, à gauche, dans la fosse sus-épineuse, respiration un peu rude ; râles secs pendant la toux ; pas de retentissement de la voix ni de la toux. Dans le reste du poumon respiration normale.

A droite, dans la fosse sus-épineuse, respiration à peu près normale. Dans la partie supérieure de la région intra-scapulaire, respiration soufflante, surtout pendant l'expiration ; retentissement de la voix. Mêmes phénomènes dans la fosse sous-épineuse. A la base, respiration un peu rude.

Même traitement.

22 août. — Elle va bien. Ses règles sont bien venues. Pouls, 120.

Traitement : hypophosphite de soude, 50 centigrammes deux jours de suite, puis suspension de cinq jours; potion avec aconitine, 120 gouttes.

19 septembre. — Elle va bien. Pouls, 120, régulier, faible.

Pas de traitement.

A partir du mois d'août, la malade, se croyant guérie, a négligé son traitement, elle s'est beaucoup fatiguée et n'est plus revenue au dispensaire jusqu'au mois d'octobre.

17 octobre. — Elle a été prise de coliques et de diarrhée.

℞ Teinture de kino..............	aa 30 grammes.
Élixir parégorique.............	

Par cuillerées à café dans un véhicule approprié.

24 octobre. — La diarrhée est arrêtée. Elle va bien. Pouls, 140.

Traitement : hypophosphite de soude, 50 centigrammes deux fois par semaine.

La malade a de nouveau cessé de venir au dispensaire pendant plus d'un mois.

5 décembre. — Elle sue un peu la nuit. Ses règles sont très peu venues le mois dernier. Du reste elle va assez bien. Pouls, 120.

Traitement : hypophosphite de chaux, 50 centigrammes par jour.

9 janvier 1860. — Elle se trouve assez bien; pas de fièvre; souvent des coliques. Elle n'a pas eu ses règles depuis deux mois. Pouls, 140.

1° ℞ Hypophosphite de soude..........	0gr,50 par jour.
2° ℞ Teinture de digitale.............	5gr,00

Trente gouttes chaque soir.

La malade n'est plus venue que de loin en loin, elle a suivi d'autres traitements, et enfin j'ai appris qu'elle avait succombé au mois de mars 1860.

APPENDICE

A LA DEUXIÈME SÉRIE.

OBSERVATIONS DE GUÉRISONS DE PHTHISIE AU TROISIÈME DEGRÉ.

REMARQUE PRÉLIMINAIRE.

Les observations de phthisiques *guéris* au troisième degré consignées dans la science sont peu nombreuses, et peuvent se compter par unités (voyez le chapitre suivant).

C'est pour cela que je relate ici les vingt cas suivants tirés de ma pratique particulière, auxquels j'aurais pu en ajouter plusieurs autres. Je ne l'ai point fait parce que ces derniers résultats sont encore trop récents pour que je me croie en droit de les regarder comme définitifs, et parce qu'il me semble que ce chiffre de vingt est amplement suffisant pour fixer l'opinion de tous ceux *qui veulent se laisser convaincre*. Parmi les malades qui font l'objet des observations suivantes, tous ceux qui habitent la province ou Paris pourraient, s'il en était besoin, être représentés, et chez presque tous il serait facile de constater encore aujourd'hui : 1° l'existence des signes physiques d'une excavation pulmonaire ; 2° une santé parfaite sous tous les rapports, si ce n'est parfois quelques légers troubles fonctionnels (tels qu'un peu de toux et de dyspnée) inséparables de la lésion organique. J'ai eu plusieurs fois l'occasion de présenter à des confrères désireux de constater l'effet du traitement par les hypophosphites une réunion de cinq ou six sujets présentant à la fois ces deux conditions d'une bonne santé et d'une excavation pulmonaire. En mai et juin 1859, j'ai offert à la commission de l'Académie des sciences nommée pour examiner le mémoire que j'avais présenté l'année précédente, de lui faire voir huit malades guéris au troisième degré et réunissant les deux conditions qui viennent d'être mentionnées. Je n'ai pas été assez heureux pour faire accueillir officiellement cette demande.

Il est évident que ce chiffre de vingt cas de phthisie guéris au troisième degré, joint aux quatre observations déjà relatées (p. 290, 294, 300, 305), présente un résultat tel qu'aucun autre traitement n'a jamais rien offert de pareil.

OBSERVATION CXIV.

PHTHISIE AU TROISIÈME DEGRÉ.

Durée antérieure : Un an.

Symptômes : Amaigrissement. — Faiblesse. — Fièvre et frissons. — Sueurs nocturnes.— Insomnie.— Gêne dans le décubitus.—Douleurs thoraciques. — Dyspnée. — Toux. — Expectoration. — Hémoptysies. — Inappétence. — Vomissements.

Lésion : Tubercules ramollis disséminés dans toute la hauteur du côté droit, surtout nombreux au sommet. — Tubercules au sommet gauche. — Plus tard formation d'une excavation à droite.

Résultat du traitement : Disparition des symptômes généraux et des signes stéthoscopiques du côté gauche; persistance des signes de l'excavation.

Durée du traitement : Dix-huit mois.

M. L......, trente-deux ans, marié.

Octobre. 1857.—La maladie a débuté il y a un an. Depuis lors le malade a maigri considérablement; il a beaucoup perdu de ses forces et il est sur le point de cesser complétement l'exercice de sa profession. Il a la fièvre avec frissons le soir. Pouls, 120. Il sue la nuit. Il dort mal. Il ne peut pas se coucher sur le côté droit et accuse dans cette région une douleur très vive, avec un sentiment de brûlure très intense dans toute la hauteur, mais surtout marqué en arrière au-dessous de l'omoplate. Il est très essoufflé. La toux est fréquente, quinteuse et très fatigante. Son expectoration est purulente, d'environ un demi-verre par jour. Il a eu plusieurs hémoptysies. Son appétit s'est perdu. Il vomit assez fréquemment le matin. Pas de diarrhée.

État local :

Expansion thoracique inspiratoire diminuée à droite.

En avant, à la percussion, matité dans toute la hauteur du côté droit.

A l'auscultation, craquements humides nombreux au-dessus et au-dessous de la clavicule dans une hauteur de trois travers de doigt. Dans le reste du poumon respiration rude.

A gauche, au-dessus de la clavicule, respiration faible accompagnée de quelques craquements secs. Dans le reste de la hauteur, expansion vésiculaire normale.

En arrière, l'épaule droite se soulève moins que l'épaule gauche.

A la percussion, diminution de sonorité dans toute la hauteur du côté droit.

A l'auscultation, dans la fosse sus-épineuse droite, craquements humides plus gros encore qu'en avant. Mêmes craquements dans la fosse sous-épineuse du même côté, surtout nombreux dans la région intra-scapulaire, où il y a un retentissement considérable de la voix. Au-dessous, respiration faible jusqu'à la base.

A gauche, respiration à peu près normale, mais exagérée, dans toute la hauteur.

Diagnostic : Tubercules ramollis disséminés dans toute la hauteur du poumon droit, surtout nombreux au sommet ; quelques tubercules au sommet gauche.

Ce malade étant dans l'impossibilité de rester à Paris, je lui prescris de prendre 1 gramme d'hypophosphite de soude par jour. Après un mois de cette médication, il m'écrivit que tous les symptômes généraux (faiblesse, fièvre, sueurs nocturnes, insomnie, douleurs thoraciques, inappétence, vomissements), avaient disparu, sauf un peu de toux et d'expectoration le matin, et un peu de dyspnée. Cet état satisfaisant persista encore six semaines, puis il me fit savoir que les douleurs thoraciques étaient plus vives qu'auparavant, que la dyspnée avait beaucoup augmenté, que la toux était devenue beaucoup plus fréquente, et que les sueurs nocturnes avaient reparu irrégulièrement. En réponse aux questions que je lui adressai, il me répondit qu'il avait employé l'hypophosphite à dose de 1gr,50, puis de 2 grammes par jour. Je l'engageai à venir à Paris afin de m'assurer personnellement de son état. C'est ce qu'il fit, et je trouvai alors que ce malade présentait un état de pléthore très caractérisé (1). Il avait le pouls à 110, et les autres signes généraux tels que je viens de les indiquer.

A l'examen de la poitrine, je notai ce qui suit :

En avant, à la percussion, diminution de sonorité à droite.

A l'auscultation, au-dessous de la clavicule droite, les craquements hu-

(1) Il s'agit ici, bien entendu, de pléthore relative.

mides étaient remplacés par quelques craquements secs avec retentissement de la voix. Plus bas et jusqu'à la base, respiration très rude et très sèche.

A gauche, respiration normale, mais également rude.

En arrière, à la percussion, dans les fosses sus- et sous-épineuses droites, matité.

A l'auscultation, dans la fosse sus-épineuse droite, craquements secs très nombreux et très éclatants avec retentissement considérable de la voix. Dans la fosse sous-épineuse, craquements humides également nombreux. Dans la région intra-scapulaire, respiration caverneuse; pectoriloquie; petits gargouillements sensibles, surtout pendant la toux. A la base, râles sibilants entremêlés de craquements secs nombreux après la toux.

A gauche, respiration rude.

Pour moi il était évident que chez ce malade il s'était opéré une fonte tuberculeuse, et qu'une excavation s'était formée, mais que de plus il y avait un engouement considérable du système pulmonaire dû en grande partie à l'emploi à trop haute dose du médicament spécifique. Je lui prescrivis à son retour chez lui une application de ventouses scarifiées, et la suspension des hypophosphites pendant un mois entier. A cela je joignis l'emploi d'une médication antiphlogistique appropriée, qui eut pour résultat de faire disparaître tous les symptômes dont il s'était plaint.

Je revis ce malade pendant l'été de 1858, et je constatai de nouveau l'existence d'une excavation à droite, caractérisée,

En avant, par de la matité à la percussion.

A l'auscultation, par une respiration rude et un retentissement considérable de la voix.

En arrière, par de la matité dans les fosses sus- et sous-épineuses.

A l'auscultation, dans la fosse sus-épineuse, par une respiration également rude, de la pectoriloquie imparfaite, et un très grand retentissement de la toux; dans la partie supérieure de la région intra-scapulaire, par du souffle caverneux, de la pectoriloquie parfaite sans râles ni craquements, mais avec un cliquetis éloigné pendant la toux.

Du côté gauche, aucun phénomène anormal.

Depuis, je n'ai pas eu occasion de revoir ce malade, mais il m'a écrit plusieurs fois pour me dire qu'il se regardait comme entièrement guéri; qu'il avait complétement recouvré ses forces et pouvait faire de longues courses par tous les temps, sans essoufflement ni fatigue; qu'il avait engraissé; qu'il ne suait plus la nuit; qu'il dormait bien; que sa douleur thoracique l'avait tout à fait quitté; qu'il toussait à peine sans expectorer; qu'il n'avait plus de fièvre; que son appétit était bon; qu'il ne vomissait plus; en un mot, qu'il jouissait d'une santé parfaite.

OBSERVATION CXV.

PHTHISIE AU TROISIÈME DEGRÉ.

Durée antérieure : Dix-huit mois.
Symptômes : Faiblesse. — Amaigrissement. — Fièvre, frissons. — Sueurs nocturnes.— Gêne dans le décubitus. — Dyspnée. — Toux. — Expectoration.— Inappétence. — Dyspepsie. — Vomissements. — Aménorrhée.
Lésion : Excavation occupant la partie supérieure du poumon gauche; tubercules ramollis disséminés dans le reste de cet organe en avant.
Résultat du traitement : Disparition des symptômes généraux; persistance des signes de l'excavation.
Durée du traitement : Dix-huit mois.

Madame R....., trente-six ans, mariée.

Mars 1858. — La maladie n'est pas héréditaire. Elle a débuté il y a dix-huit mois par une sensation de chaud et froid. Depuis lors les forces de la malade ont diminué peu à peu, et aujourd'hui elle est si faible, que son mari est obligé de la porter dans ses bras pour la monter chez moi. Elle a maigri considérablement; elle a presque continuellement la fièvre, souvent avec frissons; elle sue très abondamment la nuit, et est obligée de changer trois ou quatre fois de linge; elle dort mal. Le décubitus sur le côté gauche est impossible, cependant elle n'accuse pas de douleurs thoraciques. Dyspnée intense surtout dans la marche ascendante. La toux est considérable, et l'expectoration muco-purulente de quantité moyenne. Il n'y a jamais eu d'hémoptysies ni d'épistaxis. L'appétit s'est perdu; les digestions sont difficiles et presque tous les matins il y a des vomissements. Il y a deux mois la malade avait encore la diarrhée (cinq ou six selles par jour). Depuis trois mois ses règles sont supprimées; pas de leucorrhée.

Elle ne peut s'occuper d'aucun travail, pas même des soins de sa maison.

Elle me dit avoir consulté déjà nombre de médecins qui lui ont ordonné vésicatoires, cautères, sirop de Flon, lactucarium.

État local :

En avant, dilatation imparfaite du côté gauche de la poitrine.

A la percussion, matité au-dessus de la clavicule gauche, et au-dessous, dans une hauteur de trois travers de doigt; plus bas la sonorité est diminuée. A droite, sonorité normale.

A l'auscultation, à gauche, au-dessus de la clavicule, respiration caverneuse avec gargouillements nombreux augmentant pendant la toux; pectoriloquie parfaite. Mêmes phénomènes au-dessous de la clavicule dans l'espace correspondant à la matité. Plus bas et jusqu'à la base, craquements humides nombreux entremêlés de râles crépitants secs.

A droite, respiration normale.

En arrière, soulèvement imparfait de l'épaule gauche.

A la percussion, diminution de sonorité dans toute la hauteur du côté gauche.

A l'auscultation, dans la fosse sus-épineuse gauche, gargouillements avec respiration caverneuse et pectoriloquie. Dans le reste du poumon la respiration est très faible.

A droite, rien de notable.

Diagnostic : Excavation occupant la partie supérieure du poumon gauche; tubercules ramollis disséminés dans le reste de cet organe en avant.

Mise au traitement spécifique, cette malade a présenté un phénomène singulier que je n'avais encore remarqué chez aucun autre sujet. Pendant six semaines, quoique la dose du médicament fût portée à 1 gramme par jour, je n'ai pu noter chez elle aucune amélioration, si ce n'est peut-être une légère augmentation des forces. Mais au bout de ce temps l'amendement a commencé à se manifester, et est devenu rapidement très prononcé. Au bout de trois mois de traitement les règles étaient revenues.

Juillet 1859. — Aujourd'hui la malade se trouve dans l'état suivant :

Les forces sont tout à fait revenues; l'embonpoint est considérable. Il n'y a plus ni fièvre, ni frissons, ni sueurs nocturnes. Le sommeil est bon. Le décubitus est encore un peu difficile sur le côté gauche; pas de douleurs thoraciques; dyspnée presque nulle; toux le matin et seulement de temps en temps; pas d'expectoration. L'appétit est très bon; les digestions se font bien et il n'y a pas de vomissements; la menstruation est régulière.

A l'examen je note ce qui suit :

En avant, soulèvement incomplet des premières côtes gauches.

A la percussion, matité au-dessus de la clavicule gauche; au-dessous, sonorité bonne et sensiblement égale à celle de l'autre côté.

A l'auscultation, à gauche, au-dessus de la clavicule, respiration soufflante; pectoriloquie parfaite, sans râles ni craquements, si ce n'est un petit cliquetis sec pendant la toux. Au-dessous de la clavicule, respiration faible dans une étendue de deux travers de doigt; un peu de retentissement de la voix. Plus bas la respiration est normale.

A droite, respiration normale.

En arrière, à la percussion, diminution de sonorité dans la fosse sus-épineuse gauche.

A l'auscultation, à gauche, dans la fosse sus-épineuse, retentissement de la voix sans autre phénomène anormal dans toute la hauteur.

A droite, respiration bonne.

Décembre 1860. — La malade continue à jouir d'une santé excellente. Elle est devenue enceinte, et est accouchée vers la fin de juillet dernier d'un garçon; auparavant elle n'avait eu que des filles. Les lochies sont bien venues, et elle a pu se lever le neuvième jour. Elle ne s'est pas sentie, à beaucoup près, dit-elle, aussi fatiguée qu'à ses couches précédentes.

Mai 1861. — J'ai revu cette malade, elle continue à jouir d'une santé parfaite. Les phénomènes stéthoscopiques sont restés à peu près stationnaires.

OBSERVATION CXVI.

PHTHISIE AU TROISIÈME DEGRÉ.

Durée antérieure : Deux ans et demi.

Symptômes : Faiblesse. — Amaigrissement. — Fièvre. — Sueurs nocturnes. — Insomnie. — Dyspnée. — Toux. — Expectoration. — Hémoptysies. — Dyspepsie. — Vomissements. — Cessation de travail.

Lésion : Excavation occupant le sommet du poumon droit.

Résultat du traitement : Disparition complète des symptômes généraux; persistance des signes physiques.

Durée du traitement : Un an et demi.

M. F. C..., âgé de trente ans, marié.

Mai 1858. — La maladie a débuté il y a deux ans et demi. Pas d'hérédité. Le malade a complétement perdu ses forces, et a considérablement maigri. Chaque jour il a la fièvre sans frissons. Il sue la nuit si abondamment, qu'il mouille jusqu'à quatre chemises. Il dort mal. Il est tellement essoufflé, que la marche est devenue presque impossible. Il tousse beaucoup. Son expectoration est muco-purulente abondante. Au début de sa maladie il a craché le sang pendant dix jours consécutifs. Il n'a pas saigné du nez. Son appétit s'est complétement perdu. Il digère difficilement et vomit assez fréquemment le matin. Il a eu la diarrhée pendant un mois au début de son affection. Il a été obligé de cesser toute occupation, quelque légère qu'elle soit.

Il a été traité précédemment et tour à tour par le camphre, les vésicatoires, l'huile de foie de morue, un régime fortifiant, etc.

État local :

En avant, on remarque au-dessous de la clavicule droite une dépression bien marquée.

Dans le même point, matité à la percussion.

A l'auscultation, gargouillements nombreux; pectoriloquie parfaite; ces phénomènes s'entendent jusqu'au milieu de l'espace compris entre la clavicule et le mamelon.

A gauche, respiration rude sans autre signe anormal.

En arrière, à droite, dans la fosse sus-épineuse, mêmes phénomènes qu'en avant. Dans le reste du poumon respiration plus faible qu'à gauche.

A gauche, respiration normale.

Mis au traitement par les hypophosphites, ce malade a éprouvé une amélioration progressive et soutenue, dont je passe sous silence les détails.

Octobre 1859. — Voici dans quel état il se trouvait le 14 :

Les forces ne sont pas encore entièrement revenues, mais le malade peut, dit-il, vaquer à ses affaires, et marcher presque toute la journée sans être fatigué. Il engraisse et a déjà augmenté de dix livres. Depuis plusieurs mois il ne sue plus la nuit, n'a plus de fièvre et dort bien. Il n'est plus essoufflé ou du moins très médiocrement. Il tousse et crache à peine. Il n'a pas d'hémoptysies. Son appétit est très bon; il ne vomit pas et digère bien. Pas de diarrhée ni de coliques; une garderobe naturelle par jour.

A l'examen, on trouve, à droite, au-dessous de la clavicule, respiration soufflante; pectoriloquie parfaite; quelques gargouillements fins pendant la toux.

1860. — Ce malade a été de nouveau revu par moi pendant le courant de cette année. Sa santé s'était parfaitement soutenue, malgré des fatigues considérables, et de longs voyages entrepris pour ses affaires. L'état général était parfaitement bon; l'état local était resté le même, si ce n'est que les gargouillements notés en dernier lieu étaient remplacés par des craquements secs qui ne se percevaient du reste qu'à la suite de la toux.

Mai 1861. — Ce malade continue à jouir d'une santé parfaite.

OBSERVATION CXVII.

PHTHISIE AU TROISIÈME DEGRÉ.

Durée antérieure : Trois ans et demi.
Symptômes : Faiblesse. — Amaigrissement. — Toux. — Expectoration. — Douleurs thoraciques. — Vomissements. — Insomnie. — Inappétence. — Dyspnée. — Aménorrhée.
Lésion : Excavation au sommet du poumon gauche.
Résultat du traitement : Disparition complète des symptômes généraux ; persistance des signes physiques.
Durée du traitement : Quatorze mois.

Madame M....., âgée de trente-cinq ans.

La malade dit que de 1848 jusqu'en 1855 elle n'a jamais joui d'une bonne santé ; qu'au mois de janvier 1855, à la suite d'un refroidissement, elle a fait une maladie de deux mois, et que depuis cette époque elle n'a pas cessé de tousser. Au mois d'avril 1856 son état s'est aggravé et alors son médecin lui a ordonné la flanelle sur le corps, l'huile de foie de morue, le quinquina, le fer... Sous l'influence de cette médication, la santé s'améliora, et en 1857 la malade put se mettre à la tête d'un magasin où elle couchait au rez-de-chaussée. En décembre 1857, nouvelle aggravation : la toux devient plus violente ; les forces se perdent de jour en jour. L'usage de l'huile de foie de morue à laquelle on avait eu de nouveau recours ayant échoué, on lui administra en vain des potions et des sirops calmants, et on lui appliqua des sangsues à l'épigastre. C'est alors que la malade vint me consulter. Je la trouvai dans l'état suivant :

31 mai 1858. — Elle a le teint pâle et les chairs molles et décolorées. Elle est très faible et il lui est impossible de marcher un peu, et surtout de monter l'escalier. Elle a maigri considérablement. La toux est presque continuelle, et arrive par quintes violentes accompagnées de vives douleurs dans la poitrine et dans le dos, et souvent de vomissements. L'expectoration est muco-purulente abondante. Le sommeil est mauvais et le décubitus très difficile sur le côté droit. Elle a très peu d'appétit. Elle est considérablement oppressée. Ses règles viennent encore, mais elles sont très pâles et très peu abondantes.

Pouls, 120.

État local :

En avant, à la percussion, matité bien marquée au-dessous de la clavicule gauche dans une étendue de deux travers de doigt.

A l'auscultation, gargouillements bien prononcés dans les régions sus- et sous-claviculaires gauches; dans le premier point, pectoriloquie parfaite, dans le second, pectoriloquie imparfaite.

A droite, respiration exagérée sans râles ni craquements.

En arrière, à gauche, dans la fosse sus-épineuse, mêmes phénomènes qu'en avant; dans la fosse sous-épineuse, quelques craquements secs et retentissement de la voix.

A droite, rien d'anormal, si ce n'est peut-être quelques craquements secs rares dans la fosse sus-épineuse.

Traitement : hypophosphite de soude, 25 centigrammes par jour.

15 juin. — La toux est à peu près la même dans le jour, mais la nuit elle a très sensiblement diminué, et la malade a dormi la nuit dernière sans être réveillée par les quintes comme d'habitude. L'expectoration est moins abondante et est devenue presque entièrement limpide. Les forces ont augmenté, et la malade a pu monter plusieurs étages sans fatigue. Elle ne sent plus de douleurs. L'appétit est meilleur. L'oppression est toujours considérable. Elle a eu ses règles qui ont été très pâles, mais un peu plus abondantes.

Même traitement.

19 juin. — La malade s'étant refroidie, la toux a augmenté, l'expectoration est, dit-elle, plus épaisse et d'un goût désagréable. Elle accuse des picotements dans la gorge. Du reste l'appétit et le sommeil sont très bons. Elle n'a pas de fièvre ni de douleurs, et dit qu'elle engraisse.

Traitement : potion kermétisée.

22 juin. — La toux a été un peu moins violente. L'expectoration est un peu plus épaisse et jaunâtre. Elle a saigné deux fois du nez et a eu un peu de somnolence et de céphalalgie. L'appétit se conserve ; pas de fièvre ni de douleurs.

Traitement : potion kermétisée ; hypophosphite de soude, 25 centigrammes tous les deux jours.

2 juillet. — La malade a eu ses règles ; elles ont été plus colorées et plus abondantes. Elle a ressenti à cette époque dans le dos et sous le sein gauche des douleurs qui persistent encore. La toux est encore fréquente. Les forces augmentent, et elle travaille dit-elle beaucoup. Elle dort bien ; très bon appétit. Elle a assez souvent des palpitations.

Traitement : hypophosphite de soude, 25 centigrammes par jour.

16 juillet. — Le facies est meilleur. Les douleurs ont presque disparu. Les forces augmentent très sensiblement. La toux est moins fréquente et moins fatigante ; l'expectoration diminue. Du reste, l'appétit et le sommeil

sont bons. Elle a saigné un peu du nez. Ses digestions sont un peu pénibles. Pouls. 100.

Traitement : hypophosphite de soude, 25 centigrammes par jour, après suspension de quatre jours.

4 août. — Le 18 du mois dernier la malade s'est sentie très fatiguée. Elle a eu des douleurs dans le dos et les jambes, de la céphalalgie, un peu d'inappétence et la toux a un peu augmenté. Le lendemain elle a eu ses règles. Elles durent moins longtemps, mais sont plus abondantes et aussi un peu plus colorées. La malade dit qu'elles reviennent à l'état où elles étaient avant la dernière aggravation de sa maladie. La toux et l'expectoration diminuent, mais depuis hier la toux a un peu augmenté et le sommeil est moins bon; légère épistaxis hier. L'appétit est excellent; les forces meilleures et l'oppression beaucoup moindre, à tel point que la malade a pu à deux reprises différentes, danser sans être essoufflée.

Suspension du traitement pendant quinze jours.

18 août. — La malade a été très bien. Elle va à la campagne de temps en temps et a pu faire de longues courses. Ses règles sont bien venues. Depuis trois jours le temps est très lourd et très orageux, le sommeil a été agité, elle a ressenti quelques douleurs; la toux a un peu augmenté et l'appétit a été un peu moins bon, ainsi que les forces.

Traitement : hypophosphite de soude, 15 centigrammes d'abord chaque jour, puis tous les deux jours.

30 août. — Le temps est pluvieux et humide depuis quelques jours, la toux a augmenté surtout la nuit; l'expectoration a repris, dit-elle, un goût désagréable. Elle se plaint de mal de gorge. La respiration est plus gênée. Elle a un peu de céphalalgie et a eu une légère épistaxis.

Elle a ressenti d'assez violentes palpitations.

Traitement : tartre stibié, 10 centigrammes.

6 septembre. — Le vomitif a fait effet, cependant la malade a éprouvé peu de soulagement. La toux n'a pas diminué. Elle accuse des douleurs dans le côté droit. Elle sue assez fréquemment la nuit. Elle est plus oppressée. L'appétit et le sommeil restent bons.

Les règles ont paru et continuent aujourd'hui.

1° ℞ Hypophosphite de soude........ 0gr,50 par jour.
2° ℞ Sirop d'ipéca.................. 30gr,00

Par cuillerées à café.

4 octobre. — Grande amélioration. Elle tousse très peu. Ses règles sont bien venues, mais elle accuse une violente douleur au-dessous de l'épaule droite.

Traitement : vésicatoire volant *loco dolenti.*

8 octobre. — La douleur a disparu sans qu'elle ait appliqué le vésicatoire. Aujourd'hui elle dit avoir la gorge très douloureuse. Voix altérée. Du reste elle va assez bien.

1° ℞ Hypophosphite de soude....... 0gr,50 par jour.
2° ℞ Emplâtre de Vigo cum hydrargyro. } p.p. égales.
— de ciguë............ }

Sur le larynx.

18 octobre. — La laryngite a disparu. Elle tousse à peine trois ou quatre fois par jour. Son expectoration est plus épaisse. L'appétit et le sommeil sont bons.

Traitement : hypophosphite de soude, 50 centigrammes tous les deux jours.

5 novembre. — Elle a eu ses règles qui ont été abondantes et colorées. La toux et l'expectoration, qui étaient presque nulles, ont un peu augmenté depuis que le temps s'est refroidi. L'appétit est plus capricieux, et le sommeil un peu agité. Elle a ressenti quelques coliques. Du reste les forces se maintiennent et il n'y a pas de dyspnée.

Traitement : vomitif.

9 novembre. — Elle tousse moins, l'appétit est revenu et le sommeil est bon.

Traitement : hypophosphite de soude, 50 centigrammes par jour.

28 novembre. — Elle a eu ses règles, qui ont été très abondantes et très foncées. L'état de la malade était satisfaisant, lorsqu'elle a fait une chute et a eu une vive émotion. Depuis lors la toux a augmenté ; l'appétit et le sommeil sont devenus moins bons.

Traitement : vomitif.

13 décembre. — Il y a eu un peu d'aggravation depuis quelques jours. La toux qui avait d'abord un peu diminué a de nouveau augmenté. Elle crache beaucoup, et entend dans sa poitrine un bruit qui l'empêche de dormir. Elle a eu ses règles, qui ont été moins abondantes. Aujourd'hui elle accuse une violente douleur entre les deux épaules.

1° ℞ Deux ventouses scarifiées *loco dolenti.*
2° ℞ Hypophosphite de soude........ 0gr,25 par jour.

20 décembre. — La douleur a disparu sans qu'elle ait mis les ventouses, qui l'ont effrayée. Elle dit éprouver une grande amélioration depuis qu'elle reprend de l'hypophosphite. Elle se sent plus d'énergie et tousse moins. Le sommeil et l'appétit sont bons.

Traitement : hypophosphite de soude, 50 centigrammes par jour.

11 janvier 1859. — La toux est moindre. L'appétit et le sommeil se conservent. Du reste, état satisfaisant.

Ses règles sont bien venues.

Traitement : hypophosphite de soude, 50 centigrammes par jour, après suspension de quatre jours.

4 février. — Même état. Elle dit engraisser.

Traitement : hypophosphite de soude, 50 centigrammes tous les deux jours.

7 mars. — L'état général se maintient à peu près le même. La toux est médiocre. Le sommeil et l'appétit sont bons, ainsi que les forces. Les règles viennent bien.

Traitement : hypophosphite de soude, 50 centigrammes par jour.

18 mars. — La malade se trouve bien. Le facies est celui d'une personne en bonne santé. L'appétit et le sommeil se maintiennent. Elle peut faire d'assez longues courses sans être fatiguée.

Traitement : hypophosphite de soude, 50 centigrammes tous les deux jours, après suspension de cinq jours.

27 avril. — Elle a eu ses règles qui sont bien venues. Elle vient d'avoir les embarras d'un déménagement et la toux a été momentanément augmentée. Elle a eu quelques étourdissements, et depuis huit ou dix jours elle a chaque jour à la même heure un violent mal de tête qui occupe surtout le côté droit et dure cinq à six heures. Alors elle est incapable de s'occuper de quoi que ce soit : ordinairement après la crise elle éprouve un sentiment de constriction à la gorge.

1° ℞ Hypophosphite de quinine......... 1gr,20

Pour dix pilules.

2° ℞ Alcoolature d'aconit............. 100 gouttes.
Sirop simple.................... 150 grammes.

Par cuillerées à bouche.

6 mai. — La céphalalgie a presque complétement disparu. La toux a un peu augmenté.

Pas de traitement pendant dix jours.

18 mai. — Elle a eu ses règles qui ont été assez abondantes, mais peu colorées. Elle tousse surtout le matin, à peine dans la journée. Du reste elle va bien.

1° ℞ Vomitif.

2° ℞ Hypophosphite de soude...... 0gr,50 par jour.

14 juin. — Le vomitif a produit des vomissements et des selles. Elle a été un peu fatiguée, mais à présent elle va très bien, dit-elle. Elle entend encore de temps en temps un râle dans sa poitrine. Ses règles sont venues, et ont été plus abondantes et plus colorées que la dernière fois.

℞ Hypophosphite de soude........ 0gr,20
— de chaux......... 0gr,20

Tous les trois jours.

8 juillet. — La toux a un peu augmenté. Elle a éprouvé quelques douleurs de poitrine et un peu de céphalalgie. Du reste elle va bien. Elle engraisse.

Traitement : vomitif.

31 juillet. — La toux est presque nulle ; le facies est excellent ; les forces sont bonnes et la malade peut travailler beaucoup. Elle se trouve parfaitement bien portante.

Janvier 1860. — Cette dame continue l'usage de l'hypophosphite de temps en temps à dose prophylactique. Aujourd'hui elle jouit d'une santé parfaite. Elle a beaucoup d'embonpoint ; ses forces sont aussi bonnes qu'elles l'aient jamais été. Il n'y a plus ni toux, ni expectoration ; l'appétit, la digestion et la menstruation sont parfaitement normales.

A l'examen, à la percussion, on trouve une légère diminution de sonorité en avant et à gauche au-dessus et au-dessous de la clavicule. A l'auscultation, dans le même point, souffle caverneux très marqué sans gargouillements et sans râles ; seulement après la toux quelques craquements secs assez fins. Au-dessous, respiration plus rude qu'à droite.

A droite, respiration normale.

En arrière, dans la fosse sus-épineuse gauche, respiration rude et retentissement de la voix.

A droite respiration normale.

J'ai eu occasion de revoir cette dame dans le courant de l'été de 1860, la santé générale était parfaite. Elle supportait, sans en souffrir, de grandes fatigues pour l'exercice de sa profession. Elle pouvait faire à pied plusieurs lieues en se promenant, sans fatigue et sans essoufflement.

Les signes stéthoscopiques étaient les mêmes que lors du dernier examen, si ce n'est que les craquements signalés alors avaient entièrement disparu.

Juin 1861. — Cette malade continue à jouir d'une santé parfaite.

OBSERVATION CXVIII.

PHTHISIE AU TROISIÈME DEGRÉ.

Durée antérieure : Douze ans.

Symptômes : Faiblesse. — Amaigrissement. — Fièvre. — Sueurs nocturnes. — Insomnie. — Douleurs thoraciques. — Dyspnée. — Toux. — Expectoration. — Hémoptysie. — Inappétence. — Dyspepsie. — Vomissements. — Cessation de travail.

Lésion : Excavation à gauche.

Résultat du traitement : Disparition des symptômes généraux. Persistance des signes de l'excavation.

Durée du traitement : Sept mois.

M. B....., cinquante et un ans.

Juin 1858. — La maladie date de douze à quatorze ans; elle n'est pas héréditaire. Elle a débuté, suivant le malade, par une fluxion de poitrine, à laquelle aurait succédé une bronchite. En 1856, il y a eu une telle aggravation de tous les symptômes, qu'il avait été condamné par plusieurs médecins appelés à lui donner leurs soins. L'un d'eux ne lui laissait pas plus d'un mois à vivre.

Le malade dit qu'à la suite d'un traitement qui consistait dans l'application de nombreux cautères et d'un voyage en Suisse, il a éprouvé un peu d'amélioration dans la faiblesse, l'inappétence, la dyspepsie et les sueurs nocturnes. Mais ce mieux n'avait été que momentané, et avait disparu, lorsqu'il est venu me consulter.

Aujourd'hui le malade a complétement perdu ses forces et maigrit de plus en plus. Il a la fièvre tous les jours et souvent des frissons. Il sue beaucoup la nuit ; il dort mal; il accuse des douleurs intenses dans tout le côté gauche de la poitrine. Il est très essoufflé. Il tousse beaucoup ; son expectoration est muco-purulente abondante. Il a craché du sang à plusieurs reprises en petite quantité. Son appétit est capricieux ; il digère mal et vomit fréquemment. Il n'a pas de diarrhée ni de coliques. Il a été obligé de cesser tout travail.

A l'examen de la poitrine, je note ce qui suit :

Le soulèvement inspiratoire du côté gauche du thorax est très incomplet.

En avant, à la percussion, matité au-dessus et au-dessous de la clavicule gauche, dans une étendue de quatre travers de doigt.

A l'auscultation, dans la hauteur de la matité, respiration caverneuse;

gargouillements nombreux et abondants ; pectoriloquie parfaite. Au-dessous, respiration très rude jusqu'à la base.

A droite, rien de notable.

En arrière, le côté gauche se soulève moins que le côté opposé.

A la percussion, à gauche, diminution de sonorité dans toute la hauteur.

A l'auscultation, dans la fosse sus-épineuse gauche, respiration rude ; retentissement de la voix ; pas de râles ni de craquements.

A droite, la respiration est normale.

Diagnostic : Excavation au sommet du poumon gauche.

Mis au traitement spécifique, le malade le continue, avec les interruptions convenables, jusqu'au 29 décembre 1858. Alors il y a à peine de la toux ; l'expectoration est réduite à trois ou quatre crachats le matin. L'embonpoint est sensible. Les forces sont bonnes, et le malade peut marcher beaucoup et vaquer à ses affaires. Il n'a ni fièvre, ni frissons, ni sueurs nocturnes. Son appétit est bon ; il digère bien et ne vomit plus. Les douleurs thoraciques ont à peu près disparu. Il n'est plus essoufflé. Il dort bien. Il ne crache plus de sang.

État local :

Le soulèvement du côté gauche du thorax se fait toujours très incomplétement.

En avant, à la percussion, il y a toujours de la matité au-dessus et au-dessous de la clavicule gauche dans une hauteur de quatre travers de doigt.

A l'auscultation, dans l'étendue correspondante à la matité, respiration soufflante ; quelques petits gargouillements pendant les inspirations forcées ; pectoriloquie parfaite.

A droite, respiration normale.

En arrière, le côté gauche se soulève moins que le côté droit.

A la percussion, la sonorité est encore un peu diminuée à gauche.

A l'auscultation, à gauche, la respiration est normale, sauf un peu de rudesse.

A droite, rien de notable.

14 octobre 1859. — La santé du malade est parfaite. Aucun des symptômes généraux n'a reparu. Il continue d'aller toute la journée à ses affaires. Il n'a pas beaucoup engraissé depuis le 29 décembre, mais il ajoute qu'il a toujours été maigre. Du reste, pas de fièvre ni de frissons ; pas de sueurs nocturnes ; bon appétit ; pas de dyspepsie ni de vomissements. Les seuls phénomènes morbides dont il reste encore quelque trace dans l'état général sont la toux et l'expectoration, quoiqu'elles soient à peu près insignifiantes.

Quant à l'état local, il est à peu près le même que lors du dernier examen, c'est-à-dire qu'on retrouve de la matité au sommet du poumon gauche, avec une respiration soufflante et de la pectoriloquie.

Dans le reste de la hauteur de ce côté, ainsi que du côté opposé, la respiration est normale.

Mars 1861. — Ce malade continue à jouir d'une santé complète.

OBSERVATION CXIX.

PHTHISIE AU TROISIÈME DEGRÉ.

Durée antérieure : Six ans.
Symptômes : Hémoptysies. — Amaigrissement. — Faiblesse. — Toux. — Expectoration. — Dyspnée. — Fièvre. — Inappétence. — Vomissements.
Lésion : Excavation à droite ; tubercules ramollis à la base du poumon droit et disséminés dans sa partie postérieure.
Résultat du traitement : Disparition des symptômes généraux ; persistance des signes de l'excavation.
Durée du traitement : Onze mois.

M. T....., âgé de cinquante et un ans, natif des États-Unis.

Juin 1858. — Le malade souffre de son affection depuis six ans. Il a eu de fréquentes hémoptysies, en quantités assez considérables, mais depuis un an surtout elles se renouvellent presque toutes les semaines. Il a maigri d'une manière très notable ; il a vu peu à peu ses forces disparaître et aujourd'hui il est dans un état de faiblesse très grande. Il a une toux très fréquente et qui le fatigue beaucoup ; son expectoration est muco-purulente, d'abondance médiocre. Il est très essoufflé. Il a la fièvre le soir. Il transpire peu la nuit, mais les sueurs sont continues. Son appétit s'est perdu. Ses digestions se font assez bien, mais très souvent le matin il lui arrive de vomir. Les garde-robes sont naturelles.

A l'examen de la poitrine, je note ce qui suit :

Les côtes se soulèvent imparfaitement du côté droit.

En avant, à la percussion, matité dans les régions sus- et sous-claviculaires, et dans presque toute la hauteur du côté droit. A gauche sonorité normale.

A l'auscultation, à droite, au-dessus de la clavicule, respiration caverneuse ; gargouillements très abondants pendant la toux ; pectoriloquie parfaite. Les mêmes phénomènes se perçoivent au-dessous de la clavicule. Plus bas et presque jusqu'à la base, gargouillements et râles humides nombreux.

A gauche, respiration exagérée.

En arrière, l'épaule droite se soulève moins que l'épaule gauche.

A la percussion, diminution de sonorité dans toute la hauteur du côté droit.

A l'auscultation, dans la fosse sus-épineuse, quelques craquements que l'on retrouve disséminés dans toute la hauteur et surtout nombreux à la base.

A gauche, respiration exagérée.

Diagnostic : Excavation occupant presque toute la hauteur du poumon droit en avant ; tubercules ramollis à la base et disséminés dans toute la partie postérieure du même côté.

Avril 1850. — Le traitement a été continué jusqu'à aujourd'hui, en le modifiant ou l'interrompant suivant que l'exigeait l'état du malade. Si ce n'est un peu de dyspnée pour monter, et un peu de toux et d'expectoration qui reviennent encore de temps en temps, il se trouve tout à fait bien. Après un mois de médication les hémoptysies avaient cessé. Cependant dans le courant de l'été le malade a encore craché une ou deux fois du sang, mais une seule hémoptysie a présenté quelque gravité et j'ai dû recourir à une application de sangsues pour l'arrêter. Les forces sont revenues, ainsi que l'appétit. Il n'y a plus de fièvre ni de sueurs nocturnes, et le malade ne vomit plus.

Voici quel est l'état local :

Le soulèvement des côtes est toujours inégal des deux côtés.

A la percussion, matité au-dessus de la clavicule droite et au-dessous dans une hauteur de trois travers de doigt.

A l'auscultation, dans l'étendue de la matité, respiration soufflante ; pectoriloquie parfaite. Au-dessous la respiration est plus faible qu'à gauche et pendant la toux, on entend un cliquetis éloigné.

En arrière, sonorité normale à la percussion.

A l'auscultation, à droite, la respiration est plus rude que du côté opposé, sans râles ni craquements.

A cette époque, le malade appelé aux États-Unis par ses affaires, partit pour ce pays. Il fit ce voyage sans aucun accident, et revenu à Paris au mois de juin, il put partir de nouveau pour l'Allemagne peu de temps après. Il passa l'hiver dans ce pays, mais à la suite d'un refroidissement il y fut pris de pleurésie du côté gauche. Un traitement antiphlogistique convenable en fit disparaître tous les symptômes, et le malade put revenir à Paris au mois d'octobre suivant. A l'examen de sa poitrine, je trouve une respiration soufflante et de la pectoriloquie, à droite, comme précédemment, mais de plus quelques gargouillements pendant la toux et quelques râles humides à la base.

A gauche, un bruit de frottement très marqué.

Quant à l'état général, il est un peu moins bon, et quoique le malade ait pris des hypophosphites pendant son absence, il n'en a pas retiré d'amélioration. Je lui ordonne de suspendre pour le moment tout traitement ; mais comme il veut partir pour l'Italie, je lui donne une médication à suivre dans ce pays. A son retour à Paris au mois de mars, le malade me dit qu'il a toussé davantage pendant son absence, qu'il a maigri, que ses forces ont diminué et qu'il est plus essoufflé.

A l'auscultation je note, comme lors du dernier examen, une respiration soufflante avec pectoriloquie, du côté droit, gargouillements et quelques râles humides disséminés jusqu'à la base.

A gauche, la respiration est plus rude qu'à l'état normal, sans bruit de frottement.

En arrière, à la base du côté droit, on perçoit quelques craquements secs.

Le malade n'avait donc retiré aucun avantage de son voyage en Italie. Il est vrai qu'il avait suivi un traitement souvent intempestif, et que les doses d'hypophosphites fixées par moi étaient probablement un peu trop élevées.

Au bout de deux mois d'un traitement antiphlogistique convenable, tous les phénomènes morbides du côté droit avaient disparu, sauf la respiration soufflante et la pectoriloquie.

Quant à l'état général, les forces étaient bonnes; les sueurs nocturnes avaient disparu. La toux, l'expectoration et la dyspnée étaient presque nulles. Le malade mangeait avec appétit; il avait pris de l'embonpoint. Il n'avait plus de fièvre. Les hémoptysies et les vomissements étaient supprimés.

Au mois de juin, il put repartir pour les États-Unis. Depuis lors j'ai eu de ses nouvelles; sa santé continuait à être parfaite.

OBSERVATION CXX.

PHTHISIE AU TROISIÈME DEGRÉ.

Durée antérieure : Dix-huit mois.

Symptômes : Faiblesse. — Amaigrissement. — Fièvre. — Sueurs nocturnes. — Gêne dans le décubitus. — Douleurs thoraciques. — Dyspnée. — Toux. — Expectoration. — Hémoptysies. — Inappétence. — Cessation de travail.

Lésion : Excavation occupant la partie supérieure du poumon droit ; tubercules ramollis disséminés dans le reste de cet organe.

Résultat du traitement : Disparition presque complète des symptômes généraux ; persistance des signes de l'excavation.

Durée du traitement : Six mois.

Mademoiselle B..., trente-sept ans.

Octobre 1858. — La maladie n'est pas héréditaire. Elle a débuté il y a dix-huit mois par des rhumes continuels. Elle a complétement perdu ses forces et a beaucoup maigri. Elle a une fièvre continuelle, rarement avec frissons. Les sueurs nocturnes sont peu fréquentes et l'insomnie médiocre. Elle ne peut se coucher sur le côté droit et accuse une douleur dans cette région. Elle est très essoufflée ; elle tousse beaucoup et expectore des crachats muco-purulents très abondants. Elle a des hémoptysies toutes les deux ou trois semaines de quantité médiocre. Elle ne saigne pas du nez. Son appétit s'est perdu. Elle ne vomit pas et digère bien. Elle a quelquefois de la diarrhée. Ses règles viennent régulièrement, sans pertes blanches.

La malade a été obligée d'abandonner toute espèce d'occupation, et peut à peine écrire un peu de temps en temps.

D'après les conseils de différents médecins elle a usé déjà de divers moyens, notamment de l'huile de foie de morue, du sirop d'iodure de fer ; de voyages en Italie..., sans obtenir d'amélioration marquée dans son état.

A l'examen, je note ce qui suit :

En avant, dépression marquée au-dessous de la clavicule droite. Soulèvement incomplet des côtes de ce côté.

A la percussion, matité dans toute la hauteur du côté droit, plus marquée dans sa moitié supérieure.

A l'auscultation, dans l'espace correspondant à la matité, respiration caverneuse avec gargouillements nombreux et pectoriloquie parfaite. Au-dessous, râles humides entremêlés de craquements secs avec retentissement de la voix.

A gauche, rien de notable.

En arrière, l'épaule droite se soulève moins que l'épaule gauche.

A la percussion, diminution de sonorité dans toute la hauteur du côté droit, plus marquée dans la fosse sus-épineuse.

A l'auscultation, dans la fosse sus-épineuse droite, respiration caverneuse ; gargouillements ; pectoriloquie parfaite. Au-dessous, respiration plus faible qu'à gauche avec quelques craquements secs disséminés et retentissement de la voix.

A gauche, respiration rude sans râles ni craquements.

Diagnostic : Excavation occupant la partie supérieure du poumon droit ; tubercules ramollis disséminés dans le reste de cet organe.

Mise au traitement par les hypophosphites, la médication fut continuée avec les interruptions convenables jusqu'en mars 1859. A cette époque, la malade avait recouvré ses forces. Elle avait sensiblement engraissé. La douleur thoracique avait disparu ainsi que la fièvre. Les fonctions digestives et l'appétit étaient bons. La toux et l'expectoration étaient à peu près insignifiantes. La dyspnée avait tellement diminué, que la malade pouvait faire de longues courses sans être essoufflée. La menstruation était régulière.

Quant aux signes physiques, ils étaient réduits à ceux produits par l'existence de l'excavation, c'est-à-dire qu'on notait encore de la matité à droite, et dans le même point une respiration soufflante et de la pectoriloquie. Les gargouillements avaient disparu presque entièrement et étaient remplacés par quelques craquements humides à la suite de la toux ou des inspirations forcées.

A ce moment la malade partit pour la Suisse. Peu de temps a près son arrivée dans ce pays, elle fut atteinte d'une pleurésie au côté gauche. Un traitement antiphlogistique convenable fit disparaître cette complication, et la malade revint à Paris dans le courant de l'hiver de 1859. J'examinai alors sa poitrine, et trouvai que les signes stéthoscopiques du côté droit étaient un peu moins favorables qu'à son départ, sans être à beaucoup près aussi intenses que lorsqu'elle avait commencé le traitement.

Les gargouillements étaient en partie revenus dans la moitié supérieure du poumon droit. De plus à la base du même côté, tant en avant qu'en arrière, on percevait quelques râles de nature et d'intensité variables. En avant, du côté gauche, il existait un point fixe douloureux. Dans le même endroit, on entendait à l'auscultation un bruit de frottement parfaitement marqué. Il y avait en outre quelques râles sibilants disséminés dans toute la hauteur.

A l'aide surtout de topiques externes, les signes morbides du côté gauche disparurent.

Dans le courant de l'année 1860, la malade s'est trouvée assez bien pour retourner dans son pays. Voici quel était son état :

Elle n'est pas encore tout à fait aussi forte qu'avant sa maladie. Elle a acquis de l'embonpoint. Elle n'a plus de fièvre ni de frissons. Elle dort bien et ne sue pas la nuit. Elle ne peut pas encore se coucher sur le côté droit mais sa douleur a disparu. Sa respiration se fait beaucoup plus librement. La toux est encore assez fréquente, surtout le matin. L'expectoration, presque entièrement muqueuse, est peu de chose. Il n'y a pas eu d'hémoptysies depuis plusieurs mois. L'appétit est très bon ; pas de dyspepsie ni de vomissements. Les règles viennent bien.

État local :

En avant, dépression considérable du côté droit. Soulèvement incomplet de ce côté pendant l'inspiration.

A la percussion, matité dans toute la hauteur à droite, mais surtout marquée dans la moitié supérieure.

A l'auscultation, au-dessus de la clavicule droite, respiration soufflante sans râles ni craquements, si ce n'est quelques rhonchus secs dans les inspirations forcées et pendant la toux; pectoriloquie parfaite. Mêmes phénomènes au-dessous de la clavicule. A la base, quelques râles sibilants entremêlés de râles crépitants fins.

A gauche, respiration normale.

En arrière, soulèvement imparfait de l'épaule droite.

A la percussion, diminution de sonorité dans la fosse sus-épineuse droite.

A l'auscultation, à droite, dans la fosse sus-épineuse, respiration soufflante avec pectoriloquie. Dans le reste de la hauteur, respiration à peu près normale.

A gauche, rien de notable.

OBSERVATION CXXI.

PHTHISIE AU TROISIÈME DEGRÉ.

Durée antérieure : Deux ans.
Symptômes : Faiblesse. — Amaigrissement. — Sueurs nocturnes. — Hémoptysies. — Dyspnée. — Toux. — Expectoration. — Gêne dans le décubitus. — Inappétence.
Lésion : Excavation à droite. — Tubercules au sommet du poumon gauche.
Résultat du traitement : Disparition des symptômes généraux et des signes du côté gauche, persistance des signes de l'excavation.
Durée du traitement : Vingt et un mois avec des interruptions.

M. W..., trente et un ans, né aux États-Unis.

Le malade dit qu'il a perdu une sœur de phthisie galopante, et qu'il a un frère scrofuleux.

Avril 1859. — La maladie a débuté au mois de mai 1857 par un rhume, à la suite de fatigues et d'excès de travail. A cette époque, le malade a fait dans l'intérêt de sa santé un voyage en Europe, puis il est retourné dans son pays. L'aggravation incessante qu'a éprouvée depuis sa maladie l'a engagé à entreprendre de nouveau le voyage d'Europe pour venir me consulter. Je le trouve dans l'état suivant :

Faiblesse très marquée. Il est obligé de temps en temps de cesser de s'occuper de ses affaires, et l'une de ces interruptions a été de sept mois. Amaigrissement notable : il pesait 158 livres avant sa maladie, aujourd'hui son poids est tombé à 140 livres. Sueurs la nuit ; hémoptysies abondantes et répétées ; très grande dyspnée ; toux modérée ; expectoration muco-purulente d'abondance médiocre (deux cuillerées à bouche environ dans les vingt-quatre heures); gêne dans le décubitus; inappétence. Pas de dyspepsie ni de diarrhée.

État local :

La dilatation du thorax se fait mal du côté droit.

En avant, à la percussion, matité au-dessus de la clavicule droite et au-dessous dans une étendue de trois travers de doigt. Plus bas, diminution de sonorité jusqu'à la base. A gauche, diminution de sonorité au sommet dans une étendue d'un travers de doigt.

A l'auscultation, à droite, au-dessus de la clavicule, respiration caverneuse ; gargouillements; pectoriloquie. Mêmes phénomènes au-dessous, dans toute l'étendue de la matité ; jusqu'à la base gros râles humides.

A gauche, quelques craquements secs surtout sensibles après la toux.

En arrière, l'épaule droite se soulève moins que l'épaule gauche.

A la percussion, matité dans la fosse sus-épineuse droite. Diminution de sonorité dans le reste de ce côté.

A l'auscultation, dans la fosse sus-épineuse droite, gargouillements éloignés pendant la toux ; retentissement de la voix.

A gauche, respiration normale.

Diagnostic : Excavation à droite. Quelques tubercules au sommet du poumon gauche.

Au bout de deux mois de traitement, le malade, obligé de repartir pour les États-Unis, y continua, d'après mes conseils, l'emploi des hypophosphites, mais à doses moindres que celles que je prescris lorsque la médication peut être surveillée. Sous l'influence de ce traitement que je l'avais engagé à interrompre de temps en temps, tous les symptômes généraux disparurent, sauf ceux qui dépendaient de l'état local, savoir : la toux, l'expectoration et la dyspnée. Le malade reprit de l'embonpoint, put s'occuper de ses affaires et se crut guéri. Mais au commencement du printemps de 1860, il commença à se plaindre de gêne dans la poitrine, de douleur dans le côté droit. La toux devint plus fréquente et plus sèche ; la dyspnée augmenta. Enfin ces symptômes furent suivis de plusieurs hémoptysies. Les choses continuèrent ainsi avec des alternatives de mieux et de pire lorsqu'il se décida à revenir des États-Unis me consulter.

A cette époque (septembre 1860), je trouve la poitrine du malade dans l'état suivant :

En avant, à la percussion, matité au-dessus de la clavicule droite et au-dessous dans une étendue de trois travers de doigt. Sonorité un peu diminuée dans le reste de ce côté, ainsi qu'au sommet gauche.

A l'auscultation, à droite, respiration caverneuse dans l'espace correspondant à la matité ; quelques petits gargouillements éloignés vers la partie moyenne du poumon. Dans le reste de la hauteur, respiration rude. Pendant les inspirations forcées on ne perçoit nulle part de râles ni de craquements, mais seulement quelques rhonchus.

A gauche, respiration rude.

En arrière, à la percussion, matité dans la fosse sus-épineuse droite ; diminution de sonorité dans le reste de ce côté.

A l'auscultation, dans la fosse sus-épineuse droite, gargouillements éloignés pendant la toux ; retentissement de la voix. Dans le reste de la hauteur, respiration très rude sans râles ni craquements.

A gauche, respiration rude.

Depuis quelque temps la toux est devenue encore plus fréquente et plus fatigante ; la dyspnée est considérable.

Évidemment il y avait ici un état d'engouement favorisé au moins par la continuation intempestive des hypophosphites.

Un traitement approprié fit disparaître ces phénomènes, et aujourd'hui (avril 1861) le malade se porte aussi bien qu'il l'a jamais fait. Ses forces sont excellentes. Il a passé l'hiver à Paris et il a pu sortir par tous les temps ; il a pris de l'embonpoint et pèse 150 livres. Pas de sueurs la nuit ; plus d'hémoptysies ; respiration facile et possibilité de monter quatre ou cinq étages sans difficulté ; toux le matin seulement pour amener l'expectoration de cinq ou six crachats blancs et muqueux ; bon appétit, facies excellent.

Quant aux signes physiques de l'excavation, ils persistent dans le même état, si ce n'est que les gargouillements perçus pendant la toux sont encore moins marqués. La rudesse du bruit respiratoire que l'on avait notée a disparu.

OBSERVATION CXXII.

PHTHISIE AU TROISIÈME DEGRÉ. — LARYNGITE.

Durée antérieure : Six mois.
Symptômes : Amaigrissement. — Faiblesse. — Toux. — Expectoration. — Hémoptysies. — Raucité. — Anorexie. — Dyspepsie. — Gêne dans le décubitus.
Lésion : Excavation à droite. — Tubercules ramollis au sommet gauche en avant. — Insuffisance et rétrécissement aortiques.
Résultat du traitement : Disparition des symptômes généraux. — Persistance des signes de l'excavation.
Durée du traitement : Un an.

M. D....., trente-six ans.

Juillet 1859. — Le malade a perdu son père d'une maladie de poitrine, compliquée d'affection cardiaque.

Début il y a six mois, par de la toux et un sifflement dans la gorge. Le malade a pris alors un sirop, et au bout de six semaines la toux et le sifflement ont disparu; mais ils n'ont pas tardé à reparaître et ont été suivis d'un crachement de sang d'environ deux cuillerées à bouche. Les hémoptysies se sont alors succédé à trois reprises différentes.

Aujourd'hui le malade est dans l'état suivant :

Amaigrissement marqué, faiblesse considérable; toux médiocre, expectoration de trois ou quatre crachats le matin; voix très faible et presque suspirieuse; anorexie, dyspepsie; pas de vomissements; pas de fièvre ni de sueurs nocturnes; impossibilité du décubitus sur le côté droit. Pouls, 120.

Malgré l'excision de la luette, qui présentait chez ce malade un allongement considérable, la toux a conservé le même caractère quinteux.

État local :

Dépression marquée au-dessous des deux clavicules; soulèvement imparfait des deux côtés de la poitrine, surtout à droite.

A la percussion, matité dans toute la hauteur du côté droit. Diminution de sonorité à gauche au-dessus de la clavicule et au-dessous, dans une étendue de deux travers de doigt.

A l'auscultation, à droite, au-dessus de la clavicule, gros râles humides, retentissement de la voix; au-dessous, dans une étendue de trois travers de doigt, respiration caverneuse; gargouillements; pectoriloquie imparfaite. Plus bas, respiration rude avec quelques craquements humides.

A gauche, au-dessus de la clavicule, craquements humides assez nombreux. Mêmes phénomènes au-dessous de la clavicule.

Au cœur, bruit de souffle au premier temps et à la base, se prolongeant vers les carotides.

En arrière, à la percussion, diminution de sonorité dans toute la hauteur du côté droit.

A l'auscultation, à droite, diminution du bruit respiratoire dans toute l'étendue de ce côté.

A gauche, respiration à peu près normale.

Diagnostic : Excavation à droite. Tubercules ramollis au sommet gauche en avant. Insuffisance et rétrécissement aortiques.

Sous l'influence du traitement spécifique, les signes généraux disparurent successivement; la toux cessa complétement, l'expectoration se réduisit à un ou deux crachats chaque jour; la voix revint.

A l'auscultation, à gauche, le bruit respiratoire devint normal.

A droite, les gargouillements diminuèrent.

En avril 1860, le malade eut une attaque de grippe, ses forces diminuèrent; il accusa de violentes douleurs thoraciques, de la gêne pour le décubitus, de la fièvre et des frissons le soir. Il n'y eut pas de sueurs nocturnes, et la voix se maintint bonne.

A l'auscultation, le sommet gauche présenta des signes d'engouement : respiration rude, retentissement de la voix, quelques rhonchus.

A droite, les gargouillements devinrent plus gros et plus marqués.

Sous l'influence d'un traitement approprié, ces signes disparurent promptement ; mais de nouveau, au mois d'août, le malade, à la suite d'un refroidissement, éprouva les mêmes symptômes. La toux et l'expectoration revinrent, la dyspnée s'accrut considérablement. Il y eut de plus une hémoptysie. On appliqua des sangsues à l'anus, et tout rentra dans l'état antérieur. Le malade ne fut retenu chez lui que trois ou quatre jours.

Depuis lors le malade jouit d'une santé satisfaisante. Il a autant d'embonpoint que jamais il en a eu, dit-il : il a recouvré ses forces et sort par tous les temps; à peine de la toux; expectoration le matin d'environ une cuillerée à café; voix bonne, appétit excellent, digestions parfaites. Le seul symptôme dont il se plaigne est une dyspnée assez marquée, dépendant probablement de l'affection cardiaque.

Pouls, 80.

Quant à l'état local, on perçoit du côté droit une respiration caverneuse, sans râles ni craquements, mais avec un cliquetis éloigné à la suite de la toux. Pectoriloquie.

A gauche, rien d'anormal.

Ce malade est dans un état moins satisfaisant que les autres, quoique les signes généraux aient disparu presque complétement et que l'état local se soit notablement amélioré. Cependant la dyspnée a augmenté, malgré cet amendement de l'état organique pulmonaire : nouvelle preuve de ce que j'ai déjà avancé, à savoir, que l'influence des hypophosphites est d'autant plus marquée, que la diathèse tuberculeuse existe sans complication, et que le pronostic d'un cas soumis au traitement spécifique se déduit directement de l'étendue de la lésion organique au moment de commencer la médication.

OBSERVATION CXXIII.

PHTHISIE AU TROISIÈME DEGRÉ. — LARYNGITE.

Durée antérieure : Plusieurs années.
Symptômes : Laryngite. — Faiblesse. — Amaigrissement. — Fièvre. — Frissons. — Sueurs nocturnes. — Dyspnée. — Toux. — Expectoration. — Hémoptysies. — Douleurs thoraciques. — Inappétence. — Dyspepsie. — Vomissements. — Cessation de travail.
Lésion : Excavation occupant le tiers supérieur du poumon gauche ; tubercules ramollis disséminés jusqu'à la base du même organe en avant.
Résultat du traitement : Disparition des symptômes généraux. Persistance des signes de l'excavation et de quelques signes de laryngite.
Durée du traitement : Quinze mois et demi.

M. P......., cinquante-quatre ans, marié.

Août 1859. — Le malade tousse déjà depuis plusieurs années, mais il y a un mois il a éprouvé une telle aggravation de tous les symptômes de son affection, qu'il a été obligé de quitter toute occupation pour se soigner. Il dit ne pas avoir eu de parents qui aient souffert de la poitrine. Ses forces sont complétement perdues. Il a maigri considérablement. Chaque soir il a une fièvre très intense accompagnée de frissons. Il sue abondamment la nuit. Il est très essoufflé, et le moindre mouvement le met tout de suite hors d'haleine. Il a une toux presque continuelle. Son expectoration est muco-purulente, très abondante. Il a craché du sang à plusieurs reprises et en assez grande quantité chaque fois. Il n'a pas saigné du nez. Il accuse une douleur au-dessous de l'omoplate gauche. Il dort assez bien et n'éprouve pas de difficulté pour le décubitus. Son appétit s'est perdu et ses digestions sont devenues très pénibles. Chaque matin il a des nausées et très souvent des vomissements. Pas de diarrhée ni de constipation.

La voix est complétement suspirieuse et la pression sur le larynx est douloureuse.

Le malade a déjà consulté plusieurs médecins, et suivi plusieurs traitements différents dont il ne se rappelle pas les éléments.

État local :

L'expansion thoracique se fait mal du côté gauche.

A la percussion, matité dans toute la hauteur, à gauche.

A l'auscultation, dans le tiers supérieur du poumon gauche, respiration caverneuse, avec gargouillements devenant très gros et très abondants pendant la toux. Dans le reste de ce côté gros râles humides. Les phénomènes vocaux manquent à cause de la faiblesse de la voix.

A droite, la respiration est normale.

En arrière, soulèvement incomplet de l'épaule gauche pendant l'inspiration.

A la percussion, diminution de sonorité dans toute la hauteur du côté gauche.

A l'auscultation, dans la fosse sus-épineuse gauche, ainsi que dans la partie moyenne de la région intra-scapulaire, respiration caverneuse avec gargouillements nombreux, augmentant pendant la toux. Pas de phénomènes vocaux appréciables.

A droite, rien d'anormal.

Diagnostic : Excavation occupant le tiers supérieur du poumon gauche. Tubercules ramollis disséminés jusqu'à la base du même organe en avant.

Mis au traitement par les hypophosphites, le malade se trouve dans l'état suivant le 12 décembre 1860 :

Il dit se porter parfaitement bien, sauf un sentiment de picotement dans la gorge qui revient de temps en temps. Sa voix, bonne le matin, est encore rauque et suspirieuse le soir. Il a aussi encore un peu de toux et d'expectoration. Du reste, ses forces sont tout à fait revenues et il peut vaquer à ses affaires. Il a passé l'été à la campagne et pouvait faire des promenades de deux lieues, dit-il, sans être essoufflé ni fatigué. Il a très sensiblement engraissé et n'a jamais été même avant sa maladie aussi corpulent qu'à présent. Déjà depuis longtemps il n'a plus ni fièvre, ni frissons, ni sueurs nocturnes. Il n'éprouve ni insomnie, ni gêne dans le décubitus. Son appétit est très bon ; ses digestions ne sont plus pénibles, et il n'a plus ni nausées ni vomissements le matin. Pas d'hémoptysies ni d'épistaxis. En un mot il a le facies et l'extérieur d'une personne en parfaite santé.

A l'examen je note ce qui suit :

En avant, soulèvement incomplet du côté gauche pendant l'inspiration.

A la percussion, à gauche, matité dans toute la hauteur, plus marquée dans une étendue de trois travers de doigt au-dessous de la clavicule. A droite, sonorité normale.

A l'auscultation, à gauche, respiration soufflante surtout dans l'espace correspondant à la matité principale ; retentissement considérable de la toux, qui est accompagnée de quelques petits gargouillements fins entremêlés de quelques râles secs ; pectoriloquie imparfaite à cause de la faiblesse de la voix. Au-dessous, quelques râles sibilants et quelques craquements secs, mais seulement dans les inspirations forcées.

A droite, expansion vésiculaire normale.

En arrière, le soulèvement du thorax dans les inspirations est moins marqué à gauche.

A la percussion, diminution de sonorité dans toute la hauteur du côté gauche, plus marquée dans la fosse sous-épineuse.

A l'auscultation, respiration exagérée à gauche dans toute la hauteur, sans râles ni craquements d'aucune espèce. Dans la partie moyenne de la région intra-scapulaire, expiration soufflante et retentissement de la voix.

A droite, la respiration est normale.

En avril 1861. — Le malade continuait d'être en parfaite santé.

OBSERVATION CXXIV.

PHTHISIE AU TROISIÈME DEGRÉ. — LARYNGITE.

Durée antérieure : Un an.

Symptômes : Amaigrissement — Faiblesse. — Dyspnée. — Sueurs nocturnes. Fièvre et frissons. — Insomnie. — Douleurs thoraciques. — Gêne dans le décubitus. — Toux. — Expectoration. — Hémoptysies. — Raucité. — Vomissements. — Inappétence. — Dyspepsie. — Diarrhée.

Lésion : Excavation occupant la partie supérieure du poumon droit. — Tubercules ramollis disséminés dans le reste de cet organe en avant et à son sommet en arrière.

Résultat du traitement : Disparition des symptômes généraux. Persistance des signes de l'excavation.

Durée du traitement : Quinze mois.

M. D......, trente-deux ans.

Août 1859. — Le malade souffre de son affection depuis un an. Il a maigri considérablement; il a presque complétement perdu ses forces; il est très essoufflé ; il sue la nuit très abondamment ; il a la fièvre le soir avec frissons. Son pouls bat 100 pulsations. Il dort mal. Il accuse une douleur très vive dans le côté droit de la poitrine, et le décubitus est impossible sur cette région. Sa toux est continuelle ; son expectoration est muco-purulente nummulaire, d'environ un demi-verre par jour. Il a craché du sang. Sa voix est rauque et faible. Il vomit fréquemment à la suite de quintes de toux. Son appétit s'est perdu. Il digère mal. Il a irrégulièrement la diarrhée. Très souvent, dit-il, il est obligé de cesser de s'occuper de ses affaires.

État local :

En avant, soulèvement inspiratoire incomplet du côté droit ; expansion diminuée à gauche.

A la percussion, matité au-dessus de la clavicule droite et au-dessous dans toute la hauteur. Diminution de sonorité au-dessous de la clavicule gauche.

A l'auscultation, au-dessus de la clavicule droite, gros râles humides ; retentissement considérable de la voix. — Mêmes phénomènes au-dessous de la clavicule et dans les deux tiers supérieurs du poumon. Plus bas, râles humides fins.

A gauche, respiration très rude avec retentissement de la voix au sommet du poumon.

En arrière, soulèvement incomplet de l'épaule droite.

A la percussion, matité dans la fosse sus-épineuse droite ; diminution de sonorité dans la fosse sous-épineuse du même côté. A gauche, sonorité normale.

A l'auscultation, à droite, respiration rude avec quelques craquements secs dans la fosse sus-épineuse.

A gauche, la respiration est normale.

Diagnostic : Tubercules ramollis occupant toute la hauteur du poumon droit en avant et son sommet en arrière. Tubercules crus au sommet gauche.

Mis au traitement spécifique, les symptômes généraux disparurent, moins un peu de dyspnée. L'amaigrissement diminua, mais peu sensiblement. Les sueurs nocturnes revenaient encore irrégulièrement. Du reste les hémoptysies cessèrent ; la toux et l'expectoration disparurent ; les forces revinrent. La fièvre fut supprimée ainsi que les frissons, l'insomnie et la douleur thoracique. L'appétit devint bon, et il n'y eut plus ni dyspepsie, ni vomissements, ni diarrhée. La voix était à peu près normale.

Malgré cela les signes stéthoscopiques continuèrent à s'aggraver, et au mois de novembre les râles humides qu'on percevait primitivement au-dessous de la clavicule droite furent remplacés par une respiration caverneuse accompagnée de gargouillements. Du côté gauche, la respiration rude devint plus moelleuse sans recouvrer cependant son caractère normal.

Il s'était donc formé une excavation, et mon premier diagnostic devait être remplacé par le suivant :

Excavation occupant la partie supérieure du poumon droit. Tubercules ramollis occupant le reste de cet organe en avant et son sommet en arrière.

Dans le courant de l'hiver il y eut à trois reprises différentes recrudescence de la toux et de l'expectoration, avec retour momentané des symptômes généraux, fièvre, insomnie, inappétence, dyspepsie, diarrhée. Cet état céda facilement à un traitement antiphlogistique approprié. Une fois au printemps il y eut une hémorrhagie assez abondante, à la suite de fatigue et de refroidissement éprouvés par le malade pendant un voyage.

En même temps que les gargouillements devinrent plus prononcés du côté droit, une douleur assez vive se manifesta à gauche, et à l'auscultation je notai au sommet du poumon de ce côté quelques rhonchus et quelques râles sibilants avec retentissement de la voix. Il y avait donc lieu de craindre un ramollissement du dépôt tuberculeux, dont l'existence avait été constatée au début du traitement. L'administration de deux vomitifs et l'application de quelques sangsues amenèrent la disparition de ces symptômes.

En octobre 1860, voici quel est l'état de ce malade.

Il a pris de l'embonpoint. Il ne se sent plus d'aucune faiblesse et peut s'occuper de ses affaires. Il tousse encore un peu le matin et rend environ deux cuillerées à café d'une expectoration mousseuse. Du reste la dyspnée, les sueurs nocturnes, ainsi que la fièvre et les frissons, ont disparu. Le sommeil est bon. Il n'y a plus de douleur thoracique ni de gêne dans le décubitus. Les hémoptysies ne reparaissent plus. La voix est revenue et le malade peut parler beaucoup sans inconvénient. L'appétit est bon. Les digestions sont excellentes, et il n'y a plus de vomissements, ni de diarrhée. Pouls, 70.

État local :

En avant, à droite, soulèvement inspiratoire incomplet.

A la percussion, diminution de sonorité au-dessus et au-dessous de la clavicule droite dans toute la hauteur. A gauche, légère diminution de sonorité au-dessus et au-dessous de la clavicule. A l'auscultation, à droite, au-dessus et au-dessous de la clavicule, dans une hauteur de deux travers de doigt, respiration soufflante, sans râles ni craquements; pectoriloquie parfaite. Pendant la toux, appliquant le stéthoscope à la partie moyenne du poumon, on entend de petits gargouillements éloignés immédiatement au-dessous. A la base, respiration rude avec quelques râles secs et quelques rhonchus dans les inspirations forcées.

A gauche, expansion vésiculaire normale dans toute la hauteur; léger retentissement de la voix au-dessous de la clavicule.

En arrière, à la percussion, diminution de sonorité dans la fosse sus-épineuse droite.

A l'auscultation, dans la fosse sus-épineuse droite, faiblesse du bruit respiratoire; retentissement de la voix. Dans le reste du poumon la respiration est normale.

A gauche, expansion vésiculaire normale dans toute la hauteur.

Ce malade continuait à se porter parfaitement bien en mai 1861, après avoir passé deux hivers.

OBSERVATION CXXV.

PHTHISIE AU TROISIÈME DEGRÉ. — LARYNGITE.

Durée antérieure : Deux ans.
Symptômes : Amaigrissement. — Faiblesse. — Dyspnée. — Fièvre. — Insomnie. — Douleurs thoraciques. — Gêne dans le décubitus. — Sueurs nocturnes. — Toux. — Expectoration. — Hémoptysies. — Inappétence. — Vomissements. — Raucité. — Diarrhée.
Lésion : Excavation occupant le tiers supérieur du poumon droit.
Résultat du traitement : Disparition des symptômes généraux. Persistance des signes de l'excavation.
Durée du traitement : Huit mois.

M. S...., vingt-neuf ans, né aux États-Unis.

Août 1859. — Le malade a perdu de la poitrine plusieurs personnes de sa famille. Il souffre depuis deux ans de son affection. Il a déjà employé successivement l'huile de foie de morue, les ferrugineux, le traitement alcoolique, le séjour dans les pays chauds.

Malgré ces moyens, sa maladie a fait des progrès incessants, et aujourd'hui l'amaigrissement est très grand. Il est très faible et peut à peine monter deux étages. Il est considérablement essoufflé. Il a la fièvre le soir, sans frissons. Pouls, 120. Il dort mal et accuse de vives douleurs à droite qui rendent le décubitus impossible sur ce côté. Il sue abondamment la nuit, principalement de la tête et du cou. La toux est incessante, sèche et quinteuse. Son expectoration consiste en crachats muco-purulents (environ trois quarts de verre) nageant dans un liquide abondant, salivaire et spumeux. Il a eu précédemment plusieurs hémoptysies. Son appétit s'est perdu. Il vomit presque tous les jours. La voix est rauque et il se plaint de picotements continuels dans la gorge. Je l'examine et constate un allongement très notable de la luette. Il a de temps en temps de la diarrhée.

État local :

En avant, le soulèvement du côté droit du thorax se fait imparfaitement.

A la percussion, matité dans le tiers supérieur du poumon droit.

A l'auscultation, à droite, dans l'espace correspondant à la matité, respiration caverneuse. Gargouillements nombreux. Pectoriloquie parfaite. Au-dessous, respiration rude jusqu'à la base.

A gauche, respiration rude.

En arrière, à la percussion, diminution de sonorité du côté droit.

A l'auscultation, à droite, dans les fosses sus- et sous-épineuses, respiration très rude, gargouillements éloignés; pectoriloquie imparfaite dans la partie supérieure de la région intrascapulaire du même côté.

Diagnostic : Excavation occupant le tiers supérieur du poumon droit.

Mis au traitement par les hypophosphites, ce malade éprouva un amendement très marqué de tous les symptômes généraux, moins la toux, qui demeura quinteuse, et les picotements de gorge qui persistèrent. Après avoir vainement essayé l'emploi de quelques gargarismes, je pratiquai l'excision de la luette, mais cette opération ne fut suivie d'aucun résultat bien sensible. Les quintes de toux qui arrivaient lorsque le malade prenait la position horizontale continuèrent avec autant de violence qu'auparavant. J'eus alors recours aux applications topiques iodées d'après la formule déjà donnée, à la suite desquelles la toux diminua d'intensité et de fréquence, en même temps que l'amélioration des symptômes généraux suivait une marche croissante, et que les signes de la lésion organique s'amoindrissaient pour atteindre leur minimum.

En mars 1860, je jugeai la guérison solidement établie et le malade quitta Paris. Il venait, comme on le voit, d'y passer l'hiver.

Il n'avait plus qu'un peu de toux le matin; son expectoration était presque nulle. Il n'accusait plus de dyspnée que pour monter rapidement un escalier. Sa voix était revenue. Il avait pris de l'embonpoint. Ses forces étaient très bonnes. La fièvre et les sueurs nocturnes avaient cessé, ainsi que les douleurs thoraciques. Il dormait bien. Son appétit était bon; il ne vomissait plus et n'avait plus de diarrhée.

État local :

Le soulèvement inspiratoire du côté droit est imparfait.

En avant, à la percussion, même matité à droite.

A l'auscultation, respiration soufflante avec pectoriloquie dans l'étendue de la matité, sans râles ni craquements.

A gauche, respiration normale.

En arrière, à la percussion, sonorité un peu diminuée à droite.

A l'auscultation, dans la partie supérieure de la région intra-scapulaire, retentissement considérable de la voix, avec quelques rhonchus pendant les inspirations forcées. Pas de gargouillements ; pas de râles ni de craquements.

A gauche, rien d'anormal.

Le malade est revenu à Paris au mois de juillet. L'état général était toujours excellent.

A l'auscultation, on retrouvait les mêmes signes qu'avant son départ, moins les rhonchus qui avaient disparu.

A cette époque il partit pour les États-Unis. J'ai eu de ses nouvelles depuis son arrivée dans ce pays. Sa santé continue à être parfaite.

OBSERVATION CXXVI.

PHTHISIE AU TROISIÈME DEGRÉ.

Durée antérieure : Trois ans.
Symptômes : Hémoptysies. — Faiblesse. — Amaigrissement. — Douleurs thoraciques. — Gêne dans le décubitus. — Fièvre. — Sueurs nocturnes. — Dyspnée. — Toux. — Expectoration. — Raucité. — Inappétence. — Dyspepsie. — Vomissements. — Diarrhée. — Diminution de travail.
Lésion : Excavation à gauche. — Tubercules ramollis dans le reste de la hauteur du même organe en avant. — Quelques tubercules au sommet droit.
Résultat du traitement : Disparition des symptômes généraux et des signes locaux du côté droit. — Persistance des signes de l'excavation.
Durée du traitement : Neuf mois.

M. V..., vingt-sept ans, non marié.

Septembre 1859. — Constitution faible ; tempérament lymphatico-sanguin ; facies amaigri ; teint cireux, doigts hippocratiques. A presque toujours été souffrant. Sa maladie actuelle a débuté, il y a trois ou quatre ans, par des crachements de sang. Il n'y a pas d'hérédité ; la faiblesse est grande et l'amaigrissement considérable. Il accuse des douleurs thoraciques vagues. Il éprouve de la gêne dans le décubitus sur le côté gauche ; il dort bien. Il a la fièvre chaque soir, quelquefois avec frissons. Il sue médiocrement la nuit. Il ne saigne pas du nez. Il a eu plusieurs hémoptysies légères. Il est, très essoufflé. Il tousse beaucoup et son expectoration est muco-purulente abondante. Sa voix est rauque et presque perdue. Son appétit est nul ; il digère mal et vomit fréquemment. Il a eu la diarrhée pendant tout l'hiver. Il a été obligé de diminuer beaucoup son travail et peut à peine donner deux heures de leçons par jour.

Depuis quelque temps il est forcé d'aller passer l'hiver dans le Midi, ne pouvant supporter la température de Paris.

État local :

Inégal soulèvement des deux côtés du thorax ; le côté gauche se soulevant à peine.

En avant, à la percussion, matité dans toute la hauteur du côté gauche. Diminution de sonorité du côté droit, dans une hauteur de deux travers de doigt.

A l'auscultation, à gauche, au-dessus de la clavicule, respiration soufflante avec gargouillements nombreux, entremêlés de craquements humides, toux caverneuse ; pectoriloquie parfaite. Mêmes phénomènes au-dessous de clavicule. Craquements humides disséminés jusqu'à la base.

A droite, au-dessus de la clavicule, respiration saccadée avec quelques craquements augmentant pendant la toux. Retentissement de la voix. Dans le reste du poumon la respiration est exagérée.

En arrière, à la percussion, matité dans la fosse sus-épineuse gauche.

A l'auscultation, à gauche, quelques craquements dans la fosse sous-épineuse ; à droite rien d'anormal.

Diagnostic : Excavation au sommet du poumon gauche. Tubercules ramollis occupant le reste de la hauteur du même organe en avant. Quelques tubercules commençant à se ramollir au sommet du poumon droit en avant.

Le traitement a été continué jusqu'au 26 mai 1860 ; alors le malade était dans l'état suivant :

Faiblesse beaucoup moindre ; pas de douleurs thoraciques ni de gêne dans le décubitus ; commencement d'embonpoint ; pas d'insomnie ; pas de fièvre ni de frissons ; pas de sueurs nocturnes ; il n'a eu qu'un seul crachement de sang très peu abondant ; l'essoufflement a très sensiblement diminué ; la toux est presque nulle et l'expectoration beaucoup moins abondante. Il n'y a presque plus de raucité. Pas de vomissements ; pas d'inappétence ; pas de diarrhée.

Le malade a repris son travail et le fait avec moins de fatigue, dit-il, qu'avant de tomber malade. Il a pu passer l'hiver dernier à Paris.

État local :

Inégal soulèvement des deux côtés du thorax : immobilité presque complète des parties sous-claviculaire et sous-mammaire gauches.

En avant, à la percussion, matité dans toute la hauteur du côté gauche, et diminution de sonorité dans une hauteur de deux travers de doigt du côté droit.

A l'auscultation, à gauche, dans les régions sus- et sous-claviculaires, respiration caverneuse sans gargouillements, même pendant la nuit ; pectoriloquie parfaite ; toux caverneuse sans râles ni craquements. Pendant les efforts de toux on entend à la fin quelques gros craquements humides.

A droite, au-dessus de la clavicule, respiration saccadée et un peu de retentissement de la voix. Dans le reste du poumon, respiration normale.

En arrière, à la percussion, matité dans la fosse sus-épineuse gauche.

A l'auscultation, à gauche, dans la fosse sus-épineuse, respiration faible. Dans le reste de la hauteur respiration normale.

A droite, rien d'anormal.

Le malade a quitté Paris à cette époque, et depuis je n'ai pas eu de ses nouvelles.

OBSERVATION CXXVII.

PHTHISIE AU TROISIÈME DEGRÉ.

Durée antérieure : Cinq ans.
Symptômes : Faiblesse. — Amaigrissement. — Dyspnée. — Toux. — Expectoration. — Fièvre. — Frissons. — Sueurs nocturnes. — Douleurs thoraciques. — — Inappétence. — Gêne dans le décubitus. — Dyspepsie. — Vomissements. — Diarrhée.
Lésion : Excavation à droite. — Tubercules au sommet du poumon gauche en avant.
Résultat du traitement : Disparition des symptômes généraux et des signes stéthoscopiques du côté gauche ; persistance des signes de l'excavation.
Durée du traitement : Sept mois.

Madame H...., trente ans, née en Angleterre.

Octobre 1859. — La maladie n'est pas héréditaire, elle a débuté il y a cinq ans. Aujourd'hui la malade est dans un état de faiblesse très grande. Elle marche très difficilement et il lui est impossible de monter un seul étage. Elle a maigri considérablement. Elle est très essoufflée. La toux est extrêmement fatigante et très fréquente. Son expectoration est muco-purulente, très abondante (environ un demi-litre par jour). Elle n'a pas craché de sang. Elle a la fièvre le soir avec frissons. Elle sue la nuit, principalement de la tête et du cou. Elle accuse une douleur dans le côté droit de la poitrine, et il lui est impossible de se coucher sur ce côté non plus que sur le dos. Son appétit s'est complétement perdu. Elle digère mal et vomit fréquemment. Elle a quelquefois de la diarrhée. Ses règles continuent à venir régulièrement. Pouls, 120.

Elle a déjà suivi différents traitements et a pris de l'huile de foie de morue pendant plusieurs années.

État local :

En avant, dépression considérable au-dessous de la clavicule droite. Expansion thoracique presque nulle de ce côté.

A la percussion, matité dans toute la hauteur du côté droit. A gauche, diminution de sonorité au-dessous de la clavicule dans une étendue de deux travers de doigt.

A l'auscultation, à droite, respiration caverneuse ; pectoriloquie marquée au-dessus et au-dessous de la clavicule dans une étendue de trois travers de doigt. Gargouillements gros et nombreux dans toute l'étendue.

A gauche, dans l'espace correspondant à la matité, craquements secs assez nombreux, augmentant beaucoup pendant la toux.

En arrière, à la percussion, matité dans toute la hauteur du côté droit.

A l'auscultation, diminution du bruit respiratoire dans toute l'étendue du poumon droit ; retentissement de la voix dans la fosse sus-épineuse.

A gauche, respiration exagérée.

Diagnostic : Excavation à droite ; tubercules au sommet du poumon gauche en avant.

Avril 1860. — Sous l'influence du traitement spécifique, tous les symptômes généraux, après une amélioration rapide, disparurent successivement. Aujourd'hui la malade peut faire de longues promenades et monter chaque jour un quatrième étage sans inconvénient. La toux a disparu presque complétement et l'expectoration est réduite à environ une cuillerée à bouche par jour. Les sueurs nocturnes ont cessé, ainsi que la fièvre et la dyspnée. L'appétit est bon. Elle digère bien et ne vomit plus. La menstruation est régulière. Elle n'a plus de diarrhée. Pouls, 80.

A la percussion, on retrouve de la matité à droite.

A l'auscultation, à droite, respiration soufflante ; pectoriloquie ; gargouillements pendant la toux seulement. A la base quelques râles humides.

En arrière, la percussion et l'auscultation n'offrent rien d'anormal.

La malade est alors partie pour l'Angleterre. Elle est revenue à Paris au mois d'octobre suivant. Elle continuait à jouir d'une bonne santé. Malgré l'été malsain et humide de cette année, elle avait pu faire des promenades et même courir. Elle avait continué à prendre de l'embonpoint.

A l'auscultation, les râles humides du côté droit avaient disparu et l'on percevait à leur place un peu de râle crépitant.

OBSERVATION CXXVIII.

PHTHISIE AU TROISIÈME DEGRÉ.

Durée antérieure : Sept ans.
Symptômes : Amaigrissement. — Faiblesse. — Dyspnée, — Toux. — Expectoration. — Inappétence. — Sueurs nocturnes — Douleurs thoraciques. — Fièvre. — Leucorrhée. — Raucité.
Lésion : Excavation à gauche.
Résultat du traitement : Disparition des symptômes généraux. — Persistance des signes de l'excavation.
Durée du traitement : Cinq mois.

Miss H...., trente-quatre ans, née en Angleterre.

Octobre 1859. — La malade me dit qu'elle souffre depuis sept ans, et qu'elle a employé depuis lors une foule de traitements, notamment l'huile de foie de morue, les toniques, les amers, les ferrugineux, le séjour pendant l'hiver dans les pays chauds.

La maladie n'est pas héréditaire. Aujourd'hui l'amaigrissement est considérable; la faiblesse est extrême. Elle est tellement essoufflée, qu'on doit la porter pour monter au premier étage. La toux est très fréquente et très fatigante; son expectoration muco-purulente, d'environ un demi-verre. Elle a complétement perdu son appétit. Elle a quelques sueurs nocturnes. Elle accuse une douleur du côté gauche de la poitrine, cependant elle dort assez bien. Elle a la fièvre le soir. Pouls, 110. Elle n'a jamais craché de sang. Ses règles sont diminuées, mais viennent encore régulièrement. Elle a des pertes blanches. Pas de diarrhée; constipation.

De temps en temps cette malade souffre de phénomènes hystériques avec tympanite considérable et très douloureuse.

Sa voix est très-faible.

Enfin elle ajoute que depuis plusieurs années elle ne sort pas pendant l'hiver, elle peut seulement l'été prendre de l'exercice sur un poney.

A l'examen, je note ce qui suit :

En avant, le soulèvement inspiratoire est incomplet à gauche.

A la percussion, matité au-dessus de la clavicule gauche, et au-dessous dans une étendue de quatre travers de doigt. La sonorité est normale à droite.

A l'auscultation, dans l'espace correspondant à la matité, respiration caverneuse, avec gargouillements et pectoriloquie.

A droite, la respiration est normale.

En arrière, soulèvement incomplet de l'épaule gauche.

A la percussion, matité dans la fosse sus-épineuse gauche et diminution de sonorité dans la fosse sous-épineuse du même côté.

A l'auscultation, à gauche, respiration faible dans les fosses sus- et sous-épineuses. Dans la partie moyenne de la région intra-scapulaire, retentissement considérable de la voix; respiration soufflante.

A droite, rien d'anormal.

Diagnostic : Excavation à gauche.

Mise au traitement spécifique, cette malade put, au bout d'un mois, sortir à pied et passer l'hiver à Paris. Au bout de trois mois, tous les symptômes généraux avaient disparu et elle ne s'était jamais mieux portée de sa vie, disait-elle. Elle sortait à pied par tous les temps, faisait de longues courses et marchait aussi bien, sinon mieux, que deux de ses sœurs plus jeunes qu'elle, qui étaient venues pour l'accompagner.

Les signes locaux s'amendèrent progressivement, et en février 1860 je la jugeai assez bien rétablie pour qu'elle pût retourner chez elle.

A ce moment l'état général était excellent. Elle avait pris de l'embonpoint, quoique d'un *habitus* maigre. Ses forces étaient complétement revenues. La dyspnée avait disparu. Il y avait à peine de la toux, et l'expectoration se bornait à deux ou trois crachats. L'appétit était très bon. Les sueurs nocturnes avaient disparu, ainsi que la douleur thoracique. La fièvre avait cessé et le pouls était à 80. Les règles venaient régulièrement. Pas de diarrhée.

La voix était revenue.

État local :

Le côté gauche du thorax se soulève toujours incomplétement.

A la percussion, même matité du côté gauche.

A l'auscultation, à gauche, les gargouillements ont disparu, et l'on perçoit une respiration soufflante avec de la pectoriloquie, sans râles ni craquements même pendant la toux.

A part cela, rien d'anormal.

Au moment de partir, la malade fut prise d'une attaque de grippe, avec fièvre intense.

A l'auscultation, signes nombreux de bronchite à droite. A gauche, en arrière, on retrouvait les mêmes signes, et il y avait de plus, en avant, des gargouillements abondants et une respiration caverneuse.

La malade garda le lit pendant huit jours. Au bout de ce temps les signes de bronchite avaient disparu, mais il restait encore quelques gargouillements du côté gauche. Ceux-ci, à leur tour, diminuèrent graduellement, et en avril la malade retourna chez elle. Elle présentait alors les signes de l'excavation constatée en février, et à part cela jouissait d'une santé parfaite.

Pendant son voyage, par un très mauvais temps, elle fut de nouveau prise de bronchite, et à son arrivée chez elle elle fut obligée de se mettre au lit à son grand chagrin et à celui de ses amis, qui, d'après sa correspondance, avaient espéré la trouver en bonne santé, mais à la grande joie des incrédules et des envieux. Traitée par le médecin de sa famille, d'après les indications que je lui avais tracées, cette complication disparut dans une quinzaine de jours, et elle put m'écrire qu'elle était dans le même état que lorsqu'elle avait quitté Paris.

Malgré l'été froid et humide (1860) que nous venons de traverser, cette dame a continué à jouir d'une parfaite santé. Elle a pu sortir par tous les temps sans autres précautions que celles que pourrait prendre toute personne délicate. Elle a pu retourner dans le monde, chose qui ne lui était pas arrivée depuis plusieurs années.

OBSERVATION CXXIX.

PHTHISIE AU TROISIÈME DEGRÉ. — LARYNGITE.

Durée antérieure : Deux ans.
Symptômes : Faiblesse. — Amaigrissement. — Sueurs nocturnes. — Insomnie. — Douleurs thoraciques. — Gêne dans le décubitus. — Fièvre et frissons. — — Dyspnée. — Toux. — Expectoration. — Hémoptysies. — Raucité. — Inappétence. — Vomissements.
Lésion : Excavation occupant les deux tiers supérieurs du poumon gauche. — Tubercules ramollis disséminés dans le reste de cet organe et dans les deux tiers supérieurs du poumon droit en arrière.
Résultat du traitement : Disparition des symptômes généraux et des signes de ramollissement à droite. Persistance des signes de l'excavation.
Durée du traitement : Neuf mois.

M. M...., trente ans.

Janvier 1860. — La maladie a débuté il y a deux ans. Aujourd'hui la faiblesse est assez marquée; l'amaigrissement est considérable, les sueurs nocturnes sont médiocres, mais le sommeil est très mauvais. Le malade accuse des douleurs thoraciques très vives à droite ; le décubitus est très difficile sur le côté gauche. Il a la fièvre le soir avec frissons. Pouls, 120. Il est très essoufflé et peut à peine monter un escalier. La toux est très fréquente, l'expectoration muco-purulente, d'abondance moyenne. Il a eu de fréquentes hémoptysies. La voix est rauque. L'appétit est nul, il vomit quelquefois le matin. Pas de diarrhée.

Etat local :

En avant, le côté gauche se soulève moins que le droit.

A la percussion, à gauche, matité au-dessus de la clavicule et au-dessous dans une hauteur de trois travers de doigt. La sonorité est diminuée dans le reste de ce poumon.

A l'auscultation, au-dessus de la clavicule gauche, respiration caverneuse avec pectoriloquie. Mêmes phénomènes au-dessous de la clavicule dans l'espace correspondant à la matité. Plus bas, et jusqu'à la base, craquements humides disséminés.

A droite, respiration rude au-dessus et au-dessous de la clavicule, dans une étendue de deux travers de doigt.

En arrière, l'épaule gauche se soulève imparfaitement.

A la percussion, matité dans les fosses sus- et sous-épineuses gauches.

Diminution de sonorité dans le reste du côté gauche et dans les fosses sus- et sous-épineuses droites.

A l'auscultation, à gauche dans les fosses sus- et sous-épineuses, respiration caverneuse avec pectoriloquie, craquements humides disséminés jusqu'à la base.

A droite, craquements humides dans les fosses sus- et sous-épineuses.

Diagnostic : Excavation occupant les deux tiers supérieurs du poumon gauche. Tubercules ramollis disséminés dans le reste de cet organe et dans les deux tiers supérieurs du poumon droit en arrière.

Comme ce malade habitait loin de Paris, le traitement a été fait un peu au hasard, aussi en est-il résulté deux fois des complications phlegmasiques graves qui l'ont forcé de s'aliter et ont mis sa vie en danger. Malgré cela l'amélioration a été assez rapide, et après quelques oscillations en sens contraire, elle s'est établie d'une manière permanente.

Au mois de septembre, l'état général était très bon. Le malade avait pu reprendre ses occupations, ce qui exigeait de longs et fréquents voyages qu'il supportait sans fatigue. Il avait pris de l'embonpoint. Il ne suait plus la nuit; il dormait bien, il n'accusait plus de douleurs thoraciques, ni de gêne dans le décubitus. Il n'avait plus de fièvre ni de frissons. Il n'était plus essoufflé. Sa voix était revenue. Il mangeait avec appétit et ne vomissait plus. Il ne crachait plus de sang. Les seuls symptômes dont il lui restait quelques traces étaient un peu de toux le matin, et un peu d'expectoration presque entièrement salivaire.

Etat local :

En avant, soulèvement inspiratoire incomplet du côté gauche.

A la percussion, matité à gauche au-dessus et au-dessous de la clavicule, dans une étendue de trois travers de doigt.

A l'auscultation, dans l'espace correspondant à la matité, respiration soufflante sans râles ni craquements même après la toux; pectoriloquie parfaite. Au-dessous la respiration est rude.

A droite, respiration normale.

En arrière, l'épaule gauche se soulève moins que l'épaule droite.

A la percussion, matité dans les fosses sus- et sous-épineuses gauches.

A l'auscultation, dans les fosses sus- et sous-épineuses gauches, respiration soufflante, pectoriloquie parfaite, sans râles ni craquements. Plus bas, respiration rude.

A droite, rien de notable.

J'ai revu ce malade en mars 1861. Il continuait à jouir d'une santé complète, et avait passé l'hiver sans accident aucun.

OBSERVATION CXXX.

PHTHISIE AU TROISIÈME DEGRÉ.

Durée antérieure : Quatre ans.
Symptômes : Hémoptysies. — Faiblesse. — Amaigrissement. — Dyspnée. — Sueurs nocturnes. — Fièvres. — Frissons. — Toux. — Expectoration. — Dyspepsie. — Vomissements. — Diarrhée irrégulière.
Lésion : Excavation à gauche. — Tubercules ramollis dans le reste de la partie antérieure du poumon gauche et son sommet en arrière.
Résultat du traitement : Disparition des symptômes généraux. Persistance des signes de la caverne.
Durée du traitement : Neuf mois.

M. T..... vingt-sept ans, non marié.

Janvier 1860. — Le malade a perdu sa mère d'une affection de poitrine. Il a toujours été d'une complexion très délicate, à tel point qu'il lui a été impossible de suivre ses études. Il a eu une première hémoptysie en 1856, depuis lors les crachements de sang se sont renouvelés plusieurs fois. Les symptômes de sa maladie ont éprouvé une aggravation considérable depuis un mois. Il a complétement perdu ses forces et a été obligé de cesser tout travail. Il a maigri très sensiblement. Il est si essoufflé, qu'il peut à peine monter un escalier. Il sue la nuit si abondamment, qu'il est obligé de changer plusieurs fois de linge. Il a irrégulièrement la fièvre et des frissons le soir. Sa toux est très intense ; son expectoration muco-purulente abondante, de plus d'un demi-verre par jour. L'appétit est mauvais. Ses digestions sont pénibles et il a souvent des vomissements. Il a de temps en temps de la diarrhée.

Pouls, 120.

Le malade me dit qu'il est fiancé et que l'époque de son mariage est fixée. Comme il doit avoir lieu dans un assez bref délai, je l'engage à en reculer la célébration.

État local :

En avant, le soulèvement des côtes est moins marqué du côté gauche que du côté opposé.

On remarque à gauche la cicatrice d'un cautère.

A la percussion, matité considérable au-dessus et au-dessous de la clavicule gauche, dans une étendue de quatre travers de doigt. Diminution de sonorité jusqu'à la base de ce côté. A droite, la sonorité est normale.

A l'auscultation, dans l'espace correspondant à la matité, respiration caverneuse; gargouillements très nombreux et très gros; pectoriloquie parfaite. Dans le reste de la hauteur, craquements humides.

A droite, respiration normale.

En arrière, à la percussion, diminution de sonorité au sommet du poumon gauche.

A l'auscultation, craquements humides dans la fosse sus-épineuse gauche. Dans le reste du poumon, respiration rude.

A droite, rien d'anormal.

Diagnostic : Excavation à gauche; tubercules ramollis occupant toute la partie antérieure du même organe au-dessous de la caverne, et le sommet en arrière.

Le malade est mis au traitement par les hypophosphites. L'amélioration est si prompte, qu'au bout de quinze jours il peut se remettre à ses affaires. Le 15 mars, sa santé est assez bonne pour que son mariage ait lieu ; et en octobre tous les symptômes généraux ont disparu.

Il a à peine de la toux le matin ; son expectoration est réduite à une cuillerée de mucosités. Ses forces sont complétement revenues. Il a pris de l'embonpoint. Il ne sue plus la nuit. Il n'a plus de fièvre ni de frissons. Il n'est plus essoufflé et peut travailler aussi bien qu'avant sa maladie. Son appétit est bon ; il digère bien; pas de vomissements ni de diarrhée.

Pouls, 72.

Durant le traitement, il a eu deux ou trois hémoptysies peu abondantes qui ont été arrêtées par l'emploi de vomitifs. Elles ne se sont pas renouvelées déjà depuis plusieurs mois.

Le mariage n'a eu aucune influence fâcheuse sur son état, et il se porte aussi bien qu'il l'ait jamais fait.

État local :

En avant, soulèvement inspiratoire incomplet du côté gauche.

A la percussion, matité au-dessus et au-dessous de la clavicule gauche, dans une étendue de deux travers de doigt.

A l'auscultation, dans la hauteur correspondante à la matité, respiration soufflante, pectoriloquie; quelques gros craquements pendant la toux. Plus bas, respiration rude.

En arrière, pas de diminution de sonorité à la percussion.

A l'auscultation, la respiration est normale des deux côtés.

En avril 1861, ce malade continuait à se porter parfaitement bien ; il lui était né un enfant fort et robuste.

OBSERVATION CXXXI.

PHTHISIE AU TROISIÈME DEGRÉ.

Durée antérieure : Deux ans.
Symptômes : Hémoptysies. — Faiblesse. — Amaigrissement. — Gêne dans le décubitus. — Insomnie. — Fièvre. — Dyspnée. — Toux. — Expectoration. — Raucité. — Inappétence.
Lésion : Excavation occupant la partie moyenne du poumon droit. — Tubercules ramollis disséminés dans le reste de cet organe en avant. — Tubercules au sommet gauche.
Résultat du traitement : Disparition des symptômes généraux et des signes physiques du côté gauche. — Persistance des signes de l'excavation.
Durée du traitement : Cinq mois.

M. H..., vingt-huit ans, né en Angleterre, non marié.

Mars 1860. — Pas d'hérédité. La maladie a débuté il y a deux ans par une hémoptysie très considérable. Depuis cette époque, les hémoptysies se renouvellent presque tous les huit jours. Il a complétement perdu ses forces, à tel point qu'il ne peut faire que quelques pas. Il a maigri sensiblement. Il ne peut pas se coucher sur le côté droit, sans cependant accuser de douleur thoracique. Il dort mal. Il a la fièvre le soir. Pouls, 108. Il est extrêmement essoufflé. La toux est médiocre; mais s'il fait le moindre mouvement, elle devient quinteuse et très fatigante. L'expectoration est muco-purulente, d'environ un demi-verre par jour. Sa voix est légèrement rauque. L'appétit s'est perdu. Pas de diarrhée.

État local :

En avant, soulèvement inspiratoire incomplet du côté droit.

A la percussion, matité au-dessus et au-dessous de la clavicule droite, dans une hauteur de trois travers de doigt. Plus bas sonorité diminuée.

A l'auscultation, à droite, respiration rude au-dessus de la clavicule, avec retentissement de la voix. Au-dessous, dans une étendue d'un travers de doigt, gros craquements humides. Plus bas, souffle caverneux, avec gargouillements ; toux caverneuse et pectoriloquie. Jusqu'à la base on perçoit des râles humides.

A gauche, quelques craquements secs au-dessus de la clavicule, surtout marqués dans les inspirations forcées. Dans le reste du poumon la respiration est exagérée.

En arrière, soulèvement incomplet de l'épaule droite.

A la percussion, diminution de sonorité dans toute la hauteur du côté droit.

A l'auscultation, dans la fosse sus-épineuse droite, respiration rude avec retentissement de la voix. Dans la fosse sous-épineuse, respiration rude ainsi que dans toute la hauteur. Dans la partie moyenne de la région intra-scapulaire du même côté, pectoriloquie imparfaite.

A gauche, respiration normale.

Diagnostic : Excavation occupant la partie moyenne du poumon droit. Tubercules ramollis disséminés dans le reste de cet organe en avant. Tubercules au sommet gauche.

Juillet 1860. — L'état général est devenu excellent, il ne reste plus qu'un peu de toux et d'expectoration le matin (environ une demi-cuillerée à bouche). Les hémoptysies, qui d'abord s'étaient répétées à intervalles plus éloignés, ont cessé depuis deux mois. Les forces sont complétement revenues. Le malade a pris de l'embonpoint. Il dort bien ; il n'a plus de fièvre. La dyspnée est nulle ; l'appétit est excellent et la voix a repris son timbre naturel. Pouls, 84.

Quant aux signes locaux, ils se bornent aux suivants :

En avant, le côté droit se soulève toujours moins bien que le côté opposé.

Matité à la percussion dans une hauteur de trois travers de doigt au-dessous de la clavicule droite.

Dans l'espace correspondant, respiration soufflante, pectoriloquie sans gargouillements. Dans les inspirations forcées, on perçoit encore quelques râles secs et sonores.

A gauche, respiration normale.

En arrière, sonorité un peu diminuée dans la partie supérieure du poumon droit.

A l'auscultation, pectoriloquie dans la partie moyenne de la région intra scapulaire de ce côté, sans autres signes anormaux.

A gauche, rien de notable.

Pressé de partir, le malade est retourné dans son pays, et depuis je n'ai pas eu de ses nouvelles.

OBSERVATION CXXXII.

PHTHISIE AU TROISIÈME DEGRÉ.

Durée antérieure : Quatre ans.
Symptômes : Amaigrissement. — Faiblesse. — Dyspnée. — Toux. — Expectoration. — Fièvre. — Sueurs nocturnes. — Insomnie. — Inappétence. — Vomissements. — Diarrhée.
Lésion : Excavation au sommet du poumon gauche. — Tubercules ramollis dans le reste de cet organe en avant et à son sommet en arrière. Tubercules occupant le sommet du poumon droit.
Résultat du traitement : Disparition des symptômes généraux et des signes stéthoscopiques du côté droit. Persistance des signes de l'excavation.
Durée du traitement : Cinq mois.

M. le colonel H..., né en Angleterre.

La maladie n'est pas héréditaire ; elle a débuté il y a quatre ans. Alors le malade fit de longs voyages sur mer, séjourna pendant quelque temps aux antipodes, et obtint ainsi quelque amélioration dans son état. Mais vers la fin de 1859 tous les symptômes s'aggravèrent considérablement, et la diarrhée, qui n'avait pas encore paru, vint l'inquiéter encore davantage. Il eut recours à l'huile de foie de morue, aux ferrugineux, qui avaient concouru au premier amendement de sa position, mais cette fois ils ne purent arrêter la marche croissante du mal. D'après ses vives instances, son médecin consentit à employer les hypophosphites. Mais, soit qu'ils aient été mal administrés (le médecin n'y attachant aucune importance et les donnant seulement pour complaire à son client), soit que les préparations employées n'eussent pas la pureté requise, leur usage ne fut pas suivi d'un meilleur effet que les moyens précédents. Cependant, comme l'état du malade continuait à s'aggraver, encouragé par la connaissance de quelques cas que j'avais traités avec succès, il vint à Paris, en avril 1860, pour me consulter. Il se trouvait alors dans l'état suivant :

L'amaigrissement est considérable et fait des progrès, surtout depuis quelque temps ; les forces sont sensiblement diminuées ; la dyspnée est si grande, que le malade peut à peine monter un premier étage. La toux est très fréquente et très fatigante ; elle augmente encore d'intensité la nuit et devient continuelle aussitôt que le malade se trouve dans une pièce avec un certain nombre de personnes ; aussi lui est-il impossible de manger à la table d'hôte ou d'aller au salon de lecture. Son expectoration est muco-purulente, nummulaire, d'environ un quart de verre par jour. Il a la fièvre le soir et quelques sueurs irrégulières la nuit. Il dort mal, son appétit s'est perdu ; il vomit quelquefois. Il n'a pas craché de sang. Depuis environ deux mois il a de temps en temps la diarrhée.

État local :

Le soulèvement des côtes se fait mal du côté gauche.

En avant, à la percussion, matité au-dessus de la clavicule gauche et au-dessous dans une étendue de trois travers de doigt. Diminution de sonorité dans le reste de ce côté.

A droite, matité au-dessus de la clavicule et au-dessous, dans une hauteur de trois travers de doigt.

A l'auscultation, à gauche, au-dessus de la clavicule, respiration caverneuse avec gargouillements abondants pendant la toux ; pectoriloquie parfaite. Mêmes phénomènes au-dessous de la clavicule et dans toute l'étendue de la matité. Plus bas et jusqu'à la base, râles humides, de grosseur et d'intensité variables.

A droite, dans le tiers supérieur du poumon, gros craquements humides, retentissement considérable de la voix.

En arrière, l'épaule gauche se soulève, pendant l'inspiration, moins que l'épaule droite.

A la percussion, diminution de sonorité dans la partie supérieure du poumon gauche.

A l'auscultation, craquements humides dans la fosse sus-épineuse gauche ; retentissement considérable de la voix dans la fosse sous-épineuse et la partie supérieure de la région intra-scapulaire. Diminution du bruit respiratoire dans le reste de ce côté.

A droite, respiration exagérée.

Diagnostic : Excavation au sommet du poumon gauche ; tubercules ramollis dans le reste de cet organe en avant et à son sommet en arrière. Tubercules ramollis occupant le sommet du poumon droit.

L'aggravation croissante des symptômes généraux, les complications du côté des voies digestives et l'étendue considérable des lésions locales, me firent porter sur ce malade un pronostic fâcheux. Néanmoins, sous l'influence du traitement spécifique employé d'une manière rationnelle, tous les symptômes généraux s'amendèrent rapidement. La diarrhée disparut, l'appétit revint, les sueurs et la fièvre cessèrent ; le sommeil devint bon, l'intensité de la toux s'amoindrit considérablement, et au bout de six semaines le malade était déjà dans un état très satisfaisant.

A l'auscultation, le poumon gauche offrait toujours les signes de l'excavation ; mais les râles de la base avaient disparu.

A droite, on retrouvait les mêmes craquements humides, mais ils étaient moins marqués et surtout moins nombreux.

Continué pendant trois mois et demi, et quoique n'étant nullement favorisé par la température froide et humide de l'été de 1860, le traitement spécifique amena graduellement la disparition de tous les symptômes généraux, et au mois d'août de la même année, je jugeai le malade guéri. Il quitta alors Paris pour faire un voyage en Allemagne et de là retourner en Angleterre.

Voici dans quel état il se trouvait :

Il a pris de l'embonpoint, et son poids s'est accru de six livres. Il n'y a pas de toux, si ce n'est le matin pour amener l'expectoration de trois ou quatre petits crachats muco-purulents nageant dans un liquide salivaire et limpide. Il n'est plus essoufflé, et sa respiration est maintenant si facile, qu'il peut faire de longues courses à pied. Ainsi il a pu visiter les monuments publics sans fatigue, et notamment monter jusqu'au haut de l'arc de triomphe de l'Étoile, avec beaucoup moins d'essoufflement que des personnes bien portantes qui l'accompagnaient. Il n'a pas de fièvre ni de sueurs nocturnes. Il dort bien. Son appétit est excellent ; il ne vomit plus, la diarrhée a cessé complétement. En un mot, sa santé générale est parfaite.

État local :

Le soulèvement inspiratoire du côté gauche est encore imparfait.

En avant, à la percussion, la matité persiste à gauche, elle a diminué à droite.

A l'auscultation, à gauche, souffle caverneux sans gargouillements; pectoriloquie parfaite ; cliquetis sec éloigné pendant la toux, pas de râles ni de craquements.

A droite, au-dessous de la clavicule, retentissement de la voix sans râles ni craquements.

En arrière, la percussion et l'auscultation sont normales des deux côtés.

Depuis j'eus occasion de voir ce malade à deux reprises, à son passage à Paris. Il se portait toujours aussi bien, avait passé l'automne en Angleterre et avait pu faire des parties de chasse.

J'ai revu encore ce malade en mai 1861. Il avait très bien passé l'hiver, avait beaucoup engraissé et ne s'était jamais mieux porté.

Le côté gauche présentait toujours les mêmes signes d'excavation ; à droite la respiration était parfaitement normale.

OBSERVATION CXXXIII.

PHTHISIE AU TROISIÈME DEGRÉ.

Durée antérieure : Un an.
Symptômes : Faiblesse. — Amaigrissement. — Douleurs thoraciques. — Gêne dans le décubitus. — Insomnie. — Sueurs nocturnes. — Fièvre et frissons. — Dyspnée. — Toux. — Expectoration. — Raucité. — Inappétence. — Dyspepsie. — Vomissements. — Diarrhée irrégulière.
Lésion : Excavation à droite. — Tubercules ramollis dans le reste de ce poumon en avant.
Résultat du traitement : Disparition des symptômes généraux. — Amélioration très grande des signes physiques.
Durée du traitement : Quatre mois.

M. N...., vingt-quatre ans, né en Angleterre.

Juin 1860. — Le malade dit avoir eu des cousins et des tantes qui ont souffert de la poitrine. Il a toujours été d'une constitution très délicate; teint pâle. Son affection, qui a débuté il y a un an, a subi une aggravation considérable au mois de mars dernier. Il a perdu complétement ses forces, à tel point qu'il a dû cesser de monter à cheval, exercice qu'il prenait auparavant tous les jours. Il a beaucoup maigri. Il accuse une douleur thoracique à droite, et dit ne pouvoir se coucher sur ce côté. Il dort mal et sue si abondamment, qu'il est forcé de changer de linge chaque nuit. Il a la fièvre le soir avec frissons. Pouls, 120. Il est considérablement essoufflé. Il tousse beaucoup. Son expectoration est muco-purulente, très abondante. Sa voix est très affaiblie. Il n'a jamais craché de sang. Son appétit est tout à fait nul ; il digère mal et vomit fréquemment. Depuis un mois il a irrégulièrement la diarrhée.

État local :

Poitrine très amaigrie.

En avant, soulèvement imparfait du côté droit.

A la percussion, matité à droite dans toute la hauteur, à gauche sonorité normale.

A l'auscultation, à droite, au-dessus et au-dessous de la clavicule, dans une hauteur de quatre travers de doigt, respiration caverneuse avec pectoriloquie. Râles humides dans le reste de la hauteur.

A gauche, respiration exagérée, surtout au sommet.

En arrière, l'épaule droite se soulève moins que l'épaule du côté opposé.

A la percussion, matité dans les fosses sus- et sous-épineuses droites. Diminution le sonorité dans le reste de ce côté.

A l'auscultation, à droite, dans la fosse sus-épineuse, retentissement de la voix, ainsi que dans la région intra-scapulaire de ce côté. Dans le reste du poumon, respiration rude.

A gauche, respiration normale.

Diagnostic : Excavation à droite, tubercules ramollis dans le reste de ce poumon en avant.

Le traitement de ce malade a duré quatre mois. Dès les premiers quinze jours il y eut un amendement très marqué de tous les symptômes. Cette amélioration a continué sans interruption jusqu'au mois de septembre. Alors le malade était dans l'état suivant :

Le facies est coloré; les forces sont bonnes et il peut maintenant monter à cheval aussi bien qu'avant sa maladie; il a pris de l'embonpoint; la douleur thoracique a disparu, ainsi que l'insomnie et les sueurs nocturnes; il n'y a plus de fièvre ni de frissons le soir. Il n'est plus essoufflé, son appétit est bon, il digère bien et ne vomit plus; pas de diarrhée. Seulement il tousse encore un peu le matin sans expectoration aucune.

État local :

Soulèvement inspiratoire incomplet du côté droit.

En avant, à la percussion matité à droite.

A l'auscultation, on retrouve, comme précédemment à droite, une respiration caverneuse avec pectoriloquie, et quelques râles secs plus marqués pendant les inspirations forcées et la toux. Les râles à la base ont disparu.

En arrière, diminution de sonorité à droite.

A l'auscultation, on ne perçoit plus de râles du côté droit, mais la respiration y est notablement plus faible qu'à gauche.

Rien d'anormal à gauche, tant en avant qu'en arrière.

Quoique ce malade ne fût pas définitivement guéri, comme il insistait pour retourner chez lui, je n'ai pas cru devoir m'y opposer. Il est donc parti, mais depuis j'ai eu de ses nouvelles : en janvier 1861 il continuait à très bien se porter.

CHAPITRE V.

DU PRONOSTIC DE LA PHTHISIE SOUMISE AU TRAITEMENT PAR LES HYPOPHOSPHITES.

Discussion des observations précédentes comme base d'un pronostic nouveau et rationnel de la phthisie. — Du pronostic de la phthisie non soumise au traitement spécifique. — Il est mortel dans l'immense majorité des cas. — Du pronostic de la phthisie soumise au traitement spécifique. — Il est toujours favorable dans *certaines conditions déterminées*. — Examen et preuves de ces conditions. — Du pronostic par rapport à l'étendue de la lésion. — Du pronostic par rapport au degré. — Du pronostic quant au type. — Du pronostic quant à l'hérédité. — Pronostic quant à l'âge. — Pronostic des complications. — Conclusions.

La suite des observations rapportées dans le chapitre précédent, n'offrirait qu'un intérêt médiocre au praticien, et serait d'une utilité contestable pour la science, si les faits isolés, et en apparence contradictoires, dont elle se compose, ne pouvaient se rattacher à un principe général et ne conduisaient à une conclusion pratique et positive. Résumer les faits cliniques de façon à en faire sortir une règle de conduite applicable à chaque cas particulier, a été la prétention la plus constante et aussi la plus élevée de l'art médical; mais, en même temps, cette prétention a été si peu justifiée par les faits que, parmi les affections graves, il n'en est qu'un fort petit nombre pour lesquelles on puisse dire qu'il existe un traitement d'une efficacité réelle et généralement reconnue. De toutes les branches de la médecine, la thérapeutique est la moins avancée, non-seulement à cause de la complexité des phénomènes qu'elle embrasse et des difficultés qui lui sont inhérentes, mais surtout parce que les observateurs, jusqu'à une époque assez récente, ne faisant, d'après l'usage hippocratique, que constater les résultats bruts de leur expérience personnelle, se bornaient le plus souvent à produire à l'appui d'un traitement les faits qui lui étaient favorables, en passant sous silence ceux qui lui étaient contraires. C'est surtout aux fondateurs de l'école d'observation, aux deux dernières générations de savants maîtres de l'école de Paris (Bayle, Laennec, Andral, Bouillaud et surtout Louis) que revient l'honneur d'avoir établi, mieux qu'on ne l'avait fait avant eux, la nécessité absolue de tenir compte, dans toute expérimentation clinique, de l'ensemble complet des résultats, et de compter les faits négatifs autant que les positifs. Aussi sera-ce dans l'avenir le titre de gloire le plus solide de cette école, d'avoir ainsi cherché à faire sortir les phénomènes cliniques de la région incertaine et trompeuse de l'expérience individuelle, pour les placer dans la sphère de l'expérimentation rigoureuse. Si, en thérapeutique, la méthode numérique n'a pas produit des résultats aussi brillants qu'en pathologie; si, entre les mains des maîtres eux-mêmes, elle n'a pas donné tous les fruits qu'on s'était flatté d'en obtenir, c'est que la science n'est pas l'ouvrage d'un homme ni d'une génération; c'est que, comme on l'a déjà dit, cette méthode, instrument admirable de critique et non de découverte, est devenue entre les mains des disciples une pierre d'achoppement au lieu d'être une assise du progrès. On a accumulé les faits au hasard, sans choix, sans but et sans lien, là où au contraire il fallait les trier, afin de déblayer un terrain déjà trop encombré.

Par la discussion de l'ensemble des résultats consignés dans les observations précédentes de la *deuxième série*, l'auteur espère établir plusieurs conséquences importantes. Il croit pouvoir démontrer que les résultats négatifs observés dans l'emploi des hypophosphites ne tiennent ni à une efficacité variable dans l'action du spécifique, ni au hasard (c'est-à-dire à des causes obscures ou inconnues), mais à la préexistence de conditions pathologiques déterminées, qu'il est le plus souvent possible de constater avant l'emploi du traitement.

De là il espère faire ressortir, pour la phthisie soumise au traitement par les hypophosphites, les éléments d'un pronostic exact dont une expérience ultérieure et généralisée viendra contrôler, préciser, et il en a la confiance, confirmer les données. Enfin il prétend trouver dans la concordance réelle des résultats, en apparence divergents, auxquels il est arrivé, des preuves à l'appui de la spécificité des préparations phosphoreuses contre la phthisie, et de la théorie pathologique de la tuberculose, qu'il a cru pouvoir en déduire.

Avant toutefois d'aborder cette discussion, il importe d'écarter deux objections qui se présentent sur le seuil de toute controverse clinique.

La première, c'est que les cas observés par l'auteur reposaient sur des erreurs de diagnostic (1).

A cela la réponse est aussi facile que péremptoire. Une pareille supposition est complétement inadmissible à cause de certaines concordances remarquables dans les résultats obtenus par l'auteur; concordances entièrement inattendues de sa part. Ainsi, elle est inconciliable avec l'efficacité constante du traitement dans tous les cas (9 sur 10, p. 569) où la lésion au deuxième degré n'avait atteint qu'un seul poumon; avec la guérison de presque tous les enfants traités au dispensaire, sauf un seul (7 sur 8, p. 578); enfin, avec la proportion beaucoup plus considérable de guérisons obtenues dans les cas où il y avait hérédité que dans ceux où cette prédisposition manquait (p. 577). Il est évident, en effet, que de pareils résultats ne peuvent s'expliquer ni par des coïncidences fortuites, ni par des erreurs de diagnostic.

De plus, sans parler de plusieurs autres cas semblables qui n'ont pas été relatés, les vingt observations de guérison de phthisie au troisième degré, rapportées dans l'appendice à la deuxième série (page 503), réunies aux quatre recueillies au dispensaire (pp. 290 à 310), forment un total de vingt-quatre malades, chez lesquels, ainsi qu'on l'a déjà dit, il est facile de constater à la fois l'existence d'une caverne, et chez la plupart une santé parfaite. Je pense donc qu'à l'avenir aucun adversaire de bonne foi, n'osera plus soulever l'objection tirée de prétendues

(1) Je rappellerai de nouveau que dans toutes les observations précédentes le diagnostic de chaque cas se trouve rapporté textuellement, tel qu'il avait été *consigné par écrit avant* de commencer le traitement.

erreurs de diagnostic. Sur ce nombre de vingt-quatre caverneux, quinze malades habitent Paris ou la France, et à ce sujet je renouvelle formellement ici l'offre faite à la commission de l'Institut, et dont j'ai déjà parlé page 503.

D'ailleurs la preuve de cette action des hypophosphites contre la phthisie la plus confirmée, c'est-à-dire au dernier degré, ne repose plus sur les seules observations de l'auteur, elle se trouve pleinement corroborée aujourd'hui (ainsi qu'on le verra au chapitre *Controverse*, par des résultats analogues, quoique moins nombreux, obtenus par d'autres observateurs ; résultats par eux-mêmes tout à fait insolites, et en dehors de toutes les prévisions de la science avant la découverte du spécifique.

La seconde objection qu'il importe de détruire, c'est que la somme des effets favorables fournis par les hypophosphites n'offre rien d'extraordinaire, rien de nouveau dans la science, rien qu'il ne soit possible d'obtenir, soit par les efforts spontanés de la nature, soit par des moyens déjà connus.

Par un revirement qui paraîtra peut-être singulier au premier abord, mais dont les exemples fourmillent dans l'histoire des sciences; par un revirement dû en partie à l'oscillation naturelle à des opinions purement doctrinales (voyez page 8), en partie à l'état d'antagonisme invétéré, propre au corps médical; par un revirement trop singulier pour qu'il puisse être attribué à une simple coïncidence, il s'est trouvé que les idées de certaines gens ont subi une transformation soudaine depuis la publication de la première édition de l'ouvrage actuel. A les en croire, les guérisons de phthisie seraient une chose de tous les jours, qu'on ramasserait presque avec la main, tellement que lorsqu'on parle des résultats obtenus par l'emploi des hypophosphites, ils ne s'étonnent que d'une chose, c'est que les autres y trouvent matière d'étonnement. C'est là un fait qui se reproduit à l'avénement de toute vérité nouvelle ; on la nie d'abord, et lorsqu'on ne peut plus la nier parce qu'elle brûle les yeux aux incrédules, on s'évertue à la rapetisser ou à l'obscurcir. Il est donc indispensable d'établir au-dessus de toute équivoque quel est, en dehors des idées de l'auteur, l'état actuel de la science sur le pronostic de la phthisie pulmonaire.

Depuis que la découverte de l'auscultation a permis de préciser le siége et la nature de la lésion pulmonaire, et par suite d'établir la distinction entre les tuberculoses des voies respiratoires et les phlegmasies chroniques, l'incurabilité presque certaine de la phthisie se trouve établie sur l'opinion quasi unanime des pathologistes, ainsi qu'on peut le voir par les citations suivantes :

I.

« Nous devons avouer que l'art ne possède encore aucun moyen certain » de guérir la phthisie. On ne peut méconnaître une maladie incurable, lorsque » l'on voit tenter tour à tour contre elle presque toutes les substances médica- » menteuses connues ; employer les remèdes les plus disparates, les médications » les plus directement opposées ; proposer chaque jour des remèdes nouveaux ; » exhumer des moyens qui, trop vantés autrefois, étaient restés longtemps dans » un juste oubli : rien de constant enfin que l'emploi des palliatifs et des moyens » propres à remplir des indications purement symptomatiques. » (Laennec, *Traité de l'auscultation médiate*, 3e édition, 1831, t. II, p. 172.)

II.

« La dénomination seule de phthisie confirmée fait connaître assez claire- » ment le pronostic. L'art a fait si peu de progrès pour le traitement de cette » maladie, que le pronostic des praticiens de diverses époques est absolument le » même que celui des médecins de nos jours. » (Joseph Frank, *Pathologie médicale*, t. IV, p. 293, édit. de l'*Encyclopédie des sciences médicales.*)

III.

« La phthisie qui est arrivée à son deuxième degré est généralement regar- » dée comme incurable, à plus forte raison quand elle est à son troisième. » (Maygrier, *Dictionnaire des sciences médicales*, 1820, t. XLII, p. 103.)

IV.

« Jusqu'aux recherches de Laennec, la phthisie pulmonaire avait été regar- » dée comme devant se terminer nécessairement par la mort : cet observa- » teur célèbre a démontré la possibilité de la cicatrisation des excavations tu- » berculeuses. Nous avons déjà exposé le mécanisme de cette cicatrisation. » Bayle, qui ne connaissait pas ce fait, pensait que dans les cas assez rares où » des individus guérissent, après avoir présenté tous les signes rationnels de la » phthisie pulmonaire, il n'y avait que bronchite chronique. Mais dans plusieurs » de ces cas, l'auscultation a démontré que des excavations existaient.....

» Mais de ce qu'une excavation tuberculeuse se cicatrise, il ne s'ensuit pas » nécessairement la guérison de la phthisie ; ce cas est au contraire le plus rare :

» il faudrait, pour que cela eût lieu, qu'il n'y eût dans le poumon d'autre tuber- » cule que celui qui occupait la place de l'excavation qui s'est cicatrisée.

» Dans ce dernier cas même, il y a, à la vérité, suspension des symptômes, » guérison momentanée ; *mais en raison de la malheureuse disposition qui a » déjà une première fois produit des tubercules, il arrive le plus souvent qu'au » bout d'un certain temps, il s'en forme de nouveaux.* Quant aux tubercules eux- » mêmes, rien ne démontre encore qu'ils puissent être absorbés et disparaître ; » de telle sorte que s'il y a une chance de guérison dans la phthisie, elle » n'existe que lorsque cette maladie est arrivée à son dernier degré, sous le » rapport de la lésion organique qui la constitue.

» *Mais ces chances sont bien faibles, et le pronostic est presque toujours » funeste.* » (Andral, *Cours de pathologie interne*, recueilli et rédigé par Amédée Latour, 1836, t. I, p. 509.)

Remarque. — Les dix-sept observations relatées dans la première catégorie de la deuxième série (pp. 185 à 257), et les nombreux cas dans lesquels les signes stéthoscopiques ont disparu dans un poumon, quoique persistant dans l'autre (obs. 60, 114, 121, 122, 126, 127, 129, 131, 132), prouvent que, sous l'influence des hypophosphites, les tubercules peuvent disparaître non-seulement au premier, mais encore au second degré.

V.

« *La phthisie se termine presque toujours par la mort*, après un espace de » temps variable, compris entre quelques semaines et plusieurs années. » (Louis, *Recherches sur la phthisie*, 1843, 2e édition, p. 569.)

VI.

« La terminaison de la pneumophymie bien déclarée est constamment » mortelle, lorsque des tubercules développés en grand nombre ont envahi une » étendue considérable des poumons, lorsque du pus séjourne dans ces cavités » et s'y altère. L'issue funeste de la maladie a lieu plus tôt ou plus tard, en » quelques semaines ou en quelques mois, suivant une infinité de circonstances » de constitution, de complication, de soins plus ou moins éclairés donnés aux » malades, suivant la facilité ou la difficulté d'expectoration...

» En somme, *dans l'immense majorité des cas, la phthisie pulmonaire est mor- » telle*. On peut soulager les malades qui en sont atteints et prolonger leur vie, » on ne peut pas les guérir. On peut même dire que le plus grand nombre des » tubercules rares ou séparés, qu'ils soient crus ou ramollis, sont suivis plus tard » d'une terminaison fâcheuse. La raison de ce fait est toute simple, c'est que *les » mêmes prédispositions qui ont donné lieu aux premiers tubercules, détermi- » nent autour d'eux un nouveau dépôt de matière phymique.* » (Piorry, *Pathologie iatrique*, 1843, t. IV, p. 552.)

Remarque. — Même observation que pour la citation IV.

VII.

Bouillaud ne donne pas de pronostic explicite, mais le résultat de son expérience à cet égard se trouve clairement indiqué dans le passage suivant : « *De ce que la phthisie pulmonaire étendue ne saurait être radicalement guérie*,

» *par les moyens dont nous pouvons actuellement disposer*, on aurait tort d'en » conclure qu'on ne peut pas *soulager* les malades par un traitement bien en- » tendu, tant local que général, tant hygiénique que pharmaceutique. Dans un » bon nombre de cas il nous est même souvent arrivé de faire disparaître le » mouvement fébrile, la toux, la dyspnée (dans l'état de repos du moins), *de* » *réduire en un mot les symptômes à leur plus simple expression* ; mais cette » amélioration n'a été que momentanée. » (*Nosographie médicale*, t. II, 1846, p. 603.)

Remarque. — Réduire les symptômes d'une maladie à leur plus simple expression, équivaut à en combattre les complications, la maladie primitive restant toujours ce qu'elle était auparavant.

VIII.

« Il est inutile d'insister pour prouver combien la phthisie est fâcheuse, » *puisqu'elle emporte presque tous les individus qu'elle affecte*. Cependant nous » avons prouvé qu'elle pouvait être enrayée et même guérie dans des cas, il est » vrai, tout à fait exceptionnels. » (Grisolle, *Traité de pathologie interne*, 6ᵉ édit. 1855, t. II, p. 565.)

IX.

« *La maladie tuberculeuse une fois établie est au-dessus de la puissance de* » *notre art*. Nous pouvons espérer quelquefois alléger ou éloigner l'inflamma- » tion qui l'accompagne. L'application de quelques sangsues, de ventouses sca- » rifiées, d'un vésicatoire, d'une saignée modérée, modifient quelquefois la » phlogose qui accompagne surtout la présence d'une vomique. Les râles sibi- » lants ou crépitants qui se sont surajoutés aux signes primitifs de la lésion » peuvent de la sorte disparaître, et la maladie peut se trouver ramenée d'un » état que l'*on peut appeler mixte dans les limites de l'affection spécifique*. Ce » principe, sur lequel le docteur Latham a surtout insisté, explique comment la » plupart des phthisiques éprouvent de l'amélioration après leur première entrée » à l'hôpital. Les indigents sont nécessairement très exposés aux causes qui ten- » dent à compliquer la maladie tuberculeuse. Celle-ci peut n'être que légère ou » peu étendue, tandis que le mal qui s'y est surajouté, l'épanchement bronchique » ou vésiculaire, peut être très considérable et disparaître par suite d'un traite- » ment approprié. » (Watson, *Lectures on the Principles and Practice of Physic*. London, 1857, vol. II, p. 209.)

X.

« La mort est la terminaison du plus grand nombre de cas de tuberculose » confirmée. » (Wunderlich, *Handbuch der Pathologie und Therapie*, 2ᵉ Auff. Stuttgart, 1856, Bd. III. 2ᵉ Abth., S. 424.)

XI.

« *La phthisie se termine presque constamment par la mort;* il faut donc » porter un pronostic excessivement fâcheux sur les malades qui présen- » tent les signes certains de cette affection... Sans revenir sur la question de la » curabilité de la phthisie, nous dirons qu'il est généralement accepté aujourd'hui

» que la phthisie ne se termine par la guérison que dans un nombre de cas si » peu considérable, qu'il faut maintenir la gravité du pronostic... » (Monneret et Fleury, *Compendium de médecine pratique*, t. VI, 1845, p. 531.)

XII.

« La tuberculisation est-elle curable? Cette question, qui a fait le sujet d'un » grand nombre de travaux, a été résolue affirmativement par bon nombre » de pathologistes ; mais il faut avouer que *la guérison est tout à fait excep-* » *tionnelle.* » (Barthez et Rilliet, *Traité clinique et pratique des maladies des enfants*, 2e édition, 1854, t. III, p. 383.)

Les quelques pathologistes d'opinion contraire, (tels que Copland, Graves), se permettent tout au plus d'affirmer que l'on ne doit pas toujours au début porter un pronostic fatal sur tel ou tel cas isolé, mais ils n'appuient cette opinion sur aucune preuve, ni sur aucune série d'observations.

Cependant les recherches de Laennec lui-même ; plus tard celles de Boudet (1), Rogée (2), Valleix (3), Rilliet et Barthez, et enfin celles de Hughes Bennett, ayant démontré que l'on trouvait chez quelques individus, morts à la suite d'une autre affection, la preuve évidente qu'à une époque antérieure ils avaient été atteints de tubercules qui avaient éprouvé un arrêt de développement, ou même tendaient vers la guérison, le pronostic de la phthisie, que l'école anatomique avait établi d'abord comme funeste d'une manière presque absolue, a dû être posé avec certaines réserves, et l'on a pu conclure que si dans l'immense majorité des cas cette maladie devait nécessairement se terminer par la mort, cependant dans quelques circonstances *rares* et *impossibles à prévoir*, elle pouvait avoir une autre issue. En même temps les recherches de Jackson (de Boston) et de Fournet, en indiquant les signes stéthoscopiques de la phthisie au premier degré, et en appelant spécialement sur eux l'attention des praticiens, firent comprendre mieux qu'on ne l'avait fait jus-

(1) Boudet, *Archives générales de médecine*, 1843, 4e série, t. I, p. 236.

(2) Rogée, *Essai sur la curabilité de la phthisie pulmonaire* (*Archives générales de médecine*, 3e série, 1839, t. V, p. 473.)

(3) Valleix, *Considérations sur les lésions anatomiques et sur la curabilité de la phthisie* (*Archives générales de médecine*, 3e série, 1841, t. X, p. 293.)

qu'alors l'utilité de combattre la maladie dès son début. On en conçut même, pendant un moment, l'espérance qu'à cette période de son développement il y avait quelque chance d'en enrayer la marche. Une expérience de vingt années a démontré la futilité de cette attente, et a fait voir que, lorsque l'affection était suffisamment avancée pour qu'il n'y eût pas d'erreur de diagnostic possible, *le pronostic final est également fâcheux à toutes les périodes.*

Cependant, sans se laisser décourager par l'inutilité des tentatives antérieures, un grand nombre de travailleurs se sont mis à l'œuvre avec un zèle infatigable et digne de tout éloge : Scudamore, Clarke, Pascal, Giovanni Devittis, Gannal, Bricheteau, John Hughes Bennett (d'Edimbourg), Amédée Latour, et plus récemment Piorry et Chartroule son élève, sans parler de plusieurs autres praticiens, ont affirmé avoir obtenu la guérison de divers cas de phthisie par des modes de traitement variés, tels que les carbonates alcalins, le chlore, l'émétique, l'huile de foie de morue, l'iode, etc. En admettant, pleinement et sans critique, les résultats publiés par ces spécialistes, dont les opinions penchent, d'une manière plus ou moins tranchée, en faveur de la curabilité de la phthisie, on voit cependant que rien ne peut dépasser le vague et l'incertitude de leurs conclusions. On sent combien l'*expérience médicale*, l'observation dite hippocratique, repose sur des bases flottantes et incertaines, et combien il est impossible d'en tirer des données exactes, soit pour l'avancement de la médecine comme science, soit même pour la pratique de l'art. La réalité de la guérison de tels ou tels cas isolés, étant même reconnue, les conclusions *scientifiques* auxquelles on arrive ne sont pas, en somme, plus favorables que celles qui viennent d'être énoncées, et ne dépassent guère les limites posées par les pathologistes que nous avons cités en premier lieu. Il suffit d'examiner les travaux de Bricheteau, John Hughes Bennett, Cotton, Austin Flint, etc., pour voir que tout ce qu'ils ont réussi à prouver, c'est qu'il y a eu guérison dans un nombre de cas proportionnellement infiniment petit, sur un total qui n'est point indiqué, mais le plus souvent très considérable. C'est ce qui ressortira pleinement des citations suivantes :

I.

Bricheteau (*Maladies chroniques de l'appareil respiratoire*, Paris, 1851) a publié comme exemples de guérison de la phthisie : *un* cas au premier degré, *un* cas au deuxième degré, et *sept* au troisième degré, observés par lui-même à la suite de l'emploi du tartre stibié, et il a pu rassembler *neuf* autres cas publiés par les journaux de médecine. Mais pour rassembler ces *dix-huit* cas, il lui a fallu plus de *douze* années.

II.

John Hughes Bennett (*The Pathology and Treatment of Pulmonary Tuberculosis*, Edinburgh, 1853) a publié *quatre* cas de guérison au troisième degré observés par lui, dus à un arrêt spontané, et *huit* autres, à la suite du traitement par l'huile de foie de morue.

Remarque. — Si l'on songe que le docteur Hughes Bennett est un spécialiste habile et renommé, que comme professeur de clinique à l'université d'Édimbourg, il est à la tête d'un grand service d'hôpital, et qu'il lui a fallu *neuf* années pour recueillir ces *douze* cas : s'il y a là de quoi établir la possibilité de guérir la phthisie, il n'y a pas de quoi changer quelque chose au pronostic généralement admis.

III.

D'après le rapport publié (*Medico-Chirurgical Review*, n° 10, 1850, p. 321) par les médecins chargés de l'hôpital établi, deux années auparavant, à Brompton, pour le traitement spécial de la phthisie, il y a eu *soulagement* chez 25 pour 100 des malades au deuxième et au troisième degré ; léger amendement chez 11 pour 100 ; arrêt momentané chez 6 pour 100.

Remarque. — Quelle est l'affection chronique pour laquelle, *avec ou sans traitement*, on ne pourrait pas obtenir un pareil résultat, chez des malades pauvres, à la suite d'un séjour plus ou moins prolongé dans un établissement où ils trouvent toutes les conditions hygiéniques et le nécessaire qui leur avaient fait défaut jusque-là ?

IV.

Deux ans plus tard il n'y avait aucun progrès sous ce rapport, car Cotton, médecin du même hôpital, a publié (*The Nature, Symptoms and Treatment of Consumption*, London, 1852) comme résultat du traitement de 41 cas par l'huile de foie de morue, à la *consultation* de l'hôpital de Brompton, par conséquent chez les cas les plus favorables, les chiffres suivants :

Sur 16 malades au second degré, 6 cas de grande amélioration et 4 d'amélioration médiocre. Sur 25 cas au troisième degré, 4 de grande amélioration et 4 d'amélioration médiocre.

Remarque. — Ainsi, dans quatre années, l'hôpital de Brompton, fondé spécialement *pour découvrir le traitement* de la phthisie, et dirigé par des hommes qui ont la prétention de représenter sous ce rapport l'état le plus avancé de la science en Angleterre, n'avait pas pu publier *un seul cas* de guérison sur des centaines de malades. Depuis *douze ans* que cet hôpital existe, je ne sache pas qu'on y ait encore rien changé à ce qui précède.

V.

Austin Flint (*American Journal of the Medical Sciences*, janvier 1858, p. 53) a également publié *vingt-quatre* cas de guérison, dont deux, au troisième degré, observés par lui ; mais ces résultats sont exposés aux mêmes objections que ceux de Hughes Bennett. Comme ce dernier, le docteur Flint est un praticien qui jouit, aux États-Unis, d'une grande renommée comme spécialiste ; comme lui, il est à la tête d'un grand service d'hôpital, et cependant il lui a fallu *quinze* ans pour recueillir ces *vingt-quatre* cas favorables.

VI.

Enfin la remarque précédente s'applique encore aux dernières opinions publiées par Piorry en 1859, dans un mémoire lu à l'Académie de médecine (*Sur la curabilité et le traitement de la phthisie pulmonaire et des tubercules*, dans *Gazette hebdomadaire*, 21 octobre 1859), où il s'exprime dans les termes suivants :

« Est-il quelque médication qui puisse agir utilement sur les masses indurées » à divers degrés qui entourent ou séparent les tubercules ?

» Des milliers de faits recueillis depuis plusieurs années dans les services de » la Pitié et de la Charité permettent de résoudre affirmativement cette ques- » tion. Il n'est plus douteux aujourd'hui que les préparations d'iode administrées » en fumigations, en potions, en frictions, etc., ne modifient très avantageusement » le travail des tructeur de la tuberculisation. (Voy. pp. 558 et 559, cit. VII et IX.)

« Sous l'influence de la médication iodée, combinée avec des inspirations pro- » fondes et réitérées, j'ai vu les indurations phymiques diminuer d'étendue, les » symptômes du mal s'amender sensiblement, l'appétit reparaître, le cœur repren- » dre du volume, et le tissu adipeux se remplir ; j'ai vu ce soulagement persister » pendant des mois et des années dans certains cas. Mais, il faut l'avouer, le » nombre de guérisons vraiment radicales est bien faible, et *ma mémoire me* » *rappelle seulement une douzaine de cures* véritablement solides.

REMARQUE. — Une médication qui, sur *des milliers de cas*, ne donne que *douze guérisons*, ne mérite guère qu'on s'occupe d'en proclamer l'efficacité.

Il serait inutile de multiplier les citations de ce genre, car elles offriraient toutes le même caractère. Tous les résultats curatifs publiés jusqu'ici sont, en effet, entachés, comme ceux qui précèdent, de trois fautes capitales ; ils n'offrent qu'un nombre de cas favorables infiniment minime sur un chiffre indéterminé de malades ; ils ne tiennent aucun compte des faits négatifs, et enfin ils ne permettent pas même d'entrevoir quelles sont les conditions qui dans tel ou tel cas donné, ont pu amener un résultat favorable plutôt qu'une issue fatale.

On ne saurait donc, en résumé, mieux exprimer l'état actuel

de la science (abstraction faite du présent ouvrage), que par les paroles de Louis, aussi rigoureusement vraies aujourd'hui qu'elles l'étaient il y a dix-sept ans :

« L'étude de la phthisie, sous le point de vue de la curabilité, » est encore bien peu avancée...., car dans les faits de guérison » connus jusqu'ici, le désordre a été constamment très limité, et » *le résultat a été obtenu* non par quelque circonstance fortuite et » néanmoins appréciable, plus ou moins facile à reproduire dès » lors, mais *par des circonstances* individuelles, *jusqu'ici entière-* » *ment inconnues*, et à la recherche desquelles les médecins doi- » vent désormais s'appliquer d'une manière suivie (1). »

Il semble difficile que l'on puisse étudier sans prévention la série d'observations que renferme l'ouvrage actuel, sans conclure que cette condition, jusqu'alors inconnue, est aujourd'hui trouvée et peut être reproduite à volonté. Cela résulte en effet pleinement des concordances singulières déjà signalées (voyez p. 555) des vingt-quatre cas de guérison au troisième degré déjà rapportés, et plus encore, si cela est possible, des cinq cas de phthisie aiguë que renferme ce livre : *cas jusqu'ici uniques dans la science* (voyez la fin du chapitre).

Aussi, après quatre nouvelles années d'expérience, pendant lesquelles il a traité plus de quatre cents cas à son dispensaire, et au moins un nombre égal dans sa pratique particulière, l'auteur se sent pleinement en droit d'affirmer de nouveau, de la manière la plus péremptoire :

1° Que le remède spécifique de la *diathèse tuberculeuse* consiste dans l'emploi d'une préparation phosphorée ayant à la fois le double caractère d'être assimilable et oxydable (2);

2° Que lorsque la mort arrive dans les cas traités par les hypophosphites, elle est due, soit aux lésoins préexistantes à l'emploi de la médication, soit à l'intervention de quelque complication consécutive ou accidentelle ;

(1) Louis, *op. cit.*, p. 573.

(2) Voyez *Mémoire* présenté à l'Académie de médecine, le 21 juillet 1857, et *De la cause immédiate et du traitement spécifique des maladies tuberculeuses* (Paris, septembre 1857, p. 229).

3° Que dans aucun cas elle n'est amenée par la production d'un nouveau dépôt tuberculeux après l'emploi du traitement, à moins toutefois que celui-ci n'ait été complétement interrompu pendant que le malade est resté exposé aux causes productrices de la tuberculose.

La réflexion suivante fera mieux ressortir encore la différence qui existe entre l'état actuel de la science et l'idée que renferme ce livre. Si aujourd'hui on prend dix phthisiques dans un état tel que le diagnostic puisse être établi avec certitude, et chez lesquels cependant les lésions locales sont le moins avancées possible, c'est-à-dire offrent les conditions de limitation signalées par Louis dans le passage cité plus haut, il est incontestable qu'aucun clinicien n'oserait prendre sur lui la responsabilité de guérir un nombre déterminé d'entre eux, ou même *un seul cas désigné par avance.* En disposant de toutes les ressources de la thérapeutique et de l'hygiène, de tous les moyens que donne l'aisance ou la fortune, tout ce que l'on pourrait consciencieusement promettre, ce serait de prolonger la vie de quelques-uns d'entre eux, d'en voir échapper un ou tout au plus deux, sans qu'il soit possible de désigner d'avance quel sera l'élu et quelles seront les victimes. L'auteur, de son côté, prétend qu'il est possible de choisir un nombre quelconque de malades *dans les conditions indiquées ci-dessus*, et que par l'emploi des hypophosphites administrés convenablement, il en doit guérir neuf sur dix ; le dixième cas étant réservé comme rentrant dans la limite des erreurs d'observation.

En d'autres termes, le pronostic d'un cas de phthisie donné, lorsqu'il est abandonné à lui-même ou traité par les moyens connus jusqu'ici, dépend, non pas de l'état actuel du sujet, mais de la nature même de la maladie. Ce pronostic chez les classes laborieuses est mortel dans les $\frac{24}{25}$ des cas ; dans les classes aisées, il condamne à une mort plus ou moins rapide, plus ou moins lente, mais à une mort certaine, les $\frac{9}{10}$ des malades. Au contraire, le pronostic d'un cas de phthisie traité d'une manière rationnelle par les hypophosphites est indépendant de la diathèse, et ressort d'une manière presque absolue de l'étendue des lésions locales déjà existantes, et de la présence ou de l'absence de complications (1).

Les hypophosphites sont donc le *spécifique* de la phthisie *dans des conditions déterminées,* et ces conditions existantes, l'issue doit toujours en être heureuse. Demander davantage, c'est, ainsi que je l'ai déjà dit ailleurs, se mettre en dehors de la vérité scientifique, c'est vouloir l'impossible et l'absurde.

Voyons maintenant si cette prétention supporte le contrôle des faits, si, en prenant la *deuxième série* d'observations, qui comprend, ainsi que je l'ai déjà dit (page 177), tout l'ensemble des malades traités au dispensaire pendant un an, et en comparant les cas heureux avec les résultats défavorables, on peut rattacher à des conditions nettes et positives l'insuccès des uns, la réussite des autres. Si ces conditions existent, elles exprimeront le rapport réel qui existe entre la médication phosphoreuse et la guérison de la tuberculose; elles expliqueront les divergences et les contradictions, et fourniront directement les éléments d'*un pronostic rationnel de la phthisie soumise au traitement par les hypophosphites.*

Je renouvellerai ici quelques remarques que j'ai déjà faites (page 184), à savoir, que les résultats suivants obtenus chez des malades de dispensaire, dans les pires conditions hygiéniques et sociales, doivent être regardés comme le *minimum* des effets favorables que l'on peut espérer des hypophosphites *chez un ensemble quelconque de malades* pris au hasard, mais non encore alités. De plus, il y aurait en réalité à ajouter aux cas favorables, ou tout au moins à défalquer du nombre des insuccès tous les malades compris dans la *sixième catégorie* de la *deuxième série*, puisque, après avoir présenté pendant un temps considérable tous les signes d'un arrêt complet de l'affection, ils ont succombé à une complication accidentelle. Je ne l'ai pas fait pour trois raisons : d'abord parce que cela abrége d'autant la discussion; en-

(1) L'auteur est heureux de pouvoir dire que, sous ce rapport, il n'a rien à changer aux propositions avancées dans la première édition de ce livre. Il est seulement nécessaire de les développer et de les préciser, comme il a cherché à le faire dans les paragraphes suivants.

suite parce que j'aime mieux me tenir en deçà de la vérité qu'au delà ; enfin parce que la cause que je défends n'a pas besoin de faveur et demande même moins que la justice la plus rigoureuse.

En conséquence, dans les relevés numériques suivants :

Ont été comptés comme résultats *confirmatifs* tous les cas chez lesquels il y a eu amélioration persistante pendant tout le temps qu'a duré le traitement.

Ont été comptés comme résultats *négatifs* tous ceux chez lesquels l'amélioration n'a pas persisté autant que le traitement.

Enfin comme résultats *définitifs*, d'un côté, en faveur du traitement, tous les cas *guéris*, de l'autre, contre le traitement, tous les cas terminés par la *mort*, quelle qu'en fût la cause, à moins qu'elle ne soit arrivée dans des cas *confirmatifs* longtemps après la complète cessation du traitement (voyez la note page 555).

Les vingt cas de caverneux guéris, rapportés dans l'Appendice (pp. 503 à 552), ne sont pas compris dans ce relevé.

I. *Pronostic quant à l'étendue de la lésion.* — La première condition, avons-nous dit, dont dépend la guérison d'un cas de phthisie par les hypophosphites, c'est l'étendue de la lésion locale.

Sur les 79 malades qui ont fait le sujet des nouvelles recherches relatées dans la *deuxième série :*

25 présentaient des signes de tuberculisation dans un seul poumon.

Sur ce nombre il y a eu 17 résultats confirmatifs (obs. 35, 36, 40, 41, 42, 45, 46, 51, 52, 57, 59, 63, 64, 65, 66, 67, 71), dont 11 guérisons (obs. 35, 36, 40, 41, 42, 45, 46, 51, 52, 57, 59) (1), et 8 cas négatifs (obs. 80, 82, 87, 89, 91, 98, 103, 109), dont 3 morts (obs. 98, 103, 109) (2).

54 malades présentaient des tubercules dans les deux poumons.

Il y a eu 25 résultats confirmatifs (obs. 37, 38, 39, 43, 44, 47, 48, 49, 50, 53, 54, 55, 56, 58, 60, 61, 62, 68, 69, 70, 72, 73,

(1) Pour les 6 autres cas l'amélioration a persisté tant qu'a duré la médication (obs. 63, 64, 65, 66, 67, 71).

(2) Pour 5 cas, l'amélioration n'a pas été soutenue (obs. 80, 82, 87, 89, 91).

74, 75, 76), dont 16 guérisons (obs. 37, 38, 39, 43, 44, 47, 48, 49, 50, 53, 54, 55, 56, 58, 60, 61) (1), et 29 cas négatifs (obs. 77, 78, 79, 81, 83, 84, 85, 86, 88, 90, 92, 93, 94, 95, 96, 97, 99, 100, 101, 102, 104, 105, 106, 107, 108, 110, 111, 112, 113), dont 19 morts (obs. 92, 93, 94, 95, 96, 97, 99, 100, 101, 102, 104, 105, 106, 107, 108, 110, 111, 112, 113) (2).

Lors donc qu'un seul poumon est atteint, les chances de guérison sont aux chances de mort comme 11 est à 3.

Tandis que si les deux poumons sont atteints, les chances de guérison sont inférieures aux chances de mort, et ne sont plus que comme 16 est à 19 (3).

II. *Pronostic quant au degré.* — Quant au degré de la lésion, deux malades étaient au premier degré (4).

La guérison a eu lieu dans un cas, et probablement même pour tous les deux (obs. 35, 62) (5).

50 malades étaient affectés au deuxième degré.

De ce nombre 18 n'étaient atteints que d'un seul poumon, sur lesquels il y a eu 15 résultats confirmatifs (obs. 36, 40, 41, 42, 45, 46, 51, 52, 57, 63, 64, 65, 66, 67, 71), dont 9 guérisons (obs. 36, 40, 41, 42, 45, 46, 51, 52, 57), et 3 résultats négatifs (obs. 80, 82, 98), dont 1 mort (obs. 98).

Si l'on veut bien se reporter aux observations des trois cas négatifs, on verra que le diagnostic formulé avant le traitement porte, pour les nos 80 et 98, qu'il y avait tout lieu de croire que la lésion atteignait les deux poumons, et que pour le dernier cas on avait signalé comme probable l'existence d'une caverne :

(1) Les autres 9 cas ont continué à s'améliorer tant que le traitement a été employé (obs. 62, 68, 69, 70, 72, 73, 74, 75, 76).

(2) Les 10 autres cas n'ont pas présenté d'amélioration soutenue (obs. 77, 78, 79, 81, 83, 84, 85, 86, 88, 90).

(3) En ville il n'en a pas été de même, et la proportion des guérisons dans ces conditions a été beaucoup plus considérable. Ainsi on peut voir que dans les vingt observations de malades au troisième degré rapportées dans l'Appendice à la deuxième série, le nombre de cas dans lesquels les deux poumons étaient atteints a été de sept.

(4) Le premier (obs. 35), à forme aiguë.

(5) Ainsi que je l'ai déjà dit, les autres cas au premier degré n'ont pas été rapportés.

on verra de plus que le n° 82, faisant au milieu de la nuit, et pendant l'hiver, le métier d'allumeur de réverbères, était dans des conditions spécialement désavantageuses, qui rendaient inévitables chez lui l'existence de complications phlegmasiques graves et fréquentes.

Il suit de là que, *lorsque la lésion n'a pas dépassé le deuxième degré et qu'elle est limitée* certainement *à un seul poumon, la guérison* (à moins de circonstances hygiéniques exceptionnelles) *a lieu dans tous les cas, sans exception aucune*. Ce résultat, aussi inattendu pour l'auteur (avant qu'il ressortît de la discussion numérique) qu'il peut le paraître à ses lecteurs, est, si je ne me trompe, un fait d'autant plus capital, qu'il me semble à l'abri de toute objection sérieuse. D'abord, ainsi que je l'ai déjà dit, le diagnostic et les signes stéthoscopiques de chaque observation ont été rapportés textuellement, tels qu'ils avaient été *écrits* avant de commencer le traitement. Mais en admettant même qu'il y ait eu des erreurs de diagnostic, cette supposition ne servirait qu'à restreindre le chiffre numérique, sans pour cela infirmer en rien la conclusion qui vient d'en être tirée. En effet, pour le faire, il faudrait admettre que, sur l'ensemble des 79 malades traités au dispensaire, il n'y en a pas eu chez lesquels la lésion fût limitée à un seul poumon ; autrement la conclusion, n'étant pas contredite par un seul fait négatif, reste la même, quel que soit le nombre de cas sur lequel elle s'appuie. En réalité, d'ailleurs, pour les malades dont il est question, cette objection a d'autant moins de valeur que le fait même de la limitation des signes stéthoscopiques à un seul poumon constitue déjà, comme on le sait, une forte probabilité en faveur de l'existence de la phthisie.

32 malades étaient atteints des deux poumons.

Il y a eu 18 résultats confirmatifs (obs. 37, 38, 39, 43, 44, 47, 48, 49, 50, 53, 54, 55, 56, 68, 70, 72, 73, 74), dont 13 guérisons (obs. 37, 38, 39, 43, 44, 47, 48, 49, 50, 53, 54, 55, 56), et 14 résultats négatifs (obs. 77, 78, 81, 83, 85, 92, 93, 94, 96, 97, 99, 100, 111, 112), dont 9 morts (obs. 92, 93, 94, 96, 97, 99, 100, 111, 112).

Ainsi, au deuxième degré, quand un seul poumon est affecté

les chances de guérison sont de 9 contre 1. Lorsque les deux poumons sont atteints, elles ne sont plus que de 13 contre 9.

Chez 27 malades l'affection était arrivée au troisième degré.

Sur ce nombre, chez 6, un seul poumon était intéressé. Il y a eu 1 résultat confirmatif guéri (obs. 59), et 5 négatifs (obs. 87, 89, 91, 103, 109), dont 2 morts (obs. 103, 109).

Chez 21 patients les deux poumons étaient atteints; 3 avaient des excavations dans les deux poumons.

Il y a eu 6 résultats confirmatifs (obs. 58, 60, 61, 69, 75, 76), dont 3 guérisons (obs. 58, 60, 61); chez les 3 autres (dont 1 à double excavation), l'amélioration a persisté tant qu'a duré le traitement; et 15 résultats négatifs (obs. 79, 84, 86, 88, 90, 95, 101, 102, 104, 105, 106, 107, 108, 110, 113), dont 10 morts (obs. 95, 101, 102, 104, 105, 106, 107, 108, 110, 113).

Au troisième degré, sur 16 résultats définitifs, il y a donc eu 4 guérisons contre 12 morts (1).

(1) Au moment d'écrire ces lignes, près de trois ans après la cessation de leur traitement, ces quatre patients continuent à jouir d'une santé parfaite. La malade qui a fait le sujet de l'observation LX (page 366) était enceinte au moment où se terminaient les notes qui ont été publiées.

Le 24 juin de la présente année (1861), elle s'est représentée au dispensaire. Voici les notes recueillies à son sujet :

Suite de l'observation LX. — Elle est accouchée, le 7 mai 1861, d'une fille parfaitement portante. Elle a gardé le lit huit jours. Les lochies ont duré quatre semaines et ont été très abondantes. Deux ou trois jours après s'être relevée, elle a été prise d'une toux qui l'a d'abord beaucoup inquiétée, mais qui, au bout de quelques jours, a disparu d'elle-même. Quinze jours après elle a pu se remettre au travail et s'y livrer onze heures par jour.

Aujourd'hui elle déclare qu'elle se porte parfaitement bien, sans toux, sans expectoration, sans symptômes morbides d'aucune espèce. Elle est grasse, forte et n'a jamais, dit-elle, eu meilleure mine. Pouls, 80.

Voici les signes fournis par l'examen du thorax :

A gauche, sonorité et respiration normales tant en avant qu'en arrière.

A droite, en avant, matité dans la région sous-clavière. Au-dessous, diminution de sonorité. Expiration rude et prolongée, retentissement assez notable de la voix sans râles ni craquements d'aucune espèce.

En arrière du même côté, diminution de sonorité dans les régions sus-épineuse, sous-épineuse et intra-scapulaire; respiration soufflante et presque caverneuse, pectoriloquie imparfaite; retentissement considérable de la toux. Ces phénomènes ont leur maximum dans la région intra-scapulaire. Pas de râles ni de craquements. Dans le reste du poumon respiration normale.

Cette proportion paraîtra bien considérable, si on la compare aux effets obtenus et annoncés pour d'autres modes de traitement (voyez les citations pp. 562 et 563) ; il se peut cependant qu'au premier abord et à une observation superficielle, elle paraisse ne pas être en rapport avec l'action spécifique attribuée par l'auteur aux hypophosphites, ni avec les conclusions formulées dans le mémoire qu'il a lu à l'Académie des sciences. Mais il ne faut pas perdre de vue qu'un malade guéri au troisième degré n'est

En rapprochant ce cas des observations 53 et 115, on voit que chez les malades guéries par l'emploi des hypophosphites, ni la grossesse, ni même l'accouchement, ne sont une cause de rechute ou de récidive, même lorsqu'il y a existence d'une caverne.

Pendant la présente année j'ai encore été témoin d'un quatrième fait de ce genre, que voici.

Observation CXXXIV.— Il y a quatre ans, je fus consulté en même temps par une dame mariée et par une demoiselle, sa sœur. Les symptômes généraux, très marqués, étaient presque aussi intenses dans les deux cas, les lésions également au deuxième degré mais d'étendue différente. Bornées à un seul poumon chez la dame, elles avaient chez sa sœur atteint les deux organes. Interrogé par la famille, je portai un pronostic favorable pour le premier cas et fâcheux pour le second. Cependant, la jeune personne éprouva pendant plusieurs mois une amélioration soutenue ; il se forma une excavation dans un des poumons, tandis que dans l'autre les tubercules paraissaient en voie d'être résorbés : l'état général devint si bon, que cette jeune malade (qui, lorsque je la vis pour la première fois, pouvait à peine marcher) se trouva assez bien pour rentrer dans le monde : elle dînait en ville et allait au bal ; de sorte que sa famille ne pouvait comprendre ma persistance dans le pronostic fâcheux que j'avais d'abord porté et que les signes physiques ne me permettaient pas de changer. Quelques mois après, elle succombait à une phlébite d'un des membres inférieurs. La sœur aîné se rétablit complétement, et devint enceinte environ trois ans après. La grossesse, assez pénible, fut troublée par des vomissements continuels, des insomnies, une dyspnée considérable et un état de pléthore très prononcée. Malgré les antécédents, je n'hésitai pas à prescrire des saignées dont je cherchai à prévenir les effets pathogéniques par quelques doses d'hypophosphites administrées avec précaution. Les couches furent heureuses quoique longues et pénibles. L'enfant et la mère se portent actuellement aussi bien que s'il n'y avait pas eu de tuberculose, et la seule trace qui en reste aujourd'hui, est une légère diminution de sonorité au sommet du poumon affecté, sans aucun autre symptôme ni général, ni local.

Il y a donc là encore, si je ne me trompe, des *faits uniques* dans la science, et que je tiens, ainsi que ceux que j'ai déjà mentionnés (p. 504), à la disposition de la commission de l'Académie des sciences. Il y a tout lieu de croire que la malade de l'observation 108 aurait pu vivre aujourd'hui pour être comptée avec les deux cas de caverneuses précédents, sans les circonstances auxquelles j'ai fait allusion à la page 462.

pas (même lorsqu'il est guéri) dans les mêmes conditions que celui chez qui la maladie n'a pas dépassé la deuxième période : dans le premier cas, il existe toujours une lésion organique dont le danger ne se borne pas à la simple perte d'une quantité plus ou moins considérable de la substance pulmonaire, mais dépend surtout des entraves que cette lésion apporte au fonctionnement complet de l'organe dont elle est le siége, et des accidents consécutifs auxquels elle expose le malade (voyez sur ce point le chapitre suivant). Aussi trois sujets (obs. 109, 110 et 113), après avoir présenté pendant un temps considérable tous les phénomènes d'un arrêt complet de l'affection, ont-ils succombé, en réalité, à des accidents phlegmasiques fortuits, tandis que le quatrième (108), une femme, est morte après avoir *suspendu* complétement le traitement pendant plus d'un an, à la suite d'une grossesse. Dans la dernière période de la phthisie les complications phlegmasiques accidentelles sont bien plus graves qu'aux deux premières, d'où il suit que les conditions hygiéniques sont plus importantes à cette période qu'à toute autre. Aussi le chiffre des guérisons au troisième degré obtenues au dispensaire aurait-il été beaucoup plus élevé, si la plupart des malades se fussent trouvés dans des conditions hygiéniques moins défavorables. Ainsi, entre autres, les malades des observations 89 et 102 étaient dans le plus complet dénûment.

Les résultats obtenus pour le troisième degré par l'auteur, dans sa pratique particulière, ont été (pp. 503 à 552), comme cela se conçoit sans peine, beaucoup plus avantageux, précisément parce que les malades ont pu, après leur guérison, se mettre à l'abri des accidents dont il vient d'être question. De sorte que si l'on rapproche des cas observés au dispensaire les autres exemples de guérison rapportés dans l'appendice à la deuxième catégorie, l'auteur se croit en droit de réitérer de nouveau la proposition en apparence paradoxale qu'il a déjà énoncée ailleurs (1), mais qui, en réalité, avait été déjà formulée par Laennec et par Andral

(1) Voyez *Mémoire* lu à l'Académie des sciences le 3 mai 1858, dans *Comptes rendus*, t. XLIV, p. 1042.

(voyez citation IV, pp. 557 et 558), à savoir, que la formation d'une excavation est un des modes de guérison de la phthisie, et que par conséquent la maladie au troisième degré n'est pas, *toutes choses égales d'ailleurs*, d'un pronostic moins favorable qu'au deuxième. Malheureusement ces cas sont rares, parce que, comme on ne le sait que trop, lorsque la phthisie est abandonnée à elle-même ou traitée par d'autres moyens que les préparations phosphoreuses, le ramollissement des tubercules déjà existants s'accompagne presque toujours du dépôt de tubercules nouveaux. De sorte que, dans l'immense majorité des cas, on a affaire à des malades non au troisième degré seulement, mais au troisième degré compliqué du second, soit dans le même poumon, soit dans le poumon opposé. Il est facile, du reste, de concevoir comment ce paradoxe apparent n'en est pas un. Des tubercules en voie de ramollissement peuvent se comparer à un abcès plein; ceux qui se sont fondus et ont été éliminés, laissant derrière eux une caverne, peuvent s'assimiler à un abcès vide.

Cette conclusion, quant à la phthisie au troisième degré, ne repose pas seulement, du reste, sur le nombre de guérisons obtenues, mais surtout sur la rapidité avec laquelle l'influence du traitement s'est fait sentir (1), et sur ce fait que plusieurs cas au deuxième degré ne sont arrivés à la guérison que par la formation d'une caverne (2).

III. *Pronostic quant au type.*—Quant au type de la maladie, c'est-à-dire à sa marche plus ou moins aiguë, le pronostic ressort tout naturellement de ce que l'on sait déjà touchant l'influence des hypophosphites sur le développement de l'affection. Il est évident que plus cette marche sera rapide, plus, *toutes choses égales* d'ailleurs, le pronostic sera grave, puisque plus, dans un temps donné, l'étendue de la lésion sera considérable. Tels désordres organiques, qui dans les cas ordinaires n'auraient été produits qu'au bout de plusieurs mois, pourront, dans un cas aigu, ne demander pour leur accomplissement que le même nombre de jours. Ce-

(1) Voyez obs. 59, 60, 109, 113, 114, 127, 128, 129, 130, 131, 132.
(2) Voyez obs. 58, 61, 114, 124.

pendant le principe exposé plus haut, à savoir, que c'est l'étendue même de la lésion qui détermine le pronostic, s'applique à la phthisie aiguë avec la même rigueur qu'à la phthisie chronique. L'acuité de l'affection, c'est-à-dire l'intensité des signes généraux, n'influe en rien sur l'efficacité du traitement, ainsi qu'on peut le voir par les cas déjà cités (voyez obs. 8, 35), et par ceux qui se trouvent rapportés dans l'Appendice à la fin du chapitre. *C'est là un résultat dont aucun autre traitement ne peut offrir même un seul exemple*, car je ne sache pas qu'il existe dans la science un seul cas de guérison de phthisie aiguë.

Il importe toutefois de faire observer que, sous le nom de phthisie aiguë ou phthisie galopante, on confond deux formes différentes de l'affection : dans l'une, l'intensité des signes généraux est l'expression même de la virulence de la cachexie, et indique la rapidité avec laquelle s'opère le dépôt tuberculeux; dans l'autre, l'exaltation des phénomènes morbides correspond au ramollissement rapide d'un dépôt tuberculeux déjà existant, et dont la présence avait ou n'avait pas été constaté antérieurement. Il conviendrait donc de réserver le nom de *phthisie* ou *tuberculisation galopante* ou *aiguë* à la première forme, et de donner à la seconde celui de *ramollissement aigu*. Cette distinction, qui aurait été jusqu'ici sans valeur, devient de la plus haute importance depuis que l'on possède dans les préparations *phosphoreuses* le spécifique de la *diathèse*, mais non celui de la lésion locale (voyez le chapitre suivant). Il est évident, d'après les principes déjà établis, qu'en présence du traitement spécifique, le pronostic de la *tuberculisation* aiguë (contrairement à ce qui a lieu pour les autres traitements ou à la marche naturelle de l'affection) sera, toutes choses égales d'ailleurs, moins grave que celui du *ramollissement* également aigu, puisque le pronostic de ce dernier dépendra non-seulement des conditions déjà exposées, mais de la possibilité de faire cesser la condition incidente (phlegmasique ou autre) qui aura hâté et qui entretient le ramollissement. Cette vue se trouve confirmée par tous les cas de phthisie aiguë traités *jusqu'ici par l'auteur*. Cependant il ne faut pas perdre de vue que le pronostic de la *tuberculisation galopante* offrira quelquefois au début une certaine incertitude, parce que, comme le savent tous ceux qui se sont occupés de cette question, il est parfois extrêmement difficile de déterminer exactement quelle est l'étendue de la lésion déjà existante. Il sera donc prudent, pour beaucoup de cas, pendant les premiers jours du traitement, de se prononcer avec une grande réserve. Quant au pronostic du *ramollissement aigu* proprement dit, c'est un point sur lequel l'auteur ne possède pas encore de données suffisantes. Dans la première édition de cet ouvrage il avait émis l'idée (page 20) que les hypophosphites fournissant le moyen d'arrêter la marche de la tuberculisation elle-même, il y avait lieu d'espérer qu'on arriverait à un traitement rationnel et efficace contre la suppuration (trop rapide) des tubercules déjà déposés, et surtout contre les complications phlegmasiques sous la dépendance desquelles ce ramollissement s'opère le plus souvent. Il avait ajouté que de nombreux essais faits par lui pour obtenir ce résultat, soit par une médication indirecte, soit surtout par l'inspiration de diverses substances thérapeutiques, n'avaient produit jusque-là aucun résultat satisfaisant qui ne dût être attribué à l'amélioration de l'état général. Aujourd'hui, sans pouvoir dire qu'il ait encore atteint le but qu'il signalait à cette époque, il croit s'en être rapproché, et espère, dans un avenir peu éloigné, faire connaître les conclusions auxquelles il sera parvenu.

IV. *Pronostic quant à l'hérédité.* — Parmi toutes les conditions qui influent sur le pronostic de la phthisie non soumise à la médication phosphoreuse, il n'en est aucune qui ait plus de gravité que l'existence d'une prédisposition héréditaire ou consanguine. Cette question de l'hérédité est fort difficile à traiter, et l'auteur n'ignore pas les judicieuses réflexions que Louis a présentées sur ce sujet (1). Mais il est évident que si les principes qu'il énonce étaient poussés jusqu'à la dernière conséquence, on n'admettrait comme héréditaires que les malades dont on aurait pu examiner les parents.

Voici les faits notés au dispensaire.

(1) Louis, *op. cit.*, p. 32.

Sept malades (obs. 40, 41, 42, 44, 45, 66, 104) étaient dans les conditions indiquées par l'éminent pathologiste que je viens de citer. Cinq enfants et deux adultes avaient leurs père, mère, sœur ou frère en traitement au dispensaire. Sur ce nombre il y a eu 6 résultats confirmatifs, dont 5 guérisons et *un* cas négatif, mort.

L'examen complet de cette question entraînerait une discussion qui ne serait guère à sa place dans un livre de pathologie spéciale. Mais ce qu'il est déjà possible d'affirmer avec une complète certitude, c'est, comme l'auteur l'a déjà déclaré (1), que la prédisposition héréditaire n'influe en rien *contre* l'action spécifique des hypophosphites.

Ainsi, outre les cas déjà indiqués pour lesquels le doute ne saurait être admis, la prédisposition héréditaire a été signalée comme existant probablement chez 24 malades (2).

Chez 30 malades l'interrogatoire a donné pour résultat qu'il n'y avait pas d'hérédité.

Elle était douteuse ou n'a pas été notée chez 25.

Sur les 24 cas ayant offert la prédisposition héréditaire, les résultats du traitement ont été confirmatifs pour 18 (3), tandis qu'ils ont été négatifs pour 6 cas seulement (4).

Si l'on examine les cas pour lesquels il n'existait pas de prédisposition, on arrive à la conséquence, ou que les résultats définitifs (9 guérisons contre 8 morts) se balancent, ou que

(1) Voyez *Comptes rendus*, t. XLVI, p. 1042.

(2) On voit que ce chiffre de 31 cas d'hérédité sur 79 patients se rapproche beaucoup de celui trouvé par Briquet, qui a signalé sur 99 malades, 38 cas d'hérédité.

(3) Ces chiffres s'établissent de la manière suivante :

Résultats confirmatifs. — Première catégorie (guéris) : 9 (obs. 35, 36, 37, 40, 41, 42, 44, 45, 48); deuxième catégorie (guéris) : 3 (obs. 55, 57, 59); troisième catégorie (améliorés) : 6 (obs. 64, 66, 68, 73, 74, 76). Total, 18 résultats confirmatifs, dont 12 guérisons.

(4) *Résultats négatifs.* — Quatrième catégorie (non améliorés) : 1 (obs. 79); cinquième catégorie (morts) : 2 (obs. 99, 104); sixième catégorie (morts) : 3 (obs. 108, 109, 112).

Total, 6 négatifs, dont 5 morts, mais 3 de ceux-ci ont succombé à des accidents consécutifs.

les cas négatifs (17) sont plus nombreux que les confirmatifs (13) (1).

De sorte que si l'on s'en tient aux résultats définitifs :

Il y a eu, dans les cas d'hérédité ou de consanguinité *certaine* traités par la médication spécifique, 5 guérisons contre *une* mort;

Si l'on compte les cas où il y avait hérédité ou consanguinité *probable*, il y a eu 12 guérisons contre 5 morts;

En somme, pour tous les cas d'hérédité pris ensemble, 17 guérisons contre 6 morts;

Tandis que, dans les cas où la prédisposition manquait, il n'y a eu, comme cas définitifs, que 9 guérisons contre 8 morts.

L'examen des cas où l'hérédité n'a pas été signalée ou a paru douteuse, fournit un résultat semblable, puisqu'on trouve seulement 11 résultats confirmatifs, dont 6 guérisons, contre 14 résultats négatifs dont 9 morts.

Il est évident que des différences aussi considérables ne peuvent être attribuées à une erreur de chiffres, de sorte que l'on arrive à la singulière conséquence que, contrairement à ce qui a été observé pour la phthisie abandonnée à elle-même ou traitée par les moyens jusqu'ici connus, *la phthisie héréditaire se guérirait mieux par les hypophosphites que celle qui ne l'est point.* A quoi tiendrait cette différence? C'est ce que pour le moment il est impossible de dire. L'auteur n'a point fait de recherches spéciales sur ce point. Les observations ayant été en général rédigées surtout sous le point de vue du diagnostic et du résultat curatif final, on a négligé certains détails d'étiologie. D'ailleurs la conséquence dont il est question, comme celle qui a été déjà notée (p. 569), n'est apparue à l'auteur lui-même pour la première fois, que lorsqu'il a établi les résultats numériques de ses

(1) Ce résultat s'établit de la manière suivante :

Résultats confirmatifs. — Première catégorie (guéris) : 6 (obs. 39, 43, 46, 47, 49, 50); deuxième catégorie (guéris) : 3 (obs. 52, 56, 60); troisième catégorie (améliorés) : 4 (obs. 69, 70, 71, 72).

Total 13 cas confirmatifs, dont 9 guéris.

Résultats négatifs. — Quatrième catégorie (non améliorés) : 9 (obs. 80, 81, 82, 83, 84, 85, 89, 90, 91); cinquième catégorie (morts) : 6 (obs. 94, 95, 97, 98, 100, 107) ; sixième catégorie (morts) : 2 (obs. 110, 113).

Total 17 cas négatifs, dont 8 morts.

observations. La différence tiendrait-elle à ce que, dans un certain nombre de cas de phthisie non héréditaire, la cachexie ne se serait développée qu'à la suite d'une phlegmasie ? Dans ces cas, l'état local présentant dès le début une complication, le pronostic, en vertu des principes déjà établis, est, comme nous l'avons vu, moins favorable que dans ceux où il n'y a que simple dépôt de la matière morbide.

V. *Pronostic par rapport au sexe.* — Les chiffres recueillis pour les deux sexes ne présentent pas de différences assez marquées pour qu'il soit possible d'en tirer quelque conclusion pratique ; c'est une question que l'auteur se propose de poursuivre en faisant porter l'examen sur un plus grand nombre de sujets.

VI. *Pronostic quant à l'âge.* — La comparaison des différents âges fournit encore un résultat contraire à celui auquel on devrait s'attendre, si l'on tient compte de la rapidité plus grande avec laquelle la phthisie se développe dans le jeune âge (1). Le chiffre des malades observés n'est pas suffisant pour donner des résultats quant aux différentes époques de la vie, mais il en ressort, déjà d'une manière évidente, que le pronostic est infiniment plus favorable pour les enfants que pour les adultes.

Ainsi 10 enfants (obs. 37, 40, 41, 42, 44, 45, 46, 68, 73, 109) ont fourni 9 résultats confirmatifs, dont 7 guérisons (obs. 37, 40, 41, 42, 44, 45, 46) et un seul cas négatif mort (obs. 109). Ce dernier malade, affecté au troisième degré, a succombé à une pleurésie, après s'être parfaitement porté pendant plus d'un an.

Cette différence considérable entre les chiffres confirmatifs et les négatifs, ne peut évidemment être l'effet ni d'une simple coïncidence, ni d'une erreur de chiffres. On ne saurait non plus lui objecter la difficulté d'établir chez les enfants le diagnostic de la phthisie, puisque pour l'infirmer, il faudrait admettre que sur dix malades, pour lesquels on a établi le diagnostic avec tout le soin et toute l'atenttion possibles, on s'est trompé neuf fois, et qu'il ne s'est pas présenté d'enfants tuberculeux au dispensaire.

(1) On doit considérer comme très probable, comme presque démontré, que la jeunesse qui favorise d'une manière si évidente le développement des tubercules, en accélère aussi la marche. (Louis, *op. cit.*, p. 456.)

C'est donc là encore un fait capital dans le traitement de la phthisie par les hypophosphites; fait qui, comme les deux précédents déja signalés (pp. 569 et 577), n'a frappé mon attention que lorsqu'il est ressorti de l'emploi de la méthode numérique. Je me réserve d'en faire voir l'importance en traitant (chap. IX) de la théorie de la tuberculose.

J'ajouterai que dans ce cas, comme dans ceux qui précèdent (pp. 555 et 569), l'hypothèse d'une erreur de diagnostic a été admise pour un moment, uniquement comme forme logique et *argumenti causa.* Prétendre qu'un homme qui s'occupe journellement d'auscultation depuis plus de vingt ans, ne sait pas reconnaître une maladie dont les signes sont aussi évidents que ceux de la phthisie, arrivée au deuxième et au troisième degré, n'est plus un argument, mais une échappatoire.

VII. *Pronostic par rapport aux complications.* — Reste un dernier point des plus importants, celui qui est relatif à l'influence qu'exerce sur la guérison de la phthisie par les hypophosphites l'existence ou la non-existence de complications.

Celles-ci sont de deux sortes :

Ou bien elles sont une des conséquences plus ou moins éloignées de la maladie elle-même, ne se présentant qu'à une certaine période de son développement dont elles caractérisent en quelque sorte l'apparition, en indiquant qu'elle est déjà assez avancée pour produire des phénomènes d'un ordre que l'on pourrait appeler secondaire, tertiaire, etc. : telles sont la diarrhée, l'aménorrhée, les vomissements, la dégénérescence graisseuse du foie, le muguet, l'œdème des pieds, etc.,

Ou bien ce sont des épiphénomènes, des maladies différentes qui viennent coïncider avec la maladie principale, se surajouter à elle : telles sont d'abord et surtout les phlegmasies intercurrentes, puis la laryngite, les fistules anales, etc.

On pourrait donner aux premières le nom de complications consécutives, et aux secondes celui de complications accidentelles ou *accidents* consécutifs. Quant à ces dernières, il serait d'autant plus difficile d'établir sur leur compte un résultat général, que la relation pathologique qui existe entre quelques-unes d'elles et la phthisie pulmonaire a encore besoin d'être nettement établie.

Quant aux premières, pour en apprécier la gravité et l'importance, il faut tenir compte de trois considérations, leur nature, leur intensité et l'époque à laquelle elles se manifestent :

1° *Pronostic des complications suivant leur nature.*

L'*œdème des pieds*, à moins qu'il ne dépende d'une affection cardiaque concomitante, est toujours un symptôme extrêmement grave par rapport à la phthisie, puisqu'il indique l'existence d'un obstacle mécanique considérable à la circulation, dû soit à l'étendue de la lésion pulmonaire, soit à l'hypertrophie graisseuse du foie (1).

Le *muguet* est, s'il est possible, d'un augure encore plus fâcheux que l'œdème. Dans ce cas, tout ce que la science peut espérer c'est de soulager ou plutôt de pallier les souffrances du malade.

La même remarque s'applique à la *phlébite* qui se note, chez les phthisiques le plus souvent dans les vaisseaux des membres inférieurs, mais quelquefois aussi dans les membres supérieurs.

Le pronostic quant à l'*hémoptysie* demande que l'on fasse une distinction entre le pronostic quant à une attaque donnée, et celui qui se rapporte à la tendance hémorrhagique. Dans le premier cas, il est évident qu'il variera suivant un ensemble de données assez nombreuses dont il serait peut-être hors de propos de traiter dans un livre tout spécial comme celui-ci. Dans le second, l'existence de la constitution hémorrhagique rendra, toutes choses égales d'ailleurs, le pronostic moins favorable, puisqu'elle implique d'un côté l'imminence plus grande de cet accident, et d'un autre la nécessité d'une plus grande prudence dans l'emploi du moyen spécifique.

(1) Cependant deux fois j'ai vu la guérison s'opérer dans ce cas. Je donne actuellement des soins à un malade étranger qui offre ce symptôme depuis deux ans. Ce patient a une excavation dans chaque poumon ; les signes physiques ainsi que les symptômes généraux sont réduits au minimum, et, si on pouvait l'assurer contre toute phlegmasie accidentelle, il n'y aurait aucune raison pour que cet état ne se prolongeât pas indéfiniment.

2° *Suivant le degré d'intensité de la complication.*

Les *vomissements* peuvent dépendre de deux causes : au début de la maladie ils se rattachent en général à la lésion pulmonaire elle-même et dépendent de l'intensité de la toux. Dans ce cas, leur existence ne modifie en rien le pronostic, parce que, quand celui-ci est favorable d'ailleurs, les vomissements disparaissent par suite de l'amélioration qu'éprouve le malade, sans qu'il soit nécessaire d'employer aucun traitement spécial.

Lorsqu'au contraire cette complication dépend de l'état du tube digestif ou de ses annexes, le pronostic est moins favorable et doit être basé non-seulement sur l'existence des vomissements, mais sur l'ensemble de la complication morbide dont ils ne sont qu'un des phénomènes.

Quand la *diarrhée* se montre au début ou dans le cours de la maladie, et ne paraît pas dépendre d'ulcérations intestinales, elle cède presque toujours, soit à la seule action du spécifique, comme cela a surtout lieu chez les enfants, soit à des moyens appropriés. Elle ajoute alors peu à la gravité du pronostic. Toutefois, comme c'est là un point qu'il est souvent fort difficile d'établir, le pronostic sur l'importance de la diarrhée dépend surtout de son intensité et de sa persistance, quelle que puisse en être la cause, puisqu'elle entraîne toujours un trouble sérieux de la nutrition. Lors donc qu'elle existe, le pronostic doit être formulé avec une certaine réserve, jusqu'à ce que l'on se soit assuré de la possibilité de la combattre efficacement. La *diarrhée colliquative* qui accompagne la période ultime de la maladie, n'est qu'un phénomène parmi la multitude de ceux qui indiquent les désordres organiques nombreux qui envahissent presque toute l'économie. Il est inutile d'ajouter quelle conséquence on doit en tirer pour le pronostic. Cependant il est arrivé plus d'une fois à l'auteur d'être appelé par des hommes de l'art, qui trouvaient qu'un cas de phthisie, avec diarrhée colliquative et tous les symptômes concomitants, était *une excellente occasion pour expérimenter* l'emploi des hypophosphites. Il est évident que c'était là beaucoup trop se presser, et que, pour être conséquents, ils auraient dû attendre l'arrivée de la période suivante.

La *dégénérescence graisseuse du foie*, lorsqu'elle a atteint un certain degré, est également un symptôme défavorable, quoiqu'elle me paraisse loin d'avoir l'importance qui lui a été accordée par quelques pathologistes.

Le pronostic d'une phthisie compliquée de *laryngite* dépend du degré et du siége de la complication, ainsi que de l'époque à laquelle elle se manifeste. Elle a été notée chez 10 malades qui ont donné 4 résultats affirmatifs dont 2 guérisons, et 6 négatifs dont 3 morts.

Ces chiffres sont insuffisants pour permettre des conclusions quelconques. Les résultats ont été plus favorables dans ma pratique particulière.

3° *Suivant l'époque à laquelle elles se manifestent.*

L'*aménorrhée* qui se montre au début de la phthisie non soumise au traitement spécifique, n'est souvent d'aucune gravité, puisqu'elle peut alors dépendre de l'état général et de l'imperfection de l'hématose. Lorsqu'au contraire elle se montre dans le cours du traitement spécifique, et dépend des entraves apportées à l'hématose, soit par la dégénérescence du dépôt tuberculeux *préexistant*, soit par l'influence d'une phlegmasie intercurrente, elle est toujours d'un fâcheux augure, sans cependant qu'il faille toujours la regarder comme devant être nécessairement mortelle.

Le pronostic des complications, tant consécutives qu'accidentelles de la phthisie soumise au traitement spécifique, constitue une question aussi difficile qu'importante, qui demande à être examinée avec le plus grand soin en se fondant sur un nombre d'observations suivies, supérieur à celui que l'auteur possède jusqu'ici. C'est un travail qu'il a déjà commencé et qu'il espère poursuivre jusqu'à un résultat définitif. On trouvera au chapitre VII l'indication de quelques moyens spéciaux employés pour les combattre.

De ce qui précède on peut tirer les conclusions suivantes :

Dans l'état présent de la science, la phthisie non soumise au traitement spécifique, à quelque période qu'on la constate, et quel que soit le degré qu'elle ait atteint, doit être regardée, dans presque tous les cas, comme une maladie mortelle.

Les moyens actuellement connus, en dehors des préparations phosphoreuses, n'ont d'action positive que sur les complications. Les conditions essentielles de la maladie restent complétement en dehors de leur influence. Dans les cas extrêmement rares où la phthisie se termine par la guérison, il a été jusqu'ici impossible de déterminer quelles étaient les conditions auxquelles on devait attribuer ce résultat.

Le pronostic presque nécessairement fatal de la phthisie se fonde donc uniquement sur la nature même de la maladie, sans qu'il soit jamais possible de déterminer d'avance, avec la moindre probabilité, si tel ou tel cas donné fera exception à la règle générale.

Lorsqu'au contraire la phthisie est soumise au traitement spécifique par les hypophosphites, le pronostic peut, dans la grande majorité des cas, être établi avec une certitude égale, sinon supérieure à celui de toute autre maladie.

Ce pronostic se fonde sur deux éléments : l'étendue de la lésion déjà existante, et la présence ou l'absence de complications.

I. En supposant qu'il n'existe pas de complications, le pronostic se formule de la manière suivante :

1° La phthisie au premier degré se termine par la guérison.

2° Elle se termine également par la guérison au deuxième degré lorsque la tuberculisation n'a encore envahi qu'un seul poumon.

Il suit de là que la guérison de la phthisie par les hypophosphites a lieu dans tous les cas où la lésion locale n'a pas dépassé certaines limites, et que, par conséquent, tout malade doit guérir s'il est soumis *à temps* à la médication spécifique.

3° Quand la maladie, arrivée au troisième degré, n'occupe qu'un seul poumon, la guérison peut avoir lieu également.

4° Quand la tuberculisation au deuxième degré a envahi les deux poumons, la condition essentielle à la guérison, après la cessation de la diathèse, c'est que le ramollissement s'arrête ou ne s'opère que lentement.

Les conditions favorables sont quand le dépôt est partiel dans les deux poumons, ou quand, les deux poumons étant envahis en entier, les tubercules sont à l'état discret.

5° Quand la maladie est arrivée au troisième degré et que la tuberculisation a atteint les deux poumons, la guérison est encore possible.

6° Quand il y a des excavations dans les deux poumons, la guérison a pu avoir lieu dans quelques cas exceptionnels (1).

7° Le pronostic de la phthisie aiguë s'établit d'après les mêmes principes que celui de la phthisie chronique, mais il offre plus d'incertitude à cause de la difficulté de déterminer exactement l'étendue de la lésion déjà existante et aussi de distinguer entre la tuberculisation galopante et le ramollissement aigu.

8° Pour les enfants, le pronostic est beaucoup plus favorable que pour les adultes.

9° Il est *plus* favorable lorsqu'il y a hérédité que lorsque cette prédisposition n'existe pas.

II. Le pronostic des complications consécutives de la phthisie :

1° Est variable pour l'hémoptysie, la laryngite, les vomissements, la diarrhée, l'aménorrhée.

2° Il est le plus souvent mortel pour l'œdème. Il l'est toujours pour le muguet et la phlébite.

3° La guérison avec excavation laisse le malade prédisposé, pendant un temps plus ou moins long, à des phlegmasies accidentelles dont la gravité est en proportion avec l'étendue de l'appareil respiratoire qui a été lésée.

La prédisposition elle-même est d'autant plus grande que l'arrêt de l'affection est plus récent. Ces accidents inflammatoires paraissent avoir fréquemment pour cause déterminante la *fatigue* excessive de l'appareil pulmonaire dont elles semblent dépendre plus encore que des conditions hygiéniques ou météorologiques.

(1) J'en ai vu trois exemples. L'un chez une dame qui s'était traitée elle-même par les hypophosphites et qui est venue me consulter pour la dyspnée dont elle souffrait encore ! Dans deux autres cas que j'ai traités, l'arrêt de l'affection ne dure pas depuis assez longtemps pour que j'aie cru devoir les rapporter.

APPENDICE

AU CHAPITRE V.

OBSERVATIONS DE GUÉRISONS DE PHTHISIE AIGUE.

J'ai déjà appelé l'attention (pp. 178 et 574) sur la guérison de la phthisie aiguë par les hypophosphites, et sur l'importance de ce fait. Voici trois autres cas à ajouter aux deux observations (8 et 35) déjà rapportées. Pour en bien comprendre la valeur, il est bon de se rappeler qu'on ne trouve pas dans les annales de la science un seul cas de guérison de phthisie galopante.

OBSERVATION CXXXV.

Symptômes : Hémoptysie. — Faiblesse. — Sueurs nocturnes. — Dyspnée. — Insomnie. — Toux. — Inappétence. — Diarrhée.
Lésion : Tubercules au premier degré au sommet droit.
Résultat du traitement : Disparition des symptômes généraux. — Guérison avec formation d'une excavation.
Durée du traitement : Quatre mois.

M. X..., âgé de vingt-six ans, natif des Etats-Unis, était venu voyager en Europe, d'après le conseil de ses médecins, pour cause de santé. Après avoir passé l'hiver en Egypte et le printemps dans le midi de l'Europe, il revint à Paris en septembre 1860. A ce moment, il se croyait parfaitement bien, sans toux, ni symptômes morbides d'aucune espèce. Il avait déjà engagé son passage pour les Etats-Unis, lorsqu'il fut tout à coup pris, dans la nuit, d'une violente hémoptysie. Malgré un traitement énergique et habilement dirigé par deux praticiens qu'il avait fait appeler, cet accident persista ou se renouvela pendant dix jours. Appelé auprès du patient à cette époque, je le trouvai dans un état de faiblesse extrême, qui ne me semblait pouvoir s'expliquer ni par la quantité de sang perdue, ni par les effets du traitement déjà employé.

Le malade se plaignait surtout de sueurs nocturnes continuelles et excessivement abondantes, d'une dyspnée extrême portée à un tel point qu'il lui était impossible de faire même cinq ou six pas dans sa chambre. A cela se joignaient une insomnie complète depuis le début de l'hémorrhagie, une toux sèche, quinteuse, très fréquente et très fatigante ; à peine de l'expectoration ; inappétence complète ; avec légère diarrhée. Pouls 80.

A la percussion, diminution de sonorité assez marquée au-dessous de la clavicule droite, et dans le même point quelques râles sous-crépitants avec expiration prolongée et retentissement de la voix.

Pensant que dans ce cas, comme dans plusieurs autres que j'ai eu occasion de voir, et notamment comme dans l'observation 51, l'hémorrhagie était sous la dépendance de l'état morbide du fluide circulatoire et non de la lésion locale, je mis immédiatement le malade au traitement spécifique. Le deuxième jour l'hémorrhagie s'arrêta, reparut un moment le quatrième, puis, cessa pour ne plus revenir. En même temps les sueurs diminuèrent, et la seconde nuit le malade put dormir. L'amélioration alla en augmentant et au bout de trois semaines, il y avait disparition complète de tous les symptômes signalés, sauf la toux, qui était toujours sèche et quinteuse, et surtout la dyspnée qui persista pendant près de six semaines, avec une très grande violence. Les autres fonctions paraissaient rentrées dans l'état normal, et tant que le malade restait en repos, la respiration se faisait facilement et librement, mais le moindre effort produisait une telle anhélation, qu'il pouvait à peine traverser sa chambre. En même temps il n'y avait pas de palpitations et les bruits du cœur étaient parfaitement normaux. La dyspnée ne revenait jamais par accès, n'augmentait pas la nuit et ne paraissait être provoquée que par les efforts musculaires. Pendant cette période, les symptômes stéthoscopiques allèrent en s'aggravant ; les râles au-dessous de la clavicule droite devinrent plus gros et plus nombreux. Puis à partir de cette époque, la toux et la dyspnée diminuèrent d'intensité en même temps que l'expectoration devenait plus abondante et prenait le caractère muco-purulent. Au mois de décembre tous les symptômes généraux avaient complétement disparu, si ce n'est que le malade avait encore un peu de toux, et une expectoration muqueuse d'environ une cuillerée à café par jour. Mais en même temps, il présentait au-dessus de la clavicule droite, les signes d'une petite excavation, circonscrite, mais très nettement caractérisée.

Au mois de février, le malade se remit en voyage et je ne l'ai plus revu, mais depuis lors j'ai eu de ses nouvelles, et près d'un an après il continuait à se bien porter.

OBSERVATION CXXXVI.

Symptômes : Hémoptysie. — Dyspnée. — Insomnie. — Sueurs nocturnes. — Faiblesse. — Inappétence. — Toux.
Lésion : Tubercules au premier degré disséminés dans le poumon gauche et la moitié supérieure du poumon droit.
Résultat du traitement : Disparition des signes physiques et des symptômes généraux.
Durée du traitement : Deux mois et demi.

M. N..., âgé de trente-deux ans, natif des Etats-Unis.

En montant en voiture, au mois de mars 1860, ce malade fut pris tout à coup d'une hémoptysie, qui, après avoir duré près de huit jours, céda au traitement prescrit par son médecin ordinaire, aidé des conseils d'un professeur de la Faculté, appelé en consultation. Cependant après la cessation de cet accident les symptômes généraux et surtout les signes stéthoscopiques, d'abord limités à quelques râles sous-crépitants au sommet gauche, allèrent toujours en s'aggravant malgré l'emploi de l'huile de foie de morue et des ferrugineux iodés. La dyspnée et l'insomnie étaient devenues très considérables, en même temps que les sueurs nocturnes, l'inappétence et la faiblesse générale. La toux était fréquente, sans cependant trop fatiguer le malade ; l'expectoration insignifiante. Mais les râles sous-crépitants, limités d'abord au sommet du poumon gauche, avaient envahi celui-ci tout entier et commençaient déjà à se faire entendre dans toute la moitié supérieure du côté opposé. C'est dans cet état que je trouvai le malade, lorsque je fus appelé à le voir avec l'honorable confrère qui l'avait traité jusqu'alors. Sous l'influence du traitement spécifique tous les symptômes, tant généraux que locaux, disparurent peu à peu, les signes stéthoscopiques cessant graduellement de se faire entendre de haut en bas, c'est-à-dire suivant dans leur disparition, ainsi que j'ai plusieurs fois eu occasion de l'observer, le même ordre, que pour leur manifestation première. Au bout de deux mois et demi, le malade était complétement rétabli. Un an après, il continuait à bien se porter.

OBSERVATION CXXXVII.

Durée antérieure : Trois semaines.
Symptômes : Amaigrissement. — Faiblesse. — Sueurs nocturnes. — Toux. — Expectoration. — Hémoptysie. — Inappétence. — Insomnie. — Dyspnée. — Fièvre. — Dyspepsie.
Lésion : Tubercules au premier degré disséminés dans les deux poumons.
Résultat du traitement : Disparition des signes physiques et des symptômes généraux.
Durée du traitement : Un mois et demi.

9 juillet 1861. — M. H..., vingt-neuf ans, marié.

Le malade dit que ses parents n'ont pas souffert de maladie de poitrine. L'hiver dernier il a été, dit-il, plus sujet aux rhumes que d'ordinaire, mais sa santé n'en a pas été autrement altérée. Il y a trois semaines, il a commencé à maigrir et aujourd'hui l'amaigrissement est très sensible. En même temps, il a perdu ses forces et a été obligé de cesser tout travail ; il peut à peine marcher. Il sue abondamment la nuit. Il tousse considérablement et expectore des crachats muco-purulents abondants. Il a complétement perdu son appétit. Il souffre d'une insomnie complète et d'une dyspnée extrême. Il ne peut se coucher que sur le dos et encore est-il obligé de passer la plus grande partie de la nuit sur son séant. Fièvre tous les jours. Il digère très mal. Constipation. Pouls 90.

A la percussion, sonorité, bonne et à peu près égale des deux côtés. A l'auscultation, rudesse du bruit respiratoire et quelques râles sous-crépitants, rares et disséminés dans les deux poumons. Bruits du cœur normaux.

Mis au traitement par les hypophosphites, à la dose de 50 centigrammes, par jour, il se manifesta le second jour un sentiment de pesanteur très violent dans la région épigastrique, qui fut bientôt suivi d'une hémoptysie d'abondance médiocre. Les digestions devinrent encore plus pénibles. A la suite d'une application de sangsues et après l'administration d'un vomitif, ce symptôme disparut. Puis l'amélioration se manifesta et fit de rapides progrès.

Le 30 août 1861, le malade est dans l'état suivant :

Il dit qu'il se porte aussi bien que s'il n'avait jamais été malade. Il a repris son travail depuis un mois. Les forces sont bonnes. Il n'a plus de fièvre. Ses sueurs nocturnes ont complétement cessé. Il dort très bien. Son appétit est excellent. Il ne tousse et ne crache plus. La dyspnée est nulle. Pouls 70. En un mot, il jouit d'une santé parfaite. Les signes stéthoscopiques ont disparu entièrement. Cet état durait encore au mois d'octobre suivant, le malade travaillant quinze heures par jour.

CHAPITRE VI.

DU MODE D'ACTION DES HYPOPHOSPHITES DANS LA GUÉRISON DE LA PHTHISIE.

Imperfections de la méthode clinique actuellement suivie. — Conditionnalité de tout résultat curatif. — Celle de la guérison de la phthisie c'est qu'il y ait cessation de la diathèse. — Cette cessation est la condition essentielle de la guérison, mais n'est pas toujours la guérison elle-même. — L'action des hypophosphites produit cette cessation. — Concordance du rôle attribué ainsi aux hypophosphites, dans le traitement de la phthisie, avec les limites que l'observation a fixées à l'efficacité des spécifiques. — Exemples : mercure, fer, quinine, vaccine. — La guérison de la phthisie suppose, outre cette condition primordiale, l'existence de conditions secondaires. — Examen de ces conditions. — Conditions thérapeutiques. — Leur connaissance implique une mesure de l'action médicamenteuse. — Lacune dans la science sous ce rapport. — Mesure proposée par l'auteur. — Distinction des phénomènes médicamenteux en *physiogéniques* et *pathogéniques*. — Effets physiogéniques des hypophosphites. — Effets pathogéniques. — Indication tirée de la plénitude du facies. — Indication tirée de l'épistaxis. — Action thérapeutique sur les symptômes. — Effets thérapeutiques sur les lésions. — Résultats curatifs. — Dépendance de ces résultats des conditions pathologiques préexistantes. — Examen de ces conditions. — Guérison par résolution. — Guérison par élimination. — Rechutes. — Récidives. — Prophylaxie. — Doses. — Précautions à prendre dans l'administration. — Durée du traitement. — Importance du temps comme élément dans le traitement. — Conséquence de cette considération. — Nature de l'action des hypophosphites contre la phthisie. — Elle est celle d'un spécifique. — Considérations sur le rôle véritable et la conception scientifique des médicaments spécifiques. — Conclusions.

Malgré les tentatives de l'école rasorienne, de l'école hahnemannienne et de quelques autres, on peut dire que, depuis le commencement de ce siècle, l'école anatomique a dominé presque sans partage la pratique médicale. Or cette école, ainsi que je l'ai déjà dit, a eu d'abord, et avant tout, pour but de déterminer la nature des maladies par la nature des lésions qui en sont la conséquence. Faisant reposer la spécificité, ou si je puis m'exprimer ainsi, l'individualité de chaque affection sur son caractère anatomique, elle a donné à la sémiologie des bases solides et durables, qui pourront être élargies ou restreintes, mais qui ne pourront plus être changées. Si les progrès récents de la pathologie, et surtout de la chimie pathologique, ont démontré que l'idée de lésion devait s'appliquer aussi bien aux liquides de l'économie qu'aux solides, au lieu d'être restreinte exclusivement, comme on l'avait d'abord cru, à ces derniers ; si aujourd'hui on peut même avancer que c'est dans un ordre d'idées encore plus élévées, quoique plus simples, dans la notion des altérations éprouvées par les *principes immédiats* de l'économie animale, qu'il faut chercher les fondements d'une pathologie rationnelle, il n'en est pas moins vrai que cette conception est implicitement renfermée dans le point de départ de l'école anatomique (1). Jusque-là je le reconnais hautement, son rôle a été utile, indispensable même ; mais, lorsque, appliquant à la pratique les règles et les habitudes d'observation passive qui constituent son arme la plus puissante, elle a apporté au lit du malade la méthode des salles d'autopsie, elle a éprouvé les échecs les plus significatifs. Depuis soixante ans, il n'est pas un progrès en thérapeutique qu'elle puisse revendiquer pour son compte, pas une découverte pratique qu'elle puisse même rattacher à ses doctrines. A quoi tient un pareil résultat? C'est que la méthode dont elle fait exclusivement usage, l'observation, dont le procédé numérique est l'expression scientifique, l'observation n'a de valeur qu'autant qu'elle peut s'appliquer à des faits comparables, semblables, pareils, identiques, ou comme le disent les mathématiciens, à des unités de même espèce. Or, lorsqu'il s'agit de phénomènes d'anatomie pathologique, les faits sont susceptibles d'énumération, parce que, jusqu'à un certain point, ils sont déterminés et *finis*, ce sont des *phénomènes à l'état statique*. Lorsqu'au contraire il s'agit de clinique et de thérapeutique, on a affaire à *des faits à l'état dynamique*, c'est-à-dire complexes, mobiles, changeants, sans cesse en voie de métamorphoses trop nombreuses et trop variables pour que la *simple inspection* suffise pour en faire

(1) Comme on le sait, le dernier point de vue de l'école anatomique se trouve exposé dans la *pathologie cellulaire* de Virchow. Mais avant l'existence de la cellule ou de tout autre élément histologique, il y a le blastème, la substance nutrimentaire morphotique, la gangue de tous les développements postérieurs.

distinguer les éléments primordiaux et générateurs. De là vient que, si l'école anatomique a établi solidement son diagnostic, sa pathologie et sa thérapeutique restent tout entières à faire. Fourvoyée aujourd'hui dans une impasse, entre le septicisme d'un côté et l'empirisme de l'autre, son impuissance pratique est trop notoire, trop avouée pour qu'il soit nécessaire de l'établir.

Non-seulement cette école a été impuissante à rien découvrir par elle-même en thérapeutique, mais la méthode numérique, malgré toute sa valeur comme arme de critique et de vérification, (valeur que je reconnais hautement ainsi que le témoigne assez le chapitre précédent), la méthode numérique elle-même est restée impuissante entre ses mains pour résoudre les questions cliniques qui se sont élevées en face d'elle. La raison en est très simple et a été signalée maintes fois déjà, c'est qu'il est d'axiome en mathématique, ainsi que je l'ai déjà dit, que pour comparer deux nombres, il faut qu'ils soient formés d'unités semblables, ce qui, en pathologie, revient à dire que l'on ait déterminé les éléments des phénomènes que l'on veut comparer entre eux. Sans doute s'il était permis, comme l'ont proposé des adeptes de l'école d'observation, de soumettre, à la fois et à titre d'expérimentation, tous les malades atteints d'une même affection, dans un même pays, à un traitement identique, il est possible que l'on arrivât par la simple observation passive, à une conclusion probable sur la valeur de ce traitement. Mais, fort heureusement que cette expérimentation ne leur est pas permise, car, même dans ce cas, si les résultats qui ressortent directement de l'observation étaient négatifs, il se pourrait que la conclusion à en tirer fût complétement fausse, parce qu'on aurait négligé quelqu'une des conditions essentielles de l'expérimentation.

Ce qu'il s'agit, en effet, de faire pour donner à l'observation médicale une valeur réelle, ce n'est pas de se borner à enregistrer mécaniquement les faits quels qu'ils soient, ni de les entasser les uns sur les autres, mais de chercher à établir, par des approximations successives et de plus en plus précises, quelles sont les conditions nécessaires de chaque ordre de phénomènes, soit simples, soit complexes, quelle est leur corrélation entre eux, quel est surtout l'ordre de leur dépendance et de leur génération. Comme le médecin, le physicien et le chimiste emploient la méthode numérique, mais ils savent que la difficulté, pour eux, ne consiste pas tant à résoudre une équation donnée; ce qui est l'affaire du premier écolier venu, qu'à trouver les conditions qui permettent d'établir l'équation elle-même (1).

Pour établir, à propos d'une affection quelconque, une équation clinique à laquelle il soit possible d'appliquer la méthode numérique, il faut avoir pour cette affection une théorie pathologique et une méthode thérapeutique : deux données qui n'existent encore aujourd'hui pour aucune maladie. La voie la plus suivie actuellement dans la pratique médicale, ainsi qu'on en aura maintes fois la preuve dans le chapitre X, n'est, le plus souvent, en effet, qu'un scepticisme qui est l'abdication même de l'art ou un empirisme brutal, dépourvu de tout principe scientifique, et souvent même de toute règle technique. Lorsqu'on voit annoncer comme expérimentations sérieuses, des tentatives cliniques aussi pitoyablement ridicules que celles faites à l'hôpital de Brompton près de Londres, et dans le principal hôpital de Vienne, on est forcément amené à conclure, quelque triste, quelque humiliant qu'en soit l'aveu, qu'il n'existe pas de procédé mécanique, pas de labeur manuel, pour grossier qu'il soit, qui ne réclame et ne trouve de la part de ceux qui s'y livrent plus de soins et d'attention qu'on n'en montre souvent lorsqu'il s'agit de la santé et de la vie des hommes. Ce qui ressortira, en effet, le plus directement de la discussion à laquelle je me livrerai au sujet des résultats fournis par l'emploi des hypophosphites, c'est que l'on admet presque généralement aujourd'hui que la guérison d'une affection quelconque ne suppose de la part du médecin que la connaissance de deux données : le diagnostic de l'affection et l'administration du remède, et que l'action d'une substance, douée de propriétés curatives, n'a besoin pour manifester

(1) Voyez Peïsse, *La Médecine et les Médecins*, t. Ier, la méthode numérique.

son effet ultime (la guérison), d'aucune condition, si ce n'est celles qui dérivent de quelques notions élémentaires de posologie et de chimie. Or, c'est là un état de connaissances essentiellement rudimentaire et pré-scientifique qui place le médecin sur le même rang que les médicastres et les commères, puisque la thérapeutique, *ainsi comprise*, n'offre aucun des caractères de certitude présentés par les autres sciences.

La base, en effet, de la science moderne, c'est que tout phénomène étant conditionnel, le but de nos recherches ne peut être que la connaissance des conditions dont il dépend, et la détermination des moyens de faire naître ou de modifier ces conditions. Ainsi donc, avant de faire un pas de plus, il faut qu'il soit bien entendu et compris que l'action curative d'un médicament, *quelle qu'en soit l'efficacité*, *quelle qu'en soit la puissance*, est subordonnée à *certaines conditions*, faute desquelles elle ne peut avoir lieu. Si le lecteur n'est pas convaincu de cette vérité primordiale, élémentaire, ce livre ne s'adresse pas à lui : entre lui et l'auteur il ne peut y avoir de discussion fructueuse, parce qu'il n'y a pas de terrain commun sur lequel ils puissent se rencontrer. Si, au contraire, il en est tellement pénétré, que l'affirmation de ce principe ne lui semble que l'assertion d'un lieu commun, qu'il veuille bien parcourir le chapitre X, et il restera convaincu que c'est une notion dont l'existence n'est pas même soupçonnée par les neuf dixièmes de ceux qui ont entrepris de combattre la spécificité des hypophosphites contre la phthisie.

Voyons, pour appliquer ce principe au sujet qui nous occupe, s'il est possible de déterminer quelles sont les conditions d'action des hypophosphites contre la tuberculose, et quelles sont les circonstances nécessaires pour que cette action amène un résultat curatif.

Cette discussion demande toutefois qu'on la fasse précéder de quelques considérations préliminaires.

Aucune affection, peut-être, n'a été l'objet de travaux aussi nombreux, aussi suivis, et aussi étendus que les affections tuberculeuses. Grâce aux admirables recherches de Bayle, de Laennec, d'Andral et surtout de Louis, l'*histoire naturelle* de cette maladie est une des mieux connues. Caractères anatomiques, siége, lésions secondaires, symptômes, signes diagnostiques, conditions étiologiques, tout cela se trouve établi avec une netteté et une précision telles, que les efforts de pathologistes plus récents, comme Lebert et une foule d'autres investigateurs, malgré l'aide du microscope et des moyens chimiques, malgré un talent incontestable, n'ont pu ajouter que fort peu de chose à ce qui était déjà connu. De l'ensemble des faits établis par ces pathologistes, il résulte un certain nombre de conclusions qui sont à peu près constantes aujourd'hui pour tout le monde, et qu'il est nécessaire de rappeler succinctement, afin de voir jusqu'à quel point les données acquises par l'observation pathologique sont d'accord avec les phénomènes cliniques observés dans le traitement par les hypophosphites.

Ces faits, les voici :

La phthisie et les affections tuberculeuses sont dues à la présence, dans différents organes, de produits morbides particuliers auxquels on a donné le nom de tubercules, et dont les caractères anatomiques, visibles à l'œil nu, sont aujourd'hui parfaitement connus.

Ni les recherches microscopiques, ni l'analyse chimique, n'ont réussi à découvrir dans le tubercule un élément ou une composition constante et pathognomonique (1).

Les tubercules, une fois déposés, suivent, presque toujours, une évolution régulière à laquelle on a reconnu trois périodes : une première, celle de *crudité*, une deuxième dite de *ramollissement*, et une troisième, celle d'*ulcération* ou d'*excavation*.

(1) Certains pathologistes, tels que Lebert, admettent dans le tubercule un élément spécial, corpuscules ou globules tuberculeux (Lebert, *Maladies scrofuleuses*, Paris, 1849, p. 7). « Mais les recherches les plus récentes mènent à la » conclusion que ce qu'on a appelé corpuscules ne sont que des noyaux de cel- » lules arrêtées dans leur développement. » (Griffith and Henley's *Micrographic Dictionary*, art. Tubercule. Londres, 1860). Nous verrons, au chapitre IX, qu'en effet il doit en être ainsi, et que les produits connus sous le nom de tubercules doivent nécessairement présenter, sous un aspect commun, des éléments histologiques et une composition chimique variables :

. . . . . Facies non omnibus una,
Nec diversa tamen, qualem decet esse sororum.

A la période de crudité, les tubercules ne paraissent exercer d'autre action sur les tissus environnants que celle de corps étrangers, agissant physiquement par leur nombre, leur masse et leur volume.

A la période de ramollissement, ils ont pour effet de modifier les conditions organiques des tissus qui les environnent, d'y produire un état d'hypérémie et même de phlogose locale ayant, le plus souvent, pour conséquence, les phénomènes généraux qui caractérisent l'état inflammatoire, et, de plus, des troubles variés, soit locaux, soit généraux, suivant le siége, la nature et le rôle de la partie affectée.

La troisième période, qui est la conséquence immédiate de celle qui précède, a pour résultat l'ulcération et la destruction plus ou moins étendue de l'organe envahi par le dépôt tuberculeux.

Telle est la marche presque inévitable des tubercules. Cependant, dans quelques cas extrêmement rares, des observateurs ont cru avoir constaté l'existence de tubercules qui ont ensuite disparu sans laisser de traces. Mais cette disparition n'a guère été observée jusqu'ici qu'au premier degré de la phthisie, époque à laquelle le diagnostic est le moins certain, et encore d'une manière tellement exceptionnelle que la réalité en est mise en doute par la plupart des pathologistes.

Dans quelques autres cas l'organisme semble vouloir se débarrasser du produit morbide par une sorte d'élimination intra-organique en l'isolant des tissus voisins, et en produisant ce qu'on a appelé l'enkystement ou la crétification.

Enfin, quelquefois encore, quoique bien rarement aussi, lorsque les tubercules ont suivi leur évolution naturelle, les tissus dont ils ont produit l'ulcération et la destruction partielle se cicatrisent ou se recouvrent d'une membrane accidentelle de nouvelle formation (membrane fibro-cellulaire, tissu fibroïde inodulaire, etc.).

Il n'est pas rare, en examinant les poumons de ceux qui ont succombé à la tuberculose, de trouver des exemples partiels de ces deux derniers modes de terminaison. Ainsi, dans un poumon complétement infiltré de masses tuberculeuses, on en trouvera peut-être une ou deux qui sont transformées en masse pierreuse ou calcaire ; dans un poumon rongé par des cavernes, on verra peut-être des traces d'une formation fistuleuse ou celle d'une membrane pyogénique, mais, en même temps, on constatera l'existence, en quantité infiniment plus considérable, de tubercules à différentes périodes de leur évolution et ayant amené finalement la mort du malade.

Il résulte, en effet, de l'ensemble des recherches pathologiques sur la phthisie, que le fait capital, l'idée qui doit dominer la thérapeutique de cette affection, c'est que, au delà et avant la lésion anatomique, avant le dépôt morbide qui a produit le désordre organique, il doit nécessairement exister, dans l'économie, une condition particulière *spécifique*, dont la matière tuberculeuse n'est que l'effet. Or, tant que cette condition existera, tant que cette cause continuera d'agir, il n'y a pas de guérison possible. En supposant même les circonstances les plus exceptionnelles et les plus favorables, la transformation, l'élimination, la guérison de *quelques-uns* ou même de *tous* les différents tubercules, déjà déposés, cela ne peut, le plus souvent, changer en rien le résultat final de l'affection. A mesure que les tubercules déjà déposés se modifient et se transforment, il s'en produit de nouveaux : jusqu'à ce que tout l'organe d'abord atteint, ou l'économie dans presque toutes ses parties, se trouve envahie, et que la mort vienne mettre un terme à cette destruction incessante.

C'est là le résultat incontestable des recherches des pathologistes les plus éminents, ainsi qu'on l'a vu par les citations du chap. V, et notamment celles d'Andral et de Piorry (page 558); c'est ce qui explique le caractère si meurtrier des affections tuberculeuses, et le désespoir du praticien appelé à lutter contre elles (1).

(1) D'après Walshe, un des pathologistes les plus exacts de l'école anatomique, « on trouve presque toujours dans les poumons de ceux qui ont succombé » à la phthisie des exemples de cette action rétrograde. Mais pendant que cet » effet curatif s'opère dans un point du poumon, dans d'autres il se fait un » nouveau dépôt ou une nouvelle désorganisation du tissu pulmonaire, de sorte » que, sous le point de vue clinique et curatif, il n'y a rien de gagné pour le » patient. » (Walshe, *Diseases of the Lungs*, p. 500. London, 1854.)

En effet, le caractère distinctif des affections diathésiques, comme la tuberculose, c'est que la guérison a pour condition essentielle la disparition de l'état spécifique (connu ou inconnu) qui constitue la diathèse. Sans cela il peut y avoir, tout au plus, arrêt momentané, intermittence des symptômes, il n'y a pas de guérison réelle.

Ainsi la guérison, par une médication locale, des lésions de la syphilis laisse le malade exposé, tant que la diathèse persiste, au retour des mêmes lésions ou de lésions semblables. L'existence de la diathèse goutteuse ou rhumatismale expose également le malade au retour continuel des lésions locales qui en sont la manifestation.

Lorsqu'au contraire l'affection constitutionnelle est guérie, même quand il y aurait persistance de la lésion, celle-ci ne prédispose pas le malade au retour de l'état morbide primitif, quoiqu'elle puisse agir comme cause indirecte, ou même comme cause efficiente par rapport à d'autres maladies.

Pour la phthisie donc, de même que pour les autres diathèses, la condition indispensable pour qu'il y ait guérison, c'est qu'*il y ait cessation de l'état primordial de l'organisme, dont le dépôt morbide n'est que la manifestation* et le résultat secondaire. Or, il est admis aujourd'hui par tous les observateurs, sans exception, que non-seulement on ignore en quoi consiste la diathèse tuberculeuse, mais que nul [en dehors de la médication spécifique par les hypophosphites (1)] ne saurait prétendre connaître le moyen de la faire cesser à coup sûr, quelque peu avancée que soit la lésion locale.

Si, comme l'auteur le prétend, l'introduction dans l'économie *en proportion convenable*, *et pendant un temps suffisant*, d'une pré-

(1) Je suis obligé d'insérer ici cette réserve, parce que je pourrais citer plus d'un praticien qui, *aujourd'hui*, a la prétention de guérir la phthisie, au moyen d'une médication qui lui est particulière, *unie à l'emploi des hypophosphites*. Lorsque le résultat est heureux, l'honneur doit évidemment en revenir au traitement particulier de chacun, quelque différents que soient les moyens employés, quelque opposés qu'ils soient les uns aux autres. Si au contraire le traitement échoue, c'est une preuve, à ce que l'on prétend, de l'inefficacité des *préparations phosphoreuses*.

paration phosphorée, contenant le phosphore à l'état *à la fois oxydable et assimilable*, a pour effet de produire dans l'économie une modification incompatible avec l'existence de quelqu'une des conditions essentielles de la diathèse tuberculeuse, il s'ensuit que chez un patient soumis à cette médication, il ne se produira plus de tubercules nouveaux, et que l'on aura ainsi rempli la condition primordiale et essentielle, pour obtenir la guérison du malade.

Mais de ce que la diathèse a cessé, s'ensuit-il que la guérison doive en être la conséquence immédiate?

Que des personnes étrangères à la science médicale, ne connaissant de la phthisie que ses troubles extérieurs et fonctionnels, arrivent à une pareille conclusion; qu'ils demandent un résultat semblable pour admettre l'efficacité ou, comme je l'établirai à la fin du chapitre, la *spécificité* du traitement, cela n'a rien d'étonnant. Les espérances de l'homme se mesurent à ses désirs, et ceux-ci, pour celui qui raisonne sans connaissances spéciales, ont pour limite, non le possible, mais l'absurde. Mais, que des hommes de l'art, témoins chaque jour des ravages de la tuberculose, ayant maintes fois constaté par eux-mêmes les destructions anatomiques presque complètes qu'elle produit de l'appareil pulmonaire, que de pareils hommes élèvent une prétention semblable, qu'ils la prêtent à l'auteur malgré ses paroles expresses à cet égard, cela ne peut tenir qu'à cette légèreté qui caractérise les discussions médicales, ou à cette perversité qui les marque peut-être plus encore (1).

Sur six malades : l'un, au moment de commencer le traitement, n'aura que quelques tubercules au sommet d'un poumon; chez un autre, le poumon sera envahi tout entier; un troisième sera atteint déjà des deux poumons; un quatrième aura des cavernes; chez un cinquième, non-seulement la maladie sera par-

(1) Voici comment je m'exprimais dans la première édition de ce livre : « L'issue de la maladie, traitée par les hypophosphites, dépend de l'état anatomique » de la lésion, et surtout de son étendue et de la présence ou de l'absence de » complications. » (*Mémoire présenté à l'Académie de médecine le 21 juillet 1857* » dans *Cause immédiate de la phthisie*, etc., 1re édition, p. 20.)

venue à la dernière période, mais encore elle sera déjà entrée dans le stade des complications ultimes (ulcérations intestinales, laryngite, œdème, etc.); enfin, chez un dernier il n'y aura plus que des lambeaux de rouages organiques suffisant à peine pour maintenir dans la machine quelque faible mouvement que le moindre trouble des influences extérieures viendra enrayer pour jamais.

Raisonner comme si tous ces malades étaient dans les mêmes conditions, croire qu'un médicament, quelque puissant, quelque héroïque qu'on veuille le supposer, produira les mêmes effets chez tous, est d'aussi bonne logique que de dire que, pourvu qu'on ait le moyen d'éteindre un incendie, le résultat sera le même, quelle que soit l'étendue de celui-ci, quelles que soient les influences atmosphériques qui le favorisent, quels que soient les ravages qu'il ait déjà produits. C'est pourtant là la logique à l'usage de plus d'un des adeptes de l'école d'observation descendus dans l'arène afin de combattre *pro aris et focis* contre l'hypothèse de la *phospholigie* et l'action spécifique des hypophosphites.

La science véritable n'est ni aussi exigeante ni aussi téméraire. Au lieu d'entrevoir les phénomènes à la lueur vague et fugitive de l'imagination, elle les envisage au grand jour des théories positives et précises qui, à la place d'un horizon sans bornes, lui montre partout des conditions et des limites.

Ainsi donc, la médication phosphoreuse, administrée *dans une mesure donnée et pendant un temps suffisant*, fera cesser la diathèse tuberculeuse ; mais cette cessation, sans laquelle la guérison est impossible, *sans laquelle tous les autres moyens sont inutiles*, cette cessation de la diathèse n'est pas la guérison elle-même, elle n'en est que la condition primordiale et *spécifique*. L'action du spécifique, tout en étant identique, dans tous les cas, en ce qui touche à l'affection générale, donnera comme *résidu* et comme effet secondaire un résultat différent pour chaque malade, suivant les lésions préexistantes à son emploi.

Quant à l'influence qu'aura la cessation de la diathèse sur ces lésions locales, elle ne saurait, dans l'état actuel de la science, être établie à priori. Pour la connaître, il faut avoir recours à l'observation en lui assignant son rôle véritable, qui est celui de confirmer ou d'infirmer les conclusions déduites de la théorie, et surtout d'établir les limites, c'est-à-dire les conditions dans lesquelles ces déductions se vérifient. Or, celle-ci nous enseigne, comme je l'avais déjà énoncé, que « le traitement d'une diathèse » par son spécifique n'influe que d'une manière indirecte sur » les lésions organiques déjà établies, leur évolution ultérieure » étant soumise à des conditions différentes de celle qui leur a » donné naissance (1). »

Le rôle assigné par l'auteur aux hypophosphites dans le traitement de la phthisie, au lieu donc d'avoir ce caractère illimité et illogique que quelques-uns de ses adversaires lui ont prêté, soit par ignorance, soit par un sentiment infiniment moins respectable, ce rôle s'accorde avec les limites que l'observation de tous les temps a fixées à l'efficacité des remèdes spécifiques.

Ainsi, le mercure guérit la diathèse syphilitique, mais fait-il disparaître d'emblée une nécrose ou une carie produites par le virus vénérien? Fait-il résorber immédiatement le pus qui a été formé par la suppuration d'un ganglion lymphatique? Non, sans doute; il est seulement cause que la diathèse une fois éliminée, l'abcès qui préexistait au traitement se trouve ramené aux conditions de tout autre phlegmon non virulent et assujetti aux mêmes règles de traitement.

Le fer faisant cesser une chlorose, fera-t-il disparaître également d'emblée les accidents locaux qui ont pu en être la conséquence? Non, sans doute, — mais l'économie n'étant plus sous l'influence de l'état général qui les a fait naître et qui les entretient, les voit disparaître d'eux-mêmes ou à l'aide de moyens appropriés.

La quinine, qui prévient les accès fébriles intermittents avec une vertu dont ne peuvent guère se former une idée ceux qui

(1) Voyez première édition p. 255, et *Mémoire sur le traitement de la phthisie pulmonaire et sur l'action physiologique et thérapeutique des hypophosphites*, lu à la séance de l'Académie des sciences, le 31 mai 1858 (*Comptes rendus*, t. XLVI, p. 1044).

n'ont pas été aux prises avec la fièvre pernicieuse des pays tropicaux ; la quinine, si héroïque contre le trouble physiologique, est impuissante contre la plupart des lésions viscérales qui en dérivent, et toutefois ces lésions elles-mêmes, une fois établies, ne peuvent, le plus souvent, être traitées avec succès qu'autant que le spécifique aura déjà fait cesser l'état morbide essentiel qui les a produites ou qui les entretient.

Enfin, la vaccine, qui réalise presque l'idéal d'un remède spécifique, la vaccine détruit dans l'économie, pour un temps plus ou moins long, une condition inconnue, mais essentielle au développement de la variole : elle est impuissante contre la maladie une fois établie, c'est-à-dire qu'elle prévient la variole, mais elle ne la guérit pas.

Il en est de même du spécifique de la phthisie. Par l'action des préparations phosphoreuses contre la tuberculose, l'économie se trouve ramenée à l'état normal en ce qui touche à la diathèse ou condition initiale d'où sont nés tous les désordres organiques : mais quelle est l'influence que ce retour de l'équilibre général peut avoir sur les manifestations locales, quelles sont les circonstances secondaires nécessaires pour qu'il en résulte un effet curatif, quelles sont celles qui peuvent retarder ou empêcher cet effet ; c'est là ce que l'observation seule pouvait nous démontrer.

En supposant donc que l'on admette pleinement avec l'auteur que les préparations phosphoreuses soient le spécifique de la phthisie, il ne s'ensuit nullement, comme quelques praticiens semblent le croire (voy. chap. X), que le résultat curatif doive être alors un phénomène très simple, si simple que le premier venu peut le produire avec assurance et facilité, *pourvu qu'il administre les hypophosphites.*

Il en serait ainsi, en effet, si l'on employait la médication spécifique dès le début de l'affection, alors que les désordres pulmonaires sont insignifiants ou très circonscrits.

C'est ce que réclameraient à la fois la logique, la science et l'humanité :

La logique, parce qu'il est absurde de laisser marcher un mal aussi fatal que la phthisie, quand on a un moyen assuré de l'arrêter ;

La science, parce qu'il est avoué qu'on ne connaît encore aucun médicament capable de combattre à coup sûr la diathèse ;

L'humanité, parce que, ne crût-il pas à l'efficacité de la médication phosphoreuse, le médecin devrait regarder comme de son devoir de l'essayer, dans l'impuissance avérée des autres médications.

Mais, comme jusqu'ici, malgré l'inefficacité reconnue de tous les autres moyens, on n'a en général recours aux hypophosphites que lorsque la phthisie est déjà avancée, le résultat curatif devient alors, dans la plupart des cas, un effet extrêmement complexe et qui implique, entre l'administration du remède et la guérison, une série de conditions intermédiaires qu'il est indispensable de connaître, sous peine d'échouer dans l'emploi du traitement, même dans les cas où une issue favorable pourrait être complétement assurée.

Ce sont ces conditions que nous allons essayer d'exposer.

Les conditions de l'action curative des hypophosphites, comme celles de toute médication, sont de trois ordres :

1° Celles qui se rattachent au malade : ce sont les *conditions pathologiques.*

2° Celles qui se rattachent au médicament, telles que sa composition chimique, sa forme médicamenteuse, etc. : ce sont les *conditions pharmacologiques.*

3° Celles qui résultent de l'action du médicament sur le patient : ce sont les *conditions thérapeutiques.*

Je renvoie au chapitre suivant l'examen des conditions pharmacologiques, et je me bornerai dans celui-ci à établir celles qui se rapportent à la première et à la dernière catégorie, les conditions thérapeutiques et pathologiques.

Voyons d'abord quelles sont les conditions thérapeutiques nécessaires à la réussite des préparations phosphoreuses.

Les règles à suivre dans l'emploi des médicaments ne sont qu'un tissu d'incertitude et de confusion. Non-seulement il n'y a pas de principe général qui domine l'ensemble de la thérapeutique, mais si l'on prend chaque médicament en particulier, rien n'est plus variable que l'opinion des observateurs sur les doses et sur le mode d'administration. Cela vient de ce que l'action d'un médicament est un phénomène éminemment dynamique, qui lui-même dépend de deux éléments, tous deux variables, mais l'un (le médicament) variable au gré de l'expérimentateur, l'autre (l'organisme) le plus souvent soustrait à son influence. Il est évident qu'un phénomène qui est ainsi le résultat d'une relation établie entre deux éléments variables, dont l'un seulement est sous notre dépendance, un tel phénomène ne peut être produit d'une manière *constante* qu'autant que l'on aura trouvé la loi qui régit la série des résultantes produites par les différents rapports que l'on peut créer entre les éléments générateurs. Or, jusqu'ici, dans l'administration des remèdes, on s'est à peine occupé d'établir ou même d'étudier les effets qui peuvent naître des différentes relations que l'on peut constituer entre les médicaments et l'organisme.

Il est vrai que les thérapeutistes font une distinction entre l'action physiologique du médicament et son action thérapeutique, mais cette distinction même a été tirée, non pas des rapports réels entre la substance médicamenteuse d'une part, et l'organisme de l'autre, mais de l'état normal ou anormal de l'organisme lui-même. De plus, la médication ayant été trouvée, le plus souvent, par voie empirique, et le lien entre l'effet thérapeutique du remède et ses phénomènes physiologiques ne pouvant toujours s'établir avec certitude, le premier a été regardé non-seulement comme quelque chose d'indépendant et de fixe, mais même comme quelque chose de nécessairement inconnu et mystérieux. En réalité, il ne peut être, comme nous venons de le dire, que la résultante de deux éléments dont un seul est susceptible d'être déterminé par avance d'une manière précise. Il suit de là que le mode adopté presque généralement jusqu'ici en thérapeutique de ne voir entre le phénomène maladie et l'idée guérison qu'un seul terme moyen, l'administration d'un médicament à certaines doses, ne peut fournir que des résultats essentiellement variables et contradictoires. Il est vrai que l'expérience telle qu'on l'a entendue jusqu'ici, expérience grossière et superficielle, a amené l'établissement de certaines distinctions rudimentaires. Ainsi, par exemple, il est de précepte qu'on doit faire varier les doses suivant les âges, les sexes, les états morbides. Il est encore vrai que l'on distingue dans certains médicaments ce qu'on appelle leur *action médicamenteuse* des *accidents* qu'ils sont susceptibles de produire. Mais, dans tout cela, on ne trouve rien de précis, surtout on n'y rencontre aucune donnée générale qui puisse s'appliquer à l'action médicatrice de toute substance, quelle qu'elle soit; en un mot, on n'a pas encore compris en médecine la nécessité d'établir *une mesure précise de l'action médicamenteuse.* Une telle mesure thérapeutique peut-elle exister, et si elle existe, comment et où la trouver? L'auteur croit qu'elle se trouve dans la graduation des effets mêmes produits par le médicament, si l'on a soin d'établir entre eux les distinctions suivantes.

Laissant, en effet, de côté les divisions admises jusqu'ici, je propose de distinguer les effets des médicaments sur l'organisme, soit à l'état de santé, soit à l'état de maladie, en *physiogéniques* et en *pathogéniques.*

Les premiers consistent dans l'augmentation ou la diminution des fonctions normales sans qu'elles dépassent leur limite physiologique, et par suite sans qu'il y ait production de phénomènes morbides. Les seconds comprennent tous les phénomènes produits par la médication autres que ceux qui existent à l'état normal. Tant qu'il n'y a qu'augmentation ou diminution des fonctions, l'action est limitée à la sphère des phénomènes *physiogéniques;* aussitôt qu'il se manifeste des phénomènes anormaux, elle est entrée dans celle de l'action *pathogénique.*

Ainsi le mercure à dose altérante convenable ne produit que des phénomènes physiogéniques. Lorsqu'on en augmente la quantité, il apparaît, entre autres effets, celui de la salivation qui indique à l'observateur le moins attentif qu'on est arrivé à l'action pathogénique. Employé à dose physiogénique, l'acide cyanhydrique a une action sédative; administré en quantité plus considérable, il produit comme phénomènes pathogéniques, des nausées, des troubles de la respiration, de la douleur céphalique, des vertiges, de la cécité, etc.

Ces deux ordres de phénomènes correspondent, l'un, l'action *physiogénique*, au stimulisme et au contro-stimulisme de l'école Rasorienne; l'autre, l'effet *pathogénique*, à l'action des semblables de Hahnemann. Ainsi que l'enseignent les Rasoriens, toute modification de l'économie ne peut consister que dans l'augmentation ou la diminution des fonctions normales, mais la distinction ainsi établie n'est exacte et ne peut servir de critérium qu'autant que ce changement ne dépasse pas la limite des variations normales. De même, les effets pathogéniques produits par les médicaments sont de véritables maladies, ainsi que le professe l'école d'Hahnemann, et ainsi qu'on l'avait compris avant elle; mais il ne suit nullement de là, comme le prétend cette école, qu'un médicament n'a d'action curative que lorsque ses effets pathogéniques ressemblent à ceux de la maladie contre laquelle on l'emploie! Erreur aussi grave que la méprise tout opposée du vulgaire, et hélas! d'un trop grand nombre de médecins qui mesurent l'efficacité d'un médicament au nombre et à l'intensité de ses effets pathogéniques.

Il est évident, qu'étudiées convenablement, ces deux séries de faits présentent une véritable échelle graduée à laquelle peuvent être rapportés tous les effets possibles résultant de l'action d'une substance quelconque sur l'économie animale. Il suffira donc que l'on ait établi complétement, pour une substance donnée, ces deux séries de phénomènes, que l'on ait déterminé l'ordre de succession des faits de chaque série, et qu'on ait trouvé, par l'observation, le rapport qui existe entre chaque degré de l'action de la substance et l'effet thérapeutique correspondant, pour que l'on ait une mesure fixe et précise de l'action médicamenteuse et pour qu'on puisse formuler nettement les règles à suivre dans l'emploi de cet agent, afin d'en obtenir tel ou tel résultat dans telle ou telle condition donnée. Ainsi, par exemple, veut-on obtenir par la digitale l'action thérapeutique de la sédation cardiaque, il faudra pour cela ne pas dépasser la limite des effets physiogéniques. Veut-on obtenir au moyen de l'émétique l'évacuation d'un poison contenu dans l'estomac, il est clair qu'il faudra administrer d'emblée le tartre stibié à dose suffisante pour produire l'effet pathogénique du vomissement.

L'action des substances médicamenteuses étant envisagée de la sorte, il s'ensuit que la donnée posologique, pour chaque malade, ne peut être qu'approximative et provisoire, puisque la dose à employer ne sera jamais une quantité fixe, mais celle qui sera suffisante pour produire l'effet physiogénique ou pathogénique qui a pour corrélatif l'effet thérapeutique demandé.

Ces principes sont, à ce qu'il paraît à l'auteur, non pas une simple discussion de mots, mais une vue réellement nouvelle de l'action médicamenteuse, vue qui se trouve, il est vrai, en germe dans la science, mais qui, à ce qu'il croit, n'a encore été formulée nulle part d'une manière nette et pratique (1). Le but même de cet ouvrage lui défend d'entrer dans de plus amples détails à ce sujet, mais il a cru indispensable d'établir au moins ses idées pour que le lecteur fût à même de comprendre quels sont les principes qui l'ont guidé dans l'emploi thérapeutique des hypophosphites.

En tenant compte de ce qui précède, il sera facile de classer d'une manière méthodique les phénomènes constatés par l'obser-

(1) L'ancien axiome *a juvantibus et lædentibus fit indicatio* contient en germe, mais d'une manière inexacte, l'idée exposée dans le texte. Ce principe hippocratique consiste, en effet, ainsi que l'a exposé M. Renouard dans la séance de l'Académie de médecine du 26 juillet 1859 (*Gazette hebdomadaire*, n° 30) : « à choisir, » pour traiter chaque maladie (indépendamment de toute considération anato- » mique, physiologique ou pathologique), la méthode qui aura donné les résul- » tats les plus avantageux » ; c'est-à-dire qu'on mettra en regard les faits affirmatifs et les faits négatifs, sans s'occuper des conditions dans lesquelles ils se sont produits, et l'on se retrouvera en plein numérisme. L'axiome hippocratique renouvelé par M. Renouard ne diffère donc en rien du principe admis et suivi par l'Ecole d'observation, qui prétend réduire la science à la constatation des résultats, comme si ceux-ci pouvaient exister sans antécédents, c'est-à-dire sans causes et sans conditions. On a vu suffisamment, par ce qui précède, combien ces idées diffèrent de celles de l'auteur. Pour lui, l'effet médicamenteux n'est qu'un rapport établi entre le médicament et l'organisme, effet qui, bien loin de pouvoir servir lui-même de critérium, n'a de valeur *scientifique* qu'autant qu'on peut établir quelle est la corrélation constante entre les deux éléments dont il est a résultante.

vation dans l'emploi des hypophosphites, puis de formuler d'une manière précise les règles de traitement qui en découlent.

J'ai employé ou expérimenté comme *préparations phosphoreuses à la fois assimilables et oxydables*, l'acide hypophosphoreux, les hypophosphites de potasse, de soude, d'ammoniaque, de chaux, de baryte, de strontiane, d'alumine, de fer, de manganèse, de quinine et de zinc. Les hypophosphites de chaux et de soude m'ayant toujours donné des résultats nets et précis, c'est eux que je prescris dans le traitement de la phthisie, et c'est à eux que se rapporte ce que je vais dire. Je parlerai brièvement des autres dans le chapitre suivant.

Effets physiogéniques. — Un des premiers effets produits par l'emploi des hypophosphites, est une augmentation de la puissance d'innervation générale, avec un sentiment inaccoutumé de bien-être et de force. Toutes les autres conditions étant égales, ce phénomène est d'autant plus marqué et se fait sentir d'autant plus tôt que le sujet est plus faible, et jouit d'une plus grande excitabilité nerveuse.

Le second phénomène est un accroissement de l'appétit qui devient quelquefois énorme. Ordinairement et par une conséquence naturelle de ce premier fait, il y a une plus grande régularité et une plus grande abondance des évacuations intestinales.

A ces phénomènes s'ajoutent bientôt les signes d'une activité inaccoutumée de la sanguification. La quantité et la coloration du sang augmentent d'une façon si rapide, que l'on est amené à conclure, ainsi que je l'annonçais dans la première édition de ce livre, que les hypophosphites sont des *hématogènes infiniment plus puissants que tous ceux connus jusqu'ici.* Au bout d'un temps assez court et variable suivant l'état constitutionnel et les doses employées, le sujet présente des signes tranchés de pléthore veineuse, manifestée par la coloration et la plénitude du facies, la rougeur des muqueuses auparavant décolorées, et le gonflement des veines superficielles. Cet effet est fréquemment assez marqué pour donner, à des individus qui pendant toute leur vie avaient paru pâles et lymphatiques, toute l'apparence du tempérament sanguin. Lorsque cet effet est arrivé à son maximum, le sang retiré à cette époque se fait remarquer par sa coloration noire ; au point que lorsqu'il est perdu par hémorrhagie, cette particularité frappe vivement l'attention des malades. Le même caractère s'observe dans le sang des menstrues, qui, par suite de cet état de pléthore, deviennent plus abondantes, plus régulières et plus faciles (1).

Le sujet prend aussi, en général, de l'embonpoint, mais sans que ce résultat paraisse dépendre d'une augmentation spéciale du tissu graisseux.

Chez les jeunes sujets, la croissance est notablement activée, et à l'époque de ces poussées qui se remarquent chez eux, ils n'éprouvent plus, lorsqu'ils sont sous l'influence des hypophosphites, cette faiblesse et cet amaigrissement auxquels ils étaient sujets auparavant. Ce surcroît de l'activité nutritive est quelquefois manifesté d'une façon remarquable par le développement des systèmes dentaire et pileux, dont j'ai rapporté deux exemples dans la première édition, et que j'ai eu l'occasion d'observer plusieurs fois depuis (2). Chez les enfants, j'ai toujours vu hâter et faciliter l'évolution des dents d'une façon presque immédiate par l'emploi de l'hypophosphite de chaux (3).

(1) Cet état de pléthore a été observé de même chez les animaux soumis à l'action chronique du phosphore ; les hypophosphites ayant, en réalité, comme je l'avais annoncé dans mon premier mémoire, tous les effets, sur l'économie, du phosphore lui-même, moins les dangers résultant de son action locale. (Voyez *Die Krankheiten der Arbeiter in den Phosphorzündholzfabriken*, par Bibra et Geist. Erlangen, 1847, pp. 65, 67 et *passim.*)

(2) J'avais signalé ces phénomènes chez 2 malades sur les 34 dont j'ai publié les observations dans la première édition de ce livre. Un de mes critiques, le docteur Quain, en a conclu que c'étaient là les phénomènes *ordinaires* que j'attribuais à l'emploi des hypophosphites, et a bien voulu me prêter ainsi gratuitement une absurdité dont je lui renvoie tout l'honneur.

Pour la première dentition des enfants, l'hypophosphite de chaux est un moyen *héroïque* (et je souligne le mot) de combattre et surtout de prévenir tous les accidents de cette période si difficile. Chez des enfants tristes, maussades, pâles, amaigris, sans appétit et sans forces, souffrants de fièvre et de diarrhée, sans sommeil, sous la menace imminente de convulsions, j'ai vu, dans tous les cas, les symptômes céder à quelques doses d'hypophosphites, et, sous l'influence de cette médication, l'évolution dentaire s'opérer sans trouble et dans les meilleures conditions normales.

(3) Voyez plus loin les précautions à prendre chez les jeunes sujets.

Aucun des malades que j'ai interrogés à ce sujet, sauf un seul, ne m'a signalé d'autre effet sur la fonction génératrice que celui qui pouvait s'attribuer à l'augmentation de la vigueur générale de l'économie. Mais dans six cas j'ai vu disparaître une spermatorrhée datant déjà, le plus souvent, depuis assez longtemps.

Les hypophosphites ont donc une double action : d'une part ils augmentent immédiatement le principe, quel qu'il soit, qui constitue la puissance nerveuse ; de l'autre, ils sont des hématogènes meilleurs, plus rapides et plus puissants qu'aucun de ceux connus jusqu'ici.

La connexion intime qu'on remarque entre ces deux ordres de phénomènes conduit à la conclusion que l'action primitive de ces sels consiste dans la stimulation de quelque condition primordiale de la nutrition générale, stimulation qu'ils produisent soit en modifiant les éléments de l'hématose, soit en agissant directement sur le système nerveux de la vie organique. On trouvera au chapitre IX un examen détaillé de cette question.

Effets pathogéniques. — Lorsque les hypophosphites sont employés trop longtemps où à doses trop élevées, les premiers effets pathogéniques s'observent, en général, du côté du système nerveux. Les sujets qui avaient senti, jusque-là, un accroissement permanent des forces, se plaignent que celles-ci diminuent. Ils accusent en même temps un sentiment de courbature, des douleurs vagues, surtout dans les membres, de la somnolence, un sentiment de lassitude qui peut être porté jusqu'à la prostration complète. Ils ont de la céphalalgie, des vertiges, des troubles de la vue, des bourdonnements d'oreilles, quelquefois de la fièvre.

Du côté des voies digestives, il y a également des désordres. L'appétit, auparavant augmenté, diminue ou se perd complétement. Quelquefois il se déclare de la diarrhée et des coliques.

Ces phénomènes, qui peuvent tous se rattacher à un trouble de l'innervation, paraissent en même temps se lier étroitement à l'exagération de l'hématose, car ils sont ou accompagnés ou précédés de perturbations du côté de la circulation. Le sujet se plaint de gêne dans la respiration, de douleurs dans la poitrine, tandis que l'auscultation révèle, souvent à cette époque, des signes d'engouement pulmonaire.

Si, malgré cet ensemble de symptômes, on continue l'emploi du médicament, il se produit des hémorrhagies par les muqueuses respiratoires ou digestives. Le plus souvent il n'y a d'abord que des épistaxis, puis les hémoptysies paraissent pour la première fois, ou si elles avaient cessé, elles se reproduisent. Après un certain laps de temps, il se forme quelquefois des hémorrhoïdes : celles qui avaient disparu, reviennent ou fluent de nouveau. Enfin il peut même se produire de véritables hémorrhagies intestinales.

La plupart de ces symptômes se manifestent parfois dès le début du traitement lorsqu'on commence brusquement par de trop fortes doses. Ils se produisent d'autant plus tôt et plus facilement que le sujet est plus jeune et plus impressionnable, par exemple, chez les enfants, les femmes, et les personnes à tempérament nerveux.

Parmi les phénomènes que je viens d'énumérer, il en existe deux auxquels j'attache une importance toute particulière : *la plénitude du facies* et *l'épistaxis*.

La plénitude du facies consiste, comme le mot l'indique, dans un aspect particulier du patient, analogue à celui qu'on remarque chez les personnes délicates à la suite d'un repas copieux, ou après qu'elles se sont livrées à un exercice modéré. La coloration du teint redevient ce qu'elle était dans l'état de santé : les rides de la face sont moins marquées, les joues paraissent moins creuses, parfois tout à fait pleines et quand les phénomènes sont arrivés à leur maximum, on remarque une légère bouffissure de la région palpébrale inférieure. Cet aspect particulier n'est nullement le même que celui qu'on observe chez les malades pendant les accès de fièvre hectique ; le coloris n'est pas brusquement limité ou circonscrit aux joues, mais répandu sur toute la figure, avec les mêmes gradations de teintes que dans l'état normal. Ce signe se présente d'autant plus tôt, et il est d'autant plus sensible, que la lésion locale est moins grave. On le remarque parfois au bout de quelques jours. Il est plus évident chez les personnes à tempérament lymphatique ou sanguin que chez celles d'une constitution nerveuse ou bilieuse. Il a une grande valeur clinique, car il indique que l'action physiogénique du médicament est près de son maximum ou l'a déjà atteint. Il est donc très important qu'on sache le reconnaître à temps, puisqu'il permet de prévoir, et par suite, de prévenir, par la suspension ou la diminution de la médication, les accidents ou les complications qui ne manqueront pas de suivre la persistance dans l'emploi intempestif du traitement.

Chez la plupart des personnes qui se sont servies pendant un certain temps des hypophosphites, la coloration du facies paraît devenir permanente, même chez celles qui auparavant avaient toujours eu l'aspect anémique ou lymphatique. Elles acquièrent ainsi un air de vigueur et de santé, en rapport avec l'énergie nouvelle acquise par la fonction de l'hématose.

La plénitude du facies indique la limite de l'action *physiogénique* : l'*épistaxis* signale le début de la phase des phénomènes *pathogéniques*.

Le plus souvent, ce signe précède les phénomènes pathogéniques signalés plus haut, ou du moins se montre dès leur début. Il a donc pour moi une très grande valeur sémiologique, et j'appelle sur ce point toute l'attention des praticiens. Il n'est pas nécessaire, je pense, d'ajouter que je n'ignore nullement que l'épistaxis, quoique moins fréquente que l'hémoptysie, se rencontre, dans un certain nombre de cas, chez les phthisiques, indépendamment de toute modification produite par le traitement. Mais, si je ne me trompe, le relevé suivant fera comprendre immédiatement, sans autre commentaire, quelle est l'importance relative de ces deux phénomènes, et la nécessité d'établir entre eux une distinction sémiologique, au moins chez les malades soumis au traitement par les hypophosphites. Sur *quinze* malades qui ont offert une ou plusieurs fois des épistaxis pendant la durée du traitement spécifique, *un seul* en avait eu auparavant, tandis que sur *vingt-trois* malades qui ont eu des hémoptysies pendant qu'ils prenaient des hypophosphites, *vingt* en avaient éprouvé déjà avant d'être soumis à cette médication (1). L'importance de ce signe me semble donc, dès à présent, suffisamment établie pour qu'on s'y arrête et pour qu'on cherche à en déterminer nettement la valeur. Je ferai remarquer que le sang perdu de la sorte peut varier depuis une quantité très considérable jusqu'à quelques gouttes seulement, de sorte qu'il est nécessaire de questionner ou de prévenir les malades à cet égard, si l'on ne veut pas laisser échapper un symptôme auquel ils n'attachent en général aucune importance.

Action thérapeutique. — De même que j'ai indiqué la nécessité de distinguer les effets physiogéniques d'un médicament de ses manifestations pathogéniques, de même je crois qu'il est indispensable de distinguer, dans l'étude de son action sur chaque affection, ses effets thérapeutiques de son résultat curatif.

Les effets thérapeutiques d'une substance étant, comme nous l'avons dit, la résultante de son action ou physiogénique ou pathogénique sont d'un ordre plus complexe que celle-ci; mais ils sont à leur tour d'un ordre moins complexe que le résultat curatif.

Chaque phénomène de ces divers ordres demande donc pour se manifester des conditions de plus en plus nombreuses, c'est-à-dire de plus en plus complexes, et la guérison sera le terme final, la résultante des diverses modifications antécédentes imprimées ainsi à l'économie, pourvu qu'elles soient *maintenues dans certaines limites*, et *soutenues pendant un temps suffisant.*

Voici l'ensemble des phénomènes thérapeutiques tels qu'ils ont été observés sur les malades de la deuxième série.

J'indiquerai d'abord les modifications produites sur chaque symptôme fonctionnel, puis celles qui ont été observées dans les signes physiques de la lésion.

Effets thérapeutiques produits sur les symptômes.

Faiblesse. — Chez 71 malades, on a noté de la faiblesse. Chez 34, il y a eu amélioration de ce symptôme ; cessation chez 32 ; réapparition du symptôme après cessation chez 3. Pour 2 ma-

(1) Mémoire lu à l'Académie des sciences le 31 mai 1858. *Comptes rendus* (*loc. cit.*).

lades on a omis dans l'observation de signaler les changements survenus.

Total des cas influencés, 66 sur 71.

Amaigrissement. — L'amaigrissement a été noté chez 65 malades ; un commencement d'embonpoint s'est manifesté chez 19, mais il n'a été que temporaire pour 1 de ceux-ci.

Total des cas influencés, 19 sur 65.

Dans ce chiffre ne sont pas compris les malades chez lesquels l'amaigrissement a été *arrêté*. Mais pour ce symptôme, les chiffres sont très incomplets, parce que les malades n'ayant pas été pesés, c'est seulement d'après leur impression personnelle, et souvent celle du moment, que les nombres ont été établis. On verra plus loin (pp. 615 et 616) quelques remarques sur ce point.

Fièvre. — 44 patients avaient de la fièvre. Ce symptôme a été amélioré chez 4 : il a disparu chez 37, mais seulement momentanément chez 16.

Total des cas influencés, 41 sur 44.

Sueurs nocturnes. — Les sueurs nocturnes notées chez 56 malades ont été améliorées chez 9, ont cessé chez 44, mais seulement temporairement chez 11. Chez 3 malades on n'a pas signalé les changements survenus.

Total des cas influencés, 53 sur 56.

Inappétence. — On a noté de l'inappétence chez 52 patients. Ce symptôme a été amélioré chez 11 ; il a disparu chez 39, y compris 7 cessations momentanées. Chez 2 malades on a omis de noter les changements postérieurs.

Total des cas influencés, 50 sur 52.

Vomissements. — 21 malades avaient des vomissements. Sur ce nombre, 4 ont éprouvé de l'amélioration, 13 ont vu ce symptôme disparaître, dont 5 momentanément seulement. Enfin, dans 1 cas, l'observation ne signale pas les changements ultérieurs.

Total des cas influencés, 17 sur 21.

Insomnie. — 36 malades se plaignaient d'insomnie. Il y a eu amélioration pour 15; cessation de ce symptôme pour 17, mais avec réapparition après cessation pour 3 d'entre eux; et omission des changements dans 4 cas.

Total des cas influencés, 32 sur 36.

Dyspnée. — La dyspnée existait chez 70 malades ; il y a eu amélioration chez 25 ; cessation chez 38, avec réapparition après cessation chez 1, et omission des changements chez 5.

Total des cas influencés, 63 sur 70.

Toux. — 79 malades avaient de la toux. Elle a été améliorée chez 43, elle a cessé chez 31, mais momentanément seulement chez 1. Omis, 1.

Total des cas influencés, 74 sur 79.

Expectoration. — L'expectoration a été notée chez 76 malades. Il y a eu amélioration chez 39 ; cessation du symptôme chez 27 ; avec réapparition après cessation chez 5 ; dans un cas les changements survenus ont été omis.

Total des cas influencés, 66 sur 76.

Diarrhée. — 10 malades avaient de la diarrhée. Elle a cessé chez 8.

Total des cas influencés, 8 sur 10.

Menstruation. — La *dysménorrhée* a été notée dans 6 cas. 2 malades ont éprouvé de l'amélioration, et chez 4 les règles sont revenues à l'état normal, mais avec rechute chez 2.

Total des cas influencés, 6 sur 6.

L'*aménorrhée* existait chez 8 malades ; il y a eu retour des règles dans 6 cas.

Total des cas influencés, 6 sur 8.

Puissance musculaire et locomotion. — 48 malades avaient cessé de travailler. Il y a eu reprise du travail chez 27, rechute chez 4.

Total des cas influencés, 27 sur 48.

Telles sont sommairement les modifications symptomatologiques produites par l'administration des hypophosphites.

On voit que, dans *presque chaque cas*, tous les phénomènes morbides ont été modifiés et diminués, au moins pour un temps, par l'emploi du médicament. *Il y a donc eu soulagement et amélioration dans presque tous les cas.* Je discuterai plus loin la valeur qu'on doit attacher à ce fait.

Pour que cette étude fût complète, il faudrait que l'on pût indiquer, en les appuyant sur des données numériques, quelles sont les circonstances particulières qui ont modifié l'action du spécifique pour chaque symptôme, dans tel ou tel cas donné. Mais pour cela, il faudrait non-seulement discuter méthodiquement toute la pathologie de la tuberculose, mais encore étudier, au point de vue de la sémiologie générale, la valeur, le rôle et les relations pathologiques de chaque symptôme, soit dans la phthisie, soit dans les autres états morbides où il se rencontre. Pour excuser l'auteur de ne pas avoir entrepris ce travail, il lui suffirait de dire qu'une pareille œuvre n'a encore été faite pour aucune classe d'affections, que tout au plus a-t-elle été ébauchée pour quelques-unes; mais la raison réelle, c'est que ce livre ayant pour but spécial *le traitement* de la tuberculose, on a dû chercher à restreindre autant que possible un sujet déjà assez vaste par lui-même. Un travail qui aurait pour objet d'établir, d'une manière scientifique, la pathologie de la tuberculose et de la phthisie, soulèverait, en effet, une foule de questions sur lesquelles l'auteur serait aussi peu d'accord avec les opinions régnantes qu'il l'a été pour les points, peut-être trop nombreux, qu'il s'est déjà vu obligé d'aborder. C'est là une raison péremptoire pour ne pas entreprendre, aujourd'hui, une tâche dont il espère essayer la solution, lorsqu'il pourra s'appuyer sur des résultats numériques suffisants. Cependant il ne sera peut-être pas inutile d'ajouter ici quelques remarques sur les relations variables qui existent entre les différents symptômes de la phthisie et l'état morbide initial; d'où des effets également variables dans l'action symptomatologique ou thérapeutique du spécifique.

Il est évident d'abord que certains symptômes sont, au début de la maladie, l'expression directe de la diathèse; tels sont, par exemple, la faiblesse, l'amaigrissement, les sueurs nocturnes, l'inappétence, l'insomnie, la dyspnée, les troubles de la menstruation. Dans ces cas, que la diathèse disparaisse, et tous ces troubles cesseront avec elle. Plus tard, lorsque les lésions locales sont une fois établies, ces mêmes symptômes ne pourront disparaître *complétement* qu'autant que les lésions elles-mêmes seront susceptibles de guérison, et assez limitées pour ne laisser, après leur disparition, que des modifications organiques assez petites pour ne pas entraver d'une manière sensible les fonctions de l'appareil où ils siégent. Ainsi, par exemple, la dyspnée est un des symptômes les plus tranchés de la phthisie aiguë, lors même que les signes de la lésion organique sont insignifiants ou nuls; elle dépend, évidemment, dans ce cas, d'une hématose insuffisante causée par l'état morbide du liquide circulatoire. Dans la phthisie chronique avancée, avec des lésions locales considérables, il y a également dyspnée dépendant encore d'une insuffisance de l'hématose, mais d'une insuffisance causée, non pas par l'altération du sang lui-même, mais par l'action imparfaite de l'organe principal chargé de le mettre en contact avec l'atmosphère. Dans le premier cas, disparition complète du symptôme sous l'influence du spécifique; dans le second, retour plus ou moins complet à l'état normal, suivant la nature et la gravité des altérations organiques qui persistent dans l'appareil respiratoire, après l'évolution définitive de la lésion locale. De même, l'amaigrissement peut être poussé très loin déjà avant qu'il y ait une atteinte considérable à l'intégrité anatomique de l'appareil respiratoire, parce que le sang et, par suite, le blastème qu'il fournit sont altérés dans leur composition et n'offrent pas à la nutrition les principes nécessaires à son fonctionnement normal. Dans ce cas, le retour des fluides nourriciers à leur état naturel amène directement le rétablissement de la nutrition. Si, au contraire, la maladie est arrivée à sa deuxième ou à sa troisième période, le retour *complet* de la nutrition générale à son état normal ne peut avoir lieu que si les désordres organiques ne dépassent pas une certaine limite, et si les transformations morbides, tels que le ramollissement, la résorption purulente, etc., ont cessé ou sont notablement diminuées. De là vient que souvent, chez les malades soumis à la médication spécifique, il y a d'abord arrêt seulement de la perte de poids, sans retour complet à l'état primitif, lequel ne peut se faire qu'assez longtemps après et quand l'organisme a achevé de se débarrasser des produits morbides qui entravaient le jeu pulmonaire.

Effets thérapeutiques produits sur les lésions.

Les modifications produites par la médication dans les phénomènes d'auscultation et de percussion peuvent être de trois ordres : disparition complète ; diminution ; passage à des signes d'une autre nature, après une aggravation momentanée pendant un temps plus ou moins long.

On a vu, en effet, par les observations de la deuxième série, résumées dans le chapitre précédent :

1° Que les signes locaux pathognomoniques de la tuberculose au second degré peuvent disparaître complétement sans laisser de traces : ce qui, jusqu'à preuve anatomique du contraire, autorise à conclure que la guérison a eu lieu par résolution ou résorption. Ce mode de guérison, qui a été observé si rarement jusqu'ici, chez les phthisiques arrivés à la période de ramollissement, qu'il est nié ou révoqué en doute par la plupart des pathologistes, ne peut offrir de doute pour tous ceux qui ont été à même de constater les effets curatifs des hypophosphites. (Voyez les observations 36, 37, 38, 39, 40, 41, 42, 43, 44, 45, 46, 47, 48, 49, 50, 51, 114, 121, 126, 127, 129, 131 et 132.)

2° Que dans d'autres cas la guérison a lieu avec la coexistence de signes indiquant un certain degré d'hypérémie ou d'induration de la partie du poumon qui avait été le siége de la lésion : ce qui autorise à croire qu'il y a enkystement, crétification, ou élimination encore inachevée du dépôt morbide. (Voyez les observations 52, 53, 54, 55, 56 et 57.)

3° Enfin que dans d'autres cas la guérison a lieu avec ramollissement du dépôt morbide, ulcération et destruction d'une étendue correspondante du poumon. Il y a alors, parfois, aggravation momentanée des signes stéthoscopiques. (Voyez les observations 58, 59, 60, 61, 114, 115, 116, 117, 118, 119, 120, 121, 122, 123, 124, 125, 126, 127, 128, 129, 130, 131, 132 et 133.)

Dans ces derniers cas, l'absence de tous les symptômes généraux, la possibilité de la part du malade de se livrer aux plus dures fatigues, la nature de l'expectoration, et le caractère non équivoque des signes stéthoscopiques (bornés à la pectoriloquie et au souffle caverneux sans râles aucuns) autorisent à affirmer, de la manière la plus péremptoire, qu'il y a cicatrisation de la caverne. Ce dernier phénomène si rare que les praticiens et les spécialistes les plus expérimentés et les plus répandus en ont à peine vu un ou deux exemples pendant une longue série d'années, est un résultat fréquent et presque journalier de l'action du spécifique phosphoreux.

On voit, d'après cela, que les effets thérapeutiques produits sur les lésions locales correspondent exactement avec les faits constatés par l'anatomie pathologique et avec les phénomènes observés dans les quelques cas rares et insolites de guérison spontanée constatés jusqu'ici. (Voyez pp. 595 et 596.)

Maintenant, quand les résultats que nous venons de citer devront-ils se produire ? Sera-ce au hasard, comme pour les cas de guérison obtenus par les autres moyens connus jusqu'ici? (Voyez, p. 564.) Sera-ce rarement, si rarement que leur réalité peut souvent paraître douteuse? (Voyez, pp. 562 et 563.) Sera-ce toujours comme certains esprits peu habitués à la rigueur scientifique le voudraient? Non — ce sera dans *tous les cas* où les malades, au moment de commencer le traitement, seront dans des *conditions pathologiques* telles que la guérison soit possible.

Ces conditions ont été établies dans le chapitre précédent avec une netteté et une précision qui n'ont encore été dépassées pour le pronostic d'aucune autre affection.

1° On a vu, en effet (p. 567) que : la première condition pour que la guérison ait lieu dérive de l'étendue même du dépôt tuberculeux.

2° Une autre condition qui vient immédiatement après cette première, c'est le degré de la lésion.

Lorsque celle-ci n'a pas dépassé le deuxième degré, cette considération combinée avec la précédente permet, comme on l'a vu (p. 569), d'établir le pronostic favorable avec une certitude presque mathématique.

3° Une troisième condition (p. 573), c'est le type aigu ou chronique de l'affection.

4° Enfin, une quatrième (p. 579), c'est l'existence ou la non-existence de complications.

L'auteur a exposé, dans le chapitre précédent, les conclusions auxquelles il est arrivé sur ces différents points. Ces résultats sont tels, qu'ils permettent, dès aujourd'hui, d'établir avec une sûreté qui n'existe à un plus haut degré pour aucun point de l'art médical, que le pronostic d'un cas de phthisie soumis au traitement spécifique, employé d'une manière rationnelle, dépend presque absolument de la lésion préexistante, et que la guérison a lieu dans tous les cas où celle-ci n'est pas suffisante pour entraîner la mort, soit directement par elle-même, soit par les désordres consécutifs causés par l'évolution nécessaire des tubercules déjà déposés.

Ce sont là les limites de toute science véritable. Vouloir qu'il en soit autrement, c'est demander l'absurde; prétendre davantage serait mensonge et imposture. Il n'y a, il n'y aura jamais d'autre guérison de la phthisie, si ce n'est lorsque l'homme aura découvert le secret de la puissance créatrice et pourra fabriquer ou tout au moins reconstituer un poumon.

Importance du diagnostic local. — Ici se présente l'occasion de faire une remarque des plus importantes, et sur laquelle j'appelle toute l'attention des cliniciens.

Pour établir avec sûreté le pronostic d'un cas de phthisie, traité par les hypophosphites, il ne suffit pas de poser le diagnostic de l'affection, en se bornant à en caractériser la nature ; il faut de plus qu'on détermine les limites précises de la lésion locale. Pour cela, on devra porter dans l'examen du thorax, toute la rigueur et la précision que comporte aujourd'hui cette partie du diagnostic, et y mettre un soin et un scrupule que l'on ne montre pas toujours, il faut le dire, quand il s'agit d'un cas de phthisie. A quoi bon, en effet, s'attrister et décourager les autres en établissant rigoureusement les limites d'un mal que l'on sait par avance être, presque toujours, sans remède? Cette question de l'étendue de la lésion locale qui, jusqu'ici, n'avait qu'une importance tout à fait secondaire, puisqu'elle ne pouvait influer tout au plus que sur le pronostic prochain, celui de la durée du malade et non sur celui de l'issue de la maladie, cette question devient d'une importance capitale aujourd'hui qu'on possède dans les hypophosphites le spécifique de la diathèse et qu'il s'agit de décider, dans chaque cas, si les désordres organiques déjà accomplis ont ou n'ont pas déjà dépassé les limites au delà desquelles la guérison n'est plus possible.

La découverte du spécifique de la phthisie donne donc à l'auscultation une valeur et une importance de beaucoup supérieures à celles qu'elle a eues jusqu'ici, puisque le praticien pourra, à l'avenir, tirer parti de toutes les ressources qu'offre l'immortelle découverte de Laennec et porter dans le pronostic des affections tuberculeuses une précision qui ne le cèdera à aucune autre branche de la médecine ou de la chirurgie elle-même.

Il me serait facile de citer un grand nombre de cas où, pour avoir négligé de tenir compte de l'étendue de la lésion locale ou pour ne s'être pas donné la peine de la limiter avec toute la précision nécessaire, les praticiens les plus habiles sont tombés dans des erreurs graves soit en demandant au traitement spécifique des impossibilités *physiques*, soit en portant des jugements qui se trouvaient en désaccord complet avec ceux d'autres cliniciens également habiles et recommandables (1).

(1) L'observation 86 est un exemple des espérances et des exigences exagérées et extra-scientifiques de quelques praticiens auxquelles j'ai déjà fait allusion (pp. 598 et 599). Voici deux des contradictions dont je viens de parler : Je fus appelé il y a quelque temps à donner mes soins à M. de N., fils d'un des grands officiers d'une couronne du Nord. Le malade avait été ausculté séparément la veille par trois des stéthoscopistes les plus renommés non-seulement de Paris, mais du monde entier. Chacun avait formulé son diagnostic par écrit, à l'insu de ses confrères. Ces opinions me furent remises et j'en pris note. Or, tandis que le diagnostic de M* portait « tubercules ramollis au sommet gauche, » celui de M** indiquait « tubercules ramollis du côté droit » et celui de M***, « tubercules ramollis aux deux sommets ». A l'examen je trouvai, en effet, comme le dernier observateur, que la lésion locale avait atteint les deux poumons et qu'il y avait même quelques produits disséminés dans toute leur hauteur. Le malade guérit, avec disparition complète des signes physiques, et a pu retourner dans son pays où il affronte impunément, depuis trois ans, les hivers d'un climat rigoureux, après avoir cherché en vain, avant l'emploi du traitement spécifique, à enrayer les progrès du mal par un séjour de quatre ans dans différentes régions du Midi. A

Résultats curatifs.

Maintenant, les conditions nécessaires pour que la guérison puisse s'opérer étant données, quelles sont les circonstances particulières qui feront que celle-ci aura lieu par l'un plutôt que par l'autre des différents modes dont il vient d'être question?

Afin de bien s'entendre, il est indispensable d'établir d'abord ce qu'on doit comprendre par le mot guérison. Celui-ci a, en effet, un sens différent, suivant qu'il s'applique à des troubles fonctionnels ou à des lésions organiques.

Il n'y a pas de principe mieux établi en pathologie que celui-ci, à savoir : que les troubles fonctionnels peuvent disparaître sans laisser de trace, tandis que dans les désordres organiques le retour à l'état antérieur ne peut avoir lieu qu'autant que

quoi attribuer la divergence entre les trois éminents praticiens qui l'avaient ausculté? Personne ne songerait, pour un instant, à y voir un manque d'habileté chez des médecins aussi consommés et moins que personne, l'auteur qui les honore comme ses maîtres. Il est évident que chacun préoccupé uniquement du diagnostic général s'est borné à énoncer ce qui lui paraissait suffisant pour l'établir et que l'étendue, plus ou moins grande, de la lésion n'avait tout au plus qu'un intérêt de pure curiosité.

Au moment d'écrire ces lignes, je donne des soins à une dame arrivée d'Angleterre il y a quelques jours seulement. Pendant qu'elle s'y trouvait, deux praticiens anglais de beaucoup de réputation ont assuré à son mari et à sa famille que non-seulement sa maladie n'offrait aucun danger, mais que les poumons étaient parfaitement intacts. Il y a six jours, elle fut examinée par deux médecins de Paris dont l'un est une autorité irrécusable en pareille matière et les deux furent d'accord qu'il y avait du côté droit une caverne occupant la moitié d'un poumon et des tubercules en voie de ramollissement dans une grande étendue du poumon opposé. Ayant été appelé à la voir quelques jours plus tard, il me parut de la dernière évidence que ce diagnostic était d'une exactitude rigoureuse. Il est impossible, vu la marche de l'affection, que trois semaines auparavant, les poumons n'offrissent pas de signes de lésions lorsque les symptômes fonctionnels assez intenses dataient déjà de près d'un an. D'un autre côté, nul n'a le droit, sur de telles présomptions, d'accuser d'une ignorance complète deux praticiens honorables et considérés. Il est plus charitable d'attribuer leur opinion à cette préoccupation routinière et aveugle de beaucoup de médecins qui les engage à cacher, jusqu'au dernier moment, l'état du malade non-seulement à lui-même, mais à tous ceux qui l'entourent. Conduite excusable peut-être, jusqu'à un certain point, en face d'un mal sans remède, mais qui devient une faute contre l'humanité, contre la moralité et la réputation de notre art, lorsqu'on a un moyen curatif comme les hypophosphites.

les altérations physiques n'ont pas dépassé certaines limites en général assez restreintes. Dans le premier cas, l'idée de guérison entraîne donc celle d'un retour complet à l'état normal; dans le second, il implique seulement l'établissement d'un équilibre nouveau qui permette à l'individu de vivre sans souffrance et sans que les altérations organiques persistantes qui constituent, pour ainsi dire, le résidu de l'affection, puissent entraîner la mort par elles-mêmes, et sans l'intervention de quelque nouvelle cause morbide. Ainsi, suivant que les lésions locales de la tuberculose sont plus ou moins avancées, la guérison s'opérera par *résorption* et sans laisser de traces du désordre organique, ou par *élimination*, avec persistance d'une altération physique plus ou moins considérable de la portion du poumon envahie par le dépôt morbide. Dans le premier cas, il y a retour complet à l'état qui existait antérieurement à l'invasion de la maladie; dans le second, il y a établissement d'une lésion permanente à laquelle on pourrait donner le nom de lésion curative, pour la distinguer des lésions morbides proprement dites. Dans le premier cas, il y a guérison par résolution; dans le second, guérison par lésion, par cicatrisation et par réparation.

Examinons les circonstances déterminantes de ces deux modes de terminaison.

Guérison par résolution. — La résorption ou la résolution des tubercules a été jusqu'ici ou contestée ou niée complétement. Il n'y a guère dans la science de cas bien avérés de ce mode de terminaison, parce que, le plus souvent, il n'a pu être observé que lorsque la phthisie était au premier degré, et lorsque, par conséquent, il y avait possibilité d'erreur dans le diagnostic.

Chez un très grand nombre de malades où il n'y avait pas d'erreur possible, attendu qu'on avait constaté, jusqu'à la dernière évidence, l'existence des signes physiques du ramollissement, on a vu, sous l'influence des hypophosphites, ces signes s'amoindrir peu à peu et finir par disparaître complétement à tel point qu'il est impossible à un observateur non prévenu de retrouver la moindre trace de lésion.

Il est vrai que, pour que cette conclusion fût à l'abri de toute objection de la part de ce scepticisme caractéristique de notre époque, il faudrait qu'elle s'appuyât sur des observations nécroscopiques faites sur des malades ayant succombé à une autre affection après avoir été guéris de la tuberculose. Le peu de temps qui s'est écoulé depuis l'introduction des hypophosphites dans la pratique fait que cette confirmation n'a pu se rencontrer jusqu'ici. Nul doute qu'elle ne vienne en son temps fournir la démonstration qu'on en attend. Ce qui, surtout, fait espérer ce résultat, et démontre que la disparition des signes locaux n'est pas due à la cessation d'un état hyperémique et à la simple quiescence de la matière tuberculeuse, c'est que si, après sa guérison complète, le malade vient à être affecté d'une phlegmasie des organes pulmonaires, celle-ci occupe son lieu d'élection habituel, et se révèle par les signes qui lui sont propres, sans que la partie autrefois le siége des tubercules en paraisse aucunement affectée. C'est là ce qu'on est chaque jour à même de constater chez les malades guéris par les hypophosphites. Tous les observateurs savent que, lorsqu'au contraire il ne s'est produit qu'un simple arrêt de la maladie, le développement d'une phlegmasie intercurrente s'accompagne immédiatement de l'aggravation des signes locaux, dans le point primitivement envahi, aggravation qui est presque toujours le signal d'un nouveau dépôt morbide.

Quelquefois, au lieu de s'amender tout d'abord, ce n'est qu'après une aggravation momentanée que les signes stéthoscopiques cessent complétement (voyez p. 257). Souvent alors ils parcourent en quelque sorte le poumon par assises successives et se succèdent de haut en bas dans l'ordre même où les tubercules se sont déposés (voyez 587); de sorte que les signes que l'on avait d'abord constatés aux sommets peuvent s'amender ou disparaître complétement, tandis que ceux qui révélaient des tubercules au premier degré situés au-dessous, indiquent par les modifications qu'ils éprouvent le passage de ceux-ci du premier au second degré; puis enfin leur disparition complète (1).

(1) Mémoire lu à l'Académie des sciences, le 31 mai 1858. *Comptes rendus* (*loc. cit.*).

Les conditions qui jusqu'ici semblent les plus importantes pour que l'affection arrive à une terminaison aussi heureuse sont les suivantes, qui avaient été déjà indiquées dans la première édition :

1° Que le dépôt soit récent;

2° Que le ramollissement n'ait pas déjà dépassé un certain degré (encore indéterminé);

3° Que les tissus environnant le dépôt morbide ne soient pas, ou ne deviennent pas pendant le traitement, le siége d'une phlegmasie intercurrente ;

4° L'âge du sujet paraît aussi avoir une influence des plus marquées sur ce résultat. Ainsi la disparition complète des signes physiques aura lieu, toutes choses égales d'ailleurs, avec d'autant plus de probabilité que le sujet est moins avancé en âge, ce qui concorde avec le fait reconnu de la rareté des cavernes chez les enfants.

Dans l'état actuel de ses recherches, l'auteur ne saurait établir chacune de ces propositions sur un nombre suffisant de données numériques. Elles demanderont donc, sans doute, par la suite à être limitées avec plus de précision encore; mais déjà, prises dans leur ensemble, elles lui paraissent s'écarter peu de la vérité, attendu qu'elles s'appuient non-seulement sur les cas dans lesquels il y a eu disparition complète de tout l'ensemble des phénomènes stéthoscopiques, mais aussi sur ceux chez lesquels cette disparition n'a été que partielle et s'est bornée à un seul poumon, ou à une partie d'un seul poumon. Ainsi, chez des malades affectés des deux poumons, on voit souvent les signes physiques disparaître dans l'un d'eux et le malade guérir avec persistance des signes dans l'autre organe (voyez entre autres les observations 114, 119, 121, 122, 123, 124, 126, 127, 129, 130, 131 et 132). Quelquefois on voit de même ces effets se produire dans un poumon chez des malades qui succombent, cependant, aux conséquences de la lésion existant dans le poumon opposé.

Guérison par élimination. — Lorsque les conditions qu'on vient d'indiquer se trouvent réunies, qu'il s'y joint toutes les circonstances hygiéniques nécessaires au traitement d'une maladie grave qui intéresse un des appareils essentiels de l'économie, on peut espérer le plus souvent d'en obtenir la guérison par résolution ou par résorption.

Dans le cas contraire, il faut se résigner à la voir passer par les phases de *ramollissement et d'élimination*, accompagnées du cortége plus ou moins complet des phénomènes généraux qui sont la conséquence nécessaire de la formation de pus dans un organe où, d'un côté, il est en contact immédiat ou presque immédiat avec l'air atmosphérique, tandis que, de l'autre, il se trouve dans des conditions anatomiques telles, que sa résorption s'opère plus facilement et plus directement que partout ailleurs.

Dans ces cas, si le ramollissement se fait lentement, on voit, pendant qu'il s'opère, les symptômes généraux de la maladie s'amender peu à peu sous l'influence du traitement, et même disparaître complétement, pour ne laisser subsister que ceux qui sont l'expression directe de la lésion locale, tels que la toux, l'expectoration, etc. Les forces, l'appétit, renaissent ou se soutiennent; la fièvre, les sueurs nocturnes, ne reparaissent pas, ou ne reparaissent que passagèrement, et l'on peut espérer d'amener la maladie à une terminaison heureuse. Le pronostic toutefois dépendra, au début, du degré de confluence, si je puis m'exprimer ainsi, du dépôt tuberculeux, de son étendue, quelquefois de sa disposition anatomique (voyez la note suivante), et surtout de la possibilité pour le malade de rester exempt de phlegmasie intercurrente grave pendant la durée de l'élimination.

Lorsque la dégénérescence du dépôt tuberculeux, au lieu de suivre cette marche lente et graduelle, revêt un caractère aigu, l'issue dépend alors d'une manière presque absolue de l'étendue de la lésion physique. Si celle-ci est considérable, si elle implique, par exemple, une grande étendue des deux poumons, le pronostic (ainsi qu'on l'a vu chapitre V) sera presque toujours fâcheux, à plus forte raison le sera-t-il si les deux poumons sont atteints dans toute leur hauteur.

Il en sera de même si, après avoir vu s'éliminer graduellement des tubercules situés au sommet de l'un des poumons avec amendement progressif de tous les symptômes, ceux qui étaient situés à la base, et qui paraissaient devoir suivre la même voie, prennent tout à coup une marche aiguë sous l'influence de quelqu'une des causes capables de la déterminer, telles qu'une phlegmasie, une hémorrhagie, etc. (1).

Lorsque le type aigu affecte au contraire un sujet où les tubercules sont bornés à un seul poumon, on peut espérer que l'élimination aiguë de ceux-ci, même quand ils constitueraient une masse considérable, pourra être suivie de guérison avec formation, dans ce dernier cas, d'une excavation (voy. obs. 135).

Ainsi, pour résumer ce qui précède, la guérison d'un cas de phthisie soumis au traitement par les hypophosphites s'opère, soit avec disparition complète des signes physiques, soit avec leur amoindrissement et leur persistance pendant un temps plus ou moins long, soit enfin avec leur aggravation momentanée et formation d'une excavation.

La terminaison par l'un plutôt que par l'autre de ces trois modes dépend des *conditions pathologiques préexistantes au traitement* indiquées plus haut, ou de causes accidentelles venant à se faire sentir pendant la durée du traitement et avant que celui-ci ait pu amener une terminaison définitive. Ces données sont des

(1) En voici un exemple. C'est le premier cas de ce genre observé par l'auteur. On avait constaté chez une dame, avant de commencer le traitement, l'existence de tubercules au second degré, occupant toute la hauteur du poumon gauche, tant en avant qu'en arrière, et près de la moitié supérieure du poumon droit. Sous l'influence de la médication, il s'était produit une très grande amélioration de tous les symptômes tant rationnels que physiques, et ce mieux avait persisté avec une progression croissante pendant plusieurs mois. Le sommet du poumon droit ne donnait plus à l'auscultation qu'une respiration rude sans craquements d'aucune espèce. Il en était de même de la partie antérieure du sommet gauche. Quoique le pronostic porté au début fût fâcheux, je commençais à espérer qu'il serait démenti par le résultat, lorsqu'une vive émotion morale, suivie d'une hémoptysie considérable, amena le ramollissement rapide des tubercules occupant la base du poumon gauche (toute la base de cet organe offrant des râles caverneux qui devaient le faire regarder comme n'étant plus en quelque sorte qu'un vaste clapier), accompagné de désordres généraux qui amenèrent une terminaison fatale. En me fondant sur ce cas et sur quelques autres du même genre, il me semble permis de croire que *les tubercules déposés à la base ont plus de gravité qu'une quantité égale au sommet.*

conditions secondaires indépendantes de la *condition morbide primordiale*, et qui par conséquent ne sont influencées qu'indirectement par le traitement spécifique.

Rechutes. — Récidives.

Quelle est la valeur définitive, quelle est la stabilité des résultats curatifs produits par les hypophosphites?

La réponse à cette question se trouve dans les faits suivants: Parmi les malades qui ont guéri, et plus particulièrement les malades au troisième degré (tant ceux du dispensaire que ceux dont les observations sont rapportées dans l'appendice), presque tous ceux qui sont restés à Paris, sous les yeux de l'auteur, continuent à jouir, près de trois années après leur rétablissement, d'une santé complète troublée à peine, chez quelques-uns d'entre eux, aux différents changements de saisons, par quelques accidents phlegmasiques de type catarrhal, et qui ne dépassent pas les limites des troubles qu'on remarque à pareille époque chez beaucoup de personnes bien portantes.

Cette permanence des résultats curatifs est à la fois une conséquence et une preuve de la spécificité de la médication phosphoreuse. Si, comme le prétend l'auteur, la diathèse tuberculeuse a pour condition essentielle le manque dans l'économie d'un élément dont fait partie intégrante une combinaison phosphorée, dans laquelle le phosphore se trouve à l'état oxydable, il suit nécessairement de là que chez les sujets soumis à l'influence de la médication phosphoreuse, il ne peut pas y avoir récidive, il ne peut y avoir que rechute, et la guérison, une fois établie, restera permanente tant que le sujet sera soustrait aux influences étiologiques, quelles qu'elles soient, qui produisent la maladie. Or, ce résultat peut être atteint de deux manières, soit en ne replaçant pas le patient dans les circonstances étiologiques qui ont déjà produit une première attaque, soit en neutralisant leur influence par l'addition d'une condition nouvelle. Cette condition nouvelle, c'est l'emploi persistant des hypophosphites à doses préservatives ou prophylactiques (voy. chap. IX).

Il suit en effet, comme conséquence nécessaire de l'action des hypophosphites contre la diathèse, que si l'emploi de cette médication a pour effet de produire la guérison lorsqu'il existe déjà une lésion organique, à plus forte raison doit-il avoir la puissance d'empêcher la production de toute lésion nouvelle.

Chez les malades soumis à la médication phosphoreuse, mais non encore guéris, les rechutes ont donc toujours pour cause mmédiate l'intervention, soit de quelque condition nouvelle qui hâte l'évolution du dépôt morbide déjà existant, soit de quelque complication accidentelle. Elles ne dépendent *jamais* de la production d'un dépôt nouveau.

Cependant il ne faut pas perdre de vue les principes déjà exposés (pp. 571, 572, 621 et 622), et croire que tous les malades guéris soient, après leur guérison, dans des conditions identiques.

Les malades chez lesquels il y a guérison par résolution, c'est-à-dire avec disparition complète des signes locaux, sont évidemment dans de meilleures conditions que ceux chez qui il persistera une caverne.

Les premiers ressentent peu l'influence des conditions météorologiques défavorables, et se portent la plupart du temps aussi bien, quelquefois même mieux, qu'avant l'invasion de leur maladie.

Chez les malades guéris avec lésion, il reste pendant un temps plus ou moins long une grande susceptibilité des voies aériennes aux variations météorologiques, et lorsqu'ils ne sont pas dans des conditions hygiéniques appropriées, il n'est pas rare de voir se présenter de temps en temps une aggravation des symptômes *pulmonaires* que l'on serait tenté de regarder comme une récidive. Un examen attentif fait cependant reconnaître bientôt que cette aggravation, le plus souvent passagère, parfois, malheureusement, persistante, quelquefois même mortelle, est de nature purement phlegmasique. Dans ces cas, quand la guérison est encore récente, les signes stéthoscopiques (qui sont ceux d'engouement, de bronchite, de pleurésie, de pneumonie à différents degrés), peuvent occuper le siége de la lésion primitive, et induire ainsi en erreur un praticien peu attentif, ou qui n'aurait pas encore observé ces sortes de cas. J'ai vu plusieurs fois des médecins distingués prendre pour les signes de la période *ultime* de la phthisie l'ensemble des troubles produits par une phlegmasie accidentelle chez un caverneux guéri par les hypophosphites. Entre autres, le malade de l'observation 59 se porte aujourd'hui parfaitement bien, deux ans après avoir été regardé et condamné comme phthisique *agonisant* à la suite d'un accident de ce genre. Lorsqu'il s'est écoulé un temps suffisant, cette erreur est moins facile, parce que les signes stéthoscopiques sont situés au lieu de prédilection de ces différentes affections : ainsi, par exemple, pour la bronchite, à la base du poumon primitivement affecté, mais aussi, peut-être plus souvent encore, *à la base du poumon sain.* J'ai surtout remarqué ce dernier phénomène chez les ouvriers, à la suite de travaux excessifs.

Il existe donc chez les caverneux, après la guérison, deux causes d'accidents phlegmasiques. L'une, les hypérémies locales du poumon cicatrisé; l'autre, le travail excessif qu'est appelé à faire l'autre poumon. Comme je l'ai déjà dit (p. 584), cette dernière cause me paraît avoir beaucoup plus d'influence sur la production des accidents que les conditions climatériques et météorologiques.

Dans ces sortes de cas, l'administration des hypophosphites, si elle n'est faite avec une grande prudence, au lieu d'être utile, peut être très préjudiciable, tandis qu'un traitement approprié triomphe le plus souvent de la complication accidentelle avec presque autant de facilité que dans les cas simples, non précédés de tuberculose. L'emploi prudent de la médication phosphoreuse peut donc dans ces cas servir de moyen diagnostique : ce qui est encore une preuve de sa spécificité.

Dans l'emploi de cette médication, un des points les plus difficiles et les plus délicats, est précisément celui de déterminer le moment opportun de reprendre le traitement spécifique lorsqu'il est survenu des complications phlegmasiques. Je compte faire plus tard du traitement de ces complications l'objet d'un travail spécial.

Prophylaxie de la tuberculose.

Ainsi que le fait observer un des meilleurs et des plus laborieux thérapeutistes de notre époque :

« La phthisie pulmonaire est la maladie qui exerce les ravages » les plus nombreux, et qui choisit surtout ses victimes dans » cette partie de la population qui est arrivée ou qui va arriver » à la période la plus active de la vie. C'est la principale cause » de la mort prématurée de la classe ouvrière des grandes villes ; » c'est donc un problème social de la plus haute importance » que de chercher à bien connaître l'origine de cette funeste » maladie, car les causes étant connues, il sera plus facile de » prévenir cette cruelle affection qu'il ne l'est de la guérir (1). »

L'action spécifique des préparations phosphoreuses contre les lésions organiques de la tuberculose dans des limites précises, et d'après des conditions déterminées, étant une fois démontrée, il s'ensuivrait, comme nous l'avons déjà dit, que l'on possède dans ces préparations un prophylactique contre la diathèse tuberculeuse ; prophylactique certain, peu dispendieux, et aussi facile à employer que le thé, le café, le sucre ou le sel de cuisine.

Des résultats nombreux que j'ai déjà été à même d'observer chez des enfants chétifs ou nés de parents tuberculeux ; le fait capital que je n'ai jamais vu la tuberculisation se développer une seule fois chez ceux qui employaient cette médication à titre préventif; l'influence manifeste que les préparations phosphoreuses exercent pour activer la croissance de l'homme, aussi bien que celle des jeunes animaux ; les rapports étroits qui relient la diathèse tuberculeuse à certaines particularités constitutionnelles, à certaines prédispositions morbides qui seront étudiées plus loin (chap. IX) ; l'importance d'un moyen qui prétend avoir résolu le problème d'arracher à une mort certaine près d'un sixième des populations de l'Europe, de tarir ainsi la source principale de misère qui afflige les popula-

(1) Bouchardat, *De l'étiologie et de la prophylaxie de la tuberculisation pulmonaire* (*Supplément à l'Annuaire de thérapeutique*, 1861, p. 37).

tions ouvrières des grandes villes, et de mettre fin à cette dégénérescence, à ce rabougrissement des générations nouvelles, déjà assez frappants pour éveiller l'attention et l'inquiétude des gouvernements : toutes ces considérations sembleraient devoir assurer à la découverte que je prétends avoir faite au moins l'examen impartial des gens du métier et les vœux de tous ceux qui s'intéressent aux progrès de leur espèce. On croirait que, dans les grands centres de population et de misère, quelque association philanthropique, quelque administration publique, quelque société médicale se serait empressée de soumettre une idée d'une importance aussi capitale au contrôle d'une expérimentation *exacte* et *suffisante*. Non-seulement il n'en est rien, mais avec nos idées et notre civilisation actuelles, il serait aussi puéril de l'espérer que de se plaindre qu'il en soit autrement.

Je me contente donc d'indiquer ce côté de la question au petit nombre d'hommes de bonne volonté, aux philanthropes d'*action*, et de leur signaler dans l'emploi des hypophosphites, à titre d'*aliment occasionnel*, un moyen certain de maintenir la santé et la vigueur des ouvriers des fabriques, des détenus des prisons, des enfants pauvres et chétifs, des membres des communautés religieuses, de tous ceux en un mot que les circonstances condamnent, soit à un travail excessif, soit à une alimentation insuffisante ou qui n'est pas en rapport avec les dépenses que l'économie est appelée à faire.

De la sorte on arrivera non-seulement à guérir la phthisie et la tuberculose, mais, ce qui est mieux encore, à en prévenir le développement en détruisant cet état d'affaiblissement, d'étiolement, qui constitue la condition morbide initiale d'où elles émanent.

On trouvera plus loin (p. 633) les règles à suivre dans ce cas (1).

Règles du traitement.

D'après ce qui précède, les principes qui doivent régler l'emploi des hypophosphites peuvent être formulés de la manière suivante :

1° Les administrer à dose suffisante pour produire chez le

(1) Voyez aussi, à ce sujet, la brochure que j'ai publiée sous le titre de : *Moyen de prévenir la phthisie par l'emploi des hypophosphites.* Paris, 1859.

malade un état de pléthore qui n'atteigne pas la sphère des effets pathogéniques.

2° Maintenir le patient dans cet état aussi longtemps qu'il le faudra pour que l'organisme opère l'élimination du dépôt morbide suivant un des modes précédemment indiqués.

3° Combattre par des moyens appropriés les complications consécutives ou accidentelles qui existent ou qui peuvent se présenter dans cet intervalle.

Doses médicamenteuses. — Quant aux doses qu'il faudra employer pour obtenir les effets thérapeutiques, il est évident, d'après ce qui précède, que l'auteur n'admet pas qu'on puisse les indiquer par avance d'une manière précise. Voici la posologie approximative par laquelle il conviendra de débuter.

Pour les hommes, les doses seront depuis 0gr,30 jusqu'à 1 gramme par jour. Aujourd'hui qu'il a plus d'expérience dans l'emploi de ce remède, l'auteur ne dépasse que rarement la dose de 50 centigrammes. De cette manière, les effets *thérapeutiques* sont moins tranchés, moins brillants, mais on évite mieux les phénomènes pathogéniques et surtout les accidents phlegmasiques que provoquent quelquefois des doses plus élevées.

Pour les femmes, elles sont plus petites, de 0gr,25 à 0gr,50 suffisent le plus souvent (1).

Pour les enfants de sept à quinze ans, de 0gr,05 à 0gr,25 seront en général une dose suffisante.

Au-dessous de sept ans on donnera de 0gr,01 à 0gr,05 par jour.

Chez les enfants au-dessous de deux ans, on doit rarement dépasser un centigramme, et suspendre la médication au moins tous les deux ou trois jours.

Après avoir employé le traitement pendant un certain temps, huit ou quinze jours par exemple, il convient, dans la majorité

(1) L'auteur a traité, il y a deux ans, une dame américaine chez laquelle il y avait un dépôt de tubercules ramollis occupant tout le côté droit. Elle est aujourd'hui guérie avec disparition des signes physiques. Chez cette malade, la dose après le premier mois n'a pu être portée plus haut que 0gr,10, sans produire des phénomènes pathogéniques. La durée du traitement a été de six mois. Depuis lors il a rencontré deux ou trois autres cas pareils.

des cas, de suspendre l'usage du spécifique, pendant un ou deux jours, puis de le reprendre de nouveau. Cet intervalle de suspension devra être de plus en plus long à mesure que l'amélioration fera des progrès et que l'état de pléthore *physiogénique* est plus marqué.

Lorsque chez un malade tous les phénomènes généraux ont disparu et qu'il ne reste que ceux qui dépendent de la lésion locale, il suffit quelquefois de deux ou trois, ou même d'une seule dose par semaine, pour maintenir le malade dans l'état de pléthore transitoire nécessaire pour achever la guérison de l'état local.

Doses prophylactiques. — La guérison une fois achevée, et les lésions locales ou disparues ou cicatrisées, il convient de faire prendre au malade une ou deux doses par semaine à titre de préservatif, et de ne jamais cesser complétement la médication pendant plus de trois ou quatre semaines, surtout si le patient reste dans les mêmes conditions hygiéniques que celles qui ont déjà produit la maladie.

Les doses prophylactiques, pour les personnes seulement prédisposées, seront, en général, les mêmes que dans les cas précédents, seulement elles pourront être moins rapprochées.

Dans tous ces cas, d'ailleurs, la seule règle véritable à suivre, c'est, comme l'auteur ne saurait trop le répéter, de maintenir l'action du médicament dans les limites d'une pléthore *physiogénique*, en évitant avec soin de la faire arriver jusqu'à la limite des phénomènes pathogéniques. S'il a ajouté d'autres détails, c'est uniquement pour se conformer aux idées généralement reçues.

A ce qui précède, il convient d'ajouter quelques considérations qui en découlent naturellement.

Précautions à prendre dans l'administration du spécifique. — Lorsqu'on soumet au traitement spécifique un malade chez lequel les lésions locales n'ont pas dépassé le premier degré, les désordres qui suivent l'action pathogénique du spécifique n'excèdent pas en général la limite des troubles fonctionnels. Les vertiges, les bourdonnements d'oreilles, la faiblesse, etc., avertissent le médecin et même le malade que l'organisme est soumis à une excitation trop forte, et la suspension momentanée du médicament suffit pour que tout rentre dans l'ordre.

Lorsque l'affection n'a pas dépassé le premier degré, des doses trop élevées d'hypophosphites n'auront donc en général aucune conséquence fâcheuse. Mais il n'en sera plus de même lorsque la maladie sera parvenue à sa deuxième ou à sa troisième période, et je désire fixer un moment l'attention du lecteur sur ce point.

Après leur influence directe et presque immédiate sur le système nerveux, le phénomène physiologique principal, peut-être même l'effet primordial, produit par l'emploi des hypophosphites, consiste, avons-nous vu, dans la production d'une pléthore veineuse. Il résulte de là plusieurs considérations importantes. Cet état de pléthore se produisant dans un espace de temps comparativement très court; ou, en d'autres termes, pour se servir du langage généralement admis, les hypophosphites étant des médicaments très actifs, il s'ensuivra que le praticien devra chercher à obtenir ce résultat d'une manière lente et en quelque sorte insensible, sous peine de changer brusquement les conditions d'équilibre existantes, et d'ajouter une complication nouvelle à l'état morbide déjà établi. L'expérimentation physiologique démontre que toute modification physiogénique de l'organisme ne s'opère que lentement, et en quelque sorte par degrés insensibles même dans les cas où il s'agit (comme c'est le cas pour les hypophosphites) de la simple réintégration dans l'économie d'un principe nutritif, d'un élément qui en fait normalement partie (1).

(1) « Afin que l'absorption qui s'applique à des matières nutritives profite » à l'organisme, elle doit s'accomplir d'une manière assez graduelle pour que » la composition du sang ne s'en trouve pas trop brusquement changée. C'est » même là une condition essentielle de toute nutrition normale ; car dès que dans » le sang une certaine proportion d'un *produit nutritif* absorbé est dépassée, » l'économie fait effort pour s'en débarrasser par la sécrétion urinaire ou par » d'autres voies. La glycose, par exemple, tout assimilable qu'elle est, échappe » aux combustions normales, et passe dans les urines, quand on la fait absorber » par la muqueuse intestinale en trop grande quantité à la fois ou trop vite dans » un temps donné. Cela résulte des expériences de P. G. de Becker et des nôtres, » dans lesquelles, après avoir à diverses reprises injecté dans l'estomac une » quantité considérable de glycose dissoute, nous avons vu des lapins devenir » momentanément glycosuriques. » (P. A. Longet, *Traité de physiologie*, 2e édition, t. Ier, Paris, 1859, p. 373.)

Cette règle est d'autant plus importante à signaler, que, comme je l'ai déjà dit, pour beaucoup de médecins de l'école dite d'observation, de même que pour le vulgaire, un médicament ne semble avoir d'effet qu'autant que son action est brusque et manifeste, c'est-à-dire qu'autant qu'il atteint, presque d'emblée, la sphère des effets pathogéniques (voy. chap. X). Qu'y a-t-il d'étonnant que de pareils praticiens voient guérir par l'expectation ou par l'homœopathie une maladie contre laquelle ils ont eux-mêmes échoué, parce que leur traitement n'a fait le plus souvent qu'ajouter à la perturbation antérieure une perturbation nouvelle? Il est à remarquer que c'est surtout dans les pays du Nord, où la médication usuelle est la plus énergique, que l'homœopathie a pris naissance et a rencontré le plus d'adeptes.

On comprend que l'état de pléthore n'étant qu'une condition relative, arrivera à dépasser d'autant plus facilement les limites physiogéniques, pour un malade donné, que le poumon sera, toutes choses égales d'ailleurs, atteint d'une lésion plus considérable, puisqu'il y aura dans ce cas moins de tissu respiratoire en état de fonctionner. La même quantité de sang qui constituerait l'état physiologique chez l'individu sain, sera chez le même individu malade un état pathologique.

Il faudra donc :

1° Obtenir graduellement l'établissement de l'état de pléthore physiogénique transitoire, qui est la condition nécessaire pour produire les effets thérapeutiques et curatifs.

2° Surveiller avec d'autant plus de soin l'action du médicament, que les désordres organiques sont plus avancés, et que, par conséquent, la production d'un état pathogénique serait plus grave.

Cette dernière circonstance est d'autant plus importante à noter, que si l'existence de l'état de pléthore produit par les hypophosphites est, disons-nous, la condition primordiale de guérison, on ne doit pas perdre de vue qu'elle est en même temps une circonstance prédisposante de l'état inflammatoire, et surtout que l'hypérémie des tissus péri-tuberculeux paraît agir comme une cause directe de ramollissement du dépôt morbide.

Lors donc que les phénomènes de phlogose ou de ramollissement surviendront pendant le traitement ou dépasseront une certaine limite, il faudra, suivant les cas, restreindre ou suspendre momentanément l'emploi du spécifique, ou lui adjoindre l'emploi de moyens antiphlogistiques appropriés. L'auteur a eu l'occasion d'observer plusieurs cas dans lesquels l'usage des hypophosphites continués trop longtemps ou à trop haute dose, par des praticiens inexpérimentés, a paru manifestement amener le ramollissement rapide du dépôt tuberculeux, et a causé de la sorte une terminaison fatale chez des malades qui peu de temps auparavant paraissaient, grâce à la médication phosphoreuse, en pleine voie de guérison.

Chez les sujets prédisposés aux hémoptysies, il faudra surveiller avec soin, et quelquefois jour par jour, l'effet du spécifique. L'existence de cette prédisposition est cependant loin d'être une contre-indication à son emploi. Au contraire, sous son influence, on voit les hémorrhagies pulmonaires, qui dépendaient de la diathèse et de l'état spanhémique, devenir de moins en moins graves et finir par disparaître complétement (voyez, par exemple, les observations 51, 119, 131). Mais si la pléthore est une fois établie et vient à dépasser les limites de l'état physiogénique, les hémorrhagies se reproduisent avec un caractère plus actif qu'auparavant. Dans quatre cas différents l'auteur a vu périr des malades par cette cause. Chez l'un d'eux, il est vrai, il y avait une complication cardiaque; mais chez les trois autres le résultat a été amené par l'imprudence même des patients qui, malgré les conseils et les avertissements, n'ont pas voulu croire qu'il pouvait y avoir quelque danger dans l'emploi d'un médicament dont l'influence ne se fait pas sentir par un effet pathogénique *immédiat*, et dont ils n'avaient jusqu'alors éprouvé que l'action bienfaisante.

L'existence d'une phlegmasie intercurrente accidentelle réclamera également, comme nous l'avons déjà dit, une restriction ou une suspension momentanée du traitement spécifique. Quant aux moyens particuliers qui ont paru le mieux réussir contre cette complication elle-même, ainsi que contre les autres perturbations qui surviennent pendant le cours de la phthisie en voie de traitement par les hypophosphites, l'auteur compte en faire, plus tard, l'objet d'un travail spécial dont on trouvera quelques-uns des éléments dans le chapitre suivant.

Durée du traitement.

Le malade réunissant les conditions pathologiques de *curabilité* que nous avons indiquées, et le médicament ayant été administré d'après les règles et dans la mesure que nous avons exposées, il reste encore un dernier élément essentiel à la réussite du traitement. Cet élément, c'est le *temps*.

Comme nous l'avons déjà dit, toute modification organique de l'économie animale demande, pour s'accomplir, un temps plus ou moins considérable. Tout travail de réparation ne s'opère que lentement, et en quelque sorte par degrés insensibles (1).

L'état de pléthore physiogénique produit par l'usage du spécifique étant une fois établi, il est évident que l'indication principale qui s'offre ensuite est de le maintenir *aussi longtemps qu'il le faudra* pour que l'organisme se débarrasse de l'affection locale, soit par l'une, soit par l'autre des manières précédemment indiquées (voyez p. 617). On observera souvent alors que le malade, après avoir atteint un certain degré d'amélioration (auquel il sera parvenu plus ou moins rapidement, suivant les con-

(1) « La guérison d'une maladie générale est un travail nutritif *long*, auquel il » faut de toute nécessité donner le temps de s'accomplir, et il est impossible de » suppléer à ce temps par aucun moyen. Nous pouvons le favoriser, le hâter, ou » empêcher qu'il ne fasse des progrès rétrogrades, mais non brusquement ramener » les principes qui constituent la substance lésée à leur premier état d'union mo- » léculaire, de quantité relative, etc. Il faut, dans tous les cas, donner le temps. » C'est ainsi que l'analyse successive de toutes les parties du corps, etc., vient » faire disparaître peu à peu toutes les espérances chimériques qui ont guidé nos » premiers travaux (idée d'influencer les astres en les étudiant, de changer les » métaux, de trouver des remèdes universels), et vient les remplacer par la notion » d'une puissance limitée de notre part, mais réelle. Il faut donc abandonner ces » vagues aspirations vers une puissance illimitée que nous ne pouvons déterminer, » et la remplacer par l'idée de pouvoir *arriver, en remplissant les conditions* de » temps et de moyens convenables, *à un résultat* réel et *déterminé d'avance.* » (Robin et Verdeil, *Chimie anatomique et physiologique*, Paris, 1853, t. III, p. 406.)

ditions spéciales dans lesquelles il se trouve), semble rester en quelque sorte stationnaire. Si la lésion pulmonaire est grave, les phénomènes stéthoscopiques qui en sont la manifestation semblent pour ainsi dire fixes pendant un temps plus ou moins long, ou éprouvent des oscillations en sens contraire suivant des *conditions extrinsèques* et indépendantes de l'état constitutionnel (voyez entre autres l'observation 51). De là plus d'un observateur superficiel, de ces observateurs pour qui les phénomènes n'ont de valeur qu'en raison de leur grossièreté, plus d'un de ces observateurs se hâtera de conclure que le médicament a cessé d'agir, ou que son action n'a jamais existé, *même pour un malade chez lequel, sous l'influence du spécifique, tous les symptômes généraux ont disparu.* On dirait, à entendre ces critiques, qu'ils ont une expérience personnelle complétement établie sur le mode de guérison de la phthisie, sur le temps que cette guérison doit exiger, sur les phases par lesquelles elle doit passer, sur les phénomènes transitoires ou accidentels qu'elle peut offrir. Il faut le dire bien haut, cette expérience complète n'existe encore aujourd'hui pour personne. Si elle existait pour quelqu'un, l'auteur pourrait tout le premier, et sans vanité, la réclamer pour lui-même. En dehors des observations publiées par lui et par quelques autres praticiens sur l'action des hypophosphites, il n'y a, en effet, d'acquis à la science, sur la guérison de la phthisie, que quelques faits accidentels et isolés, ensevelis sous un amas de contradictions, quelques résultats troubles, confus et incertains, dont la valeur scientifique reste encore à déterminer tout entière. Mais, quelles que soient les divergences d'opinions sur l'importance à accorder aux résultats curatifs constatés jusqu'ici en dehors de la médication phosphoreuse, il est un point incontestable et sur lequel tout le monde est d'accord, c'est que les guérisons, quelles que soient les conditions dans lesquelles elles se produisent, s'effectuent lentement, quelquefois presque à l'insu de l'observateur ; que les phénomènes stéthoscopiques signes de la lésion locale, que les troubles fonctionnels qui sont l'expression non de la diathèse, mais de ces lésions elles-mêmes, durent des mois, quelquefois même des années, quelquefois même pendant la vie entière du sujet. Malgré cela, de prétendus cliniciens ont osé conclure à l'inefficacité des hypophosphites, parce que, au bout de quelques semaines, ils n'avaient pas vu disparaître les signes de la lésion pulmonaire; parce que des tubercules ramollis n'avaient pas été résorbés, ou parce qu'une caverne ne s'était pas cicatrisée au bout d'un ou deux mois. Nouvelle et triste preuve à ajouter à tant d'autres, combien la médecine est encore étrangère au véritable esprit de recherche scientifique, combien c'est une chose difficile et laborieuse que l'observation, non pas celle qui consiste à appliquer aux phénomènes les mains, les yeux et les oreilles, mais celle de tous les véritables maîtres de l'art, celle que l'intelligence sait employer pour pénétrer l'écorce grossière des apparences, et trouver sous elles les réalités positives dont elles émanent. Une simple bronchite durera deux mois, une pneumonie laissera après elle des traces pendant peut-être une année, une pleurésie offrira des signes qui persisteront pendant toute la vie du sujet, et l'on demanderait, pour admettre l'efficacité d'un spécifique contre la phthisie, qu'il fasse disparaître des poumons des corps étrangers comme des tubercules, au bout de quelques jours! C'est là, du reste, un des caractères de toute école sceptique : ne sachant rien par elle-même, ignorant complétement les conditions de la science, ne se doutant même pas que l'existence des phénomènes ne se rencontre que conditionnellement, son exigence n'a d'égale que son incrédulité. Les contradictions ne la choquent pas, les vérités ne la frappent point. Elle est aveugle, non pas seulement parce qu'elle ne sait pas, mais parce qu'elle ne veut pas savoir.

De la considération que le *temps* est un élément nécessaire de toute action curative, il suit une conséquence assez notable qui se remarque chaque jour au lit du malade, mais dont on n'a pas encore fait, que je sache, d'application à la pathologie ou à la clinique. Cette conséquence, la voici :

Quand on connaît approximativement le temps minimum nécessaire pour obtenir la guérison d'une maladie donnée au moyen d'une médication réelle et positive, il s'ensuit que lorsqu'un malade qui a déjà dépassé la durée moyenne de l'affection abandonnée à elle-même est soumis à ce traitement, et succombe avant le temps nécessaire pour obtenir un résultat curatif, sans que l'événement ait été hâté par quelque cause extrinsèque, on est en droit de conclure, *indépendamment de toute autre considération*, que la maladie était déjà trop avancée pour être guérie, ou, en d'autres termes, qu'au moment d'être soumis au traitement, le sujet ne réunissait déjà plus les conditions nécessaires à un résultat favorable. Si l'on applique ce principe aux douze caverneux qui ont succombé pendant le traitement par les hypophosphites, on trouve que dans ce nombre il y en a *six* pour lesquels la durée du traitement n'a pas excédé cinq mois, quoiqu'ils eussent tous dépassé la durée moyenne de la phthisie (1). On peut donc conclure qu'au moment de commencer le traitement, ces malades avaient déjà outre-passé la limite dans laquelle la guérison est possible. Ce sont les sujets des observations suivantes :

	Durée antérieure de la maladie.	Durée du traitement.
Obs. 95..........	9 ans.	6 semaines.
— 101..........	18 mois.	4 mois.
— 102..........	12 mois.	9 semaines.
— 103..........	8 ans.	4 mois (interruption de 2 mois, puis 1 autre mois).
— 105..........	18 mois.	5 mois.
— 107..........	5 ans.	4 mois et demi.

Maintenant, si l'on retranche des douze caverneux décédés les six précédents, qui, d'après le principe énoncé, ne réunissaient pas les conditions de curabilité, plus 4 morts d'*accidents* consécutifs (108, 109, 110, 113), il s'ensuit que, sur les 16 cas pour lesquels on a obtenu un résultat définitif (pp. 570 et 571), il n'y avait en réalité de guérison *possible* que pour *six* cas, dont *quatre* se portent bien aujourd'hui, tandis que *deux* seulement ont succombé à la tuberculose elle-même. Le même raisonnement pourrait s'appliquer à tous les cas *négatifs* pour

(1) D'après Louis (*Recherches sur la phthisie*, p. 189), sur 193 cas, 127, ou près des deux tiers, avaient succombé avant douze mois. Sur 201 cas de mort à l'hôpital de Brompton, 123 (contre 78), ou bien plus de la moitié, n'avaient pas dépassé dix-huit mois. (*First Medical Report of the Hospital for Consumption*. London, 1849, pp. 32, 33 et 34.)

lesquels la *durée* du traitement n'a pas été en rapport avec la durée préexistante de l'affection. La durée moyenne du traitement chez les caverneux guéris a été de onze mois ; chez les malades au deuxième degré, de dix mois ; mais ces chiffres ne sont qu'approximatifs. On verra plus loin (chapitre X), la valeur de cette considération comme moyen de critique et de vérification.

Nature de l'action des hypophosphites.

Avant de clore ce chapitre, je crois indispensable d'ajouter quelque chose à ce qui précède, afin de justifier et surtout de mieux faire comprendre l'idée de *spécificité* que j'attache à l'action des hypophosphites contre la phthisie. Cette explication est d'autant plus nécessaire, que la plupart de mes adversaires s'évertuent à prouver que cette spécificité n'existe pas, sans s'être demandé, au préalable, ce qu'il faut entendre par ce mot. Nous allons essayer de l'établir.

Pour que la pathologie fût constituée à l'état de science positive, il faudrait qu'elle pût nous faire connaître quel est, dans chaque maladie, l'élément de l'économie primitivement altéré, et comment de cette première altération dérivent tous les changements secondaires, tertiaires, quaternaires, etc., dont l'ensemble constitue la succession de phénomènes groupés (souvent à tort) sous un nom unique. Nous n'en sommes pas encore arrivés là. Loin de pouvoir dire quel est l'ordre de génération des phénomènes morbides, c'est à peine si, dans un petit nombre d'affections, on a pu déterminer l'ordre de leur succession ; et, le plus souvent, le rôle de la pathologie, telle qu'elle est comprise actuellement, se borne à décrire les symptômes avec une exactitude plus ou moins grande, plutôt qu'à déterminer les relations réciproques de ces symptômes entre eux. La plupart des maladies internes ne nous sont connues que lorsqu'elles sont arrivées au second âge de leur évolution, ou si l'on aime mieux, que lorsqu'il se manifeste déjà des phénomènes secondaires ou d'un ordre encore plus complexe.

Pour que nos connaissances pathologiques eussent le degré

d'avancement que je suppose, il faudrait que nous pussions distinguer, dans chaque affection, les *conditions constantes* des conditions variables, c'est-à-dire ce qui appartient à la maladie en elle-même de ce qui n'est que le résultat éloigné de ces conditions primordiales, ou l'effet de complications plus ou moins fortuites. De là il suivrait que l'on apercevrait clairement quelle est la modification initiale de l'économie qu'il s'agirait de détruire pour obtenir la cessation de l'état morbide primitif, et pour chaque maladie se trouverait posé, d'une manière nette et précise, le problème de trouver un moyen apte à remplir ce but.

Il est évident, en effet, qu'une médication exacte et positive, c'est-à-dire curative, ne peut être que celle qui a pour effet de s'adresser à l'élément essentiel de la maladie, c'est-à-dire à la modification primitive de l'état physiologique d'où sont nés tous les changements secondaires. Il est également évident que si, par rapport à un état morbide donné, on possédait un médicament pareil dont l'action aurait pour résultat de détruire l'une des conditions *essentielles* ou nécessaires de la maladie, il s'ensuivrait qu'avec la céssation de cette condition morbide essentielle disparaîtraient également toutes les manifestations qui en résultent. L'action thérapeutique d'une pareille substance se reconnaîtrait donc et se distinguerait de celle de toute autre en ce que son influence se ferait sentir non sur un seul phénomène, mais sur tout l'ensemble des symptômes dont le groupement constitue l'unité nosologique. Réciproquement aussi, il faut admettre que si un médicament manifeste son action thérapeutique par la diminution de tout l'ensemble des symptômes caractéristiques d'une maladie, ce ne peut être que parce qu'il a agi sur une des conditions primordiales essentielles à la persistance de cet état morbide. Or, sans que nous puissions, le plus souvent, comprendre leur mode d'action, nous possédons déjà un certain nombre de médicaments ayant la propriété de faire cesser tout l'ensemble des symptômes d'une maladie donnée. Ces médicaments ont reçu le nom de *spécifiques*. Ce sont, en réalité, les seuls vrais remèdes que possède la médecine.

Le but réel de la pathologie doit donc être de déterminer les conditions pathogéniques nécessaires, c'est-à-dire *spécifiques* ou *essentielles* de chaque groupe morbide, et celui de la thérapeutique de découvrir le moyen particulier dont l'action sur l'économie serait incompatible avec l'existence de quelqu'une de ces conditions pathogéniques (1). Ainsi, pour la phthisie, les

(1) Par une de ces inconséquences si communes à notre intelligence, tous les travaux de l'École anatomique supposent, ainsi que je l'ai déjà dit (p. 11), la spécificité anatomique des maladies, et cependant cette École voudrait rejeter, d'une manière presque absolue, l'existence des remèdes spécifiques. Les homœopathes, au contraire, admettent la spécificité des médicaments, et rejettent celle des maladies, pour envisager chaque symptôme comme un être en quelque sorte indépendant et isolé.

Il faut excepter cependant de ce reproche quelques tentatives faites au point de vue physiologique, et entre autres les travaux faits à Dorpat par Buchheim et ses élèves, les recherches de Bouchardat, et les expériences sur l'action élective des agents médicamenteux de Duméril, Demarquay et Leconte. (*Des modifications de la température animale sous l'influence des médicaments.* Paris, 1853, introduction, p. XXIII, et la thèse de Leconte.)

Dès 1838 Buchez avait déjà signalé l'imperfection de la méthode suivie alors en chimie organique, et avait posé nettement l'objet qu'elle devait se proposer d'atteindre. C'était indiquer en même temps le but et la sphère d'action de la thérapeutique.

« La chimie organique existe à peine ; la chimie animale n'existe pas ; tout ou » presque tout y est encore à faire, et quant aux procédés d'investigation, et » quant au but que l'on doit se proposer dans cette investigation : quant aux » procédés, parce que l'on agit avec les mêmes moyens et la même méthode que » dans la chimie brute ; quant au but de l'investigation, parce que l'on ne s'y » propose point de prévoir dans l'ordre des transformations chimiques qui ont lieu » dans le corps animal, *de manière à pouvoir intervenir à l'aide d'agents du même » genre, soit pour les produire, soit pour les empêcher*. Sait-on, par exemple, » comment un virus introduit dans l'économie s'accroît en quantité et se multi- » plie en quelque sorte? sait-on le secret de l'attaquer et de le détruire par des » moyens immédiats ? connaît-on le secret de quelques sécrétions morbides spé- » ciales? connaît-on celui de les empêcher en les attaquant directement ? *Ces » connaissances sont-elles au-dessus des forces de l'esprit humain, ou notre igno- » rance, à cet égard, vient-elle seulement du vice des méthodes et du défaut de di- » rection?* Voilà ce que la chimie médicale doit nous apprendre. » (P.-J.-B. Buchez, *Introduction à l'étude des sciences médicales*, leçons recueillies et rédigées par Belfield Lefèvre. Paris, 1838, p. 104.)

Depuis lors l'école positiviste est peut-être la seule qui ait nettement aperçu ce point de vue de la *thérapeutique de l'avenir*, ainsi qu'on peut le voir par la citation suivante :

« Les symptômes des maladies étant rattachés d'une manière de plus en plus

troubles généraux, faiblesse et diminution de la fonction générale de nutrition, sont, d'après l'opinion des meilleurs pathologistes, comme Andral (1), surtout, l'a fait ressortir avec sa finesse et sa sagacité habituelles, les symptômes primordiaux de la tuberculose, tandis que tous les autres caractères morbides qui viennent s'y ajouter plus tard ne sont que l'expression de modifications pathologiques secondaires dérivées de la condition morbide initiale. Mais en même temps tous les pathologistes ont reconnu aussi que cette faiblesse, cet épuisement de l'organisme, avaient un caractère spécial, qui ne se retrouve ni dans les autres cachexies, ni dans la langueur qui suit les maladies aiguës, ni même dans la chlorose, affection qui se rapproche de la phthisie sous tant d'autres rapports. Il y a donc là un état général particulier ou *spécifique* contre lequel ne réussissent (ainsi que le démontre une expérience séculaire) ni les stimulants directs de l'hématose, tels que le fer, etc., ni les stimulants directs du système nerveux, tels que l'alcool, etc. Il faut, pour en triompher, un médicament *spécifique* de cet état même. Ce médicament c'est, suivant l'auteur, une préparation phosphoreuse *à la fois assimilable et oxydable*.

Ainsi la définition vraie, la conception scientifique du médicament spécifique, est celle d'une substance qui a pour effet de produire dans l'organisme une modification incompatible avec l'existence d'une des conditions essentielles (connue ou inconnue) d'un état morbide déterminé.

Si l'on veut y réfléchir, on ne pourra, il me semble, s'empêcher d'admettre l'exactitude des propositions précédentes. Elles replacent, dans la science thérapeutique, à leur position véritable, les remèdes spécifiques, les seules assises solides que possède la médecine, au lieu de les en écarter par des définitions où le ridi-

» précise aux lésions qui les causent, ils pourront nous faire concevoir de plus » en plus nettement quelle est la nature du dérangement de la substance organisée qui les détermine ; dès lors on pourra prévoir plus exactement quels sont » les principes qu'il faut introduire pour rétablir cette substance dans son état » normal. » (Robin et Verdeil, *Traité de chimie anatomique et physiologique*. Paris, 1853, t. I, p. 118.)

(1) Voyez les opinions d'Andral déjà citées pages 24, 25 et 26.

cule le dispute à l'absurde. Si l'on examine, en effet, la manière dont l'idée de la spécificité des médicaments est exposée dans la plupart des ouvrages de thérapeutique et de pathologie, on verra que non-seulement elle n'y trouve ni place ni explication sensée, mais que, de plus, les notions adoptées sur ce point ont empêché que cette action fût envisagée sous son véritable point de vue, et ne répandît sur la pathologie et la thérapeutique les lumières qu'on en aurait pu tirer.

Le point de départ de cet état de choses n'est pas difficile à saisir. La connaissance que nous avons de l'action de la plupart des médicaments étant d'origine purement empirique, et la raison de cette action étant le plus souvent inconnue, le lien entre l'effet curatif, lorsqu'il a lieu, et la modification que l'agent médicamenteux imprime à l'organisme physiologique, reste encore à trouver : aussi l'idée que les thérapeutistes se forment de l'action spécifique ou curative est-elle le plus souvent celle d'une action absolue, c'est-à-dire indépendante de toute condition; et toutes les fois qu'ils ont voulu traiter des médicaments spécifiques, ils sont tombés, pour la plupart, dans les divagations et les extravagances les plus singulières. L'exposé de ces aberrations serait une œuvre aussi piquante qu'instructive; mais pour le moment, je veux seulement en signaler quelques-unes des principales.

Comme Œsterlen l'a nettement établi, beaucoup de thérapeutistes rattachent à la conception de médicament spécifique trois notions essentiellement fausses :

1° Celle d'une action *absolue* contre une maladie donnée;

2° Celle de son *inertie* contre toute autre affection;

3° Celle d'une action *occulte* et mystérieuse (1).

C'est ce qui ressortira suffisamment des citations suivantes :

I.

« L'idée qu'on se fait plus ou moins vaguement d'un spécifique est celle d'un » agent thérapeutique qui va, *sans intermédiaire*, au principe d'une maladie, » et, *par sa force propre*, le neutralise directement. *Les lois de l'organisme ne*

(1) *Handbuch der Heilmittellehre*, 6te Aufl. Tubingen, 1859, p. 53.

» *sont pas faites pour lui.* Ce n'est ni par une vertu stimulante, sédative, chaude, » froide, sèche, humide, etc., ni par aucune propriété particulière ; c'est, comme » dit Galien, par toute sa substance qu'il agit spécifiquement. Le quinquina guérit » la fièvre intermittente, non parce qu'il est tonique suivant les uns, sédatif sui- » vant les autres, astringent et momifiant, stomachique, diaphorétique, anti- » spasmodique... etc. Non : entre la cause des fièvres intermittentes et le quin- » quina, il y a une incompatibilité où le mal succombe comme entre deux espèces » botaniques ou zoologiques, qui ne peuvent pas vivre ensemble et dont l'une » détruit toujours l'autre. Le mercure ne guérit pas la syphilis parce qu'il est » acide ou alcalin, antiplastique, comme on dit aujourd'hui, ou coagulant, comme » on l'a pensé autrefois. Il agit contre cette maladie comme l'onguent gris sur les » poux, en la tuant. *L'organisme n'a point à intervenir* dans l'action du quin- » quina et du mercure. Il recèle des sortes d'entozoaires dont ces substances sont » le poison, et voilà tout. Le poison fait son choix par affinité ; et sans léser l'orga- » nisme, il extermine le parasite comme dans une éprouvette. C'est bien simple, » en effet ; et la maladie n'est pas si mystérieuse qu'on le dit. »

(Pidoux, *Les vrais principes de la matière médicale et de la thérapeutique.* Paris, 1853, p. 29.)

II.

« On donne le nom de *spécifiques* aux médicaments que l'on croit propres à » guérir sûrement et *toujours* une maladie.

» ..... Mais, examinés de plus près, aucun de ces moyens n'est spécifique » *absolu ;* c'est-à-dire qu'ils ne guérissent pas dans *tous* les cas : utiles dans un » grand nombre, dans le plus grand nombre même des affections (contre les- » quelles on les emploie), ils échouent dans quelques-unes, ce qui suffit pour les » empêcher d'être rigoureusement des spécifiques ; ils ne le sont que relative- » ment et comparativement aux autres médicaments. »

(Mérat, *Dictionnaire des sciences médicales.* Paris, 1821, t. LII, p. 268, *in verbo.*)

III.

« De tout temps, on a donné le nom de *spécifiques* aux médicaments qui » jouissent de la propriété vraie ou supposée de guérir *complétement* et *exclusive-* » *ment* une maladie. »

(Gabalda, *De l'enseignement de la thérapeutique à l'école de Paris.* Paris, 1858, p. 3.)

IV.

« La médication spécifique est ainsi nommée parce qu'elle met en œuvre des » médicaments doués de la faculté de guérir spécialement une maladie. La raison » n'est pas son guide, et elle ne relève que de l'empirisme. On apprend qu'une » substance possède des qualités *occultes* neutralisantes de tel ou tel état mor- » bide, et on la met en usage en suivant les règles que l'expérience a consacrées. » De même que la spécificité morbide représente la nature propre et les qualités » *occultes* des maladies, de même aussi la spécificité d'un médicament indique ses » vertus spéciales. C'est un effet direct et *mystérieux* qu'il nous faut admirer sans » pouvoir le comprendre. »

(Bouchut, *Pathologie générale.* Paris, 1857, p. 423.)

Il n'est pas difficile de trouver la source de ces erreurs. Elles nous viennent directement de la médecine ancienne, pour laquelle (de même qu'aujourd'hui encore dans la thérapeutique populaire) la maladie et le médicament étaient deux entités opposées, de sorte que tout médicament curatif était supposé agir en vertu d'une action *directe* sur tel ou tel état morbide, sur tel ou tel symptôme donné. De ce point de vue, pour admettre qu'un agent thérapeutique fût réellement le remède par excellence de telle ou telle maladie, la logique voulait qu'il eût la propriété de guérir, toujours et dans tous les cas, la maladie à laquelle il appartient. Un des signes de l'état peu avancé de la médecine de nos jours, et la preuve que le véritable esprit scientifique lui est étranger, c'est que c'est là, comme on vient de le voir, le sens que beaucoup de médecins attachent encore au mot de *médicament spécifique* (1).

Du point de vue d'une science exacte, au contraire, ainsi qu'il ne faut pas se lasser de le répéter, la notion d'un phénomène ou d'un résultat se lie d'une manière nécessaire et inséparable à la conception de certaines conditions données, que l'observation s'occupe sans cesse de déterminer avec une précision de plus en plus grande.

Un spécifique thérapeutique, défini dans le sens scientifique, ne saurait donc être le moyen de guérir toujours et dans tous les cas une maladie donnée, mais celui de faire cesser la modification initiale de l'organisme d'où naît tout l'ensemble des phénomènes *primitifs* qui constituent une maladie, et par suite d'en amener la guérison *dans certaines conditions déterminées.*

L'effet *curatif* d'une substance thérapeutique, au lieu d'être, comme le supposent les citations précédentes, un phénomène simple dérivant immédiatement de l'action du médicament

(1) Il est juste de dire que tous les thérapeutistes ne sont pas coupables d'une pareille absurdité, ainsi qu'on peut le voir dans Littré et Robin, *Dictionnaire de médecine*, art. *Spécifique ;* Pereira's *Materia medica*, 4e édit., London, 1854, t. I, pp. 157 et 158 ; Richter, *Organon der physiologischen Therapie*, Leipsig, 1850, p. 101. Mais l'opinion que je combats n'en est pas moins celle qui domine encore aujourd'hui, et celle qui a été adoptée par tous les adversaires de la spécificité des hypophosphites.

sur l'élément morbide, est, le plus souvent, au contraire, la résultante d'une série d'actions et de réactions organiques plus ou moins complexes, exigeant, entre l'administration du remède et le résultat curatif, une série de conditions intermédiaires, qui ne peuvent varier que dans des limites assez restreintes. Que dirait-on d'un horticulteur dont les notions de physiologie végétale lui feraient admettre que l'engrais placé au pied d'un arbre monte, *en nature*, par les vaisseaux de la tige et se transforme directement en fruit? C'est à ce point qu'en est encore l'imagination médicale, qui n'a pu, au bout de deux mille ans, rien trouver de plus hardi, pour expliquer l'action des spécifiques, que deux principes se combattant comme le génie du bien et celui du mal dans un organisme inerte qui leur sert de récipient et de champ clos.

Ce qui fait que le médicament, quelque spécifique que soit son action, ne peut avoir cette puissance absolue et toujours efficace que demanderait l'exigence peu scientifique de thérapeutistes comme ceux que je viens de citer, c'est qu'il existe une restriction capitale et constante à son influence, restriction sur laquelle j'ai déjà insisté. Cette limite vient de ce que la cessation de l'état pathogénique initial, grâce à l'action du remède, n'entraîne nullement, comme on semble le croire, la disparition nécessaire et immédiate des effets déjà produits et *transformés;* pas plus que la destruction produite par un incendie ne cesse d'être parce que le feu lui-même sera éteint. Pour que l'administration d'un moyen spécifique soit suivie d'un effet curatif, il faudra donc qu'il existe chez le malade certaines conditions pathologiques. Ces conditions varieront dans chaque maladie suivant la nature et la marche de l'affection, la gravité des désordres organiques qui en sont la conséquence, leur nature anatomique, leur siége, etc. Ainsi les conditions pathologiques de la phthisie sont différentes de celles de la syphilis; celles-ci sont autres que les lésions de la petite vérole, etc. Le mode d'action des divers spécifiques sera donc différent pour chaque affection, et chacun offrira, dans sa manière d'agir, dans son degré d'efficacité, dans ses phénomènes intermédiaires et dans ses résultats derniers, des particularités qu'on ne pourra établir *à priori*, mais qui devront être tirées de l'observation clinique. Il serait étranger au but que je me propose, d'examiner le mode d'action des différents spécifiques connus. J'ai exposé, dans le commencement du chapitre, quelles sont les conditions de l'action des hypophosphites contre la phthisie qui est le but spécial et unique de ce livre.

J'espère en avoir assez dit pour faire comprendre :

1° Que si les préparations *phosphoreuses* ont une action spécifique, cette action ne porte, directement, que sur la modification morbide initiale de l'organisme qui constitue la diathèse tuberculeuse, et que c'est ainsi qu'elles fournissent la condition primordiale et indispensable de tout traitement *curatif* de cette affection;

2° Que cette action curative spécifique est la conséquence directe de leurs effets physiologiques sur l'économie.

3° J'espère démontrer plus loin (chap. IX), que ces effets physiologiques se rattachent directement à la présence dans l'organisme, de principes immédiats *phosphoreux* (c'est-à-dire contenant le phosphore à l'état oxydable), et qui sont distincts des principes immédiats *phosphatiques* (ceux dans lesquels le phosphore est déjà arrivé à son maximum d'oxydation), les seuls qui eussent été étudiés avant mes travaux sur la phthisie.

4° On verra également alors que cet *élément phosphoreux*, étant un des principes constituants des matières protéiques nutrimentaires, a une action plus ou moins directe sur la plupart des fonctions, et peut, dans des cas déterminés, exercer une action spéciale sur certaines perturbations primordiales de l'économie (1).

La définition de l'action spécifique d'un médicament telle que

(1) Comme principe de thérapeutique générale, il suivra de là, contrairement aux opinions que j'ai déjà citées et à ce qui a été admis jusqu'ici :

1° Qu'un médicament spécifique n'a pas une action absolue contre une maladie donnée, mais que son efficacité curative, quelque grande qu'on veuille la supposer, est toujours subordonnée à certaines conditions ;

2° Que son action thérapeutique n'est pas exclusivement bornée à cette affection ;

3° Que cette action n'a nécessairement rien d'occulte ni de mystérieux, puisque les hypophosphites sont, pour la phthisie, un spécifique *rationnel*.

j'espère avoir réussi à l'établir, au lieu de conduire à la conclusion que les hypophosphites, étant le spécifique de la tuberculose, ne devaient avoir aucune action sur d'autres maladies, m'a fait admettre, au contraire, que cette action spéciale n'étant que le résultat des modifications qu'ils impriment à l'hématose et à l'innervation, devait, ainsi que je l'avais annoncé dans la première édition de cet ouvrage, se reproduire dans toutes les affections où l'indication curative était de relever soit l'une, soit l'autre de ces deux fonctions. D'après cette conclusion, j'ai employé les hypophosphites avec le plus heureux résultat dans un grand nombre d'états morbides autres que la tuberculose, tels que :

Certaines affections chroniques des voies respiratoires,
La myélite chronique,
La spermatorrhée,
L'anémie invétérée,
Le rachitisme,
La dentition retardée chez les enfants,
L'affaiblissement chez les femmes grosses et chez les nourrices.

Si je pensais que la médecine ne dût être, comme on semble en général le croire, que l'expression plus ou moins véridique, plus ou moins fidèle des impressions et de l'expérience *individuelles*, il me serait facile de rapporter ici un grand nombre d'observations à l'appui de ces assertions; mais comme j'admets que les observations cliniques n'ont de valeur qu'autant qu'elles servent à déterminer et à préciser les conditions de phénomènes pathologiques ou thérapeutiques, il faudrait, pour déterminer la valeur scientifique de ces observations, entrer dans l'examen de chacun des états morbides que je viens d'énumérer, ce qui serait complétement étranger au but de ce livre. Je me bornerai donc pour le moment à signaler cette action des hypophosphites que j'ai déjà annoncée ailleurs (1), et à appeler sur elle l'attention de mes confrères.

La conception de l'action spécifique des médicaments entendue

(1) Voyez Mémoire lu à l'Académie des sciences le 31 mai 1858 (*Comptes rendus*, *loc. cit.*), et plus loin le chapitre IX.

comme on vient de la définir, conduit forcément aux conclusions suivantes :

De même que l'action pathogénique et thérapeutique des médicaments n'est qu'une conséquence de leur action physiologique, de même aussi les résultats curatifs ne sont que le produit de leur action thérapeutique. Ainsi l'ordre dans lequel j'ai décrit plus haut (pp. 604 et suiv.) ces différents groupes de phénomènes, indique précisément le degré de leur complexité logique. Plus on s'éloigne de l'état physiologique, plus sont nombreuses les conditions nécessaires pour déterminer la manifestation constante et fixe, soit de chaque groupe de phénomènes, soit d'un phénomène donné compris dans le groupe. Ainsi les phénomènes pathogéniques sont plus complexes que les physiogéniques, les thérapeutiques le sont plus que les pathogéniques, et les curatifs plus que les thérapeutiques. Il suit de là qu'un agent médicamenteux, ayant contre une maladie une action spécifique, pourra être administré sans produire un résultat curatif, parce qu'il manquera quelqu'une des conditions intermédiaires essentielles à ce dernier résultat et qui ne le sont pas à l'action thérapeutique. Il suit encore de là que, pour juger si un médicament possède ou ne possède pas une action spécifique contre une maladie donnée, il faut examiner non-seulement quels sont ses résultats curatifs dans une série de cas isolés, mais aussi quels sont ses effets thérapeutiques. Les premiers, en effet, pourront varier par suite de circonstances en dehors, et de l'affection primitive elle-même, et de l'administration du médicament. Les seconds au contraire ne dépendront que de ces deux ordres de conditions, et offriront par suite, en tenant compte des *erreurs d'observation*, une fixité constante et uniforme. Si donc un médicament, administré dans une maladie donnée, produit une modification constante de tout l'ensemble des symptômes, on doit conclure qu'il a contre cette affection une action spécifique, quand même cette action ne serait pas toujours suivie d'un effet curatif. Cependant, pour que cette conclusion soit d'une exactitude rigoureuse et pour qu'elle soit définitivement acquise à la science, il est indispensable que l'on puisse indiquer quelles sont les circonstances qui ont fait que l'action thérapeutique n'a pas été suivie du résultat curatif. L'exemple suivant fera comprendre cette restriction. La diarrhée n'est pas un symptôme essentiel ou nécessaire de la phthisie, elle n'en est qu'une conséquence éloignée, arrivant à une période avancée de la maladie, et dépendant, soit de la résorption purulente et de la fièvre hectique qui en est la suite, soit de l'ulcération des plaques de Peyer, soit de la phlogose de la muqueuse intestinale arrivant à la fin de la phthisie, comme à la fin de beaucoup d'autres maladies où il y a nutrition insuffisante. Le médicament qui aura une action spécifique sur la cause initiale de la phthisie pourra donc ne pas en avoir sur le symptôme diarrhée et sur l'état organique du tube intestinal dont cette diarrhée est l'expression. D'un autre côté, l'intégrité de la fonction et de l'appareil digestifs étant indispensable au rétablissement de la nutrition normale, il est évident que l'*effet curatif* du médicament spécifique sera subordonné à la possibilité de rétablir cette fonction. Si donc on prend une série de phthisiques affectés de diarrhée, il peut se faire qu'aucun d'eux ne guérisse, il se peut même que les effets thérapeutiques du spécifique soient entravés ou masqués par la complication intestinale. L'action physiologique d'un spécifique pourra donc avoir lieu sans être suivie d'effets thérapeutiques; ceux-ci, à leur tour, pourront se manifester sans qu'il y ait de résultat curatif. C'est ainsi que lorsque les affections paludéennes sont encore à l'état primitif et élémentaire, elles céderont directement à l'action de la quinine. Qu'elles soient au contraire assez anciennes ou assez intenses pour produire des phlogoses ou des suppurations du tube digestif ou de ses annexes, le spécifique, tout en conservant son action thérapeutique sur l'élément primitif, n'amènera un résultat curatif qu'autant que nous trouverons moyen de triompher de la lésion qui n'en est qu'une conséquence secondaire ou éloignée.

Ces principes, quelque nouveaux qu'ils puissent paraître à certaines personnes, ne sont en réalité que l'expression, sous une forme exacte et précise, de ce qui a été pressenti depuis longtemps d'une manière plus ou moins complète par tous les vrais cliniciens. Ils ne sont que la formule scientifique de l'idée énoncée sous l'axiome vague des écoles, *non numerandæ sed perpendendæ observationes.* C'est parce qu'ils sont encore ignorés de la grande majorité des médecins, et surtout par les disciples et même par les maîtres de l'école dite d'observation, que la thérapeutique, fondée sur des résultats bruts et irrationnels, offre l'image d'un chaos que la discussion ne fait, si cela est possible, qu'embrouiller encore, comme on l'a vu il y a quelques années dans le débat sur le traitement de la pneumonie, et comme cela est arrivé à la plupart de mes contradicteurs, ainsi que je le démontrerai plus loin.

Ce n'est donc pas seulement dans l'énumération plus ou moins complète de résultats curatifs bruts, mais dans l'étude de l'ensemble des phénomènes thérapeutiques produits par l'action d'un médicament sur une maladie donnée, qu'il faut chercher des preuves pour ou contre son action spécifique.

Le chapitre actuel et le précédent offrent, si je ne me trompe, la preuve irrécusable que les hypophosphites jouissent de cette action contre la phthisie pulmonaire, puisqu'il y est démontré que cette médication a pour effet :

1° De faire disparaître souvent *d'emblée* les phénomènes généraux dépendant de la diathèse, sauf ceux qui peuvent être entretenus par la persistance d'une lésion locale.

2° De faire également disparaître (quoique plus lentement) les symptômes dépendant de la lésion locale, toutes les fois que cette lésion n'a pas dépassé certaines limites, c'est-à-dire toutes les fois que le sujet s'est trouvé au début du traitement dans certaines conditions pathologiques déterminées.

3° D'amener chez presque tous les malades une amélioration de tout l'ensemble des symptômes même dans les cas où l'effet curatif vient à manquer, par suite de l'absence de quelqu'une des conditions secondaires qui ont été étudiées plus haut.

Je me crois donc en droit de conclure :

Que s'il existait un spécifique de la tuberculose, ses effets thérapeutiques et curatifs sur la phthisie ne sauraient être différents de ceux que produisent les hypophosphites; et que si l'on admet que le fer, le mercure, le quinquina et la vaccine sont des spécifiques de la chlorose, de la syphilis, de la fièvre intermittente et de la variole, les préparations phosphoreuses, *assimilables et oxydables*, et notamment les hypophosphites, sont au même titre le spécifique de la diathèse tuberculeuse.

Lorsqu'en effet, chez un malade bien et dûment atteint de tuberculose pulmonaire, on voit dans *certaines conditions déterminées* et déjà indiquées [par exemple chez les malades dont la lésion locale est au minimum, tandis que les symptômes généraux sont le plus intenses possible (1),] s'amoindrir graduellement, pour disparaître ensuite, d'abord tous les phénomènes généraux qui indiquent l'existence de la diathèse, ensuite les signes de la lésion locale perçus par l'auscultation; *lorsqu'on voit se produire ces résultats non pas sur quelques cas rares et isolés, se montrant au hasard parmi un nombre illimité de malades, mais dans tous les cas qui réunissent des conditions déterminées;* lorsque ces résultats arrivent à la suite de l'emploi d'un seul et unique moyen, et sans qu'il soit nécessaire de tenir compte d'aucune autre condition, sinon des nécessités de tout état hygiénique normal; lorsqu'on voit les modifications des phénomènes morbides suivre pas à pas, et en quelque sorte jour par jour, l'emploi du remède; lorsqu'on peut à volonté les enrayer par son emploi, les faire reparaître et s'aggraver par sa suspension; lorsqu'un cas étant donné *dans les conditions indiquées*, on peut en prédire l'issue favorable avec une certitude que rien ne surpasse dans tout l'ensemble des connaissances médicales, il faut bien admettre que l'on a entre les mains un spécifique de la diathèse tuberculeuse, et de plus que le même moyen qui a pu amener dans l'économie une modification générale qui entraîne la disparition des lésions locales, pouvant, à plus forte raison, en empêcher le retour, *les hypophosphites sont*, comme nous l'avons déjà dit (p. 627), *non-seulement le spécifique rationnel, mais encore le prophylactique de la phthisie.*

(1) Voyez, entre autres, les cas de phthisie aiguë rapportés dans les observations 8, 35, 135, 136, 137.

Le véritable observateur, celui qui voudra répéter et contrôler par sa propre expérience les résultats ainsi annoncés, devra donc, pour que cet examen se fasse d'une manière réellement scientifique, se mettre dans les conditions exposées comme nécessaires à la réussite du traitement spécifique. Pour cela il devra admettre le principe déjà établi dans les sciences physiques, et même en chirurgie, à savoir, qu'*il ne peut changer ou omettre une seule de ces conditions* (quelque peu importante qu'à prime abord elle lui paraisse), *sous peine de vicier toute son expérimentation*, et de s'interdire le droit d'en tirer aucune *conclusion* dans le cas où elle donnerait des résultats négatifs.

Au chapitre X, je ferai voir que parmi ceux qui ont essayé de guérir la phthisie par les hypophosphites et n'y ont pas réussi, il en est à peine un seul dont l'insuccès ne puisse se rattacher à l'oubli de ce principe, et que tous les cas de non-réussite publiés avec des détails suffisants ont tenu à une ou plusieurs des causes suivantes :

État trop avancé des lésions pulmonaires ;

Inobservation des règles de traitement qui viennent d'être exposées ;

Impureté des hypophosphites administrés, ou emploi, par suite d'erreur ou de fraude, d'un autre sel à la place d'un hypophosphite.

Conclusions.

Les points principaux de l'exposé précédent peuvent se résumer par les propositions suivantes :

1° L'action des hypophosphites sur l'organisme a pour phénomène caractéristique la production d'une pléthore veineuse.

2° L'existence de cette pléthore est la condition de leur action thérapeutique contre la phthisie.

3° La limitation de leurs effets thérapeutiques à l'ordre de phénomènes que l'auteur appelle *physiogéniques*, est la mesure de leur action médicamenteuse et la règle de leur emploi.

En dehors de cette limite, leurs effets médicamenteux ne sont que transitoires ou incomplets, et ne sont pas suivis de résultat curatif, même quand toutes les autres conditions nécessaires se trouvent remplies.

4° L'emploi des hypophosphites à doses assez élevées pour produire les phénomènes que l'auteur appelle *pathogéniques*, excite chez les malades des complications accidentelles plus ou moins graves, et peut amener ainsi, par la faute du traitement, une terminaison fatale là où le malade offre toutes les conditions de curabilité.

5° De même que pour les autres cachexies, la lésion locale qui est le résultat et le signe anatomique de la diathèse tuberculeuse poursuit son évolution, lorsqu'elle a dépassé un certain point, en vertu de conditions qui sont pour la plupart indépendantes de l'état morbide primitif.

6° La guérison de la diathèse n'a donc pas pour conséquence nécessaire et immédiate celle de la lésion, quoique celle de la lésion ne puisse avoir lieu sans avoir été précédée de la cessation de l'état diathésique.

7° La guérison d'un sujet soumis à l'influence des hypophosphites dépendra donc de l'étendue de la lésion locale préexistante, c'est-à-dire de la gravité des désordres organiques accomplis *avant* l'emploi du traitement.

8° Lorsque le dépôt tuberculeux n'a pas dépassé un certain degré de son évolution naturelle, il peut être résorbé et disparaître complétement. Cette résorption peut avoir lieu, soit lorsque la matière tuberculeuse est encore à l'état de crudité, soit lorsqu'elle a déjà atteint la période de ramollissement.

9° Le ramollissement est quelquefois un des phénomènes intermédiaires entre l'action thérapeutique des hypophosphites et leur effet curatif, soit qu'il précède la résorption du dépôt morbide, soit qu'il amène l'ulcération et la destruction des tissus environnants.

10° La guérison de la phthisie par les hypophosphites peut donc s'opérer de deux manières, soit par la disparition des lésions locales et la cessation des signes physiques qui en dépendent, soit avec persistance, pendant un temps variable, de lésions pulmonaires plus ou moins étendues, mais compatibles avec une santé parfaite ou presque parfaite, et, par elles-mêmes, ne disposant nullement le malade à une récidive.

11° Lorsque le malade se trouve dans des conditions hygiéniques accommodées à la gravité de ces lésions organiques, et qu'il est maintenu sous l'influence de la médication phosphoreuse employée à doses convenables, les signes stéthoscopiques et plessimétriques vont en s'amoindrissant peu à peu jusqu'à ce que, dans beaucoup de cas, même de lésion au troisième degré, ils n'offrent plus de caractère pathognomonique, ou finissent par disparaître complétement.

12° Le temps est un élément indispensable pour la guérison d'un cas de phthisie, et ne saurait être remplacé par aucun autre moyen.

L'exagération des doses, loin d'être un moyen de hâter la guérison, produira souvent un effet contraire.

Plus les lésions pulmonaires sont étendues et avancées, plus il devient important de ne pas oublier ce principe, parce que plus alors il est essentiel d'éviter tout ce qui pourrait favoriser la production de complications accidentelles.

13° Comme dans la presque universalité des cas de phthisie le dépôt tuberculeux s'opère graduellement et n'envahit le poumon que par portions successives, il s'ensuit qu'il existe un temps, plus ou moins long, pendant lequel la lésion locale est d'une importance secondaire, et que, *jusqu'à ce que ce point ait été dépassé, toute phthisie tuberculeuse, non compliquée, peut être guérie à coup sûr* par l'emploi méthodique de la médication phosphoreuse.

14° L'humanité et les prescriptions de la science véritable commandent donc également que tout praticien appelé à traiter un cas de phthisie ait recours de prime abord aux hypophosphites, au lieu de ne les employer que comme un pis-aller et en désespoir de cause, après avoir perdu un temps précieux et souvent irréparable dans l'administration de médicaments dont l'inefficacité est notoire.

15° Si les hypophosphites sont le spécifique de la phthisie, ils en sont encore, à plus forte raison, le prophylactique.

Leur action sur l'économie, lorsqu'ils sont administrés d'une manière rationnelle, ne produisant aucun effet fâcheux, on devra donc les employer immédiatement dans tous les cas douteux et lors même qu'il n'y aurait que soupçon de tuberculose.

16° En dehors de leur action spécifique contre la diathèse tuberculeuse, les hypophosphites en ont une autre qui, par la suite, deviendra peut-être plus importante encore. Les causes qui, dans notre état social actuel, concourent à troubler et à restreindre pour la masse des populations les conditions d'une nutrition normale, tendant sans cesse à s'accroître, les hypophosphites sont destinés à jouer, comme *aliment occasionnel* et *temporaire*, un rôle qui ne peut être rempli par aucune autre substance thérapeutique et dont il serait difficile d'exagérer l'importance : celui d'agents capables de stimuler et de porter à leur maximum physiologique l'innervation, l'hématose et la nutrition moléculaire, et par suite de rétablir ou de maintenir ces trois fonctions primordiales au plus haut degré d'intensité *compatible avec l'état organique du sujet.*

C'est là surtout le rôle qu'on s'empressera de leur reconnaître dans l'hygiène de l'avenir, lorsque la médecine ayant pris rang parmi les sciences exactes ne sera plus, pour le public, un mystère ou une magie ; lorsque les gouvernements, comprenant que la santé est le premier des biens pour les nations comme pour les individus, s'occuperont autant des moyens de sauver ou de conserver la vie des hommes que de ceux qui peuvent aider à la détruire.

CHAPITRE VII.

CHIMIE ET PHARMACOLOGIE DES HYPOPHOSPHITES.

Préparation des hypophosphites. — Falsifications de ces sels. — Moyens de les reconnaître. — Caractères chimiques des hypophosphites. — Emploi thérapeutique des différents sels. — Mode d'administration.
Appendice. — Formules de préparations employées contre divers accidents secondaires.

Dans le chapitre précédent j'ai indiqué (p. 602) les différentes séries de conditions nécessaires à l'effet curatif des hypophosphites. J'ai déjà établi quelles sont les conditions pathologiques et thérapeutiques : il me reste à étudier les conditions pharmacologiques. C'est ce que je vais faire dans ce chapitre.

Avant la découverte que j'ai faite de leurs propriétés thérapeutiques et de leur action spéciale contre la tuberculose, les hypophosphites n'étaient d'aucun usage et ne se trouvaient que comme échantillons de laboratoire. Aujourd'hui, moins de six années après la publication de mes idées sur ce point, l'emploi pharmaceutique de ces sels a pris une extension si considérable, qu'il y a des maisons de Paris dont la fabrication et la vente annuelles se comptent par centaines de kilogrammes. (1).

Il pourra sembler singulier que des substances qui sont devenues en si peu de temps d'un usage thérapeutique aussi général, n'aient, au dire de quelques expérimentateurs, tels que MM. Cotton, Quain et Vigla (*voy.* chap. X), pas plus d'action sur l'économie qu'une égale quantité de craie ou de toute autre matière inerte ; mais cette contradiction n'étonnera nullement ceux qui connaissent l'histoire de la médecine. Ils se rappelleront qu'il en a été de

(1) Voyez un article *Sur l'explosion de l'hypophosphite de soude*, par Trommsdorf, dans *Chemical News*, n° 29.

même à leur introduction, dans la thérapeutique, des substances les plus énergiques et les plus utiles, telles que l'antimoine, l'ipécacuanha, la ciguë, le quinquina, l'ergot de seigle, etc.

Dans la première édition de cet ouvrage j'avais cru inutile de décrire la préparation des hypophosphites, puisqu'elle se trouve dans tous les traités de chimie, mais comme, depuis la publication de mes premiers travaux, on a recommandé plusieurs procédés défectueux, je crois devoir aujourd'hui consacrer une partie de ce chapitre à décrire la préparation des hypophosphites, les moyens d'en reconnaître la pureté et les falsifications dont ils sont souvent l'objet.

J'avais moi-même préparé les sels dont je me suis servi dans mes premières recherches d'après le procédé suivant.

Préparation des hypophosphites.

Préparation de l'hypophosphite de chaux. — La préparation des hypophosphites est souvent accompagnée d'explosions produites par l'inflammation spontanée du phosphure d'hydrogène qui se dégage pendant l'opération. Ces accidents ont été signalés par plusieurs des chimistes qui se sont occupés de la préparation des hypophosphites depuis leur emploi général comme agent thérapeutique (1).

J'ai imaginé un moyen très-simple d'éviter ces accidents lorsqu'on ne fait pas la préparation en grand ; c'est d'employer à la place de ballons de verre un vase de fer-blanc ayant environ 65 centimètres de hauteur sur 30 centimètres de diamètre. La partie supérieure de ce vase présente un renflement formé par deux cônes tronqués opposés par leur base de manière à former

(1) Voyez Marquart et Trommsdorf, *Sur l'explosion de l'hypophosphite de soude*, dans *Archiv der Pharmacie*, t. LXXXV, p. 384, et *Chemical News*, n° 29. Ce dernier auteur décrit une explosion qui a eu lieu pendant qu'on évaporait une solution d'hypophosphite de soude neutre au bain-marie. Elle a pu être produite soit parce que la température du bain dépassait celle de l'eau bouillante, soit parce que l'hypophosphite n'ayant pas été filtré après sa préparation contenait des parcelles de phosphore.

Voyez aussi Tuson, *On the Explosion of the Hypophosphite of Soda*, dans *Chemical News*, n° 31.

une espèce de chapiteau qui se termine, à son tour, dans le haut par un tube cylindro-conique. De cette manière, on économise une quantité notable de phosphore, parce que le chapiteau et le tube terminal étant remplis de vapeur d'eau, le phosphore qui est amené à la surface du liquide par les mouvements d'ébullition ne peut plus s'enflammer au contact de l'air. Le chapiteau a pour but de prévenir le débordement produit par le boursouflement du liquide. Voici comment on procède :

On remplit à moitié la partie cylindrique d'un lait de chaux, formé en dissolvant de la chaux vive obtenue par calcination du marbre blanc. On ajoute le phosphore, et on maintient le tout en ébullition modérée pendant à peu près douze heures. Il faut avoir soin de remplacer l'eau perdue par évaporation et d'y remettre du phosphore lorsque celui-ci vient à s'épuiser, ce qu'on reconnaît à ce qu'il cesse de se dégager de l'hydrogène phosphoré. La quantité de phosphore employé de la sorte dépendra de la forme et de la grandeur du vase dont on se sert, du degré d'ébullition, etc.

Au bout de douze heures, ou plus tôt, on laisse refroidir le liquide, on le filtre, puis on y fait passer un courant de gaz acide carbonique, jusqu'à redissolution d'une partie, sinon de la totalité du précipité qui s'est d'abord formé.

On fait de nouveau bouillir assez longtemps pour décomposer le bicarbonate calcaire qui s'est produit, et le précipiter à l'état de carbonate. Après refroidissement, on filtre une seconde fois, on évapore au bain-marie jusqu'à siccité, ou l'on fait bouillir jusqu'à formation d'une pellicule et l'on fait cristalliser. Le sel ainsi obtenu contient de l'hypophosphite de chaux pur avec quelquefois une légère trace de phosphate ou de carbonate dont il est, du reste, facile de le séparer en le faisant dissoudre à froid, dans de l'eau distillée ; il est surtout sans mélange de chaux libre, dont la présence est nuisible au plus haut degré.

La présence d'une trace de phosphate ou de carbonate de chaux (tous deux insolubles) est sans inconvénient, mais j'insiste sur la nécessité absolue de faire passer un courant de gaz acide carbonique pour avoir les hypophosphites purs et *débarrassés de chaux libre.* Il est évident que l'ingestion d'une substance telle que la chaux dans un estomac dont la membrane muqueuse est déjà (comme cela arrive souvent chez les phthisiques) dans un état morbide, ne peut avoir que des inconvénients très-fâcheux, et d'ailleurs la présence d'un excès de base paraît modifier désavantageusement, ainsi qu'on le verra bientôt, l'action physiologique des hypophosphites. Cette précaution de se débarrasser de l'excès de chaux, tout élémentaire qu'elle paraisse, a été omise par beaucoup de ceux qui ont décrit des procédés pour la préparation des hypophosphites (1). Elle n'a été signalée par presque aucun de ceux qui se sont occupés de la préparation des hypophosphites. Quelques personnes même, comme don Francisco Conil, ont été jusqu'à prétendre que cette précaution d'employer un courant d'acide carbonique était tout à fait inutile (2).

L'action du phosphore sur l'hydrate calcique peut être représentée par l'équation suivante :

$$2(CaO,HO) + 3Ph = 2(CaO,PhO) + H^2Ph.$$

Le phosphore bihydrique ainsi produit, se décompose en partie, sous l'influence combinée de la chaleur, de la lumière et de la vapeur aqueuse, en produisant un hydrogène phosphoré gazeux (H^3Ph), qui n'est pas inflammable, et un autre hydrogène phosphoré solide (HPh^2), jaune, qui se dépose dans le ballon et dans le tube à dégagement :

$$5H^2Ph = 3H^3Ph + HPh^2.$$

Afin de prévenir les explosions dont il vient d'être question, on a imaginé divers modes de préparation qui ont tous l'incon-

(1) Voyez par exemple : *Un mot sur les hypophosphites*, par M. Berthé, dans le *Moniteur des hôpitaux* du 10 avril 1858, p. 332, et *Sur les hypophosphites alcalins*, par M. L. Cazac, dans le *Journal de médecine de Toulouse*, cahiers d'octobre et novembre 1857.

Voyez surtout Parrish, *Introduction to Practical Pharmacy.* Philadelphia, 1859, p. 499. Je regrette de voir cette erreur dans un aussi bon livre que celui de M. Parrish

(2) *Abeille médicale*, 19 juillet 1858, p. 230.

vénient de donner des hypophosphites plus ou moins impurs. M. Gérard Janssen (1) a fait des expériences d'après lesquelles il croit qu'elles sont dues à la formation d'un triphosphure bihydrique (Ph^3H^2) qui se produit pendant l'ébullition et qui cristallise en prismes hexagonaux superposés. Tant que la température du mélange reste constante, l'explosion, selon ce chimiste, n'est pas à craindre; mais élève-t-on le degré de chaleur après qu'il a baissé, le triphosphure bihydrique se décompose instantanément en phosphore qui se dépose et en phosphure bihydrique qui s'enflamme spontanément. Suivant M. Janssen, l'hydrate d'éthyle (alcool pur) est le seul composé chimique qui puisse prévenir les explosions que l'on doit craindre dans la préparation des hypophosphites, parce qu'il s'oppose non-seulement à l'action de l'oxygène de l'air sur le phosphure hydrique et au dégagement du phosphure bihydrique, mais aussi, et mieux encore, à la production du triphosphure bihydrique.

Les formules suivantes représentent les différentes phases de cette opération :

$$4Ph + 3CaO + 3HO = 3(PhO,CaO) + PhH^3.$$
$$8Ph + 3CaO + 3HO = 3(PhO,CaO) + Ph^2H + Ph^3H^2.$$
$$PhH^3 + C^4H^6O^2 + 2O = 4HO + C^4H^5Ph.$$
$$Ph^2H + C^4H^6O^2 = Ph + 2HO + C^4H^5Ph.$$
$$Ph^3H^2 + 2(C^4H^6O^2) = PhO + 3HO + 2(C^4H^5Ph).$$

PhO s'unit à la base.

M. Janssen propose donc de préparer l'hypophosphite calcique au moyen de l'alcool; mais comme il se forme alors du phosphure d'éthyle dont il faut se débarrasser en distillant la liqueur filtrée résultant de la première opération, il est douteux que ce procédé devienne d'un usage général, d'autant plus qu'on peut arriver au même résultat par la manière plus simple que je viens d'indiquer. On pourrait d'ailleurs craindre que malgré la précaution de distiller le produit de la première opération, celui-ci ne retînt encore une certaine quantité de phosphure d'éthyle en dépit de la volatilité de ce dernier. Ce serait encore là une source d'erreurs thérapeutiques qu'il sera bon d'éviter.

(1) *Répertoire de chimie*, 10e livraison, octobre 1861, p. 393, et *Chemical News*, n° 106.

M. John Taylor (1) a proposé, au lieu d'alcool, d'employer l'essence de térébenthine.

D'après cet expérimentateur, le résultat de ce procédé est la formation d'un camphre de térébenthine phosphoré qui donne, il est vrai, au sel une odeur désagréable, mais qui n'en altère pas, prétend-il, l'efficacité thérapeutique (2). Cependant, dans un autre passage, il dit que les hypophosphites alcalins ainsi préparés « irritent les nerfs de l'estomac, et que le patient ne » peut prendre plus de deux grains (10 centigrammes) d'un de » ces hypophosphites *purs* sans être pris de nausées et de dou- » leurs dans la partie antérieure du thorax (3), ce qui fait que » le remède doit être corrigé par l'addition soit d'un tonique, » soit d'un stimulant, soit d'un carminatif, soit d'un anodin, suivant le cas (4) » ! Si l'on songe que non-seulement, d'après l'aveu de M. Taylor, les hypophosphites qu'il a préparés contiennent un composé de térébenthine, mais que de plus il ne signale nulle part, dans la description de son procédé, la nécessité de faire passer un courant d'acide carbonique, on conclura que ses idées sur la pureté d'un sel sont loin d'être d'accord avec celles qui sont généralement reçues en médecine, en chimie et en pharmacie. Il faut espérer, dans l'intérêt des malades, que les sels préparés d'après le procédé indiqué par M. Taylor ne seront guère employés par les praticiens (5).

(1) *On the Alkaline Hypophosphites and their Medicinal Properties*, dans *The Lancet*, 1861. Nov. 30, Dec. 7 et 14.

(2) *The Lancet*, 1861, November 30, p. 619.

(3) J'ai quelquefois observé chez les malades le sentiment du malaise et de constriction à l'épigastre dont parle M. Taylor, mais, dans les milliers de cas où j'ai administré les hypophosphites, je ne l'ai jamais vu se produire une seule fois lorsque j'étais *certain* de la pureté du sel employé.

(4) *The Lancet*, Nov., p. 518.

(5) Il serait trop long de relever ici les erreurs de chimie et de physiologie dont fourmillent les articles de M. Taylor.

En voici quelques-unes :

La *coquille* de l'œuf contient un phospho-glycérate (*The Lancet*, *loc. cit.*, p. 544).

Les phosphates de *potasse* et de *soude* des aliments ne se dissolvent qu'à l'aide des acides faibles.

Le docteur Churchill fait consister la cause de la phthisie dans le manque de phosphore dans le *tissu pulmonaire*.

M. Taylor prétend aussi avoir constaté l'utilité des hypophosphites dans plu-

Hypophosphite de soude. — L'hypophosphite de soude se prépare en ajoutant du carbonate de soude à une solution d'hypophosphite de chaux et en *ayant soin d'employer un léger excès de ce dernier sel.*

La présence même d'une petite quantité d'un carbonate alcalin influe d'une manière très-fâcheuse sur l'effet thérapeutique des hypophosphites, ainsi que je m'en suis assuré par des observations cliniques réitérées (1). On doit donc rejeter tout sel qui offre cette impureté.

Cette nécessité absolue de se servir d'hypophosphites de soude et de chaux *purs*, si l'on veut en obtenir les effets thérapeutiques et curatifs contre la phthisie, cette nécessité, bien que signalée avec insistance dans la première édition de ce livre, n'a été comprise que par un très-petit nombre de ceux qui ont entrepris de vérifier, par leur propre expérience, les résultats que j'avais annoncés.

De la part d'hommes qui ont la prétention de contrôler et de vérifier l'expérimentation d'autrui, cet oubli de la première condition de toute expérimentation chimique, physiologique ou thérapeutique (la pureté des agents qu'on emploie), produit au premier abord un certain sentiment d'étonnement; mais quand il s'agit d'expérimentation médicale et surtout d'expérimentation clinique, on apprend bientôt à ne s'étonner de rien.

Hypophosphite de potasse. — Ce sel se prépare comme celui de soude, par double décomposition avec le sel de chaux, en employant un léger excès de celui-ci.

Hypophosphite d'ammoniaque. — Se prépare comme les deux précédents au moyen du carbonate d'ammoniaque.

Hypophosphite de fer. — Il existe comme pour les autres composés de cette base deux sels : le protoxyde et le sesquioxyde.

sieurs affections où avant lui elle était ignorée, telles que la grossesse, la dentition des enfants, la dyspepsie, l'anémie, etc. Dans le tome XLVI des *Comptes rendus de l'Académie des sciences*, p. 1040, on verra que j'avais fait connaître leur utilité dans ces affections près de quatre ans auparavant. (Voyez p. 650.)

(1) Voyez *Moniteur des hôpitaux* du 3 avril 1858, p. 310.

Les deux se préparent par double décomposition, au moyen d'un sulfate de protoxyde ou de sesquioxyde et un hypophosphite alcalin.

L'*hypophosphite de quinine* est un sel nouveau qui a été préparé, pour la première fois sur mes indications, en 1857. C'est donc à tort que le docteur Lawrence Smith (de Louisville, États-Unis) prétend avoir été le premier à s'en servir en thérapeutique en 1859 (1). On trouvera ce sel mentionné pour la première fois, avec la description de ses caractères pharmaceutiques, dans la première édition de ce livre, publiée en octobre 1857 (2). J'en ai commencé l'emploi dès le mois de décembre de la même année. (Voyez, entre autres, l'observation 75.)

L'hypophosphite de quinine se présente sous forme d'une masse amorphe, couleur de miel. Il est très-soluble et déliquescent, d'une amertume intense; il a la consistance de la cire molle; il prend feu lorsqu'on le chauffe, et brûle à la manière d'une résine.

L'hypophosphite de quinine, sous cet aspect, s'obtient en traitant directement la quinine par l'acide hypophosphoreux. Le sel en aiguilles blanches, obtenu par double décomposition au moyen de l'hypophosphite de chaux ou de baryte et du sulfate de quinine, est le plus souvent un produit impur consistant en un mélange d'hypophosphite, de sulfate de quinine et de sulfate de baryte ou de chaux. Il est probable que le sel employé par le docteur Smith est dans ce cas.

Acide hypophosphoreux. — On prépare cet acide en décomposant le sel de chaux en léger excès par l'acide sulfurique.

Falsifications. — Moyens de les reconnaître.

Comme toutes les substances employées en médecine, les hypophosphites sont malheureusement soumis à beaucoup de falsifications.

(1) *American Journal of the Medical Sciences* for July 1859, p. 295, et *Schmidt's Jahrbücher*, Bd 104, S. 304.

(2) Première édition, p. 228.

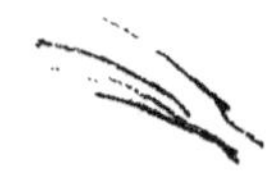

Des sels renfermant du carbonate de soude, de la soude libre, du sulfure de sodium, sont souvent vendus pour des hypophosphites purs. On a même été plus loin, et du phosphate de chaux, du phosphate de soude, de l'hyposulfite de soude ont été administrés par des praticiens qui croyaient donner des hypophosphites.

Sur dix échantillons d'hypophosphites de soude, de chaux et de potasse provenant de différentes fabriques, dont j'ai fait l'examen qualitatif, trois seulement étaient purs. Les sept autres contenaient, souvent en quantité considérable, soit des carbonates, soit des phosphates, soit de la chaux libre (1).

MM. Heywaerts et Franqui (2) disent avoir souvent rencontré dans le commerce des échantillons d'hypophosphite sodique falsifiés. Les uns renfermaient du carbonate sodique, les autres de la soude libre. Ils ont même trouvé, dans quelques-uns d'entre eux, du sulfure sodique et du carbonate calcique.

Voici les procédés nécessaires pour reconnaître la plupart de ces falsifications :

On reconnaît la présence du *carbonate calcique*, à ce que l'hypophosphite traité par l'eau distillée laisse un résidu blanc soluble avec effervescence dans l'acide nitrique dilué, et formant ainsi une solution qui précipite par l'oxalate d'ammoniaque.

Le *carbonate sodique* étant insoluble dans l'alcool, se constate en lavant l'hypophosphite à l'alcool concentré ; il reste alors un dépôt blanc, soluble avec effervescence dans les acides et dont la solution ainsi produite ne précipite pas par l'oxalate d'ammoniaque.

Pour reconnaître la présence de la *soude* libre, on peut se servir d'un sel plombique. A cet effet on traite l'hypophosphite par l'alcool concentré, on filtre la solution alcoolique. Si le sel ne se dissout pas complétement, on évapore à siccité et l'on reprend le résidu par l'eau distillée. La solution aqueuse ainsi obtenue ne donne pas de précipité, lorsque les liqueurs sont suffisamment étendues, par l'addition de l'azotate plombique,

(1) Première édition, pp. 229 et 230.

(2) *Journal de médecine de Bruxelles*, cahier de janvier 1858, p. 85.

si l'hypophosphite est pur ; s'il renferme au contraire de la soude libre, il se produira un précipité blanc d'hydrate plombique.

Le *sulfure sodique* se reconnaît en ce que la solution aqueuse de l'hypophosphite précipite en noir les sels plombiques.

Le sulfure sodique se rencontre dans l'hypophosphite préparé par double décomposition au moyen du sulfate sodique et de l'hypophosphite barytique. Ce dernier sel s'obtient le plus souvent en faisant bouillir une solution de bisulfure barytique, avec du phosphore, tant qu'il se dégage de l'acide sulfhydrique :

$$BaS^2 + 2HO + Ph = BaO,PhO + 2HS.$$

Mais il est difficile de transformer tout le bisulfure en hypophosphite, de sorte que par l'addition du sulfate sodique il se forme aussi du bisulfure sodique qui accompagne l'hypophosphite.

$$BaO,PhO + NaO,SO^3 = BaO,SO^3 + NaO,PhO.$$
$$BaS^2 + NaO,SO^3 = BaO,SO^3 + NaS^2.$$

J'ai vu souvent à Paris des hypophosphites ainsi préparés, et qui avaient une odeur et un goût repoussants, tandis que les hypophosphites de soude et de chaux purs n'ont pas d'odeur, et ont à peu près le même goût que le sel de cuisine.

« Les premiers échantillons d'hypophosphite sodique que nous avons vus, disent MM. Heywaerts et Franqui, renfermaient des quantités notables de sulfure, à tel point qu'ils avaient une couleur jaune, et qu'ils dégageaient une odeur prononcée d'acide sulfhydrique pendant leur exposition à l'air (1). »

Voici ce qu'a publié, à propos de la même question, M. della Sudda, professeur de chimie à l'École de médecine de Constantinople :

«.... Le prix des hypophosphites était assez élevé au début, et par cela même ils étaient classés dans les médicaments chers, aussi fûmes-nous surpris du prix modique auquel ils étaient

(1) *Journal de médecine de Bruxelles*, cahier de janvier 1858, p. 86.

livrés : l'énigme fut facile à deviner lorsque nous nous mîmes à faire diverses analyses. Ainsi un prétendu hypophosphite de soude avait tous les caractères suivants : cristaux en prismes rhomboïdaux effleuris à la surface, d'une saveur urineuse, ne s'enflammant pas par la chaleur, mais se transformant par une calcination prolongée en pyrophosphate. Le nitrate d'argent produit dans le sel normal un précipité jaune serin, soluble dans l'ammoniaque. Il était facile de voir, sans aller plus loin, que nous avions affaire à du phosphate de soude du commerce.

» Dans une autre circonstance nous découvrîmes dans des poudres du phosphate basique de chaux (os calcinés) qui remplaçait l'hypophosphite de même base. En dernier lieu nous examinâmes un sel cristallisé en prismes rhomboïdaux terminés à chacune de leurs extrémités par une surface oblique, incolore, inodore, très-soluble dans l'eau. La solution traitée par l'acide sulfurique a produit un dégagement d'acide sulfureux et un dépôt de soufre. Ce sel donné pour de l'hypophosphite de soude, n'était que de l'hypo-*sulfite* de soude. La substitution est vraiment ingénieuse, car au lieu de la particule *phosphi*, nous avons *sulfi*, différence insignifiante pour quelques-uns, qui ne change en rien la composition du sel ou sa valeur thérapeutique (1). »

Janssen a trouvé que l'hypophosphite calcique, *tel qu'il se trouve dans le commerce*, contient du phosphite, du phosphate ou du carbonate calcique, qu'il pouvait même être falsifié par du chlorure sodique, du sulfate calcique, du carbonate magnésique et de l'oxyde zincique (2).

Le docteur Parigot, professeur à l'Université de Bruxelles (3), fait observer que « dans les premiers essais qu'il fit de l'action » thérapeutique des hypophosphites, l'hypophosphite de chaux » était également bon et également actif chez presque tous les » pharmaciens, parce qu'alors il n'était point encore très en

(1) *Annuaire de thérapeutique* de Bouchardat, 1859, p. 40.

(2) *Répertoire de chimie* (*loc. cit.*).

(3) *Journal de médecine de Bruxelles*, avril 1858.

» usage, et qu'ils pouvaient le préparer eux-mêmes ; mais depuis » qu'il est plus en vogue les fabricants l'ont moins bien préparé.»

D'après ce qui précède, on voit que le mode de préparation des hypophosphites, tout en étant très-simple, n'est pas aussi indifférent qu'on a voulu le prétendre. Ce qu'il y a de plus singulier, c'est qu'un des auteurs de cet argument, M. Berthé, a montré par les détails qu'il a lui-même donnés, que les hypophosphites préparés par lui devaient contenir un excès de carbonate alcalin (1).

Les analyses chimiques de Heywaerts et Francqui, della Sudda et Janssen sont venues ainsi confirmer celles que j'avais faites précédemment, et ont prouvé la fréquence d'une cause d'erreur que j'avais signalée en faisant remarquer que l'insuccès de certains observateurs pouvait dépendre, entre autres causes, de l'impureté des sels qu'ils avaient employés.

J'ai trouvé, en effet, par des essais comparatifs répétés sur dix malades, que lorsqu'on ajoutait à des hypophosphites purs une certaine quantité d'un carbonate alcalin, les effets physiogéniques et pathogéniques qui ont été déjà signalés (pp. 607 et suiv.) ne se manifestent que lentement, d'une manière incomplète, ou manquent tout à fait. Comme cela arrive toujours en pareil cas, on a répondu que c'était là une objection futile et sans portée, qui ne méritait pas une réfutation sérieuse. Une chose à remarquer, cependant, c'est que presque tous les expérimentateurs qui ont réussi dans l'emploi des hypophosphites ont insisté, après moi, sur la nécessité absolue d'employer un sel parfaitement pur. (Voy. chap. X.)

Caractères physiques et chimiques des hypophosphites (2).

Les hypophosphites alcalins et terreux sont blancs, inodores; ils ont un goût piquant et salé qui diffère à peine de celui du

(1) *Moniteur des hôpitaux* (*loc. cit.*). Voyez chap. X.

(2) Les chimistes qui se sont surtout occupés de l'étude des préparations hypophosphoreuses sont Dulong, Rose et Wurtz. Voyez sur ce point Gmelin,

chlorure de sodium. Dissous dans une quantité convenable d'eau, ils forment une solution incolore qui n'a aucun goût médicamenteux et qui peut même être administrée à l'insu du malade.

Les hypophosphites sont pour la plupart cristallisables. Dans ces sels, un équivalent d'acide se trouve combiné avec un équivalent de base. Tous contiennent de l'eau dont une partie, qui n'est que de l'eau de cristallisation, est chassée à la température de l'ébullition, tandis que l'autre partie ne peut être enlevée sans produire la décomposition du sel.

Suivant H. Rose, la proportion d'eau essentielle serait de 3 équivalents pour 2 équivalents de sel, de sorte qu'ils auraient pour formule :

$$2PhO + 3HO.$$

Suivant Wurtz, ils contiendraient à l'état sec deux équivalents d'eau seulement. D'après lui, l'acide hypophosphoreux aurait pour formule :

$$PhH^2O^3,$$

et résulterait de la combinaison de 3 équivalents d'oxygène avec le radical PhH^2 qui est l'hydrogène phosphoré liquide découvert par Paul Thenard. On pourrait donc regarder cet acide comme de l'acide phosphorique dans lequel 2 équivalents d'oxygène auraient été remplacés par 2 équivalents d'hydrogène :

$$PhO^5 + H^2 = PhH^2O^3 + O^2.$$

Quand on les chauffe, les hypophosphites se transforment, suivant Dulong et H. Rose, par la décomposition de leur eau essentielle, en gaz hydrogène phosphoré et en un phosphate acide qui reste, d'après la formule,

$$2(CaO,PhO) + 3HO = 2CaO,PhO^5 + PhH^3.$$

Une partie de l'hydrogène phosphoré se décompose en hydrogène et phosphore : la quantité ainsi décomposée augmente avec

Handbook of Chemistry, Printed for the Cavendish Society. Londres, 1849, t. II, p. 114. — *Handwörterbuch der Chemie* von Liebig, Poggendorf und Wöhler. Band. VI, p. 304. — Pelouze et Fremy, *Chimie générale*. — Janssen, *Recherches sur l'hypophosphite calcique*, dans *Répertoire de chimie*, octobre 1861.

la chaleur. Lorsque le sel est chauffé fortement et tout à coup, elle est donc plus grande que lorsque le sel est chauffé graduellement. Par la même raison elle augmente aussi vers la fin de l'opération. Le résidu qui résulte de la combustion des hypophosphites offre une couleur rouge dépendant de la présence d'une certaine quantité d'oxyde de phosphore.

Les hypophosphites à l'état sec ne s'altèrent pas à l'air, mais en solution ils attirent l'oxygène de l'atmosphère pour se transformer d'abord en phosphites :

$$KO,PhO + 2O = KO,PhO^3,$$

et plus tard en phosphates :

$$KO,PhO + 4O = KO,PhO^5.$$

Cette oxydation a lieu plus rapidement à l'aide de la chaleur et surtout de l'ébullition.

D'après Rose, lorsqu'on fait bouillir en vase clos un hypophosphite parfaitement neutre, il n'éprouve pas d'altération, mais s'il contient un excès d'alcali il décompose l'eau pour se transformer d'abord en phosphite et ensuite en phosphate :

$$KO,PO + 2KO + 4HO = 3KO,PO^5 + 4H.$$

Cette différence remarquable entre la réaction sur l'eau des hypophosphites purs et des hypophosphites à excès de base ne rendrait-elle pas précisément compte de la différence que j'ai signalée plus haut (pp. 662 et 670) entre l'action physiologique et thérapeutique des sels purs et celle des sels qui se trouvent mêlés à un carbonate alcalin?

Tous les hypophosphites sont solubles dans l'eau; plusieurs le sont aussi dans l'alcool; la plupart d'entre eux sont déliquescents à l'air. Ils ne précipitent ni par les sels de baryte, ni par les sels de strontiane, ni par l'eau de chaux.

La propriété chimique la plus importante des hypophosphites, surtout au point de vue qui nous occupe, c'est l'affinité qu'ils ont pour l'oxygène, affinité qui diffère à peine, par son intensité, de celle que montre le phosphore lui-même. A des températures plus ou moins élevées, ils réduisent la plupart des sels métalliques, soit à l'état de métal ou de phosphure métallique, soit à l'état d'oxyde inférieur en enlevant à la base une portion de son oxygène.

Ainsi ils précipitent le métal du chlorure d'or.

Avec le nitrate d'argent, ils donnent un précipité blanc qui brunit aussitôt et se convertit en argent métallique.

Mêlés avec l'acide chlorhydrique et une solution de chlorure mercurique en excès, ils donnent un précipité de calomel. Lorsqu'il n'y a pas un excès de sel hydrargyrique, le mercure est précipité à l'état métallique.

Les sels de cuivre sont également réduits par les hypophosphites à l'aide d'une ébullition prolongée.

Une solution de permanganate de potasse est décolorée presque instantanément à froid par un hypophosphite. Il en est de même du sulfate manganique. Les phosphites et les matières organiques telles que le sucre, produisent aussi la même réaction mais plus lentement.

Le bichromate de potasse est réduit (à chaud) avec précipitation d'un oxyde vert de chrome.

Émile Rousseau a trouvé que le chlorure double de palladium et de sodium acidulé par de l'acide chlorhydrique donne, par l'ébullition avec les hypophosphites, un précipité noir abondant. Les matières organiques telles que le sucre, la gélatine, l'amidon, l'albumine, l'urée, n'opèrent pas de décomposition semblable lorsque les liqueurs sont acides. Cette réaction constitue un moyen extrêmement sensible pour déceler des quantités minimes d'hypophosphite dans les matières organiques. A l'aide de ce réactif nous nous sommes assurés, Émile Rousseau et moi, qu'on retrouvait dans les urines des traces d'hypophosphites plusieurs jours après l'administration de ces sels (1).

(1) Nous nous sommes également servis du même moyen pour constater l'existence dans l'albumine d'un *élément phosphoreux*, c'est-à-dire d'un principe dans lequel le phosphore se trouve contenu à l'état oxydable. (Voy. chap. IX.)

L'affinité des hypophosphites pour l'oxygène est si grande, que dans quelques cas la réaction s'opère avec explosion. Ainsi on peut former des poudres explosibles avec un mélange d'hypophosphite de chaux et de chlorate ou de nitrate de potasse. On peut faire, de la même façon, avec de l'hypophosphite, du soufre et du chlorate de potasse, des allumettes qui prennent feu par le frottement.

La réaction s'opère aussi quelquefois avec explosion lorsqu'on chauffe de l'hypophosphite de soude avec de l'alcool et de l'acide sulfurique. Celui-ci se trouve ramené à l'état d'acide sulfureux ou même de soufre. Il en est de même lorsqu'on évapore à sec de l'hypophosphite de potasse avec de l'acide nitrique. L'acide nitrique fumant produit aussi l'inflammation de l'hypophosphite de chaux.

D'après ce qui précède, on voit qu'il faut bien se garder de confondre, comme le font beaucoup de personnes et quelquefois même des médecins très-recommandables (1), les hypophosphites et les phosphates. Les premiers sont des composés très-combustibles ayant une grande affinité pour l'oxygène, les

(1) En voici un exemple entre plusieurs. Un des cliniciens les plus éminents des États-Unis, le docteur M. Gerhard, médecin de l'hôpital de Pensylvanie, bien connu pour ses recherches sur le diagnostic de la première période de la phthisie et sur la valeur sémiologique de l'expiration prolongée, le docteur Gerhard, dans son ouvrage *On the Diagnosis, Pathology and Treatment of Diseases of the Chest*, dit « qu'il est encore dans le doute sur la valeur des *phos-* » *phates* de soude et de chaux *recommandés par le docteur Churchill*, mais qu'il » les emploie quelquefois d'après la formule suivante :

Phosph*ate* de soude	ʒ iv
Phosph*ate* de chaux	ʒ ij
Phosph*ate* de potasse	ʒ j
Phosph*ate* de fer	ʒ ij
Eau de rose	℥ vj

» Une cuillerée à café apres le déjeuner et le dîner. »

Voilà comment se fait la médecine clinique et expérimentale, même par des cliniciens éminents, voire des spécialistes ! Voilà une opinion du docteur Gerhard que l'on citera partout à propos du traitement spécifique du docteur Churchill ! (Voy. *New-York Journal of Medecine* pour janvier 1860.) Il ne me serait pas difficile de citer des exemples analogues sans transverser l'Atlantique.

seconds sont des combinaisons déjà complétement saturées de ce gaz et n'ayant plus aucune tendance à se combiner avec lui. De sorte qu'il n'y a, en réalité, aucune espèce de ressemblance ni même de rapport entre les caractères chimiques de ces deux classes de composés. Elles diffèrent autant entre elles que le charbon et l'acide carbonique, le soufre et l'acide sulfurique, l'alcool et le vinaigre. Il est probable qu'il existe des différences aussi grandes, ou plus grandes encore, entre leurs rôles respectifs dans l'économie animale, ainsi qu'on en verra les preuves au chapitre IX.

Les hypophosphites se distinguent des phosphites en ce que ceux-ci étant tous insolubles excepté les sels alcalins, précipitent par la strontiane, la baryte et la chaux. Les phosphites ont, comme les hypophosphites, une grande affinité pour l'oxygène et une puissance de réduction considérable, quoique inférieure à celle des hypophosphites, comme le démontre, par exemple, leur réaction sur les sels de chrome et de manganèse. Ils ont la même action sur l'économie, mais elle est moins active, parce qu'ils contiennent déjà trois atomes d'oxygène (PhO^3) au lieu d'un seul que contiennent les hypophosphites (PhO). C'est surtout pour cette raison, ainsi que je l'ai déjà dit, que j'ai donné, pour l'usage thérapeutique, la préférence aux hypophosphites.

Lorsqu'on réfléchit que les hypophosphites constituent, comme on vient de le voir, des substances tellement avides d'oxygène, qu'ils enlèvent ce gaz à presque tous les autres corps, et qu'en présence de l'air ils activent l'oxydation des matières organiques presque autant que le phosphore en nature, on se demande comment des médecins ont pu supposer et encore moins prétendre que, même à doses élevées, ils n'avaient aucune action sur l'économie. Il est évident que de pareilles assertions sont contraires aux notions les plus élémentaires de chimie et de physiologie, et proviennent uniquement de ce parti pris de nier et de contredire, dont les différents exemples constituent presque toute l'histoire de la médecine.

Différences dans l'action thérapeutique des différents sels d'acide hypophosphoreux.

Les hypophosphites dont je me suis servi jusqu'ici sont ceux de *soude*, de *chaux*, de *baryte*, de *potasse*, d'*ammoniaque*, de *quinine*, d'*alumine*, de *manganèse*, de *magnésie* et de *fer*. J'ai aussi fait quelques essais avec ceux de *strontiane* et de *zinc*.

Dans le traitement de la phthisie, j'emploie presque exclusivement les hypophosphites de chaux et de soude.

L'administration des hypophosphites de *potasse* et d'*ammoniaque* est le plus souvent suivie d'une augmentation de l'expectoration et des signes stéthoscopiques indiquant le ramollissement du dépôt tuberculeux : ce qui s'accorde du reste avec les faits connus sur l'action éliminatrice de ces deux bases (1). Leur emploi est donc presque toujours contre-indiqué dans la phthisie. On les emploiera au contraire avec avantage toutes les fois qu'il s'agira d'obtenir la résolution de phlegmasies anciennes, soit chez des sujets non tuberculeux, soit lorsque la phthisie peut être regardée plutôt comme une complication de quelque phlegmasie chronique que comme la maladie principale.

Dans la première édition, j'ai mentionné un cas d'asthme, dépendant d'une bronchite chronique, dans lequel l'hypophosphite de potasse a été employé avec succès. J'ai depuis lors recueilli une vingtaine d'observations semblables.

L'hypophosphite d'ammoniaque a une action analogue à celle de l'hypophosphite de potasse ; mais, de plus, il exerce une influence spéciale sur la sécrétion hépatique.

Quelques essais faits avec celui de magnésie ne m'ont pas donné de résultats assez marquants pour que je croie devoir en parler autrement que pour mémoire. Il paraît se rapprocher, pour son action, des sels de potasse et d'ammoniaque.

L'*hypophosphite de quinine* est souvent utile dans la première période, l'*hypophosphite d'alumine* dans la deuxième période de la diarrhée chez les phthisiques.

(1) Première édition, p. 228.

L'hypophosphite de quinine, à haute dose, diminue souvent d'une manière marquée l'expectoration et la toux ; mais il manifeste aussi, en même temps, une action hyposthénisante.

Ce sera à une observation plus étendue à établir la différence précise entre le mode d'action de ces différents sels et l'avantage que chacun d'eux peut offrir dans certains cas spéciaux. C'est un sujet important dont je m'occupe avec persévérance, mais dont l'étude complète demandera beaucoup de temps, parce que ce n'est que rarement que l'on trouve des cas où il est permis d'en essayer l'emploi avec quelque espoir de les voir utiles (voy. *Appendice*). Dans le traitement général de la tuberculose, il faut en effet s'en tenir exclusivement à ceux de chaux et de soude. Il y a peu de différence entre l'action de ces deux sels et ils peuvent être employés, presque indifféremment, l'un ou l'autre. L'hypophosphite de chaux a cependant une action plus énergique que celui de soude et produit plus facilement des phénomènes pathogéniques. L'hypophosphite de chaux paraît jouir aussi d'une influence plus spéciale sur l'expectoration, qu'il diminue quelquefois trop rapidement, en produisant par là l'augmentation de la toux. Dans ce cas, il faut le remplacer par le sel de soude.

J'ai employé, dans plusieurs cas, l'*acide hypophosphoreux* à titre d'expérimentation. Il a la même action que les sels à base de soude et de chaux, mais il est doué d'une plus grande activité et fait passer le malade plus rapidement et plus brusquement à la sphère des phénomènes pathogéniques (p. 604, voyez entre autres l'observation 75). Cette identité entre l'action de l'acide isolé et celle qu'il a lorsqu'il est combiné avec la chaux ou la soude, prouve que les effets thérapeutiques de ces sels dépendent réellement de l'acide et non pas de la base, comme l'ont supposé quelques thérapeutiste (1).

Dans la première édition, j'avais dit que l'action des hypophosphites à base de fer devait être examinée, mais avec prudence, parce que dans plusieurs cas où j'avais prescrit des

(1) Voyez *Lancet*, *loc. cit.*

préparations martiales, concurremment avec les hypophosphites, leur administration m'avait semblé favoriser les hémoptysies et les phlegmasies. J'ajoutais que l'association du fer avec l'acide hypophosphoreux me paraissait devoir être peu avantageuse, comme antituberculeux, attendu qu'une quantité de fer suffisante pour saturer la dose ordinaire d'acide serait probablement dangereuse, et ne pourrait certainement pas être administrée d'une manière répétée (1). Une expérience prolongée a confirmé complétement cette manière de voir. J'ai plusieurs fois expérimenté l'hypophosphite de fer, et j'ai vu que son administration était presque toujours suivi d'hémorrhagies pulmonaires.

Non-seulement donc ce sel ne doit pas être employé dans la phthisie, mais il faut éviter, dans le traitement de cette affection, d'associer les hypophosphites et les ferrugineux.

L'hypophosphite de *manganèse* offre les mêmes inconvénients, quoiqu'à un moindre degré ; aussi je ne l'emploie jamais dans le traitement de la phthisie. Dans celui de la chlorose, il m'a rendu de grands services, surtout dans des cas invétérés qui avaient résisté à l'emploi des ferrugineux. Ce sel me paraît appelé, par la sûreté de ses effets thérapeutiques, à remplacer complétement les préparations martiales sur lesquelles il possède deux avantages considérables : il ne prédispose pas, comme elles, le malade à une attaque de tuberculose (voy. chapitre IX), et de plus, comme il stimule la sécrétion biliaire, il n'a pas l'inconvénient de produire la constipation.

J'avais dit dans la première édition que ce serait à l'expérience de décider si les hypophosphites sont les seules combinaisons efficaces contre la phthisie, ou si le même rôle ne pourrait pas être rempli par d'autres composés contenant le phosphore sous une forme à la fois *assimilable* et *oxydable*. Tout composé rem-

(1) On vend aujourd'hui en Angleterre un sel double de fer et de quinine qui est probablement un phosphate et non un hypophosphite. La plupart de ces préparations ne sont faites sous aucun point de vue scientifique, mais purement dans un but de spéculation commerciale. Elles ne serviront donc qu'à grossir notre matière médicale déjà trop surchargée.

plissant ces deux conditions pourrait, d'après ce qu'on a déjà vu, avoir une action curative (voy. chap. II).

Je me proposais alors d'essayer l'action de divers autres composés phosphoreux. Ce qui m'a empêché de le faire, c'est le caractère précis de l'action des hypophosphites, c'est la constance et la netteté de leurs effets thérapeutiques. Je doute, en effet, qu'on trouve jamais un composé phosphoreux qui offre des phénomènes thérapeutiques dont on puisse déterminer les caractères et les degrés avec plus de précision que ceux des hypophosphites lorsqu'on les administre convenablement (voy. p. 604). Je ne me suis donc pas cru en droit d'expérimenter d'autres composés phosphorés dans le traitement de la phthisie, comme j'en avais d'abord eu l'intention.

Cependant il ne faut pas s'attendre à ce que tout le monde soit arrêté par de semblables scrupules. La pratique thérapeutique repose encore sur des principes si peu exacts, elle est le plus souvent revêtue d'un tel caractère de personnalité, elle est si fréquemment déterminée soit par des antagonismes systématiques, soit par des engouements irréfléchis, que l'opinion générale sur la valeur des préparations de *phosphore oxydable* ne sera, sans doute, définitivement assise que lorsque la pratique aura parcouru le cercle entier des expériences empiriques et irrationnelles. Mais lorsqu'une fois la médication phosphoreuse sera sortie de la période des hostilités personnelles, si longues et si persistantes pour toutes les découvertes thérapeutiques, lorsque l'importance du principe *phosphoreux* dans l'économie sera définitivement reconnue, on tombera dans un engouement aussi excessif que le scepticisme contraire, et l'on se hâtera de surcharger la matière médicale de préparations phosphoreuses autant, et aussi inutilement, qu'on l'a déjà fait pour les préparations martiales et mercurielles. C'est une tendance qui déjà commence à se montrer.

Formules.

Les sels de soude et de chaux ont une saveur si peu marquée lorsqu'ils sont dissous dans une quantité d'eau convenable, que je me contente en général de les administrer en solution d'après la formule suivante :

Hypophosphite de soude.....	3 grammes.
Eau distillée..............	150

En six doses, dans un demi-verre d'eau sucrée, de lait, d'eau vineuse, ou toute autre boisson prise pendant ou après le repas.

Ou bien

Hypophosphite de chaux.....	2 grammes.
Sirop simple.............	200

En prendre une cuillerée à bouche, chaque jour, le matin, dans un peu d'eau sucrée.

Je regarde comme inutile, et même comme nuisible, l'addition de mucilage, et surtout d'amers, adoptée par quelques praticiens. Il faut vraiment que, dans ce dernier cas, on tienne beaucoup à dégoûter son malade.

Comme les hypophosphites passent en partie à l'état de phosphates par la dessiccation, ou par leur contact avec l'air lorsqu'ils sont en solution aqueuse, un habile pharmacien de Paris, M. Swann (1), a proposé, pour éviter cet inconvénient, de concentrer seulement les liqueurs de manière à avoir une solution titrée, qu'on transforme ensuite en sirop dont chaque gramme contient une quantité connue de sel.

Les sels de potasse et d'ammoniaque ont une saveur plus marquée que ceux de chaux et de soude, et il sera presque toujours bon d'édulcorer leur solution comme dans les formules suivantes :

Hypophosphite de potasse.....	2 grammes.
Eau distillée..............	} ãã 100
Sirop simple..............	

Une cuillerée à bouche, chaque jour, seule ou dans un demi-verre d'eau.

Hypophosphite d'ammoniaque...	1 gramme.
Eau distillée..............	} ãã 100
Sirop simple..............	

Une cuillerée à bouche, chaque jour, seule ou dans un demi-verre d'eau.

(1) *The Lancet*. 21 février 1863.

Le meilleur mode d'administration de l'hypophosphite de quinine est la forme pilulaire à dose de 5 à 20 centigrammes pour les adultes, répétée une ou deux fois par jour.

Hypophosphite de quinine....	1 gramme.

Divisez en dix pilules.

Hypophosphite de quinine....	2 grammes.

Divisez en dix pilules.

Pour les enfants, il vaut mieux le donner en solution de la manière suivante :

Hypophosphite de quinine....	20 centigr.
Eau..................	ãã 75 grammes.
Sirop..................	

Une cuillerée à bouche chaque jour.

On peut aussi l'associer à l'hypophosphite de chaux ou de soude de la manière suivante :

Hypophosphite de chaux.....	1 gramme.
— de quinine....	20 centigr.
Eau distillée.............	ãã 75 grammes.
Sirop simple.............	

Je donne les formules précédentes pour me conformer à l'usage, mais je répète ici ce que j'ai déjà dit, et ce sur quoi je ne saurais trop insister, c'est qu'il est irrationnel de supposer que l'on puisse obtenir la guérison d'un état morbide aussi complexe que celui d'un cas de phthisie confirmée, par l'administration routinière et irréfléchie d'un médicament quelconque, quelle que soit la vertu spécifique que l'on veuille lui supposer.

J'ai exposé dans les chapitres V et VI, les conditions nécessaires pour obtenir, par l'emploi des hypophosphites, les effets, soit thérapeutiques, soit curatifs, auxquels on est en droit de prétendre, en tenant compte de l'état du malade au début du traitement. Il peut se faire, il est même probable, que les résultats fournis par une expérimentation plus étendue amèneront, dans l'énoncé de ces conditions, divers changements de détail tendant, soit à les restreindre, soit à en élargir la portée, mais dans tous les cas leur donnant, par des approximations successives, un caractère toujours plus grand de rigueur et d'exactitude. Ce qui est indubitable, c'est que toute expérimentation des hypophosphites contre la phthisie dans laquelle on n'aura pas soin de s'assurer avant tout de la pureté des médicaments qu'on emploie ou dans laquelle on ne voudra tenir compte que des résultats bruts, sera comme non avenue pour la science, et ne pourra produire que des résultats aussi fâcheux pour les malades que pour la réputation de l'art médical.

APPENDICE

AU CHAPITRE VII:

Médication adjuvante.

La phthisie, arrivée à la période des manifestations locales, devient, le plus souvent, une affection très-complexe qui offre des phénomènes de plus en plus nombreux et, comme je l'ai déjà expliqué (pp. 648, 652), de moins en moins dépendants de l'état diathésique primitif. Je m'occupe depuis longtemps de l'étude des différents moyens spéciaux que l'on peut diriger contre les phénomènes secondaires, tertiaires, etc., qui se montrent pendant le cours de ses différentes périodes, et j'espère publier plus tard un travail complet sur ce sujet dont je rassemble depuis longtemps les matériaux (voy. l'Appendice du chapitre suivant). En attendant l'achèvement de cette étude je donne ici les formules de différentes préparations, dont quelques-unes nouvelles, que j'emploie contre divers accidents ou phénomènes secondaires de la phthisie. Quelques-unes de ces formules ont été déjà données dans le courant des observations; d'autres n'ont été adoptées que depuis l'époque où les observations ont été recueillies.

Je ne donne ces formules que comme provisoires et pour me conformer à l'usage, sans y ajouter les considérations qui, d'après ce que j'ai déjà dit (p. 604), seraient nécessaires pour leur donner un caractère scientifique. C'est donc un travail du point de vue de la thérapentique actuelle et non du point de vue de la thérapeutique comme je la comprends et comme elle sera dans l'avenir.

Il m'a paru d'autant plus nécessaire de donner une esquisse de cette médication adjuvante, qu'un assez grand nombre d'agents médicamenteux employés communément contre la phthisie, ont pour effet de masquer, d'amoindrir ou même de détruire complétement les effets thérapeutiques et curatifs des hypophosphites. Ce sont de véritables incompatibilités thérapeutiques. De ce nombre sont tous les opiacés (opium, morphine, codéine, lactucarium, etc.), les solanées, les préparations plombiques, arsenicales, et en général tous les médicaments métalliques, les alcooliques à doses médicamenteuses, etc. Il faut donc, lorsqu'on a recours à quelqu'un de ces moyens, pour remplir une indication *spéciale et transitoire*, ne jamais perdre de vue qu'ils peuvent être la source de perturbations plus ou moins marquées dans l'action normale de la médication phosphoreuse. Il faudra aussi se souvenir qu'il en sera de même pour les malades chez lesquels on vient employer les hypophosphites après l'usage des substances que je viens de nommer. C'est là une source d'erreurs et de méprises des plus fréquentes et des plus graves. J'en pourrais citer des centaines d'exemples. Que de fois n'ai-je pas vu des praticiens qui, après avoir bourré leurs malades d'opium pendant des mois, même des années, leur administrent les hypophosphites pendant huit ou quinze jours, puis ne voyant pas se produire les effets auxquels ils s'attendent, avec plus ou moins de fondement, voilà des gens parfaitement édifiés et convaincus, à jamais, par leur *propre expérience* de l'inutilité des hypophosphites!

I. — *Diarrhée.*

1° ℞ Hypophosphite de quinine...... 10 à 50 centigr. par jour.

2° ℞ Phosphate de chaux porphyrisé.. 20 grammes.
Poudre d'opium............... 10 centigr.

Pour dix paquets : un ou plusieurs par jour.

3° ℞ Sous-nitrate de bismuth....... 30 grammes.
Poudre d'opium............. 6 centigr.

Pour six paquets : de un à six par jour, suivant la gravité de la complication.

4° ℞ Teinture de kino.......... } āā 30 grammes.
Élixir parégorique (1)...... }

Par cuillerées à café dans un verre de gruau ou d'eau de riz.

(1) J'emploie l'élixir parégorique préparé d'après les pharmacopées anglaises. Il ne contient pas d'ammoniaque comme dans la formule du Codex. Cette addition rend, en effet, cette préparation complétement inutile ou même dangereuse.

5° ℞ Hypophosphite d'alumine........ 1 gramme.

Pour vingt pilules : une ou deux par jour.

6° ℞ Hypophosphite d'alumine........ 1 gramme.
Hypophosphite de soude........ 2
Eau........................ 150

Une cuillerée à bouche par jour.

7° ℞ Acétate de plomb.... 5 à 10 centigrammes.
Extrait thébaïque.... 10 centigrammes.
Beurre de cacao.... q. s.

Pour un suppositoire : employé le soir en se couchant.

II. — *Complications phlegmasiques.*

Vomitifs.

1° ℞ Tartre stibié........ 5 centigrammes.
Sirop d'ipéca........ 30 grammes.

En une seule dose.

Contre-stimulants.

2° ℞ Solution d'aconitine (1).... 10 à 20 gouttes.
Teinture de veratrum viride. 5 à 15 gouttes.
Sirop simple............ 20 grammes.

En une seule dose, le soir, ou par cuillerées à café dans le courant de la journée.

REMARQUE. — Il est bon de n'employer cette préparation qu'avec précaution ; à dose trop élevée, elle peut produire des accidents *graves*. Le praticien doit donc en fixer rigoureusement les doses et la fréquence de leur administration.

3° ℞ Kermès minéral......... 25 centigrammes.
Teinture de digitale.... } ãã 30 gouttes.
— d'aconit. .... }
— d'opium. .... } ãã 20 gouttes.
— de belladone . }
Sirop simple........... 50 grammes.

Par cuillerées à café, plus ou moins rapprochées suivant la gravité du cas.

4° Sirop d'ipéca, une cuillerée à café chaque soir en se couchant.

5° ℞ Poudre d'ipéca.......... 30 centigrammes.
Extrait d'aconit. 1 gr,20

Pour six pilules : une chaque soir en se couchant.

(1) Faite en dissolvant 5 centigrammes d'aconitine dans 30 grammes de véhicule, dont deux tiers eau et un tiers alcool.

6° ℞ Tartre stibié .... 1 centigramme.
Poudre d'ipéca 50
Poudre d'opium 25

Pour 20 pilules : une chaque soir.

Révulsifs cutanés.

7° ℞ Emplâtre de cantharides ...... 1 partie.
— de poix de Bourgogne. de 4 à 10 parties.

Pour recouvrir une partie du thorax.

8° ℞ Emplâtre de Vigo .... 3 parties.
— d'opium camphré..... 1 partie.

Faites un emplâtre assez grand pour recouvrir le côté affecté.

III. — *Hémoptysie.*

1° ℞ Ergotine .... 1 à 10 grammes.
Sirop simple .... 30 grammes.

Par cuillerées à café d'heure en heure.

Voyez ce qui a été dit sur l'hémoptysie et sur la prédisposition hémorrhagique, p. 636.

2° ℞ Acide pyrogallique.... 5 à 30 grammes.

Faites des pilules de 25 centigrammes. Dans les vingt-quatre heures.

Remarque. — Je crois avoir été le premier à employer l'acide pyrogallique en thérapeutique. Il m'a réussi dans des hémoptysies où tous les autres moyens avaient échoué. Il faut quelquefois porter la dose très-haut, et dans ce cas il faut procéder avec précaution, car parfois il produit des symptômes marqués d'asphyxie. Il est bon de prévenir les malades que lorsqu'on administre l'acide pyrogallique à doses élevées, les urines deviennent noires.

IV. — *Laryngite.*

Révulsifs cutanés.

1° ℞ Ammoniaque liquide....... 3 grammes.
Huile d'amandes douces..... 10

Pour usage externe. En frictions sur le cou chaque soir.

2° ℞ Emplâtre formulé ci-dessus.

Topiques directs.

3° ℞ Iode......... 50 centigr. à 1 gramme.
Glycérine..... 30 grammes.

En application à l'intérieur du larynx.

REMARQUE. — L'introduction de la baleine armée d'une éponge dans l'intérieur de la glotte et jusqu'au-dessous des cordes vocales, qui a été déclarée impossible par quelques auteurs, est une manœuvre des plus simples lorsqu'on a l'habitude de ce genre d'opération. J'ai obtenu les meilleurs résultats de l'emploi du topique ci-dessus.

V. — *Névralgie. Pleurodynie.*

1° ℞	Emplâtre de Vigo cum hydrargyro.	3 parties.
	Emplâtre de belladone.........	ãã 1 p.
	Emplâtre d'opium............	

Faites un emplâtre assez large pour recouvrir tout un côté du thorax, et appliquez *loco dolenti*.

2° ℞	Emplâtre de Vigo........	q. s.
	Huile de croton.........	10 à 60 gouttes.

Pour un emplâtre de la grandeur nécessaire.

3° ℞	Extrait d'aconit..........	ãã 6 grammes.
	— de belladone	
	— de digitale........	
	— d'opium..........	
	Protoiodure d'hydrargyre..	
	Cérat simple.............	30

En frictions *larga manu* sur le point affecté.

Voilà un aperçu fort abrégé de quelques-uns des moyens secondaires dont j'ai éprouvé l'utilité dans le traitement de la phthisie. J'ai fait un très-grand nombre de recherches et d'essais sur ce sujet, mais je me borne pour le moment à n'en mentionner qu'un petit nombre des plus importants pour la raison déjà exposée page 682. Lorsqu'une fois l'action spécifique des hypophosphites contre la *diathèse* tuberculeuse sera reconnue et comprise, les praticiens trouveront, dans l'étude de la thérapie des phénomènes secondaires ou accidentels de la phthisie, et dans la détermination rigoureuse, d'après les principes déjà exposés (pp. 604 et suiv.), de la valeur et des conditions d'action des agents adjuvants, un vaste champ de recherches aussi neuves qu'importantes. J'ai la conviction que le temps n'est pas éloigné où cette question importante excitera chez les médecins l'intérêt qu'elle mérite, je me servirai donc, en terminant ce sujet, des paroles suivantes de l'Hippocrate anglais :

» *Dies deficeret enumerantem varia et subtiliora illa minutioraque* » *quæ in hoc atque in aliis morbis curandis observanda occurrunt;* » *quæ cum tot sint et tanti momenti ad liberandos a morte homines;* » *semper licebit posteris et seris nepotibus aliquid adjicere iis obser-* » *vationibus.* » (Sydenham, *Epistolæ Responsoriæ duæ*. Édition de la Société sydenhamienne, p. 297.)

CHAPITRE VIII.

HISTORIQUE.

Coup d'œil sur les travaux chimiques relatifs à l'existence du phosphore dans l'économie animale. — État de ce principe dans l'organisme. — Insuffisance des procédés d'analyse employés jusqu'ici pour déterminer cette question. — Du rôle physiologique du phosphore dans l'économie animale. — Emploi thérapeutique de cette substance. — Prétentions de priorité élevées par plusieurs praticiens au sujet du travail actuel.

J'ai exposé précédemment (p. 16, chap II) les considérations par lesquelles je fus amené à rechercher la condition essentielle de la dyscrasie tuberculeuse dans une modification de l'élément phosphoré de l'économie ; j'ai indiqué les raisons qui me firent choisir les préparations hypophosphoreuses pour la combattre, et enfin j'ai dit quels étaient les travaux antérieurs dont j'avais connaissance à cette époque, et qui avaient servi soit à faciliter et à abréger mes recherches, soit à en modifier la direction.

En donnant ces détails j'ai eu pour but de faire comprendre le procédé de recherche dont je me suis servi, et j'y attache d'autant plus d'importance, que c'est par la nature des moyens qu'elle emploie que la science se distingue de l'art et du métier. J'avouerai en effet, sans affectation de fausse modestie, que je ne suis pas indifférent à l'idée que, si les résultats auxquels je suis arrivé sont définitivement confirmés par l'expérience, la médecine proprement dite (et j'entends par là l'art de guérir les malades et non pas seulement celui de les examiner) prendra enfin rang parmi les sciences d'induction.

A l'époque où je commençai mes essais avec les hypophosphites, je pensais être le premier qui en eût expérimenté l'action sur l'économie animale. Depuis la publication de ma découverte, il s'est élevé, comme cela arrive toujours en pareil cas, plusieurs réclamations de priorité. Lorsqu'une idée nouvelle se fait jour dans la science, elle n'arrive presque jamais de plein saut, mais dérive d'une manière plus ou moins directe d'idées, de travaux antérieurs le plus souvent incomplets, quelquefois divergents ou même contradictoires, qu'elle vient compléter et concilier.

Voici un court exposé des travaux qui ont précédé le mien. Quelques-uns m'étaient connus, ainsi que je l'ai déjà dit (p. 18), et m'ont aidé indirectement à atteindre le but que je m'étais proposé, en m'indiquant les voies de recherche que je pouvais négliger au moins *provisoirement*, puisque l'exploration en avait déjà été faite et n'avait fourni que des *résultats négatifs*.

Je vais indiquer ce que j'ai rencontré à cet égard depuis lors, d'abord pour rendre hommage à la vérité et aux efforts de mes devanciers, et ensuite parce que cet exposé servira, si je ne me trompe, à faire ressortir combien est peu fondée l'opinion, presque universelle aujourd'hui, que l'observation brute et empirique est la seule source de tout progrès en médecine. Des faits isolés ne constituent pas plus une science qu'un amas de pierres ne constitue un édifice.

Afin de mettre plus de clarté dans l'exposé qui va suivre, je signalerai successivement ce qui a trait à l'existence et au rôle du phosphore dans l'économie et ce qui se rapporte à son emploi thérapeutique.

Du phosphore dans l'économie animale.

C'est dans l'économie animale que le phosphore fut d'abord découvert; on a cru pendant longtemps qu'il lui était particulier, et ce n'est que dans ces dernières années qu'on en a constaté l'existence dans le règne inorganique.

La découverte de cet élément important est due au chimiste Brandt qui, en 1669, le retira des phosphates qui se trouvent dans les urines. Il tint son procédé secret, mais en ayant fait connaître certains détails à Kunckel, celui-ci découvrit quelque temps après la manière de le préparer. En 1768, Gahn trouva que la matière terreuse des os se composait d'acide phosphorique et de chaux ; en 1779, Hensing trouva du phosphore dans le cerveau sous forme d'une matière grasse particulière.

L'existence du phosphore dans l'économie animale est donc un fait établi depuis longtemps par les travaux de plusieurs chimistes ; mais jusqu'à ce jour il a été impossible de déterminer, d'une manière complétement satisfaisante, si ce principe y existe toujours à l'état complétement oxydé, c'est-à-dire comme acide phosphorique, ainsi que l'avait découvert Gahn, ou s'il ne s'y rencontre pas également sous une forme oxydable, comme dans le composé trouvé par Hensing.

Afin de distinguer nettement ces deux formes, je propose de donner au premier le nom d'*élément phosphatique* et au second celui d'*élément phosphoreux.*

Quoique sur ce point les chimistes les plus éminents se trouvent en opposition les uns avec les autres, la théorie, comme cela arrive souvent en pareil cas, a devancé les faits, et plusieurs physiologistes ont admis l'existence dans l'économie de composés de phosphore oxydable. Dans le chapitre IX j'exposerai les raisons en faveur de cette opinion, et je ferai voir l'importance de la distinction à établir entre ces deux états des principes immédiats phosphorés.

Élément phosphoreux. — Voici un aperçu des principaux travaux entrepris pour constater l'existence de l'*élément phosphoreux* (ou phosphore *oxydable*) dans l'économie animale.

Il existe dans l'économie un assez grand nombre de principes encore mal déterminés dans lesquels les chimistes ont cru reconnaître ou ont réellement constaté la présence du phosphore à l'état moléculaire (voy. ch. IX.). Le premier principe immédiat contenant le phosphore à l'état oxydable fut découvert dans le cerveau, avons-nous dit, par Hensing (1). Sa présence y fut constatée de nouveau par Jordan (2) en 1799, et par Vauquelin

(1) *Examen chimicum cerebri.* Giessen in-4°, 1779.

(2) *Disquisitio chymica evict. regni animalis ac vegetabilis elementa,* 1799, p. 26.

en 1812 (1). Ce dernier chimiste trouva qu'il existait dans le cerveau une matière grasse phosphorée blanche, égale à 4,53 pour 100, et une matière grasse phosphorée rouge, égale à 0,70, et il évalue la quantité totale de phosphore oxydable, contenue dans la matière cérébrale, à 1,50 pour 100. Vauquelin fut conduit à admettre que le phosphore contenu dans la matière nerveuse, y existait à l'état oxydable, parce que, traité par les réactifs convenables, le cerveau ne présentait pas de traces d'acide phosphorique avant sa calcination, et qu'il en donnait au contraire après.

En 1834, Couerbe (2) trouva dans le cerveau quatre matières grasses différentes auxquelles il donna les noms de *stéaroconote*, *céphalote*, *éléencéphol* et *cérébrote*. Il admit l'existence du phosphore à l'état oxydable dans chacun de ces principes, et il lui attribua le rôle principal dans l'action nerveuse, où il remplissait, selon lui, les fonctions d'un élément excitant. Il alla même jusqu'à avancer « que l'absence du phosphore dans l'en- » céphale réduirait l'homme à la triste condition de la brute, » qu'un grand excès de cet élément irrite le système nerveux, » exalte l'individu, le plonge dans le délire épouvantable que » nous appelons folie, aliénation mentale. Enfin, qu'une pro- » portion moyenne fait naître les plus sublimes pensées, et » produit cette harmonie admirable qui n'est que l'âme des spi- » ritualistes » (3).

En 1840, Fremy reprit cette étude (4) et conclut du résultat de ses analyses que le cerveau contenait seulement deux principes phosphorés, l'un auquel il donna le nom d'*acide oléophosphorique* dans lequel il admit que le phosphore existait à l'état d'acide phosphorique combiné avec l'oléine pour former un acide copulé, et l'autre identique avec la matière phosphorée

(1) *Analyse de la matière cérébrale de l'homme et de quelques animaux* (*Annales de chimie*, 1812, t. LXXXI, p. 37).

(2) *Annales de chimie et de physique*, t. LVI, p. 164.

(3) *Loco citato*, p. 191.

(4) *Comptes rendus de l'Académie des sciences*, t. II, p. 765. — *Journal de pharmacie*, 1841, et *Annales de chimie et de physique*, t. II, p. 463.

blanche de Vauquelin, auquel il donna le nom d'*acide cérébrique*. D'après lui, les quatre corps gras phosphorés signalés par Couerbe, étaient un mélange d'acide oléo-phosphorique et de cérébrine avec des proportions variables d'albumine et de cholestérine.

En 1842, Lhéritier (1) publia le résultat de ses recherches sur la composition chimique du cerveau, d'après la méthode employée par Vauquelin, et il en conclut que la proportion de phosphore était plus grande chez l'homme adulte que chez l'adolescent, plus grande chez celui-ci que chez le vieillard; que chez l'enfant elle était plus faible qu'à tout autre âge, et que chez l'idiot elle tombait presque au même point que dans l'enfance, ce qui se trouve d'accord avec les résultats que Couerbe avait déjà publiés à ce sujet.

En 1850, Gobley (2) trouva dans le cerveau une matière grasse à laquelle il donna le nom de *lécithine*, et qu'il regarda comme identique avec la matière grasse phosphorée, trouvée dans la fibrine par M. Chevreul.

En 1853, Von Bibra publia un mémoire sur la composition chimique du cerveau (3). Dans ce travail, il s'est servi de la méthode de Fremy pour séparer l'acide cérébrique des autres matières grasses. Il trouva en moyenne 0,52 de phosphore, tandis que ce premier chimiste en avait trouvé 0,9. Il conclut que cet acide était moins abondant dans la matière grise que dans la matière blanche, qu'il était aussi moins abondant chez le fœtus, chez les nouveau-nés et chez les animaux inférieurs. Selon Von Bibra, le phosphore de la matière grasse s'y trouverait sous forme de phospho-glycérate d'ammoniaque. La proportion de phosphore contenue dans la matière grasse est à peu près la même chez l'homme, les mammifères et les oiseaux, et se trouve en général renfermée entre les

(1) *Traité de chimie pathologique*, p. 596. Paris.

(2) *Journal de chimie médicale*, 1851, p. 577. — *Journal de chimie et de pharmacie*, 1850, t. XVII, p. 408.

(3) Liebig, *Annal.*, Bd. 85, p. 201, et *Vergleichende Untersuchungen über das Gehirn des Menschen und der Wirbelthiere*. Mannheim, 1854.

limites de 0,01 et 0,03. Cette même moyenne a été retrouvée également chez les aliénés (ce qui serait contraire aux résultats de Couerbe et de Lhéritier), chez les personnes âgées, chez les individus jeunes et chez l'embryon. La graisse retirée de la substance grise a donné plus de phosphore que celle retirée de la substance blanche. Von Bibra conclut que le phosphore contenu dans le cerveau y existe sous la double forme d'acide cérébrique et d'une matière grasse spéciale (phospho-glycérate d'ammoniaque), et que sa proportion plus ou moins grande se lie aux variations de cette dernière (1).

Les deux matières grasses trouvées dans le cerveau ont été également observées dans le sang. Dès 1827, la matière blanche y a été signalée par Chevreul (2), qui la rencontra mélangée ou combinée avec la fibrine. Depuis elle y a été retrouvée par Denis (3), par Félix Boudet (4), par Lecanu (5) et par Gobley (6). En 1830, Denis trouva dans le sang la matière phosphorée rouge trouvée par Vauquelin dans le cerveau.

En 1848, Owen Rees a cherché à établir (7) que le phosphore existe dans les globules du sang veineux, combiné avec la matière grasse et l'hématosine, qu'il s'oxyde dans les cellules pulmonaires par le contact de l'air, et se transforme en acide phosphorique, qui, se combinant à son tour avec la base des sels de soude contenus dans le sérum, produit ainsi le changement de coloration qui caractérise le sang artériel.

Dans ces derniers temps, Becquerel et Rodier (8) ont cherché

(1) Von Bibra, *loco citato*, et Scherer dans *Canstatt's Jahresbericht*, 1854. Bd. I, S. 120.

(2) *Dictionnaire des sciences naturelles*, t. XLVII, p. 187 et 188. — *Annales du Muséum d'histoire naturelle*, t. X, p. 443.

(3) Dans *Recherches expérimentales sur le sang humain*. Commercy, 1830, p. 102.

(4) *Thèse* soutenue à l'École de pharmacie, le 5 juillet 1833. — *Journal de pharmacie*, 1833.

(5) *Journal de pharmacie*, t. XVII.

(6) *Sur les matières grasses du sang* (*Journal de chimie médicale*, 1851, p. 577).

(7) *On a Function of the Red Corpuscles of the Blood and on the Process of Arterialization* (Brewster's *Philosophical Magazine*, n° 219).

(8) *Loco citato*, p. 110.

à déterminer les proportions de la matière grasse phosphorée contenue dans le sang à l'état normal, et ses variations dans différentes maladies. Ils étaient arrivés, sur ce point, à des conclusions fort remarquables, qui eussent mérité au plus haut degré l'attention des physiologistes et des médecins. Malheureusement, ainsi que nous l'avons déjà dit (pp. 25 et 26), ils sont eux-mêmes convenus depuis que ces résultats sont inexacts, et que les substances qu'ils avaient supposé contenir un élément *phosphoreux* étaient un mélange de différentes graisses qui ne renfermaient pas de phosphore (voy. ch. IX).

Mulder a été le premier à signaler, dans les composés albuminoïdes (fibrine, albumine, etc.), l'existence d'un élément phosphoreux. On sait qu'il établit, sur ces recherches, une théorie dans laquelle il faisait dériver tous ces composés d'un principe particulier auquel il donna le nom de *protéine*, combiné avec diverses proportions de soufre et de phosphore (1). Ainsi, il regardait l'albumine du sérum comme un composé de 10 équivalents de protéine, 2 de soufre et 1 de phosphore; la fibrine comme un composé de 10 équivalents de protéine, 1 de soufre et 1 de phosphore; et la caséine comme formée de 10 équivalents de protéine et 1 de soufre, sans phosphore. Des recherches ultérieures ont fait rejeter l'existence de la protéine comme principe immédiat, mais tout le monde est à peu près d'accord aujourd'hui pour admettre que l'albumine et la fibrine contiennent une certaine proportion de phosphore dans un état qu'on n'a pas encore pu déterminer d'une manière certaine.

La preuve que Mulder avançait à l'appui de l'opinion que les corps albuminoïdes contiennent du phosphore à l'état oxydable, est la même que celle déjà avancée par Vauquelin: c'est parce que, après les avoir traités par l'acide chlorhydrique et en avoir précipité tout l'acide phosphorique, on trouve encore ce dernier composé lorsqu'on les oxyde au moyen de

(1) Mulder's *Chemistry of Vegetable and Animal Physiology*, p. 302. Voyez aussi Ch. Robin et Verdeil, *Chimie anatomique*, passim.

l'acide nitrique (1). Cependant cette conclusion est loin d'être adoptée par tous les chimistes : tandis que Liebig (2) et ses disciples (3) admettent que tout le phosphore qui existe dans l'économie s'y trouve à l'état d'acide phosphorique, Moleschott (4), Lœwig et plusieurs autres, soutiennent l'opinion de Mulder déjà énoncée plus haut.

Outre sa présence dans les matières albuminoïdes et dans les matières grasses cérébrales, l'existence du phosphore à l'état moléculaire ou oxydable a été indiquée par Fremy et Valenciennes (5), dans l'icthine et dans l'ichthuline, principes immédiats des muscles des poissons (6). La vitelline, ou jaune de l'œuf, renferme, d'après Gobley (7), la même substance phosphorée qu'il a trouvée dans le cerveau, et à laquelle il a donné le nom de *lécithine*.

Frerichs a trouvé du phosphore non oxydé dans les spermatozoaires (8).

Enfin, Ronalds a trouvé dans la matière colorante de l'urine, un composé phosphoré où, d'après lui, le phosphore serait à l'état oxydable (9).

Si nous examinons les différents procédés analytiques par lesquels on est arrivé aux résultats précédents, nous verrons qu'ils reposent tous sur le principe suivant :

La matière animale dans laquelle on veut constater la présence du phosphore moléculaire est dissoute dans un acide

(1) *Chemische Untersuchungen* von Mulder, 1849, 3e partie.—Schmidt's *Jahrbücher*, Bd. LXV, p. 148.

(2) Liebig. *Chemische Briefe*, pp. 501, 598, 599.

(3) « Nous n'avons aucune preuve que dans l'albumine de l'œuf le phosphore » existe sous une autre forme que celle d'acide phosphorique ou de phosphate » (Gregory's *Handbock of Organic Chemistry*, p. 419.)

(4) *Der Kreislauf des Lebens*, p. 152.

(5) *Comptes rendus de l'Académie des sciences*, t. XXXVIII, p. 472.

(6) *Loco citato*, p. 571.

(7) *Journal de pharmacie*, 3e série, t. IX, p. 19.

L'existence du phosphore dans la vitelline a été niée par Baumhauer. (*Scheidkundigen Onderzœkingen*, Deel III, p. 272.)

(8) *Cyclopedia of Anatomy and Physiology*, vol. IV, pt I, p. 506.

(9) *Philosophical Transactions*, 1846, pp. 441, 461, 464.

(l'acide chlorhydrique) n'ayant pas la propriété oxydante, et l'acide phosphorique que renferme la solution est précipité au moyen des différents réactifs connus, puis évalué quantitativement. Si alors on prend une quantité égale de la même matière et qu'on l'oxyde, il se trouve que la quantité d'acide phosphorique obtenue par ce dernier procédé est plus considérable que celle qui avait été constatée dans la première expérience. Mais à cela on objecte que l'acide phosphorique se trouve combiné moléculairement avec la matière animale, et qu'il n'a pu être mis complétement en liberté que par la destruction de cette dernière.

Pour vider cette question, il serait donc indispensable :

1° D'employer un réactif propre à déceler la présence du phosphore oxydable ;

2° De séparer le composé phosphoré sous cette forme. (voy. sur ce point le chapitre IX).

Élément phosphatique. — Le phosphore complétement oxydé, c'est-à-dire à l'état d'acide phosphorique, constitue ce que j'appelle (p. 691) l'*élément phosphatique* des principes immédiats organiques. Il existe dans les animaux en beaucoup plus grande quantité que l'*élément phosphoreux*, puisque, sous forme de sel et à l'état de phosphate alcalin ou terreux, il se rencontre dans presque tous les tissus et toutes les humeurs de l'économie. C'est surtout Liebig et ses disciples qui ont mis en relief ce point important de chimie anatomique.

Je renvoie au chapitre IX pour un examen approfondi du rôle et de l'importance relative de ces deux éléments.

Fonctions du phosphore dans l'organisme.

Le rôle physiologique du phosphore, soit comme *élément phosphoreux*, soit comme *élément phosphatique*, est encore bien obscur, et nos connaissances sur ce point sont très-incomplètes.

Élément phosphoreux. — La possibilité que l'élément *phosphoreux* jouât dans l'économie un rôle distinct de l'élément *phosphatique* n'a pas échappé complétement aux physiologistes et aux thérapeutistes. Ainsi, Carpenter (1) admet que les phosphates de l'économie sont en partie produits par l'oxydation du phosphore des matières albuminoïdes. Draper, dans son excellent ouvrage, a exposé cette question avec sa lucidité ordinaire (2). Clarus (3), dans son savant manuel de thérapeutique, a aussi fait allusion à l'existence du phosphore oxydable, mais on peut dire, malgré ces aperçus incomplets, que l'importance de l'élément *phosphoreux*, que son existence même sont encore à peine entrevues. Dans les excellents ouvrages de Longet et de Ch. Robin, l'action de l'élément *phosphatique* est indiquée et appréciée, tandis que l'élément *phosphoreux* n'est même pas nommé ou n'est signalé que pour mémoire.

Élément phosphatique. — Plusieurs médecins, tels que Valli, Baumes, Bonhomme, Hume, etc., ont attribué à l'élément phosphatique un grand rôle dans l'économie, soit dans la production, soit dans la guérison des maladies. Mais ces idées n'étaient appuyées d'aucun fait physiologique ou thérapeutique. Larcher (de Passy), dans un mémoire présenté à l'Académie des sciences en 1825 (4), se fondant sur le fait que les urines des phthisiques contiennent un excès de phosphates, attribua cette affection à une *déviation* du phosphate de chaux des os.

En 1844, Chossat démontra, par des expériences sur les pigeons, que le phosphate de chaux est nécessaire au développement et à la nutrition du système osseux, la privation prolongée de ce sel produisant chez eux un amincissement tel, que leurs os se fracturent avec la plus grande facilité.

Plus tard, les travaux de Liebig et de ses élèves ayant démontré que ce sel se rencontre dans presque toutes les parties de l'économie, le docteur Frédérick Willhem Beneke avança,

(1) *Principes of Human Physiology*, 5_{th} édition. London, 1855, pp. 592 et 424.

(2) *Human Physiology*, by John William Draper. New-York, 1856, pp. 272 et suiv.

(3) « Différents produits animaux contiennent du phosphore dans un état » oxydable et ne sont éliminés qu'après décomposition et oxydation. » (*Handbuch der Heilmittellehre*, 2te Auf. Leipsig, 1856, p. 119.)

(4) *Archives de médecine*, 1re série, t. XX, p. 320.

en 1849 (1), que la tuberculose pouvait être attribuée à l'absence dans l'économie du phosphate de chaux normal, ce qui se rapprochait de l'opinion déjà avancée par Larcher.

En 1852, Mouriès reprenant l'idée de Chossat, annonça que le *phosphate de chaux* avait une action immédiate sur la production et l'entretien de l'irritabilité vitale, tant chez les animaux que chez les plantes, et qu'il était en rapport direct avec la chaleur animale. En 1854, le même expérimentateur présenta un mémoire à l'Académie de médecine et à l'Académie des sciences, sur l'alimentation insuffisante par défaut de *phosphate* de chaux. Dans ce mémoire, il chercha à établir que ce sel joue chez les animaux un rôle important ; que l'alimentation des villes est insuffisante sous ce rapport; enfin, que l'addition de ce *phosphate*, uni à une matière animale, complète les aliments et prévient les maladies.

Emploi thérapeutique des préparations de phosphore.

Voyons maintenant la question thérapeutique. Je partagerai l'histoire thérapeutique des composés phosphoreux en deux parties, ce qui se rapporte aux composés *phosphatiques* et ce qui a trait aux composés *phosphoreux*.

Emploi thérapeutique des composés de phosphore oxydé (élément phosphatique).

L'acide phosphorique fut découvert par Homberg en 1712. Il a été employé dans un grand nombre de maladies dont il serait inutile de donner ici l'énumération. Je me bornerai à donner l'historique de son emploi contre les maladies tuberculeuses.

Lentin (2) paraît être le premier qui, en 1789, dit avoir guéri un cas de phthisie par l'emploi de l'acide phosphorique ; mais ce seul fait isolé n'a aucune valeur comme résultat thérapeutique (3).

(1) *Der phosphorsaure Kalk in physiologischer und therapeutischer Beziehung*. Göttingen, 1850.

(2) Loders *Journ.*, B. I, p. 558.

(3) Il est nécessaire de faire observer que lorsqu'il s'agit de quelques cas isolés de guérison de la phthisie par l'acide phosphorique, par les phosphates, ou

Vingt ans après Lentin, l'acide phosphorique fut de nouveau recommandé par Gœden (1); plus tard encore, en 1830, par Simeerling (de Stralsund) (2); mais les résultats qu'ils ont publiés soulèvent les mêmes objections que celui de Lentin.

Combiné à la chaux, c'est-à-dire sous forme de *phosphate de chaux*, l'acide phosphorique a été employé dès la plus haute antiquité. Mélangé avec les carbonates de la même base, il constitue la partie la plus importante d'un très-grand nombre de préparations provenant de la calcination des os ou des cornes des animaux. Enfin il a été employé, dans ces derniers temps, contre les maladies tuberculeuses, par Beneke, Mouriès et Kœnig (voy. plus loin).

Emploi thérapeutique des combinaisons de phosphore non oxydé (élément phosphoreux).

Voici maintenant ce qui a rapport à la thérapeutique des préparations *phosphoreuses*, c'est-à-dire de celles qui contiennent le phosphore à l'état *combustible* ou non oxydé.

Phosphore en nature. — Kunckel lui-même fut le premier à employer le phosphore en nature. Il en composa des pilules

par tout autre moyen thérapeutique, il faut tenir compte de deux sources d'erreurs. La première c'est que, comme il y a une certaine proportion de phthisiques (environ 4 pour 100 d'après Walshe) qui guérissent avec ou sans traitement, la guérison de quelques cas isolés *à la suite* de l'emploi d'un remède quelconque ne peut être admise comme preuve de l'efficacité de la médication, à moins qu'on ne donne en même temps tous les cas négatifs et qu'on ne montre que ceux-ci étaient dans des conditions différentes des premiers et de nature à rendre compte de l'insuccès du traitement. La seconde source d'erreur, c'est que, d'après les travaux de plusieurs chimistes et surtout ceux de Weigel et Krug, de Schmidt et de della Sudda (de Constantinople), l'acide phosphorique, tel qu'on le prépare ordinairement, renferme souvent de notables proportions d'*acide phosphoreux*, c'est-à-dire du phosphore à l'état oxydable, et qui, par conséquent, agit comme *élément phosphoreux*. Il y a d'ailleurs une autre objection capitale contre l'observation publiée par Lentin. Comme à cette époque l'auscultation était encore inconnue, on confondait avec la tuberculose pulmonaire, sous le nom général de phthisie, plusieurs autres affections chroniques des voies respiratoires dont le pronostic est beaucoup moins grave et la guérison beaucoup plus commune

(1) Horns *Archiv für medicinische Erahrung* 1811, Bd. I, p. 256.

(2) *Journal der practischen Heilkunde*. Juillet 1830.

lumineuses qu'il prescrivait contre diverses affections chroniques et dont il fit connaître les effets en 1721. Son exemple fut suivi en 1733 par Kramer, par Mentz, et par un grand nombre d'autres médecins, surtout en Allemagne. Les annales de la science renferment une foule d'observations de maladies désespérées guéries par l'administration de cette substance, telles que des cas de fièvres graves, d'affections nerveuses, de maladies des os, et d'affections chroniques des voies respiratoires. Cependant, malgré ces succès, l'usage à l'intérieur du phosphore, en nature, offre des dangers tellement redoutables et si généralement reconnus aujourd'hui, que cette substance est presque entièrement bannie de l'emploi médical.

J'ai déjà indiqué (p. 19) que dès l'année 1802 le phosphore avait été employé avec succès par Coindet (1) dans deux cas de méningite tuberculeuse. La dose moyenne qu'il a donnée a été de trois grains dans les vingt-quatre heures, dissous dans de l'huile, mais il termine ses remarques par les paroles suivantes : « Ce remède exige trop de surveillance dans sa préparation et son » administration pour qu'il devienne jamais d'un usage journalier.»

Barthez et Rilliet (2) ont également employé cette substance à la dose maximum de 2 centigrammes, mais sans en obtenir aucun effet, même momentané ; ils n'entrent dans aucun détail. J'ai déjà donné (p. 20) l'explication probable de cette inertie.

Ce qui est plus remarquable, le docteur Theophilus Thompson (de Londres), médecin du *Brompton Hospital for Consumption*, établissement consacré exclusivement aux phthisiques (3), émit l'idée que le phosphore pourrait être utile dans le traitement de la phthisie, puisque, d'après les opinions de Rees (auxquelles j'ai déjà fait allusion), cet élément jouerait un rôle important dans la sanguification. L'idée de Rees (4), comme on l'a vu, est la suivante : le phosphore existe dans les globules du

(1) *Mémoire sur l'hydrocéphale*, 1817, p. 211.

(2) *Maladies des enfants*, t. III, p. 526.

(3) *Clinical Lectures on Pulmonary Consumption*, édition américaine, p. 123.

(4) *On a function of the Red Corpuscles of the Blood and on the Process of Arterialization* (Brewster's *Philosophical Magazine*, n° 219).

sang veineux, combiné avec la matière grasse et l'hématosine, il s'oxyde dans les cellules pulmonaires par le contact de l'air et se transforme en acide phosphorique, qui, se combinant à son tour avec la base des sels de soude du sérum, produit ainsi le changement de coloration qui caractérise le sang artériel. Thompson fait remarquer que, comme l'huile de foie de morue contient du phosphore, elle devrait peut-être son efficacité à cette substance. Il va même jusqu'à chercher l'explication de son action en supposant que comme cet élément a une grande affinité pour l'oxygène, il sert à diminuer l'action de ce gaz sur les poumons, et empêche ainsi la formation du pus et la fonte des tubercules. Il cite plusieurs cas dans lesquels il a employé une solution de phosphore dans l'huile, et dans lesquels il a obtenu des effets avantageux ; mais comme chez la plupart des malades l'amélioration ne s'est pas soutenue au delà d'un certain temps, il a renoncé à cette médication.

Ainsi que Barthez et Rilliet, Thompson n'a pu employer le phosphore qu'à faibles doses, moins d'un grain par jour ; c'est là, comme je l'ai déjà fait remarquer, l'explication de ses insuccès. Son ouvrage, imprimé en 1854, est la reproduction des leçons cliniques qu'il avait publiées dès 1851 dans le tome II du journal *The Lancet*. Il ne m'était pas connu lorsque j'ai commencé mes recherches. Il suffit de lire ce livre pour se convaincre que l'auteur était un observateur sagace et consciencieux, d'un esprit net et précis; on peut donc se demander comment il se fait qu'ayant sous la main tous les éléments du problème, ayant même connaissance du remarquable travail de Owen Rees, il n'ait pas fait un pas de plus en recherchant sous *quelle forme le phosphore pouvait entrer dans l'économie* et quel rôle il devait y jouer. Il est vrai que l'idée de Rees n'a pas été généralement adoptée; aujourd'hui elle est encore rejetée par les chimistes et les physiologistes les plus distingués, entre autres par Milne Edwards (1).

(1) « Ces expériences ne sont pas exposées avec les détails numériques qui » seraient nécessaires pour inspirer de la confiance dans les détails que l'auteur » en a déduits. » (*Leçons de physiologie*, t. I, p. 479-480. Paris, 1857.)

Mais pour Thompson lui-même, l'idée de Rees paraissait fondée, puisqu'il l'admettait; d'ailleurs il pouvait, il devait s'en servir au moins à titre d'hypothèse et de point de départ. Dans les sciences, les vérités secondaires n'ayant jamais qu'une valeur relative dépendant du point de vue général où l'on se place, toute hypothèse est légitime du moment qu'elle mène à une conclusion pratique. Mais aujourd'hui en médecine et surtout en thérapeutique, l'idée d'hypothèse et de théorie équivaut pour bien des personnes à celle de songe creux et de rêverie.

Je passe aux combinaisons sous-oxygénées du phosphore.

Acide phosphoreux. — L'action de l'acide phosphoreux sur l'économie animale a été examinée par un assez grand nombre d'expérimentateurs, mais uniquement au point de vue toxicologique.

Le premier en date paraît être Hunefeld, qui a donné le résultat de deux expériences sur un lapin (1). L'animal prit d'abord 28 grains (1gr,25) d'acide phosphoreux hydraté sans effets bien notables. Vingt-quatre heures après, une nouvelle dose de 1 gros (4 grammes) du même acide produisit la mort au bout de douze heures.

En 1844, Weigel et Krug, voulant rechercher la différence entre l'action de l'acide phosphorique pur et celle de l'acide impur, donnèrent à un lapin 45 gouttes d'acide phosphorique contenant un dixième d'acide phosphoreux en trois doses à intervalle d'une demi-heure. L'animal mourut une heure et demie après la dernière prise. Un second lapin, auquel on administra de la même façon 30 gouttes du même acide, succomba au bout de quatre heures (2).

Wöhler et Frerichs, à l'aide de cette substance, produisirent également la mort de différents animaux. Chez un pigeon auquel ils administrèrent une solution contenant 50 centigrammes d'acide phosphoreux anhydre, elle arriva au bout d'une heure,

(1) Horn's *Archiv für medicinische Erfahrung*, numéros de septembre et octobre 1830, p. 861.

(2) Casper's *medicinische Wochenschrift*, 1844, p. 455.

et seulement au bout de trente-six heures chez un chat auquel ils donnèrent une solution représentant 1 gramme d'acide.

Ces résultats sont opposés à ceux qu'a observés, en 1854, Basilius Sawitsch, et qui se trouvent consignés dans sa *Dissertation inaugurale* publiée à Dorpat (1), dont l'objet est de déterminer la différence entre l'action physiologique des combinaisons d'arsenic et celle des composés du phosphore. Il injecta dans l'estomac d'un chat 1 gramme d'acide phosphoreux dissous dans 5 grammes d'eau, et représentant 563 milligrammes d'acide anhydre. L'animal eut quelques vomissements, mais il ne parut pas autrement s'en ressentir. L'après-midi suivante il administra à la même bête une quantité double de la précédente sans produire d'autre effet que quelques vomissements et un peu d'écume à la bouche.

Le 3 mai 1854, Sawitsch prit lui-même 2gr,201 d'acide phosphoreux (équivalant à 1gr,124 d'acide anhydre) dans de l'eau sucrée, en deux doses, à un quart d'heure d'intervalle. Le 5 mai, il prit de la même façon 2gr,729 d'acide phosphoreux (égal à 1gr,536 d'acide anhydre). Sa santé, dans l'un et l'autre cas, n'en parut nullement altérée. Le même expérimentateur a également essayé sur des chats l'effet du phosphite de soude. Le professeur Buchheim, de l'université de Dorpat, sous la direction et l'inspiration de qui les élèves de cette université ont, depuis 1848, entrepris et publié une série de recherches originales des plus remarquables sur différentes substances de la matière médicale, a aussi essayé sur lui-même l'effet du phosphite de soude (2).

Schuchardt a fait lui-même, avec l'acide phosphoreux, des expériences sur des lapins qui lui ont donné les mêmes résultats qu'à Sawitsch et Buchheim.

Tels sont les faits connus jusqu'ici sur l'action physiologique et toxique de l'acide phosphoreux. La seule observation relative à son

(1) *Meletemata de acidi arsenicosi efficacia.*

(2) Ce qui précède est emprunté à un travail de Bernhardt Schuchardt (de Gœttingue), sur l'*Empoisonnement aigu par le phosphore*, qui a paru dans *Henles und Pfeufers Zeitschrift für rationnelle Medicin*, Bd. VII. 3 heft. S. 235.

emploi thérapeutique se trouve relatée dans le journal anglais *The Lancet* (1) (où elle a paru trois jours avant la présentation de mon mémoire à l'Académie). Cette observation, due au docteur Rowbotham, se rapporte au traitement d'un cas d'asthme par l'usage de cette substance à la dose de 1 gros (4 grammes) par jour; mais l'auteur n'ayant pas indiqué quel était le degré de concentration de l'acide, on ne sait quelle est la proportion réelle d'acide anhydre prise par le malade.

Acide hypophosphorique. — Mérat et Delens dans leur *Dictionnaire de matière médicale* exprimaient l'idée que c'est à leur transformation en acide hypophosphorique qu'on doit attribuer l'action sur l'économie des différentes préparations pharmaceutiques du phosphore en nature (2). C'est la même explication à laquelle je suis moi-même arrivé par une autre voie (voy. p. 19). Dans la *Pharmacopœa universalis* de Geiger et Mohr (3), on trouve indiquée la manière de préparer cet acide, qui, disent les auteurs, est utile dans les fièvres malignes.

Acide hypophosphoreux. — Les faits relatifs à l'acide hypophosphoreux et à ses sels, connus avant ma découverte de leurs propriétés curatives contre la phthisie, sont moins nombreux encore. Ils se réduisent à quatre expériences faites par Sawitsch, et qui se trouvent également consignées dans sa thèse. Les deux premières furent faites sur un chat auquel il administra, la première fois, 1 gramme d'acide (équivalant à 125 milligrammes d'acide anhydre), et la seconde fois le double de cette dose. L'animal n'en éprouva d'autre effet que quelques vomissements dus probablement à l'emploi de la sonde œsophagienne. Sawitsch prit lui-même, le 7 mai 1854, une solution renfermant 405 milligrammes d'acide anhydre, et deux jours après une autre qui en contenait 611 milligrammes. Sa santé n'en ressentit aucun effet.

Le docteur Buchheim a essayé, aussi sur lui-même, l'hypophos-

(1) *The Lancet*, 18 juillet 1857.
(2) *Dictionnaire de matière médicale*, t. V, p. 288-289.
(3) *Pharmacopœa Universalis*, t. II, p. 24.

phite de soude, et il conclut à l'identité, sous le rapport de l'action physiologique, entre les acides hypophosphoreux, phosphoreux et phosphorique (1). Voici comment il s'exprime : « Il est » évident que ce n'est pas en se désoxydant que l'acide phos- » phorique agit sur l'économie, car il ne produit pas les mêmes » modifications fonctionnelles que le phosphore. On a cru le » plus souvent que le phosphore se transformait en une de ses » combinaisons sous-oxygénées, soit, par exemple, en acide » hypophosphoreux ou phosphoreux, et que c'était sous cette » forme qu'il exerçait son action. Wœhler et Frerichs surtout, » s'appuyant tant sur leurs propres expériences que sur celles de » Weigel et Krug, avaient cru pouvoir conclure que l'acide phos- » phoreux avait un effet toxique analogue à celui de l'acide arsé- » nieux. Cependant les recherches entreprises par Sawitsch » montrent que l'acide phosphoreux et l'acide hypophospho- » reux, à l'état de pureté, ont sur l'économie une action tout à » fait analogue à celle de l'acide phosphorique, et qu'ils ne de- » viennent nuisibles que dans les mêmes circonstances que celui- » ci. De même aussi leurs sels de soude, pris même à assez forte » dose, ne produisent aucun trouble bien notable des fonctions. » On peut conclure de là qu'il est très-probable que l'influence » du phosphore sur l'économie est due à son action comme corps » simple, et non à sa transformation en un de ses composés » oxydés. »

Pour tous ceux qui ont étudié l'action des hypophosphites sur l'économie, il est évident que le docteur Buchheim s'est trompé en concluant que les sous-acides du phosphore avaient sur l'économie la même action que l'acide phosphorique, parce que comme lui, ils ne sont pas toxiques aux doses employées par M. Sawitsch. Si, au lieu de se borner à une ou deux expériences de toxicologie, cet excellent observateur eût employé comparativement ces différents composés *d'une manière suivie pendant un certain laps de temps*, il serait arrivé à un résultat tout contraire, et en aurait tiré la conclusion que les hypophos-

(1) *Lehrbuch der Arzneimittellehre*, p. 320. Leipzig, 1854.

phites sont des agents spéciaux qui comme homatogènes et stimulants du système nerveux végétatif sont destinés à combler une des grandes lacunes en thérapeutique.

Pour terminer cet aperçu historique, voici l'unique fait pharmacologique sur l'acide hypophosphoreux et ses sels qui existât dans la science avant la publication de mes travaux. Je le donne pour ce qu'il peut valoir.

Dans la *Pharmacopée universelle* de Jourdan, on trouve la formule suivante (1) :

Hypophosphite de potasse.

Teinture de sel de tartre à volonté.
Phosphore granulé ..... q. s.

Pour saturer à froid : décantez et conservez.

Jourdan place cette préparation parmi celles de potasse. Il n'en donne ni les doses, ni les propriétés, ni les usages ; et il indique comme source de cette formule la *Pharmacopée usuelle* de Van Mons, publiée à Louvain en 1821 et 1822. Elle se trouve en effet à la page 562, tome I de cet ouvrage, sous le titre de *Hydrophosphure de potasse liquide*, et à la p. 437 du tome II, sous celui de *Teinture phosphorée de sel de tartre*. Ni les propriétés, ni les doses, ni l'origine de la formule ne se trouvent indiquées par Van Mons. Il est possible qu'elle n'ait même jamais été employée, et que ce soit là une des nombreuses préparations nouvelles répandues dans son livre et conçues plutôt d'un point de vue chimique ou pharmacologique que d'après des données thérapeutiques. Outre l'hypophosphite de potasse, cette préparation renferme du phosphure d'éthyle, et les phosphures bi- et tri-hydriques signalés par Janssen (voy. p. 663); peut-être aussi du phosphore non attaqué. Son emploi offrirait donc les mêmes dangers que celui des autres préparations pharmaceutiques du phosphore en nature.

On voit par ce qui précède, que si la médecine, si la thérapeutique surtout, devait, comme tant de personnes le prétendent

(1) Deuxième édition, t. II, p. 290.

aujourd'hui, ne se composer que de faits, si la constatation et l'enregistrement des phénomènes devaient être l'unique but du médecin, si à eux seuls, ils pouvaient conduire à des vérités nouvelles, il existait depuis longtemps dans la science, à l'état de faits latents et incohérents, tous les éléments nécessaires pour arriver au résultat que je crois avoir atteint. Si ce résultat a manqué jusqu'à ce jour, ce n'est faute ni de talent ni de bonne volonté de la part des travailleurs, mais uniquement, comme je l'ai déjà expliqué, parce que la méthode dont on se sert aujourd'hui en médecine est incomplète et erronée.

Prétentions de priorité au sujet de la médication phosphoreuse (contenant le phosphore non-oxydé).

On voit, par ce qui précède, que, avant la publication de mes travaux sur la phthisie, les différentes combinaisons sous-oxygénées du phosphore n'avaient pas d'emploi thérapeutique, qu'elles avaient été à peine expérimentées sous le rapport physiologique et toxicologique, et que le phosphore en nature, à cause de l'incertitude de son action et des imminents dangers de son emploi, était tombé dans un oubli presque complet. Cependant, grâce à la confusion que l'on établit si souvent entre les combinaisons du phosphore qui sont encore oxydables (*préparations à élément phosphoreux*) et celles où il est complétement oxydé (*préparations à élément phosphatique*), il s'est élevé plusieurs réclamations de priorité au sujet de l'emploi thérapeutique des combinaisons contenant l'élément *phosphoreux*. Un court exposé fera comprendre le peu de fondement de ces prétentions, qui ne reposent que sur une confusion d'idées et de mots. J'ai déjà fait voir (p. 675) qu'il n'y a aucune analogie, ni chimique ni thérapeutique, entre ces deux classes de composés.

Sept mois après la publication de la première édition du présent ouvrage sur le traitement de la phthisie par les hypophosphites, et près d'*un an après* la lecture de mon mémoire à l'Académie de médecine, le docteur Baud (1) est venu proposer

(1) *Comptes rendus de l'Académie des sciences*, 3 mai 1858.

l'emploi thérapeutique d'un corps gras phosphoré, qu'il dit contenir le phosphore à l'état oxydable et être extrait de la cervelle de bœuf par sa digestion dans l'alcool. Il a prétendu être ainsi le premier qui eût songé à reconstituer dans l'organisme un élément phosphoré qui y ferait défaut, et il a présenté cette application thérapeutique comme la conséquence des idées de Mouriès, dont les travaux, disait-il, étaient la suite et la continuation de ceux de Vauquelin.

Il est évident, d'après l'historique précédent, que les continuateurs, en France, des travaux de cet illustre chimiste sur l'élément *phosphoreux* (ou phosphore oxydable) sont Chevreul, Couerbe, Lecanu, Lassaigne, Denis, Boudet, et enfin, en dernier lieu, Frémy et Gobley; et que les travaux publiés jusqu'ici par Mouriès ne s'y rattachent nullement, puisqu'ils se rapportent exclusivement à l'élément *phosphatique*, ou phosphore oxydé.

Ce qui prouve ce fait d'une manière péremptoire, ce sont les paroles de Michel Lévy et de Bouchardat qui, dans leur rapport à l'Académie de médecine sur le mémoire de Mouriès (1), déclarent expressément que ce travail se rapporte exclusivement au rôle dans l'économie du phosphate de chaux, c'est-à-dire de l'*élément phosphatique*, et nullement de l'*élément phosphoreux*: c'est d'ailleurs ce qui ressort des annonces publiées dans les journaux de la préparation de Mouriès à laquelle il donne le nom de *protéino-phosphate-calcique*.

Lors donc que M. Baud prétend qu'en proposant l'emploi thérapeutique d'un corps gras phosphoré qui contiendrait, selon lui, un composé de phosphore à *l'état oxydable*, il n'a fait que suivre les travaux commencés par Mouriès sur le *phosphate de chaux* (combinaison dans laquelle le phosphore est complétement oxydé), il a confondu, soit exprès, soit involontairement,

(1) Rapport à l'Académie de médecine sur un mémoire de M. Mouriès ayant pour titre : *Note pour servir à l'histoire de l'alimentation insuffisante par défaut du* phosphate *de chaux :* « Parmi les sels inorganiques indispensables aux animaux » supérieurs, le *phosphate de chaux* des os vient au premier rang. C'est de l'ap- » préciation de son rôle que M. Mouriès s'est *exclusivement* occupé. » *Annuaire de thérapeutique* de Bouchardat, 1846, p. 292.

les deux éléments *phosphoreux* et *phosphatique* sous le nom équivoque de *phosphore organique*. Ainsi quelle que puisse être la valeur de ses prétentions, au sujet de l'emploi d'un corps gras *phosphoreux*, il est évident qu'elles ne se sont produites que longtemps après la publication de mes découvertes sur le rôle pathologique dans l'économie animale de l'*élément phosphoreux* et sur l'action médicamenteuse des hypophosphites, et qu'elles ne se rattachent en aucune façon aux travaux publiés antérieurement par Mouriès.

Mais laissons de côté la question de priorité : pour que le travail de M. Baud eût quelque valeur, il faudrait qu'il pût démontrer les propositions suivantes :

1° Qu'il est possible d'extraire de la matière cérébrale, par sa digestion dans l'alcool ou autrement, un produit organique de composition *constante*, fait qu'aucun chimiste jusqu'ici n'a pu accomplir;

2° Que le produit, ainsi préparé, renferme encore du phosphore à l'état oxydable et qu'il est susceptible d'être conservé, ce qui, vu sa nature mobile et sa grande affinité pour l'oxygène, est plus que problématique ;

3° Que l'extrait de cervelle ainsi obtenu a une action thérapeutique quelconque sur l'économie;

4° Enfin que, supposant toutes les propositions précédentes établies, cette manière d'introduire dans l'économie l'élément *phosphoreux* (ou phosphore non-oxydé), offre un avantage quelconque sur l'emploi des hypophosphites ou de toute autre combinaison dans laquelle le phosphore se trouve renfermé sous une forme *à la fois assimilable et oxydable.*

Il est infiniment probable que si l'on parvenait à isoler le principe immédiat organique renfermant l'élément *phosphoreux*, il ne pourrait pas s'assimiler directement par l'économie, mais qu'il n'y prendrait la place qu'il doit occuper *qu'après avoir passé par une série de métamorphoses dans lesquelles toute la partie organique aurait subi une transformation complète.* Ni la chimie, ni la physiologie ne nous autorisent à croire que les molécules organiques d'un produit immédiat extrait de la cervelle de bœuf seraient absorbées par les vaisseaux, et transportées dans le cerveau de l'homme pour en devenir partie constituante.

Je ne sache pas, par exemple, que l'expérience séculaire que l'on a de l'action des martiaux sur l'économie ait donné lieu de croire que pour reconstituer chez l'homme le principe ferrugineux des globules, il soit plus utile d'employer l'extrait de sang de bœuf que tout autre composé martial assimilable. Or il serait aussi rationnel de croire que par l'administration aux anémiques d'hématoglobuline, celle-ci va directement reconstituer des globules sanguins, que de supposer que l'*extrait de cervelle de bœuf* puisse se rendre directement, par simple voie d'absorption, de l'estomac jusque dans le cerveau de l'espèce humaine. En supposant donc que l'extrait de cervelle jouisse de propriétés thérapeutiques quelconques (ce qui est loin d'être démontré) et que ces propriétés dépendent de la présence d'un composé de phosphore oxydable, son emploi comparé à celui des hypophosphites, ne sera que la substitution d'un produit complexe, incertain et dispendieux, à un médicament simple, constant et d'un prix presque insignifiant. Il est difficile de comprendre quel avantage cela peut offrir sous le rapport scientifique.

Cette prétention de priorité de M. Baud en faveur de M. Mouriès, qui lui-même n'a nullement songé à la faire valoir, me paraît donc ne reposer sur aucune base sérieuse ; mais comme elle s'était produite devant l'Académie des sciences, je crus devoir y répondre par un mémoire lu devant cette savante compagnie et dont voici les conclusions (1).

« Je viens appeler le jugement de l'Académie sur les malades » dont je présente les observations *avant qu'il y ait encore un* » *résultat définitif*, afin qu'il soit possible de constater que *les* » *sujets dont il est question sont bien réellement atteints de phthisie* » *pulmonaire*. Ce n'est pas, du reste, seulement comme moyen » curatif, c'est surtout comme prophylactique que les prépara- » tions hypophosphoreuses doivent être employées contre une

(1) *Mémoire sur le traitement de la phthisie pulmonaire et sur l'action physiologique et thérapeutique des hypophosphites*, lu à l'Académie des sciences le 31 mai 1858. *Comptes rendus*, tome XLVI, p. 1042.

» affection qui, ainsi que l'a démontré Rayer, est presque » inconnue chez les animaux et les peuplades sauvages, mais » qui est devenu le fléau permanent des sociétés civilisées.

» Indépendamment de son influence sur la santé publique, » la décision de cette question se rattache à des considérations » d'un haut intérêt scientifique.

» Si la spécificité des hypophosphites contre la tuberculose » était une fois établie, on y trouverait, je le crois, la solution » d'un problème qui a beaucoup occupé les chimistes et les » physiologistes, celui de savoir l'état dans lequel le phosphore » se trouve dans l'économie. On devrait, en effet, conclure de » là qu'en dehors du *phosphate calcaire* qui a été étudié par » d'autres observateurs, il existe dans l'organisme, ainsi que le » démontrent les travaux de différents chimistes, et plus parti- » culièrement ceux de Vauquelin et de Fremy sur le cerveau, » un principe contenant le phosphore à l'état oxydable et y » jouant un rôle spécial qui se rapporte à la fois à l'innervation » et à l'hématose, ce qui expliquerait peut-être la solidarité intime » entre cette première fonction et les phénomènes de la nutrition » générale, tels que la calorification, etc., établie par les expé- » riences de plusieurs physiologistes, et surtout par celles de » Claude Bernard.

» Cette conclusion est confirmée non-seulement par les résul- » tats que j'ai déjà annoncés, mais aussi par les effets avanta- » geux que l'emploi des hypophosphites a offerts dans les états » morbides dépendant d'une lésion de l'innervation ou de la » nutrition générale, tels que la bronchite chronique, l'asthme, » la spermatorrhée, la myélite, l'anémie, le rachitisme, et l'épui- » sement des femmes grosses et des nourrices, enfin par des » expériences que je poursuis en ce moment sur la croissance » des jeunes animaux.

» Je crois avoir été le premier à signaler, *il y a déjà près d'une* » *année* (1), l'importance de ce principe phosphoré et le rap-

(1) *Mémoire sur la cause immédiate et le traitement spécifique des maladies tuberculeuses*, lu à la séance de l'Académie de médecine du 21 juillet 1857 et publié en novembre 1857 dans la première édition de l'ouvrage actuel.

» port qu'il pouvait y avoir entre la variation de ses proportions » et différents états morbides, plus particulièrement la diathèse » tuberculeuse.

» Il est incontestable du moins que j'ai été le premier à tirer » de l'existence de cet élément, dans l'organisme, *à l'état* » *oxydable* une induction pathologique et thérapeutique, et à » démontrer expérimentalement que lorsqu'on pouvait supposer » qu'il faisait défaut dans l'économie, il existait un moyen » rationnel de l'y rétablir par l'administration d'une préparation » phosphorée ayant le double caractère d'être *à la fois assimi-* » *lable et oxydable*, caractère que paraissent jusqu'ici réunir » d'une manière complétement efficace les hypophosphites » alcalins.

» Ces idées, que je ne fais qu'indiquer sommairement, sont » exposées dans l'ouvrage dont je viens de faire hommage à » l'Académie (1), et sont le point de départ du mémoire que je » présente. Si je les rappelle, c'est parce qu'elles se rattachent » à une doctrine générale de thérapeutique physiologique, et » parce que l'on a tout récemment présenté ici comme neuves » des considérations qui n'en sont que la reproduction presque » textuelle, avec cette différence toutefois que les produits qu'on » dit avoir employés par suite de ces idées théoriques, sont des » substances dont la composition et le mode de préparation » sont encore inconnus, tandis que les hypophosphites sont » des combinaisons définies, restées jusqu'alors sans usage, » mais connues de tous les chimistes, et qui, placées par moi, » depuis près d'une année, dans le domaine public de la » science médicale, sont aujourd'hui employées ou expérimen- » tées dans toute l'Europe. »

Quelques jours après la présentation de la note de M. Baud, M. Kœnig vint à son tour soulever, en sa faveur, devant l'Académie des sciences, la même question de priorité. Il employait, disait-il, depuis longues années, dans les maladies tuberculeuses, une préparation de phosphore à laquelle il donne le nom de

(1) La première édition du présent ouvrage.

phosphore animalisé, et ce fait se trouvait consigné dans l'*Ami des sciences*. En recourant à l'article auquel il renvoie, on trouve qu'il y dit expressément, lui-même, que la préparation de phosphore dont il se sert est, comme celle de Mouriès, simplement le *phosphate de chaux* (1). Il n'avait donc fait en cela que suivre l'exemple de Lentin, Gœden, Larcher et Beneke (voy. pp. 699 et 700). Des observations nombreuses faites surtout depuis la publication des idées de Beneke ont démontré surabondamment que les différents phosphates n'ont pas d'action spéciale contre la phthisie (voy. la page suivante).

Conclusions.

Voici les conclusions qui me semblent ressortir de ce qui précède :

Au moment où j'ai publié mes travaux sur le traitement de la phthisie par les hypophosphites, l'existence du phosphore dans l'économie à l'état *phosphatique* (c'est-à-dire à l'état complétement oxydé) était admise par tous les chimistes; mais sa présence sous forme d'élément *phosphoreux* (c'est-à-dire à l'état oxydable) était, comme il l'est encore, un sujet de litige.

Par suite de cette incertitude, si le rôle du premier dans l'économie animale a été éclairci jusqu'à un certain point, celui

(1) Voici en effet les conclusions textuelles de cet article :

« Que devons-nous conclure de ce qui précède? S'il est vrai que la connais- » sance des causes d'une maladie réglemente nécessairement les indications » thérapeutiques, les conclusions seront :

» 1° Qu'on doit, dans la maladie du jeune âge, restituer aux organes un des » matériaux les plus précieux qui leur manque, *le phosphate de chaux* ;

» 2° Qu'il est nécessaire, pendant la grossesse et l'allaitement, que la mère » fasse usage de ce sel dans son intérêt propre autant que pour son enfant ;

» 3° Que toute maladie provenant d'un catarrhe aigu ou chronique, ou d'une » suppuration considérable traumatique ou naturelle, réclame impérieusement » *le traitement calcaire* ;

» 4° Qu'on préviendrait un grand nombre de maladies graves, même la » phthisie, en soumettant, en quelque sorte, à leur insu les enfants au régime » calcaire, en mêlant à leurs aliments une certaine quantité de *phosphate*, mais » surtout en le faisant entrer en proportion convenable dans la fabrication du » pain, du chocolat, des biscuits, des confitures, etc. » (Kœnig, *L'Ami des sciences*, 10 février 1856, p. 43.)

du second a été à peine entrevu et il ne figure guère que pour mémoire dans les traités de physiologie et de chimie organique.

Avant moi plusieurs pathologistes et surtout Larcher et Beneke avaient cherché à rattacher la diathèse tuberculeuse à une variation dans les quantités de phosphore contenues dans l'organisme, mais ils attribuaient cette affection à la perte du phosphore déjà oxydé (acide phosphorique et phosphates) c'est-à-dire aux variations de l'élément *phosphatique*.

Une expérience de vingt années a décidé le problème ainsi posé. Il est reconnu aujourd'hui que le phosphate de chaux n'a aucune action spéciale contre la tuberculose, et je ne sache pas que Beneke lui-même ait publié, depuis son premier travail, un seul fait à l'appui de ses opinions. Depuis lors, d'ailleurs, Kletzinski a prouvé que le phosphate de chaux administré suivant les idées de Beneke, de Mouriès et de Kœnig était excrété tout entier par les urines et les matières fécales, sans être assimilé par l'économie (1). Ses recherches ont été confirmées par celles de Hegar, qui a trouvé que le phosphate de chaux n'était utile que lorsque les aliments manquaient évidemment de sels de *chaux*, et lorsqu'il était impossible de substituer à ces aliments une nourriture mieux composée (2).

Les tentatives thérapeutiques faites par Mouriès et par Kœnig, avant la publication de mes travaux, au moyen de composés de phosphore, (appelés soit *phosphore organique*, soit *phosphore animalisé*), sont dans le même ordre d'idées que ceux de Larcher et de Beneke; elles se rapportent exclusivement au phosphate de chaux, c'est-à-dire au principe phosphoré organique complétement oxydé que j'appelle l'élément *phosphatique*.

Quant à l'emploi thérapeutique des composés de phosphore contenant cet élément à l'état oxydable, il est vrai que le phosphore en nature avait été employé empiriquement par deux ou trois praticiens contre la tuberculose, au même titre que presque toutes les substances de la matière médicale douées de quelque

(1) *Schmidt's Jahrbücher*. B. 86. S. 156.
(2) *Canstatt's Jahresbericht* 1855. B. II, S. 71.

énergie, mais, on peut le dire, sans un meilleur succès que les centaines de remèdes déjà essayés (1). A part les deux observations de Coindet que j'ai citées, je ne sache pas qu'il existe dans les annales de la médecine un seul cas de *guérison* de la tuberculose par des préparations de phosphore, depuis la découverte de ce corps par Kunckel. Cette médication, à cause de son incertitude et de ses dangers, était tombée complétement dans l'oubli.

J'ai déjà exposé (chapitre II, pp. 19 et 20), la raison de cette inefficacité du phosphore en nature.

Ma découverte consiste donc en ce que, le premier :

1° J'ai tiré une déduction pathologique de l'existence dans l'économie d'un *principe phosphoreux* (c'est-à-dire contenant le phosphore à l'état *oxydable*), existence dont la démonstration chimique est encore un des desiderata de la science (voy. le chapitre IX);

2° J'ai établi, et j'ai pris pour point de départ de mes recherches, que la tuberculose dépend de la *phospholigie*, c'est-à-dire du manque ou de l'usure, dans l'organisme, de ce principe phosphoré *non-oxydé*.

3° J'ai démontré expérimentalement que lorsqu'on pouvait supposer l'existence de la cachexie *phospholigique*, il existe un moyen rationnel de la faire cesser par l'administration d'une préparation de phosphore *à la fois assimilable et oxydable*.

4° J'ai prouvé expérimentalement que les hypophosphites remplissent ces deux conditions, et que tandis que ces sels ont la plupart des propriétés chimiques du phosphore et toute son activité physiologique, ils ne produisent aucun des effets toxiques qui dépendent de son action physico-chimique sur les tissus vivants et qui en rendent l'emploi si dangereux.

5° Enfin j'ai démontré, par l'observation clinique, que cette action des hypophosphites sur l'économie animale constitue la *médication et la prophylaxie spécifiques* de la diathèse tuberculeuse.

(1) Voy. l'*Appendice* à la fin du chapitre.

APPENDICE

AU CHAPITRE VII.

LISTE DE REMÈDES EMPLOYÉS OU RECOMMANDÉS, A DIFFÉRENTES ÉPOQUES, CONTRE LA PHTHISIE.

Pour que l'on puisse se former une idée de la valeur de l'observation empirique et des résultats qu'elle peut fournir dans le traitement d'une maladie, voici, à titre de curiosité médicale, une liste de plus de *trois cents agents médicamenteux* recommandés ou employés, à différentes époques, contre la phthisie. Qu'on mette le praticien en face de *ces faits*, et qu'on veuille bien dire en vertu de quels principes il se dirigera pour faire son choix au milieu de tout ce *fatras* de remèdes. Devra-t-il les expérimenter les uns après les autres? Comptera-t-il les suffrages? Prendra-t-il les plus nouveaux? Suivra-t-il la dernière mode? Je prie quelque adepte de l'école d'observation de me répondre ; en se souvenant qu'on guérit 4 pour 100 de phthisiques avec ou sans traitement, et que par conséquent tout praticien qui en a traité vingt-cinq a pu en guérir un et recueillir ainsi *un* fait, en faveur de l'efficacité de son traitement quel qu'il soit. (Voy. p. 699, note 3).

Ablutions,
Abstinence,
Acétate de fer,
Acétate de plomb,
Acétate de potasse,
Acides en général,
Acide sulfurique,
Acide carbonique,
Acide chlorhydrique,
Acide nitrique,
Acide phosphorique,
Acide oxalique,
Acides végétaux,
Aconit,
Agaric,
Ail,
Air de la mer,
Alcalis en général,
Aloès,
Alun,
Amalgame d'or,
Amandes amères,
Ambre gris,
Amers,
Ammoniaque,
Angusture,
Anisette,
Antimoine,
Antiphlogistiques,
Antiseptiques,
Aristoloche,
Arnica,
Arsenic,
Arsénite de potasse,
Arum triphyllum,
Asa fœtida,
Asphalte,
Astringents en général,
Baies de genièvre,
Bains,
Bains du Mont-Dore,
Bains de terre (1),
Bains de mer,
Balancement,
Balsamiques,
Baume de Tolu,
Baume du Pérou,
Baume de la Mecque,
Béchiques,
Belladone,
Benjoin,

(1) Les bains de terre sont recommandés par Van Swieten et par Pouteau.

Bétoine,
Beurre,
Bouillon de poulet (1),
Bourgeons de sapin,
Cachou,
Café,
Calaguala,
Calomel,
Camomille,
Camphre,
Cannelle,
Cantharides,
Capillaire,
Carbonate d'ammoniaque,
Cardamome,
Casse,
Cathartiques en général,
Cathartiques résineux,
Caustiques,
Cautères,
Céleri,
Chambres surchauffées,
Changement de climat (2),
Charbon,
Chiendent,
Chlore,
Chlorures d'ammonium, de baryum, de chaux, de potassium, de sodium,
Ciguë,
Citrate de potasse,
Cresson,
Cobalt,
Coloquinte,
Columbo,
Concombres,
Copahu,
Course (3),
Crabes,
Cystus helianthemum,
Déclamation et *le rire* (4),
Digitale,
Diurétiques,
Douce-amère,
Drosera,
Eau de Buxton,
Eau froide,
Eau de Bristol,
Eau-de-vie,
Eau-de-vie de grain,
Eau de Seltz,
Eau d'Ems,
Eau de mer,
Eau de Spa,
Eau de Bussang,
Eaux-Bonnes,
Eaux de Baréges,
Eaux de Cauterets,
Eaux d'Harowgate,
Eaux sulfureuses,
Eaux minérales (5),
Écorce de saule,
Elatérium,
Émétiques en général,
Émissions sanguines,
Éponge brûlée,
Équitation,
Escargots,
Escargots engraissés avec du sucre et de la farine,
Étain,
Éther,
Eupatoire,
Excréments de serpent (6),
Exercice,
Exercice pulmonaire par la lecture,
Expectorants,
Fenugrec,
Ferrugineux,
Fiente de pigeon (7),
Fraises,
Froid,
Fruits,
Fumigations en général,
Gaïac,
Garance,
Gaz hydrogène carboné,
Gaz sulfhydrique,
Ginseng (8),
Glace,

(1) Forestus (*Opera omnia*, Rouen, 1653) dit avoir vu guérir un malade dans un état désespéré au moyen du bouillon de poulet avec du *sucre de roses*.

(2) On a recommandé, tour-à-tour, contre la phthisie presque tous les climats, depuis ceux de la zone torride jusqu'à ceux de la zone boréale (voy. chapitre IX).

(3) Celse recommande aux phthisiques de courir en retenant leur haleine, et de lire à haute voix, sans se laisser arrêter par la toux.

(4) Rush, *Medical Inquiries*. Philadelphie, 1793.

(5) Presque toutes les eaux minérales, comme presque tous les climats, ont été tour-à-tour recommandées contre la phthisie.

(6) Par suite d'un procès qui a fait quelque bruit, l'attention publique en Angleterre a été particulièrement appelée dans ces derniers temps sur ce traitement par le docteur Hastings, qui croyait l'avoir inventée. Mais comme les excréments des reptiles se composent en entier d'acide urique et d'urate d'ammoniaque, le mérite de cette découverte, si elle en a, revient au docteur Baur de Tubingue, qui a employé l'urate d'ammoniaque contre la phthisie dès 1849. Le docteur Hastings ne serait même que le troisième en date, le second serait le docteur Spengler de Herborn qui a expérimenté l'urate d'ammoniaque en 1851.

(7) Employée par Galien en cataplasme sur la tête préalablement rasée d'une dame de haut rang.

(8) Hoffman a vu vivre, dit-il, pendant trente ans une personne qui buvait une décoction de ginseng et de sassafras.

Gomme mastic,
Gomme adragante,
Gomme arabique,
Gomme ammoniaque,
Goudron,
Graines mucilagineuses,
Graine de lin,
Graisse,
Graisse de souris des champs en frictions,
Graisse de mouton bouillie dans du lait,
Graisse de cerf,
Grenadier,
Grenouilles,
Grog,
Guano (1),
Hélenium autumnale,
Hellébore,
Hématite,
Hermodactyle,
Huiles en général,
Huile de foie de morue,
Huile d'olives,
Huiles essentielles,
Huîtres,
Houblon,
Hydrogène,
Hypericum,
Hysope,
Impératoire,
Inhalations de vapeurs,
Inspirations forcées (2),
Iode,
Iodures en général,
Iodure de fer,
Ipécacuanha,
Iris,
Ivraie,
Jalap,
Jus de citron,
Jus d'herbes (3),
Jusquiame,
Kermès minéral,
Koumiss (lait de jument fermenté),
Lactucarium (4),
Lait,
Lait de femme,
Lait d'ânesse,
Lait de chèvre,
Lait de vache,
Laitue,
Langoustes,
Lichens,
Lichen d'Islande,
Lichen pulmonarius,
Lierre terrestre,
Mal de mer,
Manganèse,
Manne,
Marche,
Mézéréon,
Mercuriaux,
Miel,
Moelle de buffle (5),
Mouvement en voiture,
Mouvement giratoire pour produire la nausée (6),
Moxas,
Muscus pixidatus,
Myrrhe,
Nitrate d'argent,
Nitrate de potasse,
Œufs cuits ou crus,
Ognons,
Olibanum,
Opiacés,
Opium,
Orge,
Oxyde de manganèse,
Oxygène,
Oxymel,
Oxymel scillitique,
Pays marécageux,
Persil,
Petit-lait,
Petits oiseaux,
Phellandrium,
Phosphate de chaux,
Plantain,
Plomb (7),
Poireaux,
Poivre,
Poisson,
Polygala,

(1) Le guano, qui se compose en très-grande partie d'excréments d'oiseaux, a, à peu près, la même composition que l'excrément des reptiles.

(2) Recommandées par Piorry et, avant lui, par un médecin américain dont le nom m'échappe.

(3) Employé par Boerhaave.

(4) Le lactucarium, qui a repris de la vogue dans ces derniers temps, fut d'abord recommandé par Duncan. *Observations on the Distinguishing Symptoms of three Different Species of Pulmonary Consumption*. Edinburg, 1813.

(5) D'après Clarus, on dit, en proverbe, dans l'Amérique du Nord, que le phthisique qui mange de la moelle de buffle deviendra bientôt assez fort pour chasser lui-même les buffles dans la prairie. *Handbuch der Arzeneimittellehre*. Leipsick, 1856, p. 56.

(6) Recommandé par Darwin.

(7) Le plomb, recommandé dans ces derniers temps par M. Beau, avait déjà été employé avant lui par un très-grand nombre de médecins : tels sont Michaëlis (1658), Seerup (1700), Shaw, Hundertmark (1741), Etmuller, Horn (1807), Hildebrand, Mynsicht (1809), Amelung, Roberts (1813), Wolfart, Greiner, Hirschberg, Kausch, Latham (1815), Osiander (1818), Koop, Heinrich, Wesener, Kopp (1821), Valentin, Hufeland, Wolf, Harke, Schneider, Boisseau, Fouquier, Lenz et Ranque.

Polygonum,
Poudre de Dover,
Poudre de James,
Potage de seigle,
Potasse,
Purgatifs en général,
Purgatifs salins,
Quassia,
Quinquina,
Raisin,
Raisins de Corinthe,
Réglisse,
Renouée,
Résidence dans les étables,
Résines,
Révulsifs cutanés,
Rhum,
Roses,
Safran,
Sagou,
Salivation mercurielle,
Salseparcille,
Sassafras,
Scammonée,
Séjour en Italie,
Séjour à la Jamaïque,
Séjour à Lisbonne,
Séjour à Lucques,
Séjour à Madère,
Séjour à Malte,
Séjour à Minorque,
Séjour à Montpellier,
Séjour à Naples,
Séjour à Nice,
Séjour à Nîmes,
Séjour d'Hyères,
Séjour en Egypte,
Séjour dans les mines de charbon,
Séjour dans les sucreries,
Séjour à la Caroline du Sud,
Séjour en Sicile,
Séjour dans le midi de la France,
Séjour dans le midi de l'Espagne,
Séjour à Torquay,
Séjour à Valence (Espagne),
Séjour aux Antilles,
Séjour dans l'ouest de l'Angleterre,
Séjour à Penzance (1),
Sel,
Séné,
Sève de pin,
Simarouba,
Sirop iodo-tannique,
Sirop de pavot,
Sirop de pavot rouge,
Soude,
Soufre,
Soupe de porc,
Soupe de tortue,
Soupe de vipère,
Spermaceti,
Stramonium,
Styptiques,
Sublimé,
Sucre de roses,
Sudorifiques en général,
Suie,
Sulfate de cuivre,
Sulfate de fer,
Sulfate de magnésie,
Sulfate de potasse,
Sulfate de soude,
Sulfate de zinc,
Sulfhydrate d'ammoniaque,
Sulfure d'antimoine,
Sulfure de calcium,
Sulfure de potassium,
Tabac,
Tannin,
Taraxacum,
Température chaude et modérée.
Térébenthine,
Thériaque,
Toniques en général,
Toxicodendron,
Turbith minéral,
Vapeurs sulfureuses,
Vapeurs de résine,
Vapeurs de goudron,
Vésicatoires,
Viandes salées ou Drymiphagie,
Vin,
Vinaigre,
Vomitifs,
Vipère,
Voyages,
Voyages maritimes,
Urique (acide) urate d'ammoniaque,
Uva ursi,
Yeux de pigeon,
Zinc.

Cette liste est loin d'être complète, mais je n'ai pas cherché à épuiser la matière.

Multa renascentur quæ jam cecidere, cadentque
Quæ nunc sunt in honore.

---

(1) Cette liste pourrait être étendue presque indéfiniment. (Voy. la page 718, note 2 et le chapitre IX.)

CHAPITRE IX.

THÉORIE DE LA TUBERCULOSE.

Nécessité des théories scientifiques. — Théories de la tuberculose émises jusqu'ici. — *a*. Doctrines physiologiques ou vitalistes. — *b*. Doctrines anatomiques ou solidistes. — *c*. Doctrines humorales ou chimiques. — Caractères généraux et communs de ces différentes doctrines. — Elles se résument et se complètent par la théorie de la *phospholigie*.

Théorie de la phospholigie. — Étude préliminaire et comparative du rôle dans l'économie de l'élément *phosphoreux* (phosphore oxydable) et de celui de l'élément *phosphatique* (phosphore oxydé). — Importance de l'élément *phosphoreux* dans les fonctions d'oxydation, de calorification et de nutrition.

Preuves de la phospholigie. — Phénomènes physiologiques de la tuberculose : respiration, hématose, urination, calorification. — Phénomènes anatomiques de la tuberculose : localisation élective des tubercules dans les poumons, le système lymphatique et les glandes de Peyer. — Rapports entre la phthisie et la scrofule. — Variations dans la composition chimique élémentaire de la matière tuberculeuse. — Pathologie comparée : de la tuberculose dans les différentes classes d'animaux.

Rapports pathologiques de la tuberculose. — Antagonisme de la tuberculose et du cancer. — Relations entre la tuberculose et le diabète.

Étude des conditions étiologiques de la tuberculose. — Distinction entre la tuberculose et la tuberculisation.

Étiologie de la tuberculose chez l'homme : excitation nerveuse, folie, travail intellectuel, passions, chagrins, maladies, opérations, croissance, hérédité, tempérament, grossesse, allaitement, alimentation insuffisante, troubles digestifs. — Étiologie de la tuberculose chez les animaux.

Étiologie de la tuberculisation. — Air confiné. — Changements de température. — Humidité.

Conditions antagonistes de la tuberculisation. — Chloro-anémie. — Cachexies. — État cyanotique. — Vieillesse.

Examen de l'influence attribuée au climat. — Examen de l'influence attribuée à certaines médications. — Huile de foie de morue. — Alcooliques. — Iode. — Plomb.

Conclusions.

Dans les chapitres précédents j'ai exposé l'hypothèse qui m'a servi de point de départ pour découvrir le spécifique de la tuberculose, les conclusions pratiques que j'en ai déduites, les phénomènes cliniques et les résultats curatifs produits par la nouvelle médication. Il me serait permis de m'en tenir là, de faire appel aux observateurs impartiaux, et d'attendre que le temps, après avoir dissipé les préventions qui accueillent toute vérité nouvelle, fournît la démonstration de celle que je cherche à établir. Cette marche, outre qu'elle m'eût épargné un travail considérable, aurait le mérite de ne pas heurter directement les habitudes médicales que l'influence dominante de l'école d'observation a rendues aujourd'hui à peu près générales.

D'après la doctrine, et surtout la pratique de cette école, il faudrait bien se garder de faire même une tentative pour aller plus loin. Je devrais attendre patiemment que le hasard ou les progrès indépendants des autres sciences vinssent lentement et péniblement fournir des données nouvelles. La plus haute philosophie de cette école, c'est l'inertie : ne pas penser de peur de se tromper, ne pas marcher de crainte de choir. Comme je l'ai déjà dit, je crois que la véritable méthode scientifique est tout autre. Grouper l'ensemble des phénomènes connus d'après les différentes combinaisons rationnelles qu'ils peuvent fournir ; rechercher dans ces divers groupements celui qui offre à la fois la base la plus large de faits et l'élévation, c'est-à-dire la simplicité la plus grande de principes; trouver dans les divers rapports ainsi établis, la raison essentielle ou génératrice qui les relie entre eux, en déduire le plus grand nombre de conséquences possible; confronter ces déductions avec l'ensemble des faits déjà connus, pour en noter l'accord et les dissonnances; enfin formuler les déductions non encore vérifiées en problèmes précis que l'avenir se chargera de résoudre : telle est la marche de toutes les sciences exactes, telle est, selon moi, la voie que la médecine est déjà en état de suivre ; c'est celle que je compte adopter en essayant d'établir une théorie nouvelle de la tuberculose.

Toutefois je veux faire précéder la discussion de cette nouvelle théorie de l'examen des idées sur la nature de la tuberculose qui, à différentes époques, ont eu cours dans la science. Cette étude servira à démontrer l'exactitude de ce qui précède, et à faire voir en même temps que l'hypothèse spéciale dont j'essayerai plus loin de fournir la démonstration, offre la clef des divergences entre les hypothèses antérieures, en même temps qu'elle en comble les lacunes (1). Cet examen sera donc la justification de la tentative actuelle, puisqu'il fera voir que les médecins de toutes les époques, au lieu de s'en tenir, comme le voudrait l'école dominante, à l'observation pure, à la constatation passive des faits, ont été invinciblement entraînés à former au moins des conjectures, quant *à la cause* des phénomènes; que ces conjectures, si elles n'ont pas découvert la vérité entière, en ont embrassé au moins une certaine partie, et que par conséquent ces tentatives, pour ramener à une synthèse commune les faits si multiples de la tuberculose, quoiqu'elles n'aient pu atteindre le but que leurs auteurs s'étaient proposé, sont justifiables au double point de vue de la science et de la logique. (Voy. pp. 13 et 14.)

Afin de simplifier et d'abréger cet exposé, j'ai classé les diverses opinions sur la nature des maladies tuberculeuses en groupes, suivant leurs relations logiques (2).

(1) « L'hypothèse créée, appréciée, traduite en propositions secondaires, et » jugée au contact des faits, n'est point encore, après toutes ces épreuves diverses, » complétement vérifiée, et partant aussi elle n'est point encore définitivement » admissible. En effet, en procédant ainsi synthétiquement de l'affirmation hypo- » thétique d'un rapport général à la démonstration logique des rapports parti- » culiers qui y sont implicitement renfermés, et à la vérification directe de ces » rapports sur les phénomènes eux-mêmes, on n'a réellement satisfait qu'à une » seule des conditions auxquelles doit satisfaire toute hypothèse : on a décou- » vert des rapports jusqu'alors inobservés, et l'on a enrichi la science de faits » nouveaux en dirigeant l'attention vers de nouvelles observations. Il reste » encore à prendre l'un après l'autre chacun des rapports qui ont été établis en » vertu de toutes les hypothèses précédentes, et à démontrer que ces rapports » sont les conséquences nécessaires de l'hypothèse nouvelle; il reste enfin à » prendre l'une après l'autre toutes les lacunes que les rapports précédemment » établis ont servi à mettre en évidence, et à démontrer que *la nouvelle hypo- » thèse établit un lien de mutuelle dépendance entre les différentes catégories de » phénomènes que les hypothèses anciennes laissaient dans une indépendance » relative inexplicable.* » (Buchez, *Introduction à l'étude des sciences médicales* Leçons recueillies et rédigées par H. Belfield-Lefèvre. Paris, 1838, p. 192.)

(2) Voyez: Young, *On Consumption;* Ancell, *On Tuberculosis*, loc. cit.; Sprengel, *Histoire de la médecine*, passim.

DOCTRINES PHYSIOLOGIQUES OU VITALISTES. — *a.* La tuberculose est un mélange de strictum et de laxum (*Cælius Aurelianus*, 230); un mélange des diathèses sthénique et asthénique (*Brown*, 1780).

b. La tuberculose est une phlegmasie chronique (*Broussais*, 1804).

c. La tuberculose est une vitalité affaiblie du sang (*Christopher Bennet*, 1654); un état dépravé du sang (*Morton*, 1680); la transformation du sang en pus (*Boerhaave*, 1709; *de Haen*, 1761; *Cruveilhier*, 1840).

d. La tuberculose est une diathèse spéciale distincte de l'état inflammatoire (*Tommasini*, 1817).

e. La tuberculose est une imperfection de l'hématose pulmonaire (*Baudelocque*, 1834; *Parola*, 1849).

f. La tuberculose est une putréfaction (*Van Swieten*, 1741).

g. La tuberculose dépend d'un poison, d'une contagion (*Aristote*, av. J. C., 384); la tuberculose est un poison spécial du sang (*Madden*, 1847).

h. La tuberculose est une faiblesse primitive de l'organisme (*Rush*, 1793); un vice organique primitif de l'économie (*Ambri Bettoli*, 1830); un épuisement de la force vitale, et par suite, de l'assimilation organique, de l'hématose, de la nutrition (*Padlini*, 1835); un trouble du système nerveux, un état particulier de la puissance vitale (*J. C. Holland*, 1850); un trouble de l'influx nerveux organique (*Copland*, 1852).

i. La tuberculose est un manque de puissance absorbante dans les orifices des vaisseaux absorbants et des vaisseaux lactés (*Gilbert*, 1842).

DOCTRINES SOLIDISTES OU ANATOMIQUES. — *a.* La tuberculose est une faiblesse des absorbants (*Sœmmering*, 1795); une atonie du système lymphatique (*Hufeland*, 1797); une atonie des vaisseaux lactés, une exagération du système lymphatique (*Cabanis*, 1804).

b. La tuberculose est un abcès des poumons (*Arétée*, 81).

c. La tuberculose est une dégénérescence des glandes pulmonaires (*Sylvius de la Boe*, 1650); du système lymphatique (*Girtanner*, 1800).

d. La tuberculose est une affection du système sanguin, et, en particulier, du système capillaire (*Giacomini*, 1820).

e. La tuberculose est produite par des animalcules dans le poumon (*Marten*, 1722; *Raspail*, 1840). Les tubercules sont des hydatides (*Baron*, 1819). Le tubercule est produit par un entozoaire particulier (*Carmichael*, 1836); par un phytozoon particulier (*Lanza*, 1849).

f. Le tubercule est une matière particulière (*Baillie*, 1795).

g. Le tubercule est un arrêt de développement ou une transformation rétrograde des cellules primitives (*Addison*, 1849).

h. Le tubercule se compose de produits d'inflammation (*Reinhard*, 1840).

i. Le tubercule se compose d'éléments histologiques morts (*Henle*, 1840).

j. Le tubercule est une production non vivante, à peine, ou mal organisée (*Perroud*, 1861).

k. Le tubercule se compose d'éléments organiques métamorphosés correspondants à la dégénérescence graisseuse (*Virchow*, 1860).

l. Le tubercule se compose de cellules épithéliales anormales (*Addison*, 1849), sécrétées par la membrane épithéliale des cellules pulmonaires (*Schrœder van der Kolk*, 1853).

DOCTRINES HUMORALES OU CHIMIQUES. — *a.* Le tubercule dépend d'un tempérament lymphatique et de l'exsudation d'une matière morbide (*Hippocrate*, av. J. C. 432).

b. Les tubercules sont formés par certaines matières glutineuses épaissies dans le poumon (*Galien*, 180).

c. La scrofule dépend d'une humeur grossière froide et visqueuse mêlée de mélancolie (*Ambroise Paré*, 1579).

d. La phthisie dépend d'une matière âcre engendrée dans les poumons ou dans le sang (*Sennert*, 1627; *Thomas Willis*, 1660; *Wiseman*, 1676; *Sydenham*, 1680; *Charmetton*, 1752; *Bordeu*, 1760; *Cullen*, 1777; *White*, 1788; *Hufeland*, 1797).

e. La phthisie dépend du défaut de gluten dans le sang (*Sutton*, 1799).

f. La phthisie dépend de l'acidité des voies digestives (*Carmichael*, 1836).

g. La phthisie consiste dans une vitalité diminuée du sang (*Christopher Bennet*, 1654).

h. Les écrouelles sont dues à une maladie générale du suc nourricier (*Bordeu*, 1760).

i. La constitution scrofuleuse dépend d'une altération de la nutrition, d'où l'étiolement de tous les tissus organiques (*Lepelletier*, 1816).

j. Dans la scrofule, le sang est imparfait, d'où il suit que tous les tissus se réparent avec des éléments de mauvaise nature (*Baudelocque*, 1833).

k. Le tubercule est un état dégénéré de la matière nutritive (*C. J. B. Williams*, 1836).

l. La tuberculose dépend de l'altération de la lymphe dans l'intérieur des vaisseaux (*Andral*, 1829); du développement imparfait du chyle et de la lymphe (*Schultz*, 1843); d'un arrêt de développement de la matière protéique du sang et de la lymphe (*John Simon*, 1850).

m. La tuberculose dépend d'une surabondance d'albumine (*Parr*, 1809); d'une dégénérescence de l'albumine et, par suite, de la formation d'une albumine anormale (*Todd*, 1829; *Canstatt*, 1841).

n. Il y a chez les tuberculeux surabondance d'albumine avec arrêt des changements ultérieurs par suite d'un vice de la fonction respiratoire, ce qui fait que l'albumine ne peut être transformée en principes organiques plus élevés (*Buffalini*, 1846).

o. La tuberculose est un trouble des rapports entre les principes albumineux et les principes graisseux (*Hughes Bennet*, 1847).

p. La tuberculose est une modification spéciale de la fibrine, surtout de la fibrine du système artériel (*Rokitanski*, 1846; *Carpenter*, 1847).

q. La tuberculose dépend d'un vice des fonctions respiratoires, cutanées ou pulmonaires, qui laissent séjourner dans le fluide sanguin des produits que celui-ci finit par éliminer au sein des différents tissus (*Fourcault*, 1844).

r. Le tubercule contient comme élément constituant, un composé protéique qui offre l'analogie la plus étroite avec la caséine, si ce n'est la caséine elle-même (*Ancell*, 1852).

s. La consomption dépend d'un défaut d'oxygénation et la scrofule d'un excès d'oxygénation (*Beddoes*, 1798). La tuberculose dépend d'une suractivité de l'oxygénation (*Weber*; *Liebig*, 1850).

t. La scrofule dépend de la *surabondance* d'un principe acide phosphoré (*Baume*, 1783).

u. La tuberculose dépend d'une *déviation* de la matière terreuse et surtout de la matière phosphatique des os (*Dupuy; Larcher*, 1829).

v. La tuberculose dépend du manque dans l'économie du phosphate de chaux (*Beneke*, 1849; *Kœnig*, 1852).

Si l'on rapproche ces différentes doctrines par ce qu'elles ont de commun, en écartant leurs divergences accidentelles (1), et en les suivant dans leur enchaînement logique, plutôt que dans leur apparition historique (2), on verra que les trois séries de conceptions résultant des méditations et des études des médecins de presque tous les temps, depuis l'époque la plus reculée jusqu'à nos jours, montrent, chacune dans la sphère de phénomènes qu'elle embrasse, une précision de plus en plus grande, et qu'elles peuvent se résumer dans les propositions suivantes :

1° Le tubercule est un élément histologique, rétrograde ou incomplétement développé, et par suite incapable de toute organisation ultérieure. (Doctrines solidistes ou anatomiques.)

2° Le caractère fondamental de l'état tuberculeux est un affaiblissement général de l'organisme dépendant d'un trouble de l'innervation et de l'hématose (3). (Doctrines physiologiques.)

3° Le point de départ de ce trouble, de cet affaiblissement général est une altération spéciale des matières albuminoïdes ou protéiques, ayant pour résultat la production, dans certains points de l'économie, d'un blastème anormal incapable de métamorphose assimilatrice (système sanguin capillaire) ou d'ex-

(1) La plupart de ces divergences tiennent à ce qu'on a cherché l'origine de la tuberculose dans un fait vrai, mais isolé ou accidentel. Ainsi, pour n'en donner qu'un exemple, la théorie qui attribue le tubercule à un entozoaire ou un phytozoon repose sur un fait réel établi par les expérimentations de Baron (*On Tuberculated Accretions*, London, 1819), et surtout depuis par les recherches de Rayer (*Archives de médecine comparée*). Ces deux observateurs ont vu que chez les animaux inférieurs les tubercules sont souvent accompagnés d'hydatides, comme chez les lapins, les moutons, et quelquefois de végétations parasites, comme dans les cellules aériennes du système osseux des oiseaux.

(2) La superposition historique des idées ne suit pas toujours l'ordre de leur évolution logique, et de même que dans les couches géologiques, on y rencontre parfois des failles ou des stratifications discordantes.

(3) Voyez pp. 24, 25, 26 et 644, les citations d'Andral.

crétion normale (système lymphatique.) (Doctrines humoristiques ou chimiques.)

L'exposé précédent des trois grands points de vue qui, depuis les temps les plus reculés, ont partagé les médecins de toutes les époques, a, il me paraît, un autre intérêt que celui d'une simple curiosité historique, puisqu'il montre que ces trois séries, en apparence opposées, se trouvent converger vers une unité commune : celle d'une altération primitive des principes élémentaires de la nutrition, accompagnée de phénomènes physiologiques tranchés d'asthénie, et ayant pour résultat prochain une altération anatomique, qui est le cachet pathognomonique de l'affection. Mais cette altération primitive des principes nutrimentaires, des éléments générateurs de l'organisme est-elle un fait ultime au delà duquel il nous est impossible de remonter, ou pouvons-nous, même dans l'état actuel de la science, lui assigner une condition antérieure plus élémentaire encore ? C'est ce point qu'il importe maintenant d'examiner.

Si, comme l'auteur le prétend, et comme il espère l'avoir démontré dans ce qui précède, l'*administration d'une préparation de phosphore* à la fois assimilable et oxydable , *a pour effet spécifique*, c'est-à-dire constant, d'*empêcher le dépot de nouveaux tubercules,* il faut nécessairement admettre que cette substance produit dans l'économie une modification quelconque incompatible avec l'existence de la *diathèse tuberculeuse*, ou, en d'autres termes, qu'elle détruit une des *conditions essentielles* de cet état morbide. Or, quelle est l'explication que l'on peut donner de cette action ?

Dans l'état actuel de nos connaissances, on ne peut comprendre l'action d'une substance médicamenteuse sur l'économie animale que sous une des trois conceptions suivantes :

a. physique,

b. chimique,

c. organique.

Laissant de côté les deux premières, il est évident que la troisième ne peut être conçue que sous un des modes suivants :

a. Ou bien la substance est un des principes naturels de l'économie ;

b. Ou elle peut remplacer un des principes de l'économie et se substituer à lui;

c. Ou enfin elle se mêle ou se combine avec un ou plusieurs produits de l'économie, pour en modifier l'action normale (1).

Or, le phosphore, comme nous l'avons déjà vu, est un des éléments essentiels de l'économie animale; et, ainsi que nous l'avons déjà dit, il est probable qu'il s'y trouve sous deux formes différentes (voy. le chapitre précédent). Dans une de ces formes, il est arrivé à son maximum d'oxydation, constituant ainsi ce que j'appelle l'*élément phosphatique*. Dans l'autre forme, que j'appelle l'*élément phosphoreux*, il est encore à l'état oxydable. Une expérience clinique prolongée, avons-nous dit, a démontré qu'une préparation de phosphore, à l'état *phosphatique*, c'est-à-dire complétement oxydée, n'a pas, comme l'avaient avancé Beneke et Kœnig, d'action directe sur la tuberculose (voy. chap. VIII); et c'est par la connaissance même de ce fait que j'ai été conduit à employer une préparation oxydable, où le phosphore se trouve à l'état d'élément *phosphoreux* (voy. chap. II, p. 18).

Si donc l'existence de la diathèse tuberculeuse est empêchée par l'augmentation de la quantité de phosphore oxydable contenu dans l'économie, on est amené naturellement à conclure que le manque ou la diminution, dans l'organisme, de cet élément *phosphoreux* normal est *une des conditions essentielles*, ou, si l'on aime mieux, la cause immédiate de l'existence de cette diathèse.

Voyons maintenant si, indépendamment du fait de l'action

(1) De là, la distinction naturelle des médicaments proprement dits en trois classes :

A. Médicaments bromatologiques, comprenant tous les éléments de l'économie, tous les principes immédiats, toutes les substances assimilables;

B. Médicaments substitutifs, pouvant jouer, au moins momentanément, le rôle d'un élément organique, ou celui d'un principe immédiat;

C. Médicaments toxiques qui, ne pouvant jouer aucun rôle dans l'entretien des phénomènes vitaux, les entravent, les arrêtent ou les détruisent.

Je ferai remarquer que les *médicaments substitutifs* dont il est ici question ne doivent pas être confondus avec la *médication* que les thérapeutistes appellent *substitutive*. La substitution des thérapeutistes est une substitution *fonctionnelle*; celle dont il est ici question est une substitution *stœchiologique*. (Voyez 1re édition de l'ouvrage actuel, pp. 251 et suiv.)

spécifique de la médication *phosphoreuse*, il existe d'autres raisons qui doivent faire admettre que la tuberculose a pour point de départ la *phospholigie* (1), ou manque, dans l'économie, des principes organiques contenant le phosphore à l'état oxydable.

Si la diathèse tuberculeuse dépend du manque de l'*élément phosphoreux*, il semblerait, au premier abord, surtout aux personnes peu versées dans la chimie, que rien ne serait plus facile que de constater ce fait au moyen de l'analyse, et de décider une fois pour toutes si cet élément est ou n'est pas en moindre quantité chez les phthisiques. Mais lorsqu'on est au courant de la science, et qu'on examine la question de plus près, on voit tout de suite que, dans l'état actuel de nos connaissances, la question ne saurait recevoir de solution chimique :

1° Parce qu'on n'est pas encore parvenu à isoler, d'une manière certaine, la plupart des principes immédiats renfermant l'*élément phosphoreux* ;

2° Parce que ces produits paraissent exister dans l'économie en proportion si minime, que leur analyse quantitative sera vraisemblablement très-difficile à établir (2) ;

3° Parce que le procédé employé jusqu'ici pour analyser les matières animales phosphorées, consistant toujours, comme nous l'avons déjà vu (chap. VIII, p. 697), à brûler la matière organique, les produits phosphoreux passent à l'état *phosphatique*, et la distinction entre les deux formes (élément *phosphoreux* et élément *phosphatique*) ne peut plus s'établir.

Il faut donc nécessairement attendre que la chimie, par la découverte de quelque moyen d'analyse nouveau, plus direct et surtout plus sensible que ceux connus jusqu'ici, nous fournisse la démonstration chimique de ce problème. En examinant, en effet, les analyses du sang tuberculeux, on voit qu'elles ne fournissent pas de solution directe à cette question. D'abord parce que presque toutes les analyses ne portent que sur les matières organiques, ensuite parce que, comme Ancell en fait la re-

(1) De φωσφόρος, phosphore, ὀλίγος, peu.

(2) Voyez, sur ce point, Ch. Robin et Verdeil, *Chimie anatomique*, t. II, pp. 327, 332 et 333.

marque, « ayant porté sur un sang tiré pour combattre, soit une » hémoptysie, soit la réaction fébrile, soit une inflammation, les » résultats se rapportent à des cas tellement compliqués (par » les phénomènes pathologiques secondaires ou accidentels), » qu'ils perdent complétement leur valeur comme criterium du » sang tuberculeux proprement dit (1). » En troisième lieu parce que, comme je l'ai déjà dit, toutes les fois que le phosphore a été soumis à une analyse quantitative, il a été dosé à l'état d'acide phosphorique (2).

(1) Ancell, *On Tuberculosis*, p. 11.

(2) Cependant il existe une analyse du sang faite par Frick (de Baltimore) qui fournit quelques indications sur la question. Cet expérimentateur a recherché les proportions des éléments inorganiques du sang, dans la tuberculose au *premier degré* et non encore compliquée de lésions secondaires. Dans quatre cas de tubercules à l'état de crudité, il a trouvé que les phosphates de soude et de potasse (c'est-à-dire les deux éléments *phosphatique et phosphoreux* réunis) (*a*) étaient notablement diminués.

Il a trouvé, en effet, que le maximum de ces deux sels était de 0,351 sur 1000 parties de sang ;

Que le minimum était de 0,197 ;

Et la moyenne de 0,291, tandis que la moyenne normale était de 0,874. C'est là sans contredit un résultat assez remarquable.

Il est vrai que le même observateur a trouvé également une diminution des chlorures et du fer, mais cette différence est bien moins marquée que pour l'élément phosphore, puisque la moyenne du fer normal étant pour lui de 0,582, il a trouvé chez les phthisiques pour maximum 0,584, pour minimum 0,416 et pour moyenne 0,494. De même pour les chlorures, la moyenne normale étant pour lui de 4,822, il a trouvé chez les phthisiques pour maximum 5,632, pour minimum 2,530 et pour moyenne 3,973.

Ainsi donc, tandis que pour les sels solubles de phosphore la diminution était de plus des deux tiers, pour le fer et pour les chlorures elle était de moins du sixième (*b*).

Encore faut-il remarquer que le maximum des chlorures a dans un cas dépassé la moyenne normale, que pour le fer il l'a atteint, tandis que pour l'élément phosphore (principes *phosphoreux* et *phosphatiques* réunis), le maximum a été au-dessous de la moitié de la moyenne normale. Cette analyse offre donc jusqu'à un certain point une confirmation de la théorie de la phospholigie dans la tuberculose.

Il existe d'autres analyses dans lesquelles on a cherché à déterminer di-

(*a*) Jusqu'ici, ainsi que je l'ai établi plus haut, ces deux éléments ont été réunis et confondus dans presque toutes les analyses.

(*b*) *The American Journal of the Medical Sciences*, Janv. 1848. Ancell, p. 10.

La détermination de cette question relative au principe *phosphoreux* est donc entourée, dans l'état actuel de la chimie, de difficultés très-grandes et qui, pour être résolues définitivement, exigent, comme nous l'avons déjà vu (ch. VIII), les conditions suivantes :

1° Un réactif qui permette de constater la présence du phosphore à l'état oxydable, et qui soit assez sensible pour qu'on puisse le doser quantitativement ;

rectement la proportion de matière phosphoreuse contenue dans le sang des phthisiques. Ce sont celles de Becquerel et Rodier que j'ai déjà citées. Ces analyses sont d'une importance d'autant plus capitale, dans la question, que ces chimistes avaient d'abord avancé que la graisse phosphorée contenue dans le sang, loin de présenter une diminution, offre au contraire une augmentation sur l'état normal. Mais plus tard ils ont eux-mêmes annoncé que la matière représentant, pour eux, la graisse phosphorée de l'état normal, se trouvait ne pas renfermer de phosphore *lorsqu'elle était extraite du sang des phthisiques* (a).

Mais si le sang des phthisiques a fourni une substance présentant tous les caractères extérieurs de la graisse phosphorée de l'état normal et si l'analyse élémentaire fait voir que le phosphore y manque ces analyses sont évidemment un argument direct en faveur de la *phospholigie*.

Ainsi donc les analyses chimiques, faites jusqu'ici, sont toutes en faveur de l'hypothèse de la phosphologie, et aucune ne lui est contraire.

(a) « Nous avons étudié avec un grand soin la composition des matières grasses du sang » extraites du sérum, et nous avons été aidés dans ce travail par un habile chimiste, » M. Cahours.

» L'étude de la séroline, de la cholestérine et du savon animal ne lui a rien appris de par- » ticulier, et les échantillons de ces substances que nous lui avons remis, lui ont démontré » qu'elles étaient parfaitement pures.

» Quant à la matière appelée par les auteurs *matière grasse phosphorée*, bien que *se pro-* » *duisant dans les mêmes circonstances*, et avec des *caractères extérieurs souvent les* » *mêmes*, c'est un composé très-complexe. Voici le résumé de la note de M. Cahours à cet égard :

» Sa réaction est faiblement alcaline. Elle contient, 1° du chlorure de sodium ; 2° une ma- » tière grasse en partie saponifiée par la soude ; 3° une matière grasse non saponifiée. Celle- » ci se dissout partiellement à l'aide de l'ébullition, dans une lessive de potasse, et laisse une » matière extractive brunâtre. Le savon de potasse décomposé par un acide laisse déposer une » huile (acide oléique) et une partie solide (acide margarique). On voit que cette matière est » en partie constituée par du savon de soude mélangé d'un peu de graisse non saponifiable et » de chlorure de sodium. » (Becquerel et Rodier, *Chimie pathologique*, p. 64.)

De ce que Cahours n'a pas trouvé de phosphore dans la matière grasse du sang que Becquerel et Rodier avaient d'abord crue identique avec la graisse phosphorée normale signalée par d'autres chimistes, mon savant maître le professeur Longet semble disposé à mettre en doute l'existence de cette dernière. C'est là, il me semble, conclure un tant soit peu témérairement de l'état pathologique à l'état normal. L'existence de ces composés phosphorés a été établie, comme on l'a vu (chap. VIII), par les recherches de trop de chimistes éminents pour qu'elle fasse aujourd'hui l'objet d'un doute fondé. (Voy. Longet, *Traité de physiologie*, 2e édit., t. I, p. 488.)

2° Ne faire porter ces analyses que sur des sujets ne présentant pas encore de signes de ramollissement, et surtout n'offrant pas de complications intercurrentes.

Il est évident, d'après ce qui précède, que la détermination chimique du point en question est un des problèmes les plus ardus que puisse aborder l'analyse, si même il est susceptible de solution dans l'état actuel de la science, et que l'on ne saurait espérer déterminer encore d'une manière suffisamment exacte de petites variations quantitatives de l'élément phosphoreux, puisque, comme nous le verrons plus loin, les moyens que l'on a de constater même son existence, ne paraissent pas concluants à beaucoup de chimistes.

Mais en dehors de preuves fournies par l'analyse chimique, il en existe d'un ordre différent qui doivent nous faire admettre l'hypothèse de la *phospholigie* comme principe et point de départ de la diathèse tuberculeuse. Je me propose, en effet, de démontrer qu'il existe dans l'économie des principes immédiats, contenant comme élément spécial, le phosphore à l'état oxydable; que cet élément y joue un rôle important; enfin que l'hypothèse du manque ou de l'usure de cet *élément phosphoreux* explique les phénomènes pathologiques de la phthisie et de la scrofule, et conduit à une théorie rationnelle de la tuberculose.

Dans le chapitre précédent, nous avons vu qu'il résulte des travaux d'un grand nombre de chimistes que le phosphore existe dans l'économie à l'état *oxydable* ou *combustible;* que sa présence dans le cerveau et dans la substance nerveuse, sous cette forme, a été admise par Vauquelin, Couerbe, Fremy, Gobley et von Bibra; dans le sang, par Vauquelin, Chevreul, Denis, Boudet, Lecanu, Gobley et Owen Rees; dans l'œuf, par Gobley; dans le sperme, par Frerichs; dans les muscles, par Fremy et Valenciennes; enfin dans les matières albuminoïdes, par Mulder, Moleschott et Löwig.

De plus, on a vu que quelques-uns de ces chimistes ont constaté, dans les proportions de cet élément phosphoreux, diverses variations sur lesquelles je désire fixer spécialement l'attention. Ainsi :

Suivant Couerbe et Lhéritier, la proportion de l'élément *phosphoreux* dans le cerveau croît avec l'âge, tandis qu'elle diminue chez les jeunes animaux et chez les idiots.

Suivant Gobley et Owen Rees, l'élément *phosphoreux* est plus abondant dans le sang veineux que dans le sang artériel.

Suivant Fremy et Valenciennes, le principe *phosphoreux* des muscles est plus abondant chez les animaux adultes que chez les animaux plus jeunes.

Il est vrai que l'existence dans l'organisme d'un élément contenant le phosphore à l'état oxydable a été révoqué en doute par plusieurs chimistes, dont quelques-uns l'avaient d'abord admise, tels sont : Liebig (1), Gregory (2), Bauenhauer (3), Weidenbrusch (4), Wilhelm Müller (5) et Lehmann (6). Mais si l'on songe que cet élément ne forme qu'une proportion minime des principes immédiats dont il est partie constitutive; que ceux-ci, à leur tour, n'existent qu'en petite quantité dans les humeurs et dans les tissus qui les contiennent; qu'il n'y a pas de réactif assez sensible pour constater, dans des masses considérables de matières organiques, la présence de quantités aussi minimes de phosphore oxydable même à l'état de simple mélange mécanique, et lors même qu'on est sûr de son existence, on voit que les objections de ces chimistes se fondent uniquement sur l'incertitude des preuves chimiques directes. Elles sont donc irréprochables sous le point de vue purement chimique, et restent tout entières jusqu'au jour où le problème aura été définitivement tranché par une réaction directe; mais elles ne sauraient être admises comme définitives par l'histologiste, parce qu'elles ne rendent pas compte des phénomènes suivants :

1° Les principes immédiats contenant l'élément *phosphoreux* (phosphore oxydable), lorsqu'ils ont été déjà dépouillés de tout

(1) *Chemische Briefe*, S. 501, 598, 599.
(2) *Handbook of Organic Chemistry*. London, 1856, p. 495.
(3) *Scheikundigen Onderzoekingen*. Deel III, p. 272.
(4) Schlossbergers *Lehrbuch der Organischen Chemie*. Leipzig, 1860, S. 937.
(5) *Ueber die Chemischen Bestandheile des Gehirns*. Erlangen, 1857, S. 19.
(6) *Handbuch der Physiologischen Chemie*. Leipzig, 1859, S. 171.

leur élément *phosphatique* (acide phosphorique et phosphates) par le traitement avec l'acide chlorhydrique, en fournissent une quantité nouvelle lorsqu'on les traite par un oxydant tel que l'acide azotique (1).

2° L'acide phosphorique n'a jamais été trouvé à l'état libre dans l'économie, et cependant les principes immédiats contenant l'élément phosphoreux laissent après leur combustion un résidu de matières inorganiques qui renferme de l'acide phosphorique libre, dont la présence ne peut s'expliquer que par la préexistence d'un élément *phosphoreux* (2).

3° Beaucoup d'observateurs ont constaté que les matières organiques animales développent pendant la putréfaction de l'hydrogène phosphoré (3), ce qui ne saurait s'expliquer en admettant que tout le phosphore qu'elles contiennent s'y trouvât déjà à l'état d'acide phosphorique.

4° Enfin, les matières albuminoïdes traitées par la potasse donnent de l'hypophosphite de cette base (4), qui ne saurait provenir que d'un élément contenant le phosphore à l'état non oxydé (5).

Il y a donc lieu d'admettre, au moins provisoirement, et jusqu'à preuve chimique directe du contraire, que les différents principes immédiats que nous avons énumérés plus haut (p. 691 et suiv.) contiennent un élément phosphoré dans lequel le phosphore est à l'état oxydable. Cette opinion a pour elle non-seulement les suffrages de la grande majorité des chimistes qui ont étudié cette question, mais de plus les preuves chimiques indirectes que nous venons d'énoncer. On verra qu'elle se trouve confirmée par tout l'ensemble des phénomènes physiologiques et pathologiques que nous allons étudier.

(1) Moleschott, *Der Kreislauf des Lebens*. Mains, 1857, S. 152, 153.

(2) Moleschott, *loco citato*, pp. 160, 161.

(3) Moleschott, *loc. cit.*, p. 281 ; Dumas, *Chimie*, t. V, p. 267 ; Liebig, *Animal Chemistry*. Philadelphia, p. 59.

(4) Löwig. *Principles of Organic and Physiological Chemistry*, translated by Breed. Philadelphia, 1853, p. 448.

(5) Voyez Appendice au chapitre actuel.

Rôle de l'élément phosphoreux dans l'économie comparé à celui de l'élément phosphatique.

L'existence de cet élément ainsi établie, il s'agit d'examiner quel peut être le rôle qu'il remplit dans l'organisme, quelles sont les fonctions accomplies par les principes organiques dont il fait partie. Malheureusement si la chimie est peu avancée sous le rapport de la composition élémentaire des matières premières dont l'ensemble constitue l'organisme, la physiologie et l'histologie physiologique nous en apprennent moins encore sur le rôle, les fonctions et l'importance relative de ces principes eux-mêmes.

L'étude des principes immédiats est à peine ébauchée ; leur nombre reste encore à déterminer ; le rôle biologique de presque tous est à trouver ; leur composition exacte, ou du moins le groupement réel de leurs éléments est à peine entrevu ; leurs réactions mutuelles au sein de l'organisme nous sont pour ainsi dire complétement inconnues, et cependant on peut, sans crainte de se tromper, affirmer, dès à présent, que c'est dans l'étude de ces éléments qu'est tout l'avenir de la médecine. C'est dans la connaissance des altérations des *principes immédiats* des corps vivants, c'est dans la *pathologie stœchiologique* qu'il faut chercher le principe supérieur qui donnera l'explication des doctrines divergentes du passé, qui montrera le point de rencontre, le lien commun du vitalisme, de l'anatomisme et de l'humorisme, qui formera la clef de voûte de la médecine positive, et qui fondera la thérapeutique sur des bases inébranlables (1).

Parmi les faits incomplétement étudiés et tant soit peu divergents constatés jusqu'ici, au sujet des principes immédiats, il en est déjà quelques-uns d'un ordre plus général, qu'il est permis de prendre comme point de départ, et sur lesquels il est nécessaire de fixer un moment l'attention.

Tous les éléments dont se composent les êtres vivants existent

(1) Voyez tout le premier volume de la *Chimie anatomique* de Ch. Robin et Verdeil, et la première édition, pp. 253 et suivantes de l'ouvrage actuel.

déjà dans la matière inorganique; mais ils se partagent, au premier aspect, en deux grandes classes : les uns (carbone, hydrogène, oxygène, azote) sont, pour ainsi dire, les éléments communs de tous les principes biologiques, ce sont les éléments organiques proprement dits; les autres (potassium, sodium, calcium, magnésium, chlore, fluor, silicium, soufre, fer et phosphore) ont une sphère plus spéciale, plus particulière, ayant principalement pour but, soit par eux-mêmes, soit par leurs combinaisons secondaires (principes immédiats inorganiques : carbonates, phosphates, chlorures, etc.), de modifier l'état des principes immédiats de nature purement organique, et de leur communiquer des qualités différentes, suivant les différentes combinaisons qui peuvent se produire.

Les expériences d'une foule de chimistes, tels que Liebig, Daubeny, Way et Ogston, Rammelsberg, Weigmann, Polstorf, Magnus, Wœlcker, Boussingault, Ville, le prince de Salm-Horstmar, Bischof, Reischauer, Stoffel, Erdmann, Cameron, etc., ont fait connaître le rôle important des principes salins dans la vie des végétaux. On a déjà même entrepris quelques recherches sur leur valeur et leurs relations réciproques.

Pour les animaux, les résultats constatés sont moins avancés. Les travaux de Chossat, de Boussingault, et de plusieurs autres chimistes, ont cependant ouvert la voie dans cette direction, et permettent déjà d'admettre le principe que Liebig a, le premier, proclamé : « que les principes inorganiques sont les médiateurs des fonctions organiques, dont le concours est indispensable à l'assimilation des aliments dans l'économie, de sorte (*peut-être?*) qu'aucune substance où manquent ces corps ne saurait entretenir la vie (1). »

Moleschott va plus loin et établit qu'aucune cellule ne peut se développer sans la présence de matières inorganiques (2).

Si maintenant nous faisons un pas de plus dans l'examen des éléments inorganiques qui se trouvent dans l'économie, nous voyons que les uns y sont comme principes immédiats (potasse,

(1) Liebig, *Lettres sur la chimie*. Paris, 1847, 34e lettre, p. 152.

(2) Moleschott, *Kreislauf des Lebens*, Mains, 1857, p. 54.

soude, chaux, magnésie, phosphates, carbonates, sulfates, chlorures, etc.), tandis que les autres (fer, soufre et phosphore) se présentent, soit toujours, soit dans certaines circonstances encore indéterminées, à l'état médiat, c'est-à-dire combinés moléculairement avec les éléments organiques, et formant comme eux partie intégrante des principes immédiats. Il existe donc des différences essentielles entre ces deux classes de matières inorganiques. Les premières forment toujours des combinaisons haloïdes, c'est-à-dire conformes au type qui domine dans le règne minéral; les secondes se trouvent dans les produits immédiats à l'état moléculaire, et au même titre que les éléments organiques proprement dits.

Les premières, telles qu'elles se trouvent dans l'organisme, n'ont aucune affinité pour l'oxygène; soit parce que cette affinité est toujours très-faible (chlore), soit parce qu'elles sont engagées dans des combinaisons où l'affinité est absente ou déjà complétement satisfaite (potasse, soude, chlorures, carbonates, sulfates, phosphates, etc.). Elles ne prennent donc aucune part immédiate au phénomène de l'oxydation intra-organique, qui est le fait capital de la vitalité, ni aux changements moléculaires qui en sont la conséquence. Lorsque leur rôle dans l'organisme est fini, elles se retrouvent dans les excrétions sous la même forme chimique que dans l'économie, ce qui démontre qu'elles y jouent un rôle plutôt statique que dynamique.

Au contraire, les éléments de la seconde classe ont tous les trois pour l'oxygène une affinité égale, sinon supérieure à celle des éléments organiques proprement dits, et ils ne sont, en général, rejetés de l'économie que lorsque cette affinité est complétement épuisée; d'où l'on peut raisonnablement induire que, comme les éléments organiques proprement dits, leur rôle est plutôt dynamique que statique, et que, comme eux, ils ont une relation directe et immédiate avec le phénomène initial de la vitalité, l'oxydation.

Ainsi donc les éléments constitutifs des corps organisés peuvent se partager en deux classes, ceux qui ont de l'affinité pour l'oxygène et ceux qui n'en ont pas ou qui n'en ont plus. Or, comme l'oxydation est le phénomène primordial de la vitalité, comme il n'y a aucune fonction, aucun acte des êtres organisés dans lequel ce phénomène chimique n'intervienne plus ou moins directement, ce n'est pas dépasser les bornes de l'induction scientifique légitime que de conclure que le rôle des éléments constitutifs de l'organisme sera d'autant plus important que leur affinité pour le gaz vital sera plus considérable.

Mais si l'on examine les différents éléments oxydables, on voit que leur affinité pour l'oxygène est bien loin d'être égale. Dans les conditions où existent les êtres vivants, on peut ranger ces éléments de la manière suivante, d'après leur affinité croissante pour ce gaz : azote, hydrogène, carbone, soufre, fer, phosphore.

D'un autre côté, si l'on examine les relations de ces mêmes corps avec le calorique, qui est à la fois un des résultats et une des conditions constantes de toutes les actions moléculaires chez les êtres vivants, et surtout chez les animaux, on voit que la faculté qu'ont ces divers éléments de développer de la chaleur par leur combinaison avec l'oxygène varie aussi d'une manière très-grande, ainsi qu'on peut le voir par le tableau suivant. En rangeant les éléments combustibles de l'économie suivant le chiffre de leur équivalent calorifique, c'est-à-dire suivant le nombre de grammes d'eau dont ils élèvent la température d'un degré centigrade, en se combinant avec une quantité constante d'oxygène (un gramme), on voit qu'ils se classent de la manière suivante (1) :

Phosphore.	36 072 (2)
Hydrogène	33 808 (3)
	34 462 (2)
Fer	33 072 (3)
Carbone.	23 696 (3)
	23 736 (4)
	24 240 (2)

(1) Gavarret, *Chaleur produite par les êtres vivants*, p. 84.

(2) Favre et Silbermann, *Annales de chimie et de physique*, 3e série, tomes XXXIV, XXXVI et XXXVII. Voyez aussi Miller's *Elements of Chemistry*, London, 1857, part. III, p. 793.

(3) Suivant Andrews.

(4) Suivant Despretz.

d'un pareil principe immédiat, impossible de prévoir aujourd'hui l'étendue et la valeur du rôle qu'il remplit dans l'économie. D'autre part, si nous examinons, la distribution dans l'organisme de l'élément *phosphatique*, nous voyons qu'elle est tout différente; celui-ci, composé des différents phosphates alcalins ou terreux, est bien plus abondant que le précédent et se trouve également répandu d'une manière plus générale : il fait partie intégrante de tous les organes et de tous les tissus, mais il se trouve surtout dans les organes secondaires et dans les matières excrémentitielles, tels que les os, les dents, les poils, les urines et les matières fécales.

Il y a donc entre ces deux éléments des différences essentielles, et leurs rôles dans l'économie animale paraissent aussi différents que leurs caractères et leurs propriétés chimiques. (Voyez chap. VII, pp. 674 et 675.)

Le premier, l'élément *phosphoreux*, est localisé dans les tissus les plus importants de l'économie, ceux qui appartiennent spécialement à la vie animale; le second se trouve également répandu dans les parties importantes et dans celles qui sont les moins essentielles. Celui-ci (élément *phosphatique*) finit toujours par être éliminé comme matière excrémentitielle (1) : celui-là

conomie plusieurs principes immédiats différents, ayant tous pour caractères communs de contenir le phosphore à l'état moléculaire ou oxydable : tels sont la cérébrine, l'acide phosphoglycérique, l'acide oléophosphorique, la graisse phosphorée rouge de Vauquelin, la lécithine, l'ichthine et l'ichthuline.

(1) Plusieurs séries de recherches tendent à prouver que le *phosphate de chaux* n'a aucune action spéciale sur l'économie.

Ainsi, d'après Liebig, chez les herbivores, tout l'acide phosphorique des fourrages se retrouve dans les urines et les matières fécales à l'état de phosphate. (*Lettres sur la chimie*, p. 178.)

Kletzinsky a trouvé que le *phosphate* de chaux, administré suivant les idées de Beneke, de Mouries et de Kœnig (voy. chap. VIII, p. 715), est excrété tout entier par les urines et les selles sans être assimilé par l'économie. (*Schmidt's Jahrbücher*, Bd. LXXXVI, S. 156.)

Ces résultats sont confirmés par les recherches de Hegar, qui a trouvé par une série d'analyses que le phosphate de chaux n'était utile que lorsque les aliments manquaient évidemment de sels de *chaux*, et lorsqu'il était impossible de leur substituer une nourriture mieux appropriée. (*Canstatt's Jahresbericht*, 1855, Bd. II, S. 71.)

D'après cela, le phosphate de chaux ne servirait dans l'économie que comme

(élément *phosphoreux*) n'est jamais ou presque jamais excrété de l'économie (1).

Quant à leur mode d'origine, les différences sont également tranchées : l'élément *phosphatique* est presque toujours fourni en excès par les aliments, tandis que chez certaines classes d'animaux, au moins chez les herbivores, il est à peu près certain que l'élément *phosphoreux* n'est pas fourni par les aliments, puisqu'il n'existe pas dans les végétaux (2). Il doit par conséquent prendre naissance dans l'économie animale. L'élément *phosphoreux* serait donc un élément spécial des animaux, et qui ne leur serait pas commun avec les plantes (3).

D'après ce qui précède, il me semble permis de conclure que l'élément *phosphatique* et l'élément *phosphoreux* remplissent dans l'économie des fonctions différentes, sinon entièrement dissemblables.

L'élément *phosphatique* (phosphates alcalins et terreux) joue probablement chez les animaux un rôle pareil à celui qu'il remplit dans les végétaux ; rôle surtout mécanique et chimique, analogue, et peut-être quelquefois identique avec celui d'autres sels neutres, tels que les carbonates, les sulfates, les chlorures. Ce qui vient à l'appui de cette manière de voir, c'est le fait capital établi par Liebig, que, dans le sang des herbivores, une propor-

sel calcaire ; par sa base, et non par son acide. Il pourrait donc être remplacé par un autre sel calcaire, tel qu'un carbonate. C'est en effet ce qui a lieu, ainsi qu'on le verra à la page suivante.

(1) Ronalds dit, cependant, avoir trouvé du phosphore oxydable dans la matière colorante de certaines urines. Il pourrait donc y avoir un rapport entre les proportions de cette matière et l'oxydation de l'élément *phosphoreux*. (Voyez *Remarks on the Extractive Matter of Urine, and on the Excretion of Sulphur and Phosphorus by the Kidneys in an unoxydized state*, in *Philosophical Transactions*, 1846, part. IV, p. 461.)

(2) Cependant Norton dit qu'il a trouvé un élément *phosphoreux* dans la légumine. (G. J. Mulder, *Scheikundige Onderzoekingen*, Deel IV, pp. 412, 418.)

(3) L'expérimentation directe confirme cette distinction. Ainsi les expériences de Ville (*Comptes rendus*, 1859) ont démontré que les préparations *phosphoreuses* non-seulement ne pouvaient pas remplacer les *phosphates* chez les végétaux, mais qu'ils avaient sur eux une action délétère. Mes propres expériences sur les animaux démontrent, d'un autre côté, que les préparations *phosphoreuses*, et surtout les hypophosphites, activent, d'une manière toute spéciale, la croissance des jeunes animaux (*Comptes rendus*, XLVI, p. 1044).

tion considérable de phosphates se trouve remplacée par des carbonates, jouant le même rôle physique et physiologique (1).

L'élément *phosphoreux*, au contraire, serait un élément particulier aux animaux, jouerait dans l'économie le rôle le plus important de tous ceux remplis par les principes immédiats de l'organisme, puisqu'il serait le point de départ de l'oxydation, et par suite de tous les changements moléculaires ultérieurs qui en dérivent.

Si l'on songe, en effet, que les recherches de Lehmann ont établi que dans tous les tissus nouveaux on constate la présence de l'élément *phosphatique*, que partout où l'on observe la formation de fibres ou de cellules on trouve une *augmentation* des phosphates, et cela même chez les animaux des classes inférieures dont l'organisme est pauvre en phosphates, et chez lesquels ces sels se trouvent remplacés par des carbonates (2); si l'on réfléchit que, d'un autre côté, le phosphore oxydable (*élément phosphoreux*) forme partie constituante des matières protéiques, c'est-à-dire des éléments qui donnent naissance aux tissus; qu'enfin l'oxydation (3) de ces mêmes matières protéiques est la condition première de leur intégration dans les solides de l'économie; si l'on rapproche, dis-je, ces trois séries de faits, on sera, il me semble, amené à admettre les conclusions suivantes que j'ai déjà exposées ailleurs (4) :

1° Les *phosphates*, dans l'économie animale, font partie des éléments histologiques complétement développés, et par conséquent stationnaires ou déjà rétrogrades. Ils sont le résidu des métamorphoses moléculaires, et pour ainsi dire la cendre des combustions organiques.

2° Ils n'ont aucune affinité pour l'oxygène, et par suite ne

(1) *Lettres sur la chimie*. Paris, 1846, p. 161.

(2) *Handbuch der physiologischen Chemie*. Leipzig, 1859, S. 195.

(3) « Il n'y a aucun doute que tous les tissus de l'économie dérivent de la caséine et de l'albumine, et comme ces premiers sont plus riches en oxygène, il » est plus que probable que c'est l'oxygène amené au sang dans les poumons qui » produit cette transformation des matières protéiques. » (Lehmann, *Handbuch der physiologischen Chemie*. Leipzig, 1859, S. 342.)

(4) *The Medical Circular*, London, 1862.

prennent aucune part à la combustion vitale et ne peuvent avoir qu'une action nulle ou indirecte, soit sur la calorification de l'économie, soit sur l'oxydation des autres matières avec lesquelles ils sont en présence.

3° L'élément *phosphoreux*, au contraire, est un des constituants nécessaires de tout élément morphotique ou germinal, une des conditions essentielles de toute métamorphose progressive, peut-être de toute action, de tout dynamisme, de toute spontanéité vitale.

4° Par sa grande affinité pour l'oxygène, l'élément *phosphoreux* constitue des matières sur lesquelles doit se porter de préférence l'action de l'oxygène. La localisation des principes immédiats dont il fait partie surtout dans les éléments histologiques les plus importants et les plus mobiles, tels que la matière nerveuse et les globules, indique la part active qu'il doit prendre à tous les actes vitaux. Enfin, sa capacité de calorification, étant supérieure à celle de tous les autres éléments, doit faire que non-seulement il s'oxyde lui-même, mais qu'il facilite la combustion des matières avec lesquelles il est en contact ou en combinaison. (Voy. p. 746.)

Appliquons maintenant ces données, et voyons comment elles s'accordent avec l'hypothèse de la *phospholigie* et avec les faits connus de la tuberculose.

Rapports entre la phospholigie et les phénomènes de la tuberculose.

On sait que, lors de la découverte de l'oxygène par Priestley, la première théorie de la respiration et de l'hématose, donnée par Lavoisier, c'était que le sang mis en contact dans les poumons avec l'oxygène atmosphérique, y brûlait une certaine quantité de son carbone et de son hydrogène, qui se trouvaient rejetés par l'expiration, sous forme d'eau et d'acide carbonique. C'était là une de ces formes incomplètes, et en quelque sorte provisoires, sous lesquelles se manifeste, de prime abord, une idée nouvelle. Les recherches des chimistes et des physiologistes modernes ont montré que les choses étaient loin de se passer aussi simplement qu'on l'avait d'abord supposé. On a trouvé que la partie de l'hématose qui s'opère dans les poumons, au lieu d'être une combustion rapide et presque instantanée, comme on l'avait d'abord admis, avait pour but principal un échange entre les principes gazeux du sang et ceux de l'atmosphère; que l'oxydation qui s'opère alors ne porte que sur certains éléments, et que les autres, en plus grand nombre, n'achèvent de se brûler que lentement, et dans les profondeurs de l'économie. Mais, de plus, on a trouvé que cette oxydation des éléments vivants, au lieu d'être, comme l'avait supposé l'école de Lavoisier, la transformation directe et immédiate des substances organiques en matières complétement oxydées et excrémentitielles, que cette oxydation se fait peu à peu et par degrés successifs : de sorte que chaque élément primordial, avant d'achever le rôle qu'il remplit dans l'économie, et d'en être éloigné à jamais, passe par une série de métamorphoses le rendant apte à jouer une série de rôles intermédiaires entre le moment de sa constitution définitive dans l'organisme et le terme final de son existence.

Les différentes phases de ces métamorphoses ont été à peine entrevues jusqu'ici, et la chimie physiologique commence seulement à soulever quelques coins du voile épais qui les recouvre, en nous faisant reconnaître quelques-unes des formes intermédiaires présentées par la même substance, entre le moment de son entrée dans l'organisme et celui où elle en sort.

Il est donc très-difficile, dans l'état actuel de la science, d'indiquer le rôle de la plupart des principes immédiats, et par suite il est plus difficile encore de rattacher aux anomalies qu'ils peuvent présenter, les perturbations de l'organisme qui doivent nécessairement en être la conséquence. Cependant c'est ce que nous allons essayer de faire pour l'élément phosphoreux, en nous appuyant sur des faits établis de chimie, de physiologie et de pathologie.

Si l'on admet la naissance dans l'économie de l'élément *phosphoreux*, soit par un acte d'intégration, soit par une simple assimilation, on en conclura nécessairement qu'un principe ayant pour élément caractéristique un corps aussi avide d'oxygène que le phosphore à l'état oxydable, devra être parmi les plus combustibles ou les plus facilement oxydables de l'économie, et que non-seulement le composé immédiat dont il ferait partie serait lui-même éminemment combustible, mais, que par sa combinaison avec d'autres principes, il leur communiquerait une combustibilité dont, sans cela, ils restent dépourvus. Il est, en effet, prouvé que la présence d'un corps combustible, mêlé à des substances qui le sont moins que lui, facilite singulièrement l'oxydation de ces dernières (1).

Mais, de plus, comme cet élément *phosphoreux* fait partie, comme nous l'avons vu (p. 695), des globules sanguins et des matières protéiques ou albuminoïdes qui sont les premières à recevoir l'action de l'oxygène, il s'ensuivrait qu'il devrait prendre une part importante dans tous les phénomènes d'oxydation et de métamorphoses moléculaires produits par la respiration et par l'hématose. L'observation des faits confirme cette donnée, car, comme on le verra plus loin, il y a une corrélation étroite entre l'excrétion des phosphates et celle de l'acide carbonique, c'est-à-dire entre l'oxydation spéciale de l'élément *phosphoreux* et celle des matières générales de l'organisme.

D'un autre côté, ce qui prouve que le rôle de corps calorifique assigné à l'élément *phosphoreux* n'est pas imaginaire, c'est le fait constaté par Demarquay, Duméril et Lecointe, que, de toutes les substances, le phosphore est celle qui augmente le plus la température animale (2).

On est donc amené à conclure que la présence de l'élément *phosphoreux* dans l'économie doit influer sur l'oxydation des

(1) Ce fait est depuis longtemps établi en chimie inorganique et a déjà reçu des applications pratiques à la végétation. L'inflammation des allumettes chimiques, et une foule d'autres phénomènes, reposent sur ce principe. Mais ce n'est que depuis que Liebig a signalé le rôle du fer dans les globules, qu'on a commencé à entrevoir l'importance de ce mode d'oxydation des matières organiques. (Voyez Kuhlmann, *Sur les propriétés comburantes du sesquioxyde de fer*, dans *Répertoire de chimie*, t. I, p. 398. Paris, 1859. — Hervé Mangon, *Sur certains composés organiques à base de fer comme moyen de transport de l'oxygène sur les matières combustibles*, dans le même journal, p. 401.)

(2) « Sous l'empire de petites doses de phosphore introduites dans l'estomac, » avec les précautions requises pour préserver la membrane muqueuse d'une ac-

autres substances, et que, si cet élément vient à diminuer, l'oxydation de certaines matières combustibles ne se fera plus que d'une manière incomplète.

Si donc la tuberculose dépend d'une diminution dans l'économie d'un élément combustible et calorifique, comme le phosphore oxydable, il en résultera qu'il doit y avoir dans cette affection une diminution de l'oxydation générale et un abaissement de la température animale. Or, c'est ce qui s'observe, en effet, dans la tuberculose, ainsi que le prouvent les faits suivants:

1° La diminution de l'acide carbonique expiré qui a été constatée par les recherches de Nysten (1), de Hannover (2) et de Hervier et Saint-Lager (3).

2° La couleur rutilante du sang veineux que l'on remarque chez les tuberculeux, et qui a été spécialement signalée comme un des caractères de cette affection par beaucoup d'observateurs, tels que Sydenham, Boerhaave, Beddoes, Burdach, Parr, etc. (4).

On sait que la couleur noire du sang veineux dépend surtout de la présence de l'acide carbonique (5). Les expériences de

» tion topique immédiate, la température s'élève de 1°,7 et même de 2°,2.» (Aug. Duméril, Demarquay et Lecointe, *Des modifications de la température animale sous l'influence des médicaments*. Paris, 1853, p. 21.)

Dans la première expérience faite par ces expérimentateurs (p. 18), l'élévation de température a même dépassé 5 degrés centigrades.

(1) Nysten, *Recherches de physiologie et de chimie pathologiques*. Paris, 1811, pp. 190 et suiv.

(2) Hannover, *De quantitate relativa et absoluta acidi carbonici ab homine sano et ægroto exhalati*. Copenhague, 1845, p. 42.

(3) Hervier et Saint-Lager, *Recherches sur l'acide carbonique exhalé par le poumon dans l'état de santé et de maladie* (*Comptes rendus*, 1849, t. XXVIII, p. 260, et *Annuaire de chimie*, par Millon et Reiset, 1849, p. 598.)

(4) Ancell, *On Tuberculosis*. London, 1849, p. 5.

(5) « Les quantités relatives de ces gaz (oxygène et acide carbonique) tendent » à rendre compte des différences de coloration que présentent le sang veineux et » le sang artériel : celui-ci, avec sa couleur vermeille, se différenciant par plus » d'oxygène emprunté à l'air, et celui-là, avec sa couleur rouge brun, se distin» guant par plus d'acide carbonique, issu des métamorphoses de la nutrition. »

« ...... Il ne paraît guère douteux que la coloration différente du sang, dans les » veines et dans les artères, ne soit surtout intimement liée avec la proportion rela» tive des espèces de gaz contenus dans ce liquide. » (P. A. Longet, *Traité de physiologie*. Paris, 1859, t. Ier, 2e partie, pp. 496 et 497.)

Claude Bernard sur les glandes et sur les muscles démontrent que cette coloration noire est un des caractères du sang ayant déjà servi aux métamorphoses moléculaires, et qu'elle est d'autant plus tranchée que les métamorphoses organiques sont plus intenses et plus complètes, d'autant moins apparente que les actions moléculaires sont plus imparfaites et plus faibles (1).

Par contre, tandis que la couleur rutilante du sang veineux constitue un des caractères de la diathèse tuberculeuse, l'effet contraire de sa coloration noire est, comme on l'a déjà vu (p. 607, 608), un des phénomènes résultant de l'emploi des hypophosphites.

3° La présence dans les urines des phthisiques d'acide oxalique et d'oxalates, trouvés par Scharling et Simon (2), et un excès d'acide urique avec une diminution correspondante de l'urée constaté par Becquerel (3) et Ancell (4).

Par contre, les sédiments urinaires que l'on remarque chez les phthisiques diminuent et disparaissent sous l'influence des hypophosphites (5).

4° L'abaissement de température chez les tuberculeux qui, d'après Wunderlich, dans les cas de phthisie aiguë, tombe aussi bas que 32 degrés centigrades (6).

Par contre, comme on l'a déjà vu, le phosphore élève beaucoup la température animale.

(1) Claude Bernard, *Leçons sur les liquides de l'organisme*. Paris, 1859, t. I, p. 295 et suiv.

(2) Simon, *Lehrbuch der medicinischen Chemie*, Bd. II, S. 203.

(3) Becquerel, *Séméiotique des urines*.

(4) Ancell, *The Lancet*, 1843, vol. II, p. 83.

(5) La formule de l'acide urique est $C^5H^4N^2O^2$, tandis que celle de l'urée est $C^2H^4N^2O^2$. On peut donc regarder la seconde comme formée par l'oxydation partielle, c'est-à-dire incomplète, de la première. (Lehmann, *Handbuch der physiologischen Chemie*, Bd. I, S. 265.)

Wöhler et Frerichs ont constaté, par des expériences directes sur des chiens et des lapins, que l'acide urique est décomposé dans l'organisme de la même manière que lorsqu'il est oxydé par le peroxyde de plomb, et qu'après son administration, l'urine contient une plus grande quantité d'urée et d'oxalate de chaux. (*Annalen der Chemie und Pharmacie*, Bd. LXV, S. 340.)

(6) Wunderlich, *Handbuch der Pathologie und Therapie*. Stuttgard, 1856, Bd. IV, S. 695.)

les glandes; les premiers servant de moyens de transport aux matières absorbées, les secondes à les élaborer avant de les reverser dans le système circulatoire. Il est probable que ce système a pour objet d'achever l'oxydation des matières combustibles, en soumettant de nouveau au contact de l'oxygène les substances qui n'auront pas été complétement oxydées, soit dans le poumon, soit dans le parcours de la circulation générale. On peut donc regarder chaque glande lymphatique comme une espèce de petit poumon supplémentaire dans lequel s'opère l'oxydation des matières les plus réfractaires ou les moins oxydables de l'économie, ou, si l'on aime mieux, de celles qui ont besoin d'être soumises de nouveau à l'influence du gaz vital pour atteindre le dernier degré d'évolution organique. Ce qui prouve que c'est là la fonction de ces organes, c'est la disposition anatomique des glandes elles-mêmes. On sait en effet qu'elles se composent d'une substance corticale dans laquelle se ramifie le lacis des vaisseaux afférents et des capillaires artériels, de sorte que les matières absorbées se trouvent d'abord en contact avec le sang oxygéné, après quoi elles passent dans la substance centrale et sont emportées vers le système circulatoire général. Il est évident qu'une pareille disposition ne peut avoir pour but que de soumettre ces matières à un certain degré d'oxydation (1). En vertu du principe posé plus haut, cette oxydation ne pourra avoir lieu que si les matières combustibles jouissent d'un certain degré d'affinité pour l'oxygène. Or, si l'on admet l'existence d'un principe phosphoreux ayant pour fonction, non-seulement de s'oxyder lui-même, mais encore de communiquer sa combustibilité à d'autres matières (p. 746), il est facile de comprendre comment le manque de ce principe déterminera, ici de même que dans les poumons, une oxydation incomplète (p. 747), ou, si l'on veut, un arrêt de développement (p. 726), ou enfin la formation d'une matière mal élaborée (p. 727), désignée sous le nom de *matière tuberculeuse*.

On comprend aussi que cette matière tuberculeuse pourra varier

(1) Kölliker, *Histologie humaine*, pp. 635 et suiv. Paris, 1856.

dans sa composition chimique par suite surtout de deux conditions : le degré de la *phospholigie* elle-même, et la nature des matières premières qui auront subi cette oxydation incomplète, lesquelles matières varieront elles-mêmes dans les différents points de l'économie, puisqu'elles sont le résidu des différentes métamorphoses organiques qui s'y sont opérées. C'est là l'explication des formes diverses que présentent les scrofules, c'est-à-dire les tuberculisations externes ayant pour caractère anatomique principal le dépôt de matière tuberculeuse dans les ganglions lymphatiques.

Mais quel est le rapport de cette affection avec la tuberculisation pulmonaire? Quel est le lien en quelque sorte évident, mais jusqu'ici impossible à expliquer, qui unit les deux affections l'une à l'autre? La théorie de la phospholigie semble en donner la clef d'une manière complétement satisfaisante.

On a vu que les matières organiques passent par plusieurs métamorphoses successives, ayant chacune pour condition une série graduelle d'oxydations accompagnées de métamorphoses corrélatives : dans les poumons, dans la profondeur des organes, et enfin dans le système lymphatique. Or, si l'on admet que ces oxydations successives portent sur des matières de moins en moins combustibles, on comprend facilement que la phospholigie, portée à un haut degré, présentera à l'hématose pulmonaire des matériaux tellement réfractaires, que l'oxydation sera entravée dès le premier degré de la série. Si, au contraire, la phospholigie est moins marquée, les principes oxydables existeront en quantité suffisante pour satisfaire à la combustion pulmonaire et à un premier degré d'oxydation; mais ils s'y épuiseront tout entiers, et comme alors il n'en restera plus pour fournir aux oxydations subséquentes dans la trame des organes ou dans le système lymphatique, c'est dans ces derniers points que l'oxydation restera imparfaite, et, par suite, c'est là que s'opérera le dépôt secondaire des matières tuberculeuses.

La scrofule n'est donc qu'un état de tuberculose incomplète, c'est-à-dire une *phospholigie* moins intense que dans la phthisie pulmonaire et portant, peut-être, sur des principes histologiques différents.

C'est ainsi qu'on s'explique : comment la scrofule a pu être regardée comme une condition d'immunité contre la phthisie; comment, étant une maladie moins grave que la phthisie, elle est plus sous la dépendance des conditions secondaires ou causes occasionnelles, et pourquoi, se manifestant presque exclusivement par des dégénérescences locales qui intéressent les systèmes cutané et locomoteur, c'est-à-dire des fonctions non esssentielles à la vie, elle réclame moins impérieusement l'emploi de la médication spécifique; comment elle peut céder à des moyens purement locaux, à des traitements n'ayant pour effet que de modifier les conditions secondaires ; comment elle guérit infiniment plus souvent que la phthisie, en dehors de toute médication thérapeutique; enfin, pourquoi elle se rencontre surtout chez les sujets à l'état de croissance, c'est-à-dire chez ceux où la production des tissus nouveaux se fait avec le plus d'activité.

Le système lymphatique, que l'on peut regarder comme le type des glandes fermées ou vasculaires, a pour but, a-t-on vu, de soumettre les matières absorbées par les vaisseaux à un certain dygré d'oxydation, par leur contact avec le sang artériel. Partout où cette disposition anatomique se retrouvera, on pourra conclure au moins à une analogie de fonctions, et, par suite aussi, dans le cas de phospholigie, on pourra s'attendre à une similitude de manifestations. C'est en effet ce qui a lieu.

Après le système lymphatique, les glandes de Peyer constituent le développement le plus considérable et le plus important du système des glandes vasculaires. C'est donc là aussi que devrait se déposer la matière tuberculeuse; et c'est en effet, ainsi que l'ont démontré les recherches de Louis et de Rokitanski (1), dans ces organes, que se dépose le plus souvent, après les poumons, la matière tuberculeuse (2).

(1) Ancell, *On Tuberculosis*, p. 181.

(2) Peut-être y a-t-il là excrétion des matières tuberculeuses, non déposées dans le poumon ou réabsorbées, de même qu'il y a excrétion des matières typhoïdes. Voyez Forget, *Des caractères différentiels des ulcérations intestinales dans l'entérite folliculeuse et dans la phthisie* (*Gazette médicale*, 1856, n° 52).

La matière tuberculeuse est, avons-nous dit, une matière albumineuse imparfaitement développée, résultant d'une oxydation incomplète, non pas, comme on l'a supposé, par suite du manque d'oxygène, mais parce que les matières combustibles elles-mêmes ont perdu de leur affinité pour ce gaz, par suite de la diminution de leur élément *phosphoreux*. Si cette explication est fondée, elle devra se trouver d'accord avec l'analyse chimique élémentaire de la matière tuberculeuse.

Les analyses de cette matière, de même que celles du sang, ne fournissent pas de données suffisantes quant à la théorie de la phospholigie elle-même, mais elles démontrent que la matière tuberculeuse n'est, en effet, comme le suppose cette hypothèse, qu'une substance protéique, moins un nombre variable d'atomes de carbone, d'hydrogène ou d'oxygène : en d'autres termes, que c'est de la matière albuminoïde ayant subi une oxydation imparfaite et de degré variable. Les tubercules, dans les différents organes, devront donc présenter, ainsi que je l'ai déjà dit au chapitre VI (p. 594), non-seulement une composition chimique différente (1), mais encore des caractères histologiques variables tout en conservant un fond commun et uniforme (2).

Ainsi donc, tous les phénomènes, tant anatomiques que phy-

(1) D'après des analyses de Scherer, les tubercules avaient dans les différents organes la composition suivante :

Dans le poumon	$C^{43}H^{35}N^{6}O^{13}$
Dans le foie	$C^{45}H^{35}N^{6}O^{13}$
Dans le péritoine	$C^{46}H^{36}N^{6}O^{13}$
Dans le cerveau	$C^{46}H^{37}N^{6}O^{13}$
Dans le mésentère	$C^{46}H^{38}N^{6}O^{12}$

Or, si l'on compare ces chiffres avec la composition de la protéine qui avait été adoptée par Liebig, $C^{48}H^{36}N^{6}O^{14}$, on voit, comme le fait observer Scherer, qu'on peut regarder la matière tuberculeuse comme une matière protéique ou albuminoïde ayant subi, comme nous venons de le supposer, un certain degré d'oxydation, et que les substances trouvées dans le poumon avaient éprouvé, comme l'indique la théorie ci-dessus, une oxydation plus complète que celle des produits anormaux des autres organes. Voyez *Scherer's Untersuchungen zur Pathologie*, dans Cansatt's *Jahresbericht*, 1843, Bd. II, S. 143.

(2) La variabilité dans les caractères chimiques et microscopiques des tubercules a beaucoup embarrassé les pathologistes. Quelques-uns comme Perroud ont été amenés à admettre jusqu'à *douze espèces* de tubercules. *De la tuberculose*, Paris, 1861, p. 47.

siologiques, observés jusqu'ici dans la tuberculose, s'expliquent par l'hypothèse du manque de combustibilité des matières nutrimentaires et histogéniques, dépendant d'une modification dans leur composition chimique, semblable à celle qui serait produite par l'absence ou la diminution de leur élément *phosphoreux* (phosphore oxydable).

Mais ce défaut de combustibilité une fois établi, quelles raisons y a-t-il pour croire qu'il dépende spécialement du manque de l'élément phosphoreux plutôt que de toute autre modification chimique qui aurait pu altérer l'affinité pour l'oxygène des divers composés albuminoïdes ?

Ces raisons, les voici :

1° Le fait que le phosphore oxydable existe dans les matières albuminoïdes, qu'il est l'élément le plus oxydable de ces principes, et qu'une préparation de phosphore oxydable est le spécifique de la tuberculose, conduit naturellement à penser qu'il en est ainsi ; mais il y a d'autres preuves encore.

2° Rayer, dans des recherches pleines d'intérêt, sur la fréquence de la phthisie dans les différentes classes d'animaux, a vu que chez les herbivores, qui, d'après ce que nous avons vu plus haut (p. 742), ne trouvent pas à assimiler directement les principes *phosphoreux*, la phthisie est beaucoup plus commune que chez les carnivores qui peuvent le faire (1).

La même cause produit ce même effet non-seulement chez les mammifères, mais encore chez les oiseaux. Le même pathologiste a trouvé que, tandis que la phthisie est assez commune chez les oiseaux en général, les rapaces, qui se nourrissent de chair, font une exception remarquable, puisque chez eux on ne rencontre presque jamais de tubercules dans les poumons ni dans les autres parties du corps (2).

3° L'idée que la diminution de combustibilité des matières protéiques se rattache à l'épuisement de la matière *phosphoreuse*, et que c'est le manque de celle-ci qui est la cause immé-

(1) Rayer, *Fragments d'une étude sur la phthisie dans les différentes classes de la série animale* (*Archives de médecine comparée*, pp. 191 et 192).

(2) Rayer, *loc. cit.*, p. 197.

diate, directe, la condition essentielle de la tuberculose, se trouve encore confirmée par des preuves cliniques ressortant de faits entre lesquels jusqu'ici on n'avait pas aperçu de rapport.

Nous avons vu que les phosphates de l'économie sont en partie produits par la combustion du phosphore oxydable; on sera donc en droit de conclure que, dans la grande majorité des cas, lorsqu'il n'y a pas de changement de régime, la quantité de phosphates excrétés sera proportionnée à la dépense faite par l'économie du phosphore oxydable.

Si donc la théorie de la phospholigie est fondée, on devra s'attendre à ce que la phthisie se déclare dans les cas où l'augmentation des phosphates excrétés indiquera un accroissement dans l'usure de l'élément *phosphoreux*. L'observation clinique confirme complétement cette déduction, et le fait de la coïncidence de la tuberculose avec une augmentation de l'excrétion phosphatique des urines a été constaté par plusieurs observateurs.

Comme nous l'avons dit (p. 698), Larcher et Dupuy avaient déjà signalé, en 1825, l'augmentation des phosphates dans les urines des tuberculeux, d'où Larcher, le premier, avait été amené à chercher dans cette dépense même du phosphate calcaire, la cause de la diathèse : idée reprise depuis par Beneke et Kœnig.

Rayer (1) a observé également que dans certaines néphrites chroniques, la diathèse phosphatique est suivie de tuberculose.

4° D'un autre côté, nous avons vu (pp. 692, 693, 694) que c'est surtout dans la matière nerveuse que se rencontrent les principes immédiats contenant l'élément *phosphoreux*. Or, les recherches de plusieurs expérimentateurs ont établi que la proportion des phosphates excrétés par l'urine est en rapport direct avec l'activité cérébrale et nerveuse (voy. pp. 771 et suiv.).

Bence Jones, le premier, a trouvé (2) qu'il y avait augmentation des phosphates excrétés par les urines dans toutes les affections

(1) Rayer, *Maladies des reins*, t. I, p. 64.

(2) Bence Jones, *On Animal Chemistry*, p. 87. London, 1850.

aiguës de la substance nerveuse : fait confirmé depuis par Sutherland (1) et Tomowitz (2). Mosler a également établi que l'excrétion des phosphates est la conséquence directe du travail cérébral, en dehors des conditions d'alimentation et de musculation (3). Si donc nous prenons cette excrétion comme mesure de l'usure de l'élément phosphoreux, nous devons nous attendre à trouver que chez ceux où elle est portée au plus haut degré, la tendance à la phthisie doit être également marquée.

Or, c'est en effet ce qui a lieu : car comme on le verra plus loin (p. 771), d'un côté l'excrétion des phosphates augmente pendant les accès de manie, et d'un autre, une grande proportion des aliénés succombe à la phthisie.

5° Par inverse, l'usage de certaines substances telles que l'alcool diminue l'excrétion des phosphates, ainsi que l'ont établi les recherches de Bence Jones (4) et de Böcker (5), et d'après Ogston (6), on ne trouve pas ou presque pas de tubercules chez les ivrognes (7). Plus loin, je reviendrai sur ce point.

6° Enfin, pendant que l'augmentation de l'excrétion phosphatique chez les phthisiques a été notée comme la règle par un grand nombre d'observateurs, Brattler a constaté que, pendant l'amélioration des symptômes, il y avait au contraire diminution notable de l'acide phosphorique excrété par les urines.

En regard de cet ensemble de preuves tirées de la chimie, de l'anatomie, de la pathologie humaine et comparée, je n'ai pas trouvé de faits contraires ; de sorte que jusqu'ici, et dans l'état actuel de la science, tout se réunit pour prouver :

(1) *Medico-Chirurgical Transactions*, vol. XXXVIII.

(2) *Zeitschrift der Wien Aerzte*, oct. et nov. 1851.

(3) *Studien zur Urologie* (*Archiv des Vereins für Wissenschaftliche Heilkunde*. Bd. I, S. 571).

(4) Bence Jones, *On Animal Chemistry*, *loc. cit.*

(5) *Beitrage zur Heilkunde*, Bd. I, S. 240.

(6) *Pathological Observations on the Bodies of Known Drunkards* (*Medico-Chirurgical Review*, April and October 1854).

(7) Bouchardat et Sandras ont, de leur côté, constaté la propriété qu'a l'alcool d'entraver l'oxydation et de donner au sang le caractère cyanotique, qui, comme nous le verrons plus loin, est antagoniste de la tuberculose. (*De la digestion de l'alcool*, dans *Annales de chimie et de physique*, t. XXI, p. 448.)

1° Que le tubercule est une matière protéique incomplétement développée par suite d'une oxydation imparfaite.

2° Que cette oxydation imparfaite dépend de la *phospholigie* ou du manque dans l'économie de l'élément *phosphoreux*, c'est-à-dire du manque ou de l'altération des principes immédiats, contenant le phosphore oxydable normal, soit à cause de l'usure ou de la dépense excessive de ces principes, soit à cause de leur non-production en quantité proportionnelle aux besoins de l'économie.

Nous allons voir de nouvelles preuves de cette proposition, en étudiant les relations pathologiques et l'étiologie de la tuberculose.

Rapports entre la phospholigie et les relations pathologiques de la tuberculose.

Voyons maintenant comment la théorie de la phospholigie s'accorde avec les relations constatées entre la tuberculose et certaines autres affections, telles que le cancer, le diabète, la cyanose, la chloro-anémie, etc.

Cancer. — Il y a une maladie avec laquelle la tuberculose présente un antagonisme prononcé, c'est le cancer. L'opposition entre ces deux affections est même tellement marquée, que pendant un temps on a cru qu'elles s'excluaient complétement. On peut encore se demander si les cas rares dans lesquels les deux affections ont été rencontrées chez le même individu, ne peuvent pas être attribués à leur développement successif, au lieu d'être le fait de leur concomitance. S'il en était ainsi, il n'y aurait pas d'exception à la règle que le cancer et la tuberculose s'excluent complétement (1). Comment expliquer cet antagonisme? Je juge inutile d'exposer ici quelles peuvent être mes idées sur la diathèse cancéreuse, et je me contente d'appeler l'attention sur les faits suivants, qui jusqu'ici, que je sache, n'ont été relevés par personne.

(1) Sur 104 autopsies de cancéreux rassemblés par Walshe, on n'a trouvé de traces de tubercules que dans 7 cas. Walshe, *The Nature and Treatment of Cancer*. London, 1846, p. 185.

Si la tuberculose dépend du manque de l'*élément phosphoreux* dans l'économie, elle ne pourra pas exister là où cet élément se trouve en excès. Or, c'est probablement ce qui arrive dans la diathèse cancéreuse, car presque tous les chimistes qui ont analysé le cancer y signalent l'existence d'*une matière phosphorée*, quelquefois en quantité très-considérable.

Déjà dans une des plus anciennes analyses du cancer, faite par Vingtrinier en 1822 (1), ce chimiste, ayant dosé les matières phosphorées à l'état de phosphate, « a été frappé, dit-il, de l'existence d'une si grande quantité de phosphate de chaux, dont la présence dans cette partie du corps lui paraît remarquable. »

Baudrimont (2) a trouvé pour la matière encéphaloïde, extraite de la substance du foie, la composition suivante :

Eau	0,6500
Fibrine	0,3325
Graisse rouge et blanche, analogue à la graisse cérébrale (3). . . .	0,0120
Gélatine.	0,0012
Osmazôme	0,0008
Perte	0,0035

Foy, dans deux analyses de matières cancéreuses (4), a également trouvé des proportions considérables de matières grasses, *blanche* et *rouge*, qui, sans doute, avaient les mêmes caractères que celles signalées par Baudrimont. Dans l'encéphaloïde, sur 100 parties, il a trouvé jusqu'à 7,50 de la graisse blanche et 5,35 de la rouge; dans le squirrhe, 5,00 de la matière blanche et 3,25 de la graisse rouge.

Wiggers, d'après Lhéritier (5), a également signalé dans la matière encéphaloïde la présence d'une *graisse phosphorée.*

Lhéritier lui-même, après avoir cité l'analyse de Foy déjà

(1) *Journal de pharmacie*, t. VIII, p. 415.
(2) Lhéritier, *Chimie pathologique*. Paris, 1842, p. 683.
(3) Voy. chap. VIII, pp. 691, 692.
(4) *Archives de Médecine*, t. XVII, p. 185.
(5) *Op. cit.* p. 683.

mentionnée, donne la composition suivante comme résultat l'analyse d'un squirrhe de l'utérus :

Pour 100 parties :

Eau	21,15
Albumine	29,85
Fibrine	15,20
Graisse phosphorée	6,00
Oxyde de fer	1,25
Matière analogue à la cholestérine	7,00
Matières salines	9,55

Une masse mélanique enkystée recueillie sur le cheval a fourni au même chimiste les résultats suivants :

Sur 100 parties :

Eau	20,70
Albumine	20,00
Fibrine	4,75
Matière colorante noire	40,20
Matière grasse phosphorée	5,35
Oxyde de fer	1,00
Sels	8,00

Comme on avait objecté à l'analyse de Foy que la graisse avait pu provenir des tissus mêmes de l'organe où s'était développé le produit morbide, Lhéritier fait observer avec raison que cette objection ne pouvait s'adresser à ce dernier cas, puisque la masse mélanique était enveloppée d'un kyste.

Gorup Besanez (1) a trouvé dans une tumeur cancéreuse de la parotide, pour 189,57 de parties fixes, la composition suivante :

Pyine, combinaisons chlorurées, alcali sulfaté ou extrait aqueux	49,07
Graisse phosphorée et extrait alcoolique	26,51
Substance albuminoïde	106,33
Sels résistant à la combustion	7,66

(1) *Archiv für Physiologische Heilkunde*, 1849, pp. 738, 739.

L'analyse d'un cancer du côté gauche de la face a donné au même chimiste (1) le résultat suivant :

Sur 18,9 de parties fixes :

Albumine soluble (pyine), substances extractives.	4,9
Graisse phosphorée, extrait alcoolique	2,6
Substance albuminoïde.	10,6
Sels insolubles, inattaquables par le feu.	0,8

Ce qui vient encore confirmer l'idée que l'antagonisme entre le cancer et la tuberculose dépend de ce qu'il y a dans le premier excès des principes *phosphoreux* qui font défaut dans le second, c'est le fait important établi par Rayer, que chez les carnivores qui, comme nous l'avons vu (p. 742), assimilent directement *l'élément phosphoreux*, et qui peuvent en conséquence l'avoir en excès, le cancer est très-commun et la tuberculose rare, tandis que chez les herbivores, qui sont dans des conditions opposées, la fréquence des deux affections suit un ordre inverse (2).

De même, si l'on admet que la présence de *l'élément phosphoreux* est, comme nous l'avons dit (p. 744), le signe et la condition de l'intégration dans l'économie des matières nouvelles, et par suite de l'accroissement des tissus où il se trouve, son abondance dans les matières cancéreuses explique la tendance de ceux-ci à s'accroître. Ainsi s'explique aussi leur plus grande fréquence après l'âge adulte, puisque c'est l'époque de la vie où, d'après Couerbe, Lhéritier, Fremy et Valenciennes, les éléments *phosphoreux* sont le plus abondants. De là aussi l'utilité d'un régime exclusivement végétal dans le traitement de cette affection.

Il est évident qu'il y a là un ensemble de rapports et de phénomènes jusqu'ici inaperçus qui présentent une concordance complète avec la théorie de la phosphologie et une cohérence que l'on n'est guère habitué à trouver dans l'étude des phénomènes pathologiques.

Diabète. — Il existe une autre affection qui offre des rapports étroits, non plus d'antagonisme, mais au contraire de coïncidence,

(1) Voyez Lebert, *Traité des maladies cancéreuses*. Paris, 1851, pp. 42 et suiv.

(2) Rayer, *Étude comparative de la phthisie* (*Archives de médecine comparée*, *loc. cit.*).

avec la phthisie, c'est le diabète. Mais ici la raison de ces rapports s'aperçoit d'une manière beaucoup moins nette que pour le cancer.

L'affinité entre la tuberculose et le diabète a été établie par un grand nombre d'observateurs. Elle a été signalée, il y a déjà longtemps, par Prout et par Rayer. Suivant Copland (1), on rencontre à peine un cas de glycosurie non compliqué de symptômes pulmonaires. D'après Grisolle (2), on trouve chez tous, ou chez presque tous les malades qui succombent au diabète, quelques lésions graves du côté du poumon, telles que des pneumonies ou des tubercules à divers degrés de développement. D'un autre côté, d'après Walshe (3) et Reynoso (4), on trouve parfois chez les phthisiques des quantités minimes de sucre là où il n'y a pas d'autres symptômes de diabète.

Enfin, sur 19 autopsies de glycosuriques, Bouchardat a trouvé 19 fois des tubercules (5).

Ce qu'on aperçoit d'abord de commun entre ces deux maladies, c'est l'oxydation incomplète des matières combustibles de l'économie. En effet, Reynoso a établi que le ralentissement ou la gêne de la respiration produit la glycosurie, puisqu'il a trouvé du sucre dans l'urine de lapins qu'il avait noyés ou étranglés, ainsi que chez les individus éthérisés ou affectés de pleurésie, de tubercules, etc. Cette donnée se trouve encore confirmée par les recherches de Dechambre (6), qui a trouvé du sucre dans l'urine de la plupart des vieillards, fait qui s'explique, suivant lui, par l'insuffisance de l'hématose à cet âge où les poumons et la cage thoracique ont subi de profonds changements.

Cependant Grisolle (7) fait observer que « ce n'est pas au trouble » seul de la fonction pulmonaire qu'on doit attribuer le phéno- » mène glycosurique, puisque Claude Bernard ayant coupé les

(1) Copland, *Dictionary of Medicine*, vol. I, p. 588.

(2) Grisolle, *Pathologie interne*, t. II, p. 797.

(3) Walshe, *Diseases of the Heart and Lungs*, p. 516.

(4) *Comptes rendus de l'Académie des sciences*, t. XXXIII et XXXIV.

(5) Bouchardat, *Etiologie de la tuberculisation pulmonaire* dans le Supplément à l'*Annuaire de thérapeutique* pour 1861, p. 4.

(6) *Gazette médicale*, 1832, p. 220.

(7) *Loc. cit.*, p. 806.

» deux pneumogastriques, n'a pas vu de sucre se produire dans » l'urine, bien que les animaux aient succombé lentement avec » une gêne extrême de la respiration et tout à fait asphyxiés. »

Il est donc évident qu'il faut chercher la cause immédiate du diabète non dans la diminution de la quantité d'oxygène introduite dans l'économie, mais dans quelque condition qui diminue la capacité d'oxydation des matières combustibles, soit du sucre lui-même, soit des principes dont il dérive. Quelle est la nature précise de cette condition, c'est ce qui reste encore à trouver. Il est probable que lorsqu'on la découvrira, elle présentera une corrélation plus ou moins étroite avec la phospholigie.

Ce qui, pour moi, tendrait à confirmer cette idée, c'est qu'ayant soumis au traitement par les hypophosphites un malade qui m'avait consulté pour des symptômes pulmonaires, et chez lequel je n'avais trouvé que des râles sibilants disséminés, sans aucun signe rationnel de tuberculose, mais chez qui j'avais constaté, en même temps, une glycosurie abondante, j'ai vu ce dernier état disparaître pendant l'emploi de la médication phophoreuse, reparaître à plusieurs reprises par sa suspension, pour disparaître de nouveau sous son influence. Le malade est même resté près d'un an en apparence guéri, mais, étant retombé dans ses habitudes d'ivrognerie, il a fini par être perdu de vue et a dû probablement succomber. Je n'ai pas eu depuis l'occasion d'essayer l'action des hypophosphites dans cette affection. Le professeur Bouchardat m'a dit qu'il les avait employés une ou deux fois sans effet ; mais comme ce judicieux observateur en est lui-même convenu, il faudrait examiner l'influence des doses et des conditions pathologiques du patient. C'est donc une question qui reste à étudier.

Il existe encore des relations étroites, soit d'antagonisme, soit de connexité, entre la tuberculose et différents autres états morbides, tels que la cyanose, la chloro-anémie, etc. ; mais il sera bon d'en différer l'étude jusqu'après l'examen des rapports qui existent entre la phospholigie et les conditions étiologiques de la tuberculose.

Rapports entre la phospholigie et les conditions étiologiques de la tuberculose.

L'étude de l'étiologie est une des branches les moins avancées de la pathologie à cause de la difficulté même du sujet, du manque de matériaux précis, et surtout par l'absence de cette rigueur scientifique qui fait si souvent défaut en médecine.

Toute unité morbide suppose, avons-nous déjà dit (p. 11), comme point de départ, une condition morbide également unique ou spécifique. Or, comme pour le cas qui nous occupe, on ne saurait trouver cette unité de conditions dans les influences extérieures qui produisent la phthisie, on en est réduit à la chercher dans l'organisme lui-même et à l'attribuer, avec presque tous les pathologistes (voy. p. 724 et suiv.), à un état particulier, à une prédisposition spéciale, en un mot, à une diathèse. Avec la plupart des pathologistes, nous désignerons cette diathèse par le mot *tuberculose*, et nous réserverons celui de *tuberculisation* à l'ensemble des phénomènes qui amènent ou qui accompagnent la formation des tubercules.

Lorsque cette diathèse existe, une foule de conditions extérieures pourront en faire naître les manifestations : plus elle sera intense, plus ces conditions extérieures auront d'influence, plus par conséquent la tuberculisation sera facile et rapide ; moins, au contraire, la tuberculose sera marquée, moins les influences extérieures auront de puissance pour amener le développement des tubercules.

Les causes des affections tuberculeuses doivent donc, avant tout, être distinguées en deux classes : celles qui produisent la *tuberculose* et celles qui amènent la *tuberculisation*.

Essayons de classer de la sorte les différentes conditions étiologiques auxquelles on a attribué ces affections, et voyons jusqu'à quel point elles viennent contredire ou confirmer l'hypothèse de la *phospholigie* comme cause immédiate de la tuberculose. Nous avons pour cela à résoudre les deux questions suivantes :

Les causes de la *tuberculose* sont-elles celles qui doivent faire naître la *phospholigie?*

L'action des causes de la *tuberculisation* peut-elle s'expliquer par la préexistence de la *phospholigie?*

Rappelons d'abord et établissons, avec les développements nécessaires, quelques-uns des points indiqués plus haut.

Nous avons vu que les principes immédiats à *élément phosphoreux* (ou phosphore oxydable) se trouvent surtout dans la matière nerveuse, dans les globules sanguins, dans les substances albuminoïdes, dans les muscles, enfin dans le sperme et l'œuf; nous avons admis que, par suite de leur composition chimique, ces principes *phosphoreux* étaient les premiers à recevoir l'action comburante de l'oxygène, et que leur grande capacité calorifique devait avoir pour effet de contribuer à l'oxydation des autres matières avec lesquelles ils se trouvaient combinés.

Nous avons, de plus, admis que l'oxydation des matières organiques étant la condition première ou tout au moins la condition concomitante de tous les phénomènes vitaux et ayant pour résultat dernier la formation d'acide carbonique, on peut apprécier jusqu'à un certain point l'activité de l'oxydation intra-organique par la quantité de ce gaz excrétée dans un temps donné.

La quantité d'acide carbonique excrété sera donc la mesure de l'intensité de l'oxydation générale; celle de l'acide phosphorique, la mesure de l'oxydation des principes phosphoreux. L'étude des relations entre ces deux phénomènes jettera une vive lumière sur la question qui nous occupe.

L'énumération des parties de l'organisme où se trouve localisé l'élément phosphoreux, fait voir qu'il doit jouer un rôle important dans l'oxydation qui accompagne toutes les fonctions de relation : soit les actes intellectuels, soit ceux de locomotion, soit enfin ceux de propagation de l'espèce. Or, si l'on étudie ce qui se passe pendant l'activité d'une de ces fonctions, on voit qu'elles peuvent offrir trois phases, chacune caractérisée par une sensation distincte, et, par suite, par un état également distinct du système nerveux :

La phase de satisfaction ;

La phase de fatigue;

La phase d'épuisement.

Pendant la première phase, le sentiment de besoin, de désir ou d'appétit qui avait précédé et provoqué la mise en jeu de la fonction disparaît pour faire place à un sentiment d'apaisement, de bien-être ou de satisfaction. Dans l'état normal et régulier, cet apaisement amène la cessation ou l'interruption de la fonction.

Dans certains cas cependant et sous l'influence de causes diverses, la fonction peut être encore continuée ou répétée pendant un temps plus ou moins long; seulement elle ne s'exerce plus alors d'une manière spontanée et instinctive, mais comme la suite d'une manifestation expresse de la volonté. Elle n'est plus accompagnée d'un sentiment de satisfaction et de bien-être, mais d'une sensation de lassitude ou de fatigue dont l'intensité croissante indique les différents degrés d'énergie nerveuse nécessaire pour stimuler l'économie et forcer en quelque sorte les organes à continuer leur action.

Enfin arrive un moment où la volonté elle-même devient impuissante, l'incitation nerveuse cesse et la fonction s'interrompt par prostration ou épuisement.

Ces trois phases d'activité animale correspondent évidemment à trois conditions différentes du système nerveux. En se fondant sur ce que nous savons sur la chimie des actes vitaux, il est permis d'admettre que chacune de ces trois conditions différentes, satisfaction, fatigue et épuisement, s'accompagne d'une modification dans l'état moléculaire de la matière nerveuse. Or, comme nous avons vu (p. 756) que l'activité nerveuse est accompagnée de l'oxydation de l'élément phosphoreux qui en est une condition nécessaire et qui est proportionnée à l'intensité de cette activité, il est permis de croire que l'énergie décroissante de l'innervation, pendant ces trois phases de son activité, correspond successivement d'abord à l'usure, puis à la diminution et enfin à l'épuisement de l'élément phosphoreux.

Cette manière de voir est pleinement confirmée par les résultats fournis par l'analyse chimique. Sutherland (1) a trouvé que chez les aliénés l'excrétion des phosphates était notablement augmentée

(1) *Medico-Chirurgical Transactions*, vol. XXXVIII.

pendant les paroxysmes d'exaltation, et qu'elle était diminuée, au contraire, pendant la période subséquente de prostration.

De même les analyses de Mosler (1), Hammond (2), Lehmann (3) et Speck (4) montrent que l'excrétion des phosphates urinaires est augmentée pendant un exercice musculaire modéré; tandis que Beneke a fait voir que le travail forcé, au lieu d'accroître encore cette excrétion, a pour effet de la diminuer (5).

L'augmentation dans la quantité des phosphates excrétés dépend donc spécialement de l'usure des éléments nerveux et non pas, comme on pourrait le croire, de celle des éléments musculaires ou des éléments généraux de l'économie, puisque la fatigue et l'épuisement la diminuent pendant que l'activité musculaire continue encore.

Ce qui prouve encore que cette excrétion des phosphates est en rapport direct avec l'usure nerveuse, c'est que lorsque le travail nerveux est suspendu l'excrétion des phosphates tombe à son minimum.

Ainsi Böcker ayant analysé comparativement l'urine excrétée pendant le repos au lit sans sommeil et celle rendue pendant le sommeil, trouva que dans ce dernier cas l'excrétion de l'acide phosphorique était diminuée d'un tiers, tandis que l'acide sulfurique était légèrement augmenté et l'urée plus considérable de moitié. Or, comme les conditions musculaires étaient les mêmes et les conditions du système nerveux différentes, c'est à la variation de ces dernières qu'on doit attribuer la variation correspondante dans l'excrétion des phosphates (6). On sait du reste que, d'après les idées de beaucoup de physiologistes, et surtout de Buchez, il est probable que c'est pendant le sommeil que se réparent les pertes du système nerveux. La même chose

(1) *Archiv des Vereins für Wissenschaftliche Heilkunde*. Bd. III.

(2) *The American Journal of the Medical Sciences*. 1855.

(3) *Archiv des Vereins für Wissenschaftliche Heilkunde*. Bd. IV. S. 484.

(4) *Ibid.*, p. 521.

(5) *Uber die Wirkung des Nordseebades*. Göttingen, 1855, p. 83.

(6) Voy. Parkes, *loc. cit.*, p. 89; Schmidt's *Jahrbücher*, Bd. 109, et Canstatt's *Jahresbericht*, 1860, Bd. I.

(7) *Archiv des Vereins für Wissenschaftliche Heilkunde*. Bd. II. S. 76

arrive pendant que l'organisme est occupé à réparer ses pertes. Schmidt a trouvé que, chez un chat, après une longue abstinence l'excrétion de l'acide phosphorique n'était que le tiers de la quantité normale. Mosler a confirmé cette observation par des recherches faites sur l'homme (1). Ainsi donc, l'excrétion des phosphates peut-être regardée comme donnant la mesure de l'usure de l'élément *phosphoreux* dans la matière nerveuse.

Mais les conséquences du phénomène d'*épuisement* ne s'arrêtent pas à l'usure de l'élément *phosphoreux* contenu dans la substance nerveuse. Comme cet élément existe aussi dans les principes albuminoïdes qui constituent le fonds histogénique commun dont dérivent tous les tissus et tous les organes de l'économie, comme il y a sans doute une relation étroite entre les proportions de cet élément contenues dans les différentes parties de l'organisme, il est permis de croire que sa diminution dans les unes entraîne, au bout d'un certain temps, une diminution correspondante dans les autres, et comme nous avons attribué à l'élément phosphoreux le rôle d'initiateur de la combustion moléculaire intra-organique, il s'ensuit que si ces deux opinions sont fondées, les mêmes conditions qui influent sur l'usure du phosphore oxydable de l'économie doivent aussi se faire sentir sur l'oxydation moléculaire générale et sur l'excrétion de l'acide carbonique.

C'est en effet ce qui a lieu, car, si l'on rapproche les résultats fournis par l'analyse des urines de ceux que donne l'examen de la respiration, on voit qu'il y a, dans certaines conditions, une corrélation étroite entre l'excrétion des phosphates urinaires, que nous regardons comme fournissant la mesure de l'usure du phosphore oxydable, et l'excrétion de l'acide carbonique qui fournit celle de l'oxydation générale de l'économie, et dont la quotité peut être prise comme signe de l'activité plus ou moins grande des changements moléculaires.

Ainsi d'après les recherches de Prout (2), de Horn (3), de Hervier

(1) Day, *Physiological Chemistry*, p. 319.
(2) *Annals of Philosophy*, 1813, vol. II, p. 328, et vol. IV, p. 331.
(3) *Neue medicinische Zeitung*, et *Gazette médicale*, 1850, p. 902.

et Saint-Lager (1), de Boussingault (2) et de Scharling (3), la proportion d'acide carbonique excrété par les poumons, diminue notablement pendant le sommeil de même que l'excrétion des phosphates (p. 767) (4). L'abstinence produit un effet semblable, ainsi que l'ont prouvé Boussingault (5), Marchand (6), Bidder et Schmidt (7).

De même, dans les périodes de fatigue et d'épuisement, il y a une diminution notable de l'acide carbonique excrété par le poumon, que cette fatigue soit produite par l'excès du travail musculaire ou par celui du travail intellectuel, ou enfin par les passions tristes, les préoccupations, etc. (8).

On voit donc qu'il y a une relation intime entre l'oxydation des principes à élément *phosphoreux* et celle des autres matières organiques, puisque les mêmes causes agissent sur ces deux séries de phénomènes d'une manière presque identique.

Toute activité, soit intellectuelle, soit affective, soit locomotrice, soit génitale, a donc pour condition, soit directe, soit indirecte, une usure de l'élément *phosphoreux*, manifestée par une augmentation de l'excrétion des phosphates, et pour que l'organisme se maintienne dans son état normal, il faut que cette activité ne dépasse pas certaines limites. Sitôt qu'elle est assez intense ou assez prolongée pour produire l'état moléculaire de la matière nerveuse correspondant à la sensation de fatigue et surtout à celle d'*épuisement*, elle aura pour effet, si elle n'est pas suivie d'une nutrition et d'un repos suffisants pour rétablir l'équilibre antérieur, de constituer un déficit qui portera sur les éléments les plus mobiles, c'est-à-dire les plus oxyda-

(1) *Comptes rendus*, 1849, t. XXVIII, p. 260.

(2) *Annales de chimie*, 1844, t. XLV, p. 444.

(3) *Ibid.*, 1843, t. VIII, p. 492.

(4) Milne Edwards, *Leçons sur la physiologie et l'anatomie comparées*. Paris, 1858, t. II, p. 527.

(5) *Annales de chimie et de physique*, 3e série, t. XI, p. 448.

(6) *Journal für practische Chemie*, von Erdmann und Marchand, 1844, Bd. XXXIII, S. 129.

(7) *Die Verdanungssäfte und der Stoffwechsel*. Mittau, 1852, p. 318.

(8) Milne Edwards, *loc. cit.*, p. 535.

bles, parmi lesquels sont les principes *phosphoreux;* d'où résultera finalement, dans l'économie, la *phospholigie* ou manque de l'élément phosphoreux (1).

C'est là l'explication de cet état de faiblesse et d'épuisement qui, d'après l'opinion des meilleurs pathologistes (voy. p. 644), est le signe caractéristique de la diathèse tuberculeuse.

Les causes de la *tuberculose* ou diathèse tuberculeuse sont donc, d'un côté, toutes les conditions qui amènent la diminution dans l'économie de *l'élément phosphoreux* en produisant la fatigue ou l'épuisement sans réparation correspondante, d'un autre, toutes celles qui entravent ou diminuent la nutrition et l'empêchent de réparer les pertes de cet élément faites par l'organisme.

Aux premières appartiennent la surexcitation nerveuse, les travaux intellectuels, les passions, les chagrins, les maladies longues, les opérations graves, la croissance, la grossesse, l'allaitement; aux secondes, l'alimentation insuffisante ou incomplète, les troubles digestifs.

Examinons l'influence qu'on a attribuée à chacune de ces différentes causes, et voyons si elles confirment les conclusions auxquelles nous venons d'arriver.

Surexcitation nerveuse, aliénation mentale. — D'après Voppel, près de la moitié des aliénés (les cinq onzièmes) sont atteints de tuberculisation. Les aliénés à forme aiguë, avec délire, y sont surtout sujets, deux tiers des tuberculeux appartenant à cette catégorie (2). Cette plus grande fréquence de la tuberculose chez les aliénés avec délire a été également remarquée

(1) Les expressions *activité vitale*, *énergie vitale*, ne doivent donc plus être prises, lorsqu'elles s'appliquent à l'ensemble de l'organisme, comme indiquant les variations d'intensité d'une force inconnue à laquelle seraient subordonnés les divers phénomènes biologiques, puisque l'augmentation ou la diminution dans l'intensité de ces phénomènes dépend de l'activité des changements moléculaire de la matière nerveuse, lesquels, à leur tour, ont pour corrélatifs, entre autre conditions, l'oxydation plus ou moins rapide de quantités variables des élément nerveuxa *principe phosphoré oxydable.*

(2) Voppel, *Jahresbericht aus der Landes-Versorgungsanstalt für seelengestörte Männer zu Colditz* (Schmidt's *Jahrbücher*. Bd. LXXXVIII, S. 98).

par Gauster (1) et par Alexandre Sutherland (2). Boyd a vu que sur 295 décès chez les aliénés, 147 étaient dus à des affections des voies respiratoires, et surtout à la phthisie (3).

Ainsi, nous voyons que, d'un côté, à l'exaltation de l'activité nerveuse correspond une augmentation de l'excrétion des phosphates (voyez pp. 756 et 767), que l'on peut, sans outre-passer les limites de l'induction la plus timide, attribuer à l'oxydation et à l'usure de la matière *phosphoreuse* (contenant le phosphore oxydable), qui est un des principes constituants de la substance nerveuse, et, d'un autre, que ceux chez qui cette exaltation dépasse les limites de l'état normal sont atteints de tuberculose dans une très-grande proportion. Ajoutez à cela que tous les phénomènes dépendants de la diathèse tuberculeuse, qui ne sont pas entretenus par l'existence d'une lésion locale, disparaissent, presque d'emblée, par l'emploi convenable des hypophosphites (voy. pp. 764 et suiv.), et l'on aura une série de preuves directes telles, qu'il me semble difficile que l'on ne soit pas amené à conclure de là qu'il y a une corrélation de cause et effet entre la tuberculose et l'usure des éléments *phosphoreux* de l'économie.

Le *travail intellectuel excessif*, les *passions*, les *chagrins* sont souvent le point de départ de la tuberculisation. On ne possède pas encore de données numériques sur ces divers points, mais tous ceux qui ont eu occasion de traiter beaucoup de phthisiques, surtout parmi les classes aisées de la société, savent combien il est fréquent de voir assigner, comme Laennec l'avait déjà fait (4), l'une ou l'autre de ces causes comme point de départ de la phthisie.

(1) *Rückblick auf die Leichenobductionen an den im J. 1853 in der Wiener Irrenanstalt Verstorbenen* (Wiener *Zeitschrift*, XI, 1856, et Schmidt's *Jahrbücher*, Bd. LXXXIX, S. 97).

(2) *Medico-Chirurgical Transactions*, vol. XXXVIII, et Parkes, *On the Urine*, p. 269.

(3) Laycock, *Lectures on the physiognomical Diagnosis of Disease* (*Medical Times*, March 1862).

(4) « Parmi les causes de la phthisie pulmonaire, je n'en connais pas de plus » certaines que les passions tristes, surtout quand elles sont profondes et de » longue durée. Presque toutes les personnes que j'ai vues devenir phthisiques, » quoiqu'elles ne parussent pas prédisposées à cette maladie par leur constitu-

Castellani (de Bologne) (1) dit avoir fait naître directement la tuberculisation chez des chiens et des chats, en les maintenant dans un état de tristesse et de contrariété, soit en les privant de leurs petits, soit en les empêchant de satisfaire l'appétit sexuel. Mais, comme Perroud le fait remarquer avec raison, ces expériences demanderaient à être répétées sur une plus grande échelle pour qu'il fût possible d'en tirer une conclusion positive (2).

Quant au rapport entre l'oxydation de la matière *phosphoreuse* (phosphore oxydable) et les modifications du système nerveux correspondantes aux différents états affectifs dont il est question, on n'a de données positives que pour l'activité intellectuelle. Dans ce cas, les recherches de Hammond (3), et surtout celles de Mosler, montrent que la quantité d'acide phosphorique excrété est en raison directe du travail cérébral. Ce dernier observateur a vu que, de la sorte, la quantité d'acide excrété peut être augmentée de moitié (4).

Les *fatigues excessives* et le *défaut d'exercice*, quoique en apparence opposés, agissent également pour produire la tuberculose.

Les premières produisent l'épuisement et agissent de la même manière que les causes précédemment étudiées, ainsi que nous l'avons vu (p. 767.)

Le *défaut d'exercice* a, d'après les recherches de Lombard, une grande influence sur le développement de la phthisie, puisque, selon lui, il y aurait 141 morts de phthisie chez les personnes menant une vie sédentaire contre seulement 89 chez celles qui mènent une vie active.

Le défaut d'exercice musculaire peut, en effet, avoir une double action sur le développement de la phthisie; il peut agir soit comme cause de *tuberculose*, soit comme condition favorisant la *tuberculisation*.

» tion, paraissaient devoir l'origine de leur maladie à des chagrins profonds » et de longue durée. » (Laennec, *Traité de l'auscultation médiate*, Paris, 1822.)

(1) *Bolletino delle scienze mediche di Bologna*, 30 avril 1860.

(2) Perroud, *De la tuberculose*. Paris, 1861, p. 199.

(3) *The American Journal of the Medical Sciences*, April 1856, et Parkes, *On the Composition of the Urine*. London, 1860, p. 92.

(4) *Studien zur Urologie* (*Archiv des Vereins für Wissenschaftliche Heilkunde*. Bd. I, S. 571), et Parkes, *loc. cit.*

Nous avons vu que d'après les recherches de Fremy et Valenciennes, l'élément *phosphoreux* est plus abondant dans les muscles des animaux adultes que dans ceux qui sont plus jeunes, ce qui semblerait indiquer une corrélation entre la quantité de cet élément et le développement ou le perfectionnement du système musculaire. On comprend donc que lorsque celui-ci s'atrophie faute d'exercice, l'élément *phosphoreux* puisse diminuer en même temps (1).

Mais non-seulement le défaut d'exercice est une cause de tuberculose. Chez ceux qui sont déjà *phospholigiques* il sera une cause puissante de tuberculisation, puisque la musculation et la locomotion sont deux des conditions qui contribuent le plus à l'activité et au perfectionnement de l'oxydation.

Lorsqu'au défaut d'exercice s'ajoutent, comme cela arrive souvent, la *captivité* et les émotions tristes qu'elle engendre, l'effet du défaut de locomotion deviendra plus puissant encore puisqu'il se surajoutera à celui déjà produit par la prostration du système nerveux.

Les *maladies longues*, les *opérations graves*.—La convalescence à la suite de maladies longues ou de grandes opérations, la diète, les excrétions abondantes, les déperditions produites par la fièvre, par les suppurations, produisent dans l'économie le même état de faiblesse que les fatigues excessives. Si alors la nutrition languit, soit par suite d'une nourriture insuffisante, soit parce que la fonction digestive est entravée, il se produit cet état spécial du système nerveux organique que nous avons dit correspondre au sentiment d'*épuisement* et avoir pour corrélatif la *phospholigie* (2).

La *croissance rapide*, l'*allaitement*, ont également été signalés

(1) De la sorte s'expliquerait aussi l'espèce d'antagonisme qui existe entre l'activité et le développement des systèmes nerveux et locomoteur.

(2) Cette influence de l'état du système nerveux dans la production de la tuberculose est si marquée, que quelques pathologistes ont voulu rattacher la production de la phthisie aux troubles produits dans les poumons par des perturbations de l'influx nerveux de la huitième paire, perturbations qui seraient elles-mêmes dépendantes de modifications anormales de l'état cérébral. (Voy. Cheneau, *De l'influence de la huitième paire dans la production de la phthisie*. Paris, 1842.)

comme causes directes de la tuberculose. Il n'y a pas de données pour exprimer numériquement l'influence de la première de ces causes; mais tous les observateurs voyant beaucoup de phthisiques, ont pu en constater l'importance.

Rayer a souvent vu les nourrices devenir phthisiques, soit lorsqu'elles allaitaient deux enfants à la fois, soit lorqu'elles continuaient l'allaitement au delà d'une certaine durée proportionnée à leurs forces (1).

Presque toutes les vaches laitières des environs de Paris succombent à la tuberculisation pulmonaire, ainsi que l'ont démontré les travaux de Huzard, Delafond, Huzard fils et Bouchardat (2).

Les *excès sexuels* agissent directement chez l'homme par la perte des éléments *phosphoreux* contenus dans la matière spermatique (voy. p. 696) ; chez les deux sexes, par l'ébranlement et l'*épuisement* de la matière nerveuse. C'est là une des causes les plus puissantes de tuberculose, surtout chez les jeunes gens, à l'époque de la croissance.

Enfin, la *nutrition insuffisante*, soit par suite du manque ou de l'imperfection des aliments, soit par suite de troubles digestifs, tels que la dyspepsie, agit dans le même sens que la croissance et l'allaitement, et devient une condition directe de tuberculose.

On ne peut, dans ces cas, fournir, comme pour l'aliénation, de preuves directes de la diminution de l'élément phosphoreux, mais dans tous on remarque l'ensemble de caractères qui correspond au phénomène d'*épuisement*, phénomène qui, comme nous l'avons vu (p. 767), a pour corrélatif l'état particulier du système nerveux dans lequel le principe *phosphoreux* qu'il contient tombe au-dessous de son état normal.

L'*âge* a une influence notable sur le développement de la phthisie. Guersant a trouvé que les deux tiers, peut-être les cinq sixièmes, des enfants examinés par lui étaient tuberculeux (3).

Cette prédisposition à la tuberculose varie avec les différents

(1) *Étude comparative de la phthisie pulmonaire chez l'homme et chez les animaux* (*Archives de médecine comparée*. Paris, 1843, p. 192).

(2) *De la tuberculisation*, pp. 10 et 11 (*Annuaire de thérapeutique*, 1861).

(3) *Journal hebdomadaire*, t. VII, p. 588.

âges et se montre d'une manière plus évidente aux époques de croissance et d'évolution organique. Ainsi les recherches de Papavoine faites sur 199 enfants ont donné pour les différents âges de deux à quatorze ans, les proportions suivantes d'enfants tuberculeux et non tuberculeux (1).

Ages.	Nombre des tuberculeux.	Nombre des non tuberculeux.	Rapport des premiers aux seconds.
2 ou moins...	73	110	:: 7 : 11
3...........	64	64	:: 1 : 1
4...........	46	24	:: 2 : 1
5...........	35	13	:: $2\frac{2}{3}$: 1
6...........	32	14	:: $2\frac{1}{2}$: 1
7...........	29	10	:: 3 : 1
8...........	24	14	:: 1 [illegible]/7 : 1
9...........	16	8	:: 2 : 1
10...........	18	13	:: $1\frac{1}{3}$: 1
11...........	12	8	:: $1\frac{1}{2}$: 1
12...........	24	8	:: 3 : 1
13...........	10	5	:: 2 : 1
14...........	11	10	:: 1 : 1
Augmenté.....	14	»	»
Total...	408	301	

Ces faits importants trouvent leur explication naturelle dans la théorie de la tuberculose, puisque nous avons vu que chez les enfants il y a diminution de l'élément *phosphoreux* tant dans le système musculaire (p. 733) que dans le système nerveux (p. 693). Si de plus on admet, comme j'ai cherché à l'établir (p. 743), que la formation des nouveaux tissus entraîne la consommation de l'élément *phosphoreux* on comprendra que la croissance sera une cause sans cesse agissante de *phospholigie* et de tuberculose.

La théorie de la tuberculose donne également raison de la variation de la mortalité par la tuberculose chez les adultes. C'est surtout depuis l'âge de vingt ans jusqu'à celui de quarante que cette mortalité est le plus considérable, et elle atteint une proportion si effrayante, qu'à cette époque de la vie, la phthisie tue à elle seule presque autant de personnes que toutes les autres maladies réunies. Ici encore la raison en est

(1) Louis, *Recherches sur la phthisie*, 2e édition. Paris, 1843, p. 576.

évidente, c'est parce que c'est là la période où l'activité cérébrale et nerveuse est le plus développée, celle aussi où toutes les différentes causes tant de tuberculose que de tuberculisation font le plus sentir leur effet.

Tempérament. — La tuberculose étant produite par l'épuisement de l'*élément phosphoreux* (phosphore oxydable) dont le rôle paraît plus spécialement se rapporter aux modifications de la matière nerveuse, il s'ensuit que le tempérament appelé nerveux est une des conditions qui prédisposent le plus directement à la tuberculose. Tandis que chez certaines personnes le sentiment d'*épuisement* correspondant à la fatigue excessive, ne se produit que rarement ou difficilement, il en existe d'autres dont l'excitabilité nerveuse est si développée, que le sentiment d'épuisement suit presque tout phénomène soit intellectuel, soit affectif, soit incitatif. Entre ces deux extrêmes existent tous les degrés intermédiaires, mais, ainsi que je le disais dans la première édition de ce livre (p. 253), c'est cette impressionnabilité particulière du système nerveux qui est le caractère le plus marquant de la constitution tuberculeuse. Depuis lors les recherches d'Edward Smith sont venues confirmer numériquement cette opinion : sur 1000 cas de phthisie, cet observateur a trouvé que 72,5 pour 100, ou les trois quarts, étaient d'un tempérament nerveux ou impressionnable (1).

Aussi est-ce parmi ceux qui donnent les plus belles espérances, ceux qui se distinguent par leur sensibilité délicate, l'ardeur de leurs affections, la vivacité de leur imagination, la précocité de leur intelligence, que la phthisie choisit surtout ses victimes. Ceux que le ciel semble avoir dotés du germe de ce qu'il y a de plus noble et de plus élevé dans la tête et dans le cœur de l'homme sont ceux qui succombent les premiers à cette maladie funeste. Ce fait est tellement patent, qu'il sert sans cesse de thème aux poëtes, et c'est pour déplorer la fin prématurée de quelqu'une de ces victimes qui « ont vécu ce que vivent les roses », que la poésie de tous les pays a trouvé ses accents les plus touchants.

(1) *Mémoire lu à la Société médico-chirurgicale de Londres*, le 25 mars 1862 (*The Medical Circular* du 2 avril 1862).

Civilisation. — Il suit de là que les progrès de la civilisation tendant sans cesse à développer le système nerveux, à exalter à la fois sa sensibilité et son activité, constituent une des causes les plus puissantes de la phospholigie et de la diathèse tuberculeuse. Aussi, plusieurs observateurs ont-ils reconnu que la fréquence de la phthisie est en raison directe de la civilisation (1).

C'est à ces mêmes conditions de civilisation transitoire et imparfaite qu'est dû cet étiolement presque général de certaines classes de la population qui n'est le plus souvent que la première étape vers la phthisie, et qui est déjà tellement marqué, qu'il a excité à plusieurs reprises la sollicitude des gouvernements (2).

Ici encore la pathologie comparée vient corroborer les résultats déduits de l'observation de l'homme (3). De même que chez celui-ci la surexcitation nerveuse, sous toutes ses formes, est la condition la plus déterminante de la tuberculose, chez les animaux aussi, la propension à la tuberculisation semble en raison directe de la perfection de l'organisme et du développement du système nerveux. Ainsi, chez les singes qui, de tous les mammifères, se rapprochent le plus de l'homme, la phthisie est aussi commune que chez celui-ci. Les mammifères y sont plus exposés que les oiseaux; ceux-ci le sont plus que les reptiles et les poissons : chez les insectes, le tubercule ne se recon-

(1) Escherich surtout s'est occupé d'établir que la fréquence croissante de la phthisie est due aux progrès de la civilisation (Escherich, *Uber den Einfluss geologisher Bodenlbidung auf Krankheitsdispositions, insbensondere auf Scrofulosis und Tuberculosis*, dans *Allgemeine Zeitung, für Chirurgie, innere Heilkunde*, etc., n°s 30 et suiv., 1843; et Schmidt's *Jahrbücher*, t. XLII, p. 34).

(2) L'étiolement des populations qui se rattache aux différentes conditions morbides ayant pour point de départ soit la phospholigie, soit la chloro-anémie, a déjà attiré l'attention de plusieurs observateurs, tels sont : Pollitzer, *Die Blutarmuth, Bleichsucht, und ihre verwandten Züstände als vorwiegender physischer Character unseres Zeitalters* (*Zeitschrift der Gesellschaft Wiener Aerzte*, 1857); — Burggræve, *De l'importance de l'hématologie pour la conservation de la santé et la prolongation de la vie* (*Bulletin de l'Académie de médecine de Belgique*, 1857, t. XVI, p. 693); — H. C. Richter, *Blutarmuth und Bleichsucht die verbreiteste Krankheiten der Jetztzeit*. Leipzig, 1850.

(3) Rayer, *Étude comparative de la phthisie pulmonaire chez l'homme et chez les animaux* (*Archives de médecine comparée*, p. 218).

naît plus. Ainsi « la phthisie tuberculeuse se propage dans tant » de vertébrés, en vertu des communautés d'organisme, jusqu'à » ce qu'enfin les organismes s'abaissant, les caractères du tu- » bercule se confondent et cessent, dans l'état de nos connais- » sances, d'être appréciables (1). »

Les recherches de Rayer sur les animaux, confirment encore ce que nous venons de dire sur l'influence de la civilisation, en faisant voir que les choses se passent chez eux comme chez l'homme, et que, tandis que chez les animaux à l'état sauvage, la phthisie est presque inconnue, elle enlève un très-grand nombre de ceux qui sont réduits à l'état de domesticité.

Hérédité. — Le point de départ de la prédisposition constitutionnelle se trouve dans l'hérédité. C'est en transmettant à leurs enfants les modifications spéciales de l'économie encore mal connues que nous venons d'étudier, que les parents leur donnent la prédisposition tuberculeuse. Quelque importante que soit cette question sous le rapport de la pathologie de la phthisie, je n'ai donc rien à y ajouter quant à l'objet spécial de ce livre. Je rappellerai seulement les résultats remarquables signalés à la page 575, et j'appellerai spécialement l'attention sur les deux observations 41 et 42 de deux enfants guéris par les hypophosphites, et dont le père et tous les frères et sœurs, au nombre de six, avaient été victimes de cette maladie.

Rapports entre la phospholigie et les conditions étiologiques de la tuberculisation.

Les conditions de la tuberculose ou de la diathèse une fois reconnues, il s'agit de déterminer quelles sont les circonstances secondaires qui, venant se surajouter à ce phénomène initial, amèneront la tuberculisation et feront naître des tubercules dans les différents organes, et par contre, quelles sont celles qui pourront la retarder, la diminuer ou l'entraver.

Rappelons d'abord que la conséquence première qui résulte de la phospholigie, c'est la diminution de l'activité nerveuse de la

(1) Rayer, *Étude comparative de la phthisie pulmonaire chez l'homme et chez es animaux* (*Archives de médecine comparée*, p. 218).

vie organique, à laquelle on donne ordinairement, en lui assignant une cause occulte, le nom d'énergie vitale, et qui a, elle-même, pour conséquence secondaire une diminution de la capacité d'oxydation des matières albuminoïdes et protéiques.

Toute circonstance qui entravera l'oxydation favorisera donc, chez les phospholigiques, le développement des tubercules; toute condition qui aura un effet contraire y mettra obstacle.

Nous abordons ici un sujet très-compliqué et qui n'a guère été étudié sous le point de vue qui nous occupe. Ce n'est que depuis quelques années que les chimistes se sont proposé de déterminer quelles sont les conditions qui influent sur les réactions lentes et graduelles qui se passent entre des réactifs à affinités faibles, telles que les matières organiques; c'est aux admirables travaux de Berthelot sur la synthèse organique (1) que nous sommes redevables de presque tout ce que nous savons à cet égard, et sauf quelques lignes publiées par Dechambre (2), je ne sache pas qu'on ait encore cherché à en faire l'application à la physiologie ou à la pathologie.

Les conditions qui influent sur les réactions moléculaires de l'organisme sont de trois ordres : physiques, chimiques et organiques.

Toute la partie précédente de ce chapitre a été consacrée à l'examen de la seconde de ces questions. Étudions maintenant les deux autres.

Trois conditions physiques principales influent sur l'oxydation, ce sont : la quantité d'oxygène, la température de la réaction, la durée du contact.

Les principales conditions organiques qui influent sur ce phénomène sont : l'activité respiratoire, l'activité de la circulation, l'activité des changements moléculaires; chacune de ces conditions se rattachant à son tour à plusieurs éléments distincts.

Conditions physiques qui influent sur l'oxydation moléculaire.—

(1) Berthelot, *Chimie organique fondée sur la synthèse*. Paris, 1860, t. II, liv. IV, chap. I.

(2) Dechambre, *Vitalisme et chimisme* (*Gazette hebdomadaire*, 1860, p. 403).

1° *Quantité d'oxygène.*— La quantité d'oxygène ou d'un gaz quelconque, mis en contact avec un autre corps, influe sur la nature de la combinaison qui s'établit entre eux.

Ainsi, on a déjà vu que lorsque le phosphore brûlait dans un espace fermé où l'air n'entre que graduellement, il se forme de l'acide phosphatique (Ph^3O^{13}), c'est-à-dire une combinaison où tout le phosphore n'est pas complétement oxydé, tandis que lorsque l'air est admis en grande quantité, et que le phosphore est en présence d'un excès d'oxygène, il se transforme tout entier en acide phosphorique (PhO^5). (Voy. p. 19.) De même, dans la transformation de l'alcool ($C^4H^6O^2$) en vinaigre, si la quantité d'air est insuffisante, il se forme d'abord de l'aldéhyde ($C^4H^6O^2 + 2O = C^4H^4O^2 + 2HO$), tandis que, lorsque l'air est en quantité convenable, l'alcool passe à l'état d'acide acétique ($C^4H^6O^2 + 4O = HO, C^4H^3O^3 + 2HO$). Il serait facile de multiplier ces exemples.

Air confiné. — Les mêmes conditions appliquées à l'organisme doivent produire des résultats analogues. Si donc, chez un sujet atteint de *phospholigie,* l'air attiré dans les poumons par l'acte respiratoire contient moins d'oxygène qu'à l'état normal, comme chez lui il y a déjà diminution des éléments *phosphoreux* qui sont ceux qui ont le plus d'affinité pour l'oxygène, il y aura deux causes d'ordre différent se réunissant pour produire une oxydation imparfaite, et par là production et précipitation dans l'organisme de matières anormales.

Des recherches très-intéressantes faites par Guy ont mis en évidence cette influence du défaut d'oxygène sur la production des tubercules. En examinant les ateliers d'imprimerie, Guy a trouvé que le nombre de sujets atteints d'hémoptysie et des signes rationnels de bronchite chronique (dépendant probablement de tubercules) se liait étroitement au manque d'espace, et, par suite, d'air respirable. Ainsi :

Dans les ateliers où l'espace d'air respirable était au-dessous de 500 pieds cubes (anglais), le nombre d'hémoptoïques était de 12,5 pour 100 ; celui des catarrheux de 12,5 pour 100.

Quand le volume d'air respirable était de 500 à 600 pieds, le nombre d'hémoptoïques tombait à 4,35; celui des catarrheux à 3,48 pour 100.

Enfin, quand le volume d'air respirable était de plus de 600 pieds cubes, le chiffre des premiers n'était plus que de 3,96, et celui des seconds que de 1,98 pour 100 (1).

Mais l'agglomération des individus n'est pas, comme certains l'ont cru, une cause directe et immédiate de la tuberculisation ; elle n'est qu'une condition accidentelle, suffisante pour la déterminer chez les individus déjà atteints de la diathèse phospholigique. C'est ce qui ressort pleinement des recherches de Tholozan (2).

Cet observateur a prouvé que si, parmi les troupes casernées, la mortalité par la phthisie était beaucoup plus grande que dans le civil, ce qui pouvait être attribué à l'agglomération et au défaut d'oxygène; d'un autre côté, chez les troupes en campagne et couchant sous la tente, la mortalité par la phthisie était réduite à un minimum, quoique l'agglomération des individus y soit bien plus considérable que dans les casernes et vingt fois plus grande que dans la vie civile.

Ainsi donc, quoique le défaut du gaz comburant soit une des causes les plus puissantes de la *tuberculisation*, le manque d'oxygène ne saurait à lui seul faire naître des tubercules, comme l'a supposé Mac Cormack (3), ce qui, du reste, ressort suffisamment de l'expérimentation physiologique.

C'est ce qui explique l'insuccès de divers modes de traitement ayant pour objet l'introduction dans l'économie de l'oxygène en quantité plus grande qu'à l'état normal, soit par l'usage de l'oxygène lui-même (4), soit par celui du protoxyde d'azote

(1) Guy, *On the sanitary Condition of the British Army*. London, 1858, p. 27.

(2) *Sur la mortalité du service militaire* (*Gazette médicale de Paris*, n°s 23 24, 27, 1859).

(3) *The Nature, Treatment, and Prevention of pulmonary Consumption*. London, 1855. *Theory of Consumption*. London, 1858.

(4) Watt and Beddoes, *On the Use of factitious Airs*.—A la fin du siècle dernier, peu de temps après la découverte de l'oxygène, Beddoes avait fondé un établissement spécial pour l'emploi médicinal de ce gaz, surtout contre la phthisie; il ne produisit que peu ou point de résultats. (Voyez l'ouvrage ci-dessus.)

employé par Campbell (1) et Richardson (2), soit par l'administration des huiles ozonisées employées par Thomson (3). Il est facile de comprendre que quoiqu'on augmente la quantité d'oxygène, les matières combustibles de l'organisme ne se combineront pas avec lui, si elles sont devenues réfractaires par la perte de leur élément le plus oxydable.

La même remarque s'applique à l'emploi soit de l'air raréfié, soit de l'air comprimé, proposés également dans ces dernières années.

2° *Température.* —La température à laquelle deux corps susceptibles de se combiner se trouvent au moment de leur contact, a une influence puissante sur leurs réactions et sur la nature des combinaisons qui en résultent. Beaucoup de corps non susceptibles de réagir ensemble à la température ordinaire deviennent actifs l'un pour l'autre aussitôt que la température atteint un certain degré. Dans certains cas la réaction, une fois commencée, engendre par elle-même assez de chaleur pour qu'elle puisse se continuer sans influence de la chaleur du milieu ambiant.

L'art a tiré parti de ces faits dans diverses circonstances. Ainsi, dans les allumettes phosphorées, le frottement produit assez de chaleur pour enflammer le phosphore qui, par l'élévation de température qu'il occasionne, oxyde le soufre, lequel, à son tour, fait brûler le bois.

Dans d'autres cas, la chaleur produite par la combinaison ne suffit pas pour l'entretenir, et aussitôt que la température qui a initié les changements moléculaires vient à diminuer, la réaction s'arrête ou bien elle fournit des produits différents.

On peut dire d'une manière générale que lorsqu'une réaction chimique a lieu, elle devient d'autant plus active que la température s'élève davantage, pourvu toutefois que celle-ci ne dépasse pas une certaine limite, parce que chaque réaction chimique, et, par suite, l'existence des corps qui en résultent, est en réalité

(1) *Observations on tuberculous Consumption*. London, 1841, p. 314.

(2) *The Medical Circular*, 1862.

(3) *Observations on the medical Administration of Ozonized Oils* (*Medico-chirurgical Transactions*, vol. XLII, p. 349. London, 1859).

renfermée entre des limites de température au-dessus ou au-dessous desquelles la réaction cesse parce que les corps qu'elle produit ne peuvent plus exister.

On remarque sous ce rapport une espèce de progression dans les différents règnes de la nature. Ainsi, la distance entre la limite de température à laquelle un corps prend naissance, et celle à laquelle il se décompose est, en général, plus grande pour les matières inorganiques que pour les organiques, plus étendue pour celles-ci que pour les matières organisées. La même progression se voit également chez les êtres doués de vie, car en général à mesure qu'on s'élève dans l'échelle biologique, les conditions de température qui limitent l'existence de chaque être deviennent de plus en plus étroites. Ce principe souffre sans doute de nombreuses exceptions que nous ne pouvons encore expliquer dans l'état actuel de nos connaissances, mais, pris dans son ensemble, il est incontestablement vrai.

Mais on aurait une idée bien imparfaite et bien superficielle de l'influence de la température sur les êtres organisés, si l'on ne considérait ses effets que sur l'ensemble de chaque organisme. Un examen plus approfondi fait voir que cet effet général sur chaque être considéré dans son entier n'est que la somme d'une série d'effets partiels résultant des modifications imprimées par la température à chacun des actes vitaux.

De même que les réactions purement chimiques, chaque phénomène vital est rigoureusement enfermé entre deux limites extrêmes de température en dehors desquelles il ne se montre pas et n'existe plus.

Il suffit de citer, comme exemples de cette influence chez les végétaux, la germination, la croissance, la floraison, la maturation des fruits ; chez les animaux, le sommeil des hibernants, la torpeur et la somnolence qui précèdent la congélation chez les gelés, la périodicité de l'appétit sexuel, enfin, les modifications éprouvées par les excrétions rénale et cutanée. Toutefois, quoique l'action de la température sur chaque fonction animale soit incontestable, elle n'a pas encore été étudiée d'une manière méthodique et précise pour chacune d'elles, ce qui fait que lorsqu'on veut expliquer l'influence qu'elle a sur les maladies, on ne peut le faire d'une manière suffisante, parce qu'on ne connaît pas exactement ses effets sur les fonctions à l'état normal. On n'a guère, à cet égard, que des données générales et assez vagues. On sait, par exemple, que certaines fonctions, telles que l'innervation, la circulation, la sécrétion cutanée, augmentent par l'élévation de température et diminuent avec son abaissement, tandis que l'inverse a lieu pour la respiration, la digestion, l'excrétion urinaire et la musculation.

Changements de température. — Voyons cependant si, malgré ces lacunes, il est possible d'expliquer l'influence des variations de température sur le développement de la phthisie considérée comme conséquence de la phospholigie. Voici d'abord les faits observés :

L'action du *froid* comme cause déterminante de la tuberculisation a été établie par plusieurs observateurs. Ainsi Briquet, sur 109 cas de phthisie, l'a notée 52 fois (1), et Scott Alison (2), sur 603 cas, a trouvé que 336 malades attribuaient leur affection au froid ou aux changements de température (3).

L'effet du froid sur la tuberculisation ainsi établi, comment s'explique-t-il dans l'hypothèse de la diathèse *phospholigique?* A première vue rien ne semble plus facile. Si la capacité d'oxydation de certains principes immédiats de l'organisme, se trouve déjà diminuée par le manque de la quantité normale de leur *élément phosphoreux*, tout abaissement de température ayant, en général, pour effet de restreindre l'oxydation des matières organiques, viendra augmenter encore cette tendance et la portera au degré nécessaire pour produire la matière tuberculeuse qui, comme nous l'avons vu, n'est qu'une substance insuffisamment oxydée. Mais à cela s'offre tout de suite une objection qui, au premier abord, peut sembler insurmontable ; c'est qu'à mesure que

(1) *Revue médicale*, févr. 1842, et Schmidt's *Jahrbücher*. Supplém. Bd. S. 254.

(2) *The Lancet*, 1858.

(3) Voyez aussi sur l'action du froid : Ancell, *On Tuberculosis*, p. 427 ; — Perroud, *De la tuberculose*, p. 189 ; — Edw. Smith, *Mémoire lu à la Société médico-chirugicale de Londres* (*Medical Times*, mars 1862). — Gallerand, *Considérations sur la navigation dans l'océan Glacial* (*Union médicale*, mars 1858.)

la température baisse, la quantité d'acide carbonique excrété par les poumons augmente, ainsi que le prouvent les recherches d'un grand nombre de physiologistes, tels que Crawford, Delaroche, Letellier, Regnault et Reiset, et Vierordt (1); de sorte que loin qu'il y ait alors diminution, il y a au contraire augmentation de la masse des phénomènes de combustion intra-organique. C'est là en apparence une objection sérieuse à la théorie de la phospholigie. Un examen plus attentif fait cependant voir que les choses ne sont pas aussi simples qu'elles le paraissent et que l'objection apparente n'existe pas. En étudiant l'influence de la température sur les phénomènes de la respiration dans la série animale, on voit qu'à première vue elle paraît complétement différente dans les deux clases d'animaux à sang froid et à sang chaud. Chez les animaux à sang froid, appelés plus convenablement animaux à température variable ou dépendante, nous voyons que tous les phénomènes de métamorphose organique qui dépendent de la respiration, et dont l'activité peut se mesurer par la quantité d'acide carbonique excrétée, sont, de même que chez les végétaux, sous l'influence directe de la température, et qu'ils augmentent ou diminuent à mesure que la température de l'animal s'élève ou s'abaisse pour suivre les variations thermométriques du milieu ambiant. Chez ceux-ci donc, la température a pour effet immédiat d'augmenter l'oxydation lorsqu'elle s'accroît, et de la retarder lorsqu'elle diminue. C'est là un point parfaitement établi par les travaux d'un grand nombre de physiologistes. Chez les animaux à sang chaud, mieux appelés animaux à température constante ou indépendante, les choses semblent se passer d'une manière différente, quoique, en réalité, il soit probable que la différence, pour le point qui nous occupe, est plus apparente que réelle. Chez eux, les phénomènes vitaux, par suite même de la perfection de leur organisation, se trouvent restreints, comme nous l'avons déjà dit (p. 783), entre des limites de température beaucoup plus étroites que pour les animaux à température variable, de sorte que tandis

(1) Voy. Milne Edwards, *Leçons de physiologie*, t. II, pp. 548 et suiv.

que pour ceux-ci la température du corps peut varier jusqu'à 80 ou 100 degrés sans entraver les fonctions essentielles de la vie; chez les animaux à température indépendante, l'étendue de la variation compatible avec l'existence est beaucoup plus restreinte, et pour l'homme se trouve réduite à 6 ou 8 degrés (1). Aussi pour assurer cette égalité de température indispensable à l'accomplissement de leurs fonctions, les animaux à sang chaud se trouvent-ils jouir d'une faculté spéciale, celle de maintenir leur chaleur propre à un point fixe et indépendant de la chaleur du milieu qui les entoure. Ils ont donc de plus que les animaux à température variable une véritable fonction de calorification et de réfrigération qui les soustrait en partie, mais en partie seulement, aux effets de la température ambiante.

Les conditions particulières qui concourent au maintien de cette fixité de température ne sont connues que d'une manière incomplète; mais les recherches physiologiques ont déjà mis en lumière deux des principales d'entre elles : une plus grande activité respiratoire, et cette énergie, ce perfectionnement de l'organisme que nous avons déjà mentionnés (pp. 770 et 777).

L'augmentation de l'activité respiratoire est établie directement par les recherches de Vierordt, qui a vu que le volume de l'air expiré pour les hautes températures de ses expériences était de 6106 centimètres cubes, tandis qu'il était de 6672 centimètres pour les basses, ou environ un douzième de plus.

L'influence du perfectionnement de l'organisme a été surtout établie par W. Edwards (2) qui a fait voir que les petits de beaucoup d'animaux à sang chaud n'ont pas à leur naissance une chaleur indépendante, et n'en jouissent que lorsque leur organisme a atteint un certain degré de développement. Quant aux modifications particulières de l'économie que l'on doit entendre par ces mots de perfectionnement de l'organisme, il est probable qu'elles portent surtout sur l'état du système nerveux. Celui-ci a, en effet, une influence directe sur la calorification, ainsi

(1) Longet, *Traité de physiologie*. Paris, 1861, t. I, p. 1144.
(2) Edwards, *De l'influence des agents physiques sur la vie*, p. 182.

que le prouvent d'abord les expériences de Brodie et de Claude Bernard, qui ont démontré que la section des nerfs du sentiment et du mouvement produit un abaissement de température, tandis que celle du grand sympathique en amène l'élévation (1), et ensuite l'observation faite par Doyère, que chez les cholériques la température s'est élevée jusqu'à 42 degrés avant la mort, quoique la respiration et la circulation fussent notablement affaiblies (2). Enfin on sait que la capacité de résistance au froid est en raison directe de l'énergie vitale, c'est-à-dire, comme nous l'avons déjà expliqué (p. 770), de la puissance nerveuse de l'individu. De là, la capacité moindre de résistance au froid qu'on remarque chez les enfants, les vieillards, les malades, etc. (3).

Ainsi donc, chez les animaux à sang froid l'oxydation des matières zootiques est sous la dépendance directe de la température ambiante ; pour eux, de même que pour les végétaux et pour les matières inorganiques, l'activité des actions moléculaires croît lorsque la température s'élève et diminue lorsqu'elle s'abaisse. Chez les animaux à sang chaud, le même effet a lieu, mais d'une manière moins sensible, parce que la faculté qu'ils ont de maintenir la chaleur qui leur est propre en restreint les variations dans des limites plus étroites. Mais cette fixité relative de température ne se maintient chez eux que grâce à deux conditions, une dépense plus considérable des éléments de combustion et une plus grande activité de la puissance nerveuse.

Le *refroidissement* chez les *phospholigiques* doit donc évidemment être une cause puissante de tuberculisation, non-seulement parce qu'il tend à diminuer l'oxydation intra-organique déjà entravée par l'état diathésique, mais encore parce que, pour maintenir la chaleur de l'organisme, il augmente l'activité de la

(1) Claude Bernard, *Leçons sur la physiologie et la pathologie du système nerveux*. Paris, 1858, 15e leçon.

(2) *Mémoire sur la respiration et la chaleur humaine dans le choléra* (*Moniteur des hôpitaux*, 1854, p. 110).

(3) Longet, *Traité de physiologie*, t. I, p. 1108.

fonction pulmonaire (p. 785) qui, comme nous le verrons plus tard, est une cause de tuberculisation, et qu'il exige une usure plus grande des éléments constitutifs de la matière nerveuse.

Toutefois il est nécessaire de comprendre que par le mot *froid* on ne doit entendre que le refroidissement éprouvé réellement par l'organisme, et non le simple abaissement de température du milieu ambiant.

Le *froid humide* agira avec une énergie encore plus grande que le froid sec, parce que l'air humide, étant meilleur conducteur du calorique que l'air sec, tendra d'une manière encore plus puissante à abaisser la température de l'organisme. De là, pour celui-ci, ainsi que l'ont établi les expériences de Lehmann, la nécessité d'un travail pulmonaire encore plus grand pour maintenir sa température propre, et l'excrétion d'une quantité d'acide carbonique encore plus considérable (1).

On voit donc que ces influences diverses du froid et de l'humidité, qui ont été inexpliquées jusqu'ici et qui, pour la plupart des pathologistes, ont paru inexplicables (2), se rattachent directement à l'hypothèse d'un état antérieur de *phospholigie* sur lequel le froid sec ou humide vient agir comme cause occasionnelle ou secondaire.

L'action du refroidissement sur le dépôt de la matière tuberculeuse a conduit plusieurs pathologistes à y placer la cause directe de la tuberculose. Ainsi, Fallot (3), reprenant l'idée déjà émise par Fourcault (voy. p. 725), a cru que la matière tuberculeuse n'était autre chose que les produits de la transpiration cutanée ou de la transpiration insensible arrêtés par le froid et reportés par métastase sur les organes internes. D'autres observateurs ont cherché à rattacher l'influence du froid à une action directe sur le tissu pulmonaire (4). Mais si le froid est le point de départ de beaucoup de phthisies, il ne l'est en

(1) *Lehrbuch der physiologischen Chemie*. Bd. III, S. 303.

(2) Perroud, *De la tuberculose*, p. 189.

(3) *Discussion de l'Académie royale de Belgique* (*Gazette hebdomadaire*, 1859).

(4) Fossion, *Note sur les causes et la nature de la phthisie pulmonaire* (*Bulletin de l'Académie de médecine de Belgique*, t. XVI, p. 139).

somme que du plus petit nombre, et il resterait encore à trouver la cause de celles où il n'a pas eu part. Le froid produit évidemment des phlegmasies diverses des organes respiratoires ; mais il s'en faut que ces phlegmasies aient pour conséquence nécessaire ou même fréquente, un dépôt tuberculeux. Dans les pays chauds où la transpiration cutanée est à son maximum d'activité et où la répercussion de la sueur est fréquente et inévitable, je ne l'ai jamais vue produire la tuberculose, et je ne sache pas qu'on l'ait jamais signalée comme en étant une cause habituelle.

Récemment Bouchardat (1), portant dans l'examen de la prophylaxie de la phthisie le même esprit indépendant des préjugés de l'école d'observation qui caractérise tous ses travaux, a voulu rattacher la tuberculose à un défaut de calorification. Il a rassemblé un grand nombre de faits à l'appui de cette vue ingénieuse, mais toutes les raisons qu'il a données peuvent s'appliquer et se rattacher à l'hypothèse de la diathèse phospholigique, tandis qu'il en est beaucoup d'autres qui ne peuvent pas être expliquées dans l'hypothèse d'un défaut de calorification. La calorification est la résultante de l'ensemble des actions moléculaires organiques ; quand même donc il serait établi que c'est son insuffisance qui est la cause de la tuberculose, il resterait à trouver quelle est la cause de cette insuffisance elle-même. Mais cette objection n'est pas la seule ; il y a quelques faits capitaux qui ne peuvent s'adapter à cette hypothèse. Si l'insuffisance de calorification pouvait faire naître des tubercules, on devrait les trouver chez les animaux à sang froid et surtout chez les animaux hibernants, puisque chez eux la température peut s'abaisser de près de 30 degrés (2); on devrait plus particulièrement encore les trouver chez les petits des animaux à sang chaud, pendant la période où ils n'ont pas encore une température indépendante. Or rien de pareil ne se rencontre. D'autres faits d'un ordre inverse viennent également fortifier ces objections. Si la tuberculose provient de l'insuffisance de calorification, comment comprendre, par exemple, qu'elle prenne

(1) *De l'étiologie de la tuberculose* (*Annuaire de thérapeutique* pour 1861).

(2) Marshall Hall, *On Hibernation* (*Cyclopaedia of Anatomy and Physiology*. London, 1839, vol. t. II, p. 767).

naissance chez les rennes transportés de la Laponie dans les pays tempérés (1), puisque chez eux il ne saurait y avoir insuffisance de capacité pour résister à l'abaissement de la température du milieu ambiant.

Il est vrai que l'insuffisance de la calorification est, comme nous l'avons vu (p. 748), un phénomène constant de la diathèse tuberculeuse; mais elle tient elle-même à l'insuffisance des réactions moléculaires de l'économie, insuffisance qui, à son tour, dépend du manque de l'élément phosphoreux qui en est un des initiateurs principaux. Le défaut de calorification chez les tuberculeux est donc une condition secondaire, un effet et non une cause. Ce point une fois admis, tous les faits recueillis par l'habile professeur d'hygiène viennent compléter et corroborer ceux que nous étudions en ce moment.

3° *Durée du contact.* — La troisième condition physique qui influe sur le degré d'une combinaison chimique, c'est la durée du contact. Plus ce contact est prolongé, plus la réaction est complète, plus il élève le degré de combinaison auquel atteint le corps nouveau.

L'influence de cette condition se fait sans cesse voir dans les réactions chimiques. Elle se rattache du reste à une autre condition déjà étudiée, la quantité du corps comburant en présence du corps combustible, puisqu'il est évident que plus il y en a du premier, plus il lui faudra de temps pour réagir. C'est ainsi que le carbone en présence d'une quantité limitée d'oxygène se transforme d'abord en oxyde de carbone qui, à son tour, se change par une oxydation plus complète en acide carbonique (2).

(1) Rayer, *Étude comparative de la phthisie pulmonaire* (*Archives de médecine comparée*. Paris, 1843, pp. 195 et 196).

(2) « Les aldéhydes fixent graduellement l'oxygène qui leur manque et se » changent en acides, l'alcool fournit plus lentement de l'acide acétique, les » essences, les carbures liquides se transforment de même en résines et en » baumes, les huiles siccatives deviennent des vernis, etc. Ce sont des phéno- » mènes tout à fait analogues à ceux qui président en chimie minérale à l'oxy- » dation spontanée de l'acide sulfureux, de l'hydrogène sulfuré, des sulfures » métalliques, des métaux, etc. Au contact de l'air, on peut en rapprocher, en » se fondant sur des inductions légitimes, la série des transformations lentes, en

Cet effet se constate pleinement dans l'économie animale. Plus les respirations sont fréquentes, plus la proportion d'acide carbonique produit par une quantité d'air inspiré diminue. Vierordt a placé ce fait hors de doute (1).

Dans l'économie animale, la durée du contact de l'oxygène avec les matières intra-organiques dépend surtout de deux causes : l'activité de la respiration et celle de la circulation. Il nous faut donc étudier séparément l'influence de ces deux fonctions, pour

» vertu desquelles l'oxygène de l'air, après avoir été fixé par la respiration au » sein des tissus des animaux, exerce son action sur les principes immédiats contenus dans ces tissus, traverse un certain nombre de combinaisons et se dégage » finalement à l'état d'acide carbonique. » (Berthelot, *Chimie organique fondée » sur la synthèse.* Paris, 1860, t. II, p. 474.)

(1) « L'échange qui s'établit entre l'atmosphère et le sang dans l'intérieur de nos » poumons, n'est pas un phénomène instantané mais continu ; et il est évident » que la durée du contact du fluide respirable avec la surface respiratoire, sous » laquelle le sang circule, doit exercer une influence sur la quantité d'oxygène » qui s'absorbe, ou d'acide carbonique qui s'exhale, chaque fois que, par le jeu de » la pompe thoracique, une nouvelle quantité d'air pénètre dans cet instrument » physiologique. Quelques expérimentateurs en avaient douté, mais les recherches » récentes de M. Vierordt placent ce fait hors de doute. Il a constaté que l'air en » s'échappant des poumons, emporte une proportion d'acide carbonique de plus en » plus grande à mesure que le séjour de ce fluide dans l'appareil respiratoire a » duré davantage. Les variations que l'on peut déterminer ainsi à volonté par » le seul fait du ralentissement ou de la rapidité extrême des mouvements qui » font entrer et sortir l'air des poumons sont même très-considérables. Ainsi, » M. Vierordt a vu que l'air se chargeait de près de 6 centièmes d'acide carbo- » nique quand il retenait son haleine aussi longtemps que possible, pendant une » série de mouvements respiratoires, et n'en contenait qu'un peu moins de 3 cen- » tièmes, lorsque, en accélérant autant que faire se pouvait, ces mêmes mouve- » ments, il parvenait à ne laisser l'air en contact avec la surface pulmonaire que » pendant l'espace d'environ une demi-seconde.

» M. Vierordt a fait sur sa personne quatre-vingt-quatorze expériences dans » lesquelles il variait le nombre des inspirations qui se succédaient d'une manière » régulière dans un temps donné, et il faisait varier par conséquent en sens » inverse la durée du séjour de l'air dans les poumons. Lorsqu'il ne renouvelait » ainsi l'air que six fois par minute, et que le séjour d'une même quantité d'air » se prolongeait par conséquent environ dix secondes, il trouvait dans l'air » expiré 5,9 pour 100 d'acide carbonique. Puis cette proportion s'élevait gra- » duellement à mesure qu'en augmentant la fréquence des mouvements respira- » toires, il abrégeait la durée du séjour de l'air dans les cellules pulmonaires.

» En portant à 130 ou même à 150 le nombre des expirations par minute, la » proportion d'acide carbonique est descendue jusqu'à 2,8 pour 100 du volume » d'air. » (Milne Edwards, *Leçons de physiologie*, t. II, p. 574.)

comprendre la valeur de cette troisième condition physique, ce qui nous amène à examiner quelles sont les conditions organiques ou biologiques de l'oxydation.

Conditions biologiques qui influent sur l'oxydation moléculaire.— Les principales conditions organiques qui modifient l'oxydation paraissent être, avons-nous dit, la respiration, la circulation et l'activité des changements moléculaires.

1° *Respiration.* — La respiration ayant pour but de mettre les matières organiques en contact avec l'oxygène de l'atmosphère, il est évident que si dans la *phospholigie* ces matières s'oxydent d'une manière incomplète par suite de la diminution de leur affinité pour ce gaz, les produits incomplétement oxydés seront d'autant plus abondants que l'acte respiratoire sera plus fréquent, parce que, comme il y aura alors contact plus souvent réitéré entre l'air et des portions successives et différentes des matériaux à oxyder, l'échange des gaz pulmonaires s'effectuera plus rapidement, et par suite la durée du contact entre l'oxygène et les matières combustibles contenues dans le poumon se trouvera diminuée en raison de la fréquence des mouvements respiratoires. Tout ce qui augmentera la fréquence des mouvements respiratoires chez les phospholigiques, tout ce qui activera le travail pulmonaire favorisera donc la tuberculisation.

De la sorte on comprend l'influence, pour produire la tuberculisation chez les *phospholigiques*, du *chant*, de la *déclamation* et de l'*emploi des instruments à vent* (1).

Pour la même raison le *froid*, comme nous l'avons déjà dit (p. 784), sera doublement une cause occasionnelle de tuberculisation, puisque d'un côté il restreindra l'oxydation, et de l'autre il exigera une plus grande somme de travail respiratoire (p. 786.)

Chez les femmes, la menstruation est, ainsi que l'ont démontré Andral et Gavarret, une espèce de diverticulum de la respiration (2). On comprend donc comment l'*aménorrhée*, chez

(1) Perroud, *De la tuberculose*, p. 252. Paris, 1861.

(2) Andral, *Essai d'hématologie pathologique*.

les *phospholigiques*, doit être une cause occasionnelle de tuberculisation (1), par la raison qu'elle augmente le travail pulmonaire.

Plusieurs médecins, tels que Celse, Rush, Piorry (2), etc., ont conseillé l'exercice pulmonaire, consistant surtout dans des *inspirations longues et forcées*, comme moyen curatif de la tuberculisation. L'expérience n'a pas confirmé cette donnée, et il est facile de comprendre qu'il n'en pouvait être autrement. Si les matières combustibles de l'économie sont altérées dans leur capacité d'oxydation, par suite d'un changement dans leur composition chimique, les conditions qui influent sur leurs rapports avec l'oxygène ne peuvent avoir pour résultat, comme nous l'avons déjà indiqué, que d'influer sur la quantité, mais non pas sur la qualité des produits qui résultent de leur combinaison. Les produits seront donc toujours anormaux, quoique moins abondants que lorsque l'activité pulmonaire sera plus grande. Les inspirations forcées ou prolongées ne peuvent donc agir comme moyen curatif ou préventif de la phthisie, elles seraient même plutôt une cause d'aggravation.

La même remarque s'applique, comme nous l'avons déjà dit (p. 782), à l'emploi, soit de l'air condensé, soit de l'air raréfié, qui ont été également proposés contre la phthisie.

2° *Circulation.* — Les conditions dans lesquelles s'opère la circulation influent sur l'oxydation des matières intra-organiques et, par suite, sur la production ou la non-production des tubercules. Les deux modifications principales que l'on doit étudier sont la rapidité de la circulation et la composition du fluide sanguin.

On ne sait rien de précis sur l'influence spéciale que peut avoir sur la production des tubercules, la rapidité de la circulation considérée en elle-même, mais elle doit être une cause favorable puisqu'il y a contact moins prolongé entre l'oxygène et les matières combustibles. Comme nous le verrons plus loin, il y a un retard notable de la circulation dans certains états morbides

(1) Perroud, *loc. cit.*

(2) Voyez l'*Appendice* au chapitre précédent.

antagonistes de la tuberculose. Du reste, l'activité de la circulation est le plus souvent liée à celle de la respiration dont nous avons déjà parlé, et à celle des changements moléculaires dont nous traiterons plus loin, après avoir examiné l'effet produit par les variations dans la composition du sang.

La composition du sang dépend surtout de celle des globules dont le rôle, de l'aveu de tous les physiologistes, est des plus importants; mais on n'a pu encore déterminer avec certitude ni quelle est leur composition chimique véritable, ni la partie de l'économie où ils prennent naissance, ni même les différences qu'ils présentent dans les différentes régions du système circulatoire, soit sous le rapport de la quantité, soit sous le rapport de la composition. Néanmoins, de l'ensemble des recherches sur ce point, quelles que soient les divergences sous d'autres rapports, il résulte le fait capital que leur production dans l'économie dépend de deux conditions générales : l'absorption des matières alimentaires et la réaction sur ces matières de l'oxygène introduit par la respiration, en d'autres termes de l'oxydation des substances assimilées. Cette oxydation dépend évidemment, ainsi que nous l'avons déja établi, de l'affinité des matières oxydables pour le principe comburant. Par suite, tout changement de composition qui diminuera cette affinité, diminuera d'autant l'activité des réactions organiques nécessaires à la production des globules sanguins. Leur diminution devra donc être une des conséquences nécessaires et immédiates de la *phospholigie*, parce que d'un côté le phosphore, comme nous l'avons vu (p. 738), est le principe le plus combustible de l'économie, et que, d'un autre côté, d'après les analyses de Rees (1) de Reich (2) et de Gobley (3), le sang veineux contient *un élément phosphoreux*, lequel élément s'oxyde au contact de l'oxygène pulmonaire et paraît dans le sang

(1) Rees, *On a Function of the Red Corpuscles of the Blood* (*Philosophical Magazine*, vol. XXXIII, p. 28).

(2) *Archiv der Pharmacie* et *Liebig and Kopp's Report on the Progress of Chemistry for* 1849, p. 366.

(3) *Sur les matières grasses du sang* (*Journal de chimie médicale*, 1851, p. 577).

artériel sous forme d'élément *phosphatique* (voy. chap. VIII).

La *phospholigie* est donc nécessairement accompagnée d'un état d'*anémie*. Mais, ainsi qu'Andral l'a fait remarquer avec cette justesse de jugement qui le distingue, cette anémie des phthisiques présente des caractères qui la séparent complétement de celle des chlorotiques (voy. p. 406). Voyons s'il est possible d'expliquer cette différence, ainsi que les relations qu'on remarque entre les deux affections.

Andral et Gavarret, et d'autres observateurs ont trouvé que dans la *chlorose* la quantité des globules était diminuée d'une manière très-notable.

Schmidt a prétendu qu'il y avait une diminution du fer. Ce fait n'a pas été confirmé par d'autres expérimentateurs, mais ce qu'il y a de certain, c'est que l'administration du fer agit contre cette affection à lá manière d'un spécifique, puisque l'expérience générale des médecins, depuis le temps de Sydenham, démontre que l'usage de ce médicament est suivi, dans la plupart des cas, de la cessation de tout l'ensemble des symptômes et du retour des globules à leur chiffre normal (1).

De tout temps on a noté une grande analogie entre la *chlorose* et l'état tuberculeux, analogie si étroite, que ces deux affections sont souvent confondues même par des praticiens éminents, et cependant non-seulement la chimie physiologique (2) mais l'expérience thérapeutique démontre que ce sont deux maladies distinctes. Il suffira d'un peu de réflexion pour voir tout de suite quel est le lien que l'on peut concevoir entre la chlorose et la maladie tuberculeuse. Dans l'un et l'autre cas, l'affection paraît

(1) Il suit donc, d'après les principes énoncés plus haut (p. 641 et suiv.), que le fer est un spécifique de la chlorose, puisque son introduction dans l'économie est incompatible avec quelqu'une des conditions essentielles à l'existence de cette affection. Mais il ne suit nullement de là, ainsi qu'on l'a expliqué également, que le fer doive guérir tous les cas de chlorose, ni que la chlorose ne puisse être guérie par d'autres moyens, ni qu'il ne puisse pas y avoir un autre spécifique que le fer.

(2) Hannover a trouvé, comme nous l'avons vu (p. 747), que la quantité d'acide carbonique expiré est diminuée dans la phthisie. Le même observateur a constaté qu'elle est au contraire augmentée dans la chlorose.

dépendre du manque dans l'économie d'un élément primordial, fer ou phosphore, soit parce que cet élément ne se trouve pas en quantité suffisante dans les matières nutrimentaires, soit parce que l'économie, par suite de conditions encore inconnues, ne le trouve pas ou ne se l'assimile pas sous les formes nécessaires, soit enfin parce que l'élément est éliminé plus rapidement qu'il n'est produit. Ces deux éléments constituant tous deux un principe essentiel des globules, il s'ensuit que la diminution dans l'économie, soit de l'un, soit de l'autre, produira également une diminution correspondante du nombre de ces organites.

On comprend, de la sorte, comment l'abaissement du chiffre des globules produit par le manque du fer n'est pas nécessairement suivi de tuberculose, et comment dans la phthisie où cet abaissement a également lieu, le malade ne présente cependant pas les signes du *morbus virginum.* N'y aurait-il pas à se demander si la divergence que l'on remarque entre les analyses au sujet de la proportion du fer contenu dans les globules, ne viendrait pas de ce qu'on a confondu ensemble non-seulement la spanémie chlorotique (1) et la spanémie phospholigique, mais même d'autres dyscrasies dépendant de conditions qui resteraient encore à déterminer, et ayant pour caractère commun avec les deux premières la diminution du chiffre des globules ?

Mais ici se présente une objection. Si la tuberculose a pour caractère constant la diminution du chiffre des globules ; si l'existence de ceux-ci est nécessaire à l'accomplissement de l'hématose, comment se fait-il que leur diminution dans la chlorose ne produit pas cette hématose insuffisante et cette oxydation incomplète, qui, suivant la théorie de la phospholigie, aurait pour résultat la production de la matière tuberculeuse. D'après les données que l'on possède pour résoudre les questions de cette nature, cette objection disparaît lorsqu'on songe au rôle différent des deux éléments, fer et phosphore. Comme on le sait, d'après la théorie de Liebig, le fer aurait surtout

(1) De σπανὸς, pauvre ; αἷμα, sang.

pour rôle, dans le poumon, d'absorber l'oxygène et de lui servir de véhicule pour le transporter de là dans les différents points de l'économie. Le phosphore, au contraire, d'après Rees et Reich (voy. plus haut), s'oxyderait immédiatement, au moins en partie, dans le poumon pour passer de l'état d'élément *phosphoreux* à l'état d'élément *phosphatique*. Or, dans la chlorose, les globules étant diminués de nombre, mais contenant néanmoins chacun des substances offrant pour l'oxygène l'affinité normale, les métamorphoses organiques qui se passeront pendant l'acte de l'hématose seront en moindre quantité, mais elles n'en seront pas moins complètes, et le résultat final sera une variation de la quantité, mais non de la qualité des produits résultant de l'acte de la respiration pulmonaire (1).

La théorie de la phospholigie explique donc la diminution des globules sanguins dans la phthisie et les rapports qui lient l'anémie tuberculeuse à l'anémie chlorotique.

3° *Activité des réactions moléculaires.* — Mais l'existence de la *phospholigie* n'a pas pour seule conséquence la diminution des globules sanguins : de même qu'elle produit la diminution de ceux-ci par l'affaiblissement de l'oxydation générale, elle restreint, en même temps, l'activité de toutes les réactions moléculaires.

Il a déjà été dit que l'oxydation des matières assimilables ne s'opérait pas seulement dans le poumon. Les conclusions de la science tendent à établir de plus en plus qu'aucune fonction, soit d'assimilation ou d'intégration, soit d'élimination ou de désintégration, ne s'opère sans qu'il y ait passage des matières organiques d'un degré à l'autre de l'échelle des combinaisons intermédiaires qui séparent les matières nutrimentives des produits excrémentitiels. Si la formation de la matière tuberculeuse dépend de ce que des matières organiques sont oxydées d'une manière trop imparfaite, soit pour continuer à jouer un rôle dans l'économie, soit pour être excrétées, il s'ensuit que plus l'assimi-

(1) Dans tous les cas, s'il y avait altération dans la nature des produits, cette altération ne serait pas de même nature que celle qui fait naître la matière tuberculeuse.

lation sera active, plus il se formera de tissus nouveaux, plus cette formation sera généralisée dans l'économie, plus aussi, s'il y a phospholigie, la production de la matière tuberculeuse sera rapide et disséminée dans tout l'organisme.

Chez les *phospholigiques*, tout ce qui augmentera l'activité des réactions moléculaires sera donc une cause de tuberculisation, tout ce qui la diminuera agira en sens contraire.

Ainsi s'explique comment les *tuberculisations sont plus rapides et plus générales chez les enfants* que chez les adultes, chez ceux-ci plus que chez les vieillards (1). Cette cause doit même être d'autant plus active que, comme nous l'avons vu, l'élément phosphoreux est déjà en moindre quantité chez les premiers que chez les seconds (voy. p. 693). Il y a donc chez les enfants à la fois plus grande aptitude à la *tuberculose*, et plus grande facilité de *tuberculisation*.

De là aussi l'imminence des tuberculisations pendant la durée ou la convalescence des maladies ou des affections accompagnées d'épuisement, telles que *fièvre*, *suppuration*, *allaitement*, etc., lorsqu'il y a dans l'organisme une activité anormale pour réparer les pertes produites par la maladie précédente.

De la sorte aussi on explique comment on a pu croire que la chlorose est antagoniste de la phthisie, et comment l'administration du fer à des malades atteints de *diathèse phospholigique*, et que l'on a pris pour des chlorotiques, accroît l'activité des réactions moléculaires et amène presque immédiatement le dépôt de matière tuberculeuse. Ce point important, déjà signalé par plusieurs observateurs, tels que Brandis et Richter, est aujourd'hui mis hors de doute par les études de Trousseau (2) et de Millet (3). J'en ai moi-même observé plusieurs exemples.

Antagonisme de la tuberculisation et de l'état cyanotique. — C'est à certaines variations dans les conditions organiques et fonctionnelles que nous venons d'étudier que se rattache l'antagonisme

(1) Louis, *op. cit.*, p. 456, et Ancell, *op. cit.*, p. 363.

(2) Trousseau, *Des indications de l'anémie* (*Journal de médecine*, juillet, et *Journal des connaissances médico-chirurgicales*, août 1845).

(3) *Bulletin de thérapeutique*, 15 juin 1862.

entre la tuberculose et une série d'affections caractérisées par l'état *cyanotique* ou l'augmentation de l'état veineux du sang. Cet état prédomine dans l'âge avancé, c'est aussi alors que les affections tuberculeuses diminuent de fréquence et sont plus susceptibles d'arrêt ou de guérison spontanée. Il se trouve chez les ivrognes, chez les malades affectés d'hypertrophie du cœur, chez ceux où il y a persistance du trou de Botal, dans les cas d'anévrysme de l'aorte, dans les affections qui diminuent la capacité thoracique, telles que les incurvations vertébrales et les tumeurs de l'abdomen. Il se trouve encore dans l'emphysème. Or toutes ces conditions morbides ont pour caractère la diminution de l'artérialisation du sang par suite de la diminution de l'oxygène introduit dans l'économie, et toutes, ainsi que le démontrent surtout les travaux de Rokitanski (1) et de Bouillaud, exercent une influence antagoniste prononcée, soit sur la marche, soit sur le développement des tubercules.

Mais ici s'offre une difficulté nouvelle : voici, d'une part, une théorie qui prétend expliquer la tuberculose par l'oxydation incomplète des matières organiques, et, de l'autre, une série de faits qui prouvent que l'introduction dans l'économie d'une moindre quantité d'oxygène est une condition antagoniste de cette affection. C'est là, à première vue, une objection fatale et qui suffit à elle seule pour renverser cette théorie. Mais en est-il réellement ainsi ? Je ne le pense pas. Je crois, au contraire, que ces mêmes faits viennent à leur tour confirmer la théorie de la phospholigie. Voyons si cela est. Que l'on veuille bien remarquer d'abord que l'état noir ou cyanotique du sang par le seul fait qu'il existe, au lieu d'indiquer qu'il y a oxydation incomplète, montre, au contraire, que cette oxydation est parachevée, puisque c'est là précisément le caractère du sang veineux, c'est-à-dire du sang dans lequel l'oxygène du sang artériel s'est transformé en acide carbonique. Nous nous sommes même servi de cet argument lorsque nous avons établi (p. 747) que la coloration rouge du sang veineux dans la tuberculose est la preuve qu'il y a une

(1) Rokitansky's *Pathological Anatomy*. London, 1854, vol. I, pp. 316 et suiv.

combustion incomplète des matières oxydables (1). Mais de plus si l'on veut y réfléchir, on verra que cet état cyanotique du sang se trouve précisément lié, dans toutes les affections où il se présente, avec des conditions que nous venons d'indiquer comme antagonistes de la tuberculisation et surtout avec un retard notable de la circulation. S'il y a moins d'oxygène absorbé par les poumons, et une moindre excrétion d'acide carbonique, ce n'est pas parce que l'acide carbonique manque dans le sang qui parvient au poumon (comme dans la tuberculose, p. 747), mais parce que la circulation pulmonaire ne se faisant que d'une manière imparfaite, les matières oxydables sont présentées au contact de l'air atmosphérique en moindre quantité qu'à l'état sain. Elles s'oxydent donc en quantité moins considérable (comme le prouve la lenteur avec laquelle s'opèrent les métamorphoses organiques et toutes les actions vitales dans les états morbides dont il est question); mais celles qui sont soumises à la combustion l'éprouvent d'une manière plus complète : d'un côté, parce qu'elles sont amenées en moindre quantité dans le poumon, et de l'autre, parce que leur contact avec l'oxygène est plus prolongé.

Cela confirme donc ce que nous avons établi plus haut (p. 798) que tout ce qui diminue chez les phospholigiques l'activité des réactions moléculaires est une condition antagoniste de la tuberculisation.

Telles sont, autant qu'il me semble possible de les établir dans l'état actuel de la science, les principales relations pathologiques de la *tuberculose* et de la *tuberculisation* ramenées à l'idée fondamentale de la *phospholigie*, ou manque dans l'économie de l'élément *phosphoreux*.

Voyons maintenant, avant de terminer, si cette même idée de la *phospholigie*, qui nous a fourni la clef des phénomènes si nombreux et des relations si compliquées de la tuberculose, nous

(1) Les expériences de Claude Bernard ont démontré que lorsqu'un muscle est au repos, le sang qui en sort a le caractère rutilant du sang artériel, tandis que lorsque l'organe est en activité et que, par conséquent, l'oxydation s'y opère, le sang prend le caractère veineux. (*Leçons sur les liquides de l'organisme*. Paris, 1859, t. I, p. 295 et suiv.).

pourra servir de critérium pour établir la valeur véritable de certaines médications et de certains moyens hygiéniques auxquels une espèce de consensus ou de préjugé semble, à défaut de preuves positives, attacher quelque importance.

Le *changement d'air*, obtenu soit par le séjour à la campagne, soit par des voyages sur terre ou sur mer, a eu assez longtemps une vogue considérable, non-seulement chez le public, mais même parmi les gens de l'art. On ne voit pas toutefois que les grandes facilités de locomotion que nous possédons depuis quelques années aient beaucoup fait pour prouver l'utilité de ce moyen. Cependant, si l'on se reporte à ce qui a été dit plus haut sur l'importance de l'aération pour empêcher la tuberculisation (p. 780), et de la musculation pour prévenir la tuberculose (p. 773), on admettra que le changement d'air et la locomotion, quoique loin d'être un moyen réellement efficace, et de pouvoir être mis en parallèle avec une médication directe et spécifique, peuvent, dans quelques cas rares, avoir un résultat salutaire.

Aujourd'hui les voyages entrepris par les phthisiques ont le plus souvent pour but de les faire changer complétement de conditions climatériques.

Climats. — Examinons donc d'une manière rapide, mais suffisante, la question de l'influence des climats sur la production et la marche de la phthisie. C'est un sujet extrêmement complexe, tellement qu'il me serait impossible de le traiter ici d'une manière complète ; je me bornerai à en esquisser les traits principaux.

Il est d'abord évident qu'on a jusqu'ici confondu dans l'étude de cette question plusieurs éléments entièrement distincts et qu'il faut absolument étudier à part, si l'on veut en tirer quelques conclusions pratiques.

Ainsi l'étude scientifique de la météorologie des lieux recommandés comme séjour aux phthisiques devrait être prise comme point de départ de toute conclusion hygiénique. Pour ne citer que deux éléments du problème, non-seulement les deux conditions cosmiques dont nous avons déjà démontré l'importance, *température* et *humidité*, devraient être établies d'une manière assurée, mais encore il faudrait que l'on en eût déterminé les variations.

Le problème est en effet plus vaste, et, dans l'état actuel de la météorologie, bien plus difficile même à poser, que la plupart des médecins ne se l'imaginent. Avant d'établir l'influence d'un climat comme moyen d'hygiène, il faudrait connaître le climat lui-même. Or cela suppose au moins la connaissance des données suivantes : 1° la température moyenne du lieu; 2° les températures extrêmes; 3° l'étendue des variations thermométriques; 4° le temps que mettent ces variations à se produire; 5° la fréquence avec laquelle elles se manifestent; 6° l'époque de l'année et de la journée où on les observe.

La même étude devra être faite pour l'état hygrométrique, pour la pression atmosphérique, pour les vents et pour les variations électriques et photométriques.

A cela il faudrait ajouter l'examen des conditions sociales et hygiéniques de la population indigène, celles dans lesquelles se trouvent les étrangers à leur arrivée dans le pays; et ce n'est qu'après qu'on serait parvenu à découvrir et à démêler la part de chacune de ces influences, qu'il serait permis de déduire de l'ensemble des recherches le rôle qui devra être attribué aux influences cosmiques. Mais tout cela reste encore complétement à faire ou n'existe qu'à l'état d'ébauche, même pour les points où depuis nombre d'années se rassemblent les phthisiques.

La plupart des opinions publiées jusqu'ici au sujet de l'influence des climats sur l'affection tuberculeuse ne reposent que sur des faits incomplets et tronqués, pour lesquels, de même que pour la généralité des observations médicales, on n'a cherché à établir ni les limites exactes des résultats énoncés, ni les conditions précises dont ils dépendent. Ce sont là les deux éléments primordiaux de toute recherche clinique, sans lesquels il est impossible, en médecine comme dans toute autre branche de recherches, d'arriver à quoi que ce soit de certain et de définitif.

Sans entrer dans un exposé détaillé des différentes questions qui se rattachent à l'influence des climats sur les maladies tuberculeuses, ce qui demanderait trop de place dans ce livre, voici les conclusions principales auxquelles j'ai été amené par l'étude des données recueillies jusqu'ici sur ce sujet.

1° Il n'est pas prouvé qu'il existe des régions où les affections tuberculeuses soient inconnues chez les indigènes, ni qui mettent les étrangers à l'abri de cette diathèse.

Cette prétendue immunité, réclamée tour à tour pour des pays de climats différents, a disparu devant un examen plus exact et plus complet des faits. C'est ainsi que le midi de l'Europe, les Antilles, l'Égypte, Madère, l'Algérie, les îles de la Méditerranée, qui ont été préconisés tour à tour, n'offrent en réalité aucun avantage sous ce rapport sur des pays plus septentrionaux, ou si une légère différence existe, elle est due tout entière aux conditions qui influent sur la *tuberculisation*, et non à celles qui produisent la *tuberculose* (voy. p. 764). Cette différence même disparaîtrait probablement si, au lieu de comparer, comme on le fait le plus souvent, la fréquence de la tuberculisation chez une population méridionale, agricole, campagnarde ou nomade, avec celle qu'on observe dans les grandes villes du Nord, on confrontait les données fournies par deux agglomérations de population prises autant que possible dans des conditions hygiéniques et sociales semblables. Il y a toute raison de croire que de nouvelles études feront voir que l'immunité qu'on a cru observer, dans ces derniers temps, chez les habitants de certaines autres régions du globe, tels que ceux du plateau des Andes, n'est, comme pour les pays déjà cités, que le résultat d'une observation incomplète; et que s'il existe une différence, elle tient à des conditions hygiéniques et sociales dépendant surtout de la race et du degré de civilisation. Pour l'homme de même que pour les animaux, civilisation ou domesticité, liberté ou sauvagerie, sont deux conditions antagonistes, l'une favorable, l'autre opposée au développement de la diathèse tuberculeuse (voyez p. 776).

Jusqu'ici donc l'examen de cette question des climats conduit à admettre que la diathèse tuberculeuse a pour cause immédiate, et pour point de départ, une modification morbide organique, indépendante des conditions cosmiques : ce qui fournit un argument indirect et secondaire en faveur de l'hypothèse de la phospholigie.

2° Dans l'état actuel de l'hygiène climatologique, l'influence des variations cosmiques sur la production de la *diathèse tuberculeuse* paraît ne s'appuyer sur aucun fondement solide, mais il n'en est plus de même de leur effet sur la *tuberculisation* (voy. p. 764). De l'ensemble des travaux que nous avons étudié, il paraît ressortir que les deux grands facteurs, température et humidité du milieu ambiant, ont une influence notable sur la manifestation des tubercules, et que la tuberculisation est d'autant plus fréquente que le climat est plus humide et les variations de température plus soudaines et plus considérables. Un climat sec avec une température uniforme serait donc la condition la moins favorable au développement de la phthisie chez *ceux qui n'en sont pas encore atteints.*

3° Si la part des conditions climatologiques dans la production des maladies tuberculeuses chez les indigènes ne saurait encore, faute de données exactes, être établie sur une base scientifique, l'incertitude est encore plus grande lorsqu'il s'agit de reconnaître l'influence qu'ont ces mêmes conditions sur les étrangers déjà phthisiques qui arrivent dans le pays. Une des principales raisons de cette incertitude, c'est l'acceptation en médecine, comme données scientifiques, d'affirmations individuelles dont on n'établit ni les conditions ni les limites ; affirmations qui, ordinairement, ne s'appuient que sur quelques phénomènes isolés et contradictoires, rapportés le plus souvent par des observateurs ou pressés, ou inattentifs, ou prévenus, ou intéressés (1).

L'action favorable des conditions climatériques sur ceux qui sont déjà atteints de *tuberculose* paraît en réalité se réduire aux effets suivants :

(1) D'ici à quelques années, il faut s'attendre à voir préconiser (grâce aux hypophosphites) un grand nombre de localités nouvelles. Déjà un médecin anglais ayant été guéri par l'emploi des hypophosphites et ayant ensuite passé un hiver dans le midi de l'Europe, où il traita quelques malades de la même manière, s'est empressé, à son retour en Angleterre, de publier un ouvrage pour vanter l'efficacité de ce *nouveau* climat, sans dire un mot du *nouveau* traitement employé. (Voyez page 597.)

a. De prévenir quelquefois (quoique très-rarement) le développement des tubercules chez des malades qui n'en offrent pas encore. Dans beaucoup de cas, cet effet même doit être attribué moins aux influences climatériques proprement dites qu'au changement complet de tout l'ensemble des conditions hygiéniques.

b. D'amener, quoique plus rarement encore chez des phthisiques véritables, la disparition de complications, d'accidents consécutifs, surtout de ceux qui sont de nature phlegmasique, et de prolonger ainsi, pendant un certain temps, l'existence du malade.

Mais souvent aussi, par malheur, les cas sont beaucoup plus communs où le changement des conditions climatériques a un effet tout opposé, et contribue évidemment à hâter l'évolution et la dégénérescence de la matière tuberculeuse.

Il est inutile d'entrer dans aucun développement pour faire comprendre combien de pareils effets sont peu de chose en comparaison d'un moyen capable de faire disparaître la diathèse elle-même, et de supprimer ainsi la condition essentielle de l'affection (voyez p. 597).

Parmi le très-grand nombre de phthisiques que j'ai traités par les hypophosphites sous le climat de Paris, souvent pendant des hivers rigoureux, je n'en ai jamais vu succomber un seul de ceux qui, au début du traitement, offraient les conditions pathologiques de *curabilité certaine* exposées dans le chapitre V; parmi les malades qui se trouvaient sur la limite extrême des conditions de *curabilité possible*, j'en ai vu mourir à peine quelques-uns de ceux que leur position sociale permettait de se mettre à l'abri des causes de complications accidentelles. Des personnes ainsi guéries, à Paris, pendant l'hiver, il s'en est trouvé un nombre considérable qui avaient déjà cherché en vain une amélioration à leur état, dans le changement de climat ou dans les grands voyages maritimes : plusieurs avaient séjourné dans presque tous les pays recommandés aux phthisiques, tels que la Méditerranée, l'Égypte, Madère, la Syrie, les Antilles, l'Océanie. Depuis leur guérison quelques-uns sont retournés habiter, en parfaite santé, des climats très-rigoureux, tels que le nord des

États-Unis, la Russie ou le Canada. Par contre, j'ai vu malheureusement périr tous ceux qui ont abandonné le traitement *phosphoreux* pour s'en remettre uniquement à l'hygiène climatologique, et beaucoup d'autres qui, guidés par les idées reçues, ont cru que l'influence d'un climat méridional, uni à l'emploi irrationnel ou inintelligent, ou empirique, des préparations *phosphoreuses*, assurerait mieux leur guérison que l'emploi raisonné et scientifique de la même médication sous un climat moins doux.

Il est inutile de se faire illusion à cet égard. Les hypophosphites sont le spécifique de la phthisie, et la guérissent dans tous les cas où les lésions déjà existantes ne sont pas mortelles, mais ils ne la guérissent sûrement que lorsqu'ils sont administrés dans les conditions précises et définies que j'ai déjà indiquées (chap. VI). En dehors de cela on ne trouvera que mécomptes et déceptions, ainsi qu'on pourra s'en convaincre en lisant le chapitre X.

J'ai eu une assez grande expérience de l'influence des climats tropicaux sur la phthisie, j'y ai traité un grand nombre de tuberculeux, et j'ai eu occasion d'en étudier différentes régions, puisque je les ai habités pendant sept années et que j'ai vécu successivement sur la limite extrême de la zone torride (22 degrés nord), à sa partie moyenne (7 degrés nord), et à son centre (2 degrés sud). Les conclusions auxquelles je suis arrivé sont celles que j'ai déjà formulées (p. 81). Les pays chauds sont favorables à la prolongation de la vie chez les phthisiques dont la maladie est à marche chronique, et dans les cas rares où il y a arrêt de la diathèse ; ils sont plus funestes que les autres aux phthisies aiguës, soit que l'état aigu dépende de la marche de la tuberculisation, ou de celle du ramollissement (voy. p. 574.)

Ces faits me font attacher, comme je l'ai déjà dit (chapitre V, p. 584), une importance beaucoup moins grande aux influences climatériques qu'aux conditions hygiéniques et sociales qui permettent aux malades de se soustraire, pendant le traitement et la convalescence, à la fatigue pulmonaire causée par un travail excessif.

L'importance d'une application méthodique et exactement

suivie du traitement spécifique prime tellement à mes yeux toutes les conditions secondaires, que je croirais manquer à mon devoir si je ne m'expliquais franchement à cet égard.

Je ne conseille donc le changement de climat qu'à deux classes de malades : à ceux chez qui la diathèse a disparu, mais qui conservent des lésions locales graves, dont la cicatrisation et la consolidation demanderont un temps considérable (p. 628), et à ceux chez qui les lésions locales sont trop étendues pour qu'on puisse avoir l'espoir de les guérir.

Les premiers trouveront dans un climat méridional l'avantage de vivre en plein air plus qu'ils n'auraient pu le faire dans un climat plus rigoureux, tout en étant moins exposés aux phlegmasies pulmonaires accidentelles.

Les seconds, condamnés à succomber sous l'étreinte inflexible d'une *impossibilité physique* (voy. pp. 598, 599 et 619), iront retremper, pendant quelques instants, sous d'autres climats, cette espérance qui heureusement les accompagne presque toujours, espérance que la science même la plus avancée leur refuse, mais dont les illusions, en se prolongeant encore, serviront au moins à adoucir leurs derniers moments :

Cœlum, non animam mutant, qui trans mare currunt.

Voyons maintenant quelques-unes des médications les plus préconisées contre la phthisie. Le lecteur fera bien de parcourir l'appendice au chapitre précédent.

L'*huile de foie de morue* a quelquefois une certaine action contre la phthisie. Elle retarde parfois momentanément la marche de l'affection ; dans quelques cas même elle paraît amener une guérison, mais ces cas sont tellement rares, qu'ils ne dépassent pas, si même ils atteignent, la proportion des guérisons accidentelles que l'on observe parfois avec tous les traitements, ou même sans traitement aucun (voy. p. 699, note 3).

C'est là un fait que l'expérience avait déjà fait admettre à la plupart des praticiens, mais qu'un travail récent de C. J. B. Williams vient d'établir numériquement d'une manière nette et définitive. Comme on le sait, cet éminent praticien a été un des premiers à employer l'huile de foie de morue contre la phthisie; un de ceux qui, par leur exemple et leur enseignement, ont le plus contribué à en répandre l'emploi. Or, après une expérience de *vingt* années dans le traitement de la phthisie, Williams a trouvé pour résultat que sur *sept mille* malades qu'il avait traités par l'huile de foie de morue, le nombre de guérisons n'atteignait pas *soixante-dix* (1). C'est-à-dire que sur ce nombre considérable de malades traités par l'un des plus habiles médecins anglais de notre époque, *le nombre de guérisons n'a pas atteint un pour cent*. Ce triste aveu de l'impuissance de la médecine contre la phthisie, fait officiellement devant le premier corps médical de l'Angleterre, n'a pas rencontré un seul contradicteur ni dans la presse médicale ni ailleurs, et cependant on trouve des gens qui n'ont jamais publié ni observé un seul cas de guérison de phthisie, qui prétendent opposer des résultats semblables à ceux que donnent les hypophosphites (2).

(1) Williams, *Lumleian Lectures*, faites devant le Collége des médecins de Londres (*The Lancet*, avril 1862).

(2) Ce point me paraît tellement important, que je traduis en entier le passage du docteur Williams :

« Voici le résumé de mon expérience dans le traitement de la phthisie. J'ai » des observations de *sept mille cas* de phthisie, et je trouve que pour eux la » durée moyenne de la vie a été de quatre années : dans l'immense majorité des » cas, ils se sont terminés par la mort. L'expérience de Laennec et de Louis donne » une durée moyenne de deux ans. De sorte que, par l'emploi de l'huile de foie » de morue et par d'autres moyens, nous avons pu prolonger la maladie et en » doubler la durée. Que vous dirai-je de plus, car, que ce n'est là qu'un succès » incomplet? Pouvons-nous prétendre à un succès plus complet? à la guérison? » Cela est douteux; je n'ose trop l'affirmer. J'ai des observations de malades » qui, après avoir présenté des signes non équivoques de phthisie, ont vécu de » deux à dix-huit ans comparativement en bonne santé, mais il serait difficile » de dire s'ils étaient réellement guéris.

» Je n'ai que *vingt-quatre* observations de ces malades auxquels on pourrait » ainsi appliquer ce mot de *guéri*, et qui ont duré depuis deux jusqu'à dix-huit ans » en assez bonne santé et tenant leur place comme membres utiles de la société.

» J'ai *trente et une* observations de guérison partielle; de malades qui ont vécu » depuis six jusqu'à trente-six ans, qui pendant ce temps ont joui d'un certain » bien-être, qui ont pu remplir leurs devoirs de société, et prendre part à des » plaisirs raisonnables. Ces personnes sont encore vivantes et peuvent encore vivre » bien des années.

» J'ai enfin une autre série d'observations dont les malades, *quoique la plu-* » *part, sinon tous, soient actuellement morts*, dont les malades, dis-je, ont vécu

Toutefois, s'il est impossible de reconaître à l'huile de foie de morue aucune action curative contre la tuberculose, le docteur Williams a raison de prétendre qu'elle exerce une certaine influence sur la marche de la maladie. C'est pour moi un fait hors de doute, que cette huile a une certaine action retardatrice sur l'évolution des tubercules, et qu'elle prolonge quelquefois d'une ou deux années, exceptionnellement même davantage, la vie des malades.

On a cherché à expliquer cet effet de plusieurs manières : les uns en supposant que l'huile de foie de poisson (morue, raie, etc.) contenait, dans un état moléculaire particulier, des quantités presque infiniment petites d'iode ou phosphore ; tandis que d'autres attribuent cette influence à la présence de matières biliaires, mais ces suppositions tombent devant les faits suivants :

1° L'observation n'a pas reconnu de différence appréciable dans leur mode d'action entre les huiles de poisson qui contenaient ces matières et celles qui n'en contenaient pas.

2° Plusieurs cliniciens tels, que Thompson, Smith et autres, ont démontré que les mêmes effets thérapeutiques pouvaient être produits par d'autres huiles que l'huile de poisson, telles que l'huile d'amandes douces, celle de coco, les graisses, etc.

Une autre théorie plus savante, pour expliquer l'action de cette substance, est celle proposée par John Hughes Bennett. Cet habile clinicien, admettant avec certains micrographes que la cellule

» encore assez longtemps. Il y en a *vingt* de cette catégorie, cela fait en tout » *soixante-quinze* patients. Ce sont là tous les succès dont je puisse me vanter.» (C. J. B. Williams, *Lumleian Lectures on Failure and Success in Medicine*, in *The Lancet*, April 1862.)

Ainsi donc, comme je l'ai déjà dit ailleurs (*The Medical Circular*, December 1862), un des cliniciens et des pathologistes les plus justement renommés d'Angleterre, un praticien qui s'occupe spécialement depuis longues années du traitement des affections thoraciques, n'a pu, sur *sept mille* malades observés, recueillir même *soixante-dix* cas de guérison; et malgré cela on trouve des médecins, comme ses collègues à l'hôpital de Brompton (MM. Quain et Cotton), et d'autres, comme MM. Debout, Dechambre et Chambers (voy. Chambers, *On the Mode of treating Pulmonary Consumption*, in *The Medical Circular*, June 1862, et plus loin, chap. IX), qui parlent encore de l'efficacité des moyens actuellement employés contre la phthisie, et de l'emploi de moyens *plus rationnels* et plus efficaces que les hypophosphites.

primordiale se compose d'un noyau graisseux et albuminoïde, et rapprochant cette idée du fait observé par Ascherson (1), que lorsqu'on agite l'huile avec une solution albumineuse, il se forme des globules ayant la même disposition ; s'appuyant d'ailleurs sur le symptôme d'amaigrissement si tranché chez les phthisiques, en a conclu que dans la tuberculose il y avait manque d'éléments graisseux pour constituer le noyau des cellules nouvelles.

Les faits invoqués à l'appui de cette théorie n'ont pas de valeur en regard des considérations suivantes :

1° D'abord, ainsi que le démontre l'expérience journalière, la diminution de la graisse chez les phthisiques n'est pas une condition, mais une conséquence de l'affection.

2° Le fait observé par Ascherson, au lieu d'être un phénomène vital ou tout au moins organique, comme on l'avait d'abord cru, dépend de conditions purement physiques, puisqu'il se reproduit pour beaucoup d'autres mélanges, tels qu'un mélange de mercure métallique et d'albumine, de chloroforme et d'albumine, de chloroforme et de chondrine, et même par l'action réciproque de principes inorganiques.

3° Enfin, les résultats micrographiques les plus récents ont démontré que le noyau ou le blastême autour duquel se forment les cellules ne se compose pas de graisse (2).

Il me semble plus logique de rattacher l'action de l'huile de foie de morue, et des huiles en général, contre la phthisie, au même genre d'effet que celui produit par l'*alcool*. Cette dernière substance est souvent employée (notamment aux États-Unis) dans le même but et avec les mêmes résultats que l'huile de foie de morue. On a déjà signalé plus haut l'antagonisme entre l'ivrognerie et la tuberculose. Les graisses, les huiles, les alcooliques, et en général les hydrocarbures assimilables, constituent en effet ce que Liebig a appelé la *classe des aliments respiratoires*. Ils ont pour action de diminuer l'usure des matières organiques, en entravant l'activité des métamorphoses qui se passent dans l'économie,

(1) *Müller's Archiv*, 1840, p. 44.

(2) *Micrographic Dictionary*, by Griffiths and Henfrey, London, 1860, p. 125.

ainsi que le démontrent la diminution de l'urée excrétée (1), et l'accumulation des matières grasses, soit dans le foie, soit ailleurs. Mais, en outre, ils paraissent avoir une action spéciale qui n'a été jusqu'ici que peu remarquée. Certains effets physiologiques et certains phénomènes pathologiques curieux, observés chez les ivrognes, tendraient à faire croire que l'emploi des hydrocarbures entraverait ou diminuerait directement l'oxydation de l'*élément phosphoreux*, de sorte qu'ils amoindriraient l'activité avec laquelle cet élément est éliminé de l'économie, et produiraient ainsi quelquefois, d'une manière indirecte, ce que l'on obtient directement par l'emploi des hypophosphites. Ainsi, chez les *phospholigiques*, les hydrocarbures auraient pour effet d'empêcher, jusqu'à un certain point, l'aggravation de la diathèse en diminuant l'usure des éléments *phosphoreux*, mais sans pouvoir pour cela en augmenter la quantité, combler le déficit déjà produit et rétablir l'équilibre dans l'économie. Voici les faits à l'appui de ces considérations :

1° Les recherches de Bence Jones démontrent, comme nous l'avons déjà vu, qu'il y a diminution des phosphates excrétés par les urines dans le delirium tremens, tandis qu'ils sont augmentés au contraire dans les autres cas de surexcitation cérébrale. (Voy. pp. 756 et 766.)

2° Les expériences de Prout, confirmées par celles de Vierordt, ont fait voir que l'ingestion des hydrocarbures diminue l'exhalation de l'acide carbonique, non-seulement comme certains physiologistes l'ont cru, à cause de la grande proportion d'hydrogène qu'ils contiennent, mais parce qu'ils entravent la combustion normale et l'élimination des autres matières oxydables contenues dans le sang (2).

3° On a remarqué que, dans plusieurs cas de phosphorescence de l'urine, les sujets étaient adonnés à l'ivrognerie, et Carpenter fait observer avec raison que l'on peut attribuer ce phénomène à la présence dans l'urine d'un composé *phospho-*

(1) Beneke, *Physiologie und Pathologie des phosphorsauren und oxalsauren Kalkes*. Gottingue, 1850, p. 91.

(2) Carpenter, *Principles of Human Physiology*. London, 1855, pp. 288 et 295.

reux dû à une oxydation ou à une respiration imparfaite(1). Telle est aussi l'opinion de M. Milne Edwards (2).

Il faut rapprocher ce fait de celui annoncé par Ronalds, de l'existence, dans la matière colorante de certaines urines, d'un composé *phosphoreux* dont nous avons déjà parlé (p. 697).

4° Enfin Franck, dans un mémoire couronné par la Faculté de médecine de Gœttingue (3), a été jusqu'à attribuer le phénomène si extraordinaire et si controversé de la combustion humaine spontanée à la présence dans l'économie d'un excès de graisse phosphorée (4), produit par l'abus des boissons alcooliques. Cette conclusion de Franck a été tirée de l'examen de 40 cas de combustion spontanée (5).

Une remarque générale qu'il faut appliquer du reste à l'action de l'huile de foie de morue, comme à celle de toutes les autres substances proposées contre la phthisie, c'est celle-ci : presque toujours les effets thérapeutiques rapportés ont été observés chez des gens pauvres et n'employant pas un régime alimentaire substantiel. Il est alors facile de comprendre l'utilité d'une substance nutrimentaire quelconque, surtout si l'on en accompagne l'administration, comme cela arrive pour les malades reçus dans les hôpitaux, par une amélioration notable de l'alimentation. Il est en effet à remarquer que l'action thérapeutique de l'huile de foie de morue est infiniment plus sensible chez les pauvres que chez les riches. Chez beaucoup de ceux-ci on peut même dire qu'elle est nulle.

(1) Carpenter, *op. cit.*, p. 424. Voyez aussi l'effet constaté par Bouchardat et Sandras, p. 757, note 7.

(2) *Leçons sur la physiologie et l'anatomie comparées.* Paris, 1863, t. VIII, p. 94, note 2.

(3) *De combustione spontanea humani corporis.* Gottingen, 1841.

(4) *Canstatt's Jahresbericht*, 1842, Bd. II, p. 296.

(5) Quelques chimistes, tels que Zanarelli, prétendent avoir constaté directement l'existence d'un excès du principe *phosphoreux* dans le sang des ivrognes.

Le sang examiné par Zanarelli, environ douze heures après la saignée, avait pris l'aspect laiteux, et il compare la substance qu'il en a extraite à la *matière même du cerveau.*

La même matière blanche a été trouvée par Lassaigne dans le sang d'une ânesse. (*Analyse d'un sang ayant l'aspect laiteux*, dans *Journal de chimie*, 1835, t. I, p. 351.)

Iode. — On a cherché pendant quelque temps à expliquer l'action de l'huile de foie de morue par celle de l'iode qui y serait contenu ; mais l'action de l'iode lui-même est complétement nulle contre la diathèse tuberculeuse, ainsi que le démontre l'expérience générale depuis près de quarante ans. Piorry, qui l'a préconisé de nouveau dans ces dernières années, en reconnaît lui-même l'inefficacité (p. 558, VI).

Cependant comme agent d'élimination il a une action utile dans le traitement des scrofules et des scrofuloïdes.

Sels métalliques. — L'effet qu'ont les hydrocarbures de diminuer l'oxydation des matières *phosphoreuses* de l'organisme, ne leur est pas exclusivement spécial. Plusieurs *sels métalliques*, tels que le *plomb*, le *mercure*, etc., produisent un effet semblable. Or, il est à remarquer que, d'un côté, on a prétendu que les personnes travaillant ces métaux, et atteintes de la cachexie qui résulte de cette occupation, étaient moins sujettes à la tuberculose; que, d'un autre côté, quelques-uns de ces métaux, notamment le plomb, ont été préconisés par un grand nombre de praticiens comme ayant une action réelle contre la phthisie (voy. p. 719, note 7).

Si l'on veut bien se reporter aux principes qui ont été établis plus haut (p. 798), il sera facile de comprendre que tout ce qui contribue à retarder et à diminuer les métamorphoses moléculaires tend à diminuer chez les phospholigiques la production de la matière tuberculeuse, c'est-à-dire la tuberculisation ; et, d'un autre côté, que tout ce qui entrave l'oxydation de la matière *phosphoreuse* peut, en diminuant l'usure de ce principe, avoir un effet antagoniste à la tuberculose.

Il est donc probable que les *huiles*, les *alcooliques* et certains *sels métalliques* agissent de la même façon en entravant les réactions moléculaires et, partant, en diminuant l'usure de l'élément phosphoreux. Mais il est facile également de comprendre que cet effet ne saurait être constant, c'est-à-dire spécifique, puisque la phosphologie peut dépendre non-seulement de l'usure en quantité excessive de cet élément, mais aussi de sa non-production ou de sa non-introduction en quantité suffisante dans l'économie, comme on a vu par exemple que cela arrive chez les herbivores (voy. p. 755).

On voit aussi combien il est peu rationnel d'administrer, comme le font quelques praticiens, les hypophosphites en même temps que l'huile de foie de morue ou des sels métalliques. Ce n'est pas là un procédé scientifique, mais une transaction entre deux principes opposés. Un compromis de ce genre est parfaitement légitime dans les connaissances à l'état spéculatif ou embryonnaire (voy. p. 6), mais il n'est nullement permis dans des phénomènes de l'ordre scientifique : administrer en même temps une substance qui facilite l'oxydation moléculaire, et une autre qui l'entrave, c'est aussi sensé que d'atteler ensemble un cheval et une locomotive.

Conclusions.

L'ensemble des idées exposées dans le chapitre précédent peut se résumer par les propositions suivantes :

1° Il existe dans l'économie, comme élément constituant de la matière nerveuse, du sang, des organes musculaires, et en général des composés albuminoïdes, un élément *phosphoreux* non encore isolé d'une matière certaine, et qui est distinct de l'élément *phosphatique* admis jusqu'ici.

2° Cet élément *phosphoreux* a pour principe essentiel et caractéristique le phosphore sous une forme non complétement oxydée.

3° Comme tel il constitue une des matières de l'économie qui a le plus d'affinité pour l'oygène, et il a probablement pour rôle non-seulement de s'oxyder lui-même, mais encore de favoriser la combustion, et, par suite, peut-être d'initier les métamorphoses organiques des autres substances.

4° La diminution dans l'économie de cet élément *phosphoreux*, soit par suite de son épuisement, soit par suite d'un défaut de reproduction, est une des conditions essentielles de la *phospholigie* ou de la diathèse tuberculeuse. Elle joue donc par rapport à cette affection le rôle de cause directe ou immédiate.

5° L'existence de cette condition a pour effet immédiat de diminuer le degré d'oxydation auquel arrivent certaines matières en voie de transformation, et, par suite, de les rendre inaptes, soit à continuer à jouer un rôle dans l'économie, soit à en être éliminées sous forme excrémentitielle.

6° Le dépôt de cette matière anormale, sous forme de substances protéiques incomplétement développées et de composition variable, constitue les différents produits pathologiques connus sous le nom de *tubercules*, qui sont le caractère anatomique de la phthisie et des scrofules.

7° La scrofule ne diffère de la phthisie qu'en ce qu'elle constitue un degré de *phospholigie* secondaire ou moins prononcé, par suite duquel l'épuisement de l'élément phosphoreux des matières métamorphiques ou histogéniques ne s'accomplit que dans la partie excentrique de l'économie pendant la deuxième ou la troisième phase de leur évolution.

8° Cette théorie de la *phospholigie* ou manque de l'élément *phosphoreux* permet d'expliquer les phénomènes physiologiques et anatomiques constatés dans les affections tuberculeuses, ainsi que les relations pathologiques de ces affections avec d'autres maladies.

a. Elle donne la clef des phénomènes de physiologie morbide qu'offre la phthisie dans la respiration, la circulation, l'urination et la calorification.

b. Elle donne la raison de la préférence que montre le dépôt tuberculeux pour les différents organes ou les divers systèmes.

c. Elle fait comprendre les affinités de la tuberculose avec la scrofule, le diabète, l'anémie et la chlorose.

d. Elle rend compte de l'antagonisme pour la tuberculose du cancer et de l'état de cyanose.

e. Enfin elle explique l'action des diverses causes étiologiques, et elle permettra plus tard de leur assigner leur rang respectif, suivant leur importance et le mode de leur action sur l'organisme.

Il serait facile d'entrer dans d'autres détails confirmatifs de la théorie de la phospholigie, mais ils sont d'une importance secondaire, et ce qui en a été dit sera plus que suffisant pour ceux qui voudront y réfléchir.

L'auteur croit pouvoir dire, pour clore ce chapitre, que c'est la première fois qu'en pathologie on a essayé de ramener tout l'ensemble des phénomènes d'une maladie à un principe rationnel unique.

Il croit ne rien exagérer, en disant que l'histoire d'aucune affection ne présente un résultat semblable, et que c'est la première fois qu'un traitement rationnel, ou prétendu tel, s'appuie sur un ensemble de faits aussi nombreux et aussi concordants, de faits observés, non pas seulement par lui-même et pour le besoin de sa cause, mais qui ont été recueillis par des observateurs isolés et indépendants; en un mot, de faits perdus jusqu'ici dans les recoins de la science à l'état de membres épars et tronqués (*disjecta membra*), et qui se trouvent constituer aujourd'hui, pour la première fois, un ensemble et une unité scientifiques.

Il croit devoir d'ailleurs rappeler ce qui a été dit plus haut sur la valeur des théories scientifiques. La théorie la plus vraie sur un ensemble de phénomènes donnés, c'est celle qui donne l'explication la plus complète que puisse admettre l'état actuel de la science, et qui, tout en se servant des matériaux déjà acquis, fait voir les lacunes qui restent encore.

Toute théorie vraie a donc un double résultat, celui d'expliquer les données déjà obtenues, et celui de faire entrevoir, d'appeler même des données nouvelles. C'est à ce double titre qu'il propose la sienne.

Il lui semblerait peut-être que les imperfections et les lacunes que présente cette théorie ne proviennent pas d'elle-même, mais de ce que les questions qu'elle adresse aux sciences sur lesquelles elle s'appuie, la chimie, l'histologie et la physiologie, sont, ou insolubles dans l'état actuel de nos connaissances, ou n'ont pas même encore été soulevées.

Quel que soit donc le sort que l'avenir réserve à cette idée, on peut dire, dès aujourd'hui, qu'elle aura produit les résultats suivants :

D'un côté, les faits thérapeutiques nouveaux dont elle découle resteront acquis à la science et surtout à la pratique. La guérison de la phthisie pulmonaire par une préparation de phosphore assimilable et oxydable, toutes les fois que *la lésion préexistante au traitement* ne sera pas assez grave pour entraîner la mort, voilà le fait nouveau et capital qui ressort de l'œuvre actuelle.

De plus, elle aura eu pour conséquence de faire entrer dans le domaine de la science une série de questions qui, sans elle, n'auraient point existé. C'est par les solutions que ces questions recevront que la théorie elle-même sera jugée d'une manière définitive ; mais lors même que le résultat lui serait contraire, elle aurait rempli son rôle, comme phénomène scientifique, par le fait seul de les avoir provoquées.

APPENDICE

AU CHAPITRE IX.

Voici le procédé dont j'ai parlé (p. 673), et par lequel on démontre la présence dans l'albumine d'un composé contenant le phosphore à l'état oxydable. Je m'abstiens d'entrer dans d'autres détails sur une question qui est encore à l'étude.

1° On mêle l'albumine avec une quantité suffisante de lessive de potasse pure pour en opérer la complète dissolution.

2° On fait bouillir légèrement pendant plusieurs minutes, jusqu'à ce que le mélange soit devenu un peu jaune.

3° On mêle ce produit avec son volume d'alcool, et l'on fait passer un courant d'acide carbonique à froid jusqu'à ce qu'il ne se dégage plus d'hydrogène sulfuré. On sépare le bicarbonate de potasse qui se dépose, en filtrant sur du papier pur.

4° A cette liqueur on ajoute un excès d'acide chlorhydrique pur, jusqu'à ce que le tout soit parfaitement acide, puis du chlorure double de palladium. On porte le tout à l'ébullition, et l'on voit, après quelques minutes, la liqueur noircir et un dépôt de stries noires se former. C'est le phosphure de palladium, uni à un peu de matière organique.

On oxyde ce précipité par l'acide azotique, et l'on démontre l'existence dans la liqueur de l'acide phosphorique au moyen des réactifs ordinaires.

CHAPITRE X.

CONTROVERSE.

Caractères distinctifs de la critique et de la controverse médicales. — M. Vigla. — M. Cotton. — M. Deforchaux. — M. Moya. — M. Santa-Maria. — M. Garcia. — M. Puig. — M. Rodriguez. — M. Noguera. — M. Serrano. — M. Gomez. — M. Maestre de San-Juan. — M. Debout. — M. Trousseau. — M. Parigot. — M. Reinvillers. — M. Galvez. — M. Carreño. — M. Forman. — M. Campbell. — *The Medical Circular*. — M. Dickson. — M. Quain. — L'Hôpital général de Vienne. — M. Dechambre. — M. Denobele. — MM. Feldmann et Pfeiffer. — M. Risdon Bennett. — M. Taylor. — M. Cotton. — M. Vintras. — Conclusions.

Le but final de la médecine, c'est la guérison de la maladie. C'est en vertu de ce but qu'elle occupe un rang distinct parmi les connaissances humaines, et que dans les pays civilisés, quelquefois dans les pays sauvages, ceux qui la professent jouissent de priviléges sociaux très-importants. Le jour où il serait reconnu que ce but est impossible, la médecine cesserait d'être une étude sérieuse, et ceux qui s'y livrent devraient être classés parmi les astrologues et les autres trafiquants de cette espèce. Comment donc se fait-il qu'aujourd'hui il se rencontre tant de médecins qui, tout en gardant vis-à-vis du public l'assurance imperturbable des Purgon et des Diafoirus, avouent dans l'intimité professionnelle le mépris le plus profond pour l'art qu'ils exercent (1)? Comment se fait-il qu'il y ait sous ce rapport deux doctrines,

(1) « Assistez à nos discussions académiques, et dites-le-moi, que voulez- » vous que pense, que voulez-vous que fasse le public en présence de ces dénéga- » tions affligeantes qui pleuvent de tous côtés? Nous en sommes arrivés à ce degré, » que celui-là qui doute le plus, qui nie le plus, qui ridiculise le plus agréable- » ment les croyances des autres, est le vrai sage, le véritable savant, le plus » habile médecin. Et remarquez que c'est de la bouche de ceux qu'on appelle les » maîtres que sortent les plus tristes paroles de désespérance. Les ardeurs géné- » reuses de la jeunesse, ardeurs nécessaires, sont refroidies et éteintes sous ces » douches de scepticisme à jet continu des corps savants et enseignants. Aussi que » font-ils, nos jeunes gens? Ils cherchent une fibrille inconnue, une cellule inno- » mée, un milligramme de matière échappé à la savante analyse de leurs devan- » ciers; mais qui d'entre eux, si ce n'est quelque rare et courageux esprit, ose » penser à des recherches de thérapeutique et de matière médicale? » (Amédée Latour, *Union médicale*, 8 mai 1858.)

et, on peut même le dire, deux morales : l'une, exotérique, pour les profanes, ferme, nette, précise, pleine d'espérances et de promesses flatteuses ; l'autre, ésotérique, révélée seulement aux adeptes, où tout n'est que trouble, confusion, incertitude et désespoir (1) ? Serait-ce, comme on l'a prétendu, que la médecine la plus officielle, la plus ornée de dehors scientifiques, n'est qu'un charlatanisme bien appris, et qu'entre le médecin et le saltimbanque il n'y a que l'épaisseur d'un parchemin : l'un arrivant au scepticisme après avoir longtemps erré dans le dédale de la science, l'autre y aboutissant de plein saut sans s'être donné la peine de tant de détours ? Il s'ensuivrait alors que, sous le rapport moral, l'empirique ignorant serait souvent au-dessus du médecin, puisqu'il aurait pour lui une justification qu'on ne saurait admettre pour l'homme de l'art : car, grâce à son ignorance même, l'empirique peut croire ce qu'il professe, tandis que le médecin sceptique ne se fait aucune illusion sur l'inanité de ses prétentions. Ces questions et une foule d'autres qui s'y rattachent se trouvent aujourd'hui au fond de tous les esprits consciencieux. Il n'est personne qui, au moins à une certaine époque de sa carrière médicale, ne se soit trouvé en face d'elles. Il n'est

(1) « D'abord le *milieu moral* dans lequel le phthisique est placé aura la plus » grande influence sur son bien-être ; il faut lui donner de l'espérance, éviter » avec soin les expressions inquiétantes, les mots de *tubercules*, de *phthisie*, » toutes les idées qui peuvent inspirer au malade des pressentiments funestes ; *sa* » *maladie est une bronchite, un engorgement, une congestion qui se dissipera* » *avec du temps et des soins*. Aux premières paroles de consolation, à la première » lueur d'espoir, on voit son visage rayonner, la poitrine se dilater, et bientôt, » si le moral se relève, les digestions seront meilleures, la réparation plus facile. » *Cette influence puissante, les charlatans savent admirablement l'exploiter ;* » *l'homme de* science *ne doit pas la leur abandonner* ; il doit y dépenser son esprit » et son cœur, sans se préoccuper de savoir s'il ne récoltera pas souvent l'ingra- » titude : la conscience du devoir rempli sera toujours sa récompense. » (Noel Gueneau de Mussy, *Leçons sur la phthisie pulmonaire*, dans *Moniteur des sciences médicales*, 6 octobre 1859.)

Le lecteur voudra bien comparer cette assurance de guérison, que le médecin d'esprit et de cœur doit donner, quand même, sur un cas de phthisie, avec le pronostic *scientifique* de cette affection exposé, chap. VI (pp. 557, 562 et suiv. 621, note), et chap. IX (p. 808, note 2). L'esprit et le cœur ne nuisent pas à la science ; mais quand le malade vous demande celle-ci, est-il réellement permis de lui donner, sans l'en prévenir, les deux autres à la place ?

pas une polémique, pas un problème, sur lesquels elles ne pèsent pour les entraver et les obscurcir. On peut dire qu'elles dominent toutes les discussions médicales, et que, pour chacun, la solution de toute controverse est en quelque sorte établie par avance, suivant que son esprit s'est déjà abandonné à l'une ou à l'autre de ces deux tendances opposées, et qu'il appartient à la classe des sceptiques ou à celle des croyants. Il faut reconnaître cependant que déjà un certain nombre d'esprits se sont mis résolûment à l'œuvre pour faire sortir enfin la médecine de l'ornière où elle se traîne depuis plus de deux mille ans. Mais le nombre en est bien petit encore, et le fond des habitudes intellectuelles léguées à la génération actuelle par l'école d'observation dont nous voyons aujourd'hui les rares et derniers travaux, c'est un scepticisme empirique pour lequel toute la science médicale a pour centre et pour but final la table des autopsies. Il ne sera pas inutile d'examiner rapidement quelles sont les causes qui ont amené un pareil état de choses. Cet examen fera comprendre la raison de la divergence entre les résultats que j'ai obtenus dans le traitement de la phthisie par les hypophosphites et ceux qui ont été publiés par certains autres cliniciens; et il fera voir que non-seulement cette divergence porte sur les faits eux-mêmes, mais qu'il n'y a pas de possibilité que les parties adverses puissent s'entendre, parce qu'ils n'ont pas de terrain commun sur lequel ils puissent se rencontrer. Il faut, en effet, de deux choses l'une, ou que mes adversaires soutiennent qu'il est impossible d'arriver à quoi que ce soit de fixe et de certain en thérapeutique, c'est-à-dire en médecine; ou bien qu'ils admettent que les objections avancées par eux jusqu'ici ne touchent en rien à la question de la guérison de la phthisie par les hypophosphites.

Le scepticisme médical de l'époque actuelle, que l'on peut déplorer autant que l'on voudra, mais avec lequel en définitive il faut bien compter, puisque toutes les idées médicales en sont infiltrées; ce scepticisme ne date pas de la génération actuelle. Il est le reflet de la philosophie du XVIIIe siècle, qui, ayant la prétention de tout reconstruire à nouveau, a tout bouleversé et tout remis en question. En médecine comme dans tout autre ordre d'idées, l'intelligence, soit de l'individu, soit des associations d'hommes, passe successivement par des phases diverses. Quand on veut se livrer à l'étude d'une classe quelconque de phénomènes, le premier effort de l'esprit consiste à les distinguer entre eux, et à chercher une mesure à laquelle on puisse les rapporter, un caractère auquel on puisse les reconnaître. Puis les phénomènes ainsi reconnus et classés, le travail intellectuel entre dans une seconde phase, et l'on cherche les moyens soit de connaître par avance l'ordre de succession des phénomènes, soit celui de les faire naître ou de les empêcher : c'est-à-dire que dans les sciences d'observation pure, comme l'astronomie, on cherche à prévoir; dans celles d'expérimentation, comme la physique et la chimie, on cherche à produire. Ces deux ordres de recherches sont également indispensables, mais avec cette différence que le second ne saurait s'établir que lorsque le premier a déjà atteint un certain degré de perfection : car il est évident qu'avant de chercher à découvrir les lois ou les conditions qui gouvernent un phénomène, il faut savoir le reconnaître et le distinguer de tous les autres.

Ainsi qu'on l'a vu dans un des chapitres précédents, c'est presque exclusivement au diagnostic et à la classification des maladies que se rapportent tousl es résultats positifs acquis jusqu'ici en médecine. C'est là le rôle qu'a rempli l'école anatomique, c'est la marque qu'elle laissera dans l'histoire de la science. Mais ce n'est que le premier pas, il s'agit de faire aujourd'hui le second : après avoir trouvé le moyen de reconnaître les maladies, il faut découvrir celui de les guérir. Or, jusqu'ici, dans la partie expérimentale de la médecine, celle qui a pour but de produire ou de prévenir les phénomènes, on ne possède guère que des résultats purement empiriques et irrationnels qui ne se rattachent à aucun principe certain ni même à un principe quelconque. Tant qu'il s'agit du diagnostic, le médecin s'appuie sur des données d'anatomie et de physiologie qui le guident et l'éclairent dans sa marche; mais lorsqu'il en vient au traitement de la maladie, le plus ouvent ces deux guides lui font complétement défaut. Même dans les quelques cas où il possède des moyens dont l'action est certaine et le résultat assuré, il ne peut les rattacher en rien aux connaissances qu'il a sur la maladie contre laquelle on les emploie. De là vient que trop souvent le diagnostic une fois établi, le reste ne semble plus au médecin qu'une question oiseuse ou insoluble. Dans la plupart des cas il se borne à choisir, en quelque sorte au hasard, une ordonnance quelconque, dans une série, plus ou moins étendue, de recettes plus ou moins semblables, plus ou moins complexes, souvent plus ou moins ridicules. Que l'on ouvre un formulaire, et que l'on veuille bien se demander quel est le caractère scientifique qui le distingue d'un livre de cuisine? Ne pourrait-on pas dire que c'est souvent ce dernier qui l'emporte en valeur et en science véritables? Dans le chaos informe de substances entassées ainsi les unes à côté des autres sans lien appréciable, ou même possible, quel est le motif qui décide presque toujours le choix du praticien? N'est-ce pas la routine, l'inefficacité *apparente* de quelque autre formule déjà employée, souvent la simple nouveauté? Combien y a-t-il de praticiens qui se demandent quel est le résultat que l'on doit attendre de chacun des ingrédients qu'ils emploient dans une formule ; quelle est leur influence réciproque les uns sur les autres ; quel est leur rapport probable ou même possible avec l'affection contre laquelle on les administre? Combien surtout en est-il à qui il vient à l'esprit de s'inquiéter des *conditions nécessaires à l'action* de telle ou telle substance sur l'économie, soit à l'état normal, soit à l'état morbide? Sauf une classification thérapeutique qui ne repose le plus souvent que sur les phénomènes les plus grossiers produits par l'action médicamenteuse, sauf quelques réactions chimiques décorées du nom d'incompatibilités, sauf l'idée rudimentaire d'une posologie, la science thérapeutique est tout entière à créer. En un mot, comme je l'ai déjà établi (chap. VI, pp. 602 et suiv.), l'administration des médicaments, telle qu'elle est comprise aujourd'hui par la presque totalité des médecins, n'a aucun caractère scientifique.

Ce qui le prouve, c'est qu'on admet presque universellement qu'entre le diagnostic de l'affection et la guérison il n'y a qu'un seul terme intermédiaire nécessaire, l'administration d'un médicament donné. La conception de la nécessité d'étudier et d'établir d'abord les *conditions* de l'action physiologique, et ensuite celles de l'action thérapeutique du remède, n'a guère dépassé jusqu'ici le cercle des physiologistes. En thérapeutique, ou cette conception n'existe pas, ou l'on n'en déduit aucune conclusion pratique ; de sorte que, par l'immense majorité des praticiens, ainsi qu'on le verra dans la discussion qui va suivre, l'action médicamenteuse d'une substance est envisagée comme si elle s'opérait en dehors de toute *limite* et de toute *condition*, c'est-à-dire en dehors de tout caractère scientifique. Les connaissances thérapeutiques du médecin diffèrent donc par la quantité, mais elles ne se distinguent en rien, pour la nature et pour le caractère, de celles de la commère et du médicastre.

Il suit de là que le médecin, aussi longtemps qu'il se tient sur le terrain du diagnostic, est dans une sphère de connaissances spéciales et positives, mais sitôt qu'il entre dans le domaine de la pratique, c'est-à-dire de la thérapeutique, il n'a guère de données réellement *scientifiques*, et, le plus souvent, il ne s'appuie que sur des connaissances de même ordre que l'expérience vulgaire et extra-scientifique, c'est-à-dire sur des faits isolés, incohérents, incomplets et indéterminés. C'est là, si l'on va au fond des choses, la cause du scepticisme que nous venons de signaler, scepticisme porté si loin, que beaucoup de médecins regardent les questions de thérapeutique comme étant de leur nature insolubles et toute discussion sur ce sujet comme oiseuse et inutile. Mais en est-il réellement ainsi? la complexité des phénomènes cliniques est-elle si grande qu'elle doive nous ôter la possibilité, et comme le pensent les sceptiques, l'espoir d'arriver au même degré de certitude que dans les sciences plus avancées, telles que la physiologie, la chimie et la physique? Je ne le pense pas. La médecine est déjà assez riche de faits avérés, de données incontestables, pour atteindre, sur certains points, dans le traitement des maladies, à des résultats aussi nets et aussi constants que dans toute autre branche des connaissances humaines. Que lui manque-t-il donc pour le faire? *C'est de rompre avec les errements de l'école dite hippocratique ou d'observation pure, de ne plus accepter comme données scientifiques les résultats de l'expérience individuelle, de n'admettre comme telles que ceux qui sont fournis par les méthodes d'observation expérimentale.*

Experientia fallax, l'expérience est trompeuse, s'écrie tristement le père de la médecine, au début même de ses maximes; et cependant depuis plus de deux mille ans les médecins dits observateurs s'évertuent à entasser observation individuelle sur observation individuelle. Comment s'étonner alors qu'ils n'aient pu encore résoudre un problème qui équivaut à demander combien il faut d'incertitudes pour produire une certitude?

Il y a, en effet, entre l'*expérience* individuelle et l'*observation expérimentale*, des différences radicales que je veux faire ressortir en quelques mots.

L'*expérience*, telle qu'elle est comprise en médecine, est de même ordre que l'expérience individuelle dans les sciences encore à l'état spéculatif ou embryonnaire, telles que la psychologie, la politique, la météorologie. C'est la perception intuitive, quelquefois plutôt instinctive, toujours plus ou moins confuse, d'un rapport possible entre des phénomènes incohérents et mal déterminés, perception qui conduit à des conclusions tout au plus probables, toujours incertaines et souvent fausses. Un autre caractère de l'expérience individuelle, c'est d'être essentiellement subjective, de ne pouvoir se communiquer aux autres, ou du moins de ne leur être transmise que sous forme de données variables dont la valeur réelle ne peut être déterminée. L'*expérience* est donc essentiellement stationnaire, et c'est parce que la médecine s'est appuyée jusqu'ici exclusivement sur elle, que la *science de guérir* est aujourd'hui à peine plus avancée qu'il y a deux mille ans.

L'*observation expérimentale* est tout autre : celle-ci n'admet comme phénomènes constatés que ceux dont les caractères et les *limites* ont été établis d'une manière nette et précise; elle ne reçoit comme données scientifiques que les faits dont les *conditions* ont été rigoureusement fixées. Tout ce qui ne réunit pas ces caractères reste à l'état de problème, de question à étudier. L'observation expérimentale est essentiellement objective et impersonnelle; les résultats qu'elle fournit sont constants et identiques pour tous les observateurs *qui sont maîtres du procédé technique;* enfin elle est essentiellement progressive, puisque chaque fait établi demeure acquis à la science et va grossir la somme des connaissances déjà amassées.

Les méthodes et les procédés de ces deux manières d'étudier les phénomènes offrent des divergences également profondes.

Lorsqu'on procède par voie d'expérience individuelle, on recueille tous les faits indistinctement en leur attribuant à tous une valeur égale : on examine d'un côté les faits négatifs, de l'autre les faits positifs, et l'on décide en faveur de l'opinion qui se trouve appuyée du plus grand nombre. Cette méthode n'est donc en réalité qu'une espèce de calcul des probabilités dont les résultats varient à chaque instant suivant les données nouvelles que l'on fait entrer dans son calcul, suivant des conditions entièrement extrinsèques ou accidentelles.

L'observation expérimentale ou scientifique n'admet pas qu'il y ait des faits contradictoires, elle ne voit que des phénomènes différents dépendants de conditions diverses. Elle s'occupe donc moins de recueillir les faits que de *découvrir les conditions* dont ils dépendent. Une fois ces conditions découvertes, le problème se trouve résolu, et de nouveaux faits deviennent inutiles puisqu'on connaît la manière de les produire ou de ne pas les produire, à volonté ; le moyen de prévoir, soit qu'ils arriveront, soit qu'ils n'arriveront pas.

L'énumération des faits recueillis par l'expérience individuelle est donc utile et même indispensable comme point de départ, mais elle n'a jamais qu'un caractère provisoire et préliminaire servant à indiquer la probabilité d'une relation entre deux phénomènes, mais sans pouvoir déterminer en quoi cette relation consiste. Ainsi la méthode numérique sert à poser des problèmes, mais non à les résoudre ; pour cela il faut recourir à l'observation expérimentale.

C'est la voie de l'observation ainsi comprise, observation unie à l'expérimentation raisonnée et raisonneuse, et non pas celle de l'observation passive et muette, que la *médecine médicante* doit suivre ; c'est là la méthode qu'elle doit adopter. C'est celle que j'ai appliquée dans les chapitres V et VI pour établir les *limites* d'efficacité et les *conditions* d'action des hypophosphites contre la phthisie.

On est en quelque sorte étonné que la thérapeutique ne soit pas déjà entrée dans cette voie, puisque c'est celle que la physiologie parcourt avec tant d'éclat, ainsi qu'on peut le voir par les paroles suivantes :

« Lorsqu'un expérimentateur trouve des résultats contradic- » toires à ceux annoncés par ses prédécesseurs, au lieu de s'em- » presser de les publier, il doit être au contraire bien plus cir- » conspect. Les expériences contradictoires, ou autrement dit les » résultats négatifs sont toujours les plus faciles à obtenir, par la » bonne raison que dans toutes les sciences, il y a mille manières » de faire mal une expérience, et souvent une seule de la faire » convenablement. *Des faits négatifs ne prouvent donc absolument* » *rien contre un fait positif.* Dire qu'on n'a pas trouvé la sensi- » bilité récurrente, cela ne saurait aucunement prouver qu'elle » n'existe pas ; cela indique simplement qu'on n'a pas su se » mettre dans les conditions où elle existe. *L'art de bien faire une* » *expérience est nécessairement le résultat d'un long apprentissage* » *de la part de son auteur, apprentissage par lequel devront néces-* » *sairement passer tous ceux qui voudront la répéter convenablement* » *après lui* (1). »

Mais ce ne sont pas seulement les physiologistes qui s'empressent de proclamer et de suivre ainsi les principes exacts et rigoureux admis dans toutes les sciences expérimentales : une autre branche de l'art, la chirurgie, présente sous ce rapport un contraste frappant avec la médecine proprement dite. Là on est arrivé à déterminer avec une grande exactitude la plupart des conditions nécessaires pour obtenir un résultat prévu. Toutes les différentes périodes d'une opération sont rigoureusement

(1) Claude Bernard, *De la méthode expérimentale* (*Union médicale*, 7 septembre 1858).

fixées, tous les degrés intermédiaires qui séparent l'état morbide du résultat curatif sont le plus souvent déterminés ; on a soin de distinguer nettement entre l'action thérapeutique, qui la plupart du temps dépend ici d'un effet pathogénique (d'une lésion artificielle), et le résultat final, la guérison, qui en est une conséquence plus ou moins éloignée. En chirurgie, le but et les moyens sont également prévus, également précis, également conditionnels et dépendants l'un de l'autre. Mais par cela même que tout y est dans la dépendance stricte et réglée qui est le caractère des données scientifiques, il est de principe que pour arriver au but prévu, il faut non-seulement suivre rigoureusement la méthode opératoire générale que l'on a choisie, mais encore on ne doit pas la modifier en quoi que ce soit, si ce n'est pour une raison claire et nettement déterminée ; et l'on comprend que le résultat définitif dépend non-seulement de la science du chirurgien, c'est-à-dire de sa connaissance des règles générales de l'opération, mais encore de son habileté manuelle et de son talent clinique, c'est-à-dire de son aptitude à saisir et à appliquer les indications spéciales qui appellent de préférence l'emploi de tel ou tel procédé (1).

En médecine, il n'y a, en général, rien de pareil. Le premier venu se croit en droit de nier les résultats curatifs annoncés par un confrère, sans autre raison que ses propres insuccès, lorsque peut-être tout ce qu'il sait sur le procédé clinique employé, c'est le nom de la maladie et le nom du remède.

C'est là un des principaux obstacles aux progrès de la médecine, une des raisons qui l'empêchent d'occuper, parmi les autres sciences, dans l'estime des gens éclairés, et dans l'éducation générale, la position que demande son importance et que lui assignent les progrès incontestables qu'elle a déjà réalisés.

Mais il y a encore une autre conséquence plus fâcheuse encore : tandis qu'en physique, en chimie et en physiologie, la controverse soulevée par les vérités nouvelles ne dure qu'un temps relative-

(1) Il faut avouer que même dans les questions de thérapeutique, les chirurgiens apportent une précision et une netteté que les médecins sont loin d'imiter. On peut en voir un excellent exemple dans un *Mémoire sur l'emploi méthodique des anesthésiques*, par le docteur Berchon. Paris, 1861.

ment court et proportionné à la complexité des questions en litige, la polémique médicale est, pour ainsi dire, interminable et inépuisable. Tandis que l'histoire des controverses scientifiques, dans les autres branches de connaissances, montre comment la conviction est enfin entrée dans les esprits, quelles sont les expériences directes, précises, qui ont fait admettre de vive force la vérité nouvelle dans l'ordre des vérités reconnues, l'histoire des controverses médicales nous fait voir qu'une innovation thérapeutique n'a jamais été adoptée par les médecins que lorsqu'ils ont eu en quelque sorte la main forcée par l'autorité morale des autres classes de la société. Tandis que les vérités scientifiques ne deviennent vulgaires que lorsqu'elles sont adoptées par les savants, les vérités thérapeutiques ne sont admises par les médecins qu'après qu'elles sont devenues des vérités vulgaires. C'est là l'histoire de l'antimoine, de l'ipécacuanha, du quinquina, de la ciguë, de la vaccine, de l'ergot, etc. ; en un mot, de presque tous les médicaments qui ont réellement une *action curative.* Si nous examinons la manière dont ces différents agents médicamenteux ont enfin conquis la place qu'ils occupent dans la thérapeutique, nous voyons que la masse des témoignages et des observateurs, au moins parmi les contemporains, leur a été constamment et inflexiblement contraire. De sorte que, pour apprécier la valeur et la portée d'une innovation thérapeutique, il faut presque toujours compter, non pas les suffrages qui lui sont favorables, mais ceux qui lui sont adverses. Il suit encore de là que, comme ce n'est pas la raison souveraine, la logique péremptoire, qui gouvernent les discussions médicales, les passions s'y donnent libre carrière et leur communiquent un caractère d'hostilité personnelle qui forme un contraste frappant avec le ton qu'il est de rigueur d'employer dans les autres sciences. Je n'en citerai qu'un seul exemple. Lorsque Faraday annonça, en 1846, sa découverte de l'action exercée sur le rayon lumineux par le magnétisme et le courant électrique, plusieurs physiciens se hâtèrent de répéter ses expériences et de vérifier les résultats annoncés, mais *aucun n'y réussit.* Pouillet fit part de ces insuccès à l'Académie des sciences, mais il se garda bien de révoquer en doute, soit la réalité des faits annoncés, soit la bonne foi de l'expérimentateur anglais ; il se borna à attribuer les résultats négatifs à l'ignorance où l'on était encore des *conditions du phénomène* (1). Que l'on compare ce langage noble et digne de la science véritable avec l'envie mal dissimulée, avec les insinuations malveillantes, avec les injures grossières, et même les haines furibondes qui distinguent les discussions médicales. Que l'on compare cet aveu d'un des expérimentateurs les plus habiles de notre époque, que « son propre insuccès doit tenir à son ignorance des conditions du phénomène, et ne prouve, par conséquent, rien contre des résultats affirmatifs » ; que l'on compare cet aveu avec les silences calculés, les réticences perfides, les allégations mensongères de tant de prétendus expérimentateurs cliniques. Que l'on ouvre l'histoire de la médecine, et en regard de ce phénomène moral on trouvera celui des adversaires de Jenner, faisant faire des caricatures où il est représenté comme un ogre dévorant les petits enfants, et celui de ces autres confrères constituant, lorsque la découverte fut patente et vulgaire, une société pour la propagation de la vaccine, mais ne voulant pas que Jenner, lui-même en fît partie (2).

La critique médicale a donc plusieurs caractères qui la distinguent essentiellement des autres controverses scientifiques :

Elle est, d'une manière prééminente, personnelle, querelleuse, disputeuse, injurieuse (3).

Elle est scientifiquement fausse, en ce qu'elle ne tient aucun compte des conditions d'observation ou d'expérimentation (4).

Elle est souvent mensongère, en ce qu'elle ne laisse voir que

(1) Voyez *Comptes rendus*, t. XXII, pp. 113 et 135.

(2) Voyez Baron's *Life of Jenner*. London, 1838, vol. II, p. 128.

(3) Voyez comme échantillon des aménités que comporte la controverse médicale, même devant les corps officiels, tels que la Faculté de médecine de Paris, une thèse sur le *Traitement de la tuberculose*, soutenue devant elle le 21 juin 1861.

(4) Lorsqu'on expérimenta pour la première fois le vaccin à l'hôpital de la petite vérole à Londres, on inocula les vaccinés le deuxième et le cinquième jour avec la matière varioleuse, et l'on se hâta d'annoncer la non-réussite des expériences : il s'en fallut peu que *ces faits* ne donnassent le coup de grâce à la vaccine. (Baron's *Life of Jenner*, vol. I, p. 310.)

les faits en faveur de l'opinion que l'on veut soutenir, tandis qu'elle supprime ceux qui lui sont contraires.

Elle est le plus souvent oiseuse et inutile : car pour toutes les découvertes en thérapeutique, l'événement a fini par donner tort à la majorité, quelquefois à l'unanimité des contemporains.

Elle est contraire aux intérêts de l'humanité, en retardant, comme pour l'antimoine et la vaccine, pendant plusieurs générations, l'adoption générale des agents thérapeutiques les plus efficaces et les plus importants.

Enfin, elle est nuisible aux progrès de la médecine, parce qu'elle décourage toute innovation, et par suite tout progrès, et qu'elle ravale aux yeux du public une science qui a pour but les intérêts les plus pressants de l'humanité, en la transformant en une arène où s'étalent toutes les arguties et tous les sophismes.

L'examen de la discussion soulevée par la découverte des propriétés thérapeutiques des hypophosphites fournira la preuve qu'il n'y a aucune exagération dans ce qui précède, et fera voir que, s'il y a beaucoup de dignes et honorables exceptions, la moitié des expérimentations qu'on a entreprises pour démontrer l'inefficacité des hypophosphites contre la phthisie, celles surtout que certains organes de la presse médicale se sont le plus empressés de faire connaître, ont été faites en dehors de toute condition scientifique, souvent de toute règle technique, presque toujours avec un oubli complet des principes les plus évidents de pathologie et de thérapeutique.

Beaucoup des faits allégués pour prouver l'inefficacité des hypophosphites contre la phthisie sont, ainsi que nous l'avons déjà dit, relatés d'une manière très-incomplète, tellement qu'ils ne sont susceptibles d'aucune discussion et qu'il est impossible d'en établir la valeur réelle; d'autres ne sont que de simples dénégations. Enfin, tous les résultats négatifs qu'on a voulu opposer aux faits curatifs publiés par moi, et qu'on a rapportés avec des détails suffisants, fournissent par eux-mêmes la preuve que ceux qui les ont recueillis n'ont tenu compte d'aucune des *conditions* indiquées comme nécessaires à la réussite du traitement.

Ils sont donc par ce seul fait frappés de nullité complète, puisque, comme nous venons de le voir (pp. 827 et 830), « des faits » négatifs, quelque nombreux qu'ils soient, obtenus en dehors » des conditions indiquées comme nécessaires à la production d'un » phénomène, ne prouvent rien contre des résultats affirmatifs. »

Les résultats physiologiques, thérapeutiques et curatifs que j'ai annoncés comme suivant l'emploi des hypophosphites administrés dans des conditions déterminées, se trouvent aujourd'hui confirmés par un assez grand nombre d'observateurs indépendants, et isolés les uns des autres, pour qu'on puisse les regarder comme définitivement établis et en dehors de toute discussion, de sorte que j'aurais pu me dispenser de relever ces critiques, et renvoyer mes adversaires à l'étude préalable de ce que j'ai écrit à cet égard. Je ne l'ai pas fait pour les raisons suivantes :

1° On n'a pas encore reconnu en thérapeutique le principe admis dans toutes les sciences expérimentales : à savoir, que la connaissance scientifique d'un phénomène implique celle de ses limites et celle de ses conditions, et que, par conséquent, étant donné le problème thérapeutique de guérir une maladie, cela implique trois conditions :

a. La connaissance du remède spécifique de cette maladie;

b. La détermination des limites de curabilité de l'affection;

c. Celle des conditions d'action du remède;

2° Beaucoup d'expérimentateurs, ayant opéré en dehors des conditions scientifiques rigoureuses, n'ont obtenu que des résultats partiels et incomplets, mais qui confirment néanmoins les miens dans la limite des conditions où ils ont observé.

3° D'autres, quoique ayant obtenu des résultats qui concordent en tout point avec ceux que j'avais fait connaître, ont hésité cependant à conclure; tant les principes de l'expérimentation thérapeutique sont encore vagues et incertains.

4° Enfin, outre l'avantage d'établir nettement la valeur qu'ont eue les hypophosphites entre d'autres mains que les miennes, cette controverse me donnera l'occasion de revenir en détail sur plusieurs points de pratique qui n'ont été exposés que d'une manière générale.

Je crois donc que cette discussion offrira un intérêt assez réel pour en faire excuser la longueur.

Avant d'entrer dans l'examen détaillé de cette question, je vais indiquer d'une manière sommaire les principales erreurs qui ont été commises :

1° Les uns, en établissant des résultats cliniques, n'ont tenu aucun compte de l'état pathologique des sujets observés, comme si, dans une maladie qui produit des lésions graves et par elles-mêmes mortelles, il était indifférent de savoir où en étaient ces lésions au moment de commencer le traitement (voy. pp. 598 et 599). De sorte que, pour juger de l'effet d'un *spécifique contre une diathèse*, on a expérimenté sur des malades offrant déjà des lésions capables par elles-mêmes d'entraîner la mort.

2° D'autres n'ont pris garde ni à l'action physiogénique ni à l'action pathogénique du remède (voy. pp. 609 et 633), et se sont contentés de donner au malade des doses plus ou moins élevées, souvent des doses exorbitantes et dangereuses du spécifique, comme on verse dans une bouteille jusqu'à ce qu'elle soit remplie.

3° D'autres ont administré, sous le nom d'hypophosphite, le premier sel qui leur était présenté, sans s'assurer qu'il fût pur, sans être même sûrs que ce fut un hypophosphite (voy. p. 674).

4° Beaucoup ont voulu qu'un spécifique contre une diathèse, et dans une maladie à marche aussi chronique que la phthisie, amenât la guérison de lésions organiques graves, quelquefois de lésions déjà mortelles, dans un espace de quelques mois, de quelques semaines, voire de quelques jours (voy. p. 637).

5° Enfin, quelques-uns ont accumulé à plaisir toutes les sources d'erreur à la fois.

M. Vigla. — Le premier en ordre de date est M. Vigla. Voici comment il rend compte de son expérience personnelle touchant l'emploi des hypophosphites dans le traitement de la phthisie pulmonaire :

« Nous avons fait connaître dans la *Revue médicale* du mois d'août 1857 la » *prétendue* découverte d'un spécifique, et mieux que cela même, d'un agent » thérapeutique rationnel, curatif de la phthisie pulmonaire, à savoir, l'hypophos- » phite de soude ou de chaux. Les réserves que nous formions alors sur la réalité » de la propriété merveilleuse attribuée à ces deux sels ne sont, hélas ! aujour-

» d'hui, que trop justifiées. Vingt malades ont été soumis par nous à ce traitement sans que nous ayons obtenu *la moindre amélioration* dans leur état.

» Les sels que nous avons employés nous ont été généreusement fournis pour l'expérimentation par M. Berthé, et avaient été préparés par la maison Ménier pour nos malades de la Maison de santé. Deux malades de la ville que j'ai soumis à ce traitement, l'un pendant plusieurs mois d'une phthisie pulmonaire chronique, l'autre depuis l'état conforme d'une phthisie aiguë jusqu'à la terminaison fatale, c'est-à-dire environ six semaines, s'étaient pourvus de ce médicament à la pharmacie Boudet-Robiquet. Il ne peut donc y avoir équivoque sur la qualité et la nature du produit employé par moi. Je me suis de plus assuré que le médicament a été pris exactement. Quant aux malades, je n'ai pas choisi, *j'ai pris tous ceux qui sont entrés depuis le commencement de mes recherches*, à la seule condition que *la nature de la maladie* fût constatée d'une manière certaine par la perception des signes physiques tirés de la percussion et de l'auscultation, seules bases d'un diagnostic incontestable. Des notes ont été prises sur tous ces malades par M. Duhomme, interne du service pendant l'année 1857. Que dire encore ? l'enquête sur les effets physiologiques ou thérapeutiques a été faite avec le plus grand soin en présence des élèves du service initiés au but de ces recherches. Et tout cela, pour établir que *pas un* de ces malades n'a obtenu d'amélioration dans l'ensemble de son état, ou même de soulagement dans l'un des symptômes si variés qui rendent, contre l'opinion vulgaire, cette maladie ordinairement douloureuse. Ainsi rien, absolument rien. Toux, expectoration, douleurs thoraciques, *fièvre hectique*, vomissements, *diarrhée*, amaigrissement, insomnie, l'hypophosphite de soude ou de chaux a été impuissant pour modifier un seul de ces phénomènes.

» J'ignore si d'autres seront plus heureux. Quant à moi, je me regarde comme suffisamment éclairé et plus qu'autorisé à ne pas continuer l'expérience. Je me hâte cependant d'ajouter que la dose *de 1 à 4 grammes conseillée par l'auteur* n'a pas été difficile à supporter par les malades qui prenaient volontiers ce sel dans un julep gommeux de 125 grammes, soit en deux fois, soit par cuillerée à soupe de deux en deux heures. En un mot, ce médicament m'a paru aussi indifférent pour produire le mal que le bien (1). »

Il résulte de ce qui précède :

1° Que vingt malades ont été soumis au traitement, sur lesquels deux étaient en ville, et dix-huit à la Maison de santé de la rue Saint-Denis ;

2° Que ces malades n'ont pas été choisis, mais qu'on a pris tous ceux qui sont entrés à la Maison de santé ;

3° Que les doses employées ont été de 1 à 4 grammes ;

4° Que l'effet produit par le médicament a été complétement nul ; pas un des symptômes n'a été modifié.

(1) *Journal de pharmacie et de chimie*, 3e série, t. XXXIII, février 1858, p. 146.

Voici ma réponse :

1° Les dix-huit malades traités à la Maison de santé, n'ayant pas été choisis par M. Vigla, mais ayant été pris à l'aveugle, *n'étaient pas dans les conditions que j'ai indiquées* comme nécessaires pour obtenir un résultat curatif, soit parce que la lésion était déjà trop avancée (voy. p. 598 et suiv.), soit parce qu'il y avait chez eux un ramollissement aigu (fièvre hectique) (voy. pp. 625 et 626), soit parce qu'il y avait des complications (vomissements, diarrhée) (voy. p. 652).

2° Mais si les malades ont été ainsi pris à l'aveugle et sans choix, et si M. Vigla ne s'est pas mis dans les conditions que j'avais indiquées comme nécessaires à un résultat curatif, cela ne peut venir que de l'une de ces deux raisons : ou bien parce qu'il admet que l'action médicamenteuse et l'effet curatif d'une substance sont indépendants de toute condition, ou bien parce qu'il a jugé inutile de s'enquérir des conditions indiquées, attendu que pour lui il s'agissait de prouver non pas que les hypophosphites pouvaient guérir la phthisie, mais qu'ils ne la guérissaient point.

On remarque, en effet, que dans l'article précédent il n'est nullement question des *conditions de curabilité* présentées par les malades, mais uniquement de leurs conditions diagnostiques. Pour que cette expérimentation eût la moindre valeur, il est évident qu'il faut supposer que l'on a choisi des malades *guérissables*, et il est clair que l'expérimentateur, en gardant le silence sur ce point, donne à entendre que si les hypophosphites possédaient l'action que je leur attribue, les malades traités auraient dû guérir. Si, au contraire, il se trouvait que ces malades eussent été pris sciemment et volontairement dans des conditions telles que la guérison ne pouvait s'effectuer, quelle que fût l'efficacité dont jouirait le médicament, comment faudrait-il qualifier cette *prétendue* expérimentation? C'est au lecteur lui-même à le dire, après avoir *découvert* quel était l'état des malades en lisant ce qui suit :

« M. Vigla revient sur l'influence que peut avoir sur le déve-
» loppement des accidents *le genre de clientèle de la Maison de*
» *santé. La mortalité y est plus grande que partout ailleurs.... Les*

» *maîtres envoient à la Maison de santé un grand nombre de malades* » *dans la crainte de les voir mourir chez eux*, et les médecins, afin » de ne pas en conserver la responsabilité : *c'est là la principale* » *cause de l'excessive mortalité de cet établissement* (1). »

Ainsi la Maison de santé reçoit surtout des malades qu'on y envoie *pour ne pas les voir mourir chez soi.* Alors, dans quel état doivent se trouver les phthisiques qu'on y traite, et que penser d'un expérimentateur qui choisit des malades dans de pareilles conditions, et qui se garde bien d'en dire un mot?

3° Les doses employées par M. Vigla ont été le double ou le triple de celles que j'ai indiquées dans la première édition; puisque j'avais alors conseillé de ne jamais guère dépasser 1 gramme. J'avais seulement dit que j'avais pu donner une ou deux fois (et à titre d'expérimentation) des doses de 3 grammes *sans produire d'accidents immédiats.*

4° Les sels employés par M. Vigla n'ayant produit aucune modification, et ceux employés par moi ayant toujours influé au moins sur quelqu'un des phénomènes morbides, et cela non pas chez dix-huit malades, mais dans des milliers de cas, on est en droit de conclure que les substances employées par lui et par moi n'étaient pas les mêmes. C'est là en effet la conclusion à laquelle je suis arrivé, et que je signalai dans une lettre adressée au *Journal de pharmacie*, immédiatement après la publication de l'article de M. Vigla. Dans cette lettre, j'indiquais que la plupart des hypophosphites vendus dans les officines de Paris étaient trop impurs pour en obtenir de bons effets; que tous les jours il m'arrivait, à mon dispensaire, de voir des malades chez lesquels l'emploi d'hypophosphites impurs était suivi de troubles digestifs, et ne produisait aucun des effets physiogéniques et pathogéniques indiqués (pp. 607 et suiv.). Les rédacteurs du *Journal de pharmacie*, afin de mieux éclairer la question et pour mettre leurs lecteurs à même de la juger avec

(1) Paroles de M. Vigla dans la discussion sur le rhumatisme cérébral à la *Société médicale des hôpitaux de Paris*, prononcées deux mois après la publication de son article sur les hypophosphites. (*Union médicale*, 10 avril 1858, p. 168.)

connaissance de cause, ont refusé l'insertion de cette lettre, qui a paru dans le *Moniteur des hôpitaux* du 3 avril 1858 (1).

A cette lettre il fut répondu par M. Berthé, qui avait donné les hypophosphites employés par M. Vigla, qu'on ne pouvait conclure à l'impureté d'une substance chimique, parce qu'elle ne produisait pas un effet physiologique donné, et cependant dans cette réponse il donne lui-même la preuve qu'il n'a préparé que des sels impurs, puisqu'il avoue qu'il avait négligé de faire passer dans la solution un courant d'acide carbonique (2). Les sels employés par M. Vigla avaient donc, de l'aveu de celui qui les avait fournis, un excès de base. Or, c'est là, ainsi qu'on l'a vu au chapitre VII (p. 670), une condition qui modifie essentiellement l'action des hypophosphites; mais il paraît que, d'après les errements de l'École dite d'observation, c'est une condition que l'on est en droit de négliger à priori, surtout lorsqu'on se propose d'établir des conclusions négatives.

Enfin des deux malades traités dans la pratique particulière de M. Vigla, l'un était atteint d'une phthisie *chronique*, et l'autre d'une phthisie *aiguë* qui l'a emporté six semaines après le commencement du traitement par les hypophosphites. Quant au premier, M. Vigla n'indique nullement quel était son état au moment de commencer le traitement, jugeant sans doute cette circonstance trop peu importante pour qu'on y fît attention. Le second, ayant vécu six grandes semaines sans guérir sous l'influence des hypophosphites, donne la preuve évidente de leur inefficacité.

(1) J'ai une trop haute opinion des égards que les médecins se doivent entre eux et à la vérité, pour avoir voulu user de mon droit légal et faire insérer ma lettre par ministère d'huissier. Je laisse au lecteur à juger de la valeur d'une cause qui ne peut pas supporter la discussion. (Voy. p. 830.)

(2) « Dans la préparation des hypophosphites, voici ce qui se passe toujours lorsqu'on a fait réagir le phosphore sur le lait de chaux ou la solution de soude. Si on les prépare directement, et lorsqu'on a filtré le liquide, on obtient une solution contenant de l'hypophosphite de chaux et de soude, *plus un excès d'alcali*, qui est forcément peu considérable avec la chaux, puisque cette base est peu soluble dans l'eau, mais qui peut être considérable avec la soude. » (Berthé, dans *Moniteur des hôpitaux*, 10 avril 1858, p. 332.)

De ce qui précède il résulte :

1° Que les hypophosphites employés par M. Vigla étaient impurs, de l'aveu de celui qui les lui a fournis, puisqu'ils contenaient de la chaux ou de la soude caustiques, ce qui est d'autant moins excusable que j'avais moi-même prévu et signalé avec insistance cette source d'erreur (1) ;

2° Que presque tous les cas traités (dix-huit sur vingt) ont été choisis parmi des malades qui n'auraient pu être guéris, quelle que soit l'efficacité que l'on veuille supposer aux hypophosphites ;

3° Que, soit par ignorance, soit volontairement, l'expérimentation de M. Vigla a été faite en dehors de toutes les conditions indiquées comme nécessaires à la réussite du traitement ;

4° Que, par conséquent, d'après tous les principes admis dans les sciences d'expérimentation, les résultats négatifs obtenus par M. Vigla sont non avenus, et ne peuvent être opposés à des *résultats affirmatifs produits dans des conditions déterminées.* (Voy. pp. 827 et 830.)

M. Cotton. — Le docteur Cotton, après avoir expérimenté sur vingt phthisiques à l'hôpital de la phthisie de Brompton, près de Londres, est arrivé aux conclusions suivantes :

« Autant qu'on peut en juger d'après ces cas, il est évident que les hypophos-
» phites n'ont aucune valeur thérapeutique dans le traitement de la phthisie. Ce
» sont des préparations inertes qui ne font ni bien ni mal, si toutefois on peut
» dire qu'une substance ne fait pas de mal lorsqu'elle empêche d'employer un
» traitement plus efficace (2). »

Voyons sur quoi se fondent ces conclusions :

« On a soigneusement suivi les règles indiquées par le docteur Churchill pour
» l'administration des médicaments. On a administré aux malades trois fois par
» jour 5 grains (25 centigrammes) d'hypophosphite. »

Or, voici ce que j'avais écrit à cet égard, et voici les règles que

(1) 1re édit. de l'ouvrage actuel, pp. 239 et 240.

(2) Il est comique d'entendre parler les médecins de Brompton de traitement efficace, lorsqu'on songe que depuis quinze ans ils n'ont pas obtenu dans leur hôpital un seul cas de guérison sur des milliers de malades, ainsi qu'on l'a déjà vu par le témoignage du docteur Cotton lui-même (p. 562, III, IV), et que le plus renommé et le plus habile d'entre eux, le docteur Williams, avoue que, même dans sa pratique particulière, le nombre de guérisons qu'il a obtenues n'atteint pas *un pour cent* sur un chiffre de *sept mille patients.* (Voy. p. 808, note 2.)

le docteur Cotton prétend avoir soigneusement suivies *en administrant un gramme par jour à tous ses malades indistinctement*, et sans égards aux effets produits.

« La dose que j'ai trouvée la plus convenable est d'un gramme » par jour en une seule fois. Je commence en général par 50 cen- » tigrammes, et j'augmente chaque jour de 10 ou 20 centi- » grammes. » (1re édit., p. 14).

Et plus loin, p. 231 :

« J'ai déjà indiqué, aux pages 14 et 15, les doses que j'ai trou- » vées les plus avantageuses. Dans chaque cas le médecin devra » naturellement se guider sur la marche de la maladie, sur la » constitution du sujet, et surtout *sur la modification apportée* » *par le traitement aux symptômes généraux, faiblesse, sueurs,* » *décoloration des tissus, amaigrissement, inappétence, fièvre*, etc. » La meilleure règle que je puisse donner est celle-ci : Dans » les cas où le désordre local n'est pas très-grave, augmen- » ter la dose du médicament de 10 centigrammes par jour, » jusqu'à faire disparaître les signes généraux, et la maintenir à » cette limite jusqu'à ce que se présentent les premiers signes » de pléthore, dont on a pu voir la description dans les obser- » vations 8, 9 et 16. On trouvera que pour les adultes la meil- » leure dose pour obtenir ces effets est, en général, entre les » limites de 75 centigrammes à 1 gramme. Dans les cas plus » avancés, *il faudra quelquefois s'abstenir d'une médication aussi* » *active, afin de ne pas disposer le malade aux phlegmasies intercur-* » *rentes*. Je ne pourrais trop insister sur ce point. »

M. Cotton continue :

« Trois malades étaient affectés au premier degré ;
» Cinq au deuxième ;
» Et douze au troisième.
» Chez tous, la maladie était à l'état simple ou *ne présentait que les compli-* » *cations ordinaires*. »

Or, voici ce que je disais sur les conditions pathologiques que devait présenter le malade pour qu'on pût en espérer la guérison :

« L'issue de la maladie dépend de l'état anatomique de la

» lésion, et surtout de son étendue et de la présence ou de l'ab-
» sence de complications. » (1re édit., p. 20.)

Et encore :

« Ces préparations n'ont et ne peuvent avoir qu'une efficacité » *conditionnelle*, comme tous les moyens en médecine, comme » tous les moyens humains. Demander davantage, *ce serait vou-* » *loir l'impossible et l'absurde.* » (1re édit., p. 221.)

« La pathologie et le traitement que j'ai découverts nous » mettent à même de guérir toujours, et en pleine connais- » sance de cause, *tous les cas guérissables*, c'est-à-dire ceux » chez lesquels *les lésions organiques n'ont pas dépassé une cer-* » *taine limite*, tandis qu'aujourd'hui, avec les autres moyens » connus, on ne guérit que rarement, très-rarement, au hasard » et en aveugle. » (1re édit., p. 222.)

Il est clair que pour M. Cotton, de même que pour M. Vigla, il n'y a pas, même dans une maladie caractérisée par des lésions mortelles, *de limites de curabilité*, puisqu'il se contente de signaler comme une chose indifférente que les malades « présentaient ou ne présentaient pas des complications », qui sont presque toujours le signe de la période ultime de l'affection. Il est vrai qu'il ajoute naïvement que les sujets ne présentaient que les complications *ordinaires*. Est-ce qu'il aurait supposé que, lorsque je parlais de l'influence sur la curabilité de la phthisie des complications qui se rencontrent dans cette maladie, il s'agissait de fractures, de plaies d'armes à feu ? etc.

Sur vingt malades, on en choisit douze au troisième degré, c'est-à-dire avec des excavations, et cela pour rechercher l'influence d'un spécifique *contre la diathèse*, après *quinze jours de traitement*. On a vu, d'après la statistique donnée chap. V (p. 570), que sur 27 malades au troisième degré, les deux poumons étaient atteints *vingt et une* fois. D'après la même proportion, sur les 12 malades du docteur Cotton, 9 au moins devaient être atteints des deux poumons, et d'après le pronostic que j'ai établi dans ce cas, on peut juger de ce qu'il pouvait être entre les mains d'un praticien aussi désireux de réussir que le docteur Cotton. Comment ne se moquerait-on pas d'un chirurgien qui prétendrait qu'un sujet pût conserver sa locomotion après l'amputation des deux jambes ! Quelle différence cependant y a-t-il entre une pareille prétention, et celle de voir se rétablir la fonction respiratoire, et tous les phénomènes vitaux qui en dépendent, lorsque les deux poumons sont profondément désorganisés ?

Mais le plus fort est encore à venir.

« Le remède a été administré pendant *quinze jours*, et l'on en notait régu- » lièrement les effets. Si au bout de cette période on n'avait pas observé d'amé- » lioration, on cessait la médication.

» Mais si, après ce laps de temps, les malades se sentaient soulagés (*on la ces- » sait également, et*) on la remplaçait par d'autres médicaments, afin de voir si le » soulagement éprouvé par les malades était dû à l'action spécifique des hypo- » phosphites, ou à d'autres circonstances, telles que le régime, le repos (1). »

De pareilles choses n'ont pas besoin de commentaires.

« Des trois malades au premier degré, deux me *parurent* ne pas éprouver » d'effet par l'emploi des hypophosphites, mais *plus tard* ils s'amendèrent con- » sidérablement par l'usage des toniques et de l'huile de foie de morue. »

Quand ? Tout de suite, ou longtemps après l'usage des hypophosphites?

« L'autre déclara qu'il était beaucoup plus fort, et *sortit de l'hôpital avant » qu'on pût lui administrer d'autres médicaments.* »

Heureux et sensé patient !

» Mais comme avant d'entrer il avait souffert de la faim, c'est sans doute au » nouveau régime que doit être attribuée l'amélioration. »

Ainsi donc, d'après cela, *lorsqu'un clinicien choisit lui-même les conditions de son expérience*, si le traitement échoue, cela prouve qu'il est inefficace, et s'il réussit, cela prouve encore la même chose.

« Des cinq malades à la seconde période, quatre s'amendèrent légèrement et » un empira. Sur les quatre qui s'amendèrent, trois éprouvèrent subséquem- » ment une amélioration encore plus rapide par l'emploi de la quinine et » du fer. »

(1) Je crois indispensable de prévenir le lecteur que je cite les paroles textuelles du docteur Cotton, à l'exception des mots en italique, qui ont été insérés afin de mieux faire ressortir la contradiction.

Même réponse que ci-dessus.

« Des douze malades à la dernière période, une femme se trouva mieux des » hypophosphites que de tout autre remède. Une autre s'amenda beaucoup, mais » pas plus qu'elle ne le fit plus tard par l'emploi des toniques. Trois s'amen- » dèrent légèrement, mais plus tard firent des progrès plus rapides, grâce au fer » et à l'huile de foie de morue.

» Deux n'éprouvèrent aucune amélioration, mais s'amendèrent par un chan- » gement de traitement.

» Deux ne ressentirent pas d'effet, et la maladie, malgré le traitement subsé- » quent, n'éprouva pas d'arrêt.

» Un des malades empira pendant l'emploi des hypophosphites, mais plus tard » il reprit des forces, grâce à l'huile et à la quinine.

» Les deux derniers moururent. »

Il suit de là, d'après les aveux de l'expérimentateur lui-même, que sur 20 malades, dont 12 au troisième degré, 8 s'amendèrent *dans le court espace de quinze jours* pendant l'emploi des hypophosphites, et deux plus que par tout autre traitement; enfin, que l'un d'eux se trouva si bien, qu'il sortit de l'hôpital *plutôt que de se laisser soumettre à un autre traitement.*

Même en thérapeutique, où toutes les extravagances semblent permises, le procédé expérimental et les déductions scientifiques des médecins de l'hôpital de Brompton offrent quelques traits si nouveaux et si piquants, que je désire les faire ressortir en quelques mots. Ils pourront servir de guide aux jeunes critiques de l'école dite d'observation, et leur indiquer la voie à suivre pour administrer un spécifique de manière qu'*il ne guérisse pas.*

D'après les procédés d'observation admis à l'hôpital de Brompton, on peut établir les principes suivants :

1° Pour qu'on puisse admettre l'efficacité d'un médicament contre une maladie à marche aussi chronique que la phthisie, il faut que la guérison soit opérée (que les cavernes soient cicatrisées) dans l'espace de quinze jours ; tout médicament qui ne remplit pas cette double condition ne saurait être regardé comme un spécifique.

2° Lorsqu'un malade entre à l'hôpital et qu'on le soumet à un régime approprié et à l'administration des hypophosphites, tout amendement qui se produit doit être attribué au régime et non au médicament ; mais si l'on remplace les hypophosphites par l'huile de foie de morue ou toute autre médication, et que le malade continue à éprouver de l'amélioration, ce n'est pas à l'effet prolongé des hypophosphites qu'elle doit être attribuée, ce n'est même plus au régime, mais uniquement à l'huile de foie de morue et aux autres remèdes administrés en second lieu.

3° Lorsqu'on veut essayer l'effet comparatif de différentes médications, il ne faut pas les employer en même temps sur des *malades différents*, choisis autant que possible dans des conditions identiques, afin de comparer les résultats; il faut les administrer successivement au même malade sans intervalle et sans tenir compte des effets déjà produits. De cette manière les problèmes si complexes de l'observation clinique deviennent d'une simplicité admirable, et conduisent à des résultats aussi satisfaisants et aussi concluants que ceux que l'on vient de citer.

Mais ce n'est pas tout, les médecins de Brompton sont gens avisés et prennent leurs précautions afin de ne pas être pris au dépourvu, quelque chose qui arrive. Aussi, après avoir déclaré que les hypophosphites sont des substances inertes et sont nuisibles, puisqu'ils empêchent l'emploi de moyens plus efficaces, ils croient devoir finir leur article en déclarant qu'il n'est pas impossible que le composé « *phosphoreux* proposé par le docteur » Churchill *ait, dans quelques cas, une influence bienfaisante*, puisque » le phosphore paraît constituer une partie essentielle de la » matière nerveuse; mais quand même cela serait, il n'y aurait » à cela rien de nouveau. Le phosphore est un remède connu » depuis longtemps, et le docteur Cotton emploie lui-même » depuis longtemps un mélange de phosphate de fer et d'acide » phosphorique. »

Les connaissances chimiques du docteur Cotton sont évidemment au niveau de sa logique et de son habileté clinique ; pour lui le phosphore et l'acide phosphorique sont la même chose, puisque le second dérive du premier. Il en dirait sans doute autant du sucre et du vinaigre, du soufre et de l'acide sulfurique, de l'azote et de l'acide azotique. (Voy. p. 674.)

Le docteur Cotton oublie aussi d'ajouter que si le phosphore est un remède connu depuis longtemps, il n'existe pas dans les annales de la science cinq cas de guérison par le phosphore *avant la publication de ma découverte* (voy. p. 715).

Ainsi qu'on le voit, c'est toujours le même cercle sophistique : nier d'abord les résultats; puis, quand on est obligé de les admettre, prétendre qu'on les connaissait déjà, grâce à une confusion de mots et souvent à quelque chose de pire.

M. Deforchaux. — M. Deforchaux, médecin de la marine royale belge, rendant compte d'expériences faites par lui pour déterminer la valeur thérapeutique de l'hypophosphite de soude, s'exprime ainsi (1) :

« Le 23 juillet 1857, le docteur Churchill a déposé sur le bureau de l'Académie impériale de médecine un mémoire traitant de la cause immédiate et du spécifique de la tuberculose. La lecture en résumé de ce travail et les conclusions nous apprennent que les résultats extraordinaires obtenus par ce médecin étaient dus aux hypophosphites de soude, de chaux ou d'ammoniaque.

» Sur 35 phthisiques au deuxième et troisième degrés, M. Churchill en a guéri radicalement 9; sur lesquels chez 8 les signes pathognomoniques avaient disparu; 11 autres éprouvèrent une grande amélioration. Bref, il n'a eu que 14 décès.

» Lorsqu'un homme de la valeur de M. Churchill vient affirmer de pareils résultats devant une Académie de France, malgré le doute bien justifié par l'*impuissance de tous les moyens employés jusqu'à ce jour*, on sent renaître l'espoir de voir enfin découvert le spécifique tant cherché pour combattre cette désolante diathèse. Comme beaucoup de collègues, sans aucun doute, je me suis dit : Essayons encore! Ces guérisons phénoménales sont affirmées par un homme revêtu d'un haut caractère d'honorabilité. Pour moi, j'accepte les tuberculeux de M. Churchill comme des phthisiques au deuxième et au troisième degré.

» Mes observations personnelles datent du mois d'août 1857. Dans l'espace de sept mois, j'ai administré l'hypophosphite de soude aux doses prescrites par M. Churchill à 16 phthisiques. Sept d'entre eux présentaient des complications du côté des intestins, les 9 autres étaient complétement exempts de diarrhée, se promenaient et vaquaient encore en partie à leurs occupations. A la dose de 25 centigrammes, cette substance ne m'a point paru produire une action appréciable, alors même que l'on en continue l'usage pendant deux mois et plus. La fonte tuberculeuse ne fut nullement arrêtée. Une seule fois cependant l'expectoration diminua sensiblement, et parut vouloir changer de nature; une légère hémoptysie survint, après laquelle la maladie persista dans sa marche fatale.

» A 50 centigrammes, quelques malades ont vu leur diarrhée augmenter, il y avait de l'agitation nocturne, des sueurs plus copieuses, enfin la réaction beaucoup plus intense cessait brusquement par la suppression du médicament.

» A la dose d'un gramme, les malades *sans diarrhée* supportent l'hypophos-

(1) La *Presse médicale belge*, n° 12, 14 mars 1858, p. 95.

» phite de soude pendant un laps de temps variable entre cinq et douze jours, « *l'appétit augmente, les digestions sont faciles et rapides, l'abattement disparaît;* » *les paresseux se lèvent et se promènent; la face se colore, l'énergie renaît; ils* » *annoncent à tout le monde une guérison certaine. Le médecin traitant est porté* » *aux nues, ses confrères sont des ânes; on lui jure une reconnaissance éter-* » *nelle.* Après ces douces illusions, l'appétit diminue ou disparaît, la langue rou- » git, les lèvres deviennent sèches et carminées; les malades témoignent une » grande appétence pour les boissoins froides et glacées: tout indique un état » d'éréthisme du système digestif; deux fois j'ai vu des selles sanguinolentes. » Voilà en quelques mots le résumé de mes observations. A quoi peut tenir cette » différence dans les résultats? Aurais-je opéré dans de mauvaises conditions? » Mon hypophosphite de soude serait-il sujet à caution? Il serait imprudent de » conclure après une expérimentation de quelques mois et sur un si petit nombre » de malades; mes essais infructueux et consciencieusement suivis, rapprochés » des résultats brillants de M. Churchill, présentent cependant quelque chose de » très-remarquable.

» Attendons maintenant le travail de MM. les commissaires Louis, Trousseau et » Bouillaud; si ces messieurs viennent confirmer les conclusions de M. Chur- » chill, bien peu de médecins auront rendu à l'humanité un aussi grand ser- » vice (1). »

Il résulte de ce qui précède:

1° Que chez les malades *sans diarrhée* l'effet des hypophosphites se fait sentir dans un laps de temps variable entre cinq et douze jours, ce qui confirme pleinement ce que j'ai dit relativement à l'action presque immédiate de ces préparations (p. 607 et 1re édition, p. 15).

2° Que l'*appétit augmente, les digestions sont faciles et rapides, l'abattement disparaît; les paresseux se lèvent et se promènent; la face se colore, l'énergie renaît; ils annoncent à tout le monde une guérison certaine.* C'est-à-dire qu'en employant des doses suffisantes, les hypophosphites ont, ainsi que je l'ai dit, une double action, l'une presque immédiate sur le système nerveux (p. 607), l'autre sur le système sanguin (p. 607);

3° Que lorsque ces doses sont trop élevées ou trop longtemps continuées, il se présente des phénomènes pathogéniques d'ordre divers, dépendant de ce que la pléthore produite a dépassé

(1) Le fait, *jusqu'ici sans exception*, exposé à la page 829, que les corporations médicales n'ont jamais admis une découverte thérapeutique que lorsqu'elle était devenue une vérité vulgaire, fera comprendre que ma découverte, comme toutes celles qui l'ont précédée, sera bien obligée de se passer de la sanction de l'Académie, quelque importante qu'elle puisse être. Cela est assurément fort à regretter..... pour l'Académie.

les limites de l'état physiogénique et est entrée dans la sphère des phénomènes pathogéniques (p. 609). Mais il est très-possible que, dans le cas actuel, ces phénomènes aient été aggravés par de l'irritation intestinale due à la présence dans l'hypophosphite d'une certaine quantité d'alcali libre ;

4° Que ces résultats ont été obtenus *chez tous les malades non atteints de diarrhée*, c'est-à-dire tous ceux chez lesquels la fonction de digestion était intacte (p. 652).

Ces résultats confirment donc pleinement ce que j'ai avancé relativement à l'action physiogénique, pathogénique et thérapeutique des préparations hypophosphoreuses, et cette confirmation a d'autant plus de valeur qu'elle est fournie par un observateur dont l'essai a été malheureux, mais qui rapporte avec loyauté ce qu'il a observé, sans réticences, sans arrière-pensée, et sans parti pris à l'avance. Si dans les neuf cas en question la guérison n'a pas suivi les effets thérapeutiques chez les malades réunissant les conditions pathologiques de curabilité (voyez chap. V), c'est que l'action du médicament a outre-passé la limite des effets physiogéniques. Mais il est juste de dire que M. Deforchaux ne connaissait pas les détails du traitement, puisque la première édition de l'ouvrage actuel n'avait pas encore paru à l'époque où il a institué ses expériences.

Peu de temps après la publication de la première édition de cet ouvrage, plusieurs médecins, en Espagne, commencèrent l'emploi des hypophosphites. Voici les expérimentations parvenues à ma connaissance.

M. Moya. — Le docteur Ignacio Gomez Moya de Sisante a publié l'observation suivante (1) :

Observation CXXXVIII. — Agustina Garcia, âgée de vingt-trois ans, non mariée, ayant perdu deux de ses sœurs à la suite d'une phthisie pulmonaire, présentait en juillet 1858, au début de l'affection, une fièvre à type tierce avec une toux sèche augmentant pendant la nuit. L'emploi sans effet du sulfate de quinine fit soupçonner une phthisie pulmonaire, à cause des antécédents dont il a été fait mention, soupçon que vint confirmer la matité qui fut trouvée dans la région sous-clavière droite avec une diminution du bruit respiratoire dans le même point.

Malgré l'emploi de l'huile de foie de morue, du phellandrium aquatique, du protoiodure de fer de Dupasquier, aidé d'une révulsion énergique, la maladie

(1) *Iberia medica*, n° 71. Madrid, 25 mars 1858.

continua sa marche progressive jusqu'au 20 décembre de la même année. On résolut alors de lui administrer l'hypophosphite de soude. Elle présentait à cette époque les symptômes suivants : Amaigrissement général et très-marqué ; respiration devenant très-difficile avec le plus léger mouvement ; toux forte et fréquente, produisant l'insomnie et le vomissement des substances ingérées. Matité dans les régions sous-clavière et mammaire du côté droit, râles muqueux, sueurs nocturnes, langue humide et nette, inappétence, soif médiocre, et fièvre avec exacerbation le soir. On lui administre 10 grains d'hypophosphite dissous dans 4 onces d'eau et 1 once de sirop simple, à prendre par cuillerées dans les vingt-quatre heures, et l'on augmenta graduellement les doses pendant les huit premiers jours, jusqu'à 20 grains par jour.

Pendant cette période la toux avait diminué, les sueurs nocturnes avaient complétement disparu. On continua la même dose *pendant quatre semaines.* Durant cette seconde période l'inappétence augmenta, la soif devint insatiable, la langue se couvrit d'un enduit blanchâtre, l'expectoration devint purulente, et la fièvre augmenta d'intensité et de durée, de sorte qu'on renonça à l'emploi du remède spécifique.

Il est inutile de faire aucune remarque sur ce qui précède. Il suffira que le lecteur se reporte aux commentaires faits ci-dessus sur les expériences cliniques du docteur Deforchaux, et aux principes exposés au commencement du chapitre actuel (voy. p. 833).

M. Santa-Maria. — Le docteur Santa-Maria a publié dans l'*Actualidad* de Valencia l'observation suivante, reproduite dans le même numéro de l'*Iberia medica* que le cas précédent.

Observation cxxxix. — Matilde Merlo, âgée de huit ans, constitution faible, tempérament nerveux, souffrait depuis trois mois d'une phthisie pulmonaire au second degré. Elle avait été traitée pendant cette période par deux médecins qui avaient employé plusieurs traitements sans effet favorable. Ils conseillèrent alors à sa mère d'abandonner la malade aux seuls efforts de la nature. Au mois de janvier 1858, le docteur Jose Santa-Maria, ayant été appelé auprès de la malade, trouva les symptômes suivants :

Pâleur et amaigrissement général, toux persistante et provoquant le vomissement ; crachats verts, opaques et privés d'air ; pouls fréquent avec redoublement le soir ; dyspnée telle, que la malade ne pouvait dormir couchée ; sueurs nocturnes de la moitié supérieure du corps ; insomnie, matité dans les deux régions sous-clavières. Le docteur Santa-Maria fit sécher les vésicatoires, prescrivit des aliments en petite quantité, mais nutritifs, et la potion suivante :

Hypophosphite de soude............. 1 scrupule.
Eau distillée....................... 1 livre.

D'abord une cuillerée matin et soir, puis deux, et enfin trois.

Ce traitement, dit le docteur Santa-Maria, *fut suivi d'une guérison rapide et radicale.*

Il est à regretter que cette observation n'ait pas été présentée avec plus de détails, et que le docteur Santa-Maria n'ait pas dit si son expérience se bornait à ce seul cas.

Le même journal, l'*Actualidad*, publie trois autres cas fournis par d'autres praticiens, dans lesquels les résultats furent négatifs. Malheureusement, comme il ne donne aucun détail, il est impossible d'en faire l'examen critique. Mais d'après les quelques données fournies, il est évident que le médicament n'a été employé que chez des *moribonds*. Je renvoie donc le lecteur à ce que j'ai déjà dit, pp. 640 et 833. Ainsi :

Observation CXL. — 1° Vicente R...., atteint de phthisie au deuxième degré, souffrant depuis le mois d'août 1857, commença le traitement par l'hypophosphite de soude le 6 décembre de la même année, à la dose de 6 grains par jour, portés graduellement jusqu'à un demi-gros (1gr,50). Il succomba le 15 janvier 1858. On n'ajoute aucun autre détail.

Durée du traitement : cinq semaines.

Observation CXLI. — 2° Josefa Cebria, traitée par le même praticien, atteinte de phthisie au second degré, qui avait débuté neuf mois auparavant, commença à prendre l'hypophosphite de soude le 20 décembre 1857, et mourut dans les derniers jours de janvier de l'année suivante.

Durée du traitement : cinq semaines.

Observation CXLII. — 3° Francisco Marese, atteint de phthisie au deuxième degré *avec diarrhée*, malade depuis plusieurs mois, entra dans la clinique médicale de Valence, le 8 janvier 1858, fut mis à l'usage des hypophosphites combinés avec les pectoraux, les adoucissants, les calmants, sans aucun effet, et succomba le 13 février suivant.

Durée du traitement : cinq semaines.

M. Garcia. — Le docteur Vicente Garcia, dans le même numéro, publie plusieurs cas soumis au traitement dans l'hôpital de Valence. Ces observations se bornent à relater les commémoratifs, le degré de la maladie, la dose du médicament employé, la durée du traitement et le résultat final. Les voici textuellement, sauf les commémoratifs :

Observation CXLIII. — 1° J. N...., vingt et un ans, non marié. Malade depuis un temps non indiqué. Phthisique au deuxième degré. Commence à prendre de l'hypophosphite de soude le 26 novembre 1857, à la dose de 6 grains par jour, portés ensuite jusqu'à 26 ; continue jusqu'au 9 janvier 1858, et succombe le 26 du même mois.

Durée du traitement : six semaines au plus.

Observation CXLIV. — 2° C. O..., vingt-deux ans, mariée. Entre à l'hôpital en novembre avec une phthisie au second degré, et diarrhée. Commence le traitement le 10 décembre et meurt le 22 janvier.

Durée du traitement : six semaines.

Observation CXLV. — 3° Josefa Valero, vingt-quatre ans, non mariée. *Malade depuis quatre ans*, entre à l'hôpital le 26 novembre 1857, avec les symptômes suivants : Toux plus fréquente pendant la nuit, expectoration de crachats blancs, privés d'air et striés de sang ; amaigrissement, perte d'appétit, fièvre continue avec exacerbation le soir, sueurs partielles pendant le sommeil; dyspnée, matité dans la région sous-clavière droite, râles sous-crépitants dans le même point. Mise au traitement par les hypophosphites à la dose de 6 grains par jour, portés ensuite jusqu'à 38. *Elle en éprouva un grand soulagement ; l'expectoration diminua, le facies s'amenda et l'appétit revint.* Elle put se lever et se promener dans la salle pendant deux jours (15 et 16 janvier), mais elle s'enrhuma et fut prise d'une *diarrhée* abondante et obstinée, à la suite de laquelle revinrent l'expectoration, la fièvre et les sueurs nocturnes, et qui ne cédèrent plus à l'emploi de l'hypophosphite.

La malade continuait à être dans cet état lorsque l'observation fut publiée.

Observation CXLVI. — 4° M. A..., âgée de soixante ans, phthisique au troisième degré, entre à l'hôpital en octobre. Mise au traitement des hypophosphites le 10 décembre. Commence par les mêmes doses que les précédentes, mais elles ne purent être portées que jusqu'à 16 grains par jour, parce que la malade mourut le 1er janvier 1858.

Durée du traitement : vingt et un jours.

Observation CXLVII. — 5° V. R..., trente et un ans. Entre à l'hôpital le 26 janvier, atteint de phthisie au troisième degré, *avec diarrhée*. Prend l'hypophosphite de soude à dose de 6 grains, portés ensuite jusqu'à 16, et meurt le 15 février.

Durée du traitement : vingt jours.

M. Puig. — Le même journal contient aussi les observations suivantes du docteur Luis Puig :

Observation CXLVIII. — 1° Jose N..., âgé de vingt-cinq ans, entre au commencement de novembre 1857, atteint de phthisie pulmonaire au troisième degré. Prend l'hypophosphite de soude à dose de 4 grains, portés ensuite jusqu'à 12 ; n'éprouve aucun soulagement et meurt dans les premiers jours du mois suivant.

Durée du traitement : un mois au plus.

Observation CXLIX. — 2° T. C..., âgée de dix-neuf ans, non mariée. Commence à tousser en décembre 1856. Examinée en novembre 1858 par le docteur Fernando Blasco, qui avait d'abord soigné la malade, mais qui ne l'avait pas vue pendant plusieurs mois, ce praticien diagnostiqua une phthisie au second degré à forme aiguë, avec diarrhée.

L'hypophosphite de soude fut employé pendant quinze jours, mais on fut obligé d'en cesser l'emploi parce qu'il augmentait la diarrhée. La malade mourut à la fin de décembre de la même année.

M. Rodriguez. — M. Noguera. — Le même journal rapporte encore les cas suivants, sans autres détails que ceux qui vont être relatés (1) :

Don Joaquin Rodriguez administra l'hypophosphite à cinq malades atteints de phthisie au deuxième et au troisième degré, *tous ayant la diarrhée.* « Celle-ci » diminua considérablement pendant l'emploi des hypophosphites. » Tous succombèrent.

La durée du traitement n'est pas indiquée.

Le docteur Ramon Noguera employa les hypophosphites chez trois malades atteints de phthisie au troisième degré avec diarrhée. « Le médicament fit seulement diminuer la diarrhée. » Les trois succombèrent.

La durée du traitement n'est pas indiquée.

M. Serrano. — Le docteur Vicente Serrano publie l'observation suivante :

Observation cl. — R. T..., âgée de vingt-deux ans, non mariée, malade depuis huit mois. Atteinte de phthisie au troisième degré, commence à prendre l'hypophosphite de soude à la fin de novembre à dose de 6 grains par jour; portés ensuite jusqu'à 12. Il n'y eut pas de modification dans les symptômes, et la malade mourut le 15 janvier.

Durée du traitement · sept semaines au plus.

Sur toutes les observations précédentes, extraites de l'*Actualidad* et republiées dans l'*Iberia*, il suffit d'une seule remarque, c'est que, à l'exception du cas cité par le docteur Santa-Maria, qui s'est terminé, suivant les paroles de l'auteur, par une guérison prompte et radicale, tous les malades traités (sauf un) étaient très-probablement des moribonds, puisque dans tous les cas où les détails sont donnés, aucun n'a vécu plus de *sept* semaines après le moment où l'on a commencé l'emploi du traitement spécifique (voy. p. 833, 1°), et que la plupart étaient affectés de diarrhée, sans doute de la diarrhée colliquative, qui est le dernier acte de la phthisie. Il convient cependant d'ajouter que ces observateurs ont eu la loyauté de rapporter les conditions dans lesquelles ils ont expérimenté, et de permettre ainsi à chacun de juger de la valeur qu'il faut accorder à leurs observations.

M. Gomez. — Le docteur Vicente Gomez y Orland, médecin de

(1) *Iberia medica*, n° 72. Madrid, 30 mars 1858.

l'hôpital militaire de Valencia, a publié (1) les observations suivantes de dix-huit malades, traités par lui dans l'hôpital militaire de cette ville.

OBSERVATION CLI. — 1° Diego Carus y Valle, vingt-quatre ans, laboureur, né de parents phthisiques, tomba au sort et entra à l'armée en 1854 ; commença à tousser en avril 1855, et après diverses alternatives de mieux et de recrudescence de la maladie, entra à l'hôpital de Valencia le 26 octobre 1858, avec les symptômes suivants : Prostration considérable, pouls fréquent et petit, respiration gênée ; toux avec expectoration muqueuse composée de matières salivaires et filantes et de mucus pelotonné.

La percussion montra une diminution de sonorité au sommet des deux poumons, où l'on nota en même temps une respiration légèrement soufflante, avec exagération des bruits du cœur.

Le docteur Gomez, tenant compte des commémoratifs et de l'aspect du malade, diagnostiqua une nostalgie avec soupçon de phthisie pulmonaire. On employa un régime réparateur et un traitement tonique et névrosthénique, composé de lait avec lichen, décoction de quinquina et huile de foie de morue. Malgré ce traitement, le mal continua à faire des progrès ; l'expectoration alla en augmentant, devint plus consistante, et présenta quelques crachats purulents ; la toux plus persistante, surtout la nuit ; le pouls irrégulier. Le malade commença à éprouver de légers frissons suivis de chaleur et de sueurs : il se déclara de la diarrhée et de l'œdème des membres inférieurs. Confirmé dans son diagnostic d'un état tuberculeux, le chef de service insista sur l'emploi de l'huile de foie de morue, à laquelle on ajouta les balsamiques. Cette médication resta de nouveau sans effet, et l'état du malade empira tellement, qu'après plusieurs consultations, qui confirmèrent le diagnostic et le pronostic du docteur Gomez, on fit administrer au malade *les saints sacrements* et l'on convint d'employer exclusivement l'hypophosphite de soude. En conséquence, le 4 janvier 1858, soixante et onzième jour de son entrée à l'hôpital, on donna au malade 10 grains d'hypophosphite de soude. Le huitième jour la diarrhée avait augmenté, mais l'expectoration avait diminué de moitié; les accès fébriles étaient devenus plus courts et le malade se sentait beaucoup mieux. On augmenta la dose de l'hypophosphite jusqu'à 26 grains par jour, et le quarantième jour après avoir commencé l'emploi du médicament, *l'expectoration et la diarrhée avaient disparu*. On commença alors à diminuer les doses d'hypophosphite *et l'état général indiquait une convalescence prochaine* et l'on en cessa complétement l'emploi le 20 février. Le malade ne se plaignait plus alors que d'un peu de faiblesse. On lui prescrivit le sirop d'iodure de fer à dose de 3 onces par jour, avec du vin à ses deux repas, et on lui ordonna de se promener trois heures par jour en dehors de l'établissement. Tel était l'état du malade au moment où M. Gomez publia l'observation. Il n'attendait plus que le retour de ses forces pour lui donner son *exeat*.

On se demande pourquoi le praticien cessa l'emploi des hypo-

(1) L'*Actualidad de Valencia*, reproduit dans l'*Iberia medica*, n° 72. Madrid, 30 mars 1858.

phosphites qui, au bout de quarante-sept jours, permettaient à un malade qui *s'était trouvé dans un état si désespéré, qu'il avait fallu lui administrer les sacrements*, de se promener pendant trois heures par jour.

Observation CLII.— 2° Francisco Lopez, âgé de vingt-six ans, laboureur, entra au service en 1851, tomba malade en septembre 1857 ; entra à l'hôpital le 29 janvier 1858, avec les symptômes « d'une phthisie à la dernière période, » compliquée de *diarrhée*. ». Il fut mis au traitement de l'hypophosphite de soude à dose de 8 grains, portés ensuite jusqu'à 29. La diarrhée et l'expectoration diminuèrent le quatrième jour, mais augmentèrent de nouveau, et le malade succomba le 23 février.

Durée du traitement : vingt-cinq jours.

Observation CLIII. — 3° Joaquin de Soto y Moreno, vingt ans, laboureur. Entré au service le 23 juin 1857, tomba malade en juillet de la même année. Le 3 janvier 1858, il entra à l'hôpital militaire de Valence. On diagnostique une phthisie à la deuxième période et on le met au traitement des hypophosphites à la même dose que les précédents, mais il se déclare une diarrhée colliquative, avec œdème des membres inférieurs, et le malade succombe le 4 février.

Durée du traitement : un mois.

Observation CLIV. — La quatrième observation est celle d'un soldat atteint de *bronchite chronique* avec diarrhée et fièvre hectique, qui se rétablit sous l'influence de l'hypophosphite de soude. Elle n'est donc citée ici que pour indiquer que dans le présent ouvrage toutes les observations publiées sont rapportées *sans exception*.

Observation CLV. — 5° Un soldat des chasseurs, entré à l'hôpital le 7 février 1858, atteint d'une phthisie aiguë, avec expectoration purulente et diarrhée, succombe le 12 mars.

L'hypophosphite de soude est administré pendant les derniers jours sans produire de soulagement.

La durée du traitement n'est pas indiquée : moins de cinq semaines.

Observation CLVI. — 6° Juan Martinez, vingt-deux ans. Entré au service le 5 septembre 1857, est reçu à l'hôpital le 24 novembre. On diagnostique une phthisie pulmonaire. Mis au traitement des toniques et des reconfortants, avec huile de foie de morue, pectoraux et régime lacté. Cette médication restant sans effet, on lui administra l'hypophosphite de soude, mais il succomba le huitième jour du traitement.

Observation CLVII. — 7° Jose Rodriguez, vingt-deux ans. Entré à l'hôpital le 31 octobre 1857, avec des symptômes de bronchite chronique et de phthisie laryngée ; on le mit d'abord au traitement antiphlogistique, puis on employa le lichen, l'eau de goudron, les balsamiques, les anodins, l'huile de foie de morue et les hypophosphites de soude et de chaux, qui furent portés jusqu'à la dose de 24 grains par jour. Sous leur influence, dit le docteur Gomez, *l'expectoration et la diarrhée* diminuèrent. Le malade succomba le 23 février 1858.

On n'indique pas la durée du traitement spécifique, ni si celui-ci fut employé seul ou en même temps que les autres moyens signalés.

OBSERVATION CLVIII. — 8° Pedro Zio, vingt ans. Entré à l'hôpital le 13 décembre 1857, atteint de phthisie pulmonaire. L'emploi du lait, de l'huile de foie de morue, du goudron, des balsamiques, des toniques reconstituants, ne put réussir à enrayer le mal ; alors on le mit au traitement des hypophosphites. L'expectoration diminua momentanément, puis augmenta de nouveau, et le malade succomba le 6 février 1858. La durée du traitement spécifique n'est pas indiquée, mais il est évident qu'elle ne fut que très-courte, probablement d'environ quinze jours.

OBSERVATION CLIX. — 9° Francisco Deos, trente-deux ans. Entré à l'hôpital le 1er décembre 1857, avec une phthisie pulmonaire à la deuxième période, et diarrhée qui diminua sous l'influence de l'hypophosphite de chaux ; mais le malade succomba le 26 février 1858.

La durée du traitement spécifique n'est pas indiquée.

OBSERVATION CLX. — 10° Juan Esparsa, vingt et un ans. Entré à l'hôpital le 6 novembre 1857, avec phthisie pulmonaire compliquée de diarrhée, fut mis au traitement par l'hypophosphite de chaux à la dose de 24 grains. L'expectoration et la diarrhée avaient diminué, mais le malade n'avait pas éprouvé d'amélioration sensible au moment de la publication de cette observation.

OBSERVATION CLXI. — 11° José Diaz Alvarez, vingt-deux ans, laboureur. Atteint d'une pleuro-pneumonie en août 1857, et après avoir passé quelque temps à l'hôpital à trois reprises différentes, le 20 décembre le docteur Gomez diagnostique une phthisie au second degré avec diarrhée. Les remèdes ordinaires n'ayant produit aucun soulagement, on lui administre l'hypophosphite de chaux à la dose de 10 grains. Sous cette influence la diarrhée diminua, l'expectoration changea de caractère, et le malade éprouva une amélioration considérable de tous les symptômes. On augmenta la dose et on lui permit de plus quelques heures de promenade, un peu de vin à ses repas, de la viande rôtie qu'il put prendre dès le jour où fut employé le traitement. Au commencement de mars la maladie éprouva de l'aggravation, et aujourd'hui elle est à la troisième période et le patient dans un état très-grave.

OBSERVATIONS CLXII, CLXIII, CLXIV, CLXV. — Les 12e, 13e, 14 et 15e observations se rapportent à quatre malades venus d'autres services, atteints de phthisie au second et au troisième degré, auxquels le docteur Gomez administra les hypophosphites de soude et de chaux. Chez les deux moins malades, la diarrhée diminua, ainsi que l'expectoration. Ils succombèrent tous.

La durée du traitement n'est pas indiquée.

OBSERVATIONS CLXVI, CLXVII, CLXVIII. — 16° 17° et 18°. La tuberculisation pulmonaire confirmée, avec diarrhée, fut d'abord traitée chez ces malades par les moyens ordinaires, sans soulagement. Ensuite on leur administra les hypophosphites de soude et de chaux qui firent diminuer chez tous la diarrhée et l'expectoration ; mais ces symptômes se représentèrent de nouveau, et au moment de publier ces observations, un d'eux se trouvait soulagé et les deux autres dans un état très-grave.

Si des observations rapportées par le docteur Gomez on retranche le cas de bronchite (obs. CLIV), il en reste 17. Sur ce nombre, 1 fut guéri, 1 éprouva une grande amélioration, chez 4 l'état s'aggrava, et 11 succombèrent. Il suffit de faire remarquer que sur ce nombre de 16, quinze étaient atteints de diarrhée, et que chez aucun, excepté les deux cas favorables, la durée du traitement ne dépassa cinq semaines, c'est-à-dire qu'ici encore *il s'agissait de moribonds* (voy. pp. 640 et 833).

M. San-Juan. — Le docteur Aureliano Maestre de San Juan, professeur de clinique à la faculté de médecine de l'université de Grenade, a publié (1) les cas suivants :

Observation clxix. — 1° « Le 14 janvier 1858 est entré au n° 5 de la cli» nique dont je suis chargé, Francisco Castillo, âgé de trente-deux ans, natif de » Grenade, non marié, forgeron.

» Ce malade, de tempérament lymphatique, constitution délicate, avait mené » une vie peu réglée, habite un local bas, humide et peu ventilé. Il y a des » phthisiques dans sa famille. A l'âge de vingt ans il a souffert d'un point de côté, » et depuis lors il a gardé une petite toux qui le tourmente de temps en temps, » et il est resté très-disposé à s'enrhumer.

» Il y a quatre mois, ayant éprouvé un refroidissement pendant qu'il était en » sueur, il fut atteint d'un catarrhe pulmonaire intense qui a duré quatorze » jours. Depuis lors il souffre d'une toux sèche, douleur entre les deux épaules, » essoufflement lorsqu'il veut faire quelque mouvement, et enfin impossibilité » de se livrer à ses travaux journaliers. C'est dans cet état qu'il entre à la cli» nique médicale de cette école, et l'on constate les symptômes suivants :

» Amaigrissement assez marqué ; poitrine étroite, épaules élevées ; cou long ; » couleur de la peau, pâle et terreuse ; rougeur vive et circonscrite des pom» mettes ; grande gêne dans le décubitus sur le côté gauche.

» La *percussion* indique une diminution de sonorité dans les deux régions » sus-clavières, plus marquée à gauche ; le mouvement des premières côtes est » moins sensible de ce côté ; il y a une augmentation notable de la vibration vo» cale perçue par la main qu'on applique sur cette région.

» L'*auscultation* indique au sommet du poumon droit une expiration notable» ment prolongée avec quelques râles sous-crépitants. A gauche, le râle sous» crépitant se trouve également au sommet, mais plus marqué et dans une plus » grande étendue. Au-dessous, la respiration est rude et bronchique.

» La toux est fréquente, pénible, revenant par quintes, augmentant beaucoup » pendant la nuit, avec un caractère plus humide à cette époque. Les crachats » sont légèrement verdâtres, opaques, non aérés et parsemés de lignes jaunâtres, » flottant pour la plupart dans un liquide transparent.

» Il y a douleur entre les épaules et au sommet du poumon gauche ; peu d'ap-

(1) *Iberia medica*, n° 74. Madrid, 10 avril 1858.

» petit; langue légèrement rougeâtre à sa pointe ; soif ; pouls petit et fréquent ; » peau sèche et rude ; toutes les après-midi il y a des frissons suivis d'une réac- » tion fébrile qui dure presque toute la nuit ; le sommeil est agité ; les urines » claires et peu abondantes.

» Diagnostic : phthisie pulmonaire au début de la période de ramollissement.

» Je mis immédiatement le malade au traitement du docteur Churchill, et je » lui ordonnai un demi-scrupule d'hypophosphite de soude.

» Régime : deux soupes au riz.

» Le deuxième jour après l'administration des hypophosphites, la toux avait » presque complétement cessé, ainsi que les sueurs, la fièvre avait notablement » diminué.

» Le huitième jour, l'expectoration était devenue simplement muqueuse, le » malade pouvait rester quelque temps couché sur le côté gauche, ce qui aupa- » ravant lui était impossible ; les sueurs et la fièvre avaient complétement dis- » paru ; l'appétit s'était réveillé et les digestions se faisaient assez bien ; la dou- » leur thoracique avait cessé ; le malade pouvait rester assis pendant longtemps » dans son lit et la figure avait complétement changé d'aspect.

» La dose de l'hypophosphite est portée à un scrupule avec régime de lait et » de viandes rôties.

» Le douzième jour, l'obscurité à la percussion qui avait été notée dans la région » sous-clavière avait disparu, et à l'auscultation on ne percevait plus qu'un léger » râle muqueux composé de petites bulles. Le sommeil est tranquille. Il demande » la permission de se lever et de se promener.

» La dose du remède spécifique est portée à un scrupule et demi. Le 4 février, » le malade ne se plaint plus de rien et me demande son *exeat*, que je lui accorde » à condition qu'il viendra deux fois par semaine à la consultation de la clinique, » afin qu'on puisse continuer à l'observer et lui fournir les doses nécessaires de » médicament. En effet, depuis plusieurs semaines, le malade vient aux consulta- » tions de la faculté, et son état de santé s'est amélioré d'une manière si évidente, » que *l'organisme parait en avoir éprouvé une véritable transformation.* »

OBSERVATION CLXX. — 2° « José Sanchez, âgé de vingt-neuf ans, marié, la- » boureur. Tempérament sanguin, notablement détérioré ; bien conformé ; avait » mené une vie déréglée ; avait servi dans l'armée jusqu'à il y a deux ans, époque » à laquelle étant retourné aux travaux des champs, il fut atteint de fièvre in- » termittente, d'abord quotidienne et ensuite à type tierce. Cette fièvre dura assez » longtemps.

» Il y a un an, ayant éprouvé un refroidissement subit, il fut atteint d'un ca- » tarrhe pulmonaire intense. Le deuxième jour de cette maladie, il vomit une » quantité notable de sang spumeux qui semblait provoqué par les efforts de la » toux. Au bout de douze jours, se sentant rétabli de son indisposition, il retourna » à son ouvrage, mais trois jours après il rejeta de nouveau du sang rutilant. A » ce phénomène succéda une toux sèche avec douleur dans la poitrine et essouf- » flement au moindre effort, symptômes qui, depuis lors, ne l'ont plus aban- » donné. Tous les douze ou treize jours, l'hémoptysie se reproduisait, dans quel- » ques cas en quantité qui dépassait une livre. Dans cet état, il entra à l'hôpital » civil, où il resta quelque temps sans éprouver de soulagement à la suite de la » médication ordinaire à laquelle il fut soumis.

» Le 1er février, il fut transféré à la clinique médicale de la faculté, et entra » au n° 3 avec les symptômes suivants :

» Amaigissement assez marqué ; peau pâle, sèche et terreuse ; forme hippo- » cratique des doigts très-prononcée; décubitus sur le côté gauche extrêmement » difficile ; toux obstinée, augmentant pendant la nuit ; crachats opaques d'un » gris sale, avec quelques stries sanguinolentes ; pouls fréquent ; douleur entre » les deux épaules ; fièvre le soir, sueurs partielles pendant la nuit ; peu d'ap- » pétit, langue humide ; diarrhée, urines rares.

» A la *percussion*, son mat aux deux sommets.

» L'*auscultation* fait entendre un râle sous-crépitant dans les mêmes points. » Dans le reste du poumon la respiration est rude ; il y a une légère broncho- » phonie dans la région sous-clavière gauche.

» Diagnostic : phthisie tuberculeuse au début de la période de ramollissement.

» Le malade fut mis au traitement de l'hypophosphite de chaux à la dose d'un » demi-scrupule par jour ; pour régime, bouillons et soupes de riz.

» Le troisième jour, la diarrhée avait disparu ; l'appétit s'était réveillé ; la toux » était devenue moins fréquente et plus facile ; l'expectoration moins abondante ; » l'intensité de la fièvre hectique était de beaucoup diminuée.

» Le sixième jour la dose d'hypophosphite fut portée à un scrupule (1 gramme). » Le treizième jour la toux était devenue insignifiante ; l'expectoration, à peine » sensible le matin, se faisait avec facilité ; les sueurs avaient disparu, ainsi que » la fièvre et la douleur thoracique.

» Le quinzième jour du traitement, sans cause ostensible, sur les quatre » heures de l'après-midi, le malade fut pris d'un malaise général avec une sensa- » tion d'oppression, de poids et de chaleur dans la poitrine, accompagnée de » dyspnée, de frissons répétés et de grandes quintes de toux.

» Ces quintes étaient suivies de l'expulsion d'un sang rouge et spumeux dont » la quantité atteignit près d'une livre et demie.

» Averti de cet accident, je me rendis à la clinique, et malgré l'état de faiblesse » du malade, je fis pratiquer immédiatement une saignée générale. Ce moyen, » joint aux révulsifs et à la limonade sulfurique, rétablit le calme. L'hypophos- » phite de chaux ne fut pas suspendu.

» Le vingtième jour du traitement, la dose d'hypophosphite fut portée à un » scrupule et demi.

» Le malade, qui auparavant ne pouvait se coucher à gauche, put le faire pen- » dant quelques moments ; la toux, la fièvre, les sueurs et les autres symptômes » qui le tourmentaient avaient complétement disparu. La digestion s'était réta- » blie (le malade mangeait avec appétit et la nutrition commençait à se faire).

» Le vingt-huitième jour, l'hémoptysie se représenta de nouveau, bornée cette » fois à quelques crachats sanglants ; mais plus tard le malade, s'étant levé sans » précaution pour aller à la garde-robe, éprouva un refroidissement qui ramena » la toux, la douleur de poitrine, et fit reparaître l'hémoptysie. A cette époque, le » docteur Santiago Lopez, professeur de pathologie médicale de cette faculté, » ayant été chargé pendant quelques jours de mon service, jugea convenable » d'ajouter à l'emploi de l'hypophosphite les opiacés et les astringents avec ap- » plication sur la poitrine d'un emplâtre de ciguë. Mon absence n'ayant duré que » quelques jours, il me sembla, à mon retour, que l'indication pour laquelle on » avait employé les opiacés et les astringents se trouvait suffisamment remplie.

» Désirant d'ailleurs expérimenter les hypophosphites avec toute l'exactitude » possible, je les fis supprimer et je continuai seulement la médication spécifique.

» Le cinquantième jour le malade se lève, l'exercice ne l'incommode pas ; il » y a un peu de toux, mais le matin seulement.

» A la percussion, on trouve que la matité a disparu du côté droit, et qu'elle » a diminué du côté gauche.

» A l'auscultation, on trouve encore du râle muqueux à gauche. A droite il n'y » a rien. »

Le docteur San-Juan appelle l'attention sur la rapidité avec laquelle l'action du médicament spécifique s'est fait sentir, puisque dans le premier cas, *l'amendement avait été noté dès le second jour*, et dans le second cas, *dès le troisième*. Il aurait pu ajouter que ce changement ne pouvait guère s'attribuer au régime, puisque les malades ne prenaient que des soupes et des bouillons.

Enfin, il termine son article par les paroles suivantes, sur lesquelles j'appelle l'attention du lecteur :

« A première vue, on pourrait croire à la guérison de ces deux » malades, mais le doute s'empare de nous lorsqu'on pense qu'il » s'agit de la phthisie pulmonaire ; il faut donc attendre qu'une » observation plus prolongée nous ait donné des bases suffi- » santes. Combien de moyens, parmi ceux qui sont les plus re- » nommés, n'ont dû leur réputation qu'à un allégement éphé- » mère que le temps a fait disparaître. Ainsi donc, tout ce que » nous pouvons dire d'après les cas précédents, c'est que le » traitement que l'auteur appelle curatif soulage notablement » les symptômes de cette cruelle maladie. Il arrête pour un » temps qu'on ne saurait encore préciser la marche de la mala- » die. Mais peut-il, dans quelques cas, produire une guérison » complète ? »

C'est le docteur de San-Juan lui-même qui se charge de répondre à cette question.

Le n° 91 de l'*Iberia medica* (1) contient, en effet, deux nouveaux cas traités par le même observateur. Les voici :

Observation CLXXI. — 3° « Antonio Mansano, âgé de vingt-huit ans, non ma- » rié, laboureur. Bien conformé, de constitution affaiblie ; a mené une vie dé- » réglée ; habite une chambre humide, basse et mal ventilée.

(1) *Iberia medica*, n° 91. Madrid, 1er juillet 1858.

» Il y a deux ans, il fut atteint d'une fièvre tierce qui dura deux mois, et qui » ne céda qu'aux préparations arsenicales. Depuis lors il a été souvent atteint » de catarrhe pulmonaire, qu'il a toujours négligé. Le 10 décembre dernier, » pendant qu'il travaillait aux champs, il fut mouillé par la pluie, fut pris de » froid et de douleur dans le côté gauche, avec toux fréquente, difficulté à res- » pirer, expectoration muqueuse abondante. Il se met au lit, et le deuxième » jour après, il éprouve une sensation de gargouillement dans la région sternale » avec une chaleur intense et une toux très-fréquente. A la suite de ces symptômes, » il rendit une quantité considérable de sang rutilant et spumeux. Il fut purgé » deux fois, et se trouvant soulagé, il se leva le dix-huitième jour après, mais » il conservait de la toux, et une dyspnée qui le gênait pour la marche.

» En janvier, nouvelle hémoptysie moins abondante que la première, mais à » la suite de laquelle il ne peut plus se livrer à ses travaux habituels. En février, » l'hémoptysie se renouvelle et l'oblige à garder le lit pendant sept jours. Il con- » tinue en cet état avec une toux fatigante augmentant par la marche ; dyspnée, » faiblesse et amaigrissement considérables. Il résolut alors de se rendre à » Grenade, où il arrive le 7 avril, et entre à notre clinique, où il occupe le n° 7.

» Le lendemain, à la visite, je constate les signes suivants :

» Le sujet est notablement amaigri ; sa peau est sèche et d'une couleur pâle » et terreuse. Il ne peut se coucher à gauche ; la respiration est haletante ; » quintes fréquentes de toux ; l'expectoration recueillie pendant la nuit est » abondante et constituée par des crachats sales, opaques, nummulaires, » nageant dans un liquide assez épais, d'aspect purulent et d'une odeur repous- » sante qui rappelle celle de la chair macérée. Le pouls était à 94. Il se plaignait » de douleur entre les épaules et de sueurs partielles si abondantes la nuit, qu'il » fallait changer les taies d'oreiller. Le soir, il se plaint de sentir de la chaleur » au cou, à la poitrine et à la paume des mains ; ce qui, dit-il, le gêne beaucoup ; » la langue est sèche, rouge à sa pointe et à ses bords. Il se plaint de douleur à » l'épigastre. Il y a une diarrhée abondante, de la soif ; les urines sont anémi- » ques ; il dort peu à cause des accès de toux ; il a conservé de l'appétit.

» La percussion donne un son mat dans les deux régions sous-clavières, sur- » tout marqué à gauche. A droite, la respiration est bronchique. A gauche, elle » est caverneuse avec gargouillement et pectoriloquie parfaitement caractérisés.

» Je diagnostique une phthisie au deuxième degré, ou période de ramollisse- » ment (1).

» Encouragé par l'*effet admirable* obtenu par les hypophosphites alcalins dans » les deux cas précédemment relatés, j'ordonnai un demi-scrupule d'hypophos- » phite de chaux par jour, et deux soupes au riz pour régime.

» Le deuxième jour, il y avait une diminution considérable de la toux, de » l'expectoration, de la dyspnée et des évacuations alvines.

» Le quatrième jour, la dose de l'hypophosphite fut portée à un scrupule, avec » le même régime ; cette dose fut continuée pendant douze jours. Pendant cette » période, les sueurs disparurent, la toux se calma considérablement, de sorte

(1) L'auteur suit ici la classification de Laennec, qui divisait la phthisie en deux périodes, celle de crudité et celle de ramollissement. Il est évident, d'après les signes stéthoscopiques, qu'il y avait chez ce malade une excavation, et que c'était un cas du troisième degré de la plupart des auteurs.

» que le malade put dormir; l'expectoration diminua ainsi que l'odeur désa- » gréable; la diarrhée cessa, la soif s'apaisa; la digestion se fit mieux et s'accom- » pagna d'un sentiment de bien-être.

» Le treizième jour, la dose d'hypophosphite fut portée à un scrupule et demi, » et on lui donna des viandes rôties.

» Le quinzième jour, le malade ne toussait plus que le matin; les crachats » étaient muqueux, mêlés d'une petite quantité de matière purulente. Il n'y a plus » de douleur entre les épaules : le malade peut se coucher sur le côté gauche; » la réaction fébrile du soir se fait à peine sentir; l'appétit est bon; la digestion » facile; la nutrition commence à se faire, et le facies du malade, jusque-là taci- » turne et indifférent, est devenu animé et plein d'expression.

» Le dix-septième jour, le malade se lève pendant la nuit pour aller à la » garde-robe, et reste pendant assez longtemps pieds nus sur un pavé humide » au moment où il venait de s'opérer un abaissement considérable dans la tem- » pérature de l'atmosphère. Presque aussitôt il est pris de malaise général, dou- » leur au sternum et au sommet du poumon droit, grande anxiété, quintes de » toux répétées, expectoration muqueuse abondante.

» A l'auscultation, on trouve un râle muqueux à grosses bulles, occupant toute » la partie moyenne du côté droit.

» L'emploi de l'hypophosphite ayant été poursuivi, et tous les symptômes con- » tinuant à s'aggraver, nous en suspendîmes l'usage, et le malade fut mis à un » traitement qui se composait pour boisson ordinaire de la décoction pectorale de » la pharmacopée espagnole additionnée de sirop diacode, pilules d'extrait thé- » baïque et de diète végétale. Cette médication fut continuée pendant sept jours. » Au bout de cette époque, les signes de la bronchite avaient disparu, et le malade » fut remis au traitement de l'hypophosphite de chaux à dose d'un scrupule et » demi.

» Le troisième jour après, le malade se retrouvait dans le même état satis- » faisant qu'avant l'attaque de bronchite accidentelle. Le trentième jour du » traitement, la dose de l'hypophosphite fut portée à deux scrupules. A cette » époque, le malade était dans l'état suivant :

» Il avait un peu de toux, mais seulement le matin; il pouvait se coucher dans » toutes les positions; il dormait parfaitement bien; il n'éprouvait plus ni sueurs, » ni fièvre hectique; sa figure était animée; l'appétit était bon, les digestions se » faisaient bien; il n'y avait qu'une seule garderobe par jour; il engraissait ra- » pidement, se levait et prenait de l'exercice pendant une grande partie de la » journée sans aucune espèce de fatigue.

» Le trente-cinquième jour, la dose de l'hypophosphite fut portée à deux scru- » pules et demi. *Aussitôt la toux s'aggrava, et il se déclara de la dyspnée*; je ré- » duisis alors la dose à deux scrupules, le calme se rétablit et continua jusqu'à » la sortie du malade, qui eut lieu le 21 mai. Son état était alors des plus satis- » faisants. »

Il est à regretter que M. de San-Juan n'ait pas indiqué quels étaient à ce mo- ment les signes fournis par l'auscultation.

Observation CLXXII. — 4° « Juan Chica, âgé de dix-sept ans, non marié, » tisserand, de tempérament lymphatique, constitution délicate; de parents phthi- » siques; vivant dans un local mal ventilé et humide. A l'âge de sept ans, il a eu

» la rougeole ; à l'âge de treize ans, il a eu une bronchite. Depuis lors, il est sujet » à se refroidir et a presque toujours un peu de toux. En décembre dernier, » il se refroidit pendant qu'il était en sueur, et bientôt après fut pris de douleur » dans la région sternale, de dyspnée, de toux avec expectoration muqueuse, qui » le retinrent au lit pendant treize jours. Au bout de ce temps, il se leva, mais la » toux continua à le gêner beaucoup. Il reprit ses travaux habituels jusqu'en » janvier de l'année actuelle, lorsqu'à la suite d'un violent accès de toux, il rendit » une petite quantité de sang rutilant et spumeux. A partir de ce moment, il » commença à ressentir une grande lassitude aussitôt qu'il voulait se mouvoir, » surtout lorsqu'il s'agissait de monter. Il n'a pu continuer à s'occuper de son » métier, et le 17 janvier, il est entré à ma clinique, où il a occupé le n° 1.

» Le lendemain, à la visite, je constate les signes suivants :

» Amaigrissement notable ; peau pâle et terreuse, rougeur circonscrite de la » joue gauche ; impossibilité du décubitus sur le même côté ; respiration anxieuse » au point de constituer une véritable orthopnée ; toux fréquente et pénible, » accompagnée d'expectoration d'un liquide muqueux contenant des matières » concrètes et opaques dans lesquelles se voyaient des tubercules miliaires. Il y » avait, de plus, douleur entre les épaules, sueurs nocturnes partielles, fièvre le » soir, faiblesse extrême, insomnie à cause de la toux ; appétit et soif naturels ; » deux garderobes par jour, urines anémiques.

» La percussion donne un son mat très-étendu dans les régions sous-clavières.

» L'auscultation nous fit entendre au sommet des deux poumons une expiration » prolongée avec bronchophonie. De plus, dans la région sous-clavière droite, il » y avait du râle sous-crépitant bien marqué ; je diagnostiquai une phthisie pul- » monaire tuberculeuse au deuxième degré.

» Le traitement se borna à un demi-scrupule d'hypophosphite de chaux par » jour, le régime à deux soupes au pain. Les effets du médicament furent si ad- » mirables, que le deuxième jour la dyspnée avait disparu, la toux était moins » fréquente et le malade pouvait dormir couché, chose qui lui avait été impos- » sible jusqu'alors.

» Le quatrième jour, le traitement fut porté à un scrupule.

» Le cinquième jour, la respiration était devenue un peu plus fréquente, sans » cesser d'être facile. Le malade pouvait faire de grandes inspirations sans amener » la toux, et celle-ci n'existait que le matin. L'expectoration n'était plus que » muqueuse, et les sueurs avaient disparu.

» Le treizième jour du traitement, la dose fut portée à un scrupule et demi, » avec une nourriture substantielle. Le même soir, la toux augmenta, et le malade » rendit avec l'expectoration trois tubercules du volume d'une aveline et sept » autres plus petits. Mon collègue, le docteur G. Duarte, professeur de pathologie » générale et d'anatomie pathologique de cette faculté, qui traitait en ce moment » de ces productions morbides, se servit des matières rendues par ce malade » pour les démonstrations de son cours.

» Le matin suivant, la respiration était plus libre ; la percussion montra une » augmentation de sonorité dans la région sous-clavière gauche, où le stéthoscope » fit apercevoir que le murmure vésiculaire recommençait à se faire entendre. » Le malade dormait tranquillement dans toutes les positions, prenait rapide- » ment de l'embonpoint, et me demanda la permission de se lever et de se pro- » mener.

» Le dix-huitième jour, le malade toussait à peine, l'expectoration était mu-
» queuse ; il avait bon appétit et la nutrition progressait rapidement. La dose
» d'hypophosphite fut portée à deux scrupules.

» Le vingt-troisième jour, la température atmosphérique tomba considérable-
» ment. Malgré nos avis, le malade, étant sorti de la salle de clinique, fut atteint
» d'une bronchite assez intense, dont les symptômes parurent s'aggraver sous
» l'influence de l'hypophosphite. Je fis donc suspendre cette préparation, et je
» recourus aux pectoraux et aux opiacés. A la suite de ces moyens, la bronchite
» avait cédé au bout de treize jours, et le malade fut mis de nouveau au traite-
» ment de l'hypophosphite à dose de deux scrupules.

» L'aggravation de la toux, reste de la bronchite, disparut le deuxième jour
» après la reprise du traitement spécifique, et le malade se trouva dans les mêmes
» conditions que celles où il avait été avant cette attaque.

» Le quarante-cinquième jour, la dose fut portée à deux scrupules et demi ; la
» respiration devint difficile et la toux plus fréquente, ce qui me fit revenir à la
» dose précédente de deux scrupules, qu'il continua de prendre jusqu'au 10 juin.
» Il sortit alors dans l'état le plus flatteur. »

Même observation que pour le cas précédent.

Le docteur Maestre ajoute à ces observations les conclusions suivantes :

« 1° L'hypophosphite de soude ou de chaux *doit être parfaite-*
» *ment pur*. C'est là une des causes des résultats avantageux que
» j'ai obtenus.

» 2° Il faut administrer les hypophosphites lorsque la tu-
» berculose est en quelque sorte à l'état isolé. On a vu que,
» lorsqu'elle est compliquée d'un état phlegmasique accidentel
» de l'appareil respiratoire, cette médication aggrave l'état du
» malade. Dans ce cas, il faut immédiatement la suspendre,
» pour en reprendre l'emploi aussitôt que la complication a
» disparu.

» 3° Dans le traitement de la phthisie pulmonaire, on doit
» employer les hypophosphites seuls et sans autre préparation
» pharmaceutique, si l'on ne veut en détruire l'effet.

» 4° La dose des hypophosphites ne doit pas dépasser deux
» scrupules. Au delà de cette dose, on s'expose à des résultats
» fâcheux.

» Les hypophosphites alcalins sont les meilleures préparations
» actuellement connues pour le traitement de la phthisie tuber-
» culeuse. »

Ainsi qu'on l'a vu (p. 632), la dose de deux scrupules ($2^{gr},00$)

est en général trop élevée, et expose le malade à des accidents, surtout dans les cas avancés.

M. Debout. — M. Trousseau. — Dans un article du *Bulletin de thérapeutique* (1), le rédacteur en chef, M. Debout, après avoir rapporté l'article de M. Vigla, déjà cité (p. 833), ajoute que « les résultats complétement négatifs fournis par les pre-» miers essais tentés avec ces *prétendus spécifiques* dans le ser-» vice de M. le professeur Trousseau, nous ont engagé à passer » sous silence la communication faite par notre confrère à » l'Académie. Si peu que vaillent les médications employées par » la pratique courante, elles fournissent des résultats bien supé-» rieurs à ceux dont nous étions témoins avec les hypophosphites, » et nous nous serions reproché d'engager nos lecteurs à aban-» donner les données de l'expérience en face de cette grave ma-» ladie (voy. chap. V, et p. 805, note 2). Toutefois notre silence ne » devait être que temporaire, et nous attendions la fin des essais » tentés dans plusieurs cliniques de nos hôpitaux, pour signaler » l'inefficacité de ces agents nouveaux qu'un zèle louable, sans » doute, mais trop pressé de conclure, avait présentés comme une » ressource infaillible (2). »

A cela il suffira de répondre que j'ai moi-même suivi les expériences faites à l'Hôtel-Dieu par M. Trousseau. Ces expériences ont été dirigées tellement en dehors des conditions indiquées par moi, avec un tel parti pris de ne tenir aucun compte des premiers effets thérapeutiques des médicaments (attribués comme toujours au changement de régime produit par l'entrée à l'hôpital), avec un désir tellement évident d'arriver à des conclusions négatives, qu'après avoir fait observer à M. Trousseau qu'il ne tenait aucun compte des conditions que j'avais indiquées comme nécessaires à la réussite, j'ai cru devoir cesser d'assister à ses visites, afin qu'on ne pût pas arguer de ma présence à une approbation au moins tacite de ce qui se faisait dans son service.

(1) *Bulletin de thérapeutique*, février 1858, t. LIV, p. 185.

(2) L'idée de M. Debout au sujet des spécifiques est, comme on le voit, celui d'un remède infaillible, guérissant par conséquent les moribonds, peut-être même les morts. (Voyez, sur ce point, les pages 647 et 599, et 395, note.)

Quant aux expériences faites dans d'autres hôpitaux, auxquelles il est fait allusion dans l'article du docteur Debout, j'ai aussi été témoin de quelques-unes d'entre elles, et voici en général comment on a procédé :

Aussitôt après la lecture de mon mémoire à l'Académie de médecine sur l'action des hypophosphites, un grand nombre de praticiens se sont mis à employer ces sels. Les uns purement comme moyen empirique, les autres évidemment avec l'idée, et, il est fâcheux de le dire, même le désir arrêté d'avance que leurs résultats fussent négatifs; enfin, le plus petit nombre, dans l'espoir sincère de pouvoir confirmer un résultat aussi honorable pour la science que consolant pour l'humanité. Mais il est triste d'avoir à le dire, beaucoup de praticiens ont agi comme s'ils eussent raisonné de la manière suivante : « On a prétendu guérir » la phthisie au moyen des hypophosphites, prenons donc un » phthisique, et plus il le sera, mieux cela vaudra. — On a » employé une préparation de phosphore, prenons donc une » préparation de phosphore : hypophosphite, phosphite, hypo- » phosphates, phosphates (1), tout cela doit être à peu près la » même chose. La prétention d'avoir découvert le spécifique de la » phthisie est trop absurde pour qu'il faille se donner beaucoup » de peine pour en montrer l'inanité. Ainsi donc, une préparation » de phosphore, quelle qu'elle soit, fera l'affaire. » Quant à la dose, comme j'avais dit que j'avais donné depuis 50 centigrammes jusqu'à 3 grammes *sans produire d'accidents*, chacun a fixé la dose à sa fantaisie, et presque tous, sans s'occuper de voir si la dose ainsi employée produisait ou non certains phénomènes appréciables, se sont mis à droguer leurs malades *jusqu'au résultat définitif*. Est-il nécessaire de dire ce que le résultat a pu être dans de pareilles conditions?

Je pourrais citer beaucoup d'exemples de ce qui précède, en voici quelques-uns :

Dans un service d'hôpital qui ne se trouve pas aux antipodes, le chef de service, croyant employer les hypophosphites, n'a ja-

(1) J'ai vu des exemples de toute cette nomenclature. (Voy. p. 674, note.)

mais donné à ses malades que des *phosphates*. N'ayant pas obtenu les mêmes résultats que ceux annoncés par moi, il a déclaré publiquement que les miens étaient faux. Depuis lors, ayant découvert qu'il y avait eu erreur dans la substance administrée par lui, il n'en a pas moins continué à déclarer que les hypophosphites étaient inutiles, ce qui ne l'a pas empêché de les administrer dans sa clientèle particulière.

Dans un autre service, on a pu voir des vingtaines de malades soumis tous au même traitement, tous à la même dose, pendant le temps que l'expérimentateur a jugé nécessaire pour confirmer la conviction qu'il s'était d'avance établie de leur inutilité. Effets physiologiques, phénomènes pathogéniques, résultats thérapeutiques, tout ce cortége qui a été énuméré plus haut (chap. VI) a défilé pendant plusieurs mois sous les yeux de taupe de ce triste observateur, sans qu'il se soit même douté de leur existence. Pour beaucoup de ces observateurs, il ne s'agissait en effet que d'étaler leurs malades chacun sur ce lit de Procruste de l'observation empirique et brutale, et de constater si, oui ou non, on obtenait la guérison. C'est là, en effet, qu'a abouti cette école qui a eu pour initiateurs des Bichat et des Laennec :

Desinat in piscem mulier formosa superne.

Or, établie en ces termes, ce n'est plus là une question de thérapeutique, ce n'est plus un problème que les médecins seuls sont aptes à résoudre ; c'est une affaire de bon sens, et du bon sens le plus vulgaire. Supposez que le mécanicien d'une locomotive entassât du combustible dans sa fournaise sans se préoccuper ni du feu déjà existant, ni de la vapeur engendrée ou dépensée, ni de sa tension ; sans même consulter son manomètre, et qu'il en résulte un désastre, la société ne lui en demanderait-elle pas compte ? — Eh bien ! la machine humaine, bien plus complexe encore, demande-t-elle, toute question d'humanité à part, moins de prudence, moins d'attention qu'une locomotive (voy. p. 592) ? — Et ces prétendus expérimentateurs seront-ils acquittés devant le tribunal de la morale ou de la science, parce qu'ils allégueront qu'ils ne croyaient pas à la possibilité des résultats énoncés, à la réalité des conditions indiquées comme nécessaires? La première règle pour tout observateur qui prétend répéter les expériences d'autrui, c'est de le faire dans des conditions identiques, sous peine de se voir interdit le droit de tirer de ses expériences *aucune conclusion négative.* Or c'est là la règle que ces prétendus disciples de l'école dite l'école d'observation par excellence sont les premiers à violer.

Il serait facile de multiplier les exemples de ce genre.

Du reste, la réponse aux allégations de MM. Trousseau, Vigla et Debout ne se fit pas attendre.

M. Parigot. — Dans un article remarquable, publié dans le *Journal de médecine de Bruxelles*, M. le docteur Parigot, professeur à l'Université de cette ville, a montré de la manière la plus péremptoire combien les allégations précédentes étaient dépourvues de fondement, combien elles contredisaient non-seulement les phénomènes de l'observation, mais toutes les données de la science. Voici les passages les plus saillants de cet article avec les observations qu'il renferme. Après avoir rapporté le passage dans lequel M. Vigla déclare que pas un malade n'a obtenu d'amélioration dans l'ensemble de son état, ou même de soulagement dans l'un des symptômes, l'auteur dit (1) :

« Je viens, monsieur le rédacteur, après avoir expérimenté cet agent, protester » contre les exagérations que renferme ce jugement, exagérations qui sautent » aux yeux à la simple lecture. Eh quoi! ces médicaments sont inactifs! Le phos» phore introduit, même à une dose assez élevée, dans l'économie animale, ne la » modifierait pas! Dans l'état actuel de la science, et suivant la chimie organique, » cela paraît impossible. Que cet agent ne soit pas, comme l'annonce M. le doc» teur Churchill, un spécifique contre la phthisie à tous les degrés (2), cela » pourrait être vrai pour les périodes avancées de la maladie; mais qu'il modifie » l'état des malades, cela tombe sous les sens de ceux qui l'emploient, et qu'il

(1) Il va sans dire que ni le *Bulletin de thérapeutique*, ni le *Journal de pharmacie*, n'ont reproduit cet article publié par un des principaux journaux de médecine de Belgique, et qui n'a pas pu leur être inconnu. (Voy. pp. 830 et 831.)

(2) M. Parigot se laisse aller ici au préjugé ordinaire touchant l'action des spécifiques. Les hypophosphites sont le spécifique *de la diathèse* et par leur action sur l'état général amènent la guérison à tous les degrés dans certaines conditions données. (Voy. tout le chapitre VI et principalement la page 647.)

» combatte avec avantage quelques-uns des symptômes, c'est ce que l'expérience » a démontré. Quant à moi, je vais, dans cette lettre, vous retracer divers cas qui » se sont présentés tant dans ma pratique que dans le service sanitaire de l'hos- » pice des Orphelines de Bruxelles, dont je suis chargé.

» Avant tout, est-il nécessaire de vous dire, monsieur le rédacteur, qu'après » vingt-cinq ans de pratique, on n'est guère porté à s'enthousiasmer à propos de » médicaments opérant des guérisons miraculeuses ? Au contraire, nous sommes » assez difficiles à convaincre ; à défaut de preuves bien claires, généralement » nous devenons sceptiques, et cela par suite des déceptions que nous avons » éprouvées tant de fois. Aussi, après avoir lu l'ouvrage de M. Churchill sur le » *Traitement spécifique de la phthisie pulmonaire et des maladies tuberculeuses*, » je n'en conçus pas grand espoir, et ce fut plutôt à cause de ma position de médecin » des hôpitaux et par devoir que j'expérimentai la méthode de cet auteur.

» En effet, les médecins qui, avant moi, ont été chargés du service des Orphe- » lines, savent que ces enfants (procédant généralement de parents morts à la » suite de la tuberculose) apportent dans cet établissement le germe qui, annuel- » ment, leur fait payer un tribut fatal à cette maladie ; devant ce fait, je me crus » obligé et bien placé pour essayer cette médication, d'autant plus que je suis » à même d'agir aussitôt que les premiers symptômes de phthisie apparaissent. » Voilà pourquoi j'essayai, et j'essayerai volontiers tout ce qu'on proposera contre » cette cruelle maladie, surtout alors qu'il n'y a aucun risque à le faire . . . .
» . . . .

» . . . . A mon point de vue, ce serait déjà un très-grand bienfait que » de pouvoir combattre les premiers symptômes, et de sauver le malade d'une » maladie fatale lorsqu'elle a fait des progrès ; car, malgré ce qu'en espère » M. Churchill, je crains bien qu'on ne réussisse que très-exceptionnellement dans » les cas de phthisie confirmée, lorsque, par exemple, la matière tuberculeuse, » qui envahit quelquefois le poumon entier, se sera fait jour à travers les bron- » ches, ou qu'une fièvre hectique bien prononcée annoncera une résorption puru- » lente. Mais si la maladie se borne à une petite étendue du poumon, s'il y a » absence de toute complication, combien cela changerait le pronostic pour ces » pauvres malades qui encombrent souvent les salles dans les hôpitaux, et devant » lesquels les médecins passent parfois impitoyablement sans les regarder ! C'est » probablement à ces malheureux délaissés que MM. Vigla et Trousseau se sont » adressés, et, dans ce cas, rien ne serait fort étonnant qu'ils aient échoué. » Quant à moi, dans les cas dont je soumets l'appréciation à mes confrères, je » n'ai réussi complétement que : 1° dans le premier degré de la phthisie ; » 2° lorsque je possédais un médicament pur et bien préparé ; et, chose remar- » quable, dans les premiers essais que je fis, l'hypophosphite de chaux était éga- » lement bon et actif chez tous les pharmaciens, parce qu'alors il n'était point » encore très en usage, et qu'ils pouvaient le préparer eux-mêmes ; mais depuis » qu'il est plus en vogue, les fabricants l'ont moins bien préparé, et notre *Journal* » a même signalé sa falsification dans un article publié par MM. Heywaerts et » Francqui.

» Lorsque les effets de ce médicament ont été sensibles, après avoir obtenu de » l'amélioration bien marquée chez les malades, je n'ai point hésité à suspendre » l'hypophosphite de chaux pendant un ou deux jours, et à recourir à diverses » préparations antimoniales, à l'opium, à l'huile de foie de morue, ou bien à les

» faire prendre alternativement ; mais j'y suis toujours revenu et je m'en suis bien
» trouvé........

» . . . . Maintenant il me reste à relater, pour terminer cette lettre, quel-
» ques cas que je place suivant l'ordre dans lequel ils se sont présentés : *jus-*
» *qu'ici, je n'ai point encore éprouvé d'insuccès. Quant à deux ou trois de ces*
» *cas, il sera facile de s'assurer de la réalité des effets obtenus, puisque je puis*
» *produire les sujets des observations.*

» Observation clxxiii. — 1° Marie S..., cuisinière dans un hôtel de Bruxelles,
» âgée de trente ans, d'un tempérament lymphatique, tousse depuis plusieurs
» années ; depuis quelque temps elle a maigri, elle n'a plus d'appétit ; sa voix est
» altérée. Elle est reglée, mais à des époques irrégulières, et a des pertes en
» blanc qui, dit-elle, l'affaiblissent beaucoup. Il y a un peu de fréquence dans le
» pouls ; la poitrine est aplatie vers la région supérieure ; à l'auscultation, il est
» facile de reconnaître que la respiration est amoindrie dans le poumon droit. La
» diminution de ses pertes utérines a lieu après avoir pris trois potions contenant
» chacune vingt grains d'ergotine. La toux et les autres symptômes continuant, je
» lui fis prendre, pendant quinze jours environ, la poudre suivante, en deux prises
» dans la journée : Hypophosphite de chaux, vingt grains ; columbo, dix grains ;
» morphine, demi-grain.

» Cette fille est venue me remercier ; sa santé est bonne ; seulement la voix
» est restée voilée. Toutes les fonctions sont normales ; la toux est rare, et le
» murmure respiratoire se fait entendre dans la portion du poumon qui était pri-
» mitivement attaquée.

» Observation clxxiv. — 2° M. V... (de Paris) se présente à ma consultation.
» Il est de petite taille ; yeux bleus ; cheveux châtains foncés ; son teint est pâle ;
» une joue est colorée d'une rougeur vive ; il est triste et nous dit qu'il se croit
» atteint d'une maladie de poitrine. Il a perdu sa mère et une sœur à la suite
» de la phthisie. Il a commis des excès. Il est très-irritable, et sa profession
» exige que son imagination soit constamment active. Il tousse la nuit, n'a point
» d'appétit, dort peu et transpire au moindre effort. Le pouls est petit, accéléré ;
» l'examen de la poitrine nous offre une conformation vicieuse : elle est déprimée
» sous les clavicules. Il a craché des filets de sang. Je lui prescrivis trente grains
» d'hypophosphite de chaux par jour, une décoction de gentiane et le sirop anti-
» scorbutique, à prendre entre des repas légers, mais nourrissants. M. V... revint
» quelques jours après ; il me dit qu'il tousse moins, qu'il dort, qu'il ne sue plus
» autant et qu'il a de l'appétit. Comme il doit partir pour Paris, il se fera préparer
» les mêmes médicaments et emportera une recette qui doit lui servir plus tard.
» Ce qu'il y a de remarquable, c'est que le pouls est moins accéléré et que la
» rougeur de la joue gauche a disparu. Depuis son départ, en novembre dernier,
» je n'ai rien appris de lui.

» Observation clxxv. — 3° madame la baronne D... tousse depuis six mois ; elle
» a beaucoup maigri ; ses forces sont diminuées ; elle transpire toutes les nuits.
» L'appétit a disparu ; le pouls est petit, souple, avec un peu de fréquence. Elle est
» devenue très-nerveuse et irritable depuis sa maladie ; la percussion et l'auscul-
» tation ne fournissent aucun signe positif. Elle n'a fait aucun remède ; son méde-
» cin à la campagne lui a fait prendre des décoctions d'orge et des potions adou-

» cissantes.— Pr.hypophosphite de chaux, ʒ ij ; soufre doré d'antimoine, gr. x ; » acétate de morph., gr. ij ; sucre de lait, ℥ s ; divisez en huit paquets ; deux » paquets par jour. Dès le surlendemain, amélioration. Quatre jours après, les » principaux symptômes étaient diminués ou bien avaient disparu. Après quinze » jours de traitement, cette dame fut complétement remise ; elle a suivi pendant » quelque temps encore un régime analeptique, et ses forces ont tellement repris » qu'il semble qu'elle n'ait jamais été aussi gravement malade.

» OBSERVATION CLXXVI.— 4° L..., orpheline de dix-huit ans, a perdu ses parents » de bonne heure ; une sœur est morte phthisique ; elle s'était toujours bien portée, » quoique d'un tempérament lymphatique et d'une diathèse évidemment tuber- » culeuse ; elle est, en octobre dernier, prise tout à coup d'un crachement de » sang. Elle se plaint de douleurs dans le dos ; elle tousse et transpire la nuit, ne » dort plus ; l'appétit a totalement disparu ; les selles sont rares ; elle est atterrée » de l'apparition de ces symptômes, et déclare à ses compagnes qu'elle ne vivra » plus longtemps. Le pouls est petit, dépressible et légèrement accéléré. La mens- » truation n'a point cessé. La poitrine est bien conformée ; sa résonnance du » côté droit, tant à la partie antérieure que postérieure, est sourde. A droite, le » murmure respiratoire n'est pas perceptible, et il y a des râles sous-crépitants » à gauche. Les quintes d'une toux sèche se répètent fréquemment. L'appétit est » nul et les selles difficiles. Cette jeune fille a été soumise d'abord à un traite- » ment composé d'hypophosphite de chaux seul ; l'amélioration fut prompte et » surprit toutes les personnes qui l'entouraient et qui, habituées à voir la marche » fatale de cette maladie, ne lui donnaient tout au plus que quelques mois à » vivre. Tous les symptômes s'évanouirent comme par enchantement ; seulement » sa constitution, qui est éminemment tuberculeuse, rendra le danger de la » phthisie imminent. Cette fille est encore un exemple de l'incurie propre aux » personnes affectées de tuberculose ; c'est avec peine que nous avons pu la » forcer, pour ainsi dire, à se soigner. Il a fallu l'autorité de la directrice de » l'établissement pour qu'elle consentît à se présenter à notre visite. L'hiver, qui » a été très-défavorable pour ces sortes de maladies, lui a fourni l'occasion de » s'enrhumer, et elle ne fait que commencer à bien suivre mes prescriptions ; la » toux a reparu par quintes, mais chaque fois l'hypophosphite calcique, le soufre » doré d'antimoine et l'opium en ont fait justice ; l'appétit est revenu et les selles » sont régulières. Enfin cette orpheline qui, par sa constitution et par la nature des » symptômes, paraissait vouée à une mort certaine, est actuellement, sinon dans » un état de santé parfaite, au moins telle que tout nous fait espérer que sa » constitution pourra encore se modifier. Hier, 17 mars, nous l'avons de nouveau » auscultée : la respiration n'est point encore normale ; la maladie n'est donc » qu'enrayée avec disparition des symptômes les plus alarmants, et c'est beau- » coup.

» OBSERVATION CLXXVII.— 5° R..., orpheline, est âgée de dix-sept ans, de petite » taille, d'une constitution grêle ; elle procède de parents phthisiques ; sa sœur est » morte, il y a quelques mois, de la même maladie. Au commencement de l'hiver, » elle a été atteinte d'une toux sèche et très-fatigante ; le pronostic qui pouvait » en résulter dans l'établissement ne pouvait être autre qu'elle suivrait la voie » fatale que sa sœur avait parcourue. L'examen de la poitrine me fait reconnaître » que le bruit respiratoire est augmenté ; la respiration est fréquente ; le moindre

» exercice essouffle cette jeune fille au point de ne pouvoir parler. Du reste, » toutes les fonctions se font assez bien; elle se plaint cependant de ne pouvoir » dormir la nuit et de transpirer. Le pouls est fréquent sans dureté. Elle a pris » l'hypophosphite à la dose de vingt grains par jour; et de ce moment, tous les » symptômes de la maladie ont disparu; examinée il y a peu de jours, la respi- » ration est normale.

» OBSERVATION CLXXVIII. — 6° La santé de miss X..., à la suite d'un séjour pro- » longé dans une partie de l'Amérique, où les fièvres miasmatiques sont endémi- » ques, a été compromise. Des traitements violents l'ont laissée dans un grand » état de faiblesse; un long voyage sur mer a mis à l'épreuve le restant de ses » forces. Une leucorrhée chronique s'est établie; l'appauvrissement du sang est » évident chez cette personne, qui est d'un tempérament lymphatique, mais en » même temps nerveux. L'énergie de caractère jointe à une grande douceur en » fait une espèce de malade que nous pouvons considérer comme une des meil- » leures pour soutenir une maladie longue et dangereuse. La face est pâle et le » corps émacié; le pouls est filant, il passe rapidement sous le doigt; il y a cette » altération qui indique l'éréthisme produisant une fièvre hectique. Devant ces » symptômes, il fallut d'abord recourir à une médication légèrement tonique; les » astringents locaux furent employés avec succès; l'état général semble s'amé- » liorer, mais la poitrine se prend. Toux sèche, insomnie, sueurs nocturnes. Sen- » timent d'un poids sur la poitrine; l'amaigrissement augmente et la position de » cette jeune personne alarme tellement sa famille, qu'on la croit perdue. Elle le » sait, mais cela n'influe en rien sur la sérénité et le tranquillité de son esprit. » Malheureusement l'hiver et ses rigueurs ont augmenté sa disposition aux phleg- » masies subsidiaires de la poitrine, et c'est dans cet état que nous crûmes devoir » employer l'hypophosphite de chaux, à la dose d'un demi-gros par jour, puis, plus » tard, à celle d'un gros, mélangé à du sucre; et, nous sommes heureux de » pouvoir le dire, cet état de malaise n'a point continué; les symptômes les plus » alarmants ont disparu. Actuellement, elle attend avec impatience des journées » plus chaudes pour reprendre des exercices à l'air, dont elle sent cruellement » la privation. L'administration de l'hypophosphite a été quelquefois suspendue, » et remplacée par le soufre doré d'antimoine, l'opium et l'huile de foie de morue; » mais la reprise de l'hypophosphite calcique a été toujours suivie d'une nou- » velle amélioration.

» OBSERVATION CLXXIX. — 7° Madame *** est âgée de quarante ans, d'un tempé- » rament nerveux et lymphatique. Dans le courant de l'été dernier, elle a éprouvé » plusieurs attaques épileptiformes qui, chaque fois, se sont terminées par des » vomissements; de plus, ces accès ont duré fort longtemps, et des efforts extraor- » dinaires congestionnaient la poitrine et la tête pendant ces crises prolongées. » Depuis cette époque, cette dame croit qu'à la suite d'une grande faiblesse de » corps, alors qu'elle transpirait abondamment au moindre mouvement, elle se » sera refroidie à la promenade, et aura contracté un rhume de poitrine. Il y a » donc environ trois mois que cette dame tousse; mais ce qui l'a effrayée, c'est » que son haleine est devenue insupportable, et qu'elle expectorait des crachats » brunâtres et sanieux excessivement fétides. Les personnes qui l'approchaient » n'osaient lui en parler, mais elles la servaient avec la plus grande répugnance, » et sa famille la considérait comme perdue. A la percussion, le poumon gauche

» présente une matité étendue de la partie moyenne vers sa portion supérieure ; » des râles crépitants se font entendre dans la région pectorale gauche antérieure et » dans la région sous-scapulaire du même côté. Il n'y a aucun symptôme qui » indique l'existence de cavernes ; le pouls est faible, petit, mais non accéléré. » Le courage moral est atteint, mais les forces physiques sont loin d'être abat- » tues. La malade se plaint d'avoir été soumise à un traitement qui ne consistait » qu'en purgatifs ; elle n'a point d'appétit et les selles sont irrégulières. L'hypo- » phosphite calcique mélangé de poudre de columbo a d'abord rétabli les fonc- » tions de l'estomac, en même temps que les symptômes ont graduellement » diminué d'intensité ; les crachats infects ont changé d'odeur et de goût, puis » ont fini par disparaître ; nous avons employé, par intervalles, le chlorure de » chaux à l'intérieur, le chlorate de potasse à la dose de vingt grains par jour et » le quinquina Cette dame est actuellement en pleine convalescence.

» Observation CLXXX. — 8° Appelés dernièrement en consultation pour un » vieillard de soixante-dix ans, qui avait été pris d'apoplexie à la suite d'excès » vénériens, lesquels avaient eux-mêmes provoqué un appétit vorace et des excès » de table, mon honorable confrère M. le docteur Pousset, et moi nous employâmes » d'abord les drastiques qui produisirent un excellent effet ; mais notre malade était » dans un état de prostration très-grande ; les systèmes nerveux et locomoteur » étaient inertes ; dans cette conjoncture, ne pouvant recourir aux excitants ni aux » toniques diffusibles, nous nous décidâmes à employer l'hypophosphite calcique et » le quinquina à doses progressives, dans l'espoir de reconstituer le sang. Au bout » de peu de jours, notre homme était debout sans que nous ayons eu à craindre » l'éventualité d'une nouvelle congestion sanguine dans les centres nerveux. »

« Voilà, monsieur le rédacteur, continue M. Parigot, le résumé » succinct de quelques observations faites dans ma pratique ; » j'espère qu'elles pourront engager mes confrères à essayer les » hypophosphites de chaux et de soude dans les cas où il est » encore possible d'espérer quelque chose de leur effet sur l'éco- » nomie. On le voit, nous sommes en thérapeutique peu par- » tisans des écoles de Vienne et de Paris, *qui semblent ne vouloir* » *point aller au delà de la constatation des maux qui affligent l'huma-* » *nité; aussi est-ce dans ces écoles que le scepticisme médical a pris* » *les racines les plus fixes.* — L'humorisme des anciens a été » bafoué et cependant la chimie moderne nous y ramène..... » Je termine donc cette lettre en concluant que, malgré » MM. Trousseau et Vigla, il reste établi *que des succès inespérés* » *peuvent être obtenus* de la méthode que nous devons à l'initiative » de M. le docteur Churchill (1). »

(1) *Journal de médecine, de chirurgie et de pharmacologie de Bruxelles.* (26e volume. Avril 1858, pp. 329, 330, 332, 333, 334, 335, 336, 337.)

M. Reinvillier. — Au démenti infligé aux prétendues expériences de MM. Vigla et Trousseau par M. Parigot, est venu s'ajouter celui-ci d'un autre praticien. Le docteur Reinvillier a publié dans la partie scientifique du *Courrier de Paris* (1) une revue de la première édition de cet ouvrage dans laquelle il s'exprime de la manière suivante :

« Les faits annoncés par M. Churchill ont attiré l'attention d'un certain » nombre de médecins, malgré le découragement général produit par les trai- » tements essayés contre la phthisie; mais beaucoup de ces médecins ne » paraissent pas avoir confirmé les résultats indiqués.

» Quelle que soit notre répugnance à parler de nous, nous croyons rem- » plir un devoir en apportant notre modeste pierre à l'édifice. La question » est assez palpitante d'intérêt pour l'humanité tout entière, et chacun doit dire » ce qu'il sait et ce qu'il a vu du nouveau traitement de la phthisie.

» En présence de l'insuffisance bien reconnue des anciens moyens, nous » avons désiré expérimenter d'après les données de M. Churchill, et, à notre » grande joie, presque contre notre attente, nous avons réussi dans nos deux » premiers essais. Les deux malades étaient phthisiques, et parfaitement phthi- » siques au troisième degré. L'un avait trente-cinq ans : c'était un homme bien » constitué, chez lequel la maladie n'avait pas pour cause l'hérédité, mais qui » paraissait avoir été conduit là par de nombreux excès provoqués par les pas- » sions. L'autre était une jeune personne de dix-neuf ans, chez laquelle le der- » nier degré de la phthisie avait été constaté par plusieurs praticiens de mérite, » et qui semblait n'avoir plus que bien peu de temps à vivre. On sait qu'à cet âge » cette cruelle maladie ne pardonne jamais, et que c'est pour cette période de la » vie qu'on a inventé l'expression à la fois pittoresque et cruelle de phthisie » *galopante*.

» Les doses ont été poussées assez loin, et pendant quatre mois de suite la » jeune malade a pris chaque jour 4 grammes d'hypophosphite de soude, après » être toutefois arrivée graduellement à cette quantité. Au bout de ce temps, » la toux, l'expectoration purulente, les sueurs, la maigreur, l'extrême faiblesse » avaient tout à fait disparu pour faire place à la fraîcheur du teint et au bien- » être de tout l'organisme.

» Deux faits isolés ne constituent pas une preuve irréfutable, nous le savons, » mais on doit convenir qu'ils ont néanmoins une valeur relative; car, si l'on » songe que les exemples de guérison de cette funeste maladie sont très-rares, » si l'on réfléchit que beaucoup de vieux praticiens n'en ont pas observé un seul, » non contestable, dans le cours d'une longue carrière, on conviendra, ou que le » moyen apporté par M. Churchill donne les plus grandes espérances, ou que le » hasard nous a singulièrement favorisé. Au reste, nous avons entrepris une » nouvelle série de recherches sur ce sujet.

» Les insuccès ne pourraient-ils d'ailleurs s'expliquer? Tout le monde a-t-il

(1) 22 avril 1858.

» agi selon les règles prescrites, et le doute n'a-t-il point contribué à une administration plus énergique ou irrégulière ?

» Puis enfin le médicament était-il toujours bien préparé ?

» Nous demandions dernièrement au médecin en chef d'un grand hôpital de » département, s'il avait obtenu de bons résultats des hypophosphites alcalins. » Sa réponse fut négative, et nous lui demandâmes alors s'il était sûr de la qua» lité du médicament employé. « *Non, certes,* » nous dit-il. Il ne serait pas » étonnant qu'un produit non employé autrefois, qui demande une certaine habi» leté dans la préparation et qu'on est venu à demander tout à coup en assez » grande quantité, ne fût pas ce qu'il doit être dans toutes les officines. »

Dans un nouvel article, du 9 septembre 1858, l'auteur revient sur la question dans les termes suivants :

« Il y a quelques mois, nous rendions compte à nos lecteurs des succès ob» tenus dans le traitement de la phthisie pulmonaire, au moyen des hypophos» phites alcalins, et nous leur disions que, faisant nous-même des expériences » sur une assez grande échelle, nous serions bientôt à même de leur faire con» naître la valeur réelle de cette nouvelle médication.

» Aujourd'hui, nous sommes en mesure de tenir notre promesse : nous avons » recueilli un nombre considérable d'observations, les unes qui nous sont per» sonnelles, les autres qui appartiennent à d'autres médecins, et, dans presque » tous ces cas, la médication phosphorée a été utile aux malades. Il n'y a pas » que les phthisiques au premier degré qui ont guéri, mais aussi bon nombre de » ceux qui avaient parcouru toutes les phases de cette terrible maladie. Est-ce à » dire que l'on guérira désormais toutes les maladies chroniques de la poitrine ? » Non, certes, il ne faut pas y compter ; mais on peut déjà affirmer qu'on ob» tiendra souvent la guérison. Une pareille assertion paraîtra sans doute auda» cieuse à ceux qui n'ont pas vu par leurs yeux, ou qui ont accepté comme » dernier mot de la science les dénégations des praticiens qui ont échoué dans » leurs expériences. Cependant il faudra bientôt se rendre à l'évidence, et recon» naître qu'au milieu du grand mouvement scientifique de notre époque, la » thérapeutique a marché en avant comme les autres sciences, et qu'elle aussi a » réalisé une grande conquête. »

M. Galvez. — Le docteur Galvez (de la Havane), dans le numéro de juin 1858 de la *Revista medica de la Isla de Cuba*, s'exprime de la manière suivante :

« Nous ne pouvons pas dire que nous avons toujours obtenu de bons résultats, » mais quelquefois l'effet a été si avantageux, que nous n'hésitons pas à croire que » l'hypophosphite de chaux est le meilleur moyen pour combattre la tuberculose, » toutes les fois que celle-ci n'est pas arrivée à produire dans les poumons une » désorganisation qui en entrave évidemment les fonctions par la formation de » cavernes, ou la destruction d'un nombre considérable de cellules.

» Observation CLXXXI. — 1° Parmi les malades que nous avons traités, nous

» citerons spécialement le cas d'un jeune homme âgé de dix-huit ans, de tempé» rament lymphatique, de constitution faible et délicate, d'une famille dont plu» sieurs membres ont déjà succombé à la tuberculose. Il était sujet à s'enrhumer, » avait une toux constante le matin, mais sans expectoration, et se plaignait de » douleurs vagues et ambulantes dans la poitrine.

» La percussion ne donna aucun signe anormal, mais à l'auscultation on trouva » des râles crépitants fins au sommet des deux poumons, avec quelques gros râles » disséminés dans toute la hauteur.

» Ces signes, joints aux commémoratifs, nous firent diagnostiquer une phthisie » tuberculeuse commençante, et nous lui administrâmes l'hypophosphite.

» Le traitement dura quarante jours, au bout desquels tous les phénomènes » pathologiques énoncés avaient disparu. L'appétit du malade avait beaucoup » augmenté. Son poids s'était élevé de sept livres, et aujourd'hui, quatre mois » après le traitement, il jouit d'une parfaite santé, et son développement orga» nique s'effectue d'une manière remarquable.

» L'hypophosphite est le seul remède qui ait été employé.

» Observations clxxxii et clxxxiii. — 2° 3° Depuis, nous avons administré » l'hypophosphite dans deux cas semblables avec des résultats identiques, si ce » n'est que les effets curatifs n'ont pas été aussi rapides, que le traitement a » duré plus longtemps et qu'il a fallu employer des doses plus élevées.

» Observation clxxxiv. — 4° Chez une fille de deux ans, atteinte de tuber» cules mésentériques, née d'un père tuberculeux et qui présentait tous les » signes d'une période avancée de cette maladie, nous observâmes que, dès les » premières doses de l'hypophosphite de chaux, l'appétit auparavant nul se déve» loppa, la fièvre nocturne diminua chaque jour d'intensité et de durée ; la diar» rhée devint moins fréquente et les garderobes prirent un meilleur caractère ; » les sueurs disparurent complétement, et nous avions conçu, ainsi que les parents, » l'espoir le mieux fondé d'une guérison, lorsque l'enfant succomba en trois jours » à une pustule maligne de la joue gauche. (La maison qu'elle habitait se trouvait » près de l'abattoir.)

» Chez les individus qui présentaient des cavernes, nous avons obtenu des ré» sultats variés. Quand l'excavation était petite, *les phénomènes généraux dimi» nuaient rapidement, chez quelques-uns ils cessaient complétement.* Ainsi chez » tous, nous avons noté une amélioration des fonctions digestives, la disparition » de l'insomnie ; chez la plupart, la cessation de la fièvre et des sueurs ; chez un » petit nombre seulement nous avons obtenu un amendement notable des signes » locaux fournis par l'auscultation et la percussion. Lorsque les cavernes étaient » considérables ou nombreuses, nous avons souvent noté qu'après l'administration » d'une certaine quantité d'hypophosphite, la respiration se trouvait gênée, et » dans ce cas, si l'on ne supprimait pas le médicament, les malades étaient atteints » d'hémoptysie. L'un d'eux a succombé à un accident de ce genre en moins de » vingt-quatre heures.

» Chez les malades dont la menstruation n'était pas encore supprimée, nous » avons vu cette fonction se régulariser, mais nous ne l'avons jamais vue se ré» tablir quand elle avait été supprimée. Nous avons noté que les individus qui » présentaient des tubercules dont le ramollissement était peu avancé, suppor» taient des doses plus élevées du médicament que ceux chez lesquels la fonte

» était complétement établie ou qui présentaient déjà des cavernes. Chez une » dame cependant qui offrait de vastes excavations dons les deux poumons, la » dose a pu être portée à vingt-quatre grains par jour sans produire des acci- » dents. Chez cette malade, la toux et l'expectoration ne furent pas modifiées : » la première continua à être fréquente et la seconde purulente ou compacte, » mais la fièvre et les sueurs disparurent jusqu'à quatre ou cinq jours avant sa » mort.

» Comme résumé de nos observations, nous croyons que l'hypophosphite de » chaux guérit la phthisie à la première période et qu'il en retarde la marche » dans les périodes suivantes. Ce médicament a pour effet apparent d'augmenter » l'appétit, de régulariser la digestion, et de supprimer la fièvre hectique et les » sueurs colliquatives partielles ou générales. Ces phénomènes ont été observés » par nous sur la grande majorité de nos malades et se trouvent d'accord avec » ceux qu'a constatés sur les siens notre confrère le docteur Julio Jacintho » Leriverend, professeur de pathologie interne à l'université de la Havane. Dans » les cas avancés, il est nécessaire d'employer le médicament avec beaucoup de » prudence. »

Je n'ai aucune remarque à ajouter à ce qui précède. On voit que les observations du docteur Galvez, de même que celles de MM. Parigot et Reinvilliers, confirment complétement tout ce qui a été dit (chap. VI) sur les effets *physiogéniques*, *pathogéniques*, *thérapeutiques* et *curatifs* des hypophosphites, ainsi que le lecteur pourra facilement s'en assurer.

M. Carreño. — Le docteur Manuel Rodriguez Carreño, dans le *Siglo medico* du 27 juin 1858, a publié les observations suivantes :

« Observation CLXXXV. — 1° Le sujet a vingt-huit ans, récemment marié, de » constitution active. Sa mère et deux de ses frères ont succombé à une phthisie » tuberculeuse. Les symptômes furent : crachats caractéristiques, douleur à la » base du poumon gauche, amaigrissement croissant, fièvre venant par accès et » diarrhée colliquative. Matité à la percussion ; râles sous-crépitants et râles » caverneux à gauche. Trois mois avant la terminaison de sa maladie, on le mit » au traitement de l'hypophosphite de soude, à la dose de 50 centigrammes à » 1gr,50 par jour. Ce traitement ne produisit aucune espèce d'effet, de sorte qu'on » en suspendit l'emploi au désir du malade lui-même qui succomba deux mois » après. Le traitement dura en tout vingt-quatre jours, et il prit 11 grammes » d'hypophosphite. »

Cette observation ne renferme aucun autre détail.

« Observation CLXXXVI.— 2° Le sujet est âgé de trente-six ans, de constitution » nerveuse et impressionnable, sans antécédents héréditaires. Il souffre depuis » quelque temps du côté du tube gastro-intestinal. La maladie a débuté, il y a un » an, par une *laryngite* tenace qui persiste encore et qui sans doute est due à un » dépôt tuberculeux dans cet organe. Depuis lors, hémorrhagies pulmonaires, toux

» avec crachats perlés et striés, douleur à la base du poumon droit, matité dans » la région claviculaire, amaigrissement, sueurs et fièvre rémittente. On lui met » un cautère, et on le soumet au traitement par l'hypophosphite. Les symptômes » les plus notables diminuent, la nutrition se fait, les sueurs disparaissent, le » malade sort et se promène, l'amélioration est telle, qu'on en conçoit les meil- » leures espérances, de sorte que les deux malades dont il est question aux n°s 3 » et 5 me consultent à leur tour. Tout à coup le malade est pris d'une nouvelle » et terrible hémorrhagie qui détruit cette douce illusion. La laryngite s'exaspère, » et il se développe les signes d'une inflammation pulmonaire violente qui cède à » un traitement antiphlogistique, mais en laissant derrière les signes du progrès » de la maladie tuberculeuse. Contre ces symptômes, l'hypophosphite reste sans » effet, aussi fallut-il l'abandonner et le remplacer par une médication rationnelle » et expectante qui produit actuellement le meilleur résultat. Les avantages » obtenus pendant le premier emploi de l'hypophosphite doivent-ils être attribués » à l'action de ce sel, à la révulsion du cautère, ou bien ne furent-ils que la con- » séquence des alternatives propres à cette affection?... Pour moi, je ne crois nul- » lement préjuger la question en affirmant que l'hypophosphite n'y eut aucune part.

» Le traitement dura trente-deux jours ; le malade prit en tout 25 grammes » d'hypophosphite »

L'amendement constaté par M. Carreño était le résultat de l'action thérapeutique de l'hypophosphite. L'aggravation fut due à un accident hémorrhagique, favorisé peut-être par la pléthore produite par le spécifique chez un sujet à prédisposition hémoptoïque. L'inflammation pulmonaire qui fut la suite de cet accident augmenta nécessairement sous l'influence de l'hypophosphite, et diminua lorsque celui-ci fut supprimé et se trouva remplacé par cette médication héroïque appelée *expectation*, qui est la gloire de nos Zoïles médicaux.

Quelle est la série d'opérations pour arriver à un résultat quelconque dans les sciences positives, telles que la physique, la chimie, l'agriculture, dans lesquelles une action déterminée et prolongée pendant un temps donné n'est pas suivie de l'abstention de l'expérimentateur, c'est-à-dire d'inaction, afin d'attendre les effets? Cependant ni le physicien, ni le chimiste, ni l'agriculteur ne se sont avisés d'ériger cela en méthode, et surtout en *méthode d'action*. Il est vrai qu'ils n'ont point étudié à l'école dite d'observation.

» OBSERVATION CLXXXVII. — 3° Jeune personne de vingt-huit ans, non mariée, » tempérament lymphatico-nerveux avec phénomènes scrofuleux antérieurs. Cette » malade qui, avant cette affection, était une grande et belle personne, offre, » lorsque je la vois, l'aspect d'une personne vieillie et plongée dans le marasme.

» Dyspnée, toux muqueuse, sueurs abondantes et fièvre hectique ; matité dans tout » le thorax plus marqué au sommet ; légère hémoptysie auparavant. Elle prend » l'hypophosphite à dose d'un demi-gramme par jour. A la suite de cette mé- » dication, il survient *un changement qui remplit tout le monde d'espérance*, mais » huit jours après, les symptômes prennent une telle violence que la malade suc- » combe peu de temps après, ayant pris en tout 6 grammes de sel phosphoreux. »

L'auteur n'ajoute aucun autre détail. Le lecteur voudra bien rapprocher cette observation de la précédente et de celles du docteur Deforchaux (voy. p. 844).

« OBSERVATION CLXXXVIII.— 4° Jeune fille de quatorze ans, non pubère, mince » et à tempérament nerveux. Toux presque continuelle, avec crachats grisâtres, » douleurs de côté erratiques, dyspnée, amaigrissement, sueur copieuse, fièvre » continuelle, matité dans la région claviculaire. Tels furent les symptômes que pré- » senta cette malade. L'hypophosphite de soude employé pendant *près d'un mois* » à la dose de 50 centigrammes à 1 gramme par jour ne produisit aucun effet. » et, la *colliquation* continuant à faire des progrès, la malade succomba. »

Malade déjà moribonde.

« OBSERVATION CLXXXIX. — 5° Homme de trente ans, non marié, bien conformé, » tempérament sanguin, léger amaigrissement ; rougeur des joues, douleur du » côté gauche et dans l'épaule du même côté ; pneumorrhagies répétées ; toux et » crachats séro-muqueux et sanguinolents ; dyspnée très-marquée ; petite fièvre » continue. Matité dans les poumons ; pectoriloquie. Le malade prend l'hypo- » phosphite de soude à la dose de 50 centigrammes à 1 gramme par jour, *pendant* » *quinze jours*, sans aucun effet, de sorte que la maladie continuant à faire des » progrès, j'en abandonne l'usage, et je recours à des moyens plus accrédités qui » semblent procurer au malade quelque soulagement. »

Conclusion sage et rationnelle. Le malade a une caverne, probablement le siége de la pneumonie latente des phthisiques. Une médication qui guérit la diathèse, parce qu'elle augmente la sanguification et l'activité nerveuse, ne fait pas disparaître l'inflammation et ne produit pas du tissu cicatriciel pour boucher la caverne en quinze jours, comment donc ne pas conclure rationnellement, logiquement, qu'elle n'est et ne peut être qu'inutile ?

M. FORMAN. — Le docteur Samuel R. Forman a publié les cas suivants (1). Cet expérimentateur déclare que, d'après les résultats obtenus dans son service et dans d'autres services du

(1) *Medical and Surgical Reporter*, n° 108. — Philadelphie, 12 novembre 1858.

même hôpital, on abandonna l'usage des hypophosphites. Voici les observations qu'il rapporte :

« OBSERVATION CXC. — 1° Bridget Gall, jeune fille de quinze ans, entrée » en décembre 1857. Son père est mort de phthisie. Elle a commencé à tousser » il y a un an ; il y a quatre mois, elle a eu une hémoptysie à la suite d'un coup » violent sur la poitrine. Depuis lors, la toux a augmenté ; dernièrement elle a » encore craché du sang. Depuis une semaine environ, la toux et l'expectoration » ont été peu considérables. L'auscultation présente des signes de tuberculisation » au premier degré au sommet du poumon gauche. Elle fut mise au traitement » des hypophosphites de soude et de chaux, alternativement à dose de cinq grains » répétés trois fois par jour. *Après un mois de ce traitement*, il ne s'était pas » produit de changement dans les signes physiques. Son aspect général avait » toujours été bon ; elle n'avait pas maigri, et *elle disait que son appétit avait* » *augmenté*, mais il était capricieux, et deux semaines après, ne trouvant pas » d'amélioration *évidente*, elle rentra chez elle.

Chez cette malade, les signes généraux étaient peu marqués ou n'existaient point, et l'expérimentateur a conclu à l'inutilité du médicament parce que les signes *physiques* ne s'étaient pas modifiés dans l'espace de *six semaines.*

« OBSERVATION CXCI. — 2° Margaret Simons, âgée de vingt-deux ans, non » mariée. Sa mère est morte de phthisie. Elle tousse depuis quatre ans. Depuis » un mois, elle a des sueurs nocturnes, et elle maigrit rapidement. Elle rejette » l'huile de foie de morne qu'elle prend. Son appétit est pauvre ; elle a une toux » continuelle. Elle fut mise à l'usage des hypophosphites pendant environ *trois* » *semaines*, et, *à son avis, elle s'en trouva mieux* et retourna chez elle. Les » signes physiques restèrent les mêmes. »

Chez cette malade il y avait des signes généraux bien marqués, sueurs, amaigrissement, toux excessive, lesquels, à ce qu'il paraît, d'après la malade, s'amendèrent. Quant à l'expérimentateur, on est en droit de conclure qu'il a constaté également cet amendement, mais qu'il ne lui a paru d'aucune importance, vu la persistance des signes physiques au bout de trois semaines.

« OBSERVATION CXCII.— 3° Catherine Henderson, vingt-six ans, veuve, entrée le » 26 décembre. Pas d'hérédité. Il y a cinq ans, dit-elle, elle a eu un rhuma- » tisme du cœur, mais il n'y a pas aujourd'hui de signes d'affection cardiaque. » A cette époque, elle a eu une hémoptysie et une toux légère qui a continué » par intervalles. Depuis lors, elle a maigri *un peu*, mais son appétit est bon, » et elle n'a pas de sueurs nocturnes. Il y a au sommet d'un poumon une inspira- » tion rude et une expiration légèrement prolongée. Chez cette malade, l'usage

» des hypophosphites a été continué pendant plusieurs semaines, mais la toux ne » s'est pas modifiée et elle n'a pas gagné en poids. L'hémoptysie s'arrêta. Lors- » qu'elle est sortie, les signes physiques n'étaient pas changé. »

Il n'est nullement certain que ce fût là un cas de phthisie, et l'eût-il été, une médication spécifique qui agit contre la diathèse tuberculeuse ne modifie qu'indirectement et à la longue les signes dépendant d'un désordre organique préexistant au traitement (voy. p. 597 et suiv.).

« Observation CXCIII. — 4° Charles Wright, soixante-huit ans, est entré à » l'hôpital pour une pneumonie. Environ six semaines après son arrivée, on dé- » couvrit un dépôt tuberculeux dans les deux poumons. Il n'y a pas chez lui » d'hérédité. Il n'est pas très-amaigri ; l'appétit est assez bon ; la toux n'est pas » fatigante et il n'a pas eu d'hémoptysie.

» Le 24 décembre, après un mois de traitement, il n'y a pas d'amendement » *évident*. Les signes physiques et rationnels restent les mêmes. Il continua » l'usage du remède pendant un mois, mais ne s'en trouvant pas mieux, il se dé- » couragea, et fut mis au traitement par l'huile de foie de morue. »

Les signes physiques n'ayant pas été rapportés, il est impossible de se prononcer avec certitude sur la valeur du diagnostic. Mais il est permis de douter qu'il se soit développé un dépôt tuberculeux dans les deux poumons, à la suite d'une pneumonie, chez un sujet de *soixante-huit ans*. Le seul signe rationnel relaté dans l'observation, la toux, avait toujours été peu de chose. Il n'est donc pas étonnant qu'elle soit restée stationnaire pendant deux mois. L'expérimentateur ne dit rien quant à l'effet de l'huile de foie de morue.

« Observation CXCIV. — 5° James Thompson. Pas d'hérédité. Il dit qu'il tousse » depuis dix ans ; qu'il y a quatre mois, il a été pris d'une hémoptysie qui s'est ré- » pétée plusieurs fois depuis lors, en dernier lieu il y a dix jours. La toux est fati- » gante, l'expectoration abondante et il y a une grande faiblesse. L'appétit reste » bon. A l'examen, on trouve des signes de tubercules ramollis au sommet des » deux poumons. Il fut mis à l'usage des hypophosphites, le 22 décembre. Ces » sels furent continués à *haute dose* pendant trois semaines. Au bout de cette pé- » riode, la toux et l'expectoration avaient diminué et le malade se sentait plus » fort ; mais des sueurs nocturnes et une augmentation de la faiblesse s'étant » déclarées, la médication fut suspendue et remplacée par de l'huile de foie de » morue et de la quinine. Par l'effet de ces nouveaux remèdes, pendant quinze » jours seulement, l'appétit augmenta, la fièvre hectique cessa ; il engraissa et » prit des forces ; la toux s'amoindrit, et *il n'y eut pas d'hémoptysie*. Il resta à » l'hôpital pendant tout l'hiver et sortit au printemps pour retourner à ses travaux » En février, les signes physiques étaient les mêmes que lors du premier examen.»

Chez ce malade, la médication employée à *haute dose* a produit des effets pathogéniques et probablement une plus grande activité du ramollissement qui ont cessé par suite de sa suspension. Il est très-difficile de se reconnaître au milieu des incohérences et des réticences de ces observations, mais il semblerait même que les hémoptysies avaient continué ou s'étaient aggravées pendant le traitement des hypophosphites, puisque l'auteur fait remarquer qu'elles cessèrent pendant l'emploi de l'huile de foie de morue (voy. pp. 609, 635 et 636). Il est bon aussi de noter que la persistance sans modification des signes physiques a été pour l'expérimentateur une raison suffisante pour se prononcer contre l'utilité des hypophosphites, ou pour en cesser l'emploi, mais que la même raison ne lui paraît plus avoir de valeur lorsqu'il s'agit de l'huile de foie de morue.

« OBSERVATION CXCV. — 6° Henry Gardiner est entré en décembre. Son père » est mort de phthisie. Il tousse depuis quatorze mois ; a eu une hémoptysie il y a » un mois. Son appétit est bon ; il a peu maigri ; la toux est fatigante, l'expec- » toration copieuse, non sanguinolente. Il est très-faible, *mais il n'est pas encore* » *obligé de garder le lit*. L'auscultation montre un léger dépôt tuberculeux dans » le poumon droit et quelques râles indiquant qu'il y a des tubercules ramollis » dans le poumon gauche. Le 22 décembre on lui fit prendre cinq grains d'hypo- » phosphite de soude trois fois par jour ; *huit jours* après, on l'examina avec beau- » coup de soin, mais sans pouvoir constater de changement *marqué* : l'expecto- » ration était moins abondante. Le 18 janvier, on nota de nouveau l'état du » malade, et, comme il ne présenta pas d'amendement, soit sous le rapport des » signes rationnels, soit sous le rapport des signes physiques, on arrêta la médi- » cation. »

Le traitement spécifique a été employé en tout pendant *vingt-huit jours*. L'auteur n'ajoute pas que l'huile de foie de morue ait produit chez celui-ci des effets aussi merveilleux que chez le précédent.

« Dans trois autres cas, dont il a pris note, l'expérimentation eut des résultats » semblables. »

Après avoir lu des élucubrations comme la précédente, on est obligé de s'avouer que l'observation thérapeutique est dans un bien pitoyable état (voy. p. 638). Dans de pareilles conditions d'observation, je me ferais fort de démontrer l'inutilité de quelque médicament que ce soit, fer, quinine, mercure, iode...

M. Campbell. — Voici une observation qui a paru dans le *New-York medical Press* du 14 janvier 1860.

L'auteur, le docteur J. G. Campbell, relate les résultats qu'il a observés sur lui-même, dans les termes suivants :

« Observation CXCVI. — Avant de commencer l'usage des hypophosphites de » soude et de chaux, j'avais maigri d'une manière constante, par suite du ramol- » lissement de tubercules situés dans le lobe supérieur du poumon droit. J'em- » ployais déjà depuis quelque temps une médication tonique sans effet appréciable, » si ce n'est une légère augmentation d'appétit. Quelque temps après avoir com- » mencé l'usage des hypophosphites, je trouvai que mes forces avaient beaucoup » augmenté, que je dormais bien la nuit, et que les sueurs avaient cessé de me » tourmenter. Le seul inconvénient que j'en éprouvai fut une épistaxis et le retour » d'un flux hémorrhoïdal que je n'avais pas éprouvé depuis un an. Lorsque je » commençai l'usage de ce remède, il y a cinq semaines, je ne pesais que 147 livres, » aujourd'hui j'en pèse 161, ce qui est un peu plus que mon poids ordinaire » lorsque je suis en bonne santé. J'ai bon appétit, je dors bien et je me sens par- » faitement capable de vivre malgré la formation d'une cavité qui s'opère dans la » partie supérieure de mon poumon droit. L'amélioration qui a eu lieu dans mon » état général est des plus remarquables, et c'est ce qui m'encourage à parler » ainsi. Tout le monde s'accorde à dire que je n'ai jamais eu l'air de mieux me » porter qu'aujourd'hui. Il reste à savoir si cette amélioration sera permanente : » j'ai tout lieu de le croire. »

The Medical Circular de Londres du 8 février 1860 contient une lettre d'un médecin domicilié à Preston, en Angleterre, mais signée seulement de ses initiales (1), dans laquelle après avoir demandé des renseignements sur les résultats obtenus par d'autres observateurs, il s'exprime de la manière suivante :

« Dans les premières périodes de la maladie, j'ai traité plusieurs cas avec un » succès tellement marqué que je suis convaincu, malgré l'opinion du docteur » Cotton (voy. p. 838), que les hypophosphites sont un remède d'une très-grande » puissance. Je voudrais donc que le rédacteur du *Medical Circular* fît connaître à » ses lecteurs tous les renseignements authentiques qu'il pourrait se procurer, soit » pour, soit contre l'efficacité de ce traitement. Dans une question qui demande » des observations aussi prolongées, la clientèle privée offre un champ trop limité » pour que le praticien s'aventure à recommander un nouveau mode de traitement, » à moins qu'il ne se sente appuyé par *quelque grande autorité* (voyez p. 882, note.)

R. C. H.

Cette demande amena une lettre (2) d'un des médecins de

(1) Il est d'usage en Angleterre que l'auteur d'une lettre non signée fasse connaître son nom au rédacteur du journal qui se porte ainsi garant pour lui.

(2) *The Medical Circular*, 7 mars 1860.

l'hôpital de Brompton (le docteur Quain), dans laquelle, sans entrer dans aucun détail, il disait qu'il avait donné les hypophosphites à la dose de 3 gros (12 grammes) par jour, sans résultat physiologique apparent, et qu'ils ne produisaient pas plus d'effet qu'une quantité égale de craie ou de carbonate de soude.

Cette assertion provoqua la lettre suivante (1) :

« Au rédacteur du *Medical Circular :*

» En lisant les notices adressées à vos correspondants dans le journal de cette » semaine, j'y trouve mentionnée l'opinion d'un des médecins de l'hôpital de » Brompton, au sujet des hypophosphites. Comme cette opinion est entièrement » opposée à ma propre expérience, vous jugerez peut-être que les remarques » suivantes méritent une place dans votre journal :

» Au moment de vous écrire, j'ai déjà administré les hypophosphites dans » vingt cas environ, à différents degrés de la maladie, principalement à la pre- » mière et à la seconde période ; deux étaient à la troisième. Un des malades » prend le remède depuis douze mois ; tous les autres depuis six mois. Ils sont » encore tous en traitement. Bien loin de n'avoir remarqué aucune action physio- » logique, j'ai presque toujours observé dans chaque cas les effets suivants :

» Une grande augmentation de l'appétit ; dans quelques cas, une augmentation » de la chaleur animale ; une diminution marquée de l'expectoration dans tous les » cas. Les malades accusaient aussi une plus grande facilité dans la respiration.

» L'examen stéthoscopique m'a fait voir que les râles avaient diminué de nom- » bre. *Dans un cas, ils disparurent complétement et furent remplacés par le » murmure vésiculaire un peu plus rude qu'à l'état normal. C'était un cas de » phthisie parfaitement caractérisée, mais chez lequel la maladie était limitée à » la partie supérieure du poumon droit.* Dans d'autres cas, là où la respiration » avait été faible et presque imperceptible, elle est devenue puérile, et l'essouffle- » ment des malades a disparu.

» Les hypophosphites me paraissent donc agir comme des excitants respira- » toires.

» Voici quelques cas :

» Observation CXCVII. — 1° En octobre dernier, je donnai à un jeune homme, » âgé de vingt ans, cinq grains d'hypophosphite trois fois par jour. Il avait tous » les symptômes de la phthisie, avec diarrhée. Le matin, il était inondé de » transpiration ; pas d'appétit ; la perte des forces et l'amaigrissement étaient si » rapides, que la maladie menaçait de prendre le caractère de phthisie galopante. » Il y avait des signes évidents de tubercules crus dans les deux poumons. Après » avoir pris les hypophosphites pendant un mois, son appétit était devenu *vorace ;* » pendant trois semaines successives, son poids s'était augmenté de trois livres » par semaine, de sorte qu'il se sentit si bien et si fort, qu'il a repris son travail » comme ouvrier dans une fabrique, et le continue jusqu'au moment actuel. Je » viens de le revoir samedi dernier (25 février), il a de nouveau maigri ; il a une

(1) *The Medical Circular*, 14 mars 1860.

» toux sèche avec un peu d'aphonie sans sueurs nocturnes. Je lui conseille le » repos et la reprise des hypophosphites. Le temps montrera quels en seront les » effets.

» Le malade n'a employé aucun autre traitement. »

Dans ce cas, la suspension prématurée du médicament spécifique a été suivie d'une rechute (voy. pp. 627 et 628).

« OBSERVATION CXCVIII. — 2° Une sœur du dernier malade, âgée de vingt-cinq » ans, souffre depuis cinq ans d'une phthisie chronique, dont le développement » avait été retardé par l'emploi de l'huile de foie de morue, jusqu'à il y a un an. » A cette époque, par suite de circonstances que je n'ai pu apprécier, son esto- » mac a refusé de tolérer davantage ce remède, et sa santé décline rapidement. » Chez elle, l'amélioration, produite par les hypophosphites, a été plus marquée » encore et s'est maintenue avec plus de permanence que chez son frère. Je l'ai » vue de nouveau le 25 février, elle m'a dit qu'elle se trouvait tout à fait bien, et » qu'elle n'avait jamais été mieux de sa vie. Elle est devenue robuste et très- » grasse. Tous les symptômes généraux ont disparu. Je n'ai pas eu occasion » d'examiner sa poitrine.

» OSERVATION CXCIX. — 3° Le 14 janvier de cette année, j'ai commencé à » donner des hypophosphites à un fermier, âgé de quarante-trois ans, qui, depuis » un mois, suivait une médication tonique sans aucun amendement, ni dans son » appétit, ni dans ses forces. Depuis six mois, il a des symptômes de dyspepsie » et a maigri graduellement. En examinant la poitrine, j'ai trouvé les signes d'un » dépôt tuberculeux dans la partie supérieure du poumon gauche. Depuis l'adminis- » tration des hypophosphites, son appétit est à peu près revenu, et, dans quinze » jours, son poids a augmenté de quatre livres.

» Évidemment ici, il y a eu un effet physiologique. Je suis si éloigné de croire » que les hypophosphites ne produisent aucun effet, que j'ai pour habitude de les » prescrire dans tous les états pathologiques où il y a épuisement, perte d'ap- » pétit et faiblesse. La plus forte dose que j'ai pu donner est un demi-gros » (2 grammes) par jour; *très-peu de mes malades peuvent prendre plus de quinze » grains* (1 gramme) *par jour, sans se plaindre de céphalalgie et d'un sentiment » désagréable de plénitude dans la tête.* Dans un cas, il y a eu de l'épistaxis. Tous » mes malades ont pris de l'exercice en plein air, lorsque le temps le permettait. » *Je n'oserais pas donner des doses de trois gros* par jour. Aucun amendement » satisfaisant ne s'est manifesté dans un laps de temps moindre que trois semaines.

» Pour me résumer, j'affirme que les hypophosphites ont la puissance d'aug- » menter l'appétit, ce qui a lieu dans tous les cas; chez tous les malades que j'ai » observés, ils ont diminué rapidement l'expectoration; chez quelques-uns, ils » l'ont fait cesser complétement. Ils rendent la respiration plus facile et sont en » même temps des hématogènes très-efficaces. Mon expérience ne me permet pas » encore de dire s'ils guérissent la phthisie, mais je suis convaincu qu'ils en retar- » dent la marche, qu'ils arrêtent le ramollissement, et qu'ils s'y montrent au » moins utiles (1). »

(1) L'auteur de ces observations est le même R. C. H. dont la lettre est citée plus haut (p. 880). Sa raison pour conserver l'anonyme est comme il le dit lui-

Si par la guérison de la phthisie on entend la *reconstitution* ou *reproduction* des tissus désorganisés avant l'emploi du traitement, les hypophosphites n'ont point cette puissance, et je n'ai jamais prétendu qu'ils puissent l'avoir, pour la raison très-simple qu'il serait absurde de la leur demander ou de supposer qu'elle pût se trouver dans une médication quelconque. Si, au contraire, on entend par guérison de la phthisie la disparition de la dyscrasie, la cessation de tout dépôt morbide, le rétablissement de l'état général normal et la *réparation* des désordres locaux, soit par résorption du tissu morbide, soit par son élimination et la formation d'un tissu cicatriciel, alors les hypophosphites *guérissent* la phthisie, et c'est là la seule manière dont raisonnablement et pathologiquement on puisse en concevoir la guérison (voy. p. 598). Compris dans ces termes, ce qui est rapporté dans l'article précédent confirme de la manière la plus complète ce que j'ai avancé sur les effets de cette médication.

M. Dickson. — Le même journal contient, en outre, la lettre suivante adressée au rédacteur par le docteur Dickson :

« Au rédacteur du *Medical Circular* :

« Je réponds à la lettre de votre correspondant R. C. H. Au mois d'octobre dernier étant à Paris, je visitai le dispensaire du docteur Churchill, et, m'étant assuré, d'après ce dont j'y fus témoin, qu'il y avait *quelque chose* dans le traitement de la phthisie par les hypophosphites (1), je résolus, à mon retour chez moi, de les employer dans ma clientèle particulière. Je m'en suis si bien trouvé dans la majorité des cas auxquels je les ai administrés, que j'ai l'intention d'en continuer l'emploi. Je les ai essayés dans environ trente cas, à toutes les périodes de la maladie. *Chez le plus grand nombre, environ les deux tiers, l'amélioration a été très-marquée.* D'après mon expérience, cette médication a montré une efficacité évidente dans les premières périodes de la maladie, quoiqu'un de leurs effets principaux, celui d'arrêter les sueurs nocturnes, les rende utiles à tous les degrés. Ce qui m'a le plus frappé dans les cas que j'ai vu traiter par le docteur Churchill, c'est que les phthisiques qui se présentaient à son dispensaire appartenaient toujours aux classes pauvres de la société ; que

même « qu'il n'ose pas s'aventurer à recommander un nouveau mode de traitement à moins qu'il ne se sente appuyé par *quelque grande autorité.* » L'autorité de la vérité en médecine est en effet, comme nous l'avons vu (p. 7), peu de chose à comparer à celle des coteries.

(1) M. Dickson n'est venu que *deux* fois à mon dispensaire.

» le diagnostic ayant été établi par l'auscultation et par la percussion, les ma-
» lades continuaient à subir les influences de leurs occupations journalières, du
» mauvais air, des logements malsains, de la mauvaise nourriture, quelquefois
» même du manque d'une nourriture suffisante ; qu'ils étaient obligés de travailler
» pour se maintenir, et que malgré cela il se produisait chez eux de l'améliora-
» tion. Il me sembla donc que, si cette amélioration avait lieu, elle devait être
» attribuée au traitement. Depuis mon retour de Paris, j'ai prié plusieurs de
» mes confrères d'essayer le traitement chez leurs malades, et ils m'ont assuré
» qu'ils en ont obtenu *les effets les plus extraordinaires*, parce qu'ils ont soumis
» ce traitement à un essai autrement loyal que celui du docteur Cotton et des
» médecins de Brompton. C'est au temps seul à décider jusqu'à quel point ces
» effets sont permanents. Toutefois, l'expérience que j'ai acquise est suffisante pour
» me convaincre que les hypophosphites constituent un agent puissant, que nous
» devrions soumettre, quand ce ne serait que par humanité, à une expérimen-
» tation loyale et impartiale. J'ajouterai qu'un de mes proches parents qui,
» depuis plusieurs mois, se fait traiter par le docteur Churchill lui-même, a retiré
» de ce traitement les effets les plus satisfaisants, ce dont je ne saurais trop
» me réjouir. »

M. Quain. — Les résultats rapportés par les deux observateurs précédents étaient annoncés, comme on vient de le voir, avec toute la réserve que comporte une question nouvelle et difficile. Tout en ne concluant pas encore quant aux résultats curatifs, ils confirment pleinement tout ce que j'avais dit quant à l'action physiologique et aux effets thérapeutiques des préparations hypophosphoreuses (pp. 607 et 612). Ces assertions ne pouvaient rester sans réponse. Les médecins de l'hôpital de Brompton ont senti le danger de laisser passer de pareilles allégations, et la *Lancet*, du 17 mars 1860, contient l'article suivant de l'un d'eux, le docteur Richard Quain. Après quelques critiques sur ma théorie et mes idées (voy. p. 23, note), il s'exprime de la manière suivante :

« Encouragé par la longue énumération des phénomènes d'amélioration que le
» docteur Churchill disait avoir vu résulter de l'usage de ces remèdes, je résolus
» de les soumettre à une expérimentation *loyale* sur un certain nombre de
» malades. Je les administrai donc dans vingt-deux cas pris *sans choix*, parmi les
» malades *internes* de l'hôpital de Brompton. »

J'avais indiqué que la *guérison* de la phthisie ne s'obtenait que lorsque la lésion locale n'avait pas déjà dépassé une certaine étendue, condition première et fondamentale pour la réussite du traitement. Le docteur Quain essaye *loyalement* mon traitement en prenant des malades au hasard parmi ceux qui sont internes, c'est-à-dire qui offrent les cas les plus graves de l'hôpital.

Période de la maladie.— « Sur ce nombre, deux cas étaient au premier degré, » dix au second et dix au troisième. Le docteur Churchill recommande de dix à » trente grains (0^{gr},75 à 2 gram.) par jour, soit de l'hypophosphite de soude, soit » de celui de chaux dissous dans un liquide quelconque. La dose doit être aug- » mentée jusqu'à la disparition des signes généraux. Dans quelques cas, il préfère » l'un de ces sels à l'autre. Ainsi, par exemple, il croit que le sel de chaux diminue » l'expectoration et augmente, par là, la toux, tandis que le sel de soude est moins » énergique dans son action. Je n'ai rien trouvé qui puisse confirmer cette impres- » sion. Chez les malades de Brompton, on a commencé par donner dix grains trois » fois par jour, excepté chez un enfant où l'on n'en a donné que cinq. Si la maladie » faisait des progrès, ou si elle était stationnaire, si les effets du remède étaient nuls, » on augmentait graduellement la dose. Ainsi dans quatre cas, la dose a été portée » à un gros, trois fois par jour (*douze* grammes). Dans dix cas, la dose a atteint » deux scrupules et au-dessus (trois grammes) ; chez huit cas, la dose n'a pas dé- » passé un demi-gros (deux grammes). *On voit donc que le médicament a été* » *administré largement.* J'ajouterai que dans aucun cas je n'ai vu aucune appa- » rence des troubles indiqués par le docteur Churchill comme suivant de trop » hautes doses. »

J'avais dit, dans la première édition de ce livre, que la dose devait être augmentée jusqu'à la disparition des symptômes généraux, mais en se tenant entre les limites de 50 centigrammes à 1 gramme au plus, ainsi qu'on peut le voir par les citations suivantes :

« La dose que j'ai trouvée la plus convenable est de 1 gramme » par jour en une seule fois. Je commence, en général, par » 50 centigrammes, et j'augmente chaque jour de 10 à 20 cen- » tigrammes. Dans quelques cas, j'ai donné (1) jusqu'à 1^{gr},50 » deux fois par jour. Tous les dix ou quinze jours je suspens » le traitement pendant un jour ou deux; pour le reprendre » ensuite. » (1re édition, pp. 14-15.)

« J'ai déjà indiqué, aux pages 14 et 15, les doses que j'ai trou- » vées les plus avantageuses. *Dans chaque cas, le médecin devra* » *naturellement se guider sur la marche de la maladie, sur la* » *constitution du sujet et surtout sur les modifications apportées* » *par le traitement aux symptômes généraux, faiblesse, sueurs, dé-* » *coloration des tissus, amaigrissement, inappétence, fièvre,* etc. La

(1) Comme *expérimentation*, n'étant pas encore, à cette époque, fixé sur la dose.

» meilleure règle que je puisse donner est celle-ci : dans les » cas où le désordre local *n'est pas très-grave*, augmenter la dose » du médicament de 10 centigrammes par jour, jusqu'à faire » disparaître les signes généraux, et la maintenir à cette limite » *jusqu'à ce que se présentent les premiers signes de pléthore*, dont » on a pu voir la description dans les observations VIII, IX et XVI. » On trouvera que, pour les adultes, la meilleure dose pour ob- » tenir *ces effets est, en général, entre les limites de* 75 *centigrammes* » *à un gramme. Dans les cas plus avancés*, il faudra quelquefois » s'abstenir d'une médication aussi active, *afin de ne pas disposer* » *le malade aux phlegmasies intercurrentes*. Je ne pourrais trop » insister sur ce point. » (1re édition, p. 231-232.)

D'ailleurs la simple inspection des trente-quatre observations que j'avais rapportées aurait suffi pour lever tous les doutes à cet égard, s'il pouvait y en avoir après ce que l'on vient de lire. Ainsi, notamment à la page 171, j'avais dit :

« Dans ce cas, la cause immédiate de la mort me paraît avoir » été la phlegmasie de la partie des poumons non encore enva- » hie par la tuberculisation. Je me demande si cet état n'aurait » peut-être pas été favorisé par les hautes doses auxquelles la » médication a été employée. » (1re édition, p. 171.)

En regard des préceptes si formels et si explicites que l'on vient de lire, le docteur Quain, afin d'appliquer *loyalement* mon traitement, a débuté par les doses les plus fortes et les a portées jusqu'à la quantité monstrueuse de 12 grammes par jour. Pour lui toute la science thérapeutique se réduit, à ce qu'il paraît, à *droguer « largement* ses malades » (voy. p. 885). Voilà un principe qui va simplifier singulièrement la médecine.

Quant à la non-existence des signes pathogéniques que j'avais signalés et que le docteur Quain assure n'avoir pas existé chez ses malades, cela peut s'expliquer de deux manières : ou bien les effets pathogéniques produits par le médicament ont été confondus par cet expérimentateur, comme par tant d'autres, avec les symptômes de l'affection elle-même, ou bien le médicament n'était pas pur, ce qui, ainsi que je l'ai déjà dit (pp. 665, 670 et 672), en modifie complétement les effets. Mais c'est à une chose si peu importante pour le docteur Quain, qu'il n'indique nulle part que la possibilité de cette cause d'erreur se soit présentée à son esprit, quoique j'y eusse insisté à plusieurs reprises dans la première édition de ce livre.

Durée du traitement. — « Un cas a été soumis au traitement pendant six mois, » un pendant quatre mois, six pendant trois mois, neuf pendant deux mois, et cinq » pendant un mois. Durant cette longue période, j'ai cherché anxieusement, mais » en vain, les effets physiologiques si marqués, décrits par le docteur Churchill. » Je n'ai pas vu de preuves de l'augmentation de la puissance d'innervation ; il » n'y a pas eu une croissance plus rapide des cheveux et des ongles ; il n'y pas » eu d'apparence de pléthore ; les malades n'ont pas, après quelques doses du » médicament, accusé une sensation inaccoutumée de bien-être et de forces. En » un mot, je dirai que le malade n'a pas éprouvé et que le médecin n'a pas re- » marqué autre chose que si l'on avait administré une égale quantité de craie ou » de carbonate de soude. »

J'avais rapporté que, sur les *trente-quatre observations* relatées dans ma première édition, l'activité de la nutrition s'était traduite chez *deux malades*, par un développement des systèmes pileux et dentaire (1); d'où le docteur Quain a conclu que cela aurait dû se trouver chez tous les siens (voy. p. 608).

Quant à la non-existence des signes de pléthore, je répète, ou que les sels qu'il a donnés n'étaient pas des hypophosphites, ou que le médicament était impur, ou enfin que la pléthore *relative* (pp. 634 et 635) se serait en vain manifestée à un observateur comme le docteur Quain. Pour attirer son attention, il aurait au moins fallu qu'elle se traduisît par une attaque d'apoplexie. Du temps de Stoërck, les jaloux de ce grand thérapeutiste soutenaient que la ciguë n'avait pas plus d'action que l'eau tiède. Pour prouver que les hypophosphites ne possèdent aucun des effets physiologiques que j'ai annoncés, et qui, ainsi qu'on le verra par l'ensemble de ce chapitre, ont été surabondamment constatés par d'autres observateurs, il y avait, du reste, pour M. Quain, un moyen très-simple à prendre, c'était de s'administrer lui-même, chaque jour, les 12 grammes d'hypophosphites purs qu'il assure avoir infligés à ses malheureux patients. Je suis certain que, s'il avait continué l'expérience aussi longtemps que chez eux, les

(1) Première édition, pp. 15, 16.

effets physiologiques qu'il en aurait ressentis l'auraient mis hors d'état d'écrire l'article dont je m'occupe. Il faut aussi faire observer que cette longue durée de traitement, pendant laquelle l'expérimentateur a cherché si anxieusement les effets physiologiques, n'a pas dépassé pour quatorze malades, c'est-à-dire plus des deux tiers, la durée de deux mois. C'est donc pendant cet espace de temps qu'ont duré les anxiétés de l'expérimentateur. Or, si l'on songe que dix de ces patients étaient au troisième degré, il me semble raisonnable de se demander si, dans cet espace de temps, il peut se présenter, chez de tels malades, un amendement assez considérable pour dissiper l'aveuglement d'un chef de service de l'hôpital de Brompton.

Résultats. — « Pour en revenir au but plus immédiat en vue duquel j'administrai ces remèdes, c'est-à-dire pour constater leur valeur curative, voici ce » que je puis en dire :

» Sur les vingt-deux cas, six ont éprouvé, pendant le traitement, une amélioration plus ou moins marquée ; chez ces six cas, pour trois, l'amélioration n'a » été que légère et n'a duré que peu de temps ; chez trois, l'amélioration était » marquée, mais chez un seul d'entre eux elle s'est montrée permanente. Des » deux autres cas, une malade a continué l'usage des hypophosphites pendant » trois mois après la sortie de l'hôpital. Pendant cette période, elle a empiré » graduellement et mourut. L'autre, un homme, après être sorti de l'hôpital, a » continué le traitement pendant quelque temps, mais il a empiré et il est actuellement sur le point de mourir.

» Tous les autres seize cas empirèrent pendant l'usage des hypophosphites à » l'hôpital. Heureusement, dans six de ces cas, on suspendit le traitement par » les hypophosphites, et on lui substitua le traitement ordinaire par l'huile de » foie de morue et les toniques, il en résulta un amendement marqué. »

Quel fut le résultat dans les dix autres cas dont il n'est point fait mention? — La simple suspension d'une médication administrée à dose pathogénique, toxique, en un mot barbare, sera suivie d'une amélioration, sans qu'il soit nécessaire pour cela d'avoir recours à l'huile de foie de morue. Mais il est évident que les médecins de Brompton poursuivent un double but, d'abord prouver que les hypophosphites sont inutiles, et ensuite qu'à cet hôpital on guérit la phthisie avec l'huile de foie de morue. Il est seulement fâcheux qu'après avoir pris, en 1848 (voy. p. 562, II et III), l'engagement de faire connaître les résultats nouveaux dans le traitement de la phthisie, *pour la découverte desquels l'hôpital de Brompton avait été spécialement fondé*, les médecins de cet établissement n'aient pas encore pu, au bout de quinze ans, réaliser leur promesse, et que leur premier rapport n'ait jamais été suivi d'un second. Il est évident que ce parallèle que l'on soulève sans cesse entre les résultats produits chez un même malade (pp. 842 et 843) par les hypophosphites *d'abord*, et *ensuite* par l'huile de foie de morue, administrée après les hypophosphites, n'a aucun caractère scientifique : c'est simplement une querelle de boutique ainsi qu'on le comprendra immédiatement, si l'on veut se reporter à la page 808, note 2, où l'on verra quels ont été les résultats produits par l'huile de foie de morue sur *sept mille malades* entre les mains du docteur C. J. B. Williams, le chef et le doyen des médecins de Brompton. N'en parlons donc plus, et rendons la parole au docteur Quain.

« Voici quelques observations qui comprennent les trois seuls cas dans les-
» quels un résultat utile a semblé suivre le remède. On les a choisies pour
» faire ressortir les principaux caractères de ce traitement.

» OBSERVATION CC. — 1° *Phthisie au premier et au second degré; amélioration temporaire pendant l'administration de l'hypophosphite de soude; ter-*
» *minaison fatale.* »

» A. B......, âgée de vingt-deux ans, couturière, est entrée le 17 novembre
» 1858. Prédisposition héréditaire du côté maternel ; toux depuis trois mois avec
» légère expectoration ; pas d'hémoptysie ; pas de sueurs nocturnes ; pas de ma-
» ladies antérieures. Les règles sont supprimées depuis le début de la maladie ;
» auparavant elles étaient normales ; tube digestif sain ; pouls 112.

» *Signes physiques.*— Matité et crépitation au sommet droit en avant ; matité
» et expiration rude et prolongée à la partie postérieure du sommet gauche.

» *Traitement.* — Dix grains d'hypophosphite de soude trois fois par jour, portés
» graduellement jusqu'à un demi gros (c'est-à-dire qu'on débuta par 1gr,50 que
» l'on augmenta graduellement jusqu'à *six* grammes par jour).

» *Résultats.* — Après douze semaines de traitement à l'hôpital, il y avait une
» amélioration évidente des forces et de l'état général ; son poids s'était augmenté
» de sept livres ; il y avait moins de toux et les craquements au sommet droit
» ne s'entendaient plus qu'après la toux. Les règles n'étaient pas revenues et le
» pouls était encore au-dessus de 100. Elle continua le même traitement en
» dehors de l'hôpital jusqu'au mois d'avril. A cette époque, elle tomba plus
» malade, et j'appris qu'elle succomba bientôt après. »

Si le lecteur veut se reporter à ce qui a été dit au chapitre du pronostic (p. 569), il verra quel est le résultat auquel on pouvait s'attendre dans le cas précédent. Le docteur Quain, qui suit si scrupuleusement les règles que j'ai indiquées en administrant aux malades six fois la dose ordinaire du médicament spécifique, et le double de la dose maximum que j'ai donnée une ou deux fois à titre d'essai, le docteur Quain n'indique nullement si la malade a succombé aux progrès de la maladie ou à quelque cause accidentelle, telle qu'une phlegmasie intercurrente. Il est évident que cela n'a rien à faire avec la question. Pour admettre que les hypophosphites guérissent la phthisie, il faut sans doute que le malade ne puisse pas même mourir d'autre chose.

« Observation CCI. — 2° *Phthisie au premier degré ; amélioration pendant l'ad-*
» *ministration de l'hypophosphite de chaux.*

» R. C....., âgé de vingt et un ans, calfat, entré le 23 novembre 1858. Pré-
» disposition héréditaire du côté maternel. Début de la maladie par une attaque
» d'hémoptysie d'environ une demi-pinte (un quart de litre) pendant qu'il était
» occupé à son travail. Ceci a continué légèrement pendant trois ou quatre
» jours. Depuis lors, il a perdu ses forces et a maigri. Il dit qu'il n'a commencé
» à tousser qu'environ dix jours avant son entrée, et que son expectoration,
» qui était muco-purulente, n'était qu'en petite quantité. Depuis lors, l'hémo-
» ptysie ne s'est pas renouvelée ; pas de douleurs thoraciques ; appétit mauvais ;
» constipation ; pouls à 96.

» *Signes physiques.* — Matité, respiration bronchique au sommet droit.

» *Traitement.* — Pendant dix semaines, on lui administra l'hypophosphite de
» chaux à la dose de dix grains trois fois par jour, dans une infusion de gentiane.
» Cette dose fut portée graduellement à un gros trois fois par jour (c'est-à-dire
» *douze* grammes), puis, pendant *deux semaines*, on lui administra l'huile de foie
» de morue seule.

» *Résultat.* — Pendant l'emploi des hypophosphites sa santé et ses forces
» s'étaient rétablies et il avait gagné onze livres et demie. Alors son état devint
» stationnaire. »

Après avoir engraissé de *onze livres et demie*, il semble assez naturel que le malade restât stationnaire. La logique et la physiologie de M. Quain exigeraient-elles qu'il engraissât indéfiniment ?

« Mais pendant l'administration de l'huile de foie de morue, il se porta tout
» aussi bien. »

Preuve évidente de l'efficacité de l'huile de foie de morue.

« Sa toux était peu de chose, avec seulement une légère expectoration le ma-

» tin, mais il a un peu de dyspnée, lorsqu'il fait des efforts; l'appétit était très-
» bon; le pouls à 92.

» Les signes physiques étaient les mêmes que lors de son entrée : la matité un
» peu moins marquée, la respiration un peu moins bronchique.

» Décembre 1859. — Ce malade n'a pas suivi de traitement depuis la sortie de
» l'hôpital. Il est actuellement dans le même état que lors de sa sortie. »

Ainsi *un an après* sa sortie le malade se portait bien.

« OBSERVATION CCII. — 3° *Phthisie au second degré; amélioration temporaire*
» *pendant l'administration de l'hypophosphite de soude.*

» M. B..., âgé de trente et un ans, journalier, entré le 31 janvier 1859. Pas de
» prédisposition héréditaire; il a toussé pendant deux ou trois hivers; il a eu
» une première hémoptysie légère il y a un an, et une deuxième d'environ un
» quart de litre il y a trois mois. Son expectoration était très-purulente et en
» quantité considérable, l'appétit était mauvais; le pouls à environ 100.

» *Signes physiques.* — Matité et crépitation dans le poumon droit occupant une
» grande hauteur.

» *Traitement.*— Pendant trois mois, il a pris l'hypophosphite de soude dans une
» infusion de gentiane, en commençant par des doses de dix grains trois fois par
» jour, portés graduellement, dans l'espace de trois semaines, à quarante grains
» trois fois par jour (8 grammes par jour).

» *Résultat.* — Pendant tout le temps de son séjour à l'hôpital, les forces ont
» augmenté; l'appétit est devenu bon; la toux a beaucoup diminué avec à peine
» de l'expectoration, si ce n'est dans les derniers temps un peu de mucus verdâtre.
» Le pouls est tombé à 80. Pendant les premiers deux mois et demi, son poids a
» augmenté de neuf livres et demie; puis, pendant la quinzaine suivante, il a perdu
» deux livres. Les craquements au sommet du poumon ont disparu complétement
» en avant et ont été remplacés par une inspiration faible et une expiration rude.
» Ils s'entendaient encore à la partie supérieure. Il sortit de l'hôpital avec les
» médicaments nécessaires pour continuer son traitement. Cependant au bout de
» deux mois, sa santé commença à décliner, et lorsqu'on le vit le 10 décembre
» 1859, on trouva chez lui des signes d'excavation dans le poumon droit, et de
» lésions à l'état progressif du côté gauche. »

L'amélioration a été constante et soutenue tant que le remède spécifique a été employé à *dose raisonnable.* La quantité monstrueuse de *huit* grammes par jour, surtout en supposant que les hypophosphites fussent purs, a très-probablement favorisé la formation de l'excavation (pp. 610, 635 et 636), d'où l'aggravation qui s'est ensuite manifestée. Quant à l'apparition de signes de lésion dans le poumon gauche, ce fait semble au premier abord contraire au principe que j'ai posé (p. 598) que, pendant l'emploi des hypophosphites à *dose physiogénique,* c'est-à-dire *rationnelle* et suffisante, il ne se forme plus de dépôt tuberculeux; mais il faudrait d'abord qu'il fût bien dûment constaté que le malade n'offrait pas de signes de tuberculisation dans ce poumon lorsqu'il a commencé le traitement, et ensuite qu'il l'a continué pendant tout le temps après sa sortie de l'hôpital. Il est à peu près certain qu'il n'en fut pas ainsi, car le docteur Quain dit que, vers la fin d'avril, le malade a emporté, lors de sa sortie, les moyens de continuer son traitement, que, au bout de deux mois, c'est-à-dire vers la fin de juin, sa santé commença à décliner, et qu'enfin en décembre, six mois après, on découvrit des signes de tuberculisation dans le poumon gauche. Or, je dis qu'il est à peu près certain que de juin à décembre l'emploi des hypophosphites fut suspendu, car M. Quain dans la citation déjà faite (p. 888), dit en parlant de ce malade : « Un homme, après être sorti de l'hôpital, a continué le traitement pendant *quelque* temps. » L'histoire de ce malade paraît donc être la suivante : amélioration de tous les symptômes, ainsi que des signes physiques, puis à la suite de l'action pathogénique due à des doses exagérées du médicament, ramollissement aigu et formation d'une caverne, suspension alors du traitement spécifique et six mois après, nouveau dépôt à gauche. Dans ce cas la formation d'un nouveau dépôt est une confirmation de ce qui a été dit (p. 627, 628 et 882) sur la nécessité de continuer l'emploi du sel phosphoreux à titre de prophylactique.

Après ce que j'avais dit, dans la première édition, sur le pouvoir qu'ont les préparations hypophosphoreuses d'empêcher le dépôt de nouveaux tubercules, lors même que le sujet se trouve soumis aux causes occasionnelles qui leur donnent naissance, ce point était évidemment un des plus importants à éclaircir parmi tous ceux qui se rattachent à leur emploi. Il y a donc lieu de s'étonner que le docteur Quain ne l'ait pas signalé d'une manière nette et explicite, au lieu de le donner à conclure seulement par insinuation. Pour ma part, aujourd'hui, après avoir observé plus de mille cas de phthisie, je n'en ai pas encore vu un seul chez lequel il se soit développé, pendant l'emploi du traitement, les signes stéthoscopiques d'un dépôt morbide là où l'on pouvait affirmer avec certitude qu'il n'en existait pas au commencement du traitement.

« OBSERVATION CCIII. — *4° Phthisie au second et au troisième degré; peu ou » point d'amélioration pendant l'emploi de l'hypophosphite de soude.*

» C. W..., trente-deux ans, couturière, entrée le 10 décembre 1858. Santé » faible depuis cinq ans ; pas de prédisposition héréditaire. La toux a débuté il y » a un an, et s'est aggravée six semaines avant son entrée ; expectoration très- » purulente, très-abondante, un peu nummulaire, et parfois striée de sang ; » dyspnée et douleurs thoraciques ; menstruation irrégulière, supprimée depuis » six semaines ; appétit mauvais ; pouls au-dessus de 100.

» *Signes physiques.* — Matité ; respiration bronchique et craquements du côté » droit ; à gauche, matité plus considérable ; craquements et respiration caver- » neuse.

» *Traitement.*— Hypophosphite de soude à la dose de dix grains, trois fois par » jour, portés graduellement à quarante grains et continués à cette dose (*huit » grammes*) pendant douze semaines. Le médicament fut administré dans une in- » fusion de gentiane et de mucilage gommeux.

» *Résultat.* — La toux devint moins fatigante ; la quantité de l'expectoration » diminua considérablement ; l'appétit augmenta ; mais les forces ne revinrent » point ; le pouls resta au-dessus de 100. Les règles ne reparurent point, et elle » perdit *une livre et demie* de son poids. »

Voici une malade avec une caverne du côté gauche, des tubercules ramollis du côté droit dans une hauteur qui n'est pas spécifiée, avec suppression de règles, et l'expérimentateur trouve singulier que les forces ne soient pas revenues au bout de douze semaines, et qu'elle ait perdu *une livre et demie* de son poids (voy. p. 637). D'après la manière de voir du docteur Quain, pour admettre qu'un médicament (les hypophosphites par exemple) puisse augmenter les forces du malade, il faut peut-être qu'elles puissent se traduire directement et sans l'intermédiaire de l'organisme en force nerveuse, ou même en contractions musculaires. L'intégrité des fonctions ou même des organes qui concourent à la production des phénomènes compliqués du mouvement, par lesquels se manifeste l'augmentation des forces de l'individu, cette intégrité n'est nullement nécessaire. Si donc les hypophosphites ont réellement, comme je le prétends, une action stimulante directe sur la puissance nerveuse, elle doit pouvoir se manifester *partout* et *toujours*. Ainsi chez un individu dont les poumons sont désorganisés au point que l'hématose s'y opère à peine suffisamment pour entretenir la vie, l'action thérapeutique et spécifique du médicament doit se manifester avec tout autant de rapidité que chez celui où ils sont intacts ! Est-ce là la physiologie et la pathologie de l'école d'observation?

« OBSERVATION CCIV. — 5° *Phthisie au premier et au second degré; pas d'amen-* » *dement pendant l'emploi de l'hypophosphite de chaux; plus tard, amélioration* » *marquée pendant l'usage de l'huile de foie de morue.*

» W. J..., âgé de quarante-trois ans, forgeron, entré à l'hôpital le 23 novem- » bre 1858. Pas de prédisposition héréditaire; la toux date de cinq ans, à la » suite d'un rhume; expectoration purulente; il n'y a jamais eu d'hémoptysie; » appétit bon; pouls 92.

» *Signes physiques.* — Matité, respiration bronchique et craquements au » sommet droit avec matité; inspiration diminuée et expiration exagérée du côté » gauche.

» *Traitement.* — Pendant six semaines, il prit l'hypophosphite de chaux, » d'abord à la dose de dix grains qui furent ensuite portés à cinquante, trois fois » par jour (*dix* grammes). Le médicament fut administré dans une infusion de » gentiane et de mucilage gommeux. Au bout de six semaines, le traitement par » les hypophosphites fut remplacé par l'huile de foie de morue, que le malade prit » pendant sept semaines.

» *Résultat.* – Pendant l'emploi de l'hypophosphite il n'y eut pas d'amendement. » Il se sentit plus faible, toussa davantage, et perdit deux livres de son poids. Il y » eut aussi plutôt aggravation de l'état local; les craquements persistaient » toujours au sommet droit, et il se manifesta quelques gros craquements au » sommet gauche. Peu de temps après avoir commencé l'huile son état s'amenda, » les forces augmentèrent, il engraissa de cinq livres et demie; il y eut augmen- » tation de l'appétit et diminution de la toux et de l'expectoration. »

L'observation précédente nous a donné une idée de la science physiologique et pathologique de l'école de Brompton, celle-ci nous donne la mesure de son habileté thérapeutique. Un des faits les mieux constatés en physiologie, c'est que les médicaments névro-sthéniques, employés à doses exagérées, au lieu d'exalter la puissance nerveuse, la diminuent ou l'épuisent même complétement. Un médicament comme les hypophosphites dont l'action, ainsi que nous l'avons vu, porte d'abord sur le système nerveux de la vie organique, aura donc pour effet, lorsqu'il sera administré à dose physiogénique, d'augmenter la force nerveuse, tandis qu'il la diminuera si cette limite est dépassée (p. 609). De plus, nous avons vu (pp. 610, 635 et 636) que l'action *pathogénique* de la médication phosphoreuse produit ou favorise le ramollissement : ce qui explique l'aggravation des signes stéthoscopiques chez ce malade, de même que chez celui de l'observation CCII. L'administration a un malade de *dix* grammes d'hypophosphite de chaux par jour est, à mes yeux, aussi peu raisonnable, aussi peu justifiable, que le serait celle de deux litres d'alcool pour obtenir la stimulation qui suit l'ingestion des alcooliques à dose convenable. Qu'un expérimentateur juge convenable d'employer de pareilles doses dans le but d'étudier les effets du médicament, c'est là une question entre lui et sa propre conscience, sur laquelle je n'ai rien à dire; mais lorsqu'il ose prétendre qu'en agissant de la sorte il se met *loyalement* dans les conditions que j'ai indiquées (voy. p. 884), il ne me reste qu'à lui infliger le démenti le plus formel. Dans les trente-quatre observations rapportées dans la première édition de ce livre, la dose a très-rarement dépassé *un* gramme. Elle ne fut portée qu'exceptionnellement et à titre d'essai, une ou deux fois jusqu'à 3 grammes, et j'avais insisté à plusieurs reprises sur la nécessité indispensable de surveiller les effets du médicament, et de graduer les doses suivant l'action qu'il paraissait avoir sur le malade. Si, à l'époque où j'ai publié la première édition de ce livre, les indications n'ont pas été plus précises encore, c'est parce que les faits me manquaient pour les établir, grâce au refus de concours et à l'hostilité systématique des médecins de l'hôpital de Brompton et de leurs pareils.

« OBSERVATION CCV. — 6° *Phthisie au second degré; pas d'amendement pendant » l'emploi de l'hypophosphite de soude; plus tard, amélioration pendant l'emploi » d'un traitement différent.*

» A. M. S..., âgée de vingt-sept ans, femme de chambre, entrée à l'hôpital le » 3 février 1859. Prédisposition héréditaire du côté maternel; toux depuis trois » ans, venue après avoir couché dans un lit humide; expectoration muco-puru» lente peu abondante; jamais d'hémoptysie; douleurs thoraciques; grande » dyspnée; appétit variable. Elle a beaucoup maigri. Les règles manquent depuis » quatre mois. Le pouls est à 100 environ.

» *Signes physiques.* — Matité; gros craquements dans une grande étendue du » côté droit; du côté gauche, phénomènes semblables d'une moindre intensité.

» *Traitement.* — Elle prit l'hypophosphite de soude à dose de dix grains, trois » fois par jour. Cette dose fut ensuite portée à quarante grains, trois fois par jour » (*huit* grammes).

» *Résultat.* — Pendant ce traitement, il n'y eut pas d'amendement sensible; » les forces n'augmentèrent pas, et elle perdit une demi-livre de son poids; ap» pétit mauvais; en dernier lieu, elle se plaignait d'une douleur épigastrique qui

» ne cessa pas par la suspension du remède. Le traitement des hypophosphites » fut alors remplacé par une infusion de gentiane additionnée de carbonate de » soude et d'acide cyanhydrique qui fut continuée pendant trois semaines. » Pendant ce traitement, il y eut amélioration évidente, surtout pendant la » dernière quinzaine. Les craquements disparurent à gauche, et devinrent peu » nombreux à droite. L'appétit s'améliora beaucoup ; elle gagna deux livres en » poids et les règles reparurent. »

Dans ce cas, l'aggravation des signes locaux a été favorisée ou produite par les doses monstrueuses employées, et l'action thérapeutique du médicament n'a pu se manifester qu'après sa suspension (voyez pp. 634, 635 et 636) ; c'est donc aux hypophosphites que doit être rapportée l'amélioration subséquente et non pas au carbonate de soude.

De plus, cette malade offrait cette complication de dyspepsie, dépendant de conditions pathologiques variables, qu'on remarque chez les phthisiques. Chez ces malades on voit très-souvent, au début du traitement par les hypophosphites, l'appétit s'accroître plus vite que le rétablissement des forces digestives ; et il arrive alors que si le malade, par suite de cette augmentation d'appétit, impose au tube intestinal un surcroît de travail auquel celui-ci ne peut s'habituer tout de suite, il se produit une aggravation des troubles digestifs qui cesse par la suspension du traitement et l'emploi d'une médication adjuvante appropriée. L'observation précédente donne lieu d'ailleurs aux mêmes objections que les précédentes. Le lecteur voudra bien se reporter aux remarques faites sur toutes les observations antérieures de M. Quain pour ce qui touche aux doses employées. On remarquera que, à la suite des doses monstrueuses d'hypophosphite ainsi administrées par M. Quain, le malade s'amende par la suspension du traitement spécifique quel que soit le médicament qui le remplace (voy. p. 889), d'où M. Quain conclut que c'est au médicament quelconque administré après les hypophosphites qu'est due l'amélioration. La logique, il me semble, concluerait juste le contraire.

« Observation ccvi. — 7° *Phthisie à la première et à la troisième période.*

» C. B..., âgée de vingt ans, demoiselle de magasin, entrée le 3 novembre 1858. » Sans prédisposition héréditaire ; toux datant de plus d'une année, avec expecto-

» ration purulente ; hémoptysie à trois ou quatre reprises ; menstruation irrégu-
» lière ; appétit mauvais ; elle a beaucoup maigri.

» *Signes physiques.* — Matité avec respiration caverneuse et craquements du
» côté droit ; expiration prolongée et bruyante du côté gauche.

» *Traitement.* — Pendant l'espace de trois semaines, elle a pris de l'hypophos-
» phite de soude, à la dose de dix grains, trois fois par jour, dans une infusion de
» gentiane ou dans un mucilage de gomme. Déjà pendant cinq semaines, avant
» l'emploi des hypophosphites, et ensuite pendant trois mois et demi, elle fut
» mise au traitement tonique ordinaire, avec un peu d'huile de foie de morue.

» *Résultat.* — Pendant toute la durée du traitement, les forces ont peu aug-
» menté ; les menstrues parurent régulièrement ; la toux fut peu modifiée. Pen-
» dant qu'elle prenait des hypophosphites, son poids diminua de trois livres,
» tandis que pendant tout le reste du temps, le poids resta stationnaire. »

M. Quain termine son article par les paroles suivantes :

« *Conclusions.* — Les observations précédentes peuvent être regardées comme
» des types. Nous voyons que sur vingt-deux individus souffrant de phthisie,
» soumis au traitement par les hypophosphites, seize n'en retirèrent aucun béné-
» fice ; chez trois, l'amendement fut si léger et si transitoire qu'il mérite à peine
» d'être mentionné ; dans deux, l'amélioration, quoique marquée, ne fut que
» temporaire. »

Sur les vingt-deux cas pris par l'auteur *sans choix*, deux étaient au premier degré, dix au second et dix au troisième. Or, d'après ce qui a été établi dans le chapitre du pronostic (p. 568), sur les dix cas au troisième degré, la proportion des malades chez lesquels les deux poumons étaient atteints devait être de sept environ (p. 570), et l'on a vu que dans ces cas les chances de guérison étaient, à celles de mort seulement, :: 1 : 5.

Parmi les sept malades dont les observations sont relatées, il y en a quatre au second degré, dont trois étaient affectés des deux poumons. En supposant que la même proportion existât pour tous ceux du second degré, il s'ensuivrait que sur les dix malades arrivés à cette période de l'affection, sept auraient été atteints des deux poumons, au moment de commencer le traitement. Or, on a vu que, dans ces cas, les chances de guérison étaient, toutes choses égales d'ailleurs, à celles de mort :: 13 : 9. C'est-à-dire que la majorité des malades choisis par le Dr Quain, étaient dans les conditions pathologiques de curabilité les moins favorables à la réussite du traitement. De tels malades, au lieu d'être drogués «largement» par les hypophosphites, auraient donc demandé à être traités avec la plus grande circonspection par un praticien capable de reconnaître les premiers indices de l'action pathogénique du spécifique (voy. pp. 629 et 633).

Il est à remarquer que parmi les observations rapportées, il y a eu guérison complète et permanente chez le seul malade où le dépôt était assez limité pour que l'administration des hypophosphites aux doses monstrueuses employées par l'expérimentateur ne produisît pas de complications graves.

« Quelque petite que soit la puissance thérapeutique des hypophosphites, qui » ressort des faits précédents, est-ce bien aux hypophosphites qu'elle doit être » attribuée ? Je ne le pense pas ; car il ne faut pas oublier que ces cas ont été ob- » servés dans l'hôpital même, chez des patients épuisés par la maladie, les soucis » et l'anxiété ; habitant des localités étroites et malsaines, privés d'un bon air » et d'une bonne nourriture, et qui, en entrant à l'hôpital, y trouvent l'espérance, » une bonne et abondante nourriture, des occupations agréables dans des salles » bien chauffées, spacieuses et bien aérées. Dans de pareilles circonstances, les » malades éprouvent souvent de l'amélioration, sans l'emploi d'aucun médica- » ment. Il ne serait donc que juste d'attribuer l'amendement léger ou temporaire » qui a été observé chez quelques-uns de ces malades autant aux influences hy- » giéniques qu'aux agents thérapeutiques ; et ce qui confirme d'ailleurs cette » opinion, c'est que, sur les trois cas qui s'amendèrent le plus pendant qu'il res- » tèrent à l'hôpital, deux cessèrent de le faire après qu'ils en furent sortis. »

Le docteur Quain, ayant choisi lui-même ses conditions d'expérimentation, aurait dû au préalable s'assurer de l'influence réelle du changement de régime et des agents hygiéniques. Il lui était d'ailleurs facile, ainsi qu'à son collègue le docteur Cotton, d'éliminer cette cause d'incertitude en prenant les malades qui viennent à la consultation de l'hôpital, et qui sont en nombre bien plus considérable que ceux qui y sont reçus. Le lecteur qui lira ce chapitre saura la valeur qu'il devra donner à l'argument de M. Quain, en face des résultats obtenus par d'autres observateurs et par ceux que j'ai rapportés des malades de mon dispensaire.

On voit du reste que les coryphées de l'école sceptique tournent toujours dans le même cercle vicieux. *Après avoir choisi eux-mêmes les conditions de leur expérimentation*, ils concluent que les résultats négatifs prouvent l'inefficacité du traitement, et que les résultats affirmatifs prouvent la même chose. Alors, dira quelque lecteur simple et honnête, la conclusion étant établie par avance, pourquoi expérimenter ? Pourquoi ? Pour avoir l'air, *aux yeux du public*, ces yeux qui font trembler les princes et même les médecins, pour *avoir l'air* d'examiner avant de conclure, de juger avant de condamner.

« Désireux d'apprécier d'une autre manière la valeur de ces substances, j'ai » pensé qu'il serait bon de comparer les résultats de mon traitement ordinaire à » l'hôpital avec le traitement par les hypophosphites. Dans ce but, j'ai fait relever » par mon ancien chef de clinique, le docteur Hill, le résumé de vingt-deux cas » successifs pris sur les livres de l'hôpital. Je trouve, d'après ses notes, que sur » ce nombre trois étaient à la première période, cinq à la seconde, et quatorze à » la troisième. Ainsi donc l'avantage était en faveur des cas traités par les hypo- » phosphites, puisque chez les derniers, douze étaient au premier et au second » degré et douze au troisième. Cependant on trouve que chez les malades soumis » au traitement ordinaire, seize en éprouvèrent une amélioration plus ou moins » considérable, plus ou moins permanente, tandis que chez six seulement, la » maladie continua à faire des progrès. C'est exactement l'inverse qui est arrivé » lorsqu'on a donné les hypophosphites, puisque alors, sur les vingt-deux cas » traités, il y en eut seize qui n'éprouvèrent pas d'amélioration. Ce qui confirme » encore la valeur de ce rapprochement, c'est le fait que, sur les seize cas préa- » lablement traités par les hypophosphites, six éprouvèrent ensuite de l'améliora- » tion par un traitement différent.

» La considération des faits précédents m'a conduit à former une opinion des » plus défavorables sur la valeur des hypophosphites dans le traitement de la » phthisie. Je les regarde comme inutiles comparativement à d'autres modes de » traitement, sinon d'une manière absolue. Je me suis donné une certaine peine » pour examiner cette question à cause de la confiance inébranlable avec laquelle » certaines personnes en proclament la valeur.

Je l'ai déjà dit, et je le répète, la question du traitement ordinaire, c'est-à-dire par l'huile de foie de morue, est simplement une querelle de boutique. Ce médicament est employé contre la phthisie depuis vingt ans, et l'opinion du corps médical est fixée à cet égard. On a vu plus haut (p. 808, note 2) quelle était la valeur réelle de son action. Quant aux chiffres avancés par le docteur Quain, ils prouvent seulement combien cette prétendue méthode numérique tant prônée par une section de l'école d'observation est impuissante en thérapeutique à fournir même un argument sérieux. Que signifie un rapprochement entre deux séries de malades qui n'ont été guéris ni dans un cas ni dans l'autre, quand l'observateur ne connaît d'autre règle d'expérimentation que celle de droguer « *largement* » ses malades?

L'argument tiré de la différence dans le degré de la lésion n'a pas plus de valeur.

On a vu dans le chapitre V que le pronostic de la phthisie traitée par les hypophosphites ne se fonde pas sur le degré de la lésion pulmonaire, mais bien, toutes choses égales d'ailleurs, sur son étendue; et que, par exemple, un malade chez lequel il y aurait une excavation occupant une étendue donnée d'un seul poumon sans tubercules dans les parois de la cavité, ou avec des tubercules en petit nombre seulement, ce malade, dis-je, pourrait être dans de meilleures conditions de curabilité qu'un autre chez lequel il y aurait des tubercules ramollis occupant une étendue semblable. Ainsi donc, de ce que chez les malades traités par les moyens ordinaires, il y en avait un plus grand nombre au troisième degré, il ne s'ensuit pas, comme le suppose M. Quain, que pour eux le pronostic, abstraction faite du traitement. dût être moins favorable que pour ceux traités par les hypophosphites. Il est vrai, ainsi que je l'ai fait observer plus haut, que chez les malades au troisième degré, il y a en général un plus grand nombre de sujets affectés de deux poumons, mais ce n'est pas là une règle constante, et sur un chiffre aussi petit que deux (différence entre douze et quatorze), on ne saurait rien conclure à cet égard sans avoir les observations sous les yeux.

Toute cette argumentation du docteur Quain repose du reste sur une erreur grave, erreur qui paraît être érigée en principe dans l'école d'observation, à savoir que la vertu curative d'un agent médicamenteux ne dépend ni du mode d'administration, ni des doses, ni des effets déjà produits, ni même de la pureté, c'est-à-dire de la composition de la substance elle-même. Tout homme qui cultive une science sérieuse, physiologie, chimie ou physique, doit sourire de dédain et de pitié en voyant que les médecins en sont encore à discuter de pareilles choses. Il doit en conclure que l'opinion de la première commère venue a autant de chances d'être vraie que celle des oracles de la faculté.

Il y a cependant un point sur lequel je suis parfaitement d'accord avec le docteur Quain : je proclame avec lui que les hypophosphites, aux doses monstrueuses de 6, 8, 10, 12 grammes par jour données par lui, sont incontestablement moins utiles que toute autre médication. J'ajouterai même que je les regarde, lorsqu'ils sont employés de la sorte, comme positivement mortels, et je croirais manquer gravement à mon devoir si je donnais de pareilles doses.

De la discussion précédente, il me semble permis de tirer les conclusions qui suivent :

1° Soit par ignorance, soit volontairement, les malades traités par le docteur Quain ont été, presque tous, choisis en dehors des conditions pathologiques que j'avais indiquées comme nécessaires pour la réussite certaine du traitement spécifique. Le seul malade qui se trouvait dans ces conditions a guéri.

2° Il est probable que les hypophosphites employés par lui n'étaient pas purs, mais l'eussent-ils été, ils ont été administrés à doses tellement monstrueuses, que leur action, au lieu d'être utile, a dû au contraire contribuer à hâter ou à *produire* une terminaison fatale.

HÔPITAL GÉNÉRAL DE VIENNE. — Dans le rapport annuel sur l'hôpital général de Vienne, publié par ordre du gouvernement autrichien pour l'année 1857 (1), on trouve que *deux* cas de phthisie au second degré furent traités au moyen de la médication spécifique, que chez les deux la maladie s'arrêta, et que les forces augmentèrent, « *sans doute*, ajoute le rapport, *par un effet du hasard.* »

Dans le rapport pour l'année suivante (1858), l'expérimentation fut reprise avec les résultats suivants, que je prie le lecteur de rapprocher des conclusions précédentes des mêmes observateurs (2) :

« Les hypophosphites furent administrés à quatre malades, à la dose de » 10 grains dissous dans l'eau. A peine le premier eut-il avalé la moitié de » cette dose qu'il se développa des nausées suivies de renvois tellement fétides, » et repoussants que le malade refusa d'en prendre davantage. Le même effet » eut lieu chez deux autres, de sorte que, pour les trois, on renonça à l'expéri» mentation. Le quatrième supporta le médicament pendant quatre jours, mais le » cinquième jour il se manifesta un grand malaise avec des renvois et des vo» missements. On ne nota pas d'autre effet. »

(1) *Aerztlicher Bericht aus dem k. k. allgemeinen Krankenhause zu Wien vom Civil Jahre* 1857. Wien, 1858, p. 36.

(2) *Aerztlicher Bericht aus dem k. k. allgemeinen Krankenhause zu Wien, vom Civil Jahre* 1858. Wien, 1859. pp. 34, 35, 36.

Suivant les auteurs de ce rapport, ces phénomènes doivent être attribués à « de l'hydrogène phosphoré, développé dans l'estomac » par la réaction sur l'hypophosphite de l'acide chlorhydrique » libre du suc gastrique, » et ils ajoutent, après avoir fait connaître à leurs lecteurs que l'hypophosphite de soude est composé de soude et d'acide hypophosphoreux (comme s'ils supposaient que cela dût leur être inconnu), ils ajoutent « que ces sels sont » des combinaisons qui se décomposent et se transforment en » acide phosphorique avec développement de gaz hydrogène » phosphoré, ce qui fait qu'ils sont un des plus puissants moyens » de réduction ; que c'est sans doute cette propriété qui m'avait » engagé à les employer, parce que, disent-ils, d'après les re- » cherches de Hannover, l'oxydation est augmentée chez les » phthisiques. »

Ils terminent en disant que fort heureusement l'hypophosphite se trouve décomposé dans l'estomac par l'acide chlorhydrique libre, sans quoi, s'il arrivait dans les poumons, il développerait de l'hydrogène phosphoré qui y ferait sentir son action locale aussi toxique que celle de l'hydrogène arsénié. « Ce n'est, disent » ces profonds physiologistes, qu'en se transformant en acide » phosphorique que l'acide hypophosphoreux entre dans l'éco- » nomie, où il joue, il est vrai, sous cette forme, un rôle im- » portant. Mais il n'est pas nécessaire, pour arriver à ce résultat, » d'avoir recours à un moyen aussi compliqué et aussi dangereux » que les hypophosphites, puisque tous les aliments contiennent » des phosphates sous une forme plus agréable et plus salutaire. »

Dans ce qui précède, chaque proposition est une erreur.

D'abord, il n'est nullement prouvé que l'odeur repoussante développée par l'administration de l'hypophosphite dont on s'est servi dans l'hôpital de Vienne fût due à l'hydrogène phosphoré. La seule raison qu'on en donne, c'est l'odeur de poisson pourri, mais j'avoue que si la capacité olfactive des observateurs ne mérite pas plus de confiance que leur capacité intellectuelle, il se pourrait très-bien faire qu'ils eussent pris l'odeur de l'hydrogène sulfuré pour celle de l'hydrogène phosphoré. On a vu en effet précédemment (p. 668) que les hypophosphites mal préparés contiennent souvent des sulfures; mais, en supposant qu'il se fût développé de l'hydrogène phosphoré, cela prouverait seulement qu'on aurait administré au malade un sel mal préparé contenant soit du phosphore libre, soit un phosphure, parce qu'on aurait négligé de filtrer la liqueur (voy. p. 660, note 1).

La supposition que cet hydrogène phosphoré aurait été produit par l'action sur l'hypophosphite de l'acide chlorhydrique du suc gastrique, n'a aucune espèce de fondement, car l'acide chlorhydrique même concentré n'a pas d'action semblable.

L'assertion que les hypophosphites se transforment dans l'économie en phosphates *avec dégagement de gaz hydrogène phosphoré* est également inexacte. Ce dégagement n'a lieu que lorsque ces sels sont à l'état sec et qu'ils sont exposés à une température supérieure à celle de l'eau bouillante. L'idée que la décomposition qu'on suppose avoir lieu dans l'estomac préserve seule l'organisme des ravages que produiraient les hypophosphites, s'ils arrivaient dans les poumons et qu'ils s'y décomposassent, est simplement ridicule. Les hypophosphites passent si bien dans l'organisme, que lorsqu'on les administre en excès on les retrouve dans l'urine, ainsi que Rousseau et moi nous l'avons établi (voy. p. 673), et ainsi que Blondeau l'a depuis confirmé par des recherches différentes (1).

Enfin, Hannover, loin de trouver que l'oxydation est augmentée, dit au contraire qu'elle est diminuée dans la tuberculose (voy. p. 748).

En lisant de pareilles choses on se demande comment il est possible qu'elles émanent d'une institution contenant autant d'hommes éminents que l'École de médecine de Vienne. On voit combien l'habitude de faire de l'anatomie pathologique le but et le centre de la médecine, contribue, comme je l'ai déjà dit (p. 592), à fausser les esprits, en faisant traiter avec une incurie presque coupable les questions les plus graves, du moment qu'elles ne peuvent pas être tranchées sur la table des autopsies. Ce même rapport de l'hôpital général de Vienne nous permet d'apprécier

(1) Voyez *Comptes rendus*, 1860.

quelle est la valeur réelle de cette observation empirique et brutale dont on a voulu faire, de nos jours, la pierre fondamentale de la science. Comment supposer qu'elle puisse débrouiller les questions si complexes et souvent si délicates de l'expérimentation thérapeutique, lorsqu'elle est impuissante à résoudre même le problème le plus simple de physiologie. Qu'y a-t-il, en effet, de plus simple que la question de savoir si une substance donnée a ou n'a pas *une action quelconque* sur l'économie, et cependant, comme on le voit, elle ne peut être résolue par l'observation empirique; car, tandis que les médecins de Brompton affirment, avec plusieurs de leurs confrères de Paris, que les hypophosphites, même à dose de *douze grammes*, n'ont aucune action appréciable sur l'économie, les médecins de Vienne déclarent que la trente-sixième partie de cette quantité suffit pour produire des phénomènes toxiques. Dans un pareil état de choses il n'y a qu'une réponse à faire, c'est de renvoyer comme je le fais, messieurs de Vienne à Brompton, et messieurs de Brompton à Vienne.

M. Dechambre. — En février de l'année 1858, le docteur Dechambre, rédacteur en chef de la *Gazette hebdomadaire*, m'ayant exprimé le désir de voir des malades traités par moi, je m'empressai d'accéder à ce vœu.

Dans une série d'articles publiés dans la *Gazette hebdomadaire* (1), M. Dechambre rendit compte de ce qu'il avait observé chez ces malades en le faisant précéder des réflexions suivantes :

« Il y a plus de deux ans (3 juin 1856) que M. Churchill a déposé à l'Académie de médecine de Paris un paquet cacheté, contenant l'exposé des principes qui le dirigent, et des moyens qu'il emploie dans le traitement de la phthisie pulmonaire; il y a un an environ qu'il a publié un livre intitulé : *De la cause immédiate et du traitement spécifique de la phthisie pulmonaire et des maladies tuberculeuses*; le 31 mai dernier, il a lu sur le même sujet un mémoire à l'Académie des sciences; enfin, diverses publications nationales ou étrangères ont enregistré le résultat d'expériences instituées par plusieurs médecins, d'après les indications données par ses écrits; et, néanmoins, nous avons jusqu'ici gardé le silence à son égard. Nous en dirons tout de suite la raison.

» Nous avons l'honneur de connaître particulièrement M. Churchill; sa conviction profonde, l'honorabilité de son caractère nous ont interdit tout d'abord de traiter ses affirmations avec l'irrévérence qui accueille d'ordinaire, trop juste-

(1) Nos 34, 35, 37, 39 et 40 de la *Gazette hebdomadaire* pour l'année 1858.

» ment, les inventeurs de spécifiques, les guérisseurs de l'incurabilité. A nos yeux » il valait la peine d'expérimenter. Mais, d'un autre côté, aux résultats trop sou- » vent défavorables qu'alléguaient les expérimentateurs, notre confrère opposait » ou l'existence de complications non justiciables du remède, ou le remède lui- » même comme mal préparé. Dans ces circonstances, nous avons pris le parti » d'asseoir notre jugement sur l'observation de malades traités par M. Churchill, » recevant leurs médicaments dans les officines préférées par M. Churchill. Notre » confrère s'est prêté de la meilleure grâce du monde à notre désir, et a bien » voulu nous envoyer quinze des sujets traités par lui à son dispensaire, avec les » observations rédigées de sa main ou sous sa dictée. Trois de ces malades ne » sont pas revenus, ni au dispensaire, ni à notre domicile ; mais nous avons pu » examiner les douze autres à plusieurs reprises. Chaque fois qu'ils se présen- » taient dans notre cabinet, ils étaient porteurs d'une note dans laquelle M. Chur- » chill avait consigné, le jour même ou les jours précédents, le résultat de son » examen. Nous placions à côté de ses indications les données fournies par notre » examen personnel, en ne faisant porter l'exploration que sur les points essen- » tiels, afin de rendre la comparaison plus facile ; et c'est le résultat de ces obser- » vations géminées que nous nous proposons de mettre sous les yeux du public » médical. Ceci dit, nous n'avons plus qu'à commencer l'exposé des observations, » en faisant remarquer toutefois que les résultats ne sont pas définitifs, puis- » qu'aucun malade n'a succombé encore, et que les changements notés en bien » ou en mal peuvent n'être pas définitifs, aussi sommes-nous disposé à suivre » plus longtemps les malades. Il nous a semblé seulement que les résultats de » l'expérience étaient assez prononcés déjà pour mériter d'être consignés. »

A la suite de cet article, la *Gazette hebdomadaire* publia les observations des douze malades dont il est question, avec les remarques faites par M. Dechambre sur chaque cas. Ces remarques ont été rapportées textuellement en note pour chaque observation dans le cours du présent ouvrage, et le tableau suivant permettra au lecteur de les retrouver et d'y rattacher les conclusions énoncées par M. Dechambre, dans son dernier article qui se trouve cité à la suite du tableau (1).

Observ.	Pages.	Dechambre.	Noms.	Diagnostic.	Pronostic.	Résultat.
XXXVI.	187.	II (601).	Galandot.	Tubercules ramollis à droite.		Guérison.
XLIII.	218.	III (603).	Gauthier.	Tubercules ramollis, disséminés dans les 2 poum.		Guérison.

(1) Les deux premières colonnes contiennent le numéro de l'observation et la page où elle est rapportée dans ce livre ; la troisième, le numéro d'ordre de M. Dechambre et la page de son journal.

Observ.	Pages.	Dechambre.	Noms.	Diagnostic.	Pronostic.	Résultat.
XLIV.	224.	VIII (667).	Bringer (Adèle).	Tubercules ramollis, disséminés dans les 2 poum.		Guérison.
LI.	248.	V (634).	Dangly.	Tubercules ramollis au sommet droit.		Guérison.
LIV.	272.	X (683).	Norin.	Tubercules ramollis aux 2 somm.	Douteux.	Guérison.
LXV.	316.	VI (636).	Schœllhorn.	Tubercules ramollis au sommet droit.		Amélioration.
LXVI.	321.	IX (667).	Tavernier.	Tubercules ramollis à droite. Tuberc. à gauche.		Amélioration.
LXXVIII.	360.	XI (685).	Vina.	Tubercules ramollis aux 2 somm. Caverne.	Douteux.	Mort.
XCII.	418.	IV (633).	Berthel.	Tubercules ramollis aux 2 somm.	Douteux.	Mort.
XCVI.	429.	VII (666).	Bringer. (Joséphine).	Tubercules ramollis aux 2 somm.	Fâcheux.	Mort.
CVIII.	455.	I (586).	Bouvet.	Caverne à gauche. Tub. ramollis à droite.	Fâcheux.	Grande amélioration, puis grossesse, accouchement, suspension du traitement pendant un an, enfin mort à la suite d'accidents consécutifs.
CXI.	480.	XII (686).	Thiébault.	Tubercules ramollis aux 2 somm.		Grande amélioration, avec disparition presque complète des signes physiques : plus tard, mort à la suite d'accidents consécutifs.

Dans le n° 40 (1), M. Dechambre a résumé les résultats de ses *impressions* sur ces douze malades, par les paroles suivantes :

« Des douze observations dont on vient de lire l'exposé, il en est deux dans » lesquelles j'avais cru pouvoir mettre en doute, dès mon premier examen, » l'existence de la phthisie tuberculeuse, du moins comme principe des accidents » locaux ou généraux dont il s'agissait d'apprécier la marche ultérieure. Dans » l'un de ces deux cas (obs. II), l'état général s'était amélioré et l'état local était

(1) *Gazette hebdomadaire*, n° 40, 1er octobre 1858, p. 686.

» resté stationnaire au bout de quatre mois d'observations ; dans l'autre (obs. VIII), » tous les accidents avaient disparu, encore au bout de quatre mois. Restent dix » cas qu'on peut rattacher avec toute apparence de certitude à la phthisie tu- » berculeuse. Sur ce nombre, une seule fois (obs. XI) l'état local était amendé » au bout de quatre mois et demi ; une fois (obs. VI) il était resté stationnaire » au bout de quatre mois ; huit fois (obs. I, III, IV, V, VII, IX, X, XII) il s'était » aggravé au bout de quatre mois, deux mois, trois mois, cinq mois, quatre » mois, trois mois et demi, quatre mois et demi et trois mois et demi. Quant à » ce qui concerne l'état général, cinq fois (obs. I, III, V, X et XI) l'amélioration » a été évidente ; une fois (obs. VI) il ne s'est opéré aucun changement appré- » ciable ; quatre fois (obs. IV, VII, et XII) il y a eu aggravation. Dans deux de » ces derniers cas, il est vrai, la dernière note de M. Churchill ne faisait pas » mention de l'état général, mais je me suis assuré par mes yeux que cet état » était loin de s'être amélioré. D'après ces résultats il m'est impossible d'attri- » buer à la méthode du traitement employée par M. Churchill aucune influence » sur la marche des tubercules ; car on sait bien que, dans cette affection, même » en l'absence de tout traitement, la désorganisation du poumon est loin d'être » continue ; que, bien au contraire, l'évolution du tubercule présente le plus » souvent des temps d'arrêt pendant lesquels diminuent ou disparaissent les râles » dus à l'engouement du tissu ou à la sécrétion du produit liquide. C'est un » point sur lequel a naguère insisté M. Austin Flint dans l'*American Journal of* » *the Medical Sciences* (janvier 1858). *Quant à l'influence du traitement sur la* » *santé générale, notamment sur l'embonpoint, ainsi que sur certains symptômes* » *de l'affection thoracique, tels que la toux, l'étouffement, je dois dire qu'elle m'a* » *paru assez sensible*. Néanmoins je n'oserais asseoir mon opinion sur ce » petit nombre de faits, et, en tout cas, je ne pourrais voir dans ce résultat rien » de spécifique. Beaucoup de médicaments, mais surtout l'huile de foie de morue, » quand les phthisiques y ont recours pour la première fois, ont souvent pour effet » de ramener tout d'abord de l'embonpoint, quelques forces, de diminuer même » la toux et l'expectoration, ce qui n'empêche pas l'affection tuberculeuse un » instant endormie, de se réveiller et de reprendre son travail de destruction.

» A cet égard je dois dire que je n'entends pas préjuger le sort définitif des » douze malades dont on a lu l'histoire. J'ai dit leur situation au moment de mon » premier examen, puis leur situation présente. Il ne dépendra pas de moi que » la suite de ces observations ne soit donnée dans ce journal. »

Le tableau précédent qui offre le résumé des *résultats définitifs* obtenus chez les douze malades vus par M. Dechambre, est une réponse suffisante à ce qui précède sur l'aggravation réelle ou supposée (voy. pp. 617, 623 et 625) des signes stéthoscopiques. Quant à l'action spécifique des hypophosphites et sa valeur comparée aux autres modes de traitement, le lecteur qui aura étudié attentivement ce livre et spécialement le chapitre actuel et les chapitres V et VI, celui surtout qui aura expérimenté *scientifiquement* les hypophosphites, saura la valeur qu'il faut attacher à l'argumentation du docteur Dechambre (1). Je crois donc inutile d'en faire la critique; mais il y a d'autres points qui demandent une explication.

On verra, en parcourant la colonne du diagnostic, que sur ces douze malades il n'y en avait que trois (ceux des observations XXXVI, LI et LXV) qui se trouvassent dans les conditions de curabilité certaine que j'ai exposées au chapitre V (pp. 568 et 569); et que pour cinq des autres, le pronostic avait été formellement porté comme *fâcheux* ou *douteux*.

Si j'avais aujourd'hui à présenter à un adepte de l'école dite d'observation des malades à traiter par les hypophosphites, je ne choisirais que des malades dans les conditions de curabilité certaine exposées page 569.

Les raisons qui m'ont fait envoyer chez M. Dechambre des malades comme ceux qu'il a vus, sont les suivantes : 1° A cette époque (février 1858), je n'avais encore à mon dispensaire, qui venait d'être ouvert, qu'un nombre restreint de malades; 2° il s'agissait surtout alors, de prouver, contrairement aux allégations de MM. Vigla, Cotton et Debout, que les hypophosphites avaient une action *thérapeutique* manifeste; 3° à ce moment je n'avais pas encore découvert l'importance capitale pour le pronostic qu'a la limitation de la lésion à un seul poumon (voy. p. 569); 4° enfin, surtout, je croyais n'avoir pas affaire à un adversaire prêt à user de toutes les armes et à profiter de tous les échappatoires, mais à un homme sincèrement désireux de se convaincre, en se faisant à lui-même sa conviction. Je n'oubliais que deux choses : l'incurabilité radicale et absolue de l'esprit de scepticisme scientifique et l'état moral actuel de la profession médicale, qui fait qu'aujourd'hui l'adhésion à une idée vraiment nouvelle, l'adoption d'une innovation thérapeutique, est tout au moins une hérésie, presque une apostasie.

Aujourd'hui, sur ces douze malades vus par M. Dechambre, cinq (c'est-à-dire près de la moitié) ont guéri (2), un autre qui

(1) L'opinion attribuée à M. Austin Flint, et les faits sur lesquels elle s'appuie ont été déjà appréciés p. 563, VI.

(2) *Gazette hebdomadaire*, 3 février 1860.

était dans le même cas a succombé plus tard à une phlegmasie accidentelle. Sur ces cinq malades guéris (obs. XXXVI, XLIII et XLIV), trois seulement ont été vus après leur guérison par M. Dechambre ; mais deux cas seulement (obs. XXXVI et XLIV) ont été rapportés en entier par lui dans la *Gazette hebdomadaire*, malgré l'engagement qu'il avait pris à cet égard à la fin de l'article qu'on vient de lire. Voici l'explication de ce silence.

On remarquera qu'au commencement de son dernier article, M. Dechambre dit qu'il avait cru pouvoir mettre en doute, dès son premier examen, l'existence de la phthisie tuberculeuse chez deux malades que je prétendais être alors guéris avec disparition des signes physiques (obs. XXXVI et XLIV) ; mais il oublia d'ajouter que ce doute ressenti par lui ne me fut connu que par la publication même de son article, et que, bien loin d'avoir été en désaccord avec moi sur le diagnostic, il m'avait dit, dans tous les entretiens que j'avais eus avec lui à ce sujet, qu'il se trouvait parfaitement d'accord avec moi pour le diagnostic des malades que je lui avais envoyés. A la suite de cet article, je me crus en droit, dans une conversation que j'eus avec M. Dechambre, de lui reprocher le manque de franchise qu'il m'avait ainsi montré, et surtout le procédé qui consistait à déclarer, *après* qu'ils étaient guéris, que des malades, *acceptés sans objections*, n'étaient pas des phthisiques. Ces remontrances et les discussions auxquelles elles donnèrent lieu, amenèrent une rupture entre M. Dechambre et moi, et il en résulta qu'il ne jugea plus convenable de publier la suite des observations, quoique je l'eusse mis en demeure de le faire par une lettre publiée dans la *Gazette hebdomadaire* du 3 février 1860, et que, notamment, une année auparavant (le 7 février 1859), je lui eusse déjà renvoyé guéri, avec disparition des signes physiques, le malade de l'observation XLIII, lequel malade m'avait été spécialement adressé par M. Dechambre lui-même. En réponse à cette mise en demeure, M. Dechambre a jugé convenable, dans le numéro 5 de la *Gazette hebdomadaire* (3 février 1860), d'entretenir le public de nos altercations personnelles. En le faisant, il a avancé plusieurs assertions que je tiens pour inexactes, mais auxquelles je n'ai pas cru devoir répondre, le débat ne portant plus sur des questions scientifiques. C'est là, comme je l'ai dit (p. 829), un des grands écueils de la controverse médicale.

Aujourd'hui, la discussion entre M. Dechambre et moi n'a plus aucun intérêt. Au moment où il a publié ses articles, M. Vigla, M. Cotton et M. Debout venaient de déclarer que les hypophosphites étaient complétement inertes. Leur action thérapeutique et leur efficacité contre la phthisie reposaient donc alors uniquement sur mes propres assertions, appuyées elles-mêmes sur un nombre de faits restreints. Aujourd'hui il n'en est plus ainsi. La série des phénomènes *physiogéniques*, *pathogéniques* et *curatifs* produits par les hypophosphites chez les phthisiques, est établie par une masse de témoignages plus que suffisante, ainsi qu'on peut le voir par l'ensemble du chapitre actuel. D'un autre côté, j'ai indiqué les conditions nécessaires à la production des phénomènes appartenant à chaque terme de cette série, avec une telle précision, que tout expérimentateur qui voudra apporter dans cette recherche l'impartialité, l'attention et la persévérance nécessaires, pourra se former lui-même sa propre conviction. Désormais donc, il ne s'agit plus des faits et gestes personnels du docteur Churchill, mais d'un problème scientifique de la plus haute importance, dont toutes les données sont trouvées, et que chaque praticien doit résoudre pour son compte et aux risques et périls de ses malades.

Dans la lutte souvent longue que chaque inventeur est toujours obligé de soutenir contre les opinions établies, il est heureux, sans doute, de rencontrer des sympathies et des encouragements; mais la conscience qu'il a de son œuvre lui apprend à s'en passer quand ils lui manquent : il sait qu'il n'est donné qu'aux esprits supérieurs de reconnaître les vérités nouvelles dès leur aurore; la foule des esprits médiocres attend, pour les saluer, qu'elles brillent de tout leur éclat méridien.

M. Denoble, médecin des prisons de Gand, a expérimenté les hypophosphites sur seize prisonniers et a rendu compte des résultats dans les termes suivants (1) :

(1) *Quelques mots sur le traitement de la phthisie pulmonaire par les hypo-*

« La phthisie a particulièrement attiré mon attention, et voyant que le traitement rationnel (???) (1) généralement suivi n'amenait aucun résultat satisfaisant, j'ai dû songer à le modifier.

» Je venais de lire un travail du docteur Churchill, dans lequel se trouve préconisé l'emploi des hypophosphites alcalins ; l'annonce des guérisons nombreuses obtenues par ce médecin, les recherches de plusieurs praticiens consignées dans les journaux de médecine, et quelques observations publiées par les médecins belges m'inspirèrent assez de confiance pour m'engager à tenter quelques essais. Les idées théoriques venaient d'ailleurs à mon aide. En partant du fait que chez les phthisiques il y a surabondance de principes carbonés et diminution relative de l'oxygène destiné à former de l'acide carbonique dans l'acte de la respiration et de l'hématose, les efforts de la médecine doivent tendre à introduire dans l'économie une quantité d'oxygène assez notable pour venir en aide à la composition du sang. L'huile et les corps gras ne sont utiles que pour autant que leur carbone rencontre l'élément oxygène. Or, l'hypophosphite facilement réductible doit, par cela même, abandonner promptement son oxygène, et de plus fournir à l'organisme du phosphore élément qui fait défaut chez la plupart des phthisiques, chez ceux surtout que l'onanisme ou d'autres causes d'anémie ont conduit vers cet état. J'introduisais donc dans l'économie de l'oxygène destiné à former avec le carbone l'acide carbonique indispensable ; de plus, je fournissais du phosphore presque à l'état normal, enfin je n'avais plus de motifs pour craindre que tels corps gras eussent pu nuire par le défaut d'élimination de leur principe le plus actif. »

Il y a ici une erreur de chimie : les hypophosphites, au lieu d'être des corps réductibles, sont parmi les corps réducteurs les plus avides d'oxygène que l'on connaisse. Ce n'est donc pas en abandonnant son propre oxygène que le principe *phosphoreux* opère l'oxydation des éléments avec lesquels il est combiné, mais en leur communiquant une affinité pour l'oxygène dont sans lui ils seraient dépourvus. (Voyez ce qui a été déjà dit sur ce point, chap. IX, et pp. 672, 673, 674 et 675.)

« Je donnai la préférence à l'hypophosphite de chaux et je commençai mes essais le 26 août 1858.

» Depuis cette époque jusqu'au 3 décembre, seize malades atteints de phthisie confirmée aux deuxième et troisième degrés (maigreur, toux sèche ou mucopurulente, sueurs nocturnes, son mat et râle sous-crépitant ou son caverneux, etc.), ont été soumis au remède et en ont consommé en tout 1 kilogramme.

» Je n'ai remarqué aucun accident à la suite de l'ingestion de l'hypophosphite

phosphites, par M. Denobele, médecin de la prison de Gand (Extrait des *Rapports semestriels*. — *Archives belges de médecine militaire*, t. XXIV, 1839).

(1) Comment ne pas voir que le mot « *rationnel* » hurle de se voir accouplé avec ceux de « traitement qui n'amène aucun résultat ? » (Voy. p. 808, note 2.)

» de chaux. Les premiers résultats que j'ai pu observer m'ont paru se manifester » dans le système nerveux : *les malades sont devenus plus alertes, plus vifs,* » *moins chancelants ; au bout de quelques jours, le système sanguin s'est relevé,* » *la coloration a été plus vive, la chaleur un peu augmentée, le pouls plus déve-* » *loppé mais aussi plus fréquent.* Les hémoptysies qui sont survenues chez quel- » ques sujets reconnaissent-elles pour cause cette excitation subite provoquée par » le phosphore? *Les sueurs nocturnes ont diminué chez quelques-uns, se sont* » *entièrement supprimées chez d'autres, n'ont pas changé chez plusieurs. L'ex-* » *pectoration s'est modifiée considérablement chez la plupart, mais la dyspnée* » *n'a changé chez aucun.*

» Dans les premiers jours de l'emploi du médicament, l'estomac avait paru ne » pas bien le supporter; j'y ai remédié en faisant dissoudre le sel dans une plus » grande proportion d'eau distillée.

» *Les fonctions digestives, languissantes chez la plupart des malades, se sont* » *relevées chez le plus grand nombre d'entre eux, et j'ai pu constater que l'assi-* » *milation se faisait avec infiniment plus d'énergie.* Je m'en suis assuré en » notant de temps en temps pour quelques-uns le poids du corps, ainsi que le » fera voir le tableau suivant :

Noms des détenus.	Poids au commencement du traitement.	Poids à une époque postérieure.	Poids à la sortie ou à la fin du traitement.	Observations.
	kil.	kil.	kil.	
Barrat..	66	63 ½	62 ½	Rentre le 19 décembre, ne pesant que 59 kilogrammes.
Van Maldeghem.....	63	»	65	
Jagard...........	67	»	68	
Meyer	71	71 ½	73	Il y a deux ans, à son entrée dans la maison, il pesait 84 kilogrammes.
Herwegh..........	58	57	58	
Nyskens..........	70	69	72	
De Sodt...........	52 ½	»	54	
Van Cauwenberg.....	55	56 ½	60	
De Blaere.........	62 ½	»	65	
Tummermans.......	60 ½	»	63	
Dehertogh.........	70 ½	72 ½	73 ½	
Le même, à sa rentrée.	72	73	74	Le 20 décembre, seize jours après la cessation du remède, il ne pesait plus que 73 kilogrammes.
Dufrène...........	63	65 ½	66 ½	

Dans le tableau suivant je me suis borné à indiquer les époques où le traitement a été commencé, suspendu ou terminé. J'ai cru utile d'ajouter pour chaque individu le résultat au dernier jour de la prise du médicament.

Noms des détenus.	Dates auxquelles le traitement a été commencé.	Dates auxquelles le traitement a été suspendu ou terminé.	Résultats du traitement.
Barrat.........	26 août.	29 septembr.	Sorti de l'infirmerie en d'assez bonnes conditions.
Vandereyden....	15 septembre.	22 septembr.	Après huit jours a cessé à cause d'une série d'affections irritatives dans la cavité du bassin.
Van Maldeghem..	28 août.	7 septembr.	Sorti assez bien.
Jagard.........	26 août.	3 décembre.	État passable.
Meyer.........	26 août.	3 décembre.	Assez bien : aphonie, raucité de la voix.
Herwegh.......	3 novembre.	3 décembre.	État passable.
De Meyer.......	26 août.	12 octobre.	A cessé le remède à cause de diarrhée et d'abcès par congestion à la suite duquel il est mort.
Nyskens........	26 août.	3 décembre.	Assez bien, mais aphone.
De Sodt........	1er septemb.	20 septembr.	A cessé à cause d'hémoptysie.
Van Cauwenberg.	6 septembre.	3 décembre.	Il ne tousse et n'expectore presque plus.
Melin..........	26 août.	6 octobre.	N'a rien obtenu ; a cessé à cause de diarrhée.
DeBlaère......	4 septembre.	20 octobre.	Sort, rentre le 30 octobre ; prend le remède jusqu'au 3 décembre. Bien à sa sortie ; rentre neuf jours après.
Timmerman....	20 novembre.	3 décembre.	Bien. Il sort trois jours après.
Dehertogh......	26 août.	3 décembre.	Amélioration évidente.
Dufrène........	26 août.	3 décembre.	Amélioration la plus significative.
Cuyvers........	30 octobre.	13 novembre.	Bien.

Le 3 décembre, l'hypophosphite *étant épuisé, j'ai dû forcément en suspendre l'usage.*

« Je n'ajouterai pas que je n'ai pas l'intention d'annoncer des guérisons, mais » simplement des améliorations : que celles-ci m'ont paru plus évidentes et plus » promptes que celles que j'observais antérieurement et qu'il faudra encore un » grand nombre d'expériences et peut-être de tâtonnements avant de pouvoir » constater si le traitement nouveau offre des avantages réels et définitifs. » Toutefois je me crois fondé à poursuivre le traitement par les hypophosphites, » parce qu'il m'a paru promettre plus de résultats que celui qu'un long usage » avait fait admettre jusque aujourd'hui.

» Pour aider autant que possible l'estomac à digérer l'hypophosphite, je l'ai » prescrit dans un grand véhicule d'eau (300 grammes). La dose du remède a été » de 50 centigrammes, puis d'un gramme par jour, j'ai rarement poussé jusqu'à » un gramme et demi.

» L'huile de foie de morue a toujours été associée à ce sel et le régime a été » aussi restaurant que le comportaient les facultés digestives. »

J'ai peu de réflexions à faire sur ce qui précède. Il est à peu près certain, par ce que l'observateur dit de la nécessité de diluer les sels, que ceux qu'il a employés n'étaient pas purs. L'emploi de l'huile de foie de morue conjointement avec les hypophosphites est une preuve de la tendance que l'on a en médecine à n'admettre les vérités nouvelles que par voie de transaction, suivant en cela la marche des connaissances doctrinales, au lieu de s'astreindre à la méthode rigoureuse des sciences positives (voy. p. 814). L'expérimentateur lui-même a conclu de ses observations que tous les effets observés devaient être attribués à la médication phosphoreuse. Il est arrivé à cette conclusion, dit-il, parce que le traitement ordinaire par l'huile de foie de morue n'amenait aucun résultat satisfaisant. Ces conclusions peuvent donc s'opposer à celles des médecins de Brompton, qui eux aussi sont convaincus de l'inutilité de l'huile de foie de morue employée seule (voy. pp. 808, note 2, et 362, III et IV), tout en proclamant leur efficacité, aux dépens de celle des hypophosphites, lorsqu'elle est employée concurremment avec eux (pp. 842, 888 et 889).

MM. Feldmann et Pfeiffer ont publié les observations suivantes (1) :

Il serait difficile d'assigner à l'hypophosphite de chaux un rôle déterminé dans le traitement de la phthisie. Les indications précises pour son emploi nous manquent jusqu'à présent. Mais il reste avéré qu'en variant prudemment les médications, *on arrive à des résultats quelquefois surprenants*. C'est qu'en général, nous avons agi comme si la phthisie, jusque dans son espèce diathésique, était la plupart du temps curable.

En n'abandonnant pas *même des cas extrêmement avancés*, nous avons prolongé la vie de bien des malheureux et *rendu au travail des individus que l'on pouvait croire près de leur fin*; ainsi :

Observation CCVI. — 1° Le nommé Junk, âgé de quarante-huit ans, atteint de cavernes des deux poumons et d'inflammations fongueuses des gaînes tendineuses de l'avant-bras gauche et du pied droit, fut soutenu pendant très-longtemps au moyen de l'huile de foie de morue et de l'hypophosphite de chaux.

(1) *Dispensaire de la Société allemande de bienfaisance.* Compte rendu du 1er juillet 1858 au 1er juillet 1860. Paris, 1860, pp. 28, 29, 30.

Après chaque amélioration notable, il reprenait son dur ouvrage de démolisseur de maisons.

Observation CCVII. — 2° Rappelons encore, comme exemple, le nommé Stégé, âgé de trente et un ans, chaudronnier, entre nos mains depuis plus de quatre ans, qui, tout en travaillant, échappe de plus en plus à la tuberculisation du sommet droit dont il est atteint. C'est surtout l'hypophosphite de chaux qui lui a été utile.

Observation CCVIII. — 3° Madame Léon, âgée de trente-trois ans, nous revient de temps en temps avec les symptômes d'une bronchite d'autant plus suspecte que sa sœur est morte phthisique. L'hypophosphite de chaux lui rend des services incontestables.

Je n'ai rien à ajouter, si ce n'est que MM. Feldmann et Pfeiffer se trompent en disant qu'au moment où ils ont fait leurs expériences on manquait d'indications sur l'emploi des hypophosphites. Sans doute à cette époque, grâce à l'hostilité systématique qui avait accueilli ma découverte (voyez préface de la 1re édition, pp. x, xi), je n'avais pas pu les établir avec la même précision que je puis le faire aujourd'hui (voy. chap. V). Mais déjà, dans la première édition, j'avais énoncé les données fondamentales du problème et j'avais établi que les résultats curatifs étaient subordonnés à des conditions de trois ordres différents :

a. Conditions pharmacologiques ;

b. Conditions pathologiques ;

c. Conditions thérapeutiques, ainsi qu'on peut le voir par les citations de la 1re édition déjà faites plus haut pp. 839, 840, 885 et 886.

M. Risdon Bennet. — En avril 1861, le docteur James Risdon Bennett (1), médecin du *Victoria Park Hospital*, a publié dans le *Medical Times* (2) les résultats auxquels il était arrivé par l'emploi du traitement spécifique. Cet expérimentateur commence par me reprocher « d'avoir expérimenté le phosphore et ses composés » sans cependant fournir de preuves que les composés phos- » phorés manquent dans la diathèse tuberculeuse ; « le docteur

(1) Le lecteur est prié de ne pas confondre le docteur Risdon Bennett, dont il est ici question, avec le docteur John Hughes Bennet déjà cité dans cet ouvrage, ni avec le docteur James *Henry* Bennett, auteur d'un pamphlet sur le climat de Menton.

(2) *The Medical Times and Gazette*, 27 avril, 4 et 11 mai.

» Churchill ignore, à ce qu'il paraît, ajoute-t-il, le fait constaté » par Becquerel et Rodier que le principal sel phosphatique, le » phosphate de chaux, est en plus grande quantité dans le sang » des phthisiques, et qu'il est à son minimum à l'état physiolo- » gique ; il oublie aussi que, d'après Beneke, il y a diminution » dans les urines des phosphates terreux dans tous les cas de » tuberculose accompagnée d'amaigrissement. »

La réponse à ce reproche est très-facile. Le docteur Bennett a confondu, comme la plupart de mes adversaires, l'élément *phosphoreux* (c'est-à-dire oxydable, combustible) de l'économie avec l'élément *phosphatique* (c'est-à-dire celui qui contient le phosphore à son maximum d'oxydation, voy. p. 691). Comme on l'a vu (p. 730), les analyses de Frick faites sur le sang de phthisiques au *premier* degré donne des résultats contraires à ceux de Becquerel et Rodier, qui ont été faites chez des malades offrant déjà des complications. Mais, même en admettant la parfaite exactitude des analyses de Becquerel et Rodier, sur le compte desquelles nous avons eu déjà occasion de nous expliquer (voy. pp. 25 et 731), il se trouve que, loin d'infirmer l'hypothèse de la *phospholigie*, elles serviraient au contraire à les confirmer. Cette hypothèse suppose en effet que l'élément *phosphoreux*, c'est-à-dire le phosphore à l'état oxydable, manque dans l'économie, soit parce qu'il n'est pas régénéré en quantité suffisante, soit parce qu'il est brûlé en plus grande quantité qu'à l'état normal. Or, dans l'un et l'autre cas cela expliquerait la présence dans le sang des phthisiques d'une plus grande quantité de phosphates. De même les résultats de Beneke, loin d'être en opposition avec l'hypothèse de la *phospholigie* en sont, au contraire, une confirmation (voy. p. 756 et 767).

Voici maintenant les cas du docteur Bennett :

« Observation CCIX. — 1° Robert F..., âgé de vingt et un ans, valet de chambre. » Entré à l'hôpital le 20 février 1860 ; il est malade depuis six mois, mais il » toussait déjà depuis longtemps. Hémoptysie considérable trois semaines auparavant. Depuis lors, toux médiocre avec expectoration légère ; sueurs nocturnes » et faiblesse considérable ; inappétence ; fonctions digestives normales ; pouls, 84.

» *Signes physiques*. — A la région sous-clavière droite, diminution de sonorité ; » respiration rude, avec expiration prolongée et retentissement considérable de

» la toux. Le malade pèse 145 livres anglaises. Trois fois par jour, quinze grains » d'hypophosphite de soude (en tout 3 grammes) dans une infusion de quassia. » De plus, on appliqua, par intervalles, un liquide vésicant sous la clavicule » droite.

» Le 3 avril, il avait éprouvé une amélioration considérable; son poids s'était » augmenté de sept livres ; la toux avait disparu, ainsi que les douleurs sous- » clavières, en même temps que la plupart des signes physiques de la lésion pul- » monaire.

» A l'arrivée de ce malade, le diagnostic posé portait : phthisie passant au » second degré ; à sa sortie, phthisie arrêtée. Comme pendant son séjour à l'hô- » pital, le malade ne prit que l'hypophosphite de soude dans l'infusion de quassia, » et que le seul autre moyen thérapeutique était une légère révulsion cutanée, » les partisans du nouveau spécifique peuvent peut-être réclamer ce cas comme » en prouvant l'efficacité. Mais tous ceux qui sont familiers avec la marche de la » première période de la phthisie, ont souvent rencontré des cas pareils qui prou- » vent également en faveur des moyens de traitement ordinaire. Ce cas était » évidemment tout à fait au début. Les symptômes généraux n'indiquaient pas » un trouble constitutionnel sérieux ; je crois donc que l'amélioration peut être » justement attribuée au bon régime et au confortable de l'hôpital, aidés des » révulsifs cutanés. Durée du traitement, moins de six semaines.

1° Il est assez difficile de concilier l'exposé des signes physiques qui sont ceux du premier degré de la phthisie avec le diagnostic porté indiquant que la maladie était au deuxième. Le signe qui indique le passage du premier au deuxième degré c'est la présence du craquement sec.

2° Comment peut-on dire qu'une phthisie est tout à fait au début lorsqu'elle passe au second degré et qu'elle date de plus de six mois?

3° Comment dire que les symptômes généraux n'indiquent qu'une légère perturbation constitutionnelle, lorsqu'on signale des sueurs nocturnes, un affaiblissement considérable, de l'inappétence et de l'amaigrissement (1) ?

4° Pourquoi, si ce n'est pour en dégoûter les malades, administrer les hypophosphites dans une infusion de quassia?

5° Pourquoi administrer trois grammes d'hypophosphite par jour? Est-ce pour suivre strictement, et à la lettre, la méthode du docteur Churchill qui donne rarement, et ne dépasse presque jamais, un gramme?

(1) A moins que l'on n'admette que le malade, à sa sortie de l'hôpital, pesait plus qu'à l'état normal, il avait au moins maigri de sept livres.

« OBSERVATION CCX. — 2° James D..., âgé de quarante-quatre ans, entré à l'hôpital » le 17 mars 1860. La maladie débute, il y a quatre ans, par une hémoptysie assez » abondante. Depuis lors, mauvaise santé, avec aggravation depuis six semaines; » toux fatigante depuis quatre mois. Sa mère est morte de phthisie. Il est lui- » même mince et de tempérament nerveux; il pèse 124 livres et demie an- » glaises; fonctions digestives normales; appétit bon; toux fréquente; expecto- » ration médiocre; pouls, 108.

» Thorax aplati en avant; respiration rude aux sommets sans autre signe phy- » sique.

» Pendant toute la durée de son séjour à l'hôpital, il ne prit d'autre médica- » ment que l'hypophosphite de soude à la dose de 3 grammes par jour, dissous » dans l'eau.

» Le 1er mai, sa santé générale était beaucoup améliorée; la toux avait disparu; » son poids s'était augmenté de *quatorze* livres.

Il est sorti le 5 mai.

» Durée du traitement : moins de sept semaines. »

Comme, ajoute M. Bennett, « l'amélioration fut *très-marquée* et » que je n'ai rien entendu dire de ce malade depuis sa sortie, on » peut le donner au docteur Churchill comme un exemple de » l'efficacité de son spécifique. »

« OBSERVATION CCXI. — 3° Robert D..., âgé de vingt-sept ans, entré le 28 » mars 1860; a commencé à tousser il y a trois ans; hémoptysie il y a dix-huit » mois; depuis lors, l'état général a toujours été en empirant, et dans les der- » niers temps l'expectoration est devenue très-abondante; pas d'hérédité; la » digestion se fait bien; l'appétit est bon, mais le pouls est faible et rapide, la » toux fatigante pendant la nuit.

» *Examen physique.* — Matité et râle caverneux au sommet du poumon gauche, » craquements dans toute la partie antérieure du même poumon; à droite, sono- » rité diminuée au sommet, quelques râles disséminés dans la région dorsale.

» *Traitement.* — Pendant la nuit, potion sédative composée d'éther chlorique » et de morphine; 15 grains (un gramme) d'hypophosphite de soude trois fois par » jour. Ce traitement fut continué jusqu'à la fin du mois d'avril. A cette époque, » le malade assura qu'il se trouvait mieux sous tous les rapports et demanda sa » sortie. La toux était considérablement amoindrie, et l'expectoration diminuée, » mais il n'avait pas augmenté de poids, et les signes physiques étaient *à peu* » *près* les mêmes, *si ce n'est que les craquements étaient diminués.* »

Les signes physiques constatés à l'entrée étaient ceux d'une caverne et des craquements dans le reste des deux poumons. *Au bout* de seulement *un mois de traitement*, les craquements étaient devenus moins nombreux, et la toux et l'expectoration avaient beaucoup diminué. Que pourrait-on raisonnablement demander de plus? et quels effets le docteur Risdon Bennett s'attendrait-il à voir produire au bout d'un mois par un *spécifique contre la diathèse tuberculeuse ?* Sans doute il faudrait que la caverne elle-même fût comblée ou cicatrisée. Je renvoie le lecteur à ce que j'ai déjà dit à cet égard, pages 621, 648 et dans le courant de ce chapitre.

« OBSERVATION CCXII. — 4° G. B..., âgé de trente-quatre ans, journalier, malade » depuis quatre mois, avec toux, expectoration et hémoptysie.

» État anémique. Poids, 144 livres anglaises ; pouls 76 ; appétit passable.

» *Examen physique.* — Diminution de sonorité au sommet du poumon droit, » retentissement de la toux, râles sous-crépitants occupant une grande étendue » du poumon ; à gauche, respiration rude, expiration prolongée, retentissement » de la voix.

» Entré à l'hôpital le 3 janvier, il en est sorti le 28 à sa propre demande, se » trouvant beaucoup mieux ; la toux était diminuée, l'appétit bon, et il avait » gagné deux livres en poids.

» Le traitement a consisté dans l'emploi de révulsifs sous la clavicule, et de » 3 grammes d'hypophosphite de soude par jour, dans une infusion de quassia. »

L'expérimentateur ne signale pas s'il y a eu, ou non, quelque modification produite dans les signes physiques; l'amélioration des symptômes généraux était évidente.

« OBSERVATION CCXIII. — 5° J. S..., âgé de dix-neuf ans, charretier, entré le » 14 avril 1860 ; poids, 151 livres anglaises.

» Malade depuis neuf mois, mais il toussait déjà auparavant ; depuis lors, beau- » coup de toux et d'expectoration avec hémoptysie. Facies pâle, amaigrissement » considérable, appétit passable, digestion régulière ; toux, surtout le matin, avec » expectoration peu abondante ; pouls 120.

» *Examen physique.* — Respiration rude aux deux sommets avec beaucoup » de craquements fins et de râles sonores et retentissement considérable de la » voix.

» Il a pris de l'hypophosphite de soude de la même manière et aux mêmes » doses que le malade précédent, jusqu'au 10 mai. A cette époque, son poids » avait augmenté de 3 livres anglaises, mais on fut alors obligé de changer le » traitement à cause d'un dérangement dans le tube digestif. Le 24 mai, il n'y » avait pas eu d'amélioration, et le 29 il sortit de l'hôpital ayant perdu 2 livres » du poids qu'il avait en y entrant. »

Amélioration soutenue du malade pendant les vingt-six jours qu'a duré l'emploi de l'hypophosphite, augmentation de poids. Troubles digestifs accidentels dus sans doute à quelques-unes des causes précédemment étudiées, et spécialement peut-être à l'augmentation de l'appétit, cause déjà signalée page 896 ; suspension du traitement spécifique. A partir de ce moment, aggravation de l'état du malade qui a persisté jusqu'à sa sortie, et qui lui a fait perdre non-seulement les trois livres qu'il avait gagnées mais encore deux livres de son poids primitif.

« OBSERVATION CCXIV. — 6° Marie F..., âgée de seize ans, domestique, entrée » le 30 avril 1860. Son père est mort de phthisie. Elle souffre depuis un an ; l'ex- » pectoration, qui est en général médiocre, est depuis quelque temps teintée de » sang; la langue est rouge au centre et à la pointe, couverte d'enduit sur les » bords; appétit passable; pouls faible et fréquent; aménorrhée depuis quelque » temps.

» *Signes physiques*. — Son tympanique à la percussion, respiration caver- » neuse avec les signes généraux de lésions étendues et avancées du sommet » gauche; à droite, au sommet, respiration rude, expiration prolongée et par mo- » ments quelques râles; poids, 76 livres.

» On lui fit prendre de l'hypophosphite de soude dans une infusion de quassia, » avec quelques opiacés pour soulager la toux, et une pilule purgative contre la » constipation.

» Le 9 juin, elle avait gagné 2 livres en poids; la santé générale était meilleure, » la langue s'était nettoyée, mais elle restait rouge à la pointe. Elle avait cepen- » dant des sueurs nocturnes, la toux était fatigante et l'expectoration copieuse. » Le 23, il n'y avait pas de nouvelle augmentation de poids, mais la santé » générale était encore meilleure, quoiqu'il n'y eût pas de changements *très-* » *marqués* dans les signes physiques. »

C'est là que se termine cette observation pour laquelle on n'ajoute aucun détail ultérieur. Ainsi chez cette phthisique au *troisième* degré, atteinte des deux poumons, l'état général s'était amélioré au bout de quarante jours de traitement par les hypophosphites; cette amélioration alla en augmentant pendant toute la durée du traitement (quarante-trois jours), et au bout de ce temps, les signes physiques *d'une lésion grave et étendue avaient diminué*, quoique pas d'une manière *très-marquée*. Le docteur Risdon Bennett pense donc que si jamais on trouve un spécifique de la phthisie, il produira non-seulement une amélioration marquée de l'état général, mais que les signes physiques d'une *vaste* caverne (indiquée par le son tympanique) dont les parois sont peut-être parsemées de tubercules en suppuration, devront aussi offrir des modifications *très-marquées* au bout de *sept semaines*. Il aurait dû dire les raisons sur lesquelles une pareille prétention est fondée, car il est singulier de voir des adeptes de l'école d'observation, qui fait tout dériver de l'expérience, préjuger de la sorte les questions sur lesquelles leurs données expérimentales sont complétement nulles, et fixer ainsi par avance le mode et la ligne d'action d'une substance thérapeutique dont les propriétés leur sont encore inconnues. Ainsi qu'on l'a vu (pp. 599 et 638), une pareille prétention est complétement insoutenable dans l'état actuel de la thérapeutique, et, le fût-elle, on peut hardiment affirmer qu'il n'existe aucun spécifique, parmi ceux qui nous sont connus, qui puisse modifier d'une manière *très-marquée*, dans le laps de quarante-trois jours, l'état d'un organe aussi complexe que le poumon arrivé à un degré de désorganisation aussi grand que celui de la malade qui nous occupe. C'est ce que le docteur Risdon Bennett aurait dû savoir, et ce qu'un peu de *raisonnement* appliqué aux données fournies par l'observation, n'aurait pas manqué de lui faire apercevoir.

Je dois faire observer de nouveau que, dans le cas précédent, l'emploi des narcotiques a pu nuire considérablement aux effets thérapeutiques des hypophosphites. Il est probable que c'est à eux que doit être attribuée l'apparition ou le retour, ou la persistance des sueurs nocturnes. L'auteur n'indique pas d'une manière précise lequel de ces trois cas eut lieu chez sa malade.

« Observation CCXV. — 7° E. H..., âgée de vingt-sept ans, mariée, entrée le » 4 mars 1860 avec les signes de lésion avancée aux deux sommets. Elle fut mise » au traitement par les hypophosphites, mais elle empira rapidement, fut atteinte » de diarrhée le 15 mars et sortit le 17 à sa propre demande. »

Je cite toujours textuellement et je demande ce que signifie une semblable observation et quelle est la portée scientifique que M. Risdon Bennett prétend lui donner. On ne nous dit même pas si les signes de maladie avancée dans les deux poumons étaient ceux du troisième degré ou non. Cela n'empêchera naturellement pas le docteur Bennett de donner comme preuve de l'inutilité des hypophosphites leur inefficacité *apparente* chez une moribonde qui les a pris pendant *treize jours*.

« Observation CCVI. — 8° Éléonore W..., âgée de vingt-deux ans, a perdu trois » sœurs et deux oncles de phthisie. Déjà traitée en 1858 ; à cette époque, elle » présentait des *soupçons* de phthisie sans signes caractéristiques, et elle sortit » de l'hôpital en apparence guérie ; elle rentra de nouveau le 4 février 1860. A » ce moment, sa santé générale s'était détériorée depuis cinq mois ; depuis trois » mois, il y avait de l'aménorrhée, mais elle n'avait ni toux, ni expectoration ; les » seuls signes physiques étaient un peu de faiblesse du bruit respiratoire au » sommet gauche et peut-être au sommet droit.

» Elle prit de l'hypophosphite de soude dans une infusion de quassia, jusqu'au » 31 mars.

» A ce moment, son poids s'était augmenté de 4 livres. On lui fit prendre alors » une combinaison de fer et de quinine ; le 27 avril, son poids s'était encore » augmenté de 3 livres, et elle sortit de l'hôpital. »

Il n'est nullement certain que cette malade fût phthisique, du moins on ne saurait l'affirmer avec assurance dans l'état actuel de la science. En supposant qu'il y eût chez elle phosphologie, diathèse tuberculeuse, les hypophosphites étaient évidemment en voie de la faire disparaître. Pourquoi donc en suspendre l'emploi et les remplacer par le fer et la quinine? Serait-ce pour prouver que si les hypophosphites agissent bien, le fer et a quinine n'agissent pas moins bien aussi? C'est là en effet, comme on l'a vu par l'exemple de MM. Cotton et Quain, le système adopté par d'autres expérimentateurs. Mais pour que l'on fût en droi de tirer cette conclusion, il faudrait que l'on pût prouver que la continuation de l'amélioration ne dépendait pas de la prolongation de l'action thérapeutique des hypophosphites déjà absorbés et assimilés par l'économie. C'est ce dont M. Bennett ne s'est pas occupé.

Ne serait-ce pas ici le cas de se demander si, dans une maladie aussi grave et jusqu'ici aussi incurable que la phthisie, même seulement à l'état de probabilité, il est permis de cesser sans motif un traitement dont l'efficacité dans le cas particulier était évidente, pour le remplacer par des moyens dont l'effet curatif est *notoirement* nul, et cela uniquement par pur esprit d'expérimentation? Peut-on en plein XIXe siècle expérimenter sur un malade comme *in anima vili?*

«OBSERVATION CCXVII.—9° Georges F..., âgé de vingt ans, entré le 28 avril 1860. » Il a perdu un frère de phthisie. Sa maladie a commencé il y a quatorze mois, » et, depuis lors, il a constamment souffert d'hémoptysie, de toux et d'expec- » toration. État pâle et amaigri ; langue très-chargée ; digestion régulière ; » crachats nummulaires.

» L'examen physique indiqua une lésion avancée dans les deux poumons. On » lui fit prendre de l'hypophosphite avec une infusion de quassia; révulsifs au » sternum. Le 13 mai, le malade ayant empiré sous tous les rapports, on aban- » donna ce traitement pour les toniques et l'huile de foie de morue, et il sortit de » l'hôpital le 24, la maladie continuant à faire des progrès dans les deux pou- » mons. »

M. Bennett n'indique pour ce malade ni la nature des signes stéthoscopiques, ni le degré de la lésion, mais les crachats nummulaires nous portent à conclure qu'il y avait des cavernes dans un poumon, peut-être dans les deux. Le traitement spécifique n'a duré que quatorze jours, et le traitement par l'huile de foie de morue, qui lui fut substitué pendant un laps de temps à peu près égal (douze jours), ne produisit également aucun effet.

La dose d'hypophosphite n'est pas indiquée non plus, mais, il est à présumer, qu'elle était de 3 grammes par jour, comme chez tous les autres malades. Il est évident qu'elle a dû porter rapidement le malade dans la sphère des phénomènes pathogéniques et aggraver son état au lieu de l'améliorer, en contribuant à hâter la fonte tuberculeuse qui était déjà trop rapide, si l'on en juge par l'expectoration et la fréquence des hémoptysies. L'effet produit chez ce malade par les hypophosphites administrés comme ils l'ont été par M. Bennett est donc exactement celui qu'on aurait pu prédire en vertu des principes déjà exposés (voyez pp. 635 et 636).

« Observation ccxviii. — 10e William J..., âgé de trente-six ans, entré le » 17 mars 1860. Poids, 124 livres anglaises. Malade depuis deux ans. Depuis » assez longtemps, sueurs nocturnes avec expectoration considérable ; appétit » assez bon.

» Ce malade offrait les signes physiques de phthisie au second degré au sommet » du poumon droit, avec ceux d'une caverne dans le poumon gauche. Le 13 avril, » vingt-sixième jour du traitement, son poids s'était accru de deux livres ; la » toux était diminuée, et la santé générale améliorée. Il demanda alors sa sortie »

N'est-ce pas encore ici, comme pour l'observation ccxiii, le cas de demander au docteur Bennett ce qu'il prétendrait obtenir de plus au bout de *vingt-six jours* de traitement, chez un malade avec caverne et atteint des deux poumons, en supposant qu'il employât une médication dont la spécificité fût pour lui une chose reconnue certaine.

« Observation ccxix. — 11° Elisa C..., âgée de vingt-deux ans, entrée le 10 mars » 1860 ; poids, 101 livres anglaises. Son frère est mort phthisique. Tousse » depuis sept mois, mais il y a aggravation de son état depuis quatre mois ;

» aménorrhée depuis cinq mois, et légère hémoptysie il y a cinq semaines. Ex- » pectoration médiocre ; appétit assez bon.

» *Signes physiques*. — Aplatissement sous-claviculaire ; matité à la percussion ; » retentissement exagéré de la toux au sommet gauche. Douleur sous-claviculaire » augmentant par la pression. Elle fut mise au traitement de l'hypophosphite de » soude, auquel on ajouta l'emploi de la teinture de cantharides contre la douleur » thoracique. Le 26 mars (*seizième jour* de son traitement), elle avait perdu une » livre et demie de son poids, et l'état général s'était empiré. On lui prescrivit » l'huile de foie de morue associée au fer et à la quinine ; elle *sembla* s'améliorer » pendant quelques jours ; mais à sa sortie, le 14 mai, elle avait gagné très-peu » de chose. »

Phthisique au premier degré avec complication phlegmasique probablement de nature pleurétique. Comme dans l'avant-dernier cas, la dose d'hypophosphite était au moins dix fois trop élevée. Il est à peu près certain qu'une dose convenable associée à l'emploi d'adjuvants propres à combattre la complication, aurait donné un tout autre résultat. Le traitement spécifique n'a duré que *seize jours* et le traitement par l'huile de foie de morue, employé pendant plus de *six semaines*, n'a produit que « très-peu de chose. »

« Observation ccxx. — 12° Michaël K..., âgé de vingt-cinq ans, entré le » 11 janvier 1860 ; poids, 121 livres anglaises ; a eu une hémoptysie consi- » dérable il y a quatre ans ; il tousse depuis deux ans, et son état s'est aggravé » pendant l'année dernière. Pâleur et amaigrissement ; sueurs nocturnes ; toux » fatigante ; expectoration considérable ; appétit bon ; pouls, 108.

» *Signes physiques*. — Amaigrissement considérable, diminution de sonorité » sous la clavicule gauche, retentissement de la toux, craquements dans toute » la hauteur de ce côté ; au sommet droit, craquements et retentissement con- » sidérable de la toux ; plus bas, respiration rude, expiration prolongée.

» *Diagnostic*. — Tuberculisation disséminée au deuxième degré.

» *Traitement*. — 3 grammes d'hypophosphite par jour, avec lotion vésicante » au sternum.

» Le 20 mars, état général amélioré, poids augmenté de quatre livres et demie, » toux surtout vers le matin. Le 23 mars (le malade allant moins bien), on sup- » prime le traitement et on le remplace par l'huile de foie de morue, le fer et la » quinine. Le 2 avril, il n'y a que très-peu de toux, et le malade va en tout beau- » coup mieux, mais il a perdu deux livres sur les quatre et demie qu'il avait » gagnées. »

Chez ce malade, l'emploi des hypophosphites avait amené une augmentation en poids de quatre livres et demie, et la toux qui était fatigante à l'entrée n'existait guère que vers le matin ; l'état général s'était également amélioré ; trois jours après la constatation de ces faits pour des causes indiquées sous les mots vagues « d'aller moins bien », on remplace le traitement spécifique par l'huile de foie de morue. Le 2 avril, on note qu'il n'y a que peu de toux et que le malade est en somme beaucoup soulagé, mais dans les huit jours qu'a duré la suspension des hypophosphites, il a déjà perdu deux livres du poids qu'il avait gagné. Si le lecteur veut se reporter sur ce qui a été dit sur l'action pathogénique des hypophosphites (pp. 609 et 635), il lui sera facile de comprendre comment la dose de 3 grammes par jour a pu produire de l'hypérémie pulmonaire, et comment le malade se soit senti soulagé par la suspension de doses aussi exagérées. Je ne sais trop expliquer la perte rapide du poids, deux livres en sept jours, l'auteur de l'observation ne donnant absolument aucune indication sur l'état du malade à partir du 23 mars, jour où il a jugé convenable de changer le traitement.

On voit combien il est difficile de discuter d'une manière complète la valeur de faits présentés d'une manière aussi vague et aussi tronquée.

« Observation ccxxi. — 13° M. A. L..., âgée de dix-sept ans, poids 93 » livres et demie ; elle se dit malade depuis trois mois ; toux et expectora- » tion depuis lors, aménorrhée depuis sept mois ; pas d'hémoptysie ; pâleur et » amaigrissement considérables ; sueurs nocturnes fréquentes ; pouls très-faible.

» *Signes physiques.* — Des lésions étendues et très-avancées au sommet » gauche ; au sommet droit, respiration rude et râles sous-crépitants.

» A son entrée, elle fut mise au traitement de l'huile de foie de morue, avec » décoction de quinquina et acide sulfurique. Le 19, on remplaça la décoction » par le fer et la quinine, avec opiacés pendant la nuit. Le 30 janvier, l'expec- » toration avait diminué ainsi que la toux, mais l'appétit était mauvais et l'amai- » grissement continuait à faire des progrès.

» Le 16 février, on lui fit prendre 3 grammes par jour d'hypophosphite de » soude dans une infusion de racines de colombo. Elle continua cependant à em- » pirer, et le 27 juillet, lorsqu'elle sortit de l'hôpital, son poids avait diminué de » huit livres et demie. »

Cette malade, avec des cavernes au poumon gauche et des tubercules ramollis dans le poumon droit, a dû être influencée par les doses exagérées d'hypophosphite, de la même manière que le malade de l'observation ccxix.

Le docteur Bennett ne donne aucun détail sur l'effet produit par les hypophosphites entre le 16 février et le 27 juillet, jour de la sortie de la malade, il ne dit même pas s'ils ont été employés pendant tout ce temps. Tout en indiquant que la malade avait perdu huit livres et demie de son poids depuis son entrée, il ne nous fait pas connaître combien elle avait déjà perdu avant l'emploi des hypophosphites.

« OBSERVATION CCXXII.—14° A. C..., âgé de vingt-neuf ans. Le malade a perdu » une sœur de phthisie. Sa santé générale a commencé à se détériorer il y a seize » mois. Depuis six mois, il a des sueurs nocturnes avec toux et expectoration. Pas » d'hémoptysie. Pâleur et amaigrissement considérables; poids, 113 livres. » Langue saburrale; appétit passable; toux très-fatigante pendant la nuit.

» Les signes physiques étaient ceux de tuberculisation au premier degré au » sommet droit, au second degré dans le poumon gauche. Dans toute la poitrine, » il y avait beaucoup de râles sibilants. Mis au traitement par les hypophosphites, » l'intensité de la toux a exigé au bout de quelques jours l'emploi des opiacés et » des révulsifs. Le 21 mai, il empirait rapidement, ce qui fit qu'on le mit à l'huile » de foie de morue avec fer et quinine. Le 26 juin, à sa sortie de l'hôpital, il était » réduit à garder le lit, et tous les symptômes indiquaient une aggravation rapide » de la maladie. Il ne fut pas pesé. »

Chez ce malade, les râles sibilants indiquaient, soit l'existence d'une bronchite intercurrente accidentelle, soit celle d'une bronchite pérituberculeuse. Dans l'un et l'autre cas, les hypophosphites furent employés à doses dix fois trop élevées (voy. p. 636). La médication hypophosphoreuse est, comme je l'ai déjà dit, une contre-indication formelle à l'emploi des opiacés. On ne donne pas la date de l'entrée du malade, ni la durée du traitement par les hypophosphites, mais il est à noter que son état s'aggrava plus rapidement encore pendant les cinq semaines qu'il prit l'huile de foie de morue.

« OBSERVATION CCXXIII. — 15° Peter H..., quarante ans; poids, 138 livres; » sa femme et son frère sont morts de phthisie. Malade depuis six mois; hémoptysie; sueurs nocturnes; altération de la voix; toux, expectoration; amaigrissement; appétit passable; *en général* digestion bonne; pouls, 104.

» Le bruit respiratoire manque partout dans les régions supérieures et antérieures du thorax, mais sans râles.

» Le traitement par l'hypophosphite de soude ne fut employé que pendant quatorze jours, parce qu'il a fallu alors l'abandonner à cause du dérangement du » tube digestif, et de l'aggravation des symptômes laryngés. Il n'a cessé d'empirer pendant toute la durée de son séjour à l'hôpital, et lorsqu'il est sorti, il » avait perdu cinq livres et demie de son poids.

Il est difficile de voir quelle conclusion on pourrait tirer de cette observation contre l'efficacité des hypophosphites. Ils n'ont été donnés que pendant *quatorze* jours ; le dérangement intestinal ne saurait guère leur être attribué, puisque l'auteur ne le signale dans aucune autre des quatorze observations précédentes. Il se pourrait cependant que les doses excessives qui ont été administrées aient contribué à aggraver celui qui existait déjà. Je renvoie le lecteur à ce qui a été dit à cet égard, page 896. Il est à remarquer que dans ce cas, de même que dans les précédents, le traitement par les *moyens ordinaires* ne produisit absolument aucun effet sur la marche de l'affection.

« OBSERVATION CCXXIV. — 16° Anne B..., âgée de trente-trois ans, entrée le » 4 février 1860 ; poids, 102 livres ; plusieurs parents de sa mère sont morts » de phthisie.

» Elle a eu une hémoptysie grave il y a six ans. Depuis cinq ans, elle se » trouve souffrante ; elle tousse depuis trois ans ; depuis un an, son état s'est » beaucoup empiré, et il y a une expectoration abondante. Tout dernièrement, » il y a eu une nouvelle aggravation avec sueurs nocturnes abondantes ; pouls, » 120, faible ; aménorrhée depuis trois mois ; toux très-fatigante pendant la nuit.

» Les signes physiques sont ceux d'une cavité au sommet gauche ; aplatis- » sement du thorax ; gargouillements, toux amphorique, etc. ; du côté droit, ma- » tité, respiration rude, retentissement de la voix au-dessus et au-dessous de la » clavicule.

» On lui administra chaque jour 3 grammes d'hypophosphite de soude avec une » potion sédative la nuit pour calmer la toux. Elle continua à maigrir et à empirer, » de sorte que, le 4 mars, étant plus faible, on la mit au traitement de la quinine » et du fer avec vin, etc.

» Le 26 mars, lorsqu'elle demanda sa sortie, la maladie était en voie de pro- » grès rapide ; la patiente avait perdu huit livres de son poids. »

Phthisique moribonde avec une caverne dans un poumon et des tubercules ramollis dans une vaste étendue de l'autre, pour qui les doses d'hypophosphite ont été dix fois trop élevées, et chez laquelle les narcotiques ont aggravé la faiblesse et les sueurs. Ici encore inefficacité des moyens ordinaires.

« OBSERVATION CCXXV. — 17° William B..., âgé de vingt ans ; poids, 112 li- » vres, a eu une hémoptysie il y a dix semaines, mais ne fait remonter sa maladie » qu'à deux mois. Depuis six semaines, expectoration abondante. Aphonie de- » puis quinze jours ; pâleur, amaigrissement marqué ; langue saburrale ; appétit » passable ; digestion régulière ; toux fatigante pendant la nuit ; crachats tenaces » et mêlés de sang ; pouls, 120.

» *Signes physiques.* — A droite, son tympanique à la percussion, respiration

» caverneuse. Bruits de frottement et râles nombreux dans la région dorsale, » ainsi que dans tout le thorax.

» Trois grammes d'hypophosphite de soude par jour, avec potion sédative la » nuit.

» Aggravation de l'état général et des signes physiques.

» Le 14 mars, on cesse les hypophosphites, et on lui administre l'huile de foie » de morue avec quinquina et acide sulfurique; astringents opiacés pendant la » nuit.

» Pour un moment, il a semblé mieux et son appétit avait un peu repris; mais » le 12 avril, on note que la maigreur et l'épuisement avaient toujours été en » augmentant; diarrhée intense; le 13, il demande à sortir pour aller *mourir* » chez lui.

Phthisie galopante avec ramollissement aigu, arrivée à sa période ultime sur laquelle le traitement par les hypophosphites ne pouvait plus avoir de prise en vertu des principes déjà exposés (p. 598). L'huile de foie de morue et les autres moyens ordinaires employés pendant un mois sont encore restés sans effet.

« OBSERVATION CCXXVI. — 18° H. L..., âgée de vingt-deux ans, poids, 102 » livres; entrée le 3 février 1860. La maladie actuelle a débuté, il y a sept mois, » par une pleuro-pneumonie et une légère hémoptysie, de la toux et très-peu » d'expectoration.

» Grande pâleur; inappétence; langue saburrale; toux fatigante; expectoration » minime; pouls, 140.

» L'examen physique donna les signes de pleurésie du côté gauche avec ma- » tité et quelques craquements sous la clavicule. On diagnostiqua phthisie com- » mençante avec pleuro-pneumonie, et on lui prescrivit une potion sédative pour » la nuit et *quatre grammes* d'hypophosphite par jour.

» Jusque vers la fin de février, elle avait gagné un peu en poids; mais à ce » moment tous les symptômes s'aggravèrent; le 28, elle se plaignit beaucoup de » douleur sous la clavicule et au côté. Les craquements sous la clavicule étaient » plus étendus, la toux plus fréquente, l'expectoration mêlée de beaucoup de » sang. Les pieds œdémateux.

» Après la diminution des symptômes les plus aigus, on lui administra le trai- » tement ordinaire; malgré cela cependant, la maladie continua à faire des pro- » grès croissants. Elle sortit de l'hôpital le 20 mars. »

Le docteur Bennett ajoute à cette observation : « que cette » malade était un bon cas pour mettre à l'épreuve l'efficacité du » nouveau spécifique, parce que, au moment de commencer le » traitement, la tuberculisation pulmonaire paraissait être à son » début, et la puissance vitale encore assez intacte pour lui » permettre de profiter des circonstances favorables d'hygiène et

» de nourriture où elle se trouvait placée par son entrée à l'hô-
» pital. »

Si le docteur Bennett, avant d'employer les hypophosphites, eût pris la peine d'étudier avec l'attention nécessaire ce que j'avais publié sur ce sujet, il aurait su que le cas en question ne pouvait pas être pris comme type pour essayer l'emploi des hypophosphites, à cause de la pleuro-pneumonie encore existante, puisque cette phlegmasie ne pouvait que s'aggraver sous l'influence de doses élevées, et à plus forte raison de doses monstrueuses des sels phosphoreux. Pour ces raisons, le docteur Bennett ne s'étonnera pas d'apprendre que, quoique je regarde ce cas comme ne devant pas être choisi pour type d'essai, je n'en suis pas moins disposé à croire que la malade aurait pu guérir à l'aide d'un traitement convenable, et que les hypophosphites aux doses qui ont été données lui ont été réellement funestes. On remarquera en effet que son état s'est amendé depuis le 3 jusqu'au 18 février, et que le début de l'aggravation a été signalé par des preuves évidentes d'hypérémie pulmonaire. On voit qu'ici encore le traitement ordinaire substitué aux hypophosphites s'est montré complétement nul.

« Observation CCXXVII. — 19° Georges B..., âgé de trente et un ans, entré le
» 26 mars, poids, 110 livres; malade depuis sept ans avec hémoptysie au début;
» depuis cinq ou six mois, toux continuelle avec expectoration, sueurs nocturnes,
» irrégulières. Aspect pâle et amaigri; langue saburrale; appétit passable; con-
» stipation; toux pas trop fatigante; expectoration modérée; pouls, 138, très-faible.

» L'examen physique révèle un aplatissement marqué du thorax aux deux
» sommets : matité, retentissement de la toux, et craquements plus marqués du
» côté droit. L'hypophosphite de soude trois fois par jour et potion sédative pour
» la nuit. Le 16 avril le malade est réduit à garder le lit : faiblesse croissante,
» langue très-rouge, tube digestif très-irritable.

» Les signes physiques indiquent des excavations aux deux poumons. On le mit
» au traitement du fer et de la quinine avec de petites doses de laudanum et
» deux onces d'eau-de-vie. Deux jours plus tard, sentant que sa fin approchait, il
» demanda à quitter l'hôpital. »

Moribond, dont la maladie existant depuis sept ans a été traitée par les hypophosphites pendant *vingt* jours, et dont la fin a probablement été accélérée par les doses exagérées du remède (voy. pp. 635 et 640).

« OBSERVATION CCXXVIII. — 20° Élisa K..., âgée de dix-neuf ans, malade » depuis trois ans ; sueurs nocturnes depuis trois mois ; hémoptysie abondante » il y a deux mois, depuis lors déclin rapide.

» Amaigrissement considérable ; langue saburrale ; appétit passable ; toux fré- » quente ; crachats jaunes, épais, peu abondants, plus copieux il y a quelque » temps ; pouls, 120, faible.

» *Signes physiques.* — A gauche, son tympanique, retentissement de la toux, » quelques craquements fins. Au-dessus de la clavicule droite retentissement de » la voix, expiration rude ; au-dessous de la clavicule quelques craquements secs.

» La malade fut d'abord mise au traitement par l'huile de foie de morue et le fer, » révulsifs au thorax ; mais le 2 janvier elle offrit des signes de dyspepsie, ce qui » fit qu'on remplaça ce traitement par l'infusion de gentiane et de rhubarbe avec » carbonate de soude et de petites doses d'acide cyanhydrique. Pendant le mois de » février elle se plaignit beaucoup de douleurs pleurétiques contre lesquelles on » prescrivit la teinture d'iode et la liqueur vésicante. Toutefois, sur la fin du » mois, son poids s'était augmenté de cinq livres et il y avait amendement de l'état » général et de la dyspepsie. Cependant comme le tube digestif ne souffrait pas » les remèdes toniques ordinaires et qu'elle ne faisait pas de progrès, je lui pres- » crivis, le 1er mars, 3 grammes d'hypophosphite de soude par jour.

» Le 26 mars elle avait perdu trois livres sur les cinq ; le désordre pulmonaire » s'était aggravé et elle demanda à quitter l'hôpital. »

Chez cette malade, qui avait probablement une caverne, la première indication était de rétablir les fonctions digestives. On y serait probablement arrivé par l'emploi convenable de l'hypophosphite de quinine avec celui de potasse ou d'alumine à petites doses. La dose de 3 grammes d'hypophosphite de soude ne pouvait guère produire qu'un effet contraire. Du reste, toute cette observation est, comme on le voit, confuse et contradictoire ; après avoir annoncé un amendement notable de tous les symptômes et une augmentation de poids à la fin du mois de février, il se trouve que le 1er mars le tube digestif ne supportait pas les remèdes toniques et que la malade ne faisait pas de progrès.

Je me suis étendu assez longuement sur les observations du docteur Risdon Bennett, parce qu'elles m'ont offert l'occasion de faire ressortir plusieurs des écueils qu'il est important d'éviter dans l'emploi de la médication phosphoreuse, et parce que, en somme, après avoir étudié les détails de son expérimentation, il m'a semblé qu'elle avait été entreprise sans but d'hostilité systématique, et qu'elle avait été conduite avec autant de soin qu'on en peut attendre d'un adepte de l'école d'observation, pour qui tout phénomène observé devient un fait, et tous les faits ont une égale valeur.

Sur les vingt cas rapportés par M. Bennett, dix cas (obs. 1, 2, 3, 4, 5, 6, 8, 10, 12, 18) ont éprouvé une amélioration constante pendant toute la durée du traitement par les hypophosphites, trois ont éprouvé une amélioration très-considérable ; de ces dix cas, quatre étaient au premier degré (obs. 1, 2, 8, 18), trois étaient au deuxième degré (obs. 4, 5, 12), et trois étaient au troisième (obs. 3, 6, 10). La durée du traitement pour les cas améliorés a été en moyenne de vingt-six jours et n'a jamais dépassé *deux mois* (voy. p. 637). Sur les dix cas qui n'ont pas éprouvé d'amélioration, six étaient au troisième degré (obs. 7, 9, 13, 16, 17, 20), deux étaient au deuxième (obs. 14, 19), et pour deux il n'y a point d'indication suffisante (obs. 11, 15). Sur ces dix malades non améliorés, trois souffraient de complications phlegmasiques (obs. 8, 11, 18) ; deux de complications intestinales (obs. 7, 15), enfin trois étaient moribonds (obs. 17, 19, 20). Pour les cas d'insuccès, la durée moyenne du traitement n'a pas dépassé trois semaines, dans un seul cas, elle a été de plus d'un mois. Enfin, sur les vingt malades choisis par le docteur Bennett, il n'y en avait que quatre chez qui la tuberculisation n'eût pas atteint les deux poumons.

Si l'on veut rapprocher ces données sur l'état pathologique des malades des principes établis sur mes propres observations (chap. V), on verra que sur les dix cas d'insuccès, il n'y en avait que deux (obs. 9, 13) qui dussent réellement être soumis à l'expérimentation, puisque les autres étaient ou moribonds, ou offraient des complications graves; qu'on ajoute à cela que les doses d'hypophosphite étaient, non-seulement exagérées (1), mais monstrueuses; qu'enfin la durée du traitement a été d'une brièveté ridicule pour une maladie comme la phthisie, et l'on aura, ce me semble, des raisons amplement suffisantes pour expliquer tant les succès que les insuccès du docteur Risdon Bennett.

(1) Je dois ajouter qu'il me semble probable, d'après l'ensemble des observations, que les sels employés par M. Bennett étaient loin d'être purs.

On remarquera que dans tous les cas de M. Bennett, où il y avait déjà amélioration par les hypophosphites, cette amélioration a continué pendant un certain temps après leur suspension et leur remplacement par l'huile de foie de morue, le fer, etc., mais que cette substitution est restée sans effet chaque fois qu'il n'y avait pas déjà amélioration par les hypophosphites. Ce fait donne la valeur des expérimentations analogues de MM. Cotton et Quain.

M. Taylor. — A la fin de 1861, M. Taylor a publié plusieurs articles dans *the Lancet* (1) pour exposer les résultats de son expérience dans l'emploi des hypophosphites. Malheureusement les sels préparés par M. Taylor contenaient, ainsi que nous l'avons vu chapitre VII (p. 664), un composé de térébenthine, qui non-seulement produit, chez les malades, des accidents gastriques qu'on ne remarque jamais lorsqu'on emploie les sels purs, mais qui de plus a dû nuire essentiellement à la manifestation complète de leur effet thérapeutique.

M. Taylor n'a pas donné d'observations de phthisie, mais dans plusieurs cas d'anémie, d'affaiblissement général, de dentition difficile chez les enfants, il signale diverses phases de l'action physiogénique que nous avons exposée dans le chapitre VI, et il note spécialement « la rapidité surprenante avec laquelle cette » action se manifeste quelquefois par le retour des forceset un » changement complet dans l'aspect des malades. »

C'est là le seul point de quelque valeur dans les longs articles de M. Taylor que dépare une chimie inintelligible, entremêlée de fautes les plus grossières contre les principes les plus élémentaires de la chimie véritable. J'ai signalé quelques-unes de ces fautes au chapitre VII. Il serait inutile d'y revenir, non plus que sur la prétention singulière de ce médecin, d'être « le premier à exposer les principes du traitement par les hypophosphites. » Il est malheureux pour lui qu'il s'y soit pris quatre années trop tard, et qu'il ait attendu pour le faire, non-seulement que j'eusse publié la première édition de l'ouvrage actuel et le mémoire que j'ai lu à l'Académie des sciences, mais encore que les faits que

(1) *The Lancet*, nov. 30, dec. 7, and dec. 14.

j'annonçais fussent, comme on vient de le voir, déjà confirmés, avant lui, par un grand nombre d'autres praticiens. C'est une tendance trop commune en médecine que de vouloir se singulariser à tout prix, et de mieux aimer mal faire tout seul que de faire bien en suivant les autres.

M. Cotton. — Cet observateur, dont j'ai déjà eu occasion d'examiner (p. 838) les premières expériences, publiées dans le *Medical Times* du 13 février 1858, a fait connaître dans *the Lancet* pour le mois d'avril 1863 une nouvelle série d'observations que je vais citer textuellement, de même que je l'ai fait pour les précédentes.

« Afin, dit-il, d'écarter toute objection quant à la pureté des hypophosphites » dont je me servais, je me suis adressé à M. Swann (de Paris), le pharmacien qui » prépare les sels phosphoreux du docteur Churchill, et il s'est empressé de la » manière la plus obligeante de m'en envoyer gratuitement une quantité consi- » dérable pour l'usage du *Consumption Hospital*. Mes recherches ont porté sur » douze malades internes de cet établissement. Je les ai choisis, comme on le » verra, parce qu'ils offraient *presque toutes les conditions possibles* de maladie et » de traitement. Deux de ces malades étaient des cas défavorables, mais la *plu-* » *part* présentaient de l'espérance (1). Quelques-uns s'étaient déjà amendés sous » l'influence d'une médication antérieure, tandis que chez les autres le traitement » employé jusque-là *semblait* n'avoir pas eu d'effet. »

Avant d'aller plus loin, je crois indispensable de signaler ici l'idée singulière de M. Cotton sur l'expérimentation clinique. Les observateurs dont j'ai étudié antérieurement les expériences étaient jusqu'à un certain point en droit de dire qu'ils prenaient leurs malades dans les conditions où ils s'offraient à l'observation, parce que je n'avais indiqué que d'une manière générale les conditions pathologiques de curabilité. Mais en avril 1863, M. Cotton ne se trouvait plus dans le même cas que ses prédécesseurs, attendu que les conditions de curabilité, nettes, précises et physiquement déterminables, telles que je les ai exposées au chapitre V, avaient été déjà publiées par moi, l'année précédente, en Angleterre dans *the Medical Circular*.

Si donc M. Cotton avait eu pour but, dans ses recherches, de

(1) Voyez sur l'espérance qu'il y a de guérir un malade avec les moyens ordinairement employés par les médecins du *Brompton Hospital*, les citations déjà faites (p. 562, III et IV, et 808, note 2).

vérifier l'exactitude de mes assertions sur la spécificité des hypophosphites contre la *diathèse tuberculeuse*, il est de toute évidence qu'il aurait dû choisir ses malades dans les conditions mêmes que j'avais établies; qu'il aurait dû mettre le plus grand soin à prouver que les conditions pathologiques que j'avais indiquées comme indispensables à la guérison n'étaient pas déjà outre-passées par les malades, et dans le cas où il en aurait pris dans des conditions différentes, il aurait mis un soin scrupuleux à les signaler d'une manière formelle, et il aurait exposé les raisons qui l'engageaient à agir de la sorte. Je prie le lecteur de me permettre encore une courte digression à cet égard : le point est trop important en médecine pour que je craigne d'y revenir trop souvent. Je suppose qu'il s'agisse d'un résultat nouveau en mécanique, en physique, en chimie, en physiologie, ou même en chirurgie ; je suppose que les conditions nécessaires pour obtenir ce résultat aient été déterminées et publiées d'une manière précise et formelle, serait-il permis à un observateur de venir affirmer que ce résultat n'existe pas, parce qu'il n'a pas réussi à l'obtenir, s'il déclarait en même temps que non-seulement il avait négligé les conditions indiquées, mais même qu'il s'était mis autant que possible en dehors d'elles? Une pareille déclaration ne suffirait-elle pas pour mettre le critique hors de cause et pour démontrer son incapacité? La médecine, comme on le voit, n'en est pas encore là, et cependant c'est là qu'il faudra qu'elle en arrive pour atteindre un jour, comme elle le fera indubitablement, à la même rigueur et à la même exactitude que les autres sciences. Le présent ouvrage, j'espère, y contribuera pour sa part.

Voici les observations de M. Cotton.

« OBSERVATION CCXXIX. — 1° R. B..., âgé de vingt et un ans, entré le 15 sep-
» tembre 1862. Malade depuis deux ans, toux fatigante, hémoptysie il y a un an,
» grand amaigrissement ; pouls, 100 ; tube digestif sain. Les signes physiques
» étaient ceux de tubercules au premier degré à droite, et au troisième à gau-
» che. Pendant deux mois, après son entrée, on essaya tour à tour le fer, la
» quinine et les autres toniques avec l'huile de foie de morue, mais sans effet,
» le malade empirant et perdant de son poids de jour en jour. On lui fit prendre
» alors une demi-once de sirop d'hypophosphite de soude (15 centigrammes)

» deux fois par jour pendant dix jours. Il survint de la diarrhée et l'on suspendit » la médication. On l'essaya de nouveau pendant dix autres jours sans aucun bon » résultat ; il n'y eut pas d'amélioration soit dans l'appétit, soit dans les forces, et » le malade sortit de l'hôpital. »

Pour M. Cotton, de même que pour M. Bennett et pour M. Quain, un spécifique de la diathèse tuberculeuse se reconnaîtra en ce qu'il produira en *dix jours* une amélioration dans l'état d'un tuberculeux au troisième degré et atteint des deux poumons. Tout médicament qui ne remplira pas cette condition ne sera évidemment pas un spécifique. De plus, il devra augmenter l'appétit et les forces. L'impuissance thérapeutique de l'école d'observation est si notoire, qu'elle devrait, il semble, la rendre un peu plus modeste et un peu moins exigeante. Il est vrai que rien ne l'empêcherait, cette école, de demander encore plus qu'elle ne le fait ; car, enfin, pourquoi ne pas vouloir un spécifique qui crée de la force chez un malade sans intervention du poumon, et qui le fasse digérer sans l'aide du tube intestinal ? Dans le cas actuel, comme dans ceux cités par M. Bennett, le traitement ordinaire n'a produit aucun effet.

« Observation CCXXX.— 2° R. R..., âgé de trente-deux ans, entré le 15 sep- » tembre 1862. Amaigrissement depuis plusieurs mois ; toux fatigante avec fré- » quentes hémoptysies ; il a rendu, dit-il, un litre de sang il y a trois mois ; expec- » toration abondante ; pas de sueurs nocturnes ; tube intestinal sain ; pouls, 96.

» *Signes physiques.* — Respiration rude avec bruits de frottement (?) sous la » clavicule droite, respiration faible avec expiration prolongée de l'autre côté.

» Pendant neuf semaines le malade prit les acides minéraux, la gentiane, la » quinine et l'huile de foie de morue, mais sans aucun effet, son état empirait » toujours. On lui fit prendre alors, pendant quatre semaines, une demi-once » (15 centigr.) de sirop d'hypophosphite de soude deux fois et ensuite trois fois » par jour, sans changement *sensible* (1) dans aucun des symptômes. Le malade » en sortant de l'hôpital disait que sa toux était aussi mauvaise qu'auparavant et » sa respiration plus courte que jamais. »

(1) Je prie le lecteur de vouloir bien noter la rigueur scientifique des expressions employées par M. Cotton, que je me permets de signaler quelquefois par des lettres italiques (voy. p. 936). Si M. Cotton a noté quelque changement, ce changement était sensible. Si le changement était nul, il est inutile d'ajouter qu'il n'était pas sensible. Ne serait-ce pas par hasard qu'il y a eu un changement, mais qu'il n'a pas été aussi sensible qu'il aurait dû l'être d'après l'idée que M. Cotton s'est formée à priori sur les effets que doit produire le spécifique de la phthisie (voy. p. 598).

Dans ce cas, M. Cotton avait porté comme diagnostic : « phthisie au premier degré » ; mais autant qu'il est permis d'en juger par la brièveté des détails, il me semble que s'il existait des tubercules chez ce malade, ils étaient venus à la suite d'une phlegmasie qui existait encore. Si j'étais appelé à traiter un malade dans ces conditions, d'abord je ne lui prescrirais pas l'hypophosphite *de soude*, ensuite je me garderais bien d'en augmenter la dose, pour les raisons que j'ai amplement exposées déjà.

« OBSERVATION CCXXXI. — 3° T. M..., âgé de trente-six ans, cultivateur, entré le » 1er novembre 1862. Malade avec amaigrissement depuis neuf mois ; toux fréquente et pénible ; respiration courte ; hémoptysie il y a sept mois ; appétit » mauvais ; douleur à l'épigastre et entre les épaules ; organes digestifs faibles ; » pouls, 96. Son père est mort de phthisie ; il a vécu pauvrement ne mangeant » que rarement de la viande.

» *Signes physiques.* — Respiration rude et expiration prolongée avec beaucoup » de râles sous-crépitants sous la clavicule droite.

» Le malade prit une demi-once de sirop d'hypophosphite de soude, d'abord » deux fois et ensuite trois fois par jour pendant quatre semaines. Au bout de ce » temps il se sentait mieux, et son poids s'était augmenté de sept livres. Quoiqu'il continuât à tousser et qu'il souffrît de dyspnée, on lui fit alors prendre le » perchlorure de fer pendant six semaines ; durant ce traitement il continua à » s'amender et gagna encore deux livres en poids.

» Alors on administra de nouveau l'hypophosphite pendant trois semaines, » l'amélioration allant toujours en progressant, mais sans nouvelle augmentation » de poids.

» Le malade se trouva maintenant grandement soulagé, sa santé et ses forces » bien rétablis, la toux avait disparu ainsi que tous les râles notés dans le poumon » droit. On demanda au malade quel était le traitement qui lui avait fait le plus » de bien, il répondit qu'il se sentait aussi bien avec l'un qu'avec l'autre. Quant » à nous (les médecins de l'hôpital), il nous a paru que le changement éprouvé » par le malade en cessant de travailler et d'être mal nourri, et en jouissant du » repos et du bon régime de l'hôpital, il nous a paru que ce changement était la » cause de l'amélioration de ce *pauvre homme.* »

Il est difficile de répondre sérieusement aux objections d'un pareil expérimentateur. Voilà un malade chez qui aussitôt qu'il y a une amélioration marquée par les hypophosphites, on se hâte de supprimer cette médication et de la remplacer par une autre. Quoiqu'on dise que l'amélioration continuait, il paraît qu'on se trouve forcé de revenir aux hypophosphites. Le malade guérit complétement, et alors l'expérimentateur, qui a lui-même choisi les données du problème qu'il s'était proposé de résoudre, l'expérimentateur ne sait à quoi attribuer le résultat auquel il est arrivé ; il s'adresse donc au malade et lui demande son opinion. Celui-ci, en homme avisé, lui répond qu'il n'en sait pas plus long que lui ; et voilà les médecins de l'hôpital de Brompton de conclure que si l'on traite un malade par les hypophosphites, pour voir si ces sels guérissent la phthisie, et que le malade guérit en effet, ce ne sont pas les hypophosphites qui l'ont guéri. Est-ce que par hasard pour prouver que les hypophosphites guérissent, il faudrait qu'ils ne guérissent point? Je signale, en passant, la compassion particulière avec laquelle M. Cotton s'apitoie sur le sort de ce *pauvre homme* qui a eu le malheur de guérir par les hypophosphites.

« OBSERVATION CCXXXII. — 4° T. T..., âgé de vingt-trois, entré le 9 octobre » 1862. Toux considérable depuis un an ; amaigrissement ; hémoptysie il y a » quelques semaines ; nausées ; inappétence ; dyspnée ; transpirations nocturnes ; » pouls, 104. Son père est mort de phthisie.

» *Signes physiques*. — Respiration rude avec râles sous-crépitants sous la cla» vicule droite, respiration rude et soufflante sous la clavicule gauche. Le malade » prit d'abord une demi-once de sirop d'hypophosphite de chaux, d'abord deux » fois, ensuite trois fois par jour (30 et 45 centigr.), avec de petites doses de » sirop de morphine. Ceci fut continué pendant *trois semaines* sans changement » dans aucun des symptômes, et il était évident, d'après les signes tant généraux » que physiques, que la maladie était en voie de progrès.

» On lui fit alors prendre pendant trois semaines de l'huile de foie de morue » et du perchlorure de fer ; au bout de ce temps le malade annonça qu'il se » sentait en somme mieux depuis qu'il prenait le dernier médicament. Comme » cependant *il ne semblait pas y avoir grande amélioration*, on lui fit prendre de » l'hypophosphite pendant trois autres semaines. Mais le malade trouvant qu'il » ne gagnait pas grand chose à rester à l'hôpital, demanda sa sortie.

» *On lui demanda alors quel était le médicament qui lui faisait le plus de bien*, » il répondit sans hésiter : le fer. »

Il y avait une raison bien évidente pour que les hypophosphites ne manifestassent pas leurs effets physiogéniques au début du traitement. C'est, comme je l'ai déjà expliqué page 684, parce que le malade prenait en même temps de la morphine. Quant au reste de l'observation, si les médecins de l'hôpital de Brompton prennent de pareilles choses au sérieux, voici un moyen bien plus simple d'obtenir des résultats cliniques semblables, c'est de fournir chaque malade à son entrée d'un calepin, pour qu'il y consigne lui-même ses *impressions* thérapeutiques, puis de lui faire présenter chaque matin la carte (1) des traitements, de le laisser choisir et de lui demander à la fin ce qui lui a fait le plus de bien. Voilà une nouvelle méthode d'observation que tout le monde s'empressera sans doute d'adopter.

« OBSERVATION CCXXXIII. — 5° E. C..., âgée de dix-sept ans, entrée le 3 no-
» vembre 1862. Toux depuis dix mois ; dyspnée ; hémoptysie de temps en temps ;
» appétit mauvais ; grande faiblesse et grand épuisement ; pouls, 100. Sa sœur
» est morte de phthisie.

» Les *signes physiques* indiquaient une cavité considérable au sommet du pou-
» mon droit, avec tubercules au premier degré, au sommet de l'autre poumon.

» Une once de sirop d'hypophosphite de soude (30 centigr. par jour), et à
» cause de la fréquence de la toux, potion sédative d'éther chloreux et de mor-
» phine. Au bout de cinq semaines il y avait une amélioration évidente ; la toux
» avait diminué, l'état général était meilleur, et la malade avait gagné deux livres
» en poids. On remplaça alors l'hypophosphite par un sirop contenant 2 grammes
» par jour de carbonate de soude, qu'on lui fit prendre pendant un mois.

» La malade sortit à cette époque, infiniment mieux sous tous les rapports et
» ayant gagné en tout cinq livres en poids. On ne nota pas que la malade empirât
» par la suspension des hypophosphites, ni même qu'elle se fût aperçue du chan-
» gement. Dans ce cas, c'est *probablement* (2) *surtout* au repos, à l'hygiène et à
» la bonne nourriture qu'on doit attribuer l'amélioration ; mais il est *très-probable*
» aussi que la soude combinée soit avec l'acide hypophosphoreux, soit avec l'acide
» carbonique, n'ait pas été sans importance en produisant *quelque* effet salutaire
» sur les organes digestifs. »

Ceci n'est plus de la médecine, c'est de la comédie. Vous prenez une phthisique au dernier degré, atteinte des deux poumons, dans un état de faiblesse et d'épuisement extrêmes, et de plus il y a hérédité. L'état de la malade s'amende d'une manière évidente. Alors vous supprimez le traitement, et, parce que la malade ne retombe pas aussitôt dans le même état, parce que l'amélioration se continue encore pendant un certain temps, vous vous empressez d'attribuer l'amélioration que vous n'avez pas pu vous empêcher de constater, à la soude, ou au repos, ou au régime, en un mot à tout ou à rien, pourvu que ce ne soit pas aux hypophosphites (voy. p. 932).

Du droit de quelle science prétendez-vous limiter l'action d'une

(1) On pourrait, par exemple, lui présenter la liste donnée à la page 717.
(2) Voyez la note page 935.

préparation *phosphoreuse* assimilable aux deux, trois ou quatre semaines qui suivent sa cessation après un emploi de cinq semaines ? Est-ce dans les principes de votre école d'observation que vous trouvez cette science à priori ? Chez une anémique qui aurait pris du fer pendant un mois avec amélioration de tous les symptômes, prétendriez-vous que l'amélioration doive disparaître au bout d'une ou deux semaines après la cessation du ferrugineux, sans quoi vous êtes en droit de conclure que ce n'est pas le fer qui l'a produite ? La conclusion que vous ne pouvez pas tirer pour le fer, pourquoi la tirez-vous pour les hypophosphites ? Que savez-vous sur eux ? Où et comment en avez-vous appris quelque chose ?

Lorsqu'il s'agit d'une maladie aussi meurtrière, aussi désespérante que la phthisie, lorsqu'on est placé à la tête d'un hôpital fondé et largement subventionné par la générosité du public anglais, pour le traitement spécial de cette épouvantable affection, et qu'on se mêle d'expérimenter un traitement, on le fait d'une manière consciencieuse, digne et scientifique. Cette manière scientifique, consciencieuse, c'était ou de prendre des phthisiques dans les conditions de curabilité certaine que j'ai indiquées, ou de choisir trois séries de malades, autant que possible dans des conditions pathologiques semblables, d'en soumettre une à un traitement purement hygiénique et expectant, la seconde aux moyens ordinaires (huile de foie de morue, fer, narcotiques, etc.), enfin la troisième au traitement par les hypophosphites ; il fallait pousser l'expérimentation, au moins par les hypophosphites, jusqu'au bout, et donner franchement, nettement, les résultats observés, sans commentaires, et surtout sans réticences et sans ambages.

Cette manière de procéder vous la connaissez ; elle saute aux yeux, non-seulement de tout honnête médecin, mais de tout honnête homme ; vous la connaissez, et vous n'avez pas osé l'employer pour la raison très-simple que les moyens hygiéniques, les moyens ordinaires (huile de foie de morue, fer, etc.), vous les employez à votre hôpital depuis quinze ans, et que depuis quinze ans vous constatez journellement l'inefficacité (comme moyens curatifs) radicale, absolue, incontestable, de tous les traitements proposés jusqu'ici. Depuis que votre hôpital existe, vous n'avez pas publié, que je sache, je ne dirai pas dix, mais un seul cas de guérison. L'un d'entre vous, le plus savant, le plus expérimenté, le plus en renom, le principal promoteur de l'usage de l'huile de foie de morue en Angleterre, n'a-t-il pas déclaré, n'a-t-il pas avoué, qu'*il n'avait pas guéri un pour cent de ses malades* par l'emploi de ce moyen, et cela après en avoir traité *sept mille* (1), non pas des malades d'hôpital, mais des malades dans sa pratique privée, et appartenant sans doute, pour la plupart, aux classes aisées de la société ?

Comment, après une condamnation aussi éclatante de tous les moyens actuellement connus, votre conscience vous permet-elle de jouer ainsi une espèce de jeu de cache-cache avec une médication comme les hypophosphites dont vous êtes obligé vous-même, et malgré vous, de constater au moins les effets thérapeutiques ?

« OBSERVATION CCXXXIV.— 6° L. C..., âgée de trente-deux ans, entrée le 3 octo-
» bre 1862. Malade depuis vingt mois ; toux ; pas d'hémoptysie ; amaigrissement ;
» dypsnée ; aménorrhée depuis six mois ; pouls, 80 ; pas d'hérédité.

» *Signes physiques.* — Quelques râles sous-crépitants au sommet du poumon
» droit, respiration soufflante avec râles sous-crépitants au poumon gauche.

» Elle prit d'abord une once et plus tard une once et demie de sirop d'hypo-
» phosphite de soude (30 et 45 centigr.). Ce traitement fut continué pendant sept
» semaines, et pendant toute cette période l'amélioration fit des progrès constants ;
» la toux alla toujours en diminuant, et le poids de la malade augmenta de quatre
» livres. On lui fit prendre alors le perchlorure de fer pendant quinze jours ; mais
» elle se plaignit de mal de tête et ne put le supporter. On remplaça alors le fer
» par un sirop contenant du carbonate de soude, et qui ne pouvait pas être distingué
» du sirop d'hypophosphite. Ce traitement fut continué pendant un mois, et pen-
» dant toute cette période, la malade offrit une grande amélioration, non-seule-
» ment des symptômes généraux, mais encore des signes pulmonaires, croyant
» toujours prendre de l'hypophosphite. Elle sortit alors de l'hôpital, disant qu'elle
» était tout à fait bien. Son poids avait augmenté en tout de six livres.

» L'hygiène et le régime de l'hôpital ont indubitablement beaucoup fait pour
» cette malade. Elle ne pouvait pas supporter le fer, et réclamait évidemment un
» traitement plus simple, mais on ne nota pas la moindre différence entre l'hypo-
» phosphite et le carbonate de soude. »

La bonne logique et la bonne foi demanderaient également que

(1) Voyez page 808, note 2.

M. Cotton eût ajouté à cette dernière phrase « lorsque le carbonate fut employé *après* l'hypophosphite.» Je n'ai rien à ajouter aux remarques faites sur l'observation CCXXXIII. Comme on le voit, cette malade, de même que le patient de l'observation CCXXXI, a guéri par les hypophosphites, malgré le docteur Cotton. Cependant cette fois-ci, il se montre moins ému que dans le premier cas car il ne s'écrie pas la *pauvre femme!* Le docteur Cotton est en voie de progrès, et avec le temps il trouvera qu'en fin de compte, les malades guéris par les hypophosphites ne sont pas trop à plaindre.

« OBSERVATION CCXXXV. — 7° M. A. H..., âgée de dix-neuf ans, entrée le 13 no-
» vembre 1862. Malade depuis plusieurs mois; toux; inappétence; amaigrisse-
» ment rapide; crachats rares, muqueux, souvent teintés de sang; hérédité ma-
» ternelle; pouls, 90.
» Les *signes physiques* indiquaient le premier degré de tuberculisation au pou-
» mon gauche. Il y avait une matité complète sous la clavicule, avec respiration
» faible et rude, et de nombreux râles sous-crépitants (1).
» La malade prit d'abord une once, puis une once et demie de sirop d'hypo-
» phosphite de soude (30 et 45 centigr.). Au bout de six semaines, pas d'amélio-
» ration et pas d'augmentation de poids. On lui fit alors prendre le perchlorure
» de fer et l'éther chlorique avec une amélioration marquée des symptômes géné-
» raux, mais sans aucun amendement des signes physiques. La malade sortit, se
» disant mieux.
» Dans ce cas, l'hypophosphite a échoué d'une manière signalée, et n'a produit
» ni amélioration ni changement dans aucun des symptômes. »

Il ne me semble pas aussi certain que M. Cotton le prétend, que les hypophosphites n'aient modifié en rien l'état de sa malade : car à son entrée, on marque qu'il y avait amaigrissement rapide, et six semaines après, on nous dit qu'il n'y avait pas d'augmentation de poids, d'où il semble légitime de conclure, qu'il n'y avait pas eu diminution non plus, car sans cela M. Cotton n'aurait

(1) Dans ce cas comme dans ceux qui précèdent, le docteur Cotton classe les râles sous-crépitants parmi les signes de tuberculisation au premier degré. Les meilleurs observateurs s'accordent pour regarder ce signe comme indiquant l'hypérémie prituberculeuse qui signale le commencement du ramollissement, par conséquent le début du second degré. Tous les malades du docteur Cotton, dont nous avons rapporté jusqu'ici les observations, étaient donc en réalité arrivés à la seconde période de la maladie, d'après la classification que nous avons exposée page 179, note. (Voyez sur ce point, entre autres, Beau, *Des signes physiques de la phthisie pulmonaire à la première période*, dans *Gazette des hôpit.*, 7 juin 1859.)

pas manqué de la signaler. Pour moi, du reste, l'action moins marquée des hypophosphites dans ce cas se rattacherait à la présence d'une complication phlegmasique indiquée par la rareté et la couleur sanguinolente des crachats.

« OBSERVATION CCXXXVI. — 8° R. D..., âgée de vingt ans, entrée le 13 novembre 1862. Malade depuis deux ans; toux; dyspnée; amaigrissement progressif » depuis lors; hémoptysie; sueurs nocturnes; grande faiblesse; bon appétit; » aménorrhée depuis cinq mois; pouls, 110.

» *Signes physiques.* — Respiration rude avec râles sous-crépitants sous la cla- » vicule droite; respiration rude et faible à gauche.

» On lui donna une once et demie de sirop d'hypophosphite de soude (45 cen- » tigr.) par jour. Au bout de six semaines de traitement, l'amélioration était très- » marquée, le poids de la malade avait augmenté de huit livres. On supprima » alors l'hypophosphite et l'on donna du fer.

» Mais la malade ne s'en trouva pas bien et demanda qu'on lui redonnât du » sirop. On lui fit prendre alors pendant un mois du sirop contenant du carbonate » de soude, ayant le même goût que le sirop d'hypophosphite. La malade ne » s'aperçut pas du changement. L'amélioration continua et la malade gagna en- » core quatre livres en poids. Dans ce cas, comme l'amendement ne disparut pas » par la substitution du carbonate à l'hypophosphite, il faut admettre ou que le » carbonate a la même action médicinale que le sel hypophosphoreux, et a le même » droit d'être appelé un spécifique contre la phthisie, ou bien il faut admettre que » l'amélioration constatée chez cette malade ne dépendait pas du traitement, mais » de l'hygiène et du régime de l'hôpital. »

Toujours le même sophisme que dans l'observation CCXXXIII. Les médecins de l'hôpital de Brompton ne sont pas des expérimentateurs sérieux, recherchant avant tout la vérité, quelque chose qu'elle doive coûter à leur amour-propre. Ce sont des avocats chargés de soutenir une mauvaise cause qui embrouillent à plaisir la question, afin de trouver dans cette confusion un argument quelconque dont ils puissent se servir.

« OBSERVATION CCXXXVII. — 9° E. R..., âgée de vingt-neuf ans, entrée le 17 » novembre 1862. Malade depuis trois mois; grand amaigrissement; toux; sueurs » nocturnes; douleur entre les épaules; pas d'hémoptysie; digestion bonne; pas » d'aménorrhée; pouls, 96.

» Les *signes physiques* étaient ceux de tubercules en voie de ramollissement; » sous la clavicule droite, respiration rude avec râles muqueux; du côté opposé, » râles sous-crépitants abondants. La malade prit d'abord deux ensuite trois » grandes cuillerées de sirop d'hypophosphite de soude (40 et 60 centigr.) par » jour. Au bout de ce traitement, qui dura cinq semaines, l'amélioration fut assez » marquée; la malade se disait mieux et plus forte; mais comme le pouls était

» tranquille et la langue nette, je jugeai que le fer pourrait être plus efficace, » et je le lui fis prendre pendant quatre semaines avec de l'éther chloreux. Au » bout de ce temps, sa santé était à peu près rétablie, et elle sortit de l'hôpital » sans toux ni expectoration, et se disant guérie. Sous l'influence du sel phospho- » reux, le poids de la malade n'avait augmenté que d'une livre et demie, tandis » qu'elle avait augmenté de trois livres pendant qu'elle prenait les ferrugineux. »

A ce qui précède, M. Cotton ajoute les mêmes arguments que dans les observations précédentes, pour prouver que l'amélioration ne pouvait être attribuée aux hypophosphites, ni pendant leur emploi, ni après leur cessation. Je crois inutile de les répéter; mais je signale le soin qu'a cet observateur de *ne pas* nous faire connaître l'effet produit sur les signes physiques par les divers traitements employés.

« Observation CCXXXVIII. — 10° J. S..., âgée de quarante-sept ans, entrée le 6 no- » vembre 1862. Pas d'hérédité; toux depuis un an; amaigrissement; crachats » sanguinolents depuis six mois; douleurs entre les épaules; pouls, 64; a cessé » d'être réglée.

» *Signes physiques.* — Respiration rude et soufflante à droite; à gauche, respi- » ration rude et faible avec râles sous-crépitants.

» La malade prit une once et demie de sirop d'hypophosphite de soude (45 cen- » tigr.) par jour, pendant cinq semaines, avec une amélioration constante durant » toute cette période. Je lui fis alors prendre le perchlorure de fer, mais il fallut » cesser au bout de huit jours. On donna alors à la malade du sirop avec du car- » bonate de soude; l'amélioration continua et elle gagna deux livres en poids. Alors » on lui fit prendre la quinine pendant un mois sans que l'amendement s'arrêtât.»

M. Cotton répète encore les arguments précédents, et a toujours soin, en constatant que l'amélioration persiste malgré le changement du traitement, de se renfermer dans d'obscures généralités, sans donner le moyen d'apprécier les effets produits sur les différents symptômes et surtout sur les signes physiques.

« Observation CCXXXIX. — 11° M. A. L..., âgée de vingt-deux ans, entrée le » 11 novembre 1862. Malade depuis plusieurs mois; faiblesse; inappétence; » toux; douleur thoracique; crachats sanguinolents depuis six mois; grand amai- » grissement; pouls, 110; menstruation irrégulière.

» *Signes physiques.* — Respiration rude avec râles sous-crépitants sous la cla- » vicule droite; respiration soufflante sous la clavicule gauche.

» Une once et demie de sirop d'hypophosphite de soude (45 centigr.) par jour. » Pendant les premiers quinze jours il n'y eut aucun changement; mais, à partir » de ce temps, la santé générale s'améliora, les forces augmentèrent, la toux di- » minua et la malade gagna deux livres en poids. Au bout de sept semaines on » supprima l'hypophosphite qu'on remplaça par du carbonate de soude. La malade

» en prit pendant cinq semaines, ressentit une amélioration encore plus marquée, » et gagna cinq livres en poids. Elle se dit alors très-bien. On lui fit prendre » une tisane alcaline avec de la gentiane pendant quatre semaines ; l'amélio- » ration continua, la toux et les râles disparurent complétement. »

Inutile d'ajouter ici l'argument sophistique que répète M. Cotton pour la troisième fois, plus inutile encore d'y répondre. Je l'ai déjà fait à propos de l'observation CCXXXIII. Je ferai cependant observer que si cette malade se fût trouvée parmi la première catégorie de ceux traités par le docteur Cotton (voy. p. 841), cet expérimentateur se serait empressé de déclarer que les hypophosphites n'étaient d'aucune utilité contre la phthisie parce qu'ils avaient été employés pendant *quinze jours* sans obtenir d'amélioration. Il est vrai qu'il faut lui rendre la justice de dire que dans le cas actuel, malgré une amélioration évidente et progressive pendant cinq semaines, son incrédulité reste toujours la même.

« OBSERVATION CCXL. — 12° M. F..., âgée de vingt et un ans, entrée le 26 no- » vembre 1862. Malade depuis trois ans ; est déjà venue à l'hôpital il y a trois » ans, et en est sortie soulagée ; douleur entre les épaules ; toux ; dyspnée ; amai- » grissement ; ni transpirations, ni hémoptysie ; pouls, 101. Son père est phthisique.

» *Signes physiques.*—Respiration rude avec expiration prolongée et râles sous- » crépitants des deux côtés. La malade prit une once et demie de sirop d'hypo- » phosphite de soude (45 centigr.) par jour, pendant cinq semaines. Durant cette » période il y eut peu de progrès. La malade se plaignant beaucoup de toux et de » lassitude, elle prit alors le carbonate de soude en sirop sans amélioration, mais » dans ce cas particulier la malade devina qu'on avait changé le traitement. On » prescrivit alors l'hypophosphite de soude pendant trois semaines, mais sans avan- » tage. Les signes physiques aussi ne montrèrent non plus que *peu* ou *point* d'amé- » lioration, et le poids de la malade avait diminué d'environ deux livres. Les sym- » ptômes furent soigneusement notés, tant au commencement du traitement par » les hypophosphites qu'à sa reprise, mais on ne put constater d'effet. »

Puisque le sirop d'hypophosphite et celui de carbonate de soude n'ont aucun goût qui puisse les faire distinguer, on se demande comment la malade a pu deviner qu'on avait remplacé l'un par l'autre, si ce n'est en éprouvant quelque changement dans son état ; et puisque M. Cotton a tant de déférence pour l'opinion de ses malades, ainsi qu'il l'a montré dans les observations CCXXXI et CCXXXII, c'était, il semble, le cas de nous donner les explications détaillées de la malade elle-même sur ce point. Enfin l'état des signes physiques ayant été noté dans le cas actuel où, suivant l'observateur, ils n'ont offert que *peu* ou point d'amélioration, n'est-on pas en droit de s'étonner que les modifications qu'ils ont dû présenter dans les cas favorables n'aient pas toujours été précisées également, et cette réticence chez un observateur aussi plein de réticences que M. Cotton, ne donne-t-elle pas quelque peu à penser? Je laisse à ceux qui me liront le soin de répondre.

Je résume en quelques mots ce que j'ai déjà dit sur cette deuxième expérimentation de M. Cotton.

Sur les douze malades qu'il a traités, et dont deux, comme il l'avoue lui-même, étaient des cas défavorables (obs. CCXXIX, CCXXX), il y a eu quatre guérisons (obs. CCXXXI, CCXXXIV, CCXXXVII, CCXXXIX). Chez trois de ces malades (obs. CCXXXI, CCXXXIV et CCXXXIX) non-seulement les symptômes rationnels, mais même les signes physiques notés avant le traitement ont disparu (1).

Dans quatre autres cas, il y a eu amélioration probable pour un malade (obs. CCXXXV); pour les trois autres (obs. CCXXXIII, CCXXXVI et CCXXXVIII), l'amélioration a été visible, continue pendant toute la durée du traitement, et tellement évidente, que M. Cotton lui-même n'a pu la nier.

Voilà les faits; les faits purs, simples, dégagés de toute interprétation et de tout sophisme.

Maintenant M. Cotton prétend que ces résultats ne dépendent pas de la cause à laquelle je les attribue, c'est-à-dire, le traitement par les hypophosphites. Suivant lui ils seraient dus soit au régime et au bien-être de l'hôpital, soit aux moyens thérapeutiques ordinaires (fer, quinine, alcalins, etc.) employés concurremment avec les hypophosphites.

Par une heureuse coïncidence il se trouve qu'au moment d'écrire ces lignes, les médecins de l'hôpital de Brompton viennent fournir, eux-mêmes, le moyen de déterminer quelle est la valeur de cet argument, déjà avancé par M. Quain (p. 898) et

(1) M. Cotton ne dit pas, formellement, lui-même, que ces malades étaient guéris : c'est là, on le comprend, un aveu qui lui aurait trop coûté; il se contente de dire que les malades disaient eux-mêmes qu'ils l'étaient. Mais n'est-il pas évident que si, en réalité, ils ne l'eussent pas été, M. Cotton se serait empressé de rapporter les *signes physiques* qui prouvaient que les malades étaient dans l'erreur?

M. Bennett (p. 917). J'ai dit (pp. 888 et 889) que, depuis leur premier rapport, fait en 1848, les médecins de l'hôpital de Brompton n'en avaient jamais publié d'autre ; or, précisément dans le laps de temps qui s'est écoulé entre l'impression de la page 888 du présent livre et la page 945, ils ont fait paraître leur second rapport, et voici ce qu'on y trouve (1). Le total des cas traités à l'hôpital pendant les treize années qui se sont écoulées depuis 1849 jusqu'à 1862, a été de 6001, sur lesquels il y a eu 251 cas d'*arrêt* ou de guérison de l'affection, soit 4,1 pour 100 : environ *un* malade sur 25. Mais ces 6001 cas traités comme phthisiques se divisent en deux catégories : 537 de phthisie *soupçonnée*, sur lesquels il y a eu 41 cas d'arrêt ou de guérison, soit 13 pour 100, et 5564 cas de phthisie *certaine*, parmi lesquels il n'y a eu que 210 cas d'arrêt ou de guérison, c'est-à-dire seulement 3,8 pour 100. Ainsi donc le maximum des résultats obtenus à l'hôpital de Brompton par la combinaison du séjour à l'hôpital, des moyens hygiéniques et des agents thérapeutiques ordinaires (tels que huile de foie de morue, fer, quinine, alcalins, etc.), a été de 4 pour 100, soit *un* cas d'*arrêt* de l'affection sur *vingt-cinq* malades.

D'un autre côté, lorsqu'à ces moyens ordinaires on a ajouté le traitement par les hypophosphites, les malades du même hôpital (pris non pas dans des conditions favorables, mais, comme le dit M. Cotton lui-même, « dans presque toutes les conditions possibles de maladie » (p. 933), ces malades ont donné, comme on vient de le voir, entre les mains d'un médecin même de l'hôpital, quatre cas de guérison probable sur douze, et au moins trois cas de guérison certaine, c'est-à-dire, soit 33, soit 25 pour 100. Les hypophosphites, entre les mains des médecins du *Brompton Hospital*, ont donc donné des résultats six fois (: : 25 : 4) ou neuf fois (: : 33 : 3,8) plus favorables que tous les moyens connus jusqu'ici, et cela même lorsque le traitement spécifique a été mal employé, interrompu sans raison, combiné par ignorance, par caprice, et dans tous les cas inutilement, avec d'autres traite-

(1) *The second Medical Report of the Hospital for Consumption and Diseases of the Chest.* London, 1863, p. 28.

ments; enfin, dans plusieurs cas, arrêté volontairement, par l'expérimentateur, avant un résultat définitif.

Le simple rapprochement de pareils faits rend tout commentaire inutile. Les médecins de l'hôpital de Brompton sont jugés par eux-mêmes : c'est par leur propre bouche qu'ils se sont eux-mêmes condamnés (1).

M. VINTRAS. — Il faut le dire à l'honneur du corps médical, s'il ne s'y trouve que trop de ces intelligences obtuses pour lesquelles le jour ne commence à poindre que lorsque toutes les horloges marquent midi, il ne manque pas d'esprits honnêtes et virils que le sophisme révolte, et qui regardent comme un devoir de proclamer ce qu'ils savent être la vérité. De même qu'on a vu les prétendues expériences de MM. Vigla, Trousseau

(1) Au sujet des résultats fournis par le traitement ordinaire, voici quelques observations importantes à ajouter à ce qui précède :

Dans leur rapport, les médecins de l'hôpital avertissent expressément le lecteur que les 210 cas de phthisie *certaine* que je compte comme *guéris* doivent plutôt être regardés comme seulement un « *arrêt* de l'affection, quoique cet arrêt » soit *souvent* (c'est-à-dire *pas toujours*) équivalent à un rétablissement complet » de la santé générale. » Il y aurait donc encore à rabattre un chiffre peut-être considérable, sur cette proportion déjà si petite de résultats favorables. Le chiffre de 4,1 pour 100 publié en 1863 est du reste presque identique, quoique un peu inférieur à celui déjà donné par Walshe (4,26 pour 100), neuf années auparavant (Walshe, *On Diseases of the Lungs*, London, 1854, p. 530). De 1849 à 1854 et de 1854 à 1853, il n'y a donc eu aucun progrès sous ce rapport, et l'impuissance complète, comme *moyens curatifs*, de toute la médication ordinaire de l'hôpital est tellement flagrante, que les médecins de cet établissement (MM. Roe, Cotton, Quain, Scott Alison et Pollock), dans leur lettre aux administrateurs de l'hôpital, placée en tête du rapport (*loc. cit.*, p. v), disent expressément : « La question du traitement a été passée sous silence avec intention; on a » cru qu'il était mieux de la laisser entre les mains des membres individuels du » service médical, qui en ont traité dans leurs ouvrages ou dans les journaux » de médecine. »

Ainsi donc, dans un hôpital fondé dans le but spécial de découvrir ou de déterminer le meilleur mode de traitement de la phthisie, les conclusions auxquelles on est arrivé au bout de *dix-huit* années d'expérimentation, c'est que les résultats curatifs obtenus sont les mêmes, quel que soit le traitement employé (voy. pp. 564, 565), et que ce que l'on sait au sujet des moyens de guérison, c'est ce que l'on savait déjà..... RIEN. Que l'on rapproche maintenant de *ces faits* les *opinions* que j'ai déjà citées de MM. Cotton (p. 838), Debout (p. 862), Chambers (p. 809, note), Quain (p. 899), Dechambre (p. 907), etc., au sujet de la prétendue *efficacité* des moyens ordinaires, comparée à celle des hypophosphites.

et Debout réfutées par M. Parigot, celles de M. Quain par le *Medical Circular* et M. Dickson, de même M. le docteur Vintras s'est chargé de faire justice de celles de M. Cotton. Dans le journal *The Lancet* du 5 septembre 1863, ce jeune praticien a fait paraître l'article suivant :

« J'ai lu dans *the Lancet* du 25 avril et du 2 mai les observations de douze cas » de phthisie traités par le docteur Cotton au moyen des hypophosphites de » soude et de chaux. Comme de mon côté j'ai expérimenté ce traitement et que » les résultats que j'ai obtenus diffèrent un tant soit peu de ceux publiés par le » docteur Cotton, je crois que ce n'est qu'un acte de justice envers le docteur » Churchill, de publier quelques cas dans lesquels les hypophosphites ont été utiles. » J'ajouterai que je ne connais nullement le docteur Churchill, mais que je me » suis décidé à essayer son traitement après avoir lu les cas de succès publiés par » lui dans les journaux de médecine.

» Je ne donne que quatre cas, non pas que ce soient là les seuls succès que j'aie » obtenus, mais parce que ce sont, selon moi, des résultats probants et décisifs.

» Observation CCLI. — 1° M. P..., âgée de douze ans, me fut amenée le » 2 juillet 1863. Elle souffrait, me dit sa mère, depuis deux mois d'un fort rhume » pour lequel on l'avait soignée à sa pension, d'où on la renvoya chez ses parents » à cause de l'aggravation croissante de son état.

» Toux incessante, grande expectoration, inappétence, grand amaigrissement, » sueurs nocturnes.

» Matité très-étendue sous la clavicule droite avec râles caverneux ; à gauche » respiration un peu courte, mais normale

» Je lui fis prendre une potion contre la toux avec des toniques sans amélioration.

» 10 juillet. — Vomissement de pus infect suivi de soulagement.

» 13 juillet. — Légère hémoptysie.

» 18 juillet. — Un peu de soulagement, sueurs nocturnes.

» Citrate de fer et de quinine pendant quinze jours sans amélioration.

» 2 août. — Nouveaux vomissements de pus, fièvre depuis deux jours.

» J'ordonne l'hypophosphite de soude à dose de 0^{gr},05 par jour avec potion » contre la toux pour la nuit.

» Le 10 août. — Léger amendement ; l'appétit commence à revenir. Je cesse » la potion du soir, et je porte la dose de l'hypophosphite à 0^{gr},15 par jour.

» Le 20 août. — Un peu de toux sèche, à peine de l'expectoration, appétit bon, » peu de sueurs nocturnes.

» Le 11 septembre. — A vomi de nouveau un peu de pus, mais en bien » moindre quantité et d'une odeur moins infecte. Cette vomique a eu lieu subite- » ment et sans prodromes.

» Je continuai l'emploi de l'hypophosphite jusqu'au mois de février. L'enfant avait » pris beaucoup d'embonpoint et avait un air de santé parfaite ; plus de toux, cessa- » tion du traitement. Je l'ai revue plusieurs fois depuis, sa santé paraît parfaite.

» Observation CCLII. — 2° Mme D..., âgée de trente-huit ans me consulta en » décembre 1862. Elle a eu quatre enfants dont elle a nourri le dernier pendant » treize mois, mais il lui a fallu le sevrer au mois d'octobre à cause de l'affaiblis-

» sement de sa santé : trois mois avant elle avait eu une hémoptysie qui avait duré » huit jours. Depuis le mois d'octobre, toux continuelle, expectoration abondante, » sueurs nocturnes, insomnie, aménorrhée.

» Matité sous la clavicule droite, douleur au même point, gros râles humides, » à gauche respiration faible.

» Le 21 décembre. — Elle commença à prendre 20 centigrammes d'hypophos- » phite de soude et une potion contre la toux répétée toutes les quatre heures.

» Huit jours après l'appétit s'était amélioré, la langue s'était nettoyée, la toux » avait diminué, elle dormait un peu. Je fais continuer l'hypophosphite et admi- » nistrer la potion seulement soir et matin.

» Le 6 janvier 1863. — Grande amélioration, toux beaucoup moindre, expec- » toration facile et moins abondante. L'appétit est revenu. Depuis plusieurs mois » elle n'avait pas pu manger de viande, maintenant elle en mange avec plaisir.

» Je l'ai revue à la fin de janvier, l'amélioration continuait ; elle était beaucoup » plus forte, l'appétit était bon, la langue nette ; elle ne toussait plus que le » matin, ne prenait plus de potion calmante depuis quelque temps, mais continuait » toujours l'hypophosphite.

» En février, elle est revenue me dire qu'elle était tout à fait bien, plus de toux, » sommeil bon, retour des règles.

» Pendant tout le temps du traitement elle avait continué à suivre son occupa- » tion de maîtresse d'école.

» Observation CCLIII. — 3° J. C..., vingt-neuf ans, fondeur en cuivre, vu » pour la première fois le 29 novembre 1862, mort le 15 mars 1863.

» Malade depuis cinq mois. Début : hémoptysie abondante, sueurs nocturnes ; » toux fatigante, expectoration abondante ; langue nette, appétit bon, grande soif.

» Lorsque je le vis pour la première fois il était alité depuis trois semaines. Un » de mes confrères qui le vit avec moi ne lui donnait pas quinze jours à vivre.

» Je me décidai à lui administrer les hypophosphites pour voir quel en pourrait » être l'effet dans un cas de cette espèce à toute extrémité.

» Je trouvai à l'examen un état de maigreur extrême, aplatissement du thorax » et les signes d'une caverne au sommet de chaque poumon.

» Je lui fis prendre $0^{gr},15$ d'hypophosphite de soude par jour et une potion » calmante. Trois jours après avoir commencé le traitement, il m'annonça que s'il » continuait à s'amender de la sorte, il serait dans une semaine en état de re- » prendre ses travaux.

» La dose des hypophosphites est portée à 30 centigrammes par jour.

» L'amélioration persista pendant un mois, il pouvait rester levé plusieurs » heures par jour et se promenait dans la chambre ; mais étant sorti sans ma per- » mission pour aller voir un ami, il se fatigua, se mit au lit en rentrant, et ne » s'en releva plus, quoiqu'il vécût encore deux mois.

» Dans ce cas l'effet immédiat de sel phosphoreux est incontestable et confirme » la proposition du docteur Churchill, « que parfois, dès le premier jour, on note » un grand accroissement de la puissance nerveuse. » Quoiqu'on puisse mettre en » doute l'action spécifique du remède, il est cependant évident qu'il a dû pro- » duire quelque puissante influence pour exciter de la sorte l'énergie vitale d'un » malade dans un état aussi avancé.

Au sujet de l'action spécifique des hypophosphites, je renvoie le lecteur à ce que j'ai déjà dit à ce sujet, et surtout aux pages 598 et 641.

« Observation ccliv. — 4° M. F..., âgée de vingt-huit ans, mariée, sans en» fants, m'a consulté le 1er novembre 1863. Elle souffre depuis plus de deux ans, » elle a eu plusieurs fois des hémoptysies. Actuellement sueurs nocturnes, insomnie, » inappétence, amaigrissement, grand affaiblissement, grande douleur entre les » épaules. Le dernier médecin qu'elle a consulté lui a dit qu'elle était poitrinaire.

» Matité sous les deux clavicules, plus étendue à droite qu'à gauche, respiration » courte et saccadée avec râles sous-crépitants ; elle ne peut plus faire une grande » inspiration. A gauche, respiration courte et rude avec expiration prolongée. Je » prescris 15 centigrammes d'hypophosphite de soude, et une potion calmante.

» Le 2 novembre, toux moins fatigante ; elle se trouve mieux, mais elle se » plaint toujours de sueurs nocturnes et d'insomnie ; elle ne peut pas manger » de viande, même traitement.

» Le 8 décembre, amélioration ; la toux et l'expectoration ont beaucoup dimi» nué ; elle dort bien la nuit et ne transpire plus qu'un peu la nuit. J'ajoute au » traitement 10 centigrammes de quinine par jour.

» Le 6 janvier 1863, elle a été au bal et a pris froid ; la toux a beaucoup aug» menté, douleur dans la poitrine et entre les épaules. Depuis quelque temps elle » ne suit pas exactement son traitement. Je lui ordonne de le reprendre en omet» tant la quinine.

» Le 14, mieux, retour des forces et de l'appétit. Continuer les hypophosphites » et 10 centigrammes de quinine ; potion calmante, le soir seulement.

» Je continuai à la voir jusqu'au 11 mars. L'amélioration a été graduelle et » constante ; elle a cessé la quinine depuis quelque temps et ne prend que les » hypophosphites. Plus de toux, plus de sueurs nocturnes ; les règles viennent bien.

» Je retournai la voir en mai, il ne restait plus de symptômes de sa maladie. » Elle m'a dit qu'elle se portait tout à fait bien.

» Cette malade souffrait depuis près de deux ans et s'était fait soigner tour à » tour par plusieurs médecins ; elle avait suivi toutes sortes de traitements sans en » retirer aucun avantage ; la maladie continuait à faire des progrès en dépit de toutes » les médications jusqu'au moment ou elle prit les hypophosphites. Après avoir » pris ce remède pendant quatre mois, elle a déclaré qu'elle se sentait guérie.

» C'est une question très-importante, celle de savoir si cet état persistera ou » non ; mais comment prétendre qu'il n'y a rien dans un agent médicamenteux » qui produit de pareils résultats ?

Pour la réponse à cette première question, je renvoie le lecteur à l'article *Rechutes et récidives* (p. 627), et à la remarque des pages 882 et 892. Quant à l'hésitation que montre M. Vintras à tirer la conclusion qui ressort de son observation, j'en ai donné l'explication à la page 832, 3°.

« Je m'abstiens, dit M. Vintras, de faire aucune autre remarque » sur ces cas, ils parlent assez par eux-mêmes, mais je dois ajouter » que je ne comprends pas l'argumentation du docteur Cotton ;

» car si, comme le prétend ce clinicien, on doit attribuer l'a-
» mélioration produite par le traitement qu'il a employé au fer,
» à la quinine, ou à tout autre médicament administré en même
» temps que les hypophosphites, on pourrait également pré-
» tendre que ceux-ci n'ont eu aucune part dans le résultat curatif
» toutes les fois que le malade aura pris en même temps, soit
» une potion calmante, soit simplement un peu de vin. »

Conclusions.

Dans le chapitre précédent, j'ai rapporté intégralement, et presque toujours en employant les paroles textuelles de leurs auteurs, tout ce qui a été publié jusqu'ici soit pour, soit contre l'efficacité des hypophosphites contre la phthisie. Un simple coup d'œil suffira pour faire voir que les résultats adverses ont reçu une place beaucoup plus large que les résultats favorables; que je me suis presque toujours contenté de rapporter ces derniers en les laissant parler par eux-mêmes ; et que si j'ai cherché à démontrer que les conclusions négatives étaient illogiques ou inexactes, je ne l'ai fait qu'en mettant sous les yeux du lecteur tous les éléments nécessaires pour qu'il pût porter son jugement en pleine connaissance de cause.

Je vais maintenant essayer de résumer l'ensemble de ce chapitre en étudiant successivement les résultats obtenus, d'abord au point de vue de l'*observation pure* ou *empirique*, et ensuite à celui de l'*observation expérimentale* (voy. p. 825).

Le nombre total d'observateurs dont les expériences sont rapportées est de *trente et un* (1). Sur ce nombre *quinze* (2) ont émis une conclusion favorable, soit sur l'action thérapeutique, soit sur l'effet curatif de la médication *phosphoreuse*. *Sept* autres (3), quoique refusant de reconnaître aucune action aux

(1) Dans tout ce qui suit je ne compte pas les douze malades de mon dispensaire vus par M. Dechambre (voy. p. 904). M. Cotton, ayant fait deux séries d'expériences, est compté deux fois.

(2) MM. Deforchaux, Santa-Maria, San-Juan, Parigot, Reinvillers, Galvez, le Riverend, Campbell, *Medical Circular*, Dickson, Denobele, Feldmann, Pfeiffer, Taylor, Vintras.

(3) MM. Cotton, Carreño, Forman, Quain, *Hôpital de Vienne* (1re série), Risdon Bennett, Cotton (deuxième série).

hypophosphites, ont néanmoins rapporté des faits qui militent contre leurs propres conclusions et en faveur de celle des observateurs précédents (1).

Si l'on examine de plus près les résultats particuliers, on voit que les uns, tels que M. Cotton (p. 838), MM. Trousseau et Debout (p. 862), signalent « l'inefficacité des hypophosphites ». D'autres refusent de leur reconnaître non-seulement aucune action pour « guérir », mais même « pour modifier un seul des symptômes de la phthisie » (Vigla, p. 834), et ne leur accordent « pas plus de puissance qu'une quantité égale de craie ou de carbonate de soude » (Quain, p. 887).

D'un autre côté, d'autres observateurs rapportent des faits tout opposés.

M. Deforchaux (p. 845) signale une modification complète dans l'ensemble des symptômes, chez tous les malades non atteints de diarrhée, modification tellement rapide et frappante, que les malades « annoncent à tout le monde une guérison certaine ».

M. Santa-Maria (p. 847) obtient, chez le seul malade traité « une guérison rapide et radicale ».

(1) L'*influence de la médication phosphoreuse sur l'innervation* a été reconnue ou notée par *dix-sept* observateurs (MM. Deforchaux, Garcia, San-Juan, Parigot, Reinvillers, Galvez, le Riverend, Carreño, Forman, Campbell, *Medical Circular*, Quain, *Hôpital de Vienne*, Denobèle, Taylor, Cotton et Vintras.)

Son *action sur l'hématose* a été notée ou signalée par *dix* observateurs (MM. Deforchaux, Garcia, San-Juan, Reinvillers, Galvez, le Riverend, Campbell, *Medical Circular*, Denobèle, Vintras).

Son *action sur les fonctions digestives* a été notée ou signalée par *quatorze* observateurs (MM. Deforchaux, Garcia, San-Juan, Reinvillers, Galvez, le Riverend, Forman, Campbell, *Medical Circular*, Quain, Denobèle, Bennett, Cotton et Vintras).

Son *influence sur la nutrition générale* a été reconnue ou notée par *treize* observateurs (MM. San-Juan, Parigot, Quain, Denobèle, Bennett, Cotton, Vintras, Reinvillers, Galvez, le Riverend, Carreño, Forman, *Medical Circular*).

Les *effets pathogéniques* dus à l'action trop prolongée des hypophosphites ou à leur emploi à trop hautes doses que j'ai signalés aux pages 609 et 636, quoique pouvant facilement être confondus avec les progrès de l'affection elle-même par des observateurs inattentifs ou prévenus, ont cependant été constatés ou notés par *six* observateurs (MM. Deforchaux, San-Juan, *the Medical Circular*, Carreño, Campbell et Denobèle).

Ce sont surtout les hémoptysies qui ont été signalées, mais les hémorrhagies par d'autres voies, les troubles de l'innervation, ceux de la respiration, etc., ont été aussi notés.

M. San-Juan, professeur à la Faculté de médecine de Grenade (Espagne) (p. 850), parle de « l'effet *admirable* » des hypophosphites, et, avec une rare habileté clinique, guérit les quatre malades qu'il traite.

M. Parigot, professeur à la Faculté de médecine de Bruxelles (p. 867), assure « qu'il n'a pas rencontré dans l'emploi des hypophosphites un seul cas d'insuccès », voulant sans doute dire par là qu'il leur a vu donner tout ce qu'il était raisonnable et sensé d'en espérer, et que « des succès inespérés peuvent être obtenus par leur emploi » (voy. p. 870).

M. Reinvillers (p. 872) déclare que par la découverte de l'action médicamenteuse des hypophosphites, « la thérapeutique a marché en avant comme les autres sciences, et qu'elle aussi a réalisé une grande conquête ».

M. Galvez et M. Jules le Riverend, professeur à la Faculté de médecine de la Havane (p. 872 et 874) « ont vu quelquefois des effets si avantageux, qu'ils n'hésitent pas à croire que les hypophosphites sont le meilleur moyen de combattre la tuberculose».

M. Carreño (p. 874), quoique n'admettant pas que les hypophosphites « y aient la moindre part », signale cependant chez deux malades sur cinq traités (les seuls qui ne fussent pas moribonds) « une amélioration telle qu'on en conçoit les meilleures » espérances (p. 875), un changement qui remplit tout le monde » d'espoir » (p. 876).

Le correspondant du *Medical Circular* sur vingt malades traités a vu chez presque tous une modification ou une cessation de tout l'ensemble des symptômes tant physiques que rationnels (p. 881).

M. Dickson (p. 883), « sur trente cas, a vu une amélioration » très-marquée chez les deux tiers ». Plusieurs confrères auxquels il a « recommandé l'usage des hypophosphites, en ont » obtenu les effets les plus *extraordinaires* ».

A l'Hôpital de Vienne (Autriche), chez les deux seuls patients traités dans la première série d'expériences, la maladie s'*arrêta* (p. 901), « sans doute, ajoute naïvement le rapport, par un effet du hasard ».

M. Denobèle (p. 911), sur seize malades traités, obtient une amélioration chez douze d'entre eux (p. 913), et signale une modification de presque tout l'ensemble des symptômes.

D'après MM. Feldmann et Pfeiffer, « il reste avéré qu'en em» ployant les hypophosphites, on arrive à des résultats quelque» fois *surprenants* » (p. 914).

M. Taylor (p. 932) a noté « la rapidité *surprenante* avec laquelle » l'action des hypophosphites se manifeste quelquefois par le » retour des forces et un changement complet dans l'aspect des » malades ».

Enfin, M. Vintras (p. 947) rapporte quatre cas, dont trois guérisons, « non pas parce que ce sont les seuls succès obtenus, mais » parce que ce sont, selon lui, des résultats probants et décisifs ».

Je laisse à quelque adepte de l'école du septicisme empirique le soin de concilier des déclarations aussi précises, aussi formelles, aussi enthousiastes, provenant de tant d'observateurs inconnus les uns aux autres, de pays aussi divers, expérimentant dans des conditions générales aussi différentes, avec la proposition avancée par quelques-uns des coryphées de cette école, que les hypophosphites sont des substances inefficaces contre la phthisie (p. 862), complétement inertes (p. 838), et ne pouvant faire ni bien ni mal (p. 834).

Pour moi, d'après un ensemble de témoignages aussi tranchés et aussi concordants, je me crois en droit, en me fondant sur les principes mêmes de cette école, de conclure, comme je l'avais annoncé dans mes premiers travaux :

1° Que *les hypophosphites ont une action thérapeutique contre la phthisie pulmonaire ;*

2° Que *cette action porte sur l'ensemble des symptômes tant physiques que rationnels de l'affection ;*

3° Que *leur influence est tellement rapide, tellement manifeste, qu'elle éclate aux yeux, non-seulement des hommes de l'art, mais même des observateurs étrangers à la science ;*

4° Qu'*enfin elle est si complète, qu'il n'y a aucune exagération à lui appliquer, comme l'ont fait beaucoup d'observateurs, les termes* d'admirable, de surprenante, d'extraordinaire.

Voilà donc un premier point, les effets thérapeutiques, hors de conteste ; voyons maintenant le second : la guérison de la phthisie par les hypophosphites.

Le total des cas cités ou rapportés par les trente observateurs dont nous étudions les travaux est de 256, sur lesquels il y a eu 25 cas de guérison (1) et 111 cas d'amélioration ; total 136 cas, influencés par le traitement, soit 10 pour 100 de guérisons, et plus de 53 pour 100 d'améliorations (2). Or, ce résultat brut, envi-

(1) MM. Santa-Maria (obs. CXXXIX)........................ 1 cas.
San-Juan (obs. CLXIX, CLXX, CLXXI, CLXXII).......... 4
Parigot (obs. CLXXIII, CLXXVII, CLXXIX)............. 3
Reinvillers (p. 871)........................... 2
Galvez (obs. CLXXXI, CLXXXII, CLXXXIII)............. 3
Medical Circular (p. 881 et obs. CXCVIII).......... 2
Quain (obs. CCI)................................ 1
Risdon Bennett (obs. CCIX, CCX).................. 2
Cotton (obs. CCXXXI, CCXXXIV, CCXXXVII, CCXXXIX)..... 4
Vintras (obs. CCLI, CCLII, CCLIV).................. 3
Total.......... 25 cas.

Ces cas ne sont pas toujours donnés avec tous les détails que l'on pourrait désirer, mais ces omissions n'invalident en rien le calcul établi dans le texte, puisque les observateurs dont les résultats ont été les plus favorables (MM. Reinvillers, Galvez, *Medical Circular*, Vintras) ne citent qu'un petit nombre de cas *comme types*. Les résultats auraient donc paru beaucoup plus favorables encore si tous les cas eussent été publiés.

(2) MM. Cotton (1re série)........................ 8 cas.
Deforchaux.......................... 9
Moya................................ 1
Garcia.............................. 1
Gomez............................... 11
Parigot............................. 4
Galvez.............................. 1
Carreño............................. 2
Forman.............................. 3
Campbell............................ 1
Medical Circular.................. 15
Dickson............................. 20
Quain............................... 5
Hôpital de Vienne (1re série)...... 2
Denobèle............................ 12
Feldmann et Pfeiffer................ 3
Risdon Bennett...................... 8
Cotton (2e série)................... 4
Vintras............................. 1
Total......... 111 cas.

sagé seulement en lui-même, et en supposant à tous les faits comparés une égale valeur, est supérieur à ce qui a été obtenu jusqu'ici par les autres modes de traitement, ainsi qu'on peut le voir par le résumé suivant.

D'après les citations déjà faites chapitre V (pp. 562 et 563), nous avons vu :

Que Bricheteau a mis *douze ans* pour recueillir *dix-huit* guérisons sur un nombre indéfini de malades ;

Que John Hughes Bennett a mis *neuf années* pour recueillir *douze* cas semblables dans les mêmes circonstances ;

Qu'au Brompton-Hospital, d'après le premier rapport, les améliorations (y compris les plus légères) ont été seulement de 42 pour 100, *sans guérisons;*

Que, d'après Cotton lui-même, chez les malades, les moins avancés du même hôpital, on a noté seulement 45 pour 100 d'amélioration, *sans guérison aucune ;*

Que Austin Flint a mis *quinze ans* pour recueillir *vingt-quatre* cas de guérison sur un nombre indéfini de malades ;

Que Piorry n'a observé que *douze* guérisons sur *plusieurs milliers* de cas;

Que C. J. B. Williams (p. 808, note 2), après avoir recueilli *sept mille* observations de phthisie traitée par l'huile de foie de morue et autres moyens, a obtenu moins de *soixante-dix* cas de guérison, c'est-à-dire *pas même un pour cent.*

Enfin que, d'après le deuxième rapport de l'hôpital de Brompton, comprenant une période de treize années (voy. pp. 946 et 947), le maximum des cas d'*arrêt* de l'affection n'a guère dépassé 4 pour 100.

Le résultat numérique brut (10 pour 100 de guérisons, 53 pour 100 d'améliorations) obtenu par l'emploi empirique et irrationnel des hypophosphites (en laissant complétement de côté les cas que j'ai moi-même observés), est donc supérieur aux résultats les plus élevés offerts jusqu'ici par les autres modes de traitement. Cette supériorité serait bien plus marquée encore si plusieurs observateurs, dont les expériences ont été éminemment favorables, eussent relaté l'ensemble des cas qu'ils ont observés, au lieu de ne donner que quelques observations comme types (Reinvillers, p. 872; Galvez, le Riverend, p. 874; *the Medical Circular*, p. 881; Vintras, p. 947).

Aux quatre conclusions que j'ai déjà établies plus haut (p. 954), je me crois donc maintenant en droit, en me fondant encore sur les principes mêmes de l'école d'observation, d'en ajouter une cinquième, à savoir :

5° Que *le minimum* (1) *des résultats favorables obtenus par l'emploi même empirique et irrationnel des hypophosphites est supérieur au maximum des résultats favorables obtenus par tout autre mode de traitement.*

J'aborde tout de suite et de front quelques objections que l'argumentation précédente ne manquera pas de soulever.

a. Il y a eu erreur de diagnostic ; les malades guéris n'étaient pas phthisiques.

Cette objection tombe devant les considérations suivantes :

Le diagnostic de la phthisie avancée est chose si facile, qu'il est impossible d'admettre qu'il y ait eu des erreurs assez nombreuses pour modifier d'une manière sensible le rapport numérique établi plus haut.

Dans tous les cas de guérison dont les observations ont été rapportées, les détails font voir que cette erreur n'a pas existé.

La proportion des guérisons obtenues par des observateurs parmi les plus prévenus contre les hypophosphites est, ou égale, ou de beaucoup supérieure à la moyenne générale. Ainsi, dans la série d'expériences de M. Risdon Bennett, les guérisons obtenues ont été de *dix* pour cent (obs. CCIX et CCX), les améliorations de *cinquante*. Dans la seconde série d'expériences de M. Cotton, la proportion des guérisons (p. 945) a été de *vingt-cinq* pour cent, celle des améliorations de *soixante-quinze* pour cent.

b. On objectera encore que les guérisons sont des guérisons spontanées, qu'elles sont dues aux conditions hygiéniques, ou enfin aux moyens employés concurremment avec les hypophosphites.

A cela je réponds qu'on n'a jamais prétendu (ainsi qu'on vient

(1) Puisque dans ce calcul ne comptent ni mes propres observations, ni presque toutes celles de MM. Reinvillers, Galvez, le Riverend et Vintras.

de le voir p. 955), *avant la découverte des hypophosphites* (1), qu'il pût guérir spontanément une telle proportion de phthisiques aux deuxième et troisième degrés; que la marche de la maladie, après l'emploi de la médication phosphoreuse, n'a pas été, chez l'immense majorité des sujets, celle que l'on remarque, dans les cas de guérison spontanée, puisque la modification des symptômes a été brusque, immédiate, flagrante; enfin surtout, que cette modification des symptômes a été aussi marquée chez des malades qui ont succombé que chez ceux qui ont guéri, ainsi qu'on peut le voir par les cas de M. Deforchaux (p. 845), et dans plusieurs autres observations, entre autres par les obs. CLXXXVI, CLXXXVII, CCII, et CCLIII.

Les moyens hygiéniques ne suffisent pas davantage pour rendre compte de pareils résultats : tant à cause de la raison qui vient d'être donnée, que parce que, dans la grande majorité des cas heureux, il n'y a eu aucun changement dans les conditions hygiéniques des patients.

Les autres agents thérapeutiques employés concurremment avec les hypophosphites ne sauraient non plus être regardés, comme l'ont prétendu quelques observateurs, comme ayant produit les effets indiqués, puisque (sauf dans les expériences du docteur Quain, et pour les raisons que j'ai indiquées pp. 900 et 901) les effets ont été les mêmes, quelle que fût la médication qui accompagnât ou qui suivît les hypophosphites, et que dans deux séries d'expériences bien nettes (M. Bennett, p. 916, et M. Cotton, p. 934), les moyens thérapeutiques ordinaires n'ont presque jamais produit d'effet que lorsqu'il y avait déjà action, résultat manifeste, par la médication phosphoreuse. D'ailleurs la plupart des observateurs qui ont obtenu des résultats favorables (MM. Deforchaux, *the Medical Circular*, Dickson, Parigot, San-Juan, Reinvillers, Galvez, le Riverend, Vintras) ont employé les hypophosphites seuls, ou n'ont administré d'autres médicaments que pour remplir une indication spéciale et transitoire.

Enfin l'objection avancée par MM. Risdon Bennett, Quain et

(1) Voyez sur la nécessité de cette restriction les notes des pages 597 et 804.

Cotton, que les effets qui suivent l'administration des hypophosphites sont dus à la base du sel et non à l'acide hypophosphoreux, est dépourvue de toute espèce de fondement. Car les effets *essentiels* des hypophosphites sont les mêmes, quelle que soit la base employée (potasse, soude, ammoniaque, chaux, alumine, fer, manganèse, baryte, quinine), et de plus l'action de l'acide hypophosphoreux lui-même employé à l'état isolé est, comme je l'ai déjà indiqué (p. 677), beaucoup plus tranchée encore que celle de ses combinaisons salines, tellement qu'elle dépasse plus facilement la limite des effets médicamenteux. Cette objection est donc simplement un argument *in extremis* pour amoindrir des faits que l'on avait d'abord repoussés de la manière la plus absolue (Cotton, p. 838, Quain, p. 887, Bennett, p. 915), mais qu'il est devenu aujourd'hui difficile, pour ne pas dire impossible, de nier davantage.

Voilà les conclusions qui me semblent ressortir directement de l'analyse de toutes les observations précédentes examinées seulement au point de vue de l'*observation empirique*.

Mais, ainsi qu'on l'a déjà vu (p. 825), celle-ci ne peut fournir que des résultats contradictoires et incohérents, puisqu'elle a pour objet de *constater des résultats variables obtenus dans des conditions indéterminées*. Comme je l'ai établi dans le courant de cet ouvrage, et spécialement aux pages 593 et 826, ce n'est pas là le caractère de la science constituée, qui elle, au contraire, a pour but d'*obtenir des résultats constants au moyen de conditions fixes et définies*. C'est à ce critérium que je vais maintenant soumettre les expériences du chapitre précédent pour voir jusqu'à quel point elles confirment ou elles infirment les résultats que j'ai moi-même annoncés dans les chapitres V et VI.

Dans ce nouvel ordre de considérations, il est évident qu'il ne peut plus être question d'*améliorations*, puisque sous ce mot se trouvent compris une foule de résultats différents et discordants, de valeur très-inégale, et qui peuvent dépendre aussi bien d'un léger amendement dans un seul symptôme que d'une diminution considérable de tout l'ensemble des phénomènes morbides. Il ne sera donc tenu compte que des guérisons, c'est-à-dire des cas dans lesquels il y a eu disparition de l'ensemble des signes tant rationnels que physiques, *qui ne sont pas sous la dépendance de lésions curatives* persistantes (voy. pp. 648, 622 et 626). Si quelques-unes des observations sur lesquelles porte cet examen laissent à désirer sous le rapport des détails, cela ne peut en rien infirmer la conclusion que je veux en tirer, car, tandis que les adversaires de la médication *phosphoreuse* ont le plus souvent rapporté tout l'ensemble de leurs résultats défavorables, beaucoup de ceux qui ont publié des résultats confirmatifs se sont contentés de citer *quelques cas de guérison comme types*, montrant, par là, que les résultats énoncés avaient à leurs yeux un caractère de fixité et de constance suffisant pour les rendre indépendants du nombre de cas observés.

Ainsi que je l'ai établi, la condition essentielle à la guérison d'un cas de phthisie, c'est la disparition de la diathèse au moyen de l'emploi d'une préparation *phosphoreuse à la fois oxydable et assimilable.* Mais, comme je l'ai démontré (p. 647), l'action *curative* de tout spécifique, au lieu d'être absolue, comme l'ont supposé beaucoup de thérapeutistes, est renfermée dans certaines limites, d'où il résulte que cette cessation de la diathèse elle-même ne peut être suivie de la guérison que moyennant certaines conditions qui sont aujourd'hui, pour les hypophosphites, nettement et rigoureusement déterminées (p. 598).

Il suit de là que dans toute série d'expériences où l'on aura négligé une ou plusieurs de ces conditions secondaires, tout résultat *confirmatif* obtenu à la suite de l'emploi du traitement devra lui être attribué, puisque la condition essentielle aura été remplie; tandis que, au contraire, tout résultat *négatif* devra être regardé comme non avenu, et ne prouvant rien contre l'efficacité du traitement, puisque ce résultat négatif a pu dépendre de l'omission d'une ou de plusieurs des conditions nécessaires au résultat définitif (voy. pp. 827 et 830.)

Les conditions secondaires que j'ai indiquées (chap. VI) comme influant sur le résultat curatif produit par les hypophosphites sont au nombre de cinq et découlent logiquement de la nature même de la question. Je vais prendre successivement chacune d'elles, et examiner jusqu'à quel point elle a été négligée par les principaux expérimentateurs.

I. La première condition c'est *la pureté des sels employés.*

Je pense qu'on m'accordera, sans difficulté, que pour qu'un malade puisse guérir par les hypophosphites, il faut qu'il les prenne dans un certain état de pureté, sans quoi leur action peut être amoindrie, masquée ou nulle (voy. pp. 665 et 670), suivant la nature et le degré d'impureté du sel (1).

Mais il suit de là que si, d'une part, la grande majorité des observateurs montre qu'il y a chez les malades une action thérapeutique manifeste, et, comme je l'ai dit, *flagrante* des sels hypophosphoreux (voy. pp. 952, 953 et 954), et si, d'un autre côté, chez une série particulière de malades traités par un même observateur, cette action a été complétement nulle, on sera en droit de conclure que c'est parce que les sels administrés dans ce dernier cas n'étaient pas des hypophosphites, ou qu'ils étaient trop impurs pour avoir aucun effet.

Or, c'est là le cas de la série de malades traités par M. Vigla, dont les expériences, entre toutes, se distinguent d'une manière prééminente par leur inexactitude et leur nullité absolue. Il faut donc défalquer du total des résultats négatifs les *vingt* cas cités par cet observateur.

II. La *durée du traitement* est, comme nous l'avons établi (p. 637), une seconde condition indispensable à la réussite du traitement. Dans une maladie comme la phthisie, il me semble raisonnable de regarder comme non avenu tout résultat négatif, lorsque le traitement n'aura pas dépassé *six semaines*, ou lorsqu'il a été interrompu volontairement par l'expérimentateur lui-même. Il y a eu 42 cas pour lesquels le traitement n'a pas dépassé six

(1) Je ferai remarquer, en passant, que les deux séries d'expériences faites par M. Cotton mettent en relief d'une manière frappante l'importance de cette condition. Dans la première série (p. 838), la pureté du médicament était douteuse ou au moins incertaine : M. Cotton obtient, en tout, huit améliorations sur vingt cas, ou 40 pour 100. Dans la seconde série, l'observateur ayant employé les mêmes sels que ceux que je prescris moi-même (p. 933), le nombre des améliorations a été de huit cas sur douze, ou plus de 66 pour 100.

semaines et qu'il faudra défalquer du total général des résultats négatifs (1).

III. Les *complications* sont, comme je l'ai expliqué (p. 579 et 652), une cause de non-réussite : elles ont été signalées dans vingt cas, qui sont également à retrancher du total des cas négatifs (2).

IV. Les *conditions pathologiques* des malades, au moment de commencer le traitement, sont, comme je l'ai établi (p. 566), la base formelle et positive du pronostic. Il faudra donc retrancher des cas négatifs tous les cas qui étaient *évidemment moribonds*.

Je ne parle pas des cas où la lésion était déjà trop avancée pour que l'on pût obtenir un résultat curatif, mais simplement et uniquement des moribonds. Or 57 malades au moins se trouvaient dans cet état (3).

(1) Ce nombre de 42 se répartit de la manière suivante :

MM. Cotton (1re série)	12 cas,	15 jours.
La Actualidad	3	5 semaines.
Garcia	4	6 semaines.
Puig	2	1 mois.
Gomez	7	5 semaines.
Carreño	5	» id.
Forman	6	» id.
Hôpital général de Vienne (2e série)	3	quelques jours.
Total	42	

(2) Ce chiffre s'établit de la manière suivante :

MM. Deforchaux	7 cas.
Rodriguez	5
Noguera	3
Bennett	5
Total	20

(3)

MM. Vigla	18 cas.
La Actualidad	3
Garcia	4
Puig	2
Rodriguez	5
Noguera	3
Serrano	1
Gomez	17
Carreño	1
Bennett	3
Total	57

V. Enfin, une dernière condition que j'ai signalée comme nécessaire à la guérison, c'est la *limitation de l'action médicamenteuse* à un ordre de phénomènes que j'ai appelés les phénomènes physiogéniques et dont j'ai indiqué (p. 607) les caractères d'une manière précise et positive. J'ai montré (pp. 634 et suiv.), qu'en dehors de ces limites, l'action du spécifique pouvait amener ou favoriser des accidents ou des complications et produire ainsi une terminaison fatale, même chez des malades réunissant toutes les conditions de curabilité. Aucun des expérimentateurs qui a obtenu des résultats négatifs n'a observé *volontairement* cette condition ni ne s'est même douté de son existence. Quelques-uns, comme M. Quain (p. 885), ont, au contraire, formellement établi que leur seule règle de traitement était de « droguer *largement* leurs malades. »

Pour résumer ce qui se rapporte aux *conditions nécessaires à la guérison*, si l'on retranche du total des cas traités ceux qui rentrent dans une ou plusieurs des catégories précédentes et qui par conséquent, soit par la nature du cas, soit par l'erreur de l'expérimentateur, n'ont pas réuni les éléments nécessaires à un résultat favorable et définitif, on voit qu'il y a eu soit absence, soit inobservation d'une ou de plusieurs des cinq conditions nécessaires à la production d'un résultat curatif dans 169 cas (1);

(1) Dans la liste suivante, les chiffres romains (I, II, etc) indiquent qu'il y a eu inobservation de la première, deuxième, etc., des conditions rappelées plus haut :

MM. Vigla	20	cas	(I, II, III, IV, V).
Cotton (1re série)	20		(I, II, III).
Deforchaux	16		(III, V).
La Actualidad	3		(IV).
Garcia	5		(IV).
Puig	2		(IV).
Rodriguez	5		(IV).
Noguera	3		(IV).
Serrano	1		(IV).
Gomez	18		(IV).
Carreño	5		(IV).
Forman	6		(IV).
Vienne (2e série)	3		(I, II).
Quain	21		(I, V).
Denobèle	16		(II).
Bennett	17		(I, II, III, IV, V).
Cotton (2e série)	8		(II, III, IV).
Total	169		

d'où il suit que, même en ne s'astreignant pas aux conditions précises et positives de curabilité et d'action thérapeutique, mais en tenant seulement compte des obligations *approximatives :*

De pureté du médicament,

De durée du traitement,

D'absence de complications,

De malades non moribonds,

D'emploi du spécifique à doses non toxiques et dangereuses (voy. pp. 900 et 901),

On a obtenu 25 guérisons sur 87 cas, ou 28 pour 100, plus du quart.

Dans les résultats que j'ai obtenus sur un ensemble de malades pris *sans choix* à toutes les périodes et à tous les degrés de l'affection, les guérisons ont été, comme on l'a vu, de 34 pour 100 (1), ou un peu plus du tiers.

Or, ces deux chiffres du tiers et du quart sont assez rapprochés l'un de l'autre pour que leur différence doive être attribuée à l'inexpérience des observateurs, à leur ignorance des règles précises de traitement, et enfin aux discordances inévitables entre des essais cliniques qui ne sont pas conduits sur un plan uniforme et réglé (voy. p. 827).

Je me crois donc en droit de conclure que si les hypophosphites possèdent, en effet, l'action spécifique que je leur attribue contre la diathèse tuberculeuse, il serait impossible que les effets obtenus par un ensemble d'expérimentateurs opérant d'après les principes de l'*observation empirique* fussent plus favorables qu'ils ne l'ont été dans les conditions données, et que par conséquent l'*ensemble des expériences* rapportées dans ce chapitre *confirme complétement ce que j'ai dit* sur l'action curative spécifique des hypophosphites contre la phthisie.

Je désire ajouter, avant de finir, que si j'ai rapporté et discuté dans ce chapitre toutes les expériences publiées jusqu'ici sur

(1) Mais il faut ajouter que sur les 79 cas traités à mon dispensaire, trente offraient des complications, et que pour les raisons que j'ai données (p. 184), les résultats obtenus, à cette époque, chez cette série de malades ne représentent que le minimum des effets curatifs que l'on doit attendre des hypophosphites lorsqu'ils sont employés d'une manière méthodique et rationnelle.

le traitement de la phthisie par les hypophosphites, ce n'est pas parce que j'aie cru que les résultats que j'ai moi-même obtenus et que j'ai annoncés aux chapitres III, IV, V et VI, aient besoin d'être appuyés du suffrage, quelque honorable qu'il soit pour moi, des nombreux observateurs dont les travaux confirment les miens. Désormais la limite d'efficacité contre la phthisie, des préparations de *phosphore oxydable*, les caractères de leur action et la règle de leur emploi se trouvent établis sur des conditions nettes et positives, de sorte que le résultat du traitement d'un cas donné peut être prévu et déterminé, par un clinicien *maître du procédé technique*, avec autant d'exactitude qu'une expérience délicate et compliquée de chimie ou de physiologie.

En citant complétement, et presque toujours littéralement, non-seulement les suffrages favorables, mais encore les opinions et surtout les faits adverses à mes prétentions, j'ai été mû par le désir de ne pas me séparer trop brusquement des habitudes admises jusqu'ici en thérapeutique, j'ai voulu aller à la rencontre de mes adversaires sur leur propre terrain, et leur faire voir que si, pendant six ans, j'ai gardé le silence, ce n'était faute ni d'arguments ni de preuves.

Enfin, dans cette œuvre dont l'initiative est mienne, mais dont l'achèvement ne pourra se faire que par le concours d'un grand nombre de travailleurs, j'ai voulu que le nom de chacun restât attaché à sa part de l'ouvrage, afin qu'il reçoive sinon de ses contemporains, au moins de la postérité, la part de blâme ou de louange qui lui est due.

A l'avenir, toute expérimentation thérapeutique sur la guérison de la phthisie par les hypophosphites faite en dehors des conditions positives et précises que j'ai établies, est, *en tant qu'elle donne des résultats négatifs*, nulle et non avenue. Il faut que la clinique et la thérapeutique sortent de la région nébuleuse et incertaine des opinions individuelles et des affirmations personnelles pour entrer dans la sphère des faits impersonnels et constants. C'est sur ce terrain d'une thérapeutique positive et rationnelle que je convie les observateurs jaloux d'avancer l'honneur et l'utilité d'une des plus nobles comme elle est une des plus vastes de toutes les sciences. A côté d'esprits prévenus, routiniers, sceptiques et insouciants, la profession médicale renferme aujourd'hui une foule d'intelligences fatiguées de la stérilité prétentieuse et tyrannique des écoles dominantes, honteuses de voir la médecine se traîner encore dans l'ornière de méthodes que toutes les sciences constituées ont délaissées. C'est aux intelligences de cette trempe que j'adresse ce livre, c'est d'elles que j'espère le concours indispensable à l'éclaircissement de tant de questions qui se rattachent à cette œuvre, et dont la science et l'humanité attendent également la solution.

FIN

TABLE ALPHABÉTIQUE

DES

AUTEURS CITÉS

TABLE GÉNÉRALE
DES MATIÈRES.

FIN DE LA TABLE GÉNÉRALE DES MATIÈRES.

Paris. — Imprimerie de E. MARTINET, rue Mignon, 2.

www.ingramcontent.com/pod-product-compliance
Lightning Source LLC
LaVergne TN
LVHW020935230826
846092LV00001BA/1

* 9 7 8 2 0 1 9 6 6 1 9 2 2 *